全国高职高专院校“十三五”医学影像技术规划教材

放射物理与防护

（供医学影像技术、放射治疗技术等专业使用）

主　编　张光贵　王晓艳

副主编　任　森　刘德明

编　者　（以姓氏笔画为序）

王晓艳［山东第一医科大学（山东省医学科学院）］
任　森（长沙卫生职业学院）
刘德明（四川省疾病预防控制中心）
闫　悦（安阳职业技术学院）
吴　刚（海南省人民医院）
何　洋（四川中医药高等专科学校）
何　瑜（绵阳市中心医院）
张光贵（四川中医药高等专科学校）
张京战（河北省疾病预防控制中心）
林　滔（中国测试技术研究院）
孟庆华（北京市疾病预防控制中心）
侯立霞［山东第一医科大学（山东省医学科学院）］
程金生（中国疾病预防控制中心）

中国健康传媒集团
中国医药科技出版社

内 容 提 要

本教材为“全国高职高专院校‘十三五’医学影像技术规划教材”之一，系根据本套教材的编写指导思想和原则要求，结合专业培养目标和本课程的教学目标、内容与任务要求编写而成。全书共十三章，包括：总论、放射物理学基础、放射性衰变的类型及规律、X射线的产生及特性、电离辐射与物质的相互作用、X射线在物质中的衰减、辐射量及其单位、放射线探测原理及方法、放射线对人体健康的影响、放射防护法律法规及标准体系、放射防护原则与方法、医疗照射的放射防护与设备质量控制、医疗照射的放射防护管理与评价等，具有内容新、实用性强的特点。本教材为书网融合教材，即纸质教材有机融合电子教材、教学配套资源（PPT、微课、视频等）、题库系统、数字化教学服务（在线教学、在线作业、在线考试）。

本教材可供高职高专院校医学影像技术、放射治疗技术专业师生使用，也可供核医学等相关专业人员学习、参考。

图书在版编目（CIP）数据

放射物理与防护 / 张光贵，王晓艳主编 . — 北京：中国医药科技出版社，2020.7
（2025.3重印）
全国高职高专院校“十三五”医学影像技术规划教材
ISBN 978-7-5214-1837-8

Ⅰ.①放… Ⅱ.①张… ②王… Ⅲ.①放射医学—物理学—高等职业教育—教材 ②放射医学—辐射防护—高等职业教育—教材 Ⅳ.① R811.1 ② R14

中国版本图书馆 CIP 数据核字（2020）第 085371 号

美术编辑 陈君杞
版式设计 南博文化

出版 **中国健康传媒集团** | 中国医药科技出版社
地址 北京市海淀区文慧园北路甲 22 号
邮编 100082
电话 发行：010-62227427 邮购：010-62236938
网址 www.cmstp.com
规格 889 × 1194mm $^1/_{16}$
印张 14 $^3/_4$
字数 370 千字
版次 2020 年 7 月第 1 版
印次 2025 年 3 月第 3 次印刷
印刷 三河市万龙印装有限公司
经销 全国各地新华书店
书号 ISBN 978-7-5214-1837-8
定价 39.00 元

获取新书信息、投稿、为图书纠错，请扫码联系我们。

全国高职高专院校“十三五”医学影像技术规划教材

出版说明

为了深入贯彻《现代职业教育体系建设规划（2014—2020 年）》以及《医药卫生中长期人才发展规划（2011—2020 年）》文件的精神，满足高等职业教育医学影像技术专业培养目标和其主要职业能力的要求，不断提升人才培养水平和教育教学质量，在教育部及国家药品监督管理局的领导和指导下，在本套教材建设指导委员会主任委员李萌教授等专家的指导和顶层设计下，中国医药科技出版社组织全国 60 余所高职高专院校、医疗机构 110 余名专家、教师精心编撰了全国高职高专院校“十三五”医学影像技术规划教材，该套教材即将付梓出版。

本套教材包括高职高专院校医学影像技术专业理论课程主干教材共计 8 种，主要供医学影像技术专业教学使用。

本套教材定位清晰、特色鲜明，主要体现在以下方面。

一、紧扣培养目标，满足职业标准和岗位要求

本套教材编写，以医学影像技术专业培养目标为导向，目的是培养具有良好职业道德、团队精神、医患沟通能力，能胜任医学影像技术工作的高素质技术技能型人才。以临床实践能力的培养为根本，满足岗位需要、学教需要、社会需要。

二、整体优化，强化临床实践产教融合

本套教材贯彻高等职业教育教学改革精神，吸收教改成果，体现高职教育特色。从医院、疾病预防控制中心吸纳具有丰富岗位实践经验的人员作为编者参与教材的编写，确保教材内容与岗位实际密切衔接，真正实现产教融合。

三、具有鲜明的医学影像技术专业特色

医学影像技术专业特色体现在专业思想、专业知识、专业工作方法和技能上。同时，基础课、专业基础课教材的内容与专业课教材内容对接，专业课教材内容与实际操作对接，教材内容着重强调符合临床需求。教材中插入大量临床实际操作及超声、CT、磁共振等影像图片，并从理论知识的深度和广度及综合素质与技能培养的要求上体现高等职业教育医学影像技术专业的特点。

四、书网融合，使教与学更便捷更轻松

全套教材为书网融合教材，即纸质教材与数字教材、配套教学资源、题库系统、数字化教学服务有机融合。通过“一书一码”的强关联，为读者提供全免费增值服务。按教材封底的提示激活教材后， 读者可通过计算机、手机阅读电子教材和配套课程资源（PPT、微课、视频等），并可在线进行同步练习， 实时收到答案反馈和解析。同时，读者也可以直接扫描书中二维码，阅读与教材内容关联的课程资源，从而丰富学习体验，使学习更便捷。教师可通过计算机在线创建课程，与学生互动，开展在线课程内容定制、布置和批改作业、在线组织考试、讨论与答疑等教学活动，学生通过计算机、手机均可实现在线作业、在线考试，提升学习效率，使教与学更轻松。此外，平台尚有数据分析、教学诊断等功能，可为教学研究与管理提供技术和数据支撑。

编写出版本套高质量教材，得到了全国知名专家的精心指导和各有关院校领导与编者的大力支持，在此一并表示衷心感谢。希望广大师生在教学中积极使用本套教材和提出宝贵意见，以便修订完善，共同打造精品教材，为促进我国高职高专院校医学影像技术专业教育教学改革和人才培养做出积极贡献。

全国高职高专院校“十三五”医学影像技术规划教材

建设指导委员会

高　玲（长春医学高等专科学校）
曹　阳（白城医学高等专科学校）
梁丽萍（内蒙古科技大学包头医学院第二附属医院）
韩绍磊（山东大学附属济南市传染病医院）
谭　毅（山东医学高等专科学校）

数字化教材编委会

主　编　张光贵　王晓艳

副主编　何　洋　刘德明　任　森　马　桥

编　者　（以姓氏笔画为序）

马　桥（四川省疾病预防控制中心）

王晓艳［山东第一医科大学（山东省医学科学院）］

任　森（长沙卫生职业学院）

刘德明（四川省疾病预防控制中心）

闫　悦（安阳职业技术学院）

吴　刚（海南省人民医院）

何　洋（四川中医药高等专科学校）

何　瑜（绵阳市中心医院）

张光贵（四川中医药高等专科学校）

张京战（河北省疾病预防控制中心）

张涪川（绵阳市疾病预防控制中心）

林　滔（中国测试技术研究院）

孟庆华（北京市疾病预防控制中心）

侯立霞［山东第一医科大学（山东省医学科学院）］

程金生（中国疾病预防控制中心）

前言

放射物理与防护是医学影像技术专业、放射治疗技术专业必修的专业基础课，主要内容包括放射的物理学基础及防护要求，旨在最大限度地减少医疗照射对人类的损伤，为影像诊断工作提供安全保障。本教材遵循以立德树人为根本，以服务发展为宗旨，培养具有基本理论、基本知识和基本技能的适用性技术人才为目标。

本教材共十三章，第一章至第六章重点阐述了放射物理与防护的发展、放射物理学基础、放射性衰变的类型及其规律、X射线的产生及特性、电离辐射与物质的相互作用、X射线在物质中的衰减。第七章至第十章系统介绍了常用辐射量及其单位、放射线探测原理及方法、放射线对人体健康的影响、放射防护法律法规及标准体系。第十一章至第十三章详细地阐述了放射防护原则、基本方法、X射线及γ射线屏蔽厚度计算和内照射防护；医疗照射中的医用诊断X射线、介入放射学、医用电子直线加速器、钴-60远距离治疗机、核医学及PET、PET/CT、PET/MRI的放射防护与设备质量控制；医疗照射放射防护监督管理、自主管理、人员管理、事故管理和放射监测与评价等。这些内容是从事放射工作专业人员必须要了解和掌握的。

本教材编写的原则主要体现在内容的系统性、完整性和实用性方面，它对接学科发展趋势及行业需求，做到理论与实践相统一，使培养的人才具备较强的专业实践能力和应用能力。放射物理与防护是医学影像技术、放射治疗技术等专业的基础课程，本教材编写针对能力目标，确定相应的知识目标，知识的掌握服务于职业能力的构建，同时注重学生职业道德培养和职业素质的形成。随着我国放射诊疗设备、技术应用的日益普及，特别是放射治疗技术、核医学和新技术的迅猛发展，新的放射防护法规和标准的发布与实施，教材中更新了相关专业知识，还重点介绍了设备质量控制、放射事故管理、放射防护预评价和控制效果评价等内容。本教材为书网融合教材，即纸质教材有机融合电子教材、教学配套资源（PPT、微课、视频等）、题库系统、数字化教学服务（在线教学、在线作业、在线考试）。

本教材除可作为医学影像技术、放射治疗技术等专业的必修教材外，也可供其他相关专业的学生和放射影像医师、放射物理师、放射肿瘤医师、核医学医师、放射检测、放射卫生防护监督及管理人员学习、参考，还可作为从事放射工作人员上岗前的培训教材使用。

在本教材的编写过程中，编者参考了许多近年来国内外出版的相关著作和文献资料，在此，特向编著者、作者表示衷心的感谢！

受编者能力所限，加之学科发展速度快，教材中难免有疏漏和不足之处，敬请广大读者、专家和同行批评指正，以便修订时完善。

编　者

2020年4月

目录
CONTENTS

第三章 放射性衰变的类型及规律 // 26

第四章 X射线的产生及特性 // 42

第五章 电离辐射与物质的相互作用 // 57

第六章 X射线在物质中的衰减 // 76

第七章 辐射量及其单位 // 88

第八章 放射线探测原理及方法 // 99

第九章 放射线对人体健康的影响 // 122

第十章 放射防护法律法规及标准体系 // 136

第十一章 放射防护原则与方法 // 152

第十二章 医疗照射的放射防护与设备质量控制 // 176

第十三章 医疗照射的放射防护管理与评价 // 200

第一章　总　论

微课

知识目标

1. **掌握**　天然放射性和人工放射性的来源；放射线在医学上的应用；放射防护的原则。
2. **熟悉**　放射性的发现和我国放射防护的形成与发展。
3. **了解**　放射物理学的发展；放射防护的历史变迁。

技能目标

1. **学会**　放射物理与防护学科发展的相关知识，从整体上把握其知识体系与技能。
2. **具备**　应用放射防护基本原则指导放射学实践的能力。

第一节　放射物理学发展史

PPT

一、放射性的发现

放射性（radioactivity）是指不稳定原子核自发地发射粒子或γ射线，或在发生轨道电子俘获之后发射X射线，或发生自发裂变的性质。放射性自始至终存在于自然界中，无处不在、无时不在，然而直到19世纪90年代才被发现。

1895年11月8日，伦琴（Wilhelm Konrad Rontgen，1845~1923）发现了X射线，就像名字所示，X射线本质是个未知物质。伦琴将关于X射线的论文及X射线照片寄给了法国科学家庞加莱（Henri Poincare，1854~1912）。庞加莱在1896年1月20日的法国科学院每周例会上展示了伦琴的论文和照片，立即引起了与会的亨利·贝克勒尔（Henry Becquerel，1852~1908）的极大兴趣。庞加莱在会上提出了一个假设：被日光照射而发磷光的物质也应发出一种不可见的、有穿透能力的射线，类似于X射线。

由于对磷光和荧光进行过长期深入的观察研究，贝克勒尔猜测荧光与X射线之间可能存在某种联系。为了找到这种联系，他立即着手进行实验。然而，先期的实验结果并不能证明荧光与X射线之间存在相互联系。此时，庞加莱在《大众科学杂志》上提出了荧光与X射线伴随出现的猜测。得到鼓舞的贝克勒尔再次进行实验。这次实验选用了铀盐［硫酸铀酰钾复盐晶体，$K(UO)SO_4+H_2O$］，但当他准备好实验材料后却发现一直阴天，没有太阳，无法进行阳光照射。于是他将实验材料（铀盐和密封的底片）放进抽屉。1896年3月1日，太阳出来了，贝克勒尔准备继续实验。严谨细心的他在实验材料中取出一张底片冲洗以检查底片是否完好，却意外发现底片已经曝光，底片上有很明显的铀盐的像。这个现象促使贝克勒尔加大对铀元素和铀化合物的研究。后期的实验结果发现，铀盐发射的射线能够穿透物质、电离气体，但不受温度、放电等因素的影响。贝克勒尔认为这是一种与X射线不同的另外一种射线。1896年5月18日，贝克勒尔在科学院例会上宣布：发射穿透射线是铀的一种特殊性质，与何种铀化合物无关，且根本不受外界条件影响。他认定这射线是从铀中发射的，并称之为"铀辐射"。这种射线也被命名为"贝克勒尔射线"。这样，贝克勒尔第一次发现了天然放射性。可惜的是，贝克勒尔就此认为放射性的发现已经完成，没有再继续研究。

将研究深入的是法国著名的波兰裔物理学家、化学家玛丽·居里（Marie Curie，1867~1934）。受到X射线和"铀辐射"的影响，1897年，居里夫人选择贝克勒尔射线作为博士论文研究课题。她重复贝克勒尔的铀盐实验，并用新的更加精密的仪器测量放射性强度。她采用居里兄弟发明的石英晶体压电秤，测量放射性物质使空气电离产生的微弱电流，代替贝克勒尔用验电器的测量方法，获得了大量物质放射性强度的准确数据。

在完成铀盐放射性强度测量后，居里夫人提出：是否还有别的元素也具有这种性质？之后，她系统地研究当前已知的各种元素和化合物。1898年，居里夫人发现钍也具有和铀同样的性质，同时德国科学家格哈特·施密特（Gerhard Schmidt，1856~1949）在德国也发现了钍的这种性质。居里夫人建议把这种性质叫作“放射性”。

在精密测量仪器的帮助下，居里夫人发现在测量铀或钍的混合物时，发现有些混合物的放射性强度比其中所含铀和钍应产生放射的强度高很多。进而，她认为这些物质中还存在未被发现的放射性元素。在丈夫皮埃尔·居里（Pierre Curie，1859~1906）的协助下，他们从沥青铀矿渣中反复地分离提纯，最终在1898年7月，居里夫妇向法国科学院提交了《论沥青铀矿中一种放射性新物质》论文，文中指明新发现的放射性元素为84号，比铀强400倍。居里夫人建议以她的祖国波兰的名字构造新元素的名称，这个新元素被命名为钋（Polonium）。紧接着，1898年12月，居里夫妇和同事贝蒙特（Bemont）向科学院递交《论沥青铀矿中含有一种放射性很强的新物质》，提出又发现一种新元素88号，放射性比铀强百万倍，命名为镭（Radium）。

居里夫人的工作重新引起贝克勒尔的关注，贝克勒尔再次返回到放射性研究中，并为居里夫人研究提供便利。由于两人在放射性方面的特殊贡献，1903年居里夫人和贝克勒尔同时获得诺贝尔物理学奖。居里夫人发现化学元素镭和钋，并分离出纯金属镭，为化学发展做出了巨大贡献，因此再次荣获诺贝尔化学奖。

知识拓展 诺贝尔

阿尔弗雷德·贝恩哈德·诺贝尔（Alfred Bernhard Nobel，1833~1896），瑞典化学家、工程师、发明家、军工装备制造商和炸药的发明者，1833年10月21日出生于斯德哥尔摩，1896年12月10日逝世。

诺贝尔一生拥有355项专利发明，并在欧美等五大洲20个国家开设了约100家公司和工厂，积累了巨额财富。

1895年，诺贝尔立嘱将其遗产的大部分（约920万美元）作为基金，将每年所得利息分为5份，设立诺贝尔奖，分别为物理学奖、化学奖、生理学或医学奖、文学奖及和平奖共5种（1969年瑞典银行增设经济学奖），授予世界各国在这些领域对人类做出重大贡献的人。

钋和镭的发现使放射性的研究迅速升温。1899年，英国物理学家欧内斯特·卢瑟福（Ernest Rutherford，1871~1937）从贝克勒尔射线中分离出两种性质完全不同的射线：α射线和β射线。1900年，法国物理学家维拉德（Paul Villard，1860~1934）发现了γ射线。卢瑟福提出放射性半衰期的概念，证实放射性涉及从一个元素到另一个元素的嬗变。他发现β射线在物质中的贯穿能力要强于α射线，并且证实了α射线就是氦离子。因对元素蜕变以及放射化学的研究，卢瑟福获得了1908年诺贝尔化学奖。

放射性被发现后的十多年中，人们又陆续发现了30余种放射性元素，现有的元素周期表无法容纳这些新的元素，且看似破坏了元素周期表的系统性。直到1910年英国物理学家、化学家索迪（Frederick Soddy，1877~1956）提出同位素假说，完美地解释了这些元素与周期表并不矛盾。

1919年，卢瑟福用α粒子轰击氮核，实现人工核反应，发现了质子。1932年，英国物理学家詹姆斯·查德威克（James Chadwick，1891~1974）发现中子。1934年，居里夫人的长女及其丈夫首先获得人工放射性核素（^{30}P）。

二、放射物理学的发展

放射物理学（radiological physics）是研究电离辐射的原理、概念、与物质相互作用规律及其应用的学科。被广泛应用于医学、工业、农业和科学研究等领域。X射线的发现宣布了放射物理学时代的到来，使医学发生了革命，催生了X射线诊断学（放射学）、核医学、放射治疗学（放射肿瘤学）等学科，随之还产生了放射医学与防护。

X射线能量高，可以穿透一定厚度的物质，在医学上用来透视、拍片和进行放射治疗。在伦琴发现X射线后，就有人提议用X射线治疗疾病。1896年，维也纳一位皮肤科医生首先用X射线成功治愈了一名色素性多毛痣4岁女孩。普通X射线能量较低，只能针对浅表肿瘤进行治疗。虽然1922年研制出了千伏（kV）级的X射线机，但其能量依然不足以对付深部肿瘤。1931年美国发明了电子静电加速器，但因其高压装置体积过于庞大，不适合医院使用而停止。1940年美国发明电子感应加速器，1949年美国用电子感应加速器进行放射治疗。20世纪50年代，加拿大利用反应堆生产的钴-60制造了第一台钴-60远距离治疗机。钴-60发射的γ射线具有很强的穿透性，深部剂量高，皮肤剂量低，适合于治疗较深部位肿瘤。这种治疗机结构简单，维护方便，被很多国家广泛使用。同时代，直线加速器在英国和美国安装使用。20世纪70年代，随着计算机的应用，电子计算机断层扫描（CT）、磁共振成像（MRI）相继出现，实现了三维适形放疗（3D-CRT），放射治疗学从二维进入三维治疗新时代。20世纪80年代，出现了可调节X射线强度的多叶准直器，开创了调强放射治疗（IMRT），能够按照一定要求调节照射野内剂量。接着，出现了图像引导放射治疗（IGRT），它是一种四维的放射治疗技术，在患者进行治疗前、治疗中利用各种先进的影像设备对肿瘤及正常器官进行实时监控，并根据器官位置的变化调整治疗条件使照射野紧紧“追随”靶区，使之能做到真正意义上的精确治疗。

质子/重离子放射治疗技术相对于已开展百年之久的传统放射治疗，展现出了放疗的最高技术和未来趋势，与传统的光子线不同，质子/重离子射线可以形成能量布拉格峰，布拉格峰特殊的物理性质使其能够在对实体肿瘤进行集中照射的同时，避开和减少对健康组织的伤害，实现疗效的最大化。由于技术和价格因素，仅在德国、日本和美国等少数国家得到了开展。2015年5月7日，经历十余年的筹备、建设，我国具有代表性的重离子放射治疗系统在上海质子重离子医院（复旦大学附属肿瘤医院质子重离子中心）正式投入运行。

近几年出现的Flash放射治疗（Flash-RT）是指超高剂量率（$\geq 40Gy \cdot s^{-1}$）对肿瘤靶区进行照射的放疗方式，可在微秒（μs）级到数百毫秒（ms）内完成照射，在保证肿瘤治疗疗效的同时，可极大减少对正常组织的损伤。2019年7月《Radiotherapy and Oncology》（业内称为“绿皮杂志”）上刊登了在人类患者上应用Flash-RT的首例病例报告。这一结果表明了Flash-RT的有效性及安全性，显示Flash-RT应用于临床指日可待。质子Flash-RT的人体治疗，目前还处于空白，但欧美研究者已经开始在临床用设备上开展临床前研究，相信正式投入临床使用指日可待。

我国的放射治疗始于20世纪30年代，始于北京协和医院和原中比镭锭治疗院（现在的复旦大学附属肿瘤医院）的联合开展；20世纪40年代，北京大学医学院组建了放疗科；1958年成立了中国医学科学院肿瘤医院；1968年引进了第一台医用电子感应加速器；1974年由四十多个单位组成的科技攻关会战组开始了国产医用电子直线加速器（行波型）的研制工作；1975年国内引进了第一台医用电子直线加速器；1977年首台国产医用电子直线加速器投入临床试用。改革开放后，更多更好的放射治疗设备得以引进，先进设备国产化装备率也得到了显著提高。

放射物理学的发展以及在医学中应用研究，为放射诊疗设备及放射诊疗技术带来了革新与发展，为实现“精准诊断疾病，尽可能地灭杀肿瘤组织，尽可能地保护正常组织”这一放射诊疗最终目的而贡献力量。

第二节 放射性的来源及其在医学上的应用

PPT

一、放射性的来源

生活在地球上的人类正无时无刻地暴露于放射线中，放射线是由不稳定元素衰变时，从原子核中放射出来的有穿透性的射线束。不稳定元素自发出放射线，衰变成稳定元素而停止放射的现象称为放射性。根据不稳定核素的来源可分为天然放射性核素和人工放射性核素两大类，前者存在于宇宙空间和地球物质中，后者由人类活动或辐射事件产生，它们是放射性的主要来源。

（一）天然放射性

大气层外的宇宙辐射和地球本身天然放射性核素产生的陆地辐射一起构成天然放射性。宇宙空间存在着许多高能粒子，被称为初级宇宙射线。初级宇宙射线进入地球大气层后与大气层中固有的原子核相互作用产生级联效应或次级反应，形成次级宇宙射线。初级宇宙射线和次级宇宙射线形成宇宙辐射。地球上的物质（空气、水、土壤、岩石和有机物等）中存在天然放射性核素，衰变释放出α、β、γ射线形成的辐射为地球辐射。

1.初级宇宙射线 绝大部分来自银河系宇宙辐射中的高能粒子，这些粒子在进入地球大气层顶部时，其组分为核子和电子，核子占98%，电子占2%。核子成分中，质子占88%，α离子占11%，剩下的是更重的原子核。这些高能粒子的能量为10^8~10^{20}eV，迄今为止，地平面能测到的宇宙射线能量最大为3.2×10^{20}eV。

宇宙粒子的另一个来源是太阳粒子辐射，太阳的大气层因受太阳磁场的扰动，其局部始终处于激烈的运动中，但太阳粒子辐射是大部分能量不足100eV的质子辐射，只有极少数质子的能量大于10^9eV。地球海拔较高处，太阳粒子辐射产生的剂量率很高，但在地平面处只有少数高能质子辐射对剂量有贡献，因此在地面处的太阳粒子辐射可以忽略不计。

2.次级宇宙射线 初级宇宙射线与地球大气原子核连续作用形成次级辐射。地球上的人类和生物受到大气层、电离层和磁层的保护而免受初级宇宙射线的直接作用，能到达地面的主要是次级宇宙射线。由于初级宇宙射线的能量不同，产生的结果也不相同。初级宇宙射线能量不高时，可引起反应而释放次级质子和中子。初级宇宙射线能量大于50MeV时，产生“散裂反应”释放多个粒子。大于100MeV的高能粒子在同大气的原子核碰撞时，会产生数目更多的粒子，形成簇射，生成很多次高能粒子。10^{12}~10^{13}MeV初级宇宙粒子，在上层大气中产生核辐射，然后又可引起一系列核级联，粒子数迅速增加，产生高能电子、光子等，又引起一系列电子-光子簇射，形成了包括电子、光之、质子、中子、π介子和一些低原子序数的原子核。这些粒子可分为电离成分和中子成分。中子通过弹性碰撞损失能量，当其慢化后被大气中的原子核俘获生成新的核素。电离成分通过电离碰撞损失能量，在中等海拔高度的大气层中电子和正电子是宇宙射线中带电粒子能量注量较高的非核子成分。带电的π介子衰变成平均自由程较长的μ介子。在靠近地面高度处的空气中，μ介子的通量是带电粒子通量的主体，与μ介子相伴的是沿μ介子路径产生的通量小的碰撞电子。

3.地球辐射 地球上各种物质和生物组织器官内都或多或少地存在天然放射性核素，天然放射性核素统称为原生放射性核素，主要是^{238}U系、^{232}Th系和^{40}K，它们的半衰期很长，可以与地球的年龄相比。

室外的外照射除了宇宙射线外，主要来自地表岩石土壤中存在的原生放射性核素衰变释放的γ射线造成的外照射。γ辐射水平受多因素影响，例如形成土壤的岩石种类、原生核素在土壤中的活度浓度、原生核素放射的平衡状态和沉积分布、土壤的含水量、土壤有机物和地表被覆雪层厚度等。

室内的γ辐射水平取决于建筑物选用的构筑材料。采用岩石和砖类的构筑材料，室内γ辐射水平要高于室外的，采用木质材料构筑的建筑物，室内外的γ辐射水平几乎与室外一致。

通过吸入和食入途径进入人体的原生放射性核素（除氡外）可产生内照射。吸入产生的剂量来自悬浮在空气中的土壤尘粒内所含的^{40}K、铀系和钍系核素。食入产生的剂量主要是由食物和水中所含原生核素引起。

氡是地球辐射中比较特殊的核素，共有3个同位素——^{222}Rn、^{220}Rn、^{219}Rn，分别由铀系的^{226}Ra、钍系的^{224}Ra和锕系的^{223}Ra衰变产生，地球物质中广泛存在铀、钍和镭，所以人类到处都会受到氡及其子体的照射。人类摄入氡及其子体产生的内照射剂量约占天然辐射源对人体照射总剂量的一半。室内氡浓度不仅受建筑物类型、建筑材料影响，还受到室内通风条件、大气条件、地理维度、气候等的影响。

4. 人类活动增加的天然辐射照射 人为活动会引起天然辐射照射，如磷酸盐和金属矿石的加工、铀矿的开采、锆矿砂的分选、钛色素的生产、石油和天然气的提取、建筑石材的加工和利用、钍化合物的生产和利用、废金属的加工和水泥的生产等都涉及原材料、产品和副产品以及废物中含有的天然放射性核素释放到环境大气、水体和土壤中，均会对周围的公众产生额外的天然辐射照射。

（二）人工放射性

随着科技的进步，人类还会受到人工辐射照射。核武器爆炸试验落下灰、核电生产、同位素生产、医疗照射和核事故等，均具有人工辐射的放射性。

1. 核武器爆炸试验落下灰 在距离地面30km以下的空中核武器爆炸试验和地（水）面的核武器爆炸试验称为核武器爆炸试验。从1945年第一次核武器爆炸试验开始，到1990年止，全世界已公布的核武器爆炸试验至少有1910次，主要在北半球。对公众影响最大的是空中核武器爆炸。核武器爆炸后裂变产物、剩余的裂变物质和结构材料在高温后汽化。较大的放射性气溶胶粒子重力沉降在爆心附近，较小的气溶胶颗粒在高空中存留较长时间后降落到广大地面，引起局部和全球人工放射性核素对环境的污染，带来放射性。

2. 核电生产 核能发电涉及核燃料循环。核燃料循环是指铀矿开采、铀矿石开采、铀矿石水冶、铀的浓集与转化、核燃料元件制造、核反应堆运行、乏燃料后处理、退役和放射性废物管理以及有关的科研和开发活动等，都会对局部地区的公众带来额外的放射性。

3. 同位素生产 放射性同位素被广泛应用于工业、医学和科学研究实践中。生产和应用过程会有少量的放射性同位素排放，对周围公众产生照射，带来放射性。尤其是核药物治疗的患者家属受到的照射剂量应予以关注。

4. 医疗照射 患者接受疾病诊断和治疗受到的辐射照射、扶持患者接受诊断和治疗的志愿者受到的照射、自愿接受医学诊断研究者受到的照射以及接受医学健康检查人员受到的照射，统称为医疗照射。医疗照射来源于放射性诊断、放射性治疗、核医学和介入放射学。这类照射受照人数多，是除天然照射外人类所受辐射照射中最大的、增加最快的人工辐射。

5. 核事故 在核安全和放射防护范畴内，包括设备故障和操作失误在内，凡是能导致或可能导致不可忽视的后果或潜在后果的任何意外事件，均称为核事故。自20世纪70~80年代以来，一些国家的核反应装置相继发生过不同程度的事故。影响最严重的一次核事故是1986年4月26日发生在苏联的切尔诺贝利核电站的事故。由于工作人员违反操作规程而引起蒸气爆炸，导致大量的放射性物质释放出来，使整个北半球都受到放射性污染。

二、放射线在医学上的应用

随着现代科技的发展，放射性物质及有关设备在医学中应用日益广泛，主要用于疾病的诊断与治疗，放射诊断是放射性在医学应用中的主要方式。现已形成放射学以及介入放射学、临床核医学、放射肿瘤学等分支学科，并成为现代医学中不可缺少的重要组成部分。1895年11月X射线被发现后，首先在医学上得到应用，开创了无创揭示人活体内部结构的先河，使医学发生了革命。近三十年，随着电子计算机技术、核科学技术等进步，并与医学紧密结合运用，使得电离辐射的医学应用蓬勃发展，并形成多个分支学科。

20世纪初形成了放射学，随后放射学进一步分为X射线诊断学和放射治疗学。随着良性疾病的放射治疗逐渐被淘汰，放射治疗主要用于恶性肿瘤，并形成放射肿瘤学。加速器的问世开始了人工制备放射性核素，放射性核素示踪技术被用于人体脏器显像和功能测定。20世纪50年代，核技术与医学相结合产生了核医学。临床核医学既有利用同位素显像与功能测定的诊断检查，又有以放射性药物为主的核医学治疗。

（一）X射线诊断及介入放射学

X射线诊断检查已成为临床医学诊断的常规手段。特别是在20世纪90年代，随着电子科学技术及计算机技术的发展，大量新型的X射线诊断设备陆续投入临床应用。电子计算机断层扫描（CT）、计算机X射线摄影（CR）、数字减影血管造影（DSA）、数字X射线摄影（DR）和介入放射学在放射诊治中日渐普及，特别是进入21世纪以来，乳腺X射线摄影由原来的X射线屏片摄影很快发展为数字乳腺X射线摄影。目前，医学放射技术已经从传统放射学转变为数字医学影像学。

X射线透视和摄影是应用最早和最广泛的诊断技术。X射线透视操作简单，费用低廉，便于直接进行人体组织或器官的动态观察，但导致受检者剂量高于摄影检查。普通X射线胸部摄影检查较透视检查不仅剂量低，而且可留下用于会诊和对照的照片记录，是X射线诊断中最常用的检查技术。

X射线电子计算机断层扫描（CT）可分为普通平扫和增强扫描，因其具有空间分辨力、密度分辨力高，且能获取组织或器官分层的清晰图像，图像较少受到其他组织或器官的影响，便于发现微小病变等优点，在中国各级医疗卫生机构被大量配置，广泛应用并快速发展。

数字化X射线成像可分为计算机X射线摄影（CR）、数字X射线摄影（DR）和数字减影血管造影（DSA）、数字胃肠点片（DSI）等成像程序。数字X射线摄影（DR）又分为直接数字X射线摄影（DDR）和间接数字X射线摄影（IDR）两种方式。DDR通常采用平板探测器（FPD），可直接将透射人体的X射线相关信息转化为数字图像数据，经计算机处理后显示、打印或存储，其影像清晰度、噪声、摄片速度与探测器寿命等性能均优于CR。

（二）临床核医学

临床核医学利用放射性药物示踪来显示器官、组织的功能和结构及其内部物质代谢的变化，显示神经递质传递功能的变化，通过体外测定法观察机体内微量物质的变化规律，结合免疫学原理进行放射免疫显像等过程。其发展与仪器设备的更新、新型显像剂的临床转化和分子影像学技术的日益成熟密不可分。PET/CT、SPECT/CT的出现对核医学发展的发挥了重要作用，图像融合的应用，在临床诊断、新药研发等方面显示出独特价值。新型显像剂的应用使得示踪剂与病灶的结合能力更强、特异性更高，并且提高了诊断的准确性和灵敏度，而这些显像剂的研发都是基于大量实验核医学的研究。分子影像学是在生物医学研究中发展起来的体内非侵袭性成像方法，具有无创伤、实时、活体、特异等特点，显著提高了临床核医学的诊疗水平。

放射性同位素用于治疗已有几十年的历史，逐渐成为临床重要的治疗手段之一，是临床核医学的主要组成部分，也是核医学发展的热点，新的核素和治疗方法不断涌现，并取得了较好的临床治疗效果。治疗用放射性同位素的来源与诊断用来源相同。常用的核素治疗方法主要用于分化型甲状腺癌治疗、肿瘤骨转移所致骨痛的治疗、放射性粒子治疗、肿瘤的放射免疫治疗等。

（三）放射治疗学

放射治疗作为治疗肿瘤的重要手段，是核技术与射线应用技术发展最快的专业学科之一。从最初的近距离放疗到后来的X射线治疗机、钴-60治疗机、直线加速器。目前以精确定位、精确计划、精确治疗为核心的精确放疗技术已经打破了传统的经验式的常规治疗模式，成为一种新的“常规”放疗，从而促使放射治疗进入精确放疗的时代。现代放疗设备有多种，如直线加速器、头部及体部γ刀、射波刀（Cyber Knife）、螺旋断层自适应放疗系统（tomotherapy）以及质子加速器或重粒子加速器等。

在应用的射线种类方面，从低、中能X射线、γ射线治疗，扩大到加速器X射线和电子束、中子束、质子束、重离子束治疗；从治疗技术方面，经历了常规放射治疗、立体定向治疗、适形放射治疗（CRT）、调强放射治疗（IMRT）、图像引导放射治疗（IGRT）、螺旋断层放射治疗（TOMO）等发展阶段。

按照对患者实施照射的方式和技术特点，放射治疗可分为远距离治疗、近距离治疗、放射性核素治疗。远距离治疗包括：加速器电子束或X射线治疗，密封放射源远距离γ射线常规治疗和立体定向放射治疗，中子、质子重粒子治疗等。近距离治疗是把密封源置于患者自然体腔或组织间隙，对其邻近靶区进行照射。放射性核素（非密封）治疗的照射范围是人体的特殊器官或区域，常放入核医学治疗部分。放射治疗要求使用辐射源对患者病灶部位进行照射，照射位置和剂量的准确性直接影响患者的安全和治疗效果。

知识拓展 重粒子治疗

深部X射线、钴-60 γ射线、加速器的X射线均为电磁辐射粒子，称为光子。光子和电子质量较小，称为轻粒子。快中子、质子、π负介子以及氦、碳、氧、氖离子等，因其质量较大，称为重粒子。重粒子一般在回旋加速器中产生，重粒子因下述原因受到放疗界的高度重视和探索：①以质子束和氦离子束为代表，在组织内形成布拉格峰型百分深度剂量分布，以物理方式改善了靶区和正常组织间的剂量比例；②以快中子为代表，由于其传能线密度（*LET*）值高，以生物方式改善了肿瘤组织和正常组织的射线效应；③以重离子为代表，它们既具有布拉格峰型剂量分布，*LET*值又高，兼备物理和生物的双重优势。

第三节 放射防护发展史

PPT

案例讨论

案例 1901年，贝克勒尔先后将几分克氯化镭密封于玻璃瓶和5mm厚的铅容器中，然后分别将其放入马甲口袋，随身携带几个小时。几天后，他发现携带玻璃瓶马甲口袋下的那片皮肤出现红斑，后来又出现了蜕皮和溃烂。而铅管下皮肤却没有观察到什么反应。

讨论 1. 两种容器下的皮肤反应为什么不一样呢？

2. 如何避免放射性皮肤损伤？

一、放射防护的历史变迁

从广义上讲，“辐射”是指机械波（如声波）、电磁波（无线电波、可见光、X射线、γ射线）从它们的发射体发出，在空间或媒质中传播、移动的过程；也可以理解为波动的能量或大量微观粒子本身。如声波是一种能听到的，在空气中传播的较小能量的波运动；X射线、γ射线或α粒子、β粒子具有大量能量，它们作用于物质时，能够从物质的原子中把核外电子“弹飞”出去，引起物质电离。因此，将能够引起物质电离的这类辐射，称为电离辐射。为区别一般意义上的辐射，通常电离辐射又称放射。

随着原子能的开发和利用，放射已在工业、农业、国防和医学等各领域得到广泛应用。放射对人体的损伤作用也日益受到人们的重视，放射防护已成为原子能科学、医学科学中的重要组成部分。

在对放射性的研究中，科学家们也发现了放射性对人身体的危害，同时也发现适当的防护将大大减少这种放射性危害。放射性的发现和研究打开了原子物理学的大门，开辟了放射物理学的时代，同时对放射性的防护也提示关注。

放射防护，又称“辐射防护”，是保护人员免受和少受电离辐射照射影响和为达到这一目标采取的方法。它主要研究人类生活和生产活动中放射因素与人群健康的关系，揭示放射对人群健康的危害；研究放射防护标准的制定和执行；研究防护原则、防护方法、防护评价和管理，改善放射环境条件，预防或减少放射损伤作用，以保护人类健康。

放射防护学是伴随着人们对电离辐射损伤作用的认识而形成和发展的。在地球环境中，生物和人类始终受到电离辐射的照射，但人类不知道它们的存在。

自1895年德国物理学家伦琴发现了X射线；1896年法国科学家贝克勒尔发现了天然放射性；1898年居里夫妇从沥青中分离出天然放射性元素钋和镭；人类社会从此进入了辉煌的原子时代。X射线与天然放射线发现后最早被应用于医学领域，但是人们发现射线在给人类带来利益的同时也会对人体造成损伤。1902年出现了放射线照射所致的皮肤癌患者死亡的病例，于是，科学家提出了放射线危险界限的概念。到了20世纪初，放射的医学应用已相当广泛，如X射线用于诊断和治疗等；工业上已有了相当规模的“永久”性发光涂料和表盘描绘；对镭的误用和滥用等，这些使得放射性物质对人体的损害作用也日益明显出现，人类逐渐意识到了电离辐射的损害作用。1913年就有人提出了防护方面建议，人类对放射性的危害和预防开始了研究。在1928年第二次国际放射学大会上成立了国际X射线和镭委员会（ICXRP），这些为电离辐射防护的形成奠定了基础。1942年人类实现了自持连锁裂变反应，可以大量生产放射性物质，建立了核反应堆，核工业的兴起和原子弹的使用，引起了人类对放射防护的极大关注，新兴的学科——放射防护学（辐射防护学）开始形成。第二次世界大战后，核工业及电离辐射装置、放射性核素的大量应用，推动了辐射防护的发展。1950年国际X射线和镭委员会（ICXRP）更名为国际放射防护委员会（ICRP）；联合国成立了专门机构——联合国辐射效应科学委员会（UNSCEAR），这两个组织同国际原子能机构（IAEA）、世界卫生组织（WHO）等国际团体一起做了大量的辐射防护工作。ICRP发表的编号出版物是电离辐射领域的指导性文献，是各国制定放射法规和指导放射防护实践的重要依据。

19世纪末，随着辐射和放射性核素的发现，开始出现了辐射防护问题。20世纪中叶，在核武器的研制过程中，遇到了严重的辐射防护问题，辐射防护作为一个学科开始形成。20世纪下半叶，随着核电成为电力的重要组成部分和辐射以及放射性同位素技术的广泛应用，辐射和放射性同位素的可能危害引起了社会的普遍关注，辐射防护本身也得到了进一步的发展。

早在20世纪40年代，当辐射随机效应被确认后，也就自然提出了一个问题，低于确定性效应阈值不能充分避免辐射的有害作用。所以，ICRP在20世纪50年代就提出了“尽一切努力减小各种类型电离辐射的照射到最低的可能水平”。在明确“预防原则”后，随后就引起了一个“正当性”的问题；即只有在存在明确的社会利益时，所受危害才是正当的。这就使得ICRP在其1号出版物中提出了“所有剂量保持在实际可行的尽可能低，并避免一切不必要的照射”。

1977年，ICRP发表了26号出版物，明确指出放射防护体系的三个基本原则：正当性、最优化和个人剂量限制。1993年，ICRP 63号出版物“在放射应急中公众防护的干预原则”中强调为了减小事故后果在防护行动设计中最优化的关键作用。在1988年出版的75号出版物中强调在工作人员防护最优化的实际执行中管理安排的重要性。在1997年出版的77号出版物“在放射性废物处置的放射防护政策”中说明了最优化原则的判断性质。在1999年发表的82号出版物“在持续辐射照射情况下公众的防护”中指出有关防护选择的决策过程中“可能需要考虑除了直接与放射防护相关的其他因素”，以及“应包括除放射防护专家以外的有关利益相关者的参与”。2007年ICRP发表了103号出版物，将照射分为应急照射、现存照射和计划照射，取代了ICRP 60号出版物中实践和干预的防护方法。

辐射防护是基于辐射生物效应判断的，但不是仅仅简单地基于危害的判断。它是一个复杂的多元评价体系。从辐射防护的目的出发，假设在正常辐射防护剂量水平范围内辐射剂量与效应是线性无阈的模式，也找不到更为恰当的模式。在这种情况下，从安全的基本原则出发，只有选择线性无阈的模式。但如何确定限值和约束值，则必须考虑社会和经济因素。为了形象地说明辐射可能引起的危害，采用与天然本底辐射水平相比较，也应该认为是一种可取的途径。

二、放射防护体系的建立

放射防护体系包括放射防护基础、放射防护审管的范围、放射防护原则。主要解决放射性同位素与射线装置在医学、工业、农业、科研与教学等方面应用，核能生产、审管部门规定的其他源和需加以控制的天然源照射过程中的防护与安全问题，包括对照射的一般要求、职业照射的控制、医疗照射的控制、公众照射的控制、潜在照射的控制、应急照射干预和持续照射干预等。由于放射防护已经成为一个社会普遍关注的问题，利益相关者的参与已成为放射防护决策的重要因素。

1977年，ICRP 26号出版物明确指出，放射防护体系的基本原则包括正当性、最优化和剂量限值与约束。正当性是前提，剂量限值与约束是上限，最优化是放射防护的目标，也是放射防护中需要研究的主要问题。为了研究这一目标，需要通过定性和定量的方法，进行系统的、连续的和综合的分析。为了达到这一目标，需要执行和研究废物最小化的原则，加强安全文化以及利益相关者的参与。

实践的正当性是对于一切实践，只有在考虑了社会、经济和其他有关因素之后，其对受照个人和社会所带来的利益足以弥补其可能引起的辐射危害时，该实践才是正当的。实践的正当性涉及社会、经济和许多其他有关因素，特别是对于一些涉及面很宽的实践，常常难于仅从辐射防护的角度做出判断，但对一些与人体健康直接相关的问题，如医疗照射和在日用商品中或产品中添加放射性物质等实践，放射防护正当性的判断可能是决定性因素。

对医疗照射正当性的判断可分两个层次。第一层次是指对某一诊断或治疗方法（例如胸部照相），患者所受照射大小的正当性判断，通常称为确定放射方法总的正当性。其目的在于判断放射方法是否合理，并给患者提供必要的知识。第二层次是指对某个患者实施放射方法时的正当性判断，即对具体的患者判断是否好处多于危害。应该定期对放射方法进行评审，使其在达到医学要求下尽可能减小患者所受剂量。在诊断的情况下，这意味着减小不必要的照射；在治疗的情况下，要求对治疗的部位达到所需实施的剂量，并避免健康组织受到不必要的照射。正当性判断的一般原则是“在考虑了可供采用的不涉及医疗照射的替代方法的利益和危险之后，仅通过权衡利弊，证明医疗照射给受照个人或社会所带来的利益大于可能引起的辐射危害时，该医疗照射才是正当的。对于复杂的诊断与治疗，应注意逐例进行正当性判断。还应注意根据医疗技术与水平的发展，对过去认为是正当的医疗照射重新进行正当性判断”。

剂量限值是指在正常情况下为了保护个人而制定的防护水平，即与人相关的。剂量约束和参考水平是针对确定源项制定的保护个人的剂量水平，即源相关的。剂量约束用于正常情景，参考水平用于应急和现存情景以及医疗照射。约束代表必须采取行动避免的剂量水平，它一定是正当的。约束是最优化的上限。在所有情况下均应根据最优化的要求达到最优化的防护水平。

我国现行辐射防护标准与国际标准是一致的。其主要限值和约束值如下：对职业照射，连续5年的平均有效剂量为20mSv。对公众照射，关键人群组的成员所受到的平均剂量估计值年有效剂量为1mSv；对持续照射情况下的行动水平住宅中的^{222}Rn浓度为200~400Bq·m^{-3}，工作场所中^{222}Rn浓度为500~1000Bq·m^{-3}。

辐射防护最优化是辐射防护体系中的一条重要基本原则。由于辐射健康效应存在随机效应，在辐射防护中假设辐射效应是线性无阈的；尽管现在尚没有证据表明，在低于天然本底辐射水平下辐射存在可察觉的危害，但也没有充分的事实说明不存在危害。现代放射生物效应的结论是，尚没有发现比线性无阈模式描述辐射随机效应更好的模式，尽管已经发现在某种情况下存在阈值。辐射健康效应的这种性质使得在辐射防护中仅采用剂量限值和约束是不充分的，还必须遵循最优化的原则以提高防护水平。

对于评价患者所受照射，有效剂量的应用受到严重限制。通常只是在比较不同诊断和治疗方法产生的剂量、比较类似技术和方法在不同医院和国家应用，以及对同一医学检查采用不同技术时，有效剂量有一定的意义。然而，对患者照射的计划和危害利益评价采用与被辐照组织的当量剂量或吸收剂量更为恰当。

对外照射医疗照射通常仅限于人体的有限部位，操作人员清楚了解在被照射场内正常组织所受剂量是十分重要的。对于低组织权重因子的组织或器官，对有效剂量来说，其剂量是很小的，但对局部组织却可产生较大的当量剂量。对放射性核素的摄入，也有类似的问题。

第四节　我国放射防护的形成与发展

PPT

我国自1964年成功进行第一颗原子弹爆炸试验，至1996年7月29日宣布停止核试验，33年间共进行了45次不同当量不同爆炸方式的核试验。为了解放射性对下风向地区公众的健康影响，卫生部在全国建立了45个环境放射性监测站。

国务院于1960年批准发布了我国第一部专门的放射卫生防护法规——《放射性工作卫生防护暂行规定》，1974年国家计委、国家建委、国防科委和卫生部联合发布了《放射防护规定》，1979年卫生部、公安部与国家科委重新修订发布《放射性同位素工作卫生防护管理办法》，建立了以卫生、公安和科技行政部门为主体的监督管理体制，强调了对放射性同位素工作实施许可登记制度。1984年，卫生部在全国推广医用X射线机“限、集、屏”防护技术，使从事放射工作人员受照剂量降低80%以上，受检者降低50%。

在1989年，国务院发布第44号令《放射性同位素与射线装置放射防护条例》，该条例明确了卫生、公安和环保部门各自的监督管理范围和职责分工，该条例要求对放射工作实行许可登记制度，对放射工作场所的放射防护设施的新建、改建、扩建工程实行预防性审查，与放射性及其防护有关的各种产品、制品及设备器材等必须符合放射防护要求。为了贯彻实施该条例，卫生部制定发布了多部部门规章，主要有《医用X射线诊断卫生防护及影像质量保证管理规定》《放射治疗卫生防护与质量保证管理规定》《放射工作人员健康管理规定》等。卫生部在全国推广放射卫生综合监督管理示范市经验，使放射卫生监督管理工作步入了法制化、规范化管理轨道。

我国开展了一系列的放射卫生防护相关调查研究工作，如1972年至今仍在研究的阳江高本底辐射与居民健康关系项目、1981年在全国开展医疗照射频度和剂量水平调查研究、1998年开展的“九五”期间全国医疗照射水平调查、1981~1985年完成的全国天然环境电离辐射外照射剂量的调查与评价工作等，为相关标准制定等提供了科学依据。

2001年以来，我国先后发布或修正发布了《中华人民共和国职业病防治法》《中华人民共和国放射性污染防治法》《放射性同位素与射线装置安全和防护条例》《电离辐射防护与辐射源安全基本标准》（GB 18871—2002）等放射卫生防护法律法规、标准和规范二百多项，在放射防护工作中均得到了应用。2002年成立了与放射卫生监督监测职能相关的疾病预防控制机构和卫生监督机构。

2014年，全国建立了医用辐射防护监测网。据不完全统计，我国有放射工作单位近7.3万家，其中放射诊疗单位4.75万家，有放射工作人员23.8万人。2017年全国共抽查放射诊疗机构

5827家，持有有效的《放射诊疗许可证》占97.40%，开展防护检测占96.05%、配备并使用放射防护用品占95.35%、职业健康监护占95.01%、个人剂量监测占94.98%、放射诊疗设备防护性能检测占94.63%，新、改、扩建放射诊疗建设项目按照规定进行卫生审查、竣工验收的占93.51%。放射卫生防护监督监测管理取得了显著成效，促进了放射性同位素与射线装置的安全应用，保障了人民身体健康。

本章小结

本章从放射性的发现出发，阐述了放射物理学的发展。天然辐射和人工辐射构成放射性的来源，放射线在医学上的应用得以开展，并迅速发展为X射线诊断学、临床核医学和放射肿瘤学，同时人们认识到随之而来的放射性应用对人体健康的损害，因此放射防护学应运而生，发展至今已形成比较完整的放射防护体系，并将始终贯穿于放射物理与防护发展全过程。

习题

习题

一、单项选择题

1. 1895年11月8日，伦琴发现了（　）。

A. α粒子　B. β射线　C. γ射线　D. X射线

2.（　）第一次发现了天然放射性。

A. 伦琴　B. 贝克勒尔　C. 居里夫人　D. 爱因斯坦

3. 下列核素中（　）是地球的原生核素之一。

A. ^{60}Co　B. ^{137}Cs　C. ^{40}K　D. ^{134}Cs

4. 下列核素中会引起人工辐射的是（　）。

A. ^{238}U　B. ^{137}Cs　C. ^{40}K　D. ^{232}Th

5.（　）发现化学元素镭和钋，并两次获得诺贝尔奖。

A. 贝克勒尔　B. 伦琴　C. 爱因斯坦　D. 居里夫人

6. 数字X射线摄影的英文缩写是（　）。

A. DR　B. CR　C. CT　D. PDF

7. 国际放射防护委员会的英文缩写是（　）。

A. IAEA　B. WHO　C. ICRP　D. UNSCEAR

8. 放射防护体系包括放射防护基础、（　）、放射防护原则。

A. 自主管理　B. 执法检查

C. 许可登记　D. 放射防护审管的范围

9. ICRP 103号出版物将照射分为应急照射、现存照射和（　）。

A. 医疗照射　B. 计划照射　C. 实践　D. 干预

10.《放射性同位素与射线装置放射防护条例》是1989年国务院发布的第（　）号令。

A. 52　B. 44　C. 60　D. 118

二、简答题

1. 简述天然放射性和人工放射性的来源。
2. 放射线在医学上的应用包括哪些？
3. 简述放射防护体系。

（程金生　张　庆　齐雪松）

微课

PPT

第二章　放射物理学基础

知识目标

1.掌握　α粒子散射实验。

2.熟悉　原子核组成、质量亏损及结合能。

3.了解　原子结构及电子壳层结构。

技能目标

1.学会　运用原子核物理学基本知识阐述原子核结合能、角动量及磁矩。

2.具备　利用磁共振相关知识解释说明人体断层图像的能力。

第一节　原子物理

案例讨论

案例　人类认识原子的历史是漫长的，也是无止境的。原子结构模型是科学家根据自己的认识对原子结构的形象描述，每一种模型都代表了人类对原子结构认识的一个阶段。英国科学家道尔顿（Dalton）于1803年提出的原子学说，与古老的原子论有本质的区别，他认为原子是最小的、不能再分割的实心球体，但这个模型在之后被否定了。

讨论　原子结构究竟是怎样的呢？

自然界是物质的，物质是由分子组成的，分子是物质能独立存在的最小单元。而分子由原子组成，原子由原子核和核外电子组成。原子核带正电荷，在它的周围有带负电荷的电子。电子按一定轨道围绕原子核不停地运动。通常原子核所带的正电荷数与核外电子数是相等的，所以整个原子是电中性的。不同种类的元素，其原子的核外电子数是不同的，例如，氢原子有一个电子，氦原子有两个电子，锂原子有三个电子。

一、原子的质量

原子质量分为绝对原子质量和相对原子质量。绝对原子质量是指一个原子的实际质量，也称原子的绝对质量。相对原子质量是指原子的相对质量，用原子质量单位u来表示。

国际上规定，以碳在自然界最丰富的一种同位素${}^{12}_{6}C$原子质量的$\frac{1}{12}$为一个原子质量单位u，以式（2–1）表示。

$$1u=\frac{1}{12}m({}^{12}_{6}C)=1.660566\times10^{-27}kg=931.5MeV\cdot c^{-2} \quad (2\text{–}1)$$

其他原子的实际质量与它相比所得的数值，就是该原子的相对原子质量。质子和中子的质量相差很小，为m_p=1.00727u，m_n=1.008665u。

课堂互动

已知氧原子的绝对质量$m=2.657\times10^{-26}$kg。

学生思考：氧原子的相对原子质量如何计算？

教师解答：根据题意，已知$m=2.657\times10^{-26}$kg，又因为${}^{12}_{6}C$原子质量的$\frac{1}{12}$为1.660566×10^{-27}kg，所以氧原子相对原子质量的计算如下。

$$M=\frac{2.657\times10^{-26}kg}{1.660566\times10^{-27}kg}\approx16$$

根据式（2-1），可以计算出任何一种元素的相对原子质量，比用原子的绝对质量描述原子的性质要方便得多。由于质子和中子的质量大约是电子质量的1840倍，因此相对原子质量可以认为是原子内中子数和质子数之和，目前发现的质量最大的原子质子数不超过118个。

二、原子的核型结构及壳层结构

（一）α粒子散射实验

1897年，汤姆逊通过实验确认了电子的存在。在汤姆逊发现电子之后，对原子中正、负电荷如何分布的问题，出现了许多见解，其中比较引人注意的是汤姆逊本人提出的一种模型。汤姆逊认为，原子中的正电荷均匀分布在整个原子球体内，而电子则嵌在其中，为了解释元素周期表，汤姆逊还假设，电子分布在一个个环上：第一个环上只可放5个电子，第二个环上可放10个；假如一个原子有70个电子，那么必须有6个同心环。汤姆逊模型在解释元素周期性方面确实取得了一定的成功，它虽然被以后的实验否定，但它包含的“同心环”概念，以及“环上只能安置有限个电子”的概念，都是十分可贵的。直到1909年，卢瑟福的助手盖革（H.Geiger）和学生马斯顿（E.Marsden）在用α粒子轰击原子的实验中（图2-1），用准直的α射线轰击厚度为微米级的金箔，发现绝大多数的α粒子都照直穿过薄金箔，偏转很小，但有少数α粒子发生了比汤姆逊模型所预言的偏转角度大得多的偏转，α粒子在轰击原子时有大约八千分之一的概率被反射回来。对于这样的实验事实，卢瑟福感到很惊奇，他说：“就像一枚15英寸的炮弹打在一张纸上又被反射回来一样，简直不可理解。”但是，卢瑟福充分尊重实验事实，他猜想：原子中的正电荷与原子的质量一定集中在一个很小的核上。经过严谨的理论推理之后，卢瑟福于1911年提出了“核式结构模型”（图2-2）。

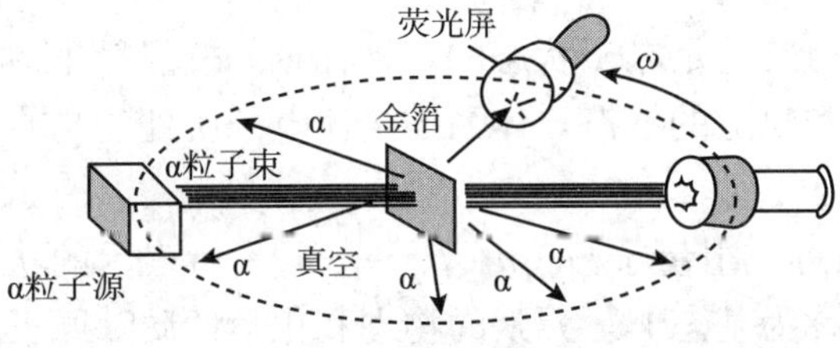

图2-1 α粒子散射实验

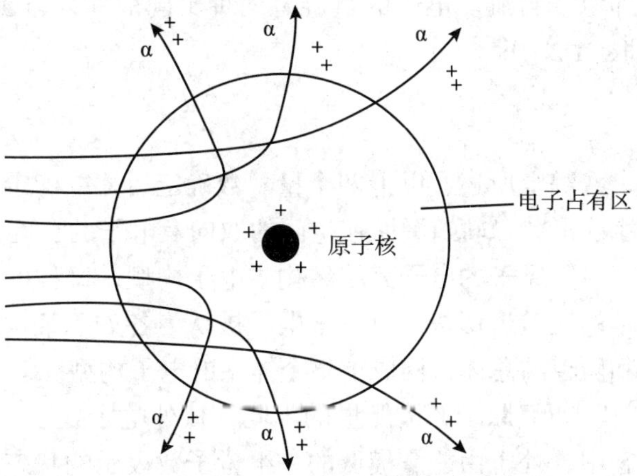

图2-2 卢瑟福的原子模型

卢瑟福通过α粒子散射实验，提出了原子核式结构模型：在原子的中心有一个很小的核，原子的全部正电荷和几乎全部质量都集中在核内，这个核称为原子核（atomic nucleus），带负电的电子在核外的空间运动着。

近代研究表明，原子直径的数量级为10^{-10}m，而原子核直径的数量级仅为10^{-15}m，两者相差十万倍。如果把原子比作直径百米左右的大球，那么原子核只有米粒大小。

（二）原子壳层结构

1.原子性质的周期性变化 1869年，俄国化学家门捷列夫经过长期的研究，发现元素的性质随着原子量的递增而发生周期性变化，他把当时已发现的63种元素按原子量的递增顺序排成一行，并将性质相似的元素排在一个列中，标上一个序号，即原子序数，于是编成了元素周期表。

元素周期表共有七个周期。第一周期只有2种元素，第二和第三周期各有8种元素，第四和第五周期各有18种元素，第六周期有32种元素，第七周期有26种元素且尚未填满。元素周期表体现了元素的化学性质、光谱性质和物理性质出现的周期性变化。

2.空间量子化　为什么元素性质按周期表顺序会出现周期性变化？为什么元素周期表中每周期的元素数量会有所不同？这些问题都必须从原子结构入手了解。只有对原子结构有了彻底的认识，才能从本质上认识元素周期表。

元素性质由原子中电子所处状态决定，电子状态由四个量子数n、l、m_l、m_s表征。

（1）主量子数n　决定原子能级的主要因素。原子核外电子云是分层排布的，电子壳层可用主量子数来表示。依原子中电子能量由低到高，n取从1开始的一系列正整数，即

$$n=1, 2, 3, \cdots\cdots$$

对应的壳层用K、L、M、N、O、P、Q表示。n越大，表示电子离核的平均距离越大，能级越高。每个电子层所能容纳的电子数可按$2n^2$计算。

（2）轨道量子数l　也称角量子数。在每一个主壳层中又有若干个次壳层，也就是说有若干种轨道的形状。用轨道角量子数l来描述，l=0，1，2，3，4，5，6，……分别用小写的s，p，d，f，g，h，i，……顺次表示。次壳层的数量由主壳层决定，共有n个次壳层，l最大取值为（n–1）。在n值一定时，l取n个可能值，即

$$l=0, 1, 2, \cdots\cdots, n-1$$

（3）磁量子数m_l　代表每个次壳层的轨道方向。在给定l值时，m_l取（$2l$+1）个可能值，即

$$m_l=0, \pm1, \pm2, \cdots\cdots, \pm l$$

（4）自旋磁量子数m_s　电子围绕原子核运动与地球绕太阳运动相似，除公转外也有自转，即电子自旋。电子的自旋有两种不同取向，自旋角动量向上，m_s取1/2；自旋角动量向下，m_s取–1/2，即

$$m_s=\pm\frac{1}{2}$$

综上所述，以上四个量子数确定后才能确定一个原子的核外电子的状态，即电子轨道的大小、形状、轨道平面在空间的取向及电子的自旋方向。

3.原子的电子壳层结构　电子构型，又称电子组态，是电子状态的一种标志。按照量子力学的轨道近似法，每一个电子被认为各处于某自旋和轨道的状态。体系中全体电子所处的自旋和轨道的总体，构成了整个体系的电子构型。

如氢原子，按能量的不同，核外电子处于由任意一组量子数（n、l、m_l、m_s）所表示的状态中，处于由能量最低的一组量子数表示的状态，称为基态1s。元素的物理和化学性质随原子中电子数的增加而逐渐表现出差异。例如，氟、氖和钠这三种元素的原子中，核外电子数分别为9、10和11，它们的物理和化学性质是有很大差异的。事实说明，在多电子原子中，电子不可能都处于能量最低的状态，电子在状态上的分布必须遵从下面两个原理。

（1）泡利（W.Pauli）不相容原理　在原子中不可能有两个或两个以上的电子占据同一个状态，即不可能有相同的一组量子数（n、l、m_l、m_s）。

（2）能量最低原理　原子处于基态时，电子所占据的状态总是使原子的能量为最低。

可见，原子中每个由一组量子数（n、l、m_l、m_s）决定的状态只允许一个电子占据，同时，电子先占据能量最低的状态，即主量子数n最小的状态。

依主量子数n不同，把电子的状态分为许多壳层，n相同的各状态属同一个壳层。n=1，2，3，4，5，……的壳层表示为K，L，M，N，O，……壳层，处于这些壳层上的电子称为K层电子、L层电子、M层电子、N层电子、O层电子、……

在一个壳层中，轨道量子数l不同又划分n个支壳层，对应l=0，1，2，3，4，5，……各支壳

层用s，p，d，f，g，h，……表示，处于这些支壳层上的电子，称为s电子、p电子、d电子、f电子、g电子、h电子、……

对一定的轨道量子数l，磁量子数m_l有（$2l$+1）个可能数值；给定n、l 和m_l时，自旋磁量子数m_s取 $\pm\frac{1}{2}$ 两个可能数值。于是得到主量子数为n的壳层上所能容纳的电子数，即式（2-2）。

$$Z_n = \sum_{l=0}^{n-1} 2(2l+1) = 2n^2 \tag{2-2}$$

由式（2-2）可得，K壳层可容纳2个电子，L壳层可容纳8个电子，M壳层可容纳18个电子等。

由表2-1可以看出：每个次壳层最多容纳的电子数为2（$2l$+1），每个主壳层所能容纳的电子最多为$2n^2$个。

表2-1 电子壳层结构

主壳层（n）	K（1）	L（2）		M（3）			N（4）			
次壳层（l）	s（0）	s（0）	p（1）	s（0）	p（1）	d（2）	s（0）	p（1）	d（2）	f（3）
电子数	2	2	6	2	6	10	2	6	10	14
总电子数	2	8		18			32			

电子在满足泡利不相容原理的基础上还应满足能量最小原理：基态时原子中电子的排布总是使整个原子的能量最小。因为体系的能量越低，系统越稳定，这是物理学中的普遍规律。换句话说，电子在原子中排布时，总是先占据能量最低的壳层和位置。原子的能级高低并不完全由主量子数决定，轨道角量子数也会影响能级的大小，某些n小而l大的能级可能要高于n大而l小的能级。从而打乱了能级的正常次序，电子的填充次序也跟着改变。

只考虑主量子数和轨道角量子数时，徐光宪总结出一条规律：能级的高低可由（n+0.7l）来决定。也就是原子中的电子是按（n+0.7l）值的大小依次填充到壳层中。电子的填充顺序：1s、2s、2p、3s、3p、4s、3d、4p、5s、4d、5p、6s、4f、5d、6p、……（图2-3至图2-5）。

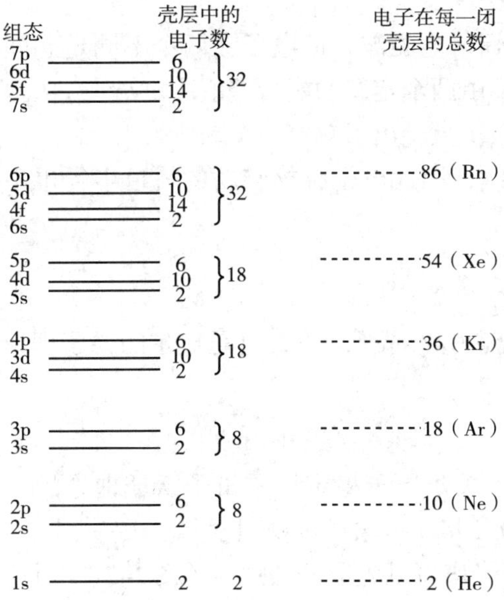

图2-3 电子壳层排布

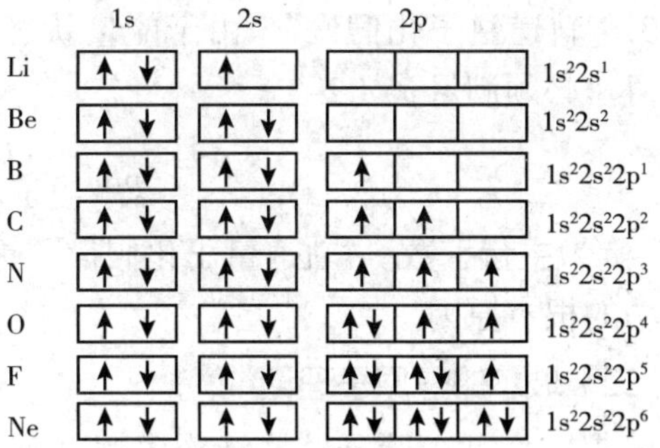

图2-4 第二周期电子排布

了解了以上规律，我们可写出任意一种元素处在基态时的电子组态（确定它的主壳层或次壳层），至于更精细的能级结构，则可依据洪特定则判断。

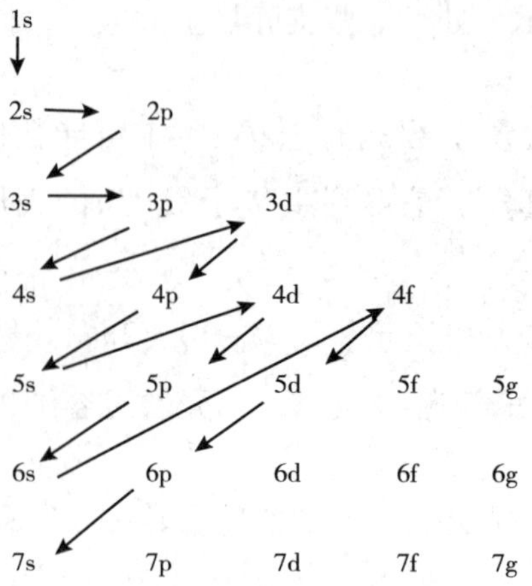

图2-5　电子填充顺序

三、原子的玻尔理论及电子自旋

按照经典物理学的观点去推断，在轨道上运动的电子带有电荷，运动中要辐射电磁波，电子损失了能量，其轨道半径不断缩小，最终落在原子核上。由于电子轨道的变化是连续的，辐射电磁波的频率也会连续变化。而事实上，原子是稳定的，辐射电磁波的频率也只是某些确定的值。

（一）玻尔的原子模型

1913年，玻尔提出了自己的原子结构假说，包括如下三部分内容。

1.“定态假设”　原子只能处于一系列不连续的能量状态中，在这些状态中，电子虽做变速运动，但并不向外辐射电磁波，这样相对稳定的状态称为定态。与定态相对应的能量分别为 E_1，E_2，……，$E_1 < E_2 < E_3$（图2-6）。

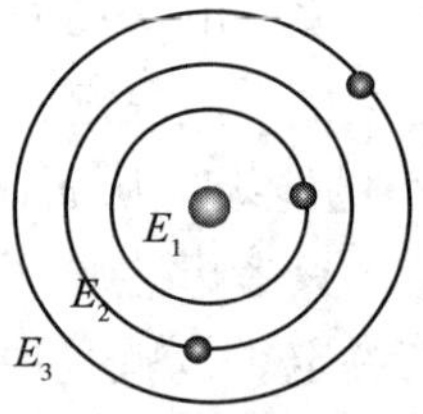

图2-6　定态假设

定态假设实际上只是给经典的电磁理论限制了适用范围：原子中电子绕核转动处于定态时不受该理论的制约。

2.“跃迁假设”　电子绕核转动处于定态时不辐射电磁波，但电子在两个不同定态间发生跃迁时，却要辐射（吸收）电磁波（光子），其频率由两个定态的能量差值决定 $h\nu = E_2 - E_1$。

“跃迁假设”对发光（吸光）从微观（原子等级）上给出了解释。

3.“轨道量子化假设”　由于能量状态的不连续，因此电子绕核转动的轨道半径也不能任意取值，必须满足式（2-3）。

$$mvr = \frac{nh}{2\pi}(n = 1, 2, 3, \cdots\cdots) \tag{2-3}$$

式中，n为主量子数。“轨道量子化假设”把量子观念引入原子理论，这是玻尔的原子理论之所以成功的根本原因。

（二）玻尔的氢原子理论

玻尔在卢瑟福原子核式结构模型基础上提出了关于原子稳定性和量子跃迁理论的三条假设，从而完满地解释了氢原子光谱的规律，并于1922年获得诺贝尔物理学奖。

1885年，瑞士数学家巴耳末首先发现了氢原子光谱可见光部分的规律（图2-7），对这些普线进行研究，得到经验公式（2-4）。

$$\lambda = B\frac{n^2}{n^2 - 4}(n = 3, 4, 5, \cdots\cdots) \tag{2-4}$$

式中，$B = 3.6456 \times 10^{-7}$m，是一个常数。

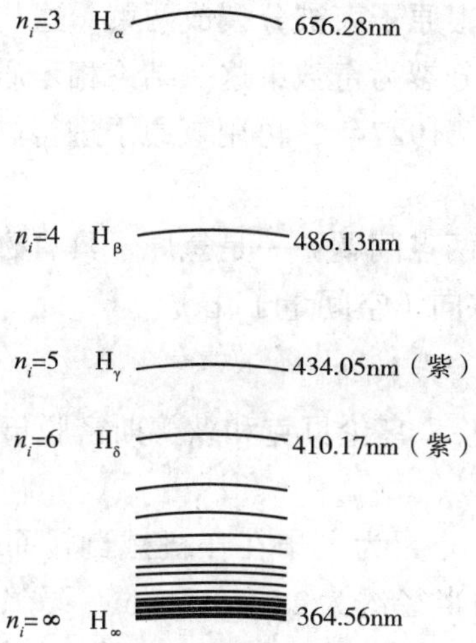

图2-7 氢原子光谱

1890年，瑞典物理学家里德伯给出氢原子光谱的另外一种表达方式，即式（2-5）。

$$\sigma = \frac{1}{\lambda} = R(\frac{1}{n_f^2} - \frac{1}{n_i^2}) \tag{2-5}$$

$$n_f=1，2，3，4，\cdots\cdots$$

$$n_i=n_f+1，n_f+2，n_f+3，\cdots\cdots$$

式中，σ为波数；R为里德伯常量，$R=1.0973731534\times10^7\text{m}^{-1}$。

此后，氢原子光谱的其他谱线系也被先后发现，如：莱曼系、帕邢系等（图2-8）。

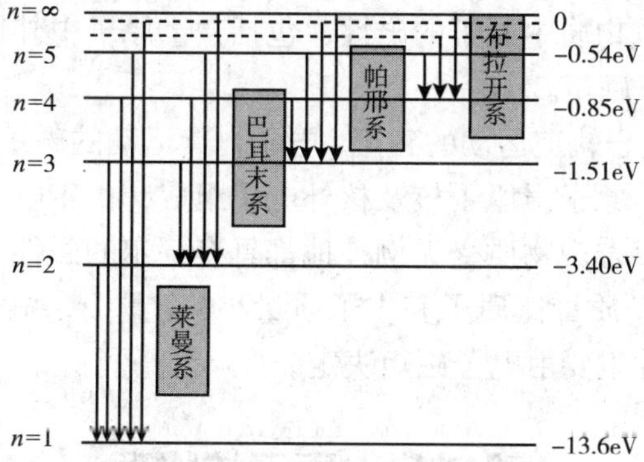

图2-8 氢原子能级跃迁与光谱系

氢原子能级：原子各个定态对应的能量是不连续的，这些能量值称为能级。

能级公式：
$$E_n = \frac{1}{n^2}E_1（E_1 = -13.6\text{eV}） \tag{2-6}$$

半径公式：
$$r_n=n^2r_1（r_1=0.53\times10^{-10}\text{m}） \tag{2-7}$$

玻尔理论成功地把氢原子结构和光谱线结构联系了起来，从理论上说明了氢原子和类氢原子的光谱线结构，揭示了微观体系的量子化规律，为建立量子力学奠定了基础。

但是玻尔理论除了氢原子光谱外，在解决其他问题上遇到了很大的困难，不能处理复杂原子的问题；完全没涉及谱线的强度、宽度等特征；对于电子绕核的运动，用经典理论处理，对于电子轨道半径，则用量子条件处理，是以经典理论为基础的半经典半量子的理论。

（三）斯特恩－盖拉赫实验

斯特恩－盖拉赫实验是发现电子自旋的最早实验之一。早在1921年，斯特恩和盖拉赫就制造了一块能在原子尺度这样的小线度内产生很不均匀磁场的磁铁。当他们将基态银原子束通过这个极不均匀的磁场时，发现银原子束被分裂成两束。这与只考虑电子的轨道磁矩所推断出来的原子束经过不均匀磁场后应分裂为奇数束这一结论相矛盾，这说明原子内部不只有轨道磁矩，为电子自旋假说提供了依据。1927年，再用氢原子进行同样的实验时，也观察到了相同的现象。

这一实验现象可以说明以下两点问题：一是氢原子具有磁矩（可以在非均匀磁场中发生偏转）；二是氢原子磁矩只有两种取向（空间量子化）。

（四）自旋

为了解释斯特恩-盖拉赫实验，乌伦贝克和歌德斯密脱于1925年提出了电子具有自旋角动量的假设。

自旋是电子的固有属性，并非因为电子在作机械自转而引起。如果将电子想象成一个电荷均匀分布的小球，由于电子的半径约为2.8×10^{-13}cm，要想使它的磁矩由于自转而达到一个玻尔磁子，则它表面的转速将超过光速，这显然是与相对论矛盾的。电子自旋是一个新的自由度，与电子的空间运动完全无关。电子自旋是电子的内禀属性，电子的自旋磁矩是内禀磁矩。

电子自旋具有下述属性。

1. 它是一个内禀的物理量　电子自旋不能用坐标、动量、时间等变量表示。

2. 它完全是一种量子效应，没有经典对应量　也就是说，当$h\rightarrow0$时，自旋效应消失（h为普朗克常量，用以描述量子大小）。

3. 它是角动量，满足角动量最一般的对应关系　电子自旋在空间任何方向上的投影只取$\pm h/2$两个值。

四、原子的磁矩

物质的磁性来源于组成物质中原子的磁性，包括：①原子中外层电子的轨道磁矩；②电子的自旋磁矩；③原子核的核磁矩。

因此，原子的磁矩=电子轨道运动的磁矩+电子自旋运动的磁矩+核磁矩。

宏观物质由原子组成，原子由原子核及核外电子组成，由于电子及组成原子核的质子和中子都具有一定的磁矩，所以宏观物质毫无例外地都具有一定的磁性，宏观物质磁性是构成物质原子磁矩的集体反映。电子质量比质子和中子质量小3个量级，电子磁矩比原子核磁矩大3个量级，因此宏观物质的磁性主要由电子磁矩决定。

第二节　原子核物理

PPT

一、原子核的组成

1919年，卢瑟福用镭放射出的α粒子轰击氮原子核，从氮核中打出了一种新的粒子。根据这种粒子在电场和磁场中的偏转，测出了它的质量和电荷，原来它就是氢原子核，称为质子（proton），用p表示（图2-9、图2-10）。之后人们用同样的方法从氟、钠、铝等原子核中都打出了质子，因而，质子是原子核的组成部分。

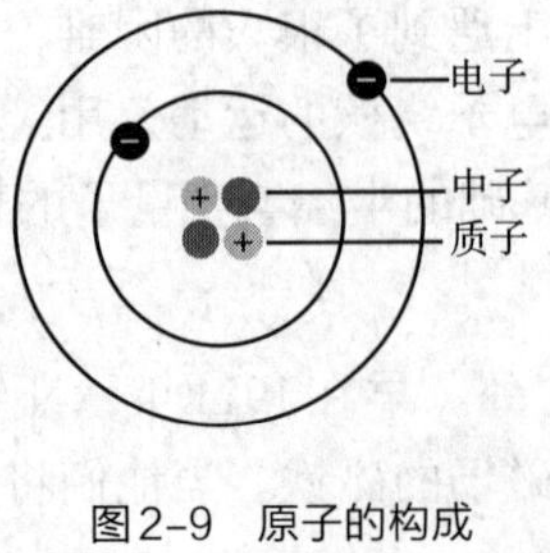

图2-9　原子的构成

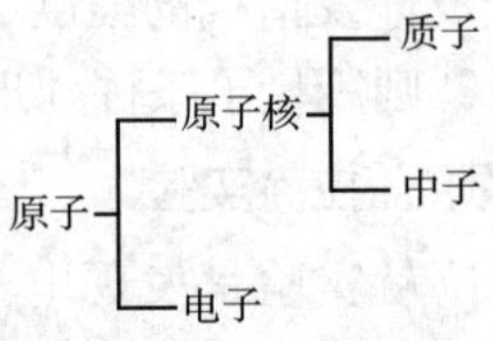

图2-10　原子的结构

原子核只由质子组成吗？如果原子核中只有质子，那么任何一种原子核的电荷量与质量之比，都应该与质子的电荷量与质量之比相同。实际上并不是这样，绝大多数原子核的电荷量与质量之比都比质子相应的比值要小。卢瑟福猜想：原子核内可能还存在着另一种粒子，它的质量跟质子相同，但是不带电。卢瑟福把这种粒子叫作中子（neutron）。卢瑟福的这个猜想被他的学生英国物理学家查德威克（J.Chadwick，1891~1974）通过实验证实了。

质子和中子除了所带电荷的差异以及质量上的微小差别外，其余性质十分相似，而且都是原子核的组成成分，所以统称为核子（nucleon）。

二、原子核的电荷、质量及半径

（一）原子核的电荷

由于中子不带电，所以原子核所带的电荷等于核内质子电荷的总和。原子核所带的电荷总是质子电荷的整数倍，通常用这个整数表示原子核的电荷量，称为原子核的电荷数，用Z表示，原子核的电荷数就是核内的质子数，也就是这种元素的原子序数。

（二）原子核的质量

原子核的质量几乎等于核内质子和中子的质量的总和，而质子与中子的质量几乎相等，所以原子核的质量几乎等于核子质量的整数倍，这个倍数叫作原子核的质量数，用A表示，原子核的质量数就是核内的核子数。

由于1个电子带一个单位负电荷，1个质子带一个单位正电荷，中子不带电，因此原子核带正电。质子的质量$m_p=1.6726231\times10^{-27}$kg。中子不带电，用符号$n$表示，质量$m_n=1.674928\times10^{-27}$kg，非常接近质子质量，只比质子质量大千分之一左右。

原子核常用符号$^{A}_{Z}X$表示，X为元素符号，上角标A表示核的质量数，下角标Z表示核的电荷数（原子序数）。例如氦核，可以表示为$^{4}_{2}He$，它的质量数是4，电荷数是2，即氦核内有2个质子和2个中子。$^{238}_{92}U$代表铀核，它的质量数为238，电荷数为92，即核内质子数为92，中子数为146。A、N、Z之间的关系用式（2-8）表示。

$$质量数（A）=质子数（Z）+中子数（N） \tag{2-8}$$

原子核的质子数决定了核外电子的数目，也决定了电子在核外分布的情况，进而决定了这种元素的化学性质。因此，同种元素的原子，质子数相同，核外电子数也相同，它们就会具有相同的化学性质。但是，它们的中子数可能不同。这些具有相同质子数而中子数不同的原子，在元素周期表中处于同一位置，因而互称为同位素（isotope）。例如，氢有三种同位素，分别称为氢、氘（也叫重氢）、氚，符号是$^{1}_{1}H$、$^{2}_{1}H$、$^{3}_{1}H$。

中子的发现使人们认识到，如果认为原子核是由质子和中子组成的，与原子核组成有关的问题都可得到圆满解释，于是这一看法很快得到了公认。

（三）原子核的半径

原子核是没有确定的边界和形状的，但是由于核子的分布具有中间比较均匀而边界上仅有一较薄的弥散层的特点，我们就可以近似地把它看成球形，其半径$r=r_0A^{1/3}$。其中A是原子核的质量数，r_0是一个常量，$r_0=(1.1\sim1.3)\times10^{-15}$m。例如，^{208}Pb的核半径约为7.11fm（1fm=10^{-15}m）。

电荷分布半径：原子核中电荷密度与到核中心的距离有关，在原子核的中央部分，电荷密度没有明显的变化，而靠近边缘部分，电荷密度逐渐降低，因此，将电荷密度从90%下降到10%的区域称为原子核的边界，而电荷密度为中心处密度50%处的距离称为原子核的半径，于是电荷分布半径$R=(1.20\pm0.30)A^{1/3}$fm。

三、质量亏损及结合能

（一）质能方程

如果某种粒子与原子核发生相互作用，导致核的组成或核的状态发生了变化，这样的过程叫作核反应。核反应总会伴随着能量的变化。由于原子核内的核子之间存在着强大的作用力，所以核子结合成原子核或原子核分解为核子时，都伴随着巨大的能量变化。例如，一个质子和一个中子结合成氘核时，要放出2.2MeV的能量。蕴藏在原子核中的能量称为核能（nuclearenergy）。

爱因斯坦在建立相对论时指出，物体的能量与质量之间存在着联系，它们之间的关系用式（2-9）表示。

$$E=mc^2 \tag{2-9}$$

式中，E为物体的能量，m为物体的质量，c是光速。这就是著名的爱因斯坦质能方程。这个方程表示，物体具有的能量与它的质量之间存在着简单的正比例关系。

既然物体的质量与它的能量之间存在着联系，原子核在其能量释放的前后，它的组成成分的总质量也会有所不同。精确测定的结果表示，原子核的质量比组成它的所有质子和中子的质量之和要略小一点。例如，氘核虽然是由一个质子和一个中子组成的，但是氘核的质量比一个质子、一个中子质量之和约小0.12%。这个现象叫作原子核的质量亏损。用式（2-10）表示。

$$\Delta M=Zm_p+Mm_n-M({}^A_Z\mathrm{X})=ZM({}^1_1\mathrm{H})+Nm_n-M({}^A_Z\mathrm{X}) \tag{2-10}$$

式中，$M({}^1_1\mathrm{H})$、m_n、$M({}^A_Z\mathrm{X})$分别为氢原子、中子和原子的质量。

（二）结合能

结合能是与ΔM相联系的能量ΔMc^2，表示这些自由状态的单个核子结合成原子核时所释放出来的能量，用符号E_B表示。

E_B也可以这样理解：如果将一个原子核拆散，使组成它的那些核子成为自由状态的核子，外界必然做数量等于E_B的功。结合能越大，核子结合成原子核时放出的能量也越大，核的结合状态就越紧密，相应地要拆散这个核就越困难。如果把原子核的结合能除以此核内的总核子数A，则得到每个核子的平均结合能。

知识拓展 爱因斯坦

爱因斯坦（Albeli Einstein，1879~1955）是人类历史上最伟大的物理学家之一。他出生于德国南部的小城马尔姆，1900年毕业于瑞士联邦工业大学。

1905年是科学史上值得记取的一年。这一年，爱因斯坦26岁，他在德国《物理学年鉴》上发表了五篇论文，其中的三篇都是划时代的成就。一篇论文是关于光电效应的，爱因斯坦将普朗克的量子论大胆推广，指出光是由一定能量的光量子组成的，解释了光电效应。这一工作使他获得了1921年诺贝尔物理学奖。第二篇论文是关于布朗运动的，爱因斯坦从数学上对微粒的无规则运动进行了解释。最重要的成就是第三篇论文，爱因斯坦提出了狭义相对论。

由于爱因斯坦在这一年发表了改变物理学面貌的几篇论文，后人将1905年称为“爱因斯坦奇迹年”。为了纪念这一奇迹年100周年，2004年6月10日，联合国大会通过了2005年为“国际物理年”的决议。

四、原子核的角动量及磁矩

在宏观世界中，速度不为零的物体具有一定的动量（momentum），而绕某一点或某一轴线做圆周运动的物体具有一定的角动量（angular momentum），其值为转动惯量与角速度的乘积。角动量是矢量，其方向由右手螺旋法则确定，指向转轴方向。

在微观世界中，电子、中子、质子和原子核等微观粒子除了具有一定的大小、电荷、质量等属性外，还有一种固有属性——自旋角动量（spin angular momentum）。微观粒子的自旋角动量是由其自旋运动产生的。为了便于理解，微观粒子的自旋运动可以简单地看成微观粒子的自转，尽管实际情况并非如此。微观粒子除了具有自旋角动量外，还具有轨道角动量（orbital angular momentum）。

（一）原子核自旋

原子核由质子和中子组成。质子和中子既具有自旋角动量，也具有轨道角动量。原子核内所有质子和中子的自旋角动量与轨道角动量的矢量和就构成了原子核的总角动量，习惯上把原子核的总角动量称为“原子核自旋”（nuclear spin）（图2–11）。

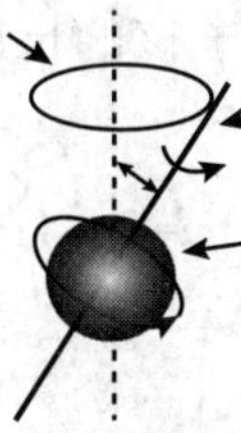

图2–11 原子核自旋

原子核自旋可以整体地被视为原子核绕自转轴旋转的角动量L_I。核自旋可以用自旋量子数来表示。用式（2–11）表示。

$$L_I = \sqrt{I(I+1)\hbar} \qquad (2\text{–}11)$$

式中，I为核自旋量子数，可以是整数或是半整数；$\hbar = \frac{h}{2\pi}$，h为普朗克常数。由实验得到原子核基态时的自旋有下列规律（表2–2）。

表2–2 自旋量子数与原子的质量数及原子序数的关系

中子数	原子序数	自旋量子数	NMR信号	原子核
偶数	偶数	0	无	^{12}C，^{16}O，^{32}S
奇数	奇数	1	有	^{14}N
奇数	偶数	3/2	有	^{9}Be
偶数	奇数	1/2，3/2		^{15}N，^{23}Na

当质子数、中子数均为偶数时，I=0，如^{16}O、^{12}C；质子数、中子数均为奇数时，I取整数，如^{14}N的I=1；当质子数、中子数一奇一偶时，I取半整数，如^{31}P的$I=\frac{1}{2}$、^{235}U的$I=\frac{7}{2}$。

而原子核角动量在空间某一选定z方向的投影用式（2–12）表示。

$$L_{Iz}=M_I\hbar \qquad (2\text{–}12)$$

式中，M_I是核自旋磁量子数，M_I可取I，I–1，……，–I，共（2I+1）个值。

（二）原子核磁矩

原子核的磁矩比电子的磁矩小得多。原子核可被看作具有一定质量与体积的均匀带电球体，原子核的自旋运动可看成该球体的旋转，这就产生了绕核心旋转的环形电流。环形电流会在其周围空间产生磁场，自旋I不为零的原子核会具有一定的磁性。

为了描述核自旋在其周围空间所产生的磁场特性，引入一物理量——磁矩（magnetic moment）μ_I，磁矩可以简单地理解为描述磁性核磁性大小和其所激发磁场方向的物理量。它反映小磁体两个方面的特性：一是在空间产生的磁场；二是其在磁场中受到力矩作用。

原子核磁矩μ_I（常用磁矩在z方向上投影的最大值μ_I来表征磁矩的大小）和自旋L，都是由原子核的自旋运动引起的，它们之间存在着一定的比例关系，用式（2–13）表示。

$$\mu_I=\gamma \cdot L_I \tag{2-13}$$

式中，γ为核自旋磁旋比。与原子核的自旋一样，原子核的磁矩μ_I在静磁场中也存在（$2I+1$）种可能的取向，因此核磁矩在静磁场方向（z方向）的投影值μ_z有（$2I+1$）个不同的值。

PPT

第三节　磁共振

一、磁共振的基本原理

（一）自旋核在磁场中的取向和能级

无外磁场B_0时，磁矩μ的取向是任意的。在外磁场$B_0\neq 0$时，$I\neq 0$的自旋核，原子核的磁矩μ的取向不是任意的，而是量子化的与原子核的自旋量子数有关，共有（$2I+1$）种取向（图2-12）。可用磁量子数m_s表示，即

$$m_s=I,\ I-1,\ I-2,\ 1\cdots\cdots,\ -I$$

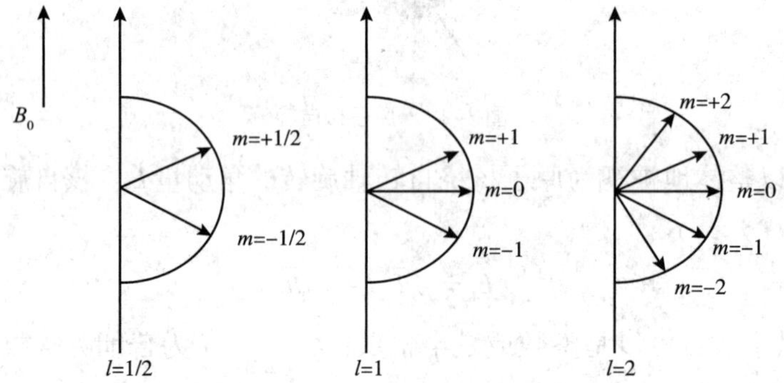

图2-12　磁矩的取向

对于^{1}H原子核，I=1/2，核磁矩共有两种取向：$+\dfrac{1}{2}$，$-\dfrac{1}{2}$（图2-13）。

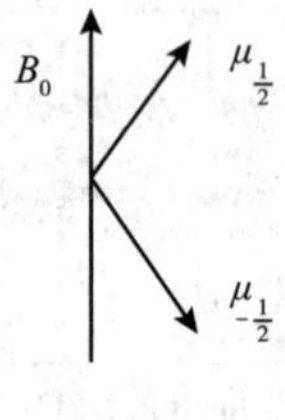

图2-13　氢原子核的磁矩

磁场中核的能级数目决定于核的自旋量子数I，能级总数为（$2I+1$）。磁量子数m为正值的那些状态，核磁矩μ与静磁场方向相同，能量为负值，即低能态；磁量子数为负值的状态，核磁矩μ与静磁场方向相反，能量为正值，即高能态（图2-14）。两相邻能级的能量差用式（2-14）表示。

$$\Delta E=\gamma h B_0 \tag{2-14}$$

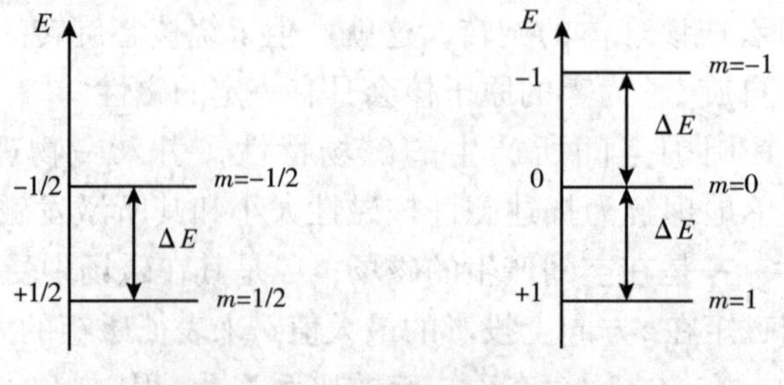

图2-14　核磁矩在磁场中的能级图

根据量子力学选择定则，只有磁量子数只差为±1时，相邻两级之间的跃迁才是被允许的。

（二）自旋核在静磁场中的旋进

旋进也叫进动，是一种特殊的转动现象。在质点平动时，外力可以改变质点的速度大小和方向。在匀速圆周运动中，外力方向始终和速度方向垂直，外力只改变速度方向，而不改变速度大小。质点的动量方向做周期性变化。与此类似，旋转的物体若所受力矩方向始终垂直于角动量方向时，旋转体角动量大小不变而方向不断改变的现象，称为旋进。

与重力场中的陀螺类似，在静磁场$\vec{B_0}$的作用下，由于核磁矩$\vec{\mu}$和静磁场$\vec{B_0}$存在特定的夹角θ（$\neq 0$），这就相当于陀螺的自旋轴与重力有一定的倾角；静磁场$\vec{B_0}$与核磁矩$\vec{\mu}$间的相互作用还会产生一施加在核磁矩$\vec{\mu}$上的力矩，此力矩会使得原子核的磁矩$\vec{\mu}$以夹角θ在以静磁场$\vec{B_0}$为轴（z方向）的圆锥面上以恒定的角速度旋进（precession），如图2-15所示。原子核的这种旋进称为拉摩尔旋进（Larmor precession），旋进的角速度ω_0用式（2-15）表示。

$$\omega_0=2\pi \cdot f_0=\gamma B_0 \tag{2-15}$$

式中，f_0为拉莫尔旋进频率；γ为磁旋比；B_0为静磁场强度。

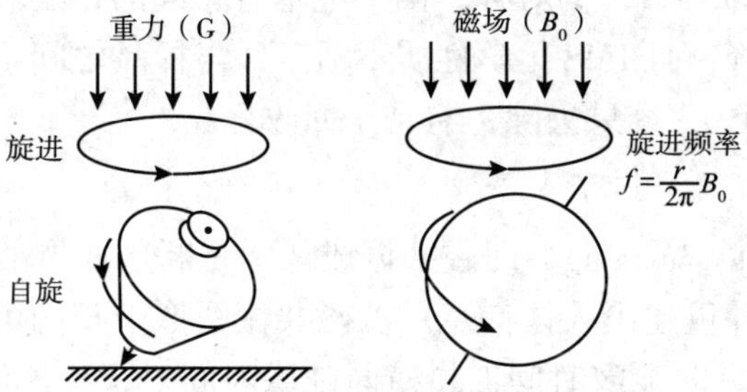

图2-15　磁性核和陀螺的旋进

（三）核磁共振

核磁共振是指在垂直于B_0的方向加一个射频场B_1，其频率为v，当外界施加的电磁波的能量$E_{射}$正好等于核子之间的能量差时，即$E_{射}=hv_{射}=\Delta E$时，自旋核会吸收射频的能量，由低能态跃迁到高能态（核自旋发生反转）。

原子核发生磁共振的条件如下：①原子核自旋量子数$I\neq 0$；②射频场B_1与静磁场B_0垂直；③外界施加的射频场的频率v等于自旋核在静磁场中的旋进频率f_0。

（四）磁化强度矢量

在人体组织中，磁性核不是孤立存在的，而是处于大量磁性核的群体中，并且单个磁性核的行为也是无法被检测到的，所能检测到的是样品中大量同种磁性核的集体行为，或者说是它们所表现出来的宏观特性。为了描述磁性核在磁场中的运动所表现出来的宏观特性，引入磁化强度矢量（magnetization vector）概念。磁化强度矢量一般用M表示，定义为样品中单位体积核磁矩$\vec{\mu}$的矢量和，即式（2-16）。

$$\vec{M}=\sum_{i=1}^{N}\vec{\mu}_i \tag{2-16}$$

式中，N为单位体积核磁矩的总数。

二、磁共振的应用

（一）磁共振波谱分析技术

磁共振波谱法（NMR）是利用自旋原子核在外磁场作用下的核自旋能级跃迁所产生的吸收电磁波谱来研究有机化合物结构与组成的一种分析方法。

1.化学位移　核磁共振谱中某种自旋核共振吸收峰的位置（频率或磁场）随该自旋核所处

的化学环境不同而发生的变化，称为化学位移。甲醇核磁共振图谱如图2-16所示。

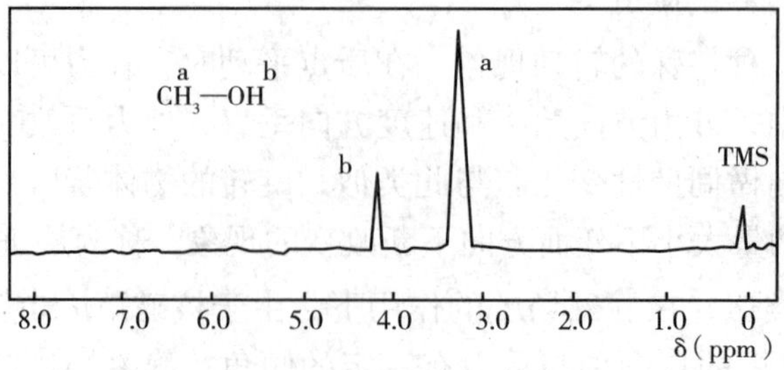

图2-16　甲醇核磁共振图谱

2.磁共振波谱分析方法　将四甲基硅烷（TMS）作为标准物质，以发生共振吸收的强度为纵坐标，以共振频率的相对值为纵坐标，测定物质共振吸收强度随共振频率变化的曲线，即磁共振谱。通过谱线的宽度、位置、数量、形状和面积，可以了解原子核的性质以及原子核所处的环境。

选择TMS为标准是因为TMS结构对称，四个甲基有相同的化学环境，因此无论在氢谱还是在碳谱中都只有一个吸收峰，且TMS化学性质不活泼，与样品之间不发生化学反应和分子间缔合，又因其沸点很低（27℃），容易去除，有利于回收样品。

（二）磁共振成像技术

MRI（magnetic resonance imaging）即磁共振成像，是断层成像的一种，它利用磁共振现象从人体中获得电磁信号，并重建出人体信息。从磁共振图像中我们可以得到物质的多种物理特性参数，如氢核密度ρ、纵向弛豫时间T_1、横向弛豫时间T_2、液体流速、液体的扩散和灌注、质子在不同分子环境中的化学位移、局域氧合、局域含铁以及膜的通透性等参数。对比其他成像技术（如CT、超声、PET等），磁共振成像方式更加多样，成像原理更加复杂，所得到的信息也更加丰富。

其基本原理是利用一定频率的电磁波向处于磁场中的人体照射，人体中各种不同组织的氢核在电磁波作用下会发生磁共振，吸收电磁波的能量，随后又发射电磁波。MRI系统探测到这些来自人体中的氢核发射出来的电磁波信号之后，经计算机处理和图像处理，得到人体的断层图像。

本章小结

汤姆逊通过实验确认了电子的存在；卢瑟福通过α粒子散射实验提出了原子的核式模型——在原子的中心有一个很小的核，原子的全部正电荷和几乎全部质量都集中在核内；玻尔提出了原子能级结构假说——“定态假设”“跃迁假设”及“轨道量子化假设”。

原子核由质子和中子组成。质子带正电，中子不带电。爱因斯坦质能方程$E=mc^2$说明物体具有的能量与它的质量之间存在着简单的正比例关系。自旋I不为零的磁性核在磁场中会发生拉摩尔旋进，当外界施加的电磁波的能量$E_{射}$正好等于核子之间的能量差ΔE时，会发生核磁共振现象。

习题

习　题

一、单项选择题

1.以下说法中正确的是（　　）。

A.原子核是由质子和中子组成的　　　　B.质子是卢瑟福发现的

C. 中子是卢瑟福发现的　　D. 中子的电荷量与质子的电荷量差不多

2. 当原子吸收一定能量后，电子跃迁，此时的原子状态称为（　）。

A. 基态　　B. 激发态　　C. 稳态　　D. 不稳定状态

3. 描述绕原子核运动的电子所处的状态的量子数有（　）。

A. 主量子数 n　　B 角量子数 L　　C. 磁量子数 m_l　　D. 以上都可以

4. 在静磁场中，自旋量子数 I=3的磁性核，磁矩 μ 的取向有（　）种。

A. 3　　B. 4　　C. 7　　D. 9

5. 关于原子核外结构，以下说法不正确的是（　）。

A. 原子均由原子核及核外电子组成　　B. 电子沿一定轨道绕核旋转

C. 核外电子具有不同壳层　　D. M层电子轨道半径最小

6. L层最多可容纳的电子数为（　）。

A. 18　　B. 10　　C. 8　　D. 2

7. 同一原子中，电子结合能最大的壳层是（　）。

A. L壳层　　B. M壳层　　C. N壳层　　D. K壳层

8. 原子能级与结合能的关系是（　）。

A. 原子能级是结合能的负值　　B. 原子能级较小

C. 二者符号相同　　D. 二者没有关系

9. 以下电子填充顺序中正确的是（　）。

A. 1s、2s、3p、3s、3p、4s、3d、4p　　B. 1s、2s、2p、2s、3p、4s、3d、4p

C. 1s、2s、2p、3s、3p、4s、4d、4p　　D. 1s、2s、2p、3s、3p、4s、3d、4p

10. 物质的磁性来源于组成物质中原子的磁性，其中不包括（　）。

A. 原子中外层电子的轨道磁矩　　B. 电子跃迁释放的能量

C. 电子的自旋磁矩　　D. 原子核的核磁矩

二、简答题

1. 原子核式结构模型是谁提出的？又是如何通过实验证实的？

2. 简述玻尔理论。

3. 什么是核磁共振现象？磁共振的产生条件是什么？

（闫　悦）

第三章　放射性衰变的类型及规律

微课

PPT

知识目标

1. **掌握**　放射性衰变的三种主要类型；放射性衰变规律。
2. **熟悉**　α射线、β射线、γ射线的辐射特性；表示放射性核素衰变快慢的物理量。
3. **了解**　核反应过程、连续衰变和放射性平衡。

技能目标

1. **学会**　运用放射性衰变规律进行相关物理量的计算。
2. **具备**　计算放射性活度的能力。

第一节　概　述

案例讨论

案例　1896年，法国物理学家安东尼·亨利·贝克勒尔（Antoine Henri Becquerel）在对一种荧光物质铀盐进行研究时发现，铀盐能自发地辐射出一种看不见的射线使感光材料感光，这种射线跟荧光不一样，它不需要外来光激发。他继续试验，终于验证这是铀元素自身发出的一种射线，他把这种射线称为铀射线。贝克勒尔由此发现了天然放射性，这是人类第一次观察到核变化。天然放射性的发现打开了微观世界的大门，为原子核物理学和粒子物理学的诞生和发展奠定了实验基础。

讨论　1.铀射线是什么？是如何产生的？
2.其他元素会不会发出类似的天然射线？

1896年贝克勒尔发现天然放射性，1898年皮埃尔·居里（Pierre Curie）和玛丽·居里（Marie Curie）夫妇从铀矿石中发现放射性物质钋和镭，1902年居里夫妇从沥青铀矿中提取了0.1g氯化镭。因为对放射性发现和研究的杰出贡献，贝克勒尔和居里夫妇三人共同获得了1903年诺贝尔物理学奖。原子核能自发地放出各种射线的现象称为放射性，而能自发地放出各种射线的核素称为放射性核素。含有放射性核素的物质称为放射性物质。

实验研究发现，放射性核素的原子核自发放出的各种射线，在磁场或电场中的偏转方向不同，主要由三种射线组成。射线在磁场中的偏转情况如图3-1所示。

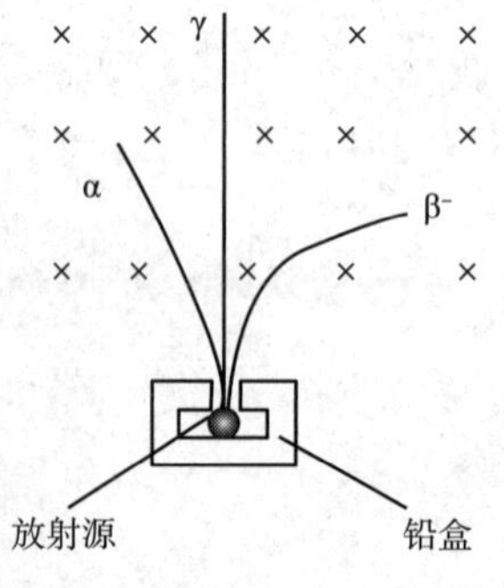

图3-1　射线在磁场中的偏转

一、α射线

α射线即α粒子，在磁场或电场中发生偏转，与带正电离子流的偏转方向相同。α射线实质是高速运动的氦原子核，氦原子核^{4}He由两个质子和两个中子组成，带两个单位正电荷，质量数为4，约是电子质量的7300倍。α粒子通常由放射性核素α衰变产生，其能量一般分布在4~9MeV，穿透能力很小，一张普通的纸就可以阻挡住，在空气中也只能飞行几厘米；但是α粒子的电离能力强，穿过空气时可以把空气电离。若α粒子进入人体内沉积到某一器官或组织，就会对该器官或组织造成严重损伤。因此，应该注意防止α粒子的内照射。

二、β射线

β射线即β粒子，在磁场或电场中发生偏转。β射线就是高速运动的电子（e^-）或正电子（e^+）。电子和正电子互为反粒子，都带一个单位电荷，只是电性相反，且具有相同的质量，电子的静止质量约为5.486×10^{-4}u。β射线可由放射性核素β衰变产生，能量大多在几百keV到几MeV，其电离本领比α射线小得多，但穿透本领比α射线大，在空气中的射程在数米以内，能穿透人体的皮肤角质层而损伤组织。通常认为β射线是一种轻微的外照射危害因素，用几厘米的铝层就能屏蔽β射线。β射线进入人体后产生的危害比α粒子小。

三、γ射线

γ射线即γ光子，在磁场或电场中不发生偏转，说明它不带电。γ射线无静止质量，是一种波长很短的电磁波。γ射线产生于原子核的能级跃迁，大多数放射性核素的γ射线能量在2.5MeV以内。γ射线电离能力较弱，但具有很强的贯穿能力，即使在离开γ放射源较远的地方也可能受到照射，故又称贯穿辐射。为了防止或减少危害，在绝大多数情况下，都需要对γ射线进行屏蔽防护。相对地，在内照射情况下，γ射线在体内的危害不如α射线或β射线大。

除了上述三种射线外，还有X射线和中子等。

四、X射线

X射线与γ射线的性质大致相同，也是不带电、波长短的电磁波，但其产生机制不同于γ射线。X射线产生于原子核外电子从高能级到低能级的跃迁（特征X射线）或是电子的韧致辐射（见第四章）。

五、中子

中子是组成原子核的核子之一，它不带电荷，其静止质量略大于质子，可用$^{1}_{0}n$表示。中子具有强的穿透能力。中子主要通过核反应或核裂变产生，有些超铀核素（$Z>92$）能进行自发裂变并发射中子。那些能够产生中子的装置称为中子源。常用的中子源基本有三类，即加速器中子源、反应堆中子源和放射性同位素中子源。中子的产生往往伴随X、γ射线的产生，因此在中子的应用和防护上不仅要考虑中子，还要考虑X、γ射线。

第二节　放射性衰变的类型

PPT

目前已经发现的元素有118种，而核素有2000多种。核素分为稳定性核素和放射性核素，核素中约90%是放射性核素。放射性核素即不稳定的核素，分为天然放射性核素和人工放射性核素两类，人工放射性核素占绝大多数。自然界天然存在的放射性核素称为天然放射性核素；由辐照等人工方法产生的放射性核素称为人工放射性核素。一种核素能自发地放出射线转变为另一种核素的现象称为放射性衰变。放射性衰变过程遵守电荷、核子数、质量、动量和能量守恒定律。下面讨论几种主要的放射性衰变类型。各种放射性衰变过程如图3-2所示。

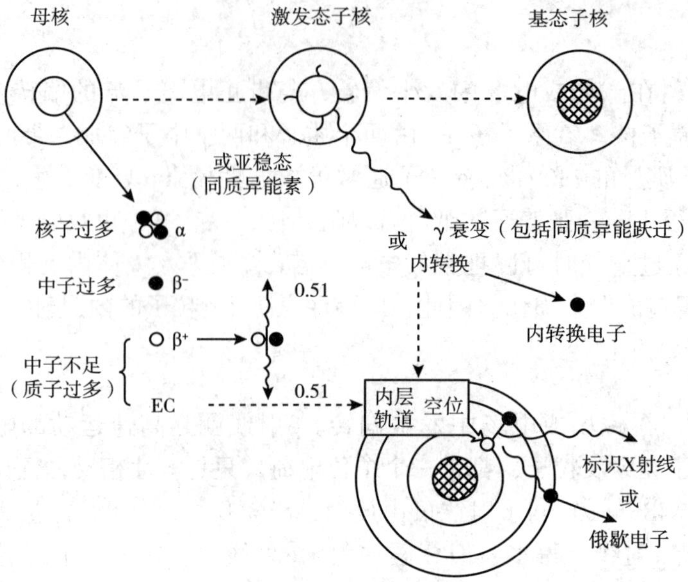

图3-2　放射性衰变过程

一、α衰变

原子核自发地放出α射线而转变成另一种原子核的衰变过程叫作α衰变，α射线就是高速运动的氦原子核$^{4}_{2}He$。我们把衰变前的原子核称为母核，衰变后的原子核称为子核。α衰变使母核失去2个单位正电荷，得到的子核电荷数减少2，相应子核在元素周期表中的位置前移2位，而子核的质量数减少4。α衰变可用式（3-1）表示。

$$^{A}_{Z}X \rightarrow ^{A-4}_{Z-2}Y + ^{4}_{2}He + Q \tag{3-1}$$

式中，$^{A}_{Z}X$为母核；$^{A-4}_{Z-2}Y$为子核；Q表示衰变过程中释放的能量，称为衰变能。

例如：$^{226}_{88}Ra$（镭）放出一个α粒子转变为$^{222}_{86}Rn$（氡，放射性核素），表示如下。

$$^{226}_{88}Ra \rightarrow ^{222}_{86}Rn + ^{4}_{2}He + 4.87MeV$$

衰变能来源于衰变前后各粒子静止质量差所对应的能量，用m_X、m_Y、m_α分别表示母核、子核和α粒子的静止质量，则α衰变能用式（3-2）表示。

$$Q=(m_X-m_Y-m_\alpha)c^2 \tag{3-2}$$

如果忽略电子在母核原子、子核原子和氦原子中结合能的差异，并用M_X、M_Y、M_α表示母核原子、子核原子、氦原子的原子质量，则α衰变能就是母核原子与子核原子静止能量之差再减去氦原子的静止能量。于是得到式（3-3）。

$$Q=(M_X-M_Y-M_\alpha)c^2 \tag{3-3}$$

只有当$M_X-M_Y>M_\alpha$时，才能发生α衰变。

α衰变能以子核和α粒子的动能形式释放出来。若衰变后的子核处于激发态，则衰变能还会分配给伴生的γ射线。由于子核的质量远大于α粒子的质量，子核的反冲动能很小，α粒子的动能近似为衰变能或是衰变能与子核的激发态能量差。因此，α粒子的能谱是分立的、不连续的，是单能线谱。实验中还发现：同一种核素的α衰变常常不是放出单一能量的α粒子，而是放出几组能量不同的α粒子，这种复杂的能量组成称为α能谱的精细结构（图3-3）。研究α能谱的精细结构可以相应了解原子核能级的结构，在此不做详细讨论。

实验发现，质量数$A<140$的原子核不发射α粒子，能发生α衰变的原子核都为重核。如铀（^{234}U，^{235}U，^{238}U等）、镭（^{224}Ra，^{226}Ra等）、氡（^{219}Rn，^{220}Rn，^{222}Rn等）及钚（^{239}Pu，^{238}Pu等）等均为释放α粒子的放射性核素。1910年，居里夫人用电解氯化镭的方法制取了金属镭，随后镭放射源被用在医学领域进行肿瘤治疗。

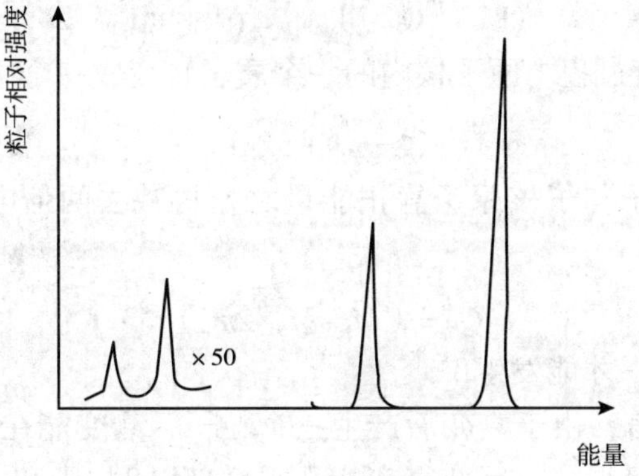

图3-3 ^{228}Th的α能谱示意图

二、β衰变

从原子核内放出β射线而转变成另一种原子核的衰变过程称为β衰变；它是质量数A不变而核电荷数Z改变一个单位电荷的放射性衰变，像这样具有相同质量数和不同质子数的一类核素，称为同量异位素。β衰变主要包括三种形式：β^-衰变、β^+衰变和电子俘获。

（一）β^-衰变

β^-衰变是从原子核内放出β^-粒子（电子）和反中微子$\bar{v}$，转变成核电荷数增加1、质量数不变的子核，相应子核在元素周期表中的位置后移1位。v和$\bar{v}$分别表示中微子和反中微子，互为反粒子，它们是一种静止质量近似为零的中性粒子，自旋均为1/2，具有极强的穿透能力。β^-衰变可表示为式（3-4）。

$$ {}^{A}_{Z}X \rightarrow {}^{A}_{Z+1}Y + e^- + \bar{v} + Q_{\beta^-} \tag{3-4}$$

式中，${}^{A}_{Z}X$为母核；${}^{A}_{Z+1}Y$为子核；e^-为β^-粒子；Q_{β^-}为衰变能。

例如：${}^{32}_{15}P$（磷）放出一个电子转变为${}^{32}_{16}S$（硫，稳定性核素），表示如下。

$$ {}^{32}_{15}P \rightarrow {}^{32}_{16}S + e^- + \bar{v} + 1.71\text{MeV}$$

原子核由质子和中子组成，原子核中并不存在电子，β^-衰变的本质是在衰变过程中原子核内的一个中子转变成一个质子的过程。

$$ {}^{1}_{0}n \rightarrow {}^{1}_{1}p + e^- + \bar{v}$$

用m_X、m_Y、m_e分别表示母核、子核和电子的静止质量，这里我们认为中微子的质量为零。衰变能等于衰变前后体系静止能量之差。则β^-衰变能表示为式（3-5）。

$$ Q_{\beta^-} = (m_X - m_Y - m_e)c^2 \tag{3-5}$$

如果忽略电子在母核原子和子核原子中结合能的差异，并用M_X、M_Y表示母核原子、子核原子的原子质量，则β^-衰变能就是母核原子与子核原子静止能量之差。表示为式（3-6）。

$$ Q_{\beta^-} = (M_X - M_Y)c^2 \tag{3-6}$$

只有当$M_X > M_Y$时，才能发生β^-衰变。

（二）β^+衰变

β^+衰变是从原子核内放出β^+粒子（正电子）和中微子v，转变成核电荷数减少1、质量数不变的子核。β^+衰变可表示为式（3-7）。

$$ {}^{A}_{Z}X \rightarrow {}^{A}_{Z-1}Y + e^+ + v + Q_{\beta^+} \tag{3-7}$$

式中，${}^{A}_{Z}X$为母核；${}^{A}_{Z-1}Y$为子核；e^+为β^+粒子；Q_{β^+}为衰变能。

例如：${}^{18}_{9}F$（氟）放出一个正电子转变为${}^{18}_{8}O$（氧，稳定性核素），表示如下。

$$^{18}_{9}F \rightarrow ^{18}_{8}O + e^{+} + v + 0.663\,\text{Mev}$$

β^+衰变的本质为在衰变过程中原子核内的一个质子转变成一个中子。

$$^{1}_{1}p \rightarrow ^{1}_{0}n + e^{+} + v$$

β^+衰变能就是母核原子与子核原子静止能量之差再减去两倍电子的静止能量，表示为式（3-8）。

$$Q_{\beta^+} = (M_X - M_Y - 2m_e)\,c^2 \quad (3\text{-}8)$$

只有当$M_X - M_Y > 2m_e$时，才能发生β^+衰变。

对β^-衰变和β^+衰变而言，由于衰变后产生三个粒子，衰变能在三个粒子之间分配，而β粒子和中微子的质量比子核轻得多，因此衰变能几乎全部以β粒子和中微子的动能释放，子核的反冲动能很小。因而β粒子的能量分布可以从零到一个最大值（约为衰变能），形成一个连续能谱。通常所说的β粒子能量是指能量最大值。图3-4是β能谱的一般情形。

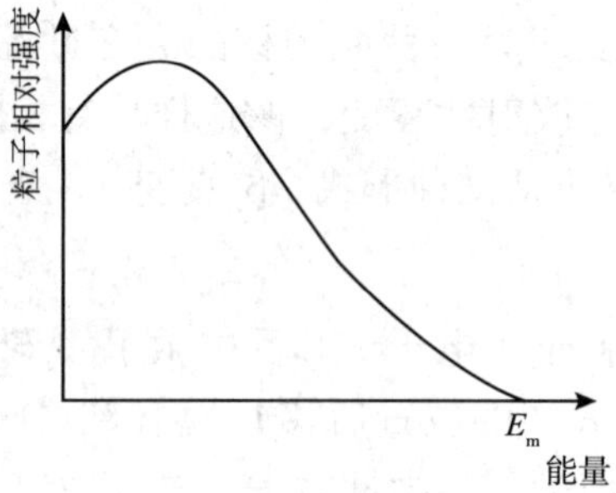

图3-4　β能谱示意图

（三）电子俘获

电子俘获（electron capture，EC）是原子核俘获核外轨道电子，转变成核电荷数减少1、质量数不变的子核。电子俘获可表示为式（3-9）。

$$^{A}_{Z}X + e^{-} \rightarrow ^{A}_{Z-1}Y + v + Q_{EC} \quad (3\text{-}9)$$

式中，$^{A}_{Z}X$为母核；$^{A}_{Z-1}Y$为子核；e^-为核外轨道电子；Q_{EC}为衰变能。

例如：$^{55}_{26}Fe$（铁）俘获一个核外轨道电子转变为$^{55}_{25}Mn$（锰，稳定性核素），表示如下。

$$^{55}_{26}Fe + e^{-} \rightarrow ^{55}_{25}Mn + v + Q_{EC}$$

EC的本质为在衰变过程中原子核内的一个质子转变成一个中子。

$$^{1}_{1}p + e^{-} \rightarrow ^{1}_{0}n + v$$

若某i层轨道电子被俘获，必须要克服该壳层电子在原子中的结合能，所以发生i壳层电子俘获的衰变能就是母核原子与子核原子静止能量之差再减去子核原子i壳层电子的结合能，表示为式（3-10）。

$$Q_{EC} = (M_X - M_Y)\,c^2 - W_i \quad (3\text{-}10)$$

式中，W_i为电子在子核原子中的结合能。只有当$M_X - M_Y > W_i/c^2$时，才能发生电子俘获。轨道电子俘获的衰变能在子核与中微子之间分配，中微子几乎带走了全部的衰变能。发生电子俘获时，原子核将其核外的一个轨道电子俘获进原子核内，一般是俘获离核最近的K壳层轨道电子，即K俘获，这样在该壳层中会出现一个空位，该空位又会由位于较高能级的轨道电子来填充。当电子由高能级跃迁到低能级时，会释放出与两个能级结合能的差值相等的能量，这种能量以标识X射线（特征X射线）或是俄歇电子的形式释放，如图3-2所示。比如：当原子K壳层出现空位后可由一个L壳层电子去补充，若多余的能量不是以标识X射线的形式放出，而是转移给L壳层的另一个电子并使之电离，这就是俄歇电子，俄歇电子具有确定的能量。

有许多放射性核素，如^{11}C、^{18}F、^{22}Na等同时具有β^+衰变和电子俘获衰变。^{3}H、^{14}C、^{32}P、^{90}Sr、^{131}I、^{125}I均为重要的β放射源。放射治疗中由直线加速器产生电子流，其能量为几兆电子伏到十几兆电子伏（高能电子），主要在组织深部产生最大的电离作用。而^{90}Sr辐射源放出0.55MeV的电子则在浅层（1~2mm的深度）引起最大的电离作用。

三、γ跃迁

处于激发态的原子核是不稳定的，会自发向低能级或基态跃迁，跃迁过程中发射γ射线，这种跃迁为γ跃迁，也称γ衰变。经过α衰变或β衰变的子核往往处于激发态，所以γ射线通常是伴随着α或β衰变一起产生的。大多数原子核处在激发态的时间很短（一般为10^{-11}~10^{-13}秒），因此可以认为子核的γ衰变与母核的α或β衰变同时发生。但有些子核在激发态停留的时间较长，可把γ衰变的半衰期测量出来。这种半衰期较长的激发态核素或亚稳态核素就是其基态核素的同质异能素。同质异能素的质量数和电荷数均相同，只是核内能量状态不同，这种仅仅由于核内能量状态不同而放出γ射线，也称为同质异能跃迁（isometric transition，IT）。同质异能跃迁可用式（3-11）表示。

$$^{Am}_{Z}X \rightarrow {}^{A}_{Z}Y + \gamma + Q \qquad (3\text{-}11)$$

例如：

$$^{99m}_{43}Tc \rightarrow {}^{99}_{43}Tc + \gamma + 0.141\,MeV$$

式中，$^{Am}_{Z}X$为处于激发态的原子核；$^{A}_{Z}Y$为处于基态的原子核，原子核跃迁前后的能量差几乎全部以γ射线的能量释放出来，子核的反冲动能很小，一般可以不考虑。γ射线的能谱是分立的、不连续的，图3-5为放射性核素^{137}Cs的γ能谱示意图。

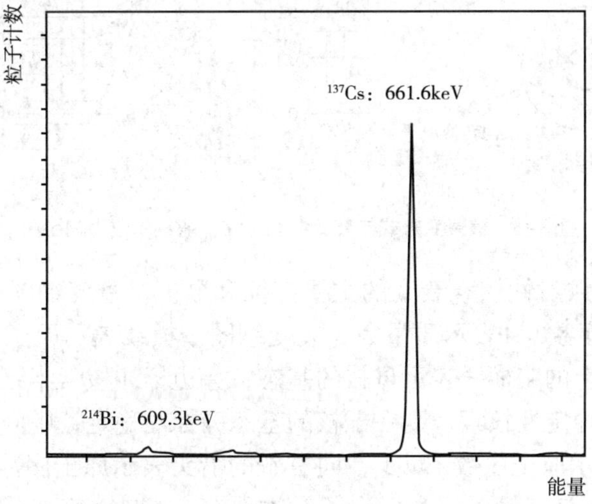

图3-5 ^{137}Cs的γ能谱示意图

原子核从较高激发态放出能量跃迁到较低激发态或基态时，有时并不发射γ射线，而是原子核把激发能直接传递给核外壳层电子，使它脱离原子核的束缚而成为自由电子，这种过程称为内转换（internal conversion，IC），这种由于内转换产生的自由电子称为内转换电子。内转换电子的能量是单能的，与β射线的连续能谱截然不同。内转换过程发生后，原子核的内壳层会出现空位，外壳层电子就来填补这个空位，因此内转换过程与电子俘获的情况一样，也会伴随标识X射线（特征X射线）或俄歇电子的发射。

放射性核素通过不同的衰变方式不断地向稳定性核素转变，有些核素还兼有几种衰变方式，各有不同的发射概率（%）。放射性衰变过程可用图解方式来描述（图3-6），该图称为衰变纲图（decay scheme）。

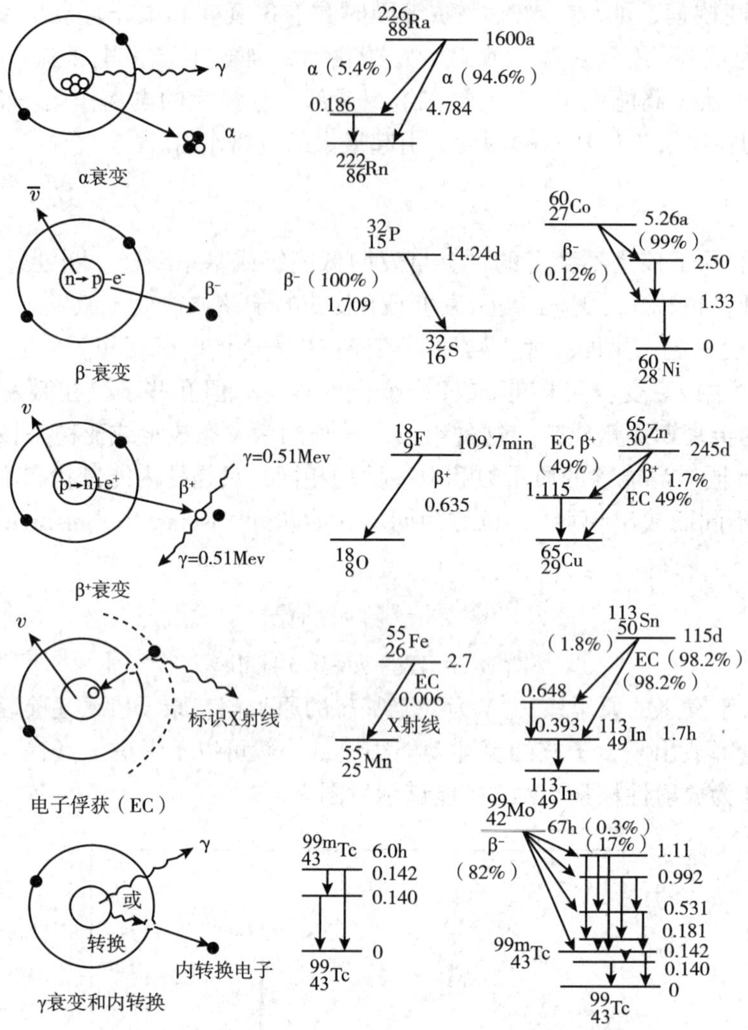

图3-6　核衰变方式与衰变纲图（注：能量单位为MeV）

衰变纲图综合给出放射性核素衰变的主要特征和数据。衰变纲图中$^{A}_{Z}X$表示核素，X表示元素符号，Z表示原子序数，A表示质量数。衰变纲图中横线表示原子核能级，自旋和宇称记在横线上左侧位置。最上的粗横线表示母核的基态，旁边标注核素半衰期，最下的粗横线表示子核的基态，若子核为稳定性核素，则在子核的基态旁标注稳定，中间的横线表示子核的激发态。以向左斜的箭头表示原子序数Z减少，向右斜的箭头表示原子序数Z增加，以垂直向下的箭头表示两能级间的γ跃迁。箭头线旁标注了射线种类、能量及衰变分支比。对于β^+衰变，母核与子核的原子质量差所对应的能量去掉两个电子的静止能量后才是β^+粒子的最大能量，所以β^+衰变的左斜线前的垂线表示两个电子的静止能量。

由图3-7a可知，^{18}F在基态（自旋为1，宇称为+，记为1^+）时的半衰期为109.7分钟，它有2.9%的概率由电子俘获衰变为^{18}O的基态（自旋为0，宇称为+，记为0^+），同时有97.1%的概率由β^+衰变到达^{18}O的同一状态，β^+粒子的最大能量是635keV。

由图3-7b可知，^{60}Co在基态（自旋为5，宇称为+，记为5^+）时的半衰期为5.27年，它有99.89%的概率由β^-衰变为^{60}Ni的激发态（自旋为4，宇称为+，记为4^+），β^-粒子的最大能量是318keV；有0.1%的概率由β^-衰变到达^{60}Ni的另一激发态（自旋为2，宇称为+，记为2^+），β^-粒子的最大能量是1491keV；同时^{60}Ni从激发态跃迁到低激发态，再跃迁到基态，伴随着γ射线的产生。

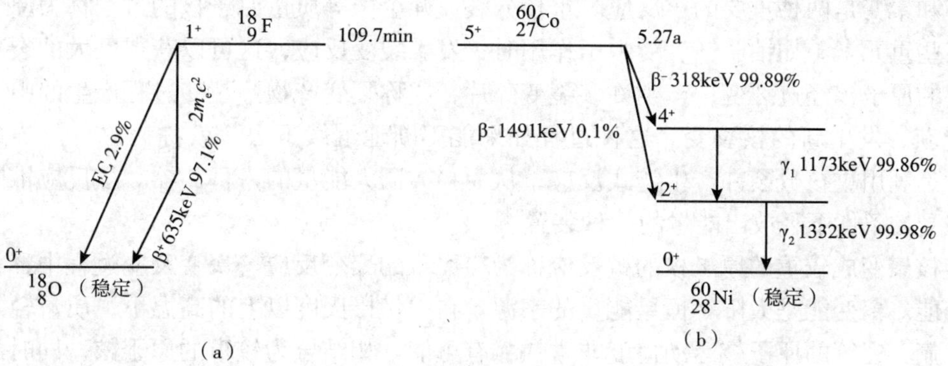

图3-7 核素的衰变纲图

通过某种核素的衰变纲图，就能知道核素的半衰期、衰变类型、衰变分支比、射线能量等数据，在实际工作中可查阅衰变纲图获取有用的数据，还可以利用衰变纲图计算一定量放射性核素的活度。

四、核反应

核反应是宇宙中早已普遍存在重要的自然现象。宇宙射线每时每刻都在地球上引起核反应，自然界^{14}C大部分是宇宙射线中的中子轰击^{14}N产生的。当具有一定能量的粒子轰击某核素的原子核而使其转变为另一种原子核的过程称为核反应（nuclear reaction）。这个过程可用式（3-12）表示。

$$a+A \rightarrow B+b \tag{3-12}$$

式中，a为入射粒子；A为靶原子核；B为生成核或剩余核；b为出射粒子。核反应过程可简写为A（a，b）B。核反应过程总是伴随着能量的吸收或释放，该能量称为反应能，反应能等于反应后与反应前体系动能之差，用Q表示。$Q>0$称为放能反应，$Q<0$称为吸能反应。

例如，用α粒子轰击氮核（^{14}N），转变为氧核并放出一个质子，该反应为吸能反应。

$$^{4}_{2}He+^{14}_{7}N \rightarrow ^{17}_{8}O+^{1}_{1}H$$

可简写为$^{14}_{7}N$（α，p）$^{17}_{8}O$，这就是1919年卢瑟福在历史上第一次实现的人工原子核反应，并在这个核反应中发现了质子。当时所使用的α粒子是由天然放射性核素^{214}Po衰变产生的。

1934年，约里奥-居里夫妇用天然放射性核素^{214}Po发射的α粒子轰击铝箔，第一次人工制造出放射性核素^{30}P，其核反应方程式如下。

$$^{4}_{2}He+^{27}_{13}Al \rightarrow ^{30}_{15}P+^{1}_{0}H$$

可简写为$^{27}_{13}Al$（α，n）$^{30}_{15}P$，人工放射性核素^{30}P发射正电子进行衰变。研究核反应可以生成各种不稳定原子核，为人们利用原子能提供了可能性。

按入射粒子类型的不同，核反应可分为：①中子核反应，很多重要的人工放射性核素如^{60}Co，就是用（n，γ）反应生成的；②带电粒子核反应，指由质子、氘核、α粒子和重离子等引起的核反应，如，（p，γ）、（d，n）、（α，n）、（α，p）等；③光核反应，即γ光子引起的核反应，如（γ，n）、（γ，p）等。

按入射粒子能量的不同，核反应可粗略分为：①低能核反应，入射粒子能量低于50MeV；②中能核反应，入射粒子能量为50~1000MeV；③高能核反应，入射粒子能量大于1000MeV。

此外，对核反应还可以按入射粒子质量或出射粒子的种类等进行分类。

核反应过程要遵守一系列的守恒定律：①电荷数Z和质量数A守恒，核反应前后粒子的总电荷数、总质量数保持不变；②能量和动量守恒，核反应前后体系的总能量和总动量保持不变，总能量是指粒子的静止能量与动能之和；③角动量和宇称守恒，核反应前后体系的总角动量和总宇称保持不变。正是由于上述守恒定律的限制，使得有些核反应过程不能发生。

裂变和聚变是两种重要的核反应。重核分裂成几个中等质量原子核的过程称为原子核的裂变。如某些重元素（如铀、钚）受中子作用时，发生裂变反应，这可以获得巨大的裂变能。铀等重元素的原子核经过裂变，产生许多裂变碎片，或称裂变产物。裂变过程产生的中子可能被铀核所俘获，发生新的核裂变。这种过程如果能不断地继续下去，就称为“自持链式反应”。原子弹就是利用重核分裂并产生链式反应，从而释放巨大能量的一种武器。核反应堆则是使链式反应在受控条件下释放出能量的一种装置。

由轻核聚变成较重的原子核的核反应称为轻原子的聚变反应。聚变反应过程中释放的能量称为聚变能。聚变能是太阳等恒星能量的来源。在一亿摄氏度以上的高温下，质量轻的核素如氢、氘、氚、锂等的原子核运动速度非常快，有可能互相结合为较重的原子核，同时放出巨大的能量，氢弹就是利用热核反应释放出巨大能量的核武器。反应所需高温由重核裂变产生，所以氢弹爆炸需以裂变装置引发。

PPT

第三节　放射性衰变的规律

一、衰变规律

放射性核素能自发地进行衰变，不同放射性核素衰变速度不同。即使是同一种核素，每个核的衰变也不是同时发生的，有的早，有的晚。就单个核来说，衰变是偶然而无规律的，我们无法预测某个原子核在何时发生衰变。但衰变是一个统计的过程，大量同类核素的放射性原子核会先后发生衰变，总的效果是随着时间的推移，放射性原子核数目按一定的规律减少。

以 ^{99m}Tc 的衰变为例，实验发现，在大约6小时后 ^{99m}Tc 的数量到1/2，经过12小时减少到原来的1/4，经过18小时减少到1/8，不到两天就不到原来的1%了（图3-8）。

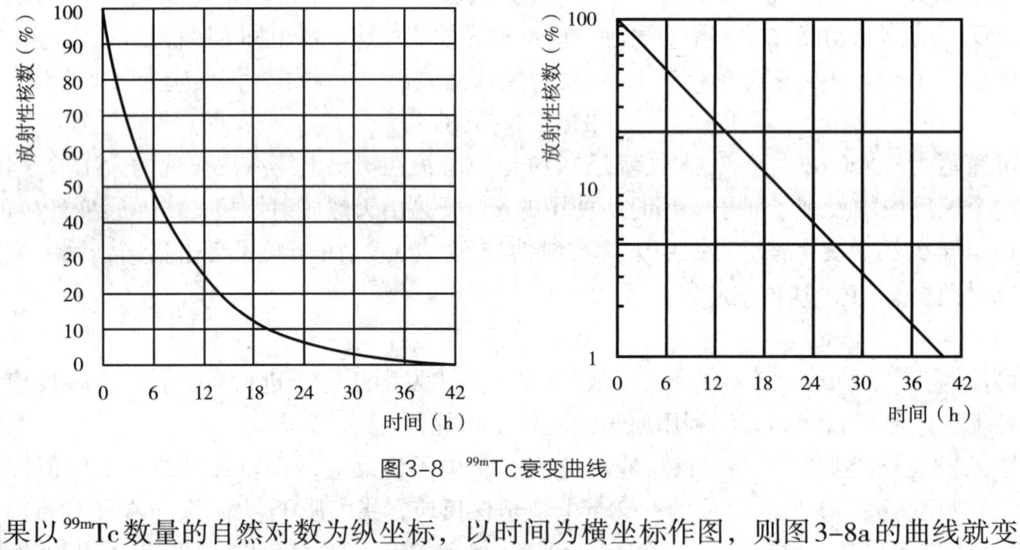

图3-8　^{99m}Tc衰变曲线

如果以 ^{99m}Tc 数量的自然对数为纵坐标，以时间为横坐标作图，则图3-8a的曲线就变成图3-8b所示的直线。这一直线方程可以写为式（3-13）。

$$\ln N=\ln N_0-\lambda t \tag{3-13}$$

式中，N_0 为初始时刻 t=0时 ^{99m}Tc 的数量；N 为 t 时刻时 ^{99m}Tc 的数量；$-\lambda$ 为直线的斜率。将式（3-13）化为指数形式，即式（3-14）。

$$N=N_0e^{-\lambda t} \tag{3-14}$$

可见 ^{99m}Tc 的数量变化遵从指数衰减规律。实验表明，任何一种单一存在的放射性核素的衰变都遵从指数衰减规律。

λ称为放射性核素的衰变常数（decay constant），其含义是某种放射性核素的一个核在单位时间内进行自发衰变的概率。将式（3-14）微分，可得式（3-15）。

$$\lambda = \frac{-\mathrm{d}N/N}{\mathrm{d}t} \tag{3-15}$$

式中，$-\mathrm{d}N/N$为原子核的衰变概率。λ值取决于放射性核素的种类，反映该种放射性核素衰变的快慢，λ值越大表示放射性核素衰减得越快，λ值越小表示放射性核素衰减得越慢。不同的放射性核素具有不同的衰变常数，对同一放射性核素，λ是个恒定值。λ的大小只与原子核本身性质有关，与原子所处的物理和化学状态无关，比如采用加压、加热、加电磁场、化学反应等物理或化学手段都不能改变放射性核素的衰变常数。

许多放射性核素同时具有几种不同的衰变方式。如^{64}Cu既有β^-衰变又有β^+衰变和电子俘获；^{227}Ac既有α衰变又有β^-衰变。若某种放射性核素以多种竞争的方式发生衰变，单位时间内各种衰变方式的衰变概率记为λ_i，那么总衰变常数λ就用式（3-16）表示。

$$\lambda = \Sigma_i \lambda_i \tag{3-16}$$

其中某一种衰变概率λ_i和总衰变概率λ的比值，称为此种衰变方式的分支比，用式（3-17）表示。

$$R_i = \frac{\lambda_i}{\lambda} \tag{3-17}$$

二、半衰期

在单一的放射性衰变过程中，放射性原子核数目因衰变而减少到原来的一半所需要的时间称为半衰期（halflife，$T_{1/2}$）。当$t=T_{1/2}$时，$N=\frac{1}{2}N_0$，代入式（3-14）得式（3-18）。

$$\frac{1}{2}N_0 = N_0 \mathrm{e}^{-\lambda T_{1/2}} \tag{3-18}$$

解得

$$T_{1/2} = \frac{\ln 2}{\lambda} = \frac{0.693}{\lambda} \tag{3-19}$$

半衰期$T_{1/2}$与衰变常数λ的关系如上式所示，$T_{1/2}$与λ成反比，衰变常数越大，放射性核素衰减得越快，所以原子核数目衰减到原来的一半所需要的时间就越短，即半衰期越短。$T_{1/2}$的大小也只与原子核本身性质有关。不同放射性核素的$T_{1/2}$数值差别很大，例如^{232}Th的半衰期为1.40×10^{10}年，而^{15}O的半衰期只有2.0分钟，核医学常用放射性核素的半衰期见表3-1。

表3-1 核医学常用放射性核素的半衰期

放射性核素	^{13}N	^{18}F	^{67}Ga	^{99m}Tc	^{131}I	^{201}Tl
半衰期	10.0min	109.8min	78.3h	6.0h	8.0d	74.0h

放射性核素经过一个半衰期，放射性原子核数目因衰变而减少到原来的1/2，经过两个半衰期后，放射性原子核数目减少到原来的1/4，依次类推，经过n个半衰期后，放射性原子核数目减少到原来的$\frac{1}{2^n}$。

在实际工作中，我们会碰到放射性核素“衰变没了”的概念。理论上只有当$t \to \infty$时，$N \to 0$，但实际上我们往往等不到也不需要等到$t \to \infty$，而是常常认为当放射性原子核数目衰减到原来的0.1%时，即$N/N_0=1/1000=0.1\%$时，就说放射性核素“衰变没了”。那到底需要多长时间才能认为放射性核素“衰变没了”呢？

课堂互动

实际工作中常认为当放射性原子核数目衰减到原来的0.1%时，即$N/N_0=1/1000=0.1\%$时，就说放射性核素“衰变没了”。

学生思考：计算经过多长时间某种放射性核素可以衰减到初始状态这种核数目的0.1%？

教师解答：根据放射性核素的衰变规律可知：

$$N=N_0e^{-\lambda t}$$

已知：

$$N=\frac{1}{1000}N_0$$

得：

$$\frac{1}{1000}=e^{-\lambda t}$$

解得：

$$t=\frac{\ln 1000}{\lambda}\approx\frac{6.91}{\lambda}\approx 10T_{1/2}$$

因此，在工作中我们常常认为：经过10个半衰期后，这种放射性核素就“衰变没了”。

利用半衰期可以推断古生物的生活年代，比如：^{14}C测年法。放射性核素^{14}C是纯β^-衰变，半衰期为5760年。宇宙射线中的中子轰击^{14}N产生^{14}C，^{14}C进入空气里的CO_2，被植物吸收经过食物链进入动物和人体，所有活着的生物体内，^{14}C与^{12}C的比值会达到与环境一致，当生物体死亡后就会停止摄入^{14}C，遗体中^{14}C按其自身衰变规律而减少，这样遗体中的^{14}C与^{12}C的比值会发生变化，通过测定^{14}C与^{12}C的比值就可以推断出古生物的死亡年代，进而推断古生物的生活年代。

核医学与辐射防护中还常用生物半衰期和有效半衰期。生物半衰期T_b指生物体内的放射性核素由于生物代谢从体内排除到原来的一半所需要的时间，相应的衰变常数为生物衰变常数λ_b。有效半衰期T_e指放射性核素由于生物代谢和放射性衰变的共同作用，减少到原来的一半所需要的时间，相应的衰变常数为有效衰变常数λ_e。三种衰变常数及相应半衰期的关系为式（3-20）和式（3-21）。

$$\lambda_e=\lambda+\lambda_b \tag{3-20}$$

$$\frac{1}{T_e}=\frac{1}{T_{1/2}}+\frac{1}{T_b} \tag{3-21}$$

由式（3-21）得到式（3-22）。

$$T_e=\frac{T_{1/2}\cdot T_b}{T_{1/2}+T_b} \tag{3-22}$$

三、平均寿命

根据放射性衰变的统计规律，对某种放射性核素来说，有的原子核衰变早，有的原子核衰变晚，各个原子核的寿命长短不同，所以常用平均寿命τ表示某种放射性核素的各个原子核在衰变前存在的平均时间，τ反映放射性核素衰变的快慢。设$t=0$时有N_0个母核，在T时刻的无穷小dt时间间隔内衰变的母核数为$-dN$，可以认为这$-dN$个母核的每个核寿命都是t，则这$-dN$个母核的总寿命为$(-dN)t$，所以N_0个母核的总寿命为$\int_0^{N_0}(-dN)t$，那么平均寿命τ表示为式（3-23）。

$$\tau=\frac{\int_0^{N_0}(-dN)t}{N_0}=\frac{1}{N_0}\int_0^{\infty}t\lambda N dt=\lambda\int_0^{\infty}te^{-\lambda t}dt=\frac{1}{\lambda} \tag{3-23}$$

由此可知，平均寿命与衰变常数互为倒数。当放射性核素经过时间τ衰变后，放射性原子核数目衰减为原来的37%。由式（3-19）和式（3-23）可得到式（3-24）和式（3-25）。

$$\tau=\frac{1}{\lambda}=\frac{T_{1/2}}{0.693}=1.44T_{1/2} \tag{3-24}$$

$$T_{1/2}=\frac{\ln 2}{\lambda}=\frac{0.693}{\lambda}=0.693\tau \tag{3-25}$$

λ、$T_{1/2}$、τ这三个物理量中只需知道其中一个就可以求出另外两个。

课堂互动

已知^{222}Rn的$\lambda=2.097\times10^{-6}/s$。

学生思考：^{222}Rn的半衰期和平均寿命如何计算？

教师解答：依据λ、$T_{1/2}$、τ这三个物理量之间的关系，可得：

$$T_{1/2}=\frac{\ln 2}{\lambda}=3.3047\times10^{5}s=3.825d$$

$$\tau=\frac{1}{\lambda}=4.7687\times10^{5}s=5.519d$$

四、连续衰变与放射性平衡

（一）连续衰变

前面我们讨论了单一放射性核素的衰变规律，实际上有些放射性核素衰变后产生的子核仍然具有放射性，子核接着衰变直至最后达到稳定性核素为止，像这样一代又一代衰变下去的过程称为递次衰变，或称为连续衰变。这种由连续衰变而产生的一系列放射性核素，就构成了一个放射系。例如：

$$^{232}_{90}Th\xrightarrow{\alpha}{}^{228}_{88}Ra\xrightarrow{\beta^-}{}^{228}_{89}Ac\xrightarrow{\beta^-}\cdots\cdots\longrightarrow{}^{208}_{82}Pb$$

天然存在的放射系有钍系、铀系和锕铀系，这些放射系的初始核素的半衰期都非常长，与地球年龄（10^9年）相近甚至更长。

1. 钍系　初始核素为$^{232}_{90}Th$，半衰期为1.41×10^{10}年，经过6次α衰变和4次β^-衰变后，最终衰变成稳定性核素（铅）$^{208}_{82}Pb$。钍系中各个放射性核素的质量数都能表示为4的整数倍，因此钍系也称为4*n*系。这是因为钍系中各个放射性核素的质量数的改变只由α衰变引起，它使子核质量数减少4，其他两个天然放射系也有类似的规律。

2. 铀系　初始核素为$^{238}_{92}U$，半衰期为4.51×10^{9}年，经过8次α衰变和6次β^-衰变后，最终衰变成稳定性核素$^{206}_{82}Pb$。铀系中各个放射性核素的质量数都能表示为4的整数倍加2，因此也称为（4*n*+2）系。

3. 锕铀系　初始核素为$^{235}_{92}U$，半衰期为7.04×10^{8}年，经过7次α衰变和4次β^-衰变后，最终衰变成稳定性核素$^{207}_{82}Pb$。锕铀系中各个放射性核素的质量数都能表示为4的整数倍加3，因此也称为（4*n*+3）系。

由上述可知，自然界天然存在着4*n*、（4*n*+2）、（4*n*+3）这样三个放射系，人们猜测是否还存在着（4*n*+1）系。人们已经用人工合成方法找到了该系列，并以其最长寿命的放射性核素$^{237}_{93}Np$（镎）来命名，称为镎系。$^{237}_{93}Np$是镎系中半衰期最长的核素，$T_{1/2}=2.2\times10^{6}$年，约是地球年龄的千分之一，经过漫长的地质年代，地壳中原有的$^{237}_{93}Np$也早就转变成$^{209}_{83}Bi$，原来人们认为$^{209}_{83}Bi$是稳定性核素，后来发现它能经过α衰变转变成稳定性核素$^{205}_{81}Tl$。

（二）放射性平衡

在连续衰变中，母核的衰变规律由其自身的衰减规律决定，不会受到子核的数量变化的影响。但是放射性子核的衰变不仅受其自身衰变的影响，也会受到母核衰变的影响；因为子核一面不断地衰变为其他核素，而另一面又不断地从母核的衰变中得到补充。下面我们来讨论只有两代放射性核素的连续衰变的情况，即母核A衰变为子核B，子核B再衰变为稳定性核素C。

$$A\xrightarrow{\lambda_1、T_1}B\xrightarrow{\lambda_2、T_2}C$$

λ_1、T_1和λ_2、T_2分别为母核A、子核B的衰变常数和半衰期。假设初始时刻，只有母体A，其余子核的数目均为零。经过一段时间t后，即在t时刻，母核A和子核B的原子核数目分别为N_1、N_2，我们可以得到式（3–26）。

$$N_2=\frac{\lambda_1 N_1}{\lambda_2-\lambda_1}[1-e^{-(\lambda_2-\lambda_1)t}] \tag{3–26}$$

由上式看出，t时刻时，子核原子核数目的变化不仅和自己的衰变常数λ_2有关，还与母核的衰变常数λ_1有关，下面我们将分三种情况来讨论子核B原子核数目的变化。

1.长期平衡 当母核的半衰期远大于子核的半衰期，即$T_1>>T_2$或$\lambda_1<<\lambda_2$时，$e^{-(\lambda_2-\lambda_1)t}\approx e^{-\lambda_2 t}$，当时间$t$足够长时，可以认为$e^{-\lambda_2 t}<<1$，则$1-e^{-\lambda_2 t}\approx 1$，那么可将式（3–26）化简如下。

$$\lambda_1 N_1=\lambda_2 N_2$$

在远小于母核半衰期的观察时间内，母核的原子核数目或放射性活度的变化可以忽略不计，开始时子核数目随着母核的衰变而增加，经过一段时间后，子核每秒衰变的数目恰好等于母核每秒衰变的数目，也就是说子核数目因自身衰变减少多少，母核就会补偿多少个子核；这时子核的数目将不再增加而是保持不变，与母核达成一种动态平衡。这种动态平衡就是长期平衡。达到动态平衡所需的时间与实际工作中要求的测量精度有关，通常认为当经过子核的5~7倍的半衰期后就接近平衡了。达到长期平衡后，子核与母核的放射性活度相等，即$A_2=A_1$；子核按母核的变化规律而变化，$N_2=(\lambda_1/\lambda_2)\cdot N_1$（图3–9）。若达到长期平衡后，把子核分离出来，那么经过子核的几倍半衰期时间后，又将重新达到长期平衡。

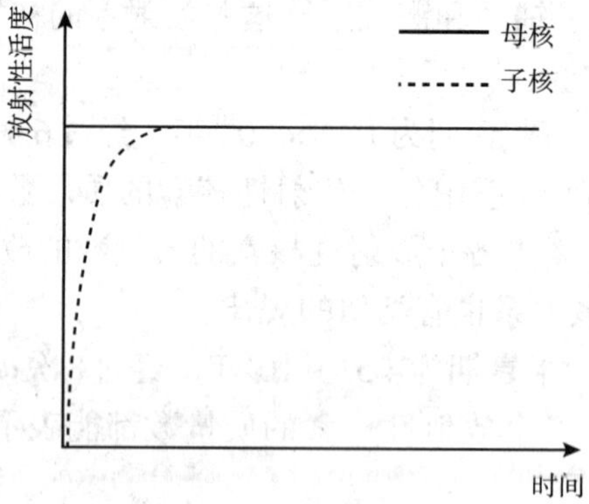

图3–9 长期平衡示意图

2.暂时平衡 当母核比子核的半衰期长，而且相差倍数不是很多，即$T_1>T_2$或$\lambda_1<\lambda_2$时，当时间t足够长时（一般为子核半衰期的5~7倍），可以认为$e^{-(\lambda_2-\lambda_1)t}\ll 1$，则$1-e^{-(\lambda_2-\lambda_1)t}\approx 1$，那么式（3–26）可简化如下。

$$N_2=\frac{\lambda_1}{\lambda_2-\lambda_1}N_1$$

在观察时间内，母核的原子核数目或放射性活度随时间会明显地减少，开始时子核数目随着母核的衰变而增加，经过一段时间后，子核与母核之间会出现暂时平衡，即子核与母核的核数目的比值或是放射性活度的比值为一固定值。由于母核的N_1是按λ_1衰减，当达到暂时平衡后，子核的N_2也将按λ_1进行衰减。同理，当达到暂时平衡后，子核的活度也会按母核的衰变常数λ_1进行衰减（图3–10）。若达到暂时平衡后，把子核分离出来，那么经过子核的几倍半衰期时间后，又将重新达到暂时平衡。若子核与母核的半衰期很接近，这种暂时平衡是达不到的。

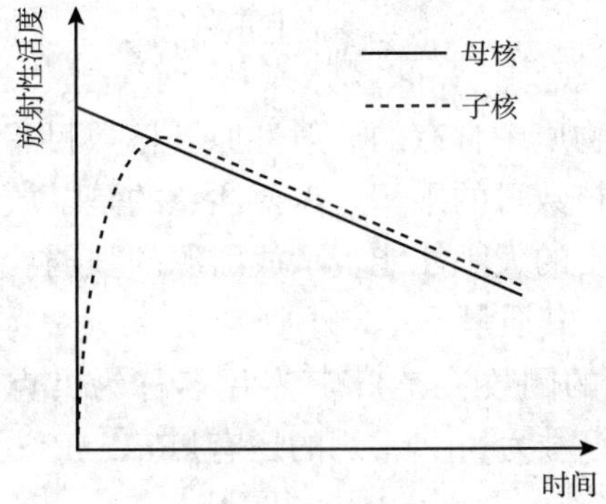

图3-10　暂时平衡示意图

3.不成平衡　当子核比母核的半衰期长时，即$T_1<T_2$或$\lambda_1>\lambda_2$时，母核衰变得快，子核衰变得慢，经过足够长时间后，母核几乎全部衰变成子核，子核就按照自己的衰变常数λ_2进行衰变，这种情况下不会出现子核和母核的任何平衡。实际工作中，有时会采用放置一段时间的办法让短寿命的母核“衰变没了”，从而使子核与母核分离。若T_1/T_2的比值越小，越能做到子核与母核的有效分离。

由上述讨论可以看出，对于任何连续衰变系列，不管系列中各种核素的半衰期之间相互关系如何，其中必有一个半衰期最长者，即衰变最慢者，当经过足够长时间以后，整个衰变系列就只剩下半衰期最长者及其后面的子核，并均按最长半衰期的简单指数规律衰变。

放射性核素发生器（radionuclide generator）就是利用放射性平衡的规律，从长半衰期母核中采用合适的分离手段获得其短半衰期子核的分离装置。因其使用方便，解决了短寿命核素由于衰变快而不利于运输和储存的弊端，为短寿命核素在医学上的应用创造了条件。在放射性核素发生器中，随着母核的衰变，子核不断生长、衰变，直至达到放射性平衡。用化学方法将子核与母核分离，经过一段时间后，子核与母核又会达到放射性平衡，可继续分离获得子核，在一定时间内放射性核素发生器可以重复使用，不断获取短寿命子核。这跟实际生活中从母牛身上不断挤取牛奶相似，因此放射性核素发生器俗称“母牛”。核医学体内诊断最常用的放射性核素^{99m}Tc就是由钼–锝（^{99}Mo–^{99m}Tc）发生器制取的。母核^{99}Mo的半衰期为66.0小时，子核^{99m}Tc的半衰期为6.0小时，母核半衰期约是子核半衰期的11倍，满足暂时平衡的条件，^{99}Mo–^{99m}Tc发生器可以每隔23小时淋洗分离一次。核医学常用的“母牛”还有^{82}Sr–^{82}Rb发生器、^{188}W–^{188}Re发生器等。

第四节　放射性活度

放射性衰变规律是研究放射源内未发生衰变的放射性原子核数目随时间的变化关系。在实际工作中，我们更关心发生衰变的原子核数目。放射源在单位时间内发生衰变的原子核数，称为放射性活度（radioactivity），表征放射源的强弱，用A表示，即式（3–27）。

$$A=\frac{-\mathrm{d}N}{\mathrm{d}t}=\lambda N=\lambda N_0\mathrm{e}^{-\lambda t}=A_0\mathrm{e}^{-\lambda t} \tag{3–27}$$

式中，$-\mathrm{d}N$为在时间间隔$\mathrm{d}t$内衰变的原子核数目；A_0为初始时刻$t=0$时的放射性活度。

放射性活度的变化也遵循指数衰减规律。经过一个$T_{1/2}$，放射性原子核数目因衰变而减少到原来的一半，放射性活度相应的减少到原来的1/2，经过两个半衰期后，放射性活度减少到原来的1/4，依次类推，经过n个半衰期后，放射性活度减少到原来的$\frac{1}{2^n}$。将式（3–19）代入（3–27）可得到式（3–28）。

PPT

$$A = A_0\left(\frac{1}{2}\right)^{t/T_{1/2}} \tag{3-28}$$

放射性活度不仅与放射性物质中含有的放射性原子核数目有关，还与衰变常数有关，其大小等于衰变常数与放射性原子核数目的乘积。需要注意的是，放射性物质质量的大小并不表示放射源的强弱，只有放射性活度的大小才能表示放射源的强弱。即放射性强的放射源，其质量不一定大，放射性弱的放射源，其质量不一定小。

放射性活度的SI单位是秒的倒数（s^{-1}），其专用名称为贝克勒尔（Becquerel），简称贝克，即每秒发生一次核衰变，单位符号为Bq，常用的还有kBq、MBq、GBq等单位。

$$1Bq = 1s^{-1}$$

$$1kBq = 10^3 Bq$$

$$1MBq = 10^6 Bq$$

$$1GBq = 10^9 Bq$$

在实际工作中，常使用旧的放射性活度单位居里（Curie），单位符号为Ci，1居里定义为放射性物质每秒发生3.7×10^{10}次衰变。常用的还有毫居里（mCi）和微居里（μCi）等单位。

$$1Ci = 3.7\times10^{10} Bq$$

$$1mCi = 3.7\times10^{7} Bq$$

$$1\mu Ci = 3.7\times10^{4} Bq$$

对于固态放射源或放射性样品，其单位质量的放射性活度称为比活度，单位为$Bq\cdot kg^{-1}$或$Bq\cdot g^{-1}$；对于液态或气态的放射源或放射性样品，其单位体积的放射性活度称为活度浓度，单位常用$Bq\cdot L^{-1}$、$Bq\cdot ml^{-1}$或$Bq\cdot m^{-3}$、$Bq\cdot cm^{-3}$。

这里有一个易混淆的物理概念，就是射线强度。射线强度是指放射源在单位时间内发出某种射线的数目，其单位与放射性活度单位相同，使用Bq作为单位。例如^3H一次衰变只放出一个β^-粒子，则该放射源的射线强度与放射性活度相等。而对于大多数放射性核素，往往一次衰变不只放出一个粒子，例如^{60}Co的一次衰变会放出两个γ光子，所以^{60}Co放射源的γ射线强度是其放射性活度的两倍。

课堂互动

核医学常使用放射性核素^{131}I对甲状腺疾病进行放射性治疗。某医院定购放射性药物碘化钠（^{131}I）口服溶液治疗甲状腺功能亢进症，10日上午8时测量得到放射性药物的活度为25mCi。

学生思考：30日上午8时该放射性药物的放射性活度为多少？（放射性核素^{131}I的半衰期约为8天）

教师解答：根据放射性活度公式：

$$A=A_0 e^{-\lambda t}$$

$$\lambda = \frac{0.693}{T_{1/2}}$$

已知：

$$A_0=25mCi=925MBq$$

$$t=20d$$

得：

$$A = A_0 e^{-\lambda t} = 925 \times e^{-\frac{0.693}{8}\times 20}$$

解得：

$$A \approx 164MBq$$

本章小结

目前已知核素中约90%是放射性核素，钍系、铀系和锕铀系都是天然存在的放射系。放射性核素会自发发生衰变，主要放出α射线、β射线和γ射线；相应的衰变类型主要包括α衰变、β

衰变和γ跃迁。β衰变又分为β^-衰变、β^+衰变和电子俘获。放射性核素的衰变规律遵从指数衰减规律，是统计规律，$N=N_0e^{-\lambda t}$，$A=A_0e^{-\lambda t}$。衰变常数λ、半衰期$T_{1/2}$和平均寿命τ都是表示放射性核素衰变快慢的物理量，且只与原子核本身性质有关，与外界条件无关。除了放射性核素会自发发生核转变外，还可以通过粒子轰击、裂变和聚变等核反应方式实现核转变。

习 题

习题

一、单项选择题

1.关于β射线，以下说法正确的是（　）。

A.它是波长很短的电磁波　　B.它是高速运动的电子（e^-）或正电子（e^+）

C.它的穿透能力比α射线弱　　D.它对空气的电离作用比α射线强

2.释放α粒子的放射性核素有（　）。

A.^{137}Cs　　B.^{32}P　　C.^{18}F　　D.^{234}U

3.对于β衰变，衰变后子核在元素周期表中的位置与母核相比（　）。

A.位置不变　　B.向前或向后移一位

C.向后移一位或位置不变　　D.向前移一位或两位

4.放射性核素的基本衰变规律是$N=N_0e^{-\lambda t}$，其中N代表（　）。

A.t时刻未发生衰变的放射性原子核数　　B.初始时刻放射性原子核数

C.t时刻发生衰变的放射性原子核数　　D.放射性核素的放射性活度

5.关于半衰期，以下说法正确的是（　）。

A.升温可以使放射性核素的半衰期减小

B.放射性物质由液态变为固态，其半衰期变大

C.只与原子核本身性质有关

D.^{222}Rn的半衰期为3.8天，若有8个^{222}Rn原子核，则经过7.6天^{222}Rn原子核剩下2个

6.平均寿命τ反映了放射性核素衰变的快慢，当放射性核素经过时间τ衰变后，放射性原子核数目衰减为原来的（　）。

A. 50%　　B. 37%　　C. 75%　　D. 45%

7.经过4个半衰期后，某放射性制剂的活度变为初始活度的（　）。

A. 1/8　　B. 1/2　　C. 1/4　　D. 1/16

8.放射性活度的SI单位是（　）。

A. Bq　　B. s^{-1}　　C. Ci　　D. mCi

9.某种放射性核素的放射性活度为3.7×10^9Bq，则该核素每秒发生（　）次核衰变。

A. 3.7×10^{10}　　B. 3.7×10^7　　C. 3.7×10^9　　D. 3.7

10.放射性活度单位居里与贝克的换算关系是（　）。

A. 1Ci $=3.7\times10^{10}$Bq　　B. 1Ci $=3.7\times10^7$Bq　　C. 1Ci $=3.7\times10^4$Bq　　D. 1Ci $=3.7\times10^6$Bq

二、简答题

1.α射线、β射线、γ射线的本质及其特性各有什么不同？

2.放射性衰变过程中，电子俘获与内转换是如何发生的？

3.简述放射性核素的衰变规律。

（孟庆华　娄　云）

第四章　X射线的产生及特性

微课

PPT

知识目标

1.**掌握**　X射线的本质与特性、产生装置与产生条件，以及产生原理、量与质、产生效率。

2.**熟悉**　电子与物质的相互作用；X射线强度的空间分布。

3.**了解**　X射线的用途。

技能目标

1.**学会**　运用X射线产生的基本原理和基本特性解释X射线在医学上的应用。

2.**具备**　利用相关设备对X射线量与质及相关影响因素测量和分析的能力。

1895年，德国科学家伦琴无意中发现了一种神奇的射线，这种射线能够穿透物质看到一些我们肉眼很难识别和看不到的事物，这个射线可以使照相底片感光以及使空气电离，当时人们并不知道这种射线叫什么名字，于是将其以未知数X来命名，这就是我们现在所说的X射线。伴随着科学技术的发展，X射线成为现代医学必不可少的工具，被广泛地应用到患者病灶检查和治疗中。本章主要从X射线的特性、产生装置、产生原理、产生效率、量、质及其影响因素、X射线辐射场的空间分布等方面展开讨论。

第一节　X射线的本质与特性

案例讨论

案例　X射线是1895年由德国物理学家伦琴发现的，它与1896年贝克勒尔发现的天然放射性及1897年汤姆逊发现的电子并称为19世纪末20世纪初物理学的三大发现。以这三大发现作为基础，人们对物质微观结构有了更客观的认识，并推动原子及原子核技术进入不同领域的实际应用。

讨论　1.X射线产生的微观机制是什么？

2.X射线有哪些基本特性？

一、X射线的本质

1.波动性　X射线从本质上来说属于电磁波波谱的一部分，它与γ射线、紫外线、可见光、红外线一样，都是电磁波，只是X射线的波长比较短，为$10\sim10^{-3}$nm，频率比较高，为$3\times10^{16}\sim3\times10^{20}$Hz。X射线具有电磁波的一切特性：某些情况下表现为波动性，某些情况下粒子现象更显著。波动性表现在X射线有波长、有频率，在真空中以光速c传播，在传播过程中可以发生干涉、衍射、反射、折射等现象。

X射线具有波动性的一个非常重要的例证是1912年德国物理学家劳厄所做的晶体衍射实验，让X射线通过晶体后观察到了X射线的衍射图样，从而证明了X射线是一种电磁波，具有波动性。

2.粒子性　波动性能够很好地解释X射线的干涉、衍射等现象，但对于伦琴实验中照相底片是如何感光的等一系列实验现象不能做出很好的解释。康普顿在1922~1923年间首次观察到X射线被晶体散射后，除波长不改变的部分外，还有波长变长的部分，并提出理论解释，这就是后来的康普顿效应。这种现象如果利用爱因斯坦提出的光量子假说、利用X射线光子与电子发生碰撞的假设处理、利用动量守恒和能量守恒就能够给出与实验结果一致的结论，这从另一方面证明了X射线具有粒子性的特征。

以上两种特性都属于X射线的客观属性，在不同的场合下X射线的表现会有所不同。X射线的波动性突出表现在其传播过程中，而X射线的粒子性主要表现在其与物质相互作用过程中。

二、X射线的特性

X射线是一种电磁波，它具有电磁波的一切属性。除此之外，它还有自己的特性，主要表现在以下几个方面。

1. 物理特性

（1）X射线不带电荷，所以当它经过外界磁场或电场时不发生偏转。

（2）X射线波长短、频率高，X光子的能量大，穿透物质的本领比较强。当然，X射线穿透物质的能力与X射线的强弱、物质本身的性质都有关系。同一强度的X射线穿过原子序数大、密度大的物质比穿过原子序数小、密度小的物质的穿透能力要弱。对同种物质来说，X射线光子能量越大其穿透能力就会越强。医学上正是利用X射线对不同物质穿透能力的差异来进行X射线成像、放射防护等工作。

（3）当X射线光子与某些物质，如磷、铂氰化钡、硫化锌镉、钨酸钙等相互作用时，能够使这些物质的原子或分子电离或激发，被电离的原子或分子回到基态时会发出荧光（可见光或紫外光），X射线的这种特性称为荧光效应。早期的X射线透视，利用的就是X射线的荧光效应。

（4）X射线虽然不带电，但是具有足够能量的X射线光子照射物质时，会使物质的原子或分子中的电子脱离原来的束缚而产生电离作用。X射线在放射治疗中主要应用的就是其电离作用。

（5）X射线与物质发生相互作用后，X射线能量会转移给物质，最终转化为热使物质升温，这就是X射线的热作用。测量X射线吸收剂量的量热计就是利用它的热作用制成的。

课堂互动

图4-1是一幅X射线摄影图像，显然，不需要手术也能清楚地看到受检者的病变情况。

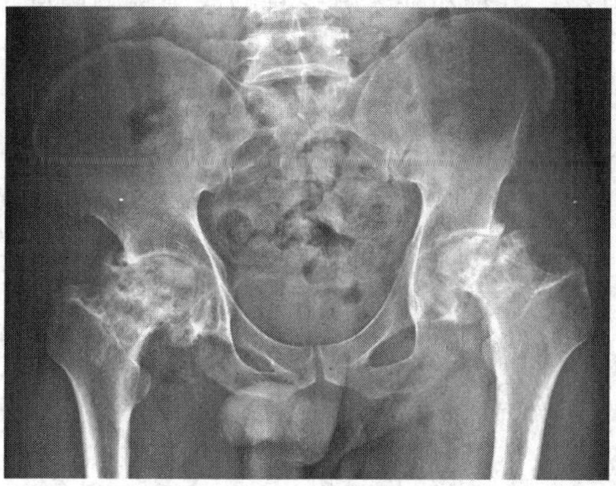

图4-1　X射线摄影图像

学生思考：这幅图像是怎么形成的？

教师解答：X射线影像的形成基于以下三个基本条件：①X射线具有一定的穿透力，能穿透人体的组织结构；②被穿透的组织结构，存在着密度和厚度的差异，X射线在穿透过程中被吸收的量不同，以致剩余下来的X射线量有差别；③这个有差别的剩余X射线，是不可见的，经过显像过程，例如经过X射线片、荧屏或电视屏显示，就能获得具有黑白对比、层次差异的X射线图像。

2.化学特性 X射线能够使照相底片感光利用的就是它的化学效应，感光强弱与X射线强度有关。

3.生物效应 在放射治疗中，主要是利用X射线与生物体发生相互作用产生的电离或激发，最终引起细胞内具有生物活性的病变的大分子性质发生改变，最终造成损伤，X射线所引起的这一生物学变化称为生物学效应（biological effect），在X射线防护中也要特别注意这一效应。

PPT

第二节 X射线的产生条件与效率

产生X射线的设备称为X射线机，在医学上主要分为诊断用X射线机和治疗用X射线机。X射线机的外形与内部结构差异比较大，但其构造主要由主机、摄影床、机械及辅助设备等几部分构成。主机主要由X射线管、高压发生器及控制台构成，其核心部件为X射线管。

一、X射线管

X射线管是工作在高电压下的真空二极管，包含两个电极：一个是用于发射电子的灯丝，称作阴极；另一个是用于接受电子轰击的靶，称作阳极，其基本结构如图4-2所示。

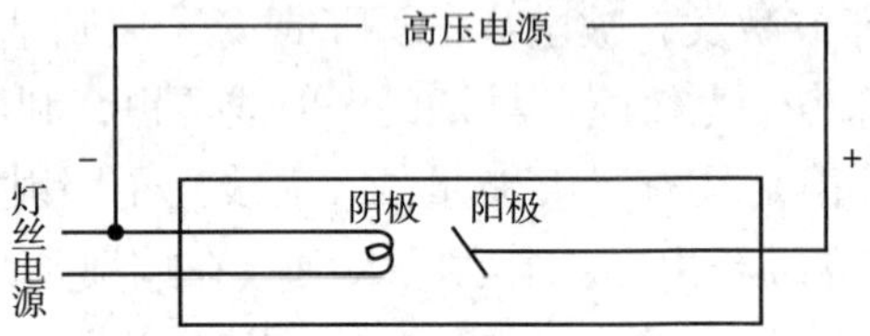

图4-2 X射线管基本结构

1.阴极（cathode） 主要作用是按照需要提供足够量的电子，主要由灯丝、阴极头（又称为聚焦罩、集射罩）、阴极套和玻璃芯柱等组成。灯丝多用高熔点的钨丝绕成螺旋状固定在阴极头上，一般是由低压电源单独供电，通过加热使钨丝表面溢出电子形成电子云。双焦点X射线管的灯丝通常是长短双灯丝，分别对应X射线管的大小两个焦点。此外，为了增加电子的发射率，延长灯丝使用寿命，一般在钨丝中会掺上少量的钍。

2.阳极（anode） 由阳极头、阳极帽、玻璃圈和阳极柄构成，又称阳极靶面，分固定和旋转（图4-3）两种，是X射线管的正极。阳极的主要作用是由阳极头的靶面（一般选用钨靶）阻挡高速运动的电子流而产生X射线，并将由此产生的热量辐射或通过阳极柄传导出去，同时也吸收二次电子和散射线。X射线管工作中产生的X射线仅仅利用了不到高速运动电子流1%的能量，因此大部分能量在阳极上变成了热量，这就要求阳极靶既要耐高温又要散热性能好。综合考虑X射线产生的效率及散热性能，阳极靶通常是将钨靶焊接在铜散热圆柱体上。在固定阳极X射线管中，靶是一镶嵌在铜阳极上的钨合金，在旋转阳极中，整个圆盘都是靶。

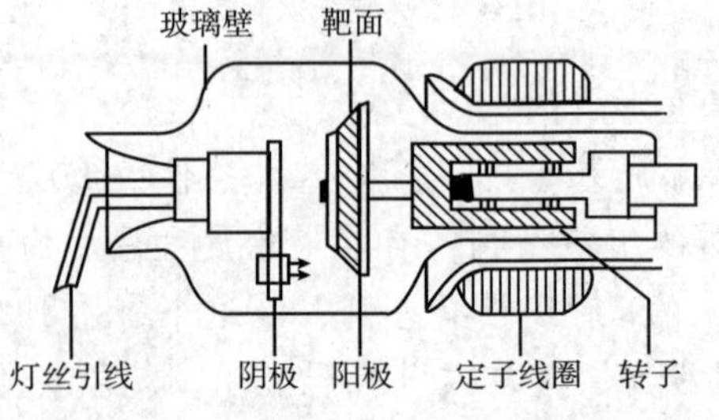

图4-3 旋转阳极X射线管

3. 管壳 主要作用是维持一个高真空度的空间，并起着固定阳极和阴极的作用。管壳必须具备不漏气、耐高温、绝缘性能好及对X射线吸收少等特性。管壳一般由多种化学成分组成的硬质玻璃或金属陶瓷制成。

二、X射线的产生条件

实践证明高速运动的电子与物质相互作用时，或多或少都能产生X射线。因此X射线产生需要的基本条件如下：①要有一个电子源，它能根据需要提供足够数量的电子，这些电子通过加热后在阴极灯丝附近形成空间电荷，也称电子云；②要有一个能经受高速电子撞击而产生X射线的靶，即阳极靶；③为了提高X射线的产生效率，在阴极与阳极之间要加高电压，这是由高压发生器提供的，阴极的电子云在高压形成的强电场作用下被加速奔向阳极形成电子流，称为管电流i，单位一般用毫安（mA）表示，高压发生器加在两极之间的电压被称为管电压U；④为了保证电子在从阴极被加速撞向阳极过程中尽可能地减少能量损失，同时为了增加阴极灯丝寿命，要求阴极、阳极保持在一个高真空度的空间内，这个空间是由管壳提供的。

三、X射线的产生效率

X射线的产生效率定义为在X射线管中产生的X射线能与加速电子所消耗电能的比值。

若忽略掉阴极附近电子云的初速度，假设高压电源所消耗的功率iU全部转化为加速电子的动能。电子与靶相互作用产生的X射线看成连续X射线，其强度为$I=\mathrm{k}iZU^2$（此处忽略掉占比较少的特征X射线，具体推导下一节讲）。则推导出X射线产生效率η等于X射线的总强度$I=\mathrm{k}iU^2$与电源消耗功率之比，即式（4-1）。

$$\eta=\frac{\mathrm{k}IiZU^2}{iU}=\mathrm{k}ZU \tag{4-1}$$

式中，k为比例常数，其值为1.1×10^{-9}~1.4×10^{-9}。

可见，X射线的产生效率与靶物质、管电压成正比。事实上，X射线管中X射线的产生效率极低，一般不足1%，电源消耗的功率大部分都在阳极靶处转化成了热能，这就是为什么要求阳极靶耐高温、导热性能好，并且不能连续长时间工作的原因。表4-1给出了部分管电压下钨靶X射线管产生X射线的效率。

表4-1 钨靶X射线管产生X射线的效率

管电压（U）	X射线产生效率（η）
40kV	0.4%
70kV	0.6%
100kV	0.8%
150kV	1.3%

课堂互动

钨（Z=74）靶X射线管，管电压为150kV。

学生思考： X射线的产生效率是多少？（此时k取1.1×10^{-9}）

教师解答： $\eta=\mathrm{k}ZU=1.1\times10^{-9}\times74\times150\times10^3\approx1.2\%$。

即管电压为150kV时，若X射线管的输入功率为1000W，则X射线的辐射功率仅为12W，而由于碰撞损失转变为热能的功率为988W。

PPT

第三节　X射线的产生原理

X射线是高速运动的电子在与靶物质中的原子相互作用过程中产生的。电子在与靶物质相互作用过程中其能量的损失主要有两种形式：一种是高速电子与靶物质原子的外层电子相互作用所造成的碰撞损失，这一部分损失的能量最后全部转化为热；另一种是高速电子与靶物质原子的内层电子或原子核相互作用过程中产生的辐射损失，X射线就是在这个过程中产生的。通过对产生的X射线进行能谱分析，发现它实际上是由两种不同能量的谱线组成的混合射线：一种X射线的能量是连续的，称为连续X射线；另一种则具有特定的能量，称为特征X射线。在管电压比较低时，一般是只有连续X射线，当管电压高到一定程度时，在连续X射线谱线上会叠加特征X射线。

一、连续X射线的产生原理

1.连续X射线的产生过程　连续X射线是高速电子受到阳极靶原子核的库仑场的阻力减速，动能转化为辐射能量时产生的，这种辐射称为韧致辐射。当大量的高速电子轰击阳极靶时，有些电子与靶物质原子作用一次而停止，而有些电子可能与靶原子碰撞多次直到能量耗尽为止，电子与原子的每次作用都有可能产生X射线。由于每次碰撞的时间和能量损失不同，产生X射线的波长也不同，因此就产生出了各种波长成分的连续X射线谱（图4–4）。

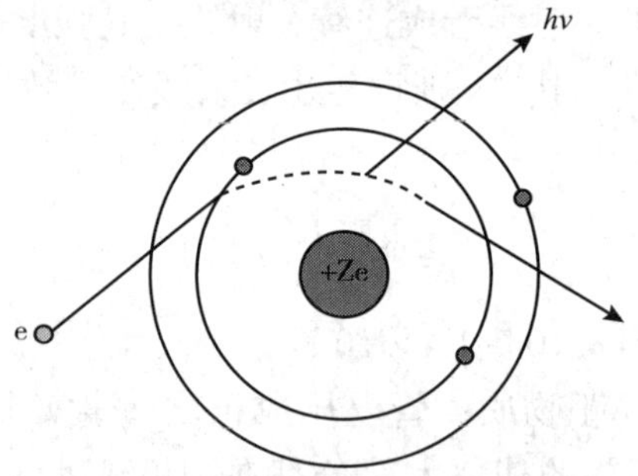

图4–4　高速电子与靶原子的相互作用

2.连续X射线的特性　实验表明，当X射线管的管电压较低时只发射连续X射线谱，连续谱线的强度随波长、靶材料、管电压、管电流变化而变化。图4–5给出了钨靶在较低管电压下连续X射线的相对强度随波长的变化。可以看出，在每一条波谱曲线上强度有一个极大值，这个极大值所对应的波长称为连续X射线的最强波长，除了最强波长外，每一条谱线都有一个最短波长，实验或计算表明最强波长是最短波长的1.5倍。随着管电压的升高，辐射强度均相应地增加，最强波长、最短波长均向短波方向移动。

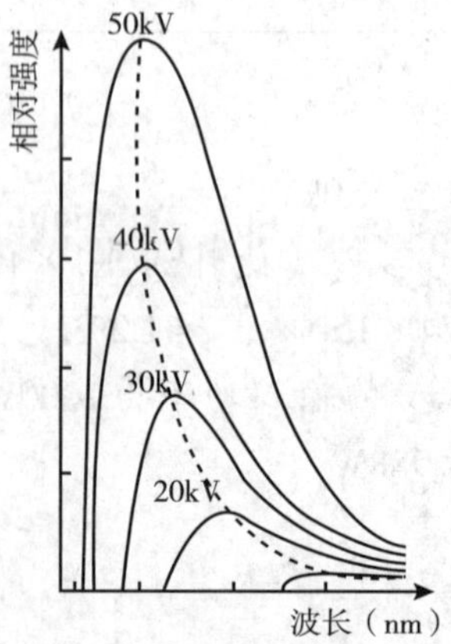

图4–5　钨靶X射线管电压对连续X射线的影响

最短波长的物理解释为在电子与靶原子相互作用过程中，若电子与原子相互作用一次而终止，电子的动能全部转化为X射线光子的能量，这时X射线光子能量最大，频率最高，所对应的波长最短（λ_{min}）。设管电压为U，电子的质量和电量分别为m和e，忽略电子的初始动能，光子能量的最大极限（$E=hf_{max}$）只能等于入射电子在X射线管加速电场中所获得的能量eU，即式（4-2）。

$$hf_{max}=eU$$

在真空中

$$\lambda_{min} f_{max}=c$$

则

$$h\frac{c}{\lambda_{min}}=eU$$

$$\lambda_{min}=\frac{hc}{eU} \tag{4-2}$$

式中，h为普朗克常数，是量子力学中的一个小量，$h=6.626\times10^{-34}$J·s；c为光速，$c=3\times10^{8}$m·s^{-1}；e为电子带电量，$e=1.6\times10^{-19}$C，医用诊断X射线中管电压U的单位一般为伏特（V）、千伏特（kV）。

把数值带入式（4-2），管电压用千伏特（kV），得到最短波长。

$$\lambda_{min}=\frac{6.626\times10^{-34}(\text{J}\cdot\text{s})\times3\times10^{8}(\text{m}\cdot\text{s}^{-1})}{1.6\times10^{-19}(\text{C})\times U(\text{kV})}=\frac{1.24}{U}\text{nm}$$

由上式可见，连续X射线的最短波长λ_{min}只与管电压有关，而与其他因素无关。

大部分电子与阳极靶原子并不是作用一次而停止，当电子到达阳极靶后，如果其穿透到靶的内部，电子的能量就会损失一部分，最后光子能量就没有刚才那么大，频率也相应小一些，波长就要大一些。电子进入靶的深度不同，损失能量的大小就不一样。这个过程中，由于是大量电子与大量靶原子的相互作用，X射线波长的变化就是连续的。

图4-6给出了在管电压一定时，X射线的强度（相对值）随靶材料、管电流的变化情况。可以看出，在管电压、管电流保持一定的情况下，连续X射线的强度随靶材料原子序数的增加而增加；在管电压、靶材料一定的情况下，X射线的强度随管电流的增加而增加。

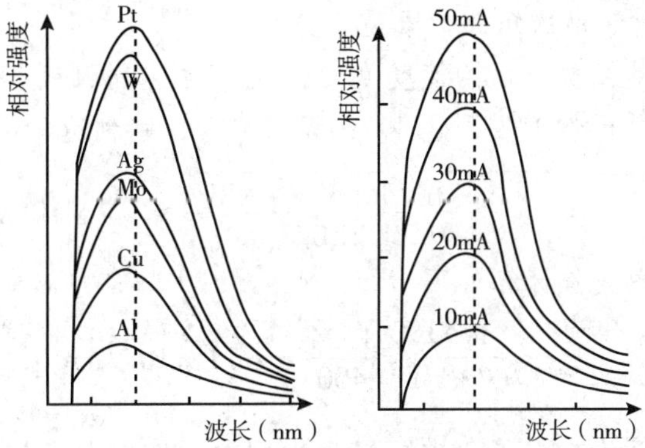

图4-6　X射线管电流和靶材料对连续X射线的影响

一般情况下，诊断用连续X射线的总强度$I_{连}$的经验公式为式（4-3）。

$$I_{连}=k_1 iZU^n \tag{4-3}$$

式中，k_1为一常数，其取值范围在1.1×10^{-9}~1.4×10^{-9}之间，对于诊断用X射线一般取$n=2$；$I_{连}$为连续X射线的总强度；i为管电流；U为管电压；Z为靶材料原子序数。

在医用诊断X射线机中，为了除去不能提供诊断信息的低能X射线，达到防护的目的，通常要对射线束进行滤过（filtration），这主要用到滤线栅。由于滤过不同，出射X射线的强度也不同。经过滤过后连续X射线的平均能量一般为最大能量的1/3~1/2，其平均波长约为最短波长的2.5倍。

二、特征X射线的产生原理

1.特征X射线的产生过程 随着管电压的升高，在连续X射线的谱线的特定位置上会叠加一些尖锐的谱线，并且谱线的强度随着管电压的升高而增强，这些谱线就是特征X射线。图4-7给出的是钨作为靶材料对应的X射线管产生的X射线相对强度在不同管电压下随X射线光子能量的变化情况。可以看出，在管电压小于65kV的情况下只能观察到连续X射线，随着管电压升高到100kV时，在连续X射线谱线上叠加了四条尖锐的谱线，并且随着管电压的进一步升高，尖锐谱线的强度也在增强，但是谱线的位置固定不变，这些尖锐谱线就是特征X射线。特征X射线是高速运动的电子与原子内层电子发生作用的结果，是由电子的动能间接得来的，它与靶物质的原子结构有关。

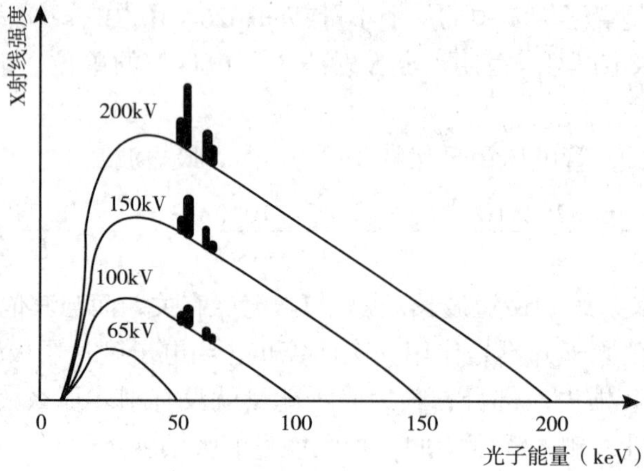

图4-7 钨靶在较高电压下的X射线谱

课堂互动

X射线机的管电压为4×10^5V。

学生思考：1.电子到达阳极靶面时的速度是多少？

2.连续X射线谱的短波极限是多少？

教师解答：设电子到达阳极靶面的速度为v，若速度引起的质量变化忽略不计，则电子的质量m=9.11×10^{-31}kg。已知e=1.6×10^{-19}C，U=4×10^5V=400kV，则到达靶面时的速度计算如下。

$$v=\sqrt{\frac{2eU}{m}}=\sqrt{\frac{2\times1.6\times10^{-19}\times4\times10^5}{9.11\times10^{-31}}}\approx3.7\times10^8\text{m}\cdot\text{s}^{-1}$$

产生连续X射线的最短波长计算如下。

$$\lambda_{\min}=\frac{1.24}{U(\text{kV})}=\frac{1.24}{400}=3.11\times10^{-3}\text{nm}$$

特征X射线产生的原理为在电子轰击阳极靶过程中，如果电子与阳极靶原子的内层电子相互作用，并且它的能量也足以把内层电子击出，这时候内层电子所在的低能级就出现了空位，整个原子处于不稳定状态，处于外层的高能级的电子会跃迁到低能级保持原子的稳定性，多余的能量就会以光的形式辐射出去，这就是特征辐射，也称为标识辐射。如果波长在X射线波谱范围内这就是特征X射线，释放出的X射线的能量就是电子跃迁前后的能级差。

2.特征X射线的激发电压 由图4-7可以看出，在管电压比较低的情况下是没有特征X射线的，原因在于靶原子中的电子在原子的特定轨道上运动时具有确定的结合能，入射电子的能量必须大于轨道电子的结合能时才能将轨道电子激发出去。假设靶原子的轨道电子在原子中的结合能为W，入射电子在高场强中获得的能量为eU（忽略溢出灯丝电子的初速度），只有当$eU\geqslant W$时，入射电子才能够击脱靶原子的轨道电子，特征辐射才有可能发生。当eU=W时，

$U=\frac{W}{e}$为最低激发电压。

由于原子中各个内层轨道之间的能级差是随着原子序数增大而增大的，因此原子序数越高的元素，其各个特征X射线系的波长越短。对于某一特定原子的特定轨道来说，其相应的特征X射线均有一对应的最低激发电压，若实际管电压低于最低激发电压，则不会出现此轨道的特征X射线系。例如，铅的K轨道电子结合能为88keV，那么铅的K系激发电压就是88keV。显然低于此激发电压将不会产生铅的K系特征X射线（图4–8），但可以产生其他系的特征辐射。相反，在产生K系特征X射线的同时必定伴随其他线系的激发和辐射，由于L、M、N等各系的光子能量小，辐射强度弱，通常被X射线管的管壁所吸收而不能射出，所以在大多数元素的X射线谱中只有该元素的K系的特征X射线。表4–2列出了几种靶物质的K系和L系的激发电压。

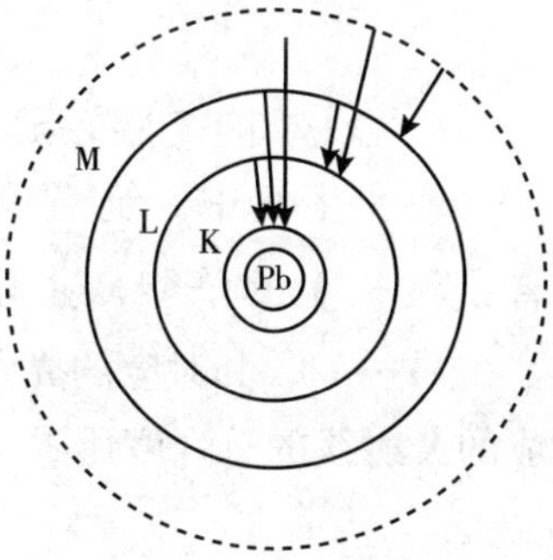

图4–8　铅的特征辐射示意图

表4–2　几种靶物质产生K、L系特征放射的激发电压

靶物质	原子序数	激发电压（kV）	
		K系	L系
铝	13	1.56	0.09
铜	29	8.98	0.95
钼	42	20.00	2.87
锡	50	29.18	4.14
钨	74	69.51	12.09
铅	82	88.00	15.86

3.影响特征X射线强度的因素　目前文献资料中普遍引用的特征X射线强度与入射电子初始能量E的关系用式（4–4）表示。

$$I=K_1 i\,(E-E_k)^m \qquad (4\text{–}4)$$

医学上经常用的是特征X射线强度与X射线管电压与管电流的关系式式（5–5）。

$$I=K_2 i\,(U-U_k)^n \qquad (4\text{–}5)$$

式中，i为管电流；U为管电压；E_k、U_k为K系临界激发能量和临界激发电压；K_1、K_2、m、n均为常数，按理论推导m约等于1.67，管电压比较低时n的值为1.5~1.7，管电压较高时的n值会比上述小或趋于1。

需要注意的是在X射线的两种成分中，特征X射线只占很少一部分。医用X射线主要使用的是韧致辐射，但在物质结构的光谱分析中使用的是特征辐射。

第四节　X射线的量与质

PPT

X射线在空间某一点的强度是指单位时间内通过垂直于X射线传播方向上的单位面积上的光子数与能量乘积的总和。由定义可以看出，X射线强度与X射线光子数与光子能量有关系并由两者共同决定。在放射诊断中，常用X射线的量和质来表示X射线的强度。

一、X射线的量

X射线的量是由X射线中光子的数目决定的。设在单位时间内通过单位横截面积上的X射线光子数目为N，若每个光子的能量均为hf，这样的X射线为单能X射线，其强度I可用式

（4–6）表示。

$$I = Nhf = Nh\frac{c}{\lambda} \tag{4-6}$$

可见，单能X射线强度I与光子数目N及光子的能量hf成正比。

现实生活中，绝对单一能量的X射线是不存在的。由于一般X射线是由不同频率（或者说波长）的单能X射线混合而成，假设每种波长X射线的能量分别为hf_1，hf_2，……（$h\frac{c}{\lambda_1}$、$h\frac{c}{\lambda_2}$、……），其对应的光子数分别为N_1，N_2，……，则对于离散分布的由有限种单能X射线组成的X射线的总强度用式（4–7）表示。

$$I_{总} = \sum N_i hf_i = \Sigma N_i h\frac{c}{\lambda_i} \tag{4-7}$$

对于由连续波长分布组成的X射线，假设波长范围为λ_{min}~λ_{∞}，对应的X射线光子能量为hf_{max}~0，其总的强度可以用式（4–8）表示。

$$I = \int_0^{E_{max}} E \cdot N(E) \cdot \mathrm{d}E = \int_{\lambda_{min}}^{\infty} N(E) \cdot \frac{h^2c^2}{\lambda^3} \cdot \mathrm{d}\lambda = \int_0^{\infty} N(E)h^2 f\mathrm{d}f \tag{4-8}$$

式中，单位时间通过单位垂直面积的、能量为E（对应波长为λ、频率为f的光子）的X射线，光子数N（E）为X射线光子能量E的函数。

在医用诊断X射线的实际应用中，如果管电压一定，X射线管管电流的大小反映了撞击阳极靶的电子数的多少。管电流大，撞击阳极靶的电子就多，产生X射线的概率就大；照射时间长，撞击阳极靶的电子数也增加，X射线的产生量也正比增加。因此，为了方便起见，一般用X射线管的管电流（mA）和照射时间（s）的乘积来反映X射线的量，单位为毫安·秒（mA·s）。例如，一次拍片需要的X射线的量如果为30mA·s，就可选择300mA × 0.1s或者50mA × 0.6s。

二、X射线的质

X射线的质表示X射线穿透物质的本领，反映了X射线的硬度，又称线质。忽略物质本身的影响外，X射线的质只与单个光子的能量有关。

由于X射线的质只与单个光子的能量有关，而光子的能量又与X射线管的管电压和滤过有关。因此，在实际X射线应用过程中经常用X射线管的管电压和滤过情况来反映X射线的质。管电压越高，激发X射线高能光子的概率就大，X射线穿透物质的本领就强，X射线质就强，硬度就大；同一种材料做成的滤过板，滤过板越厚，X射线通过后，低能成分被吸收的就越多，透过滤过板出来的X射线的有效能量就会提高，这时X射线束的线质就变硬。因此，在滤过情况一定时，X射线管的管电压决定了X射线质的大小，所以常用管电压的千伏值来描述X射线的质。管电压愈高，从阴极灯丝出来的电子被加速后获得的能量就愈大，撞击阳极靶面的力度就愈强，产生的X射线穿透能力也愈大。

实际临床应用过程中的X射线为连续能谱，精确描述其线质比较复杂，工作中经常用半价层（half-value layer）、有效能量和等值电压等物理量来描述X射线的质。

1. 半价层 入射X射线经过物质出射时，出射X射线强度为入射X射线强度一半所对应的物质的厚度。由于X射线与物质相互作用过程中主要与物质原子相互作用，物质原子不同作用形式就会有差别，X射线对不同物质的穿透能力就不一样。因此对于同一束X射线来讲，用半价层表示的不同物质对应的厚度就不同。在临床影像诊断用来描述X射线半价层的物质通常为铝。半价层越大说明衰减到一半所用铝的厚度越大，另一方面也说明入射X射线高能成分较多，线质较硬。

2. 有效能量 如果某连续X射线能谱的半价层与某单能X射线的半价层相等时，则可认为两线束等效，就将单能X射线的能量称为连续X射线的有效能量。

三、X射线量和质的影响因素

影响X射线量和质的因素比较多，也很复杂。归纳起来，主要受到靶材料、管电压、管电流及照射时间的影响。

1.靶材料的原子序数 靶材料的原子序数越高，原子核的电场就越强，发生轫致辐射（bremsstrahlung）的概率就越大，产生X射线的可能性就越大，X射线的量就越大。图4-9表示在其他条件都相同的情况下钨和锡作为靶材料产生的连续X射线谱，两条曲线下的面积分别表示钨和锡的总强度。纵观横纵坐标可以看出，两条谱线对应的最大强度都对应着同一光子能量处，相同光子能量处钨（Z=74）靶产生的X射线的强度要高于锡靶（Z=50）产生的X射线的强度，说明钨靶的量要高于锡靶的量。实际上若把钨对应的强度曲线乘以$\frac{50}{74}$，则将正好落在锡的曲线上。这说明在其他条件相同的情况下X射线的量与靶物质的原子序数成正比。

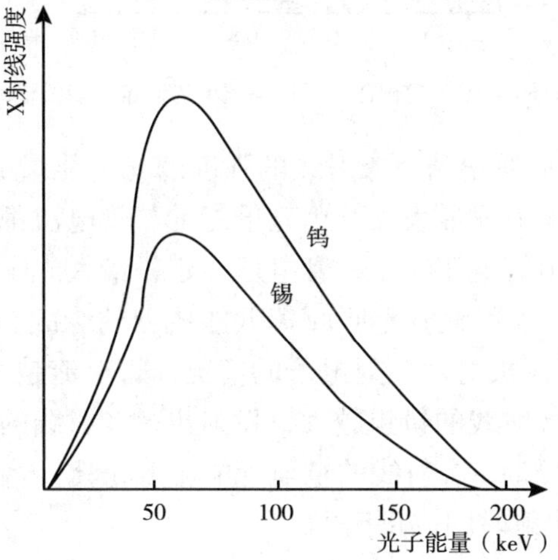

图4-9 钨靶和锡靶的连续X射线谱

靶原子序数不仅影响X射线的量，对X射线的质也有影响。当原子序数增加时，高能X射线光子数的增加远远大于低能光子数的增加。

特征X射线完全由靶物质的原子结构特性所决定。靶物质的原子序数愈高，轨道电子的结合能愈大，特征X射线的能量也就愈大，其对应的X射线的质也就越硬，当然也就需要更高的激发电压。表4-3给出了几种靶材料产生K系、L系特征X射线的激发电压。由表可以看出，原子序数为74的钨靶其K系特征X射线的能量为69.51keV；而铅的原子序数为82，其K系特征X射线的能量为88keV。

表4-3 几种靶物质产生K/L特征X射线的激发电压

靶材料	原子序数	K系激发电压（kV）	L系激发电压（kV）
Al	13	1.56	0.09
Cu	29	8.89	0.95
Mo	42	20.00	2.87
W	74	69.51	12.09
Pb	82	88.00	15.86

2.管电压 如果靶材料确定，当管电流不变时，随着管电压从20kV升高到50kV，其对应的X射线的强度会增大，图4-10中曲线下所包围的总面积代表X射线的总强度。实际上，X射线的强度与管电压的平方成正比。

一般来讲，X射线的质取决于管电压的大小。连续X射线的质随管电压升高而变硬，但特征X射线的质只与靶物质有关。X射线的质也会受到管电压波形的影响，脉动电压产生的X射线质比恒定电压下的软。一般说来，三相全波整流与单相全波整流相比，在相同管电压和滤过的情况下，X射线质提高10%~15%。例如，拍头颅侧位片时，单相全波整流X射线机管电压为72kV，而改用三相全波整流方式的X射线机只需要64kV就可获得相同的摄影效果。

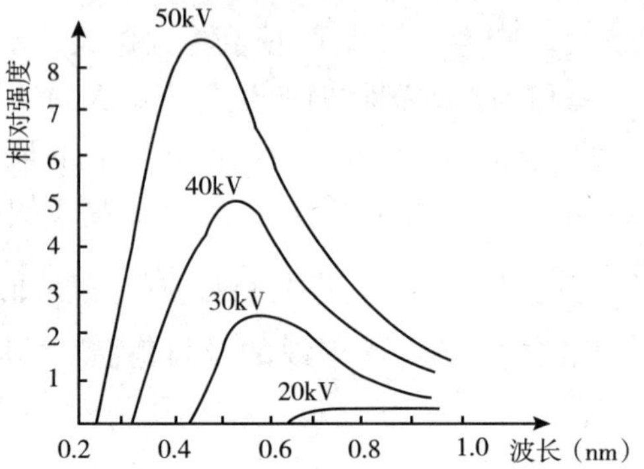

图4-10　钨靶在较低管电压下的连续X射线谱

3.管电流　图4-11是不同管电流下X射线的强度随光子能量的变化关系，由图可以看出，曲线的两个端点重合，说明X射线最大、最小光子能量与管电流都没有关系。高端点重合，是因为X射线光子的最大能量由管电压决定，管电压一定，最大光子能量一定。低端处重合是因为X射线管固有滤过的影响，X射线管壁吸收掉低能成分的缘故。管电压一定时，X射线管的管电流（mA）的大小反映了阴极灯丝发射电子的情况，管电流越大表明阴极发射的电子越多，因而电子撞击阳极靶产生的X射线的量也越大，发射出的X射线的强度也就越大。因此，在管电压、靶材料及照射时间相同时，X射线的量与管电流成正比。当然，在管电压、靶材料、管电流相同时，X射线的量与照射时间成正比。

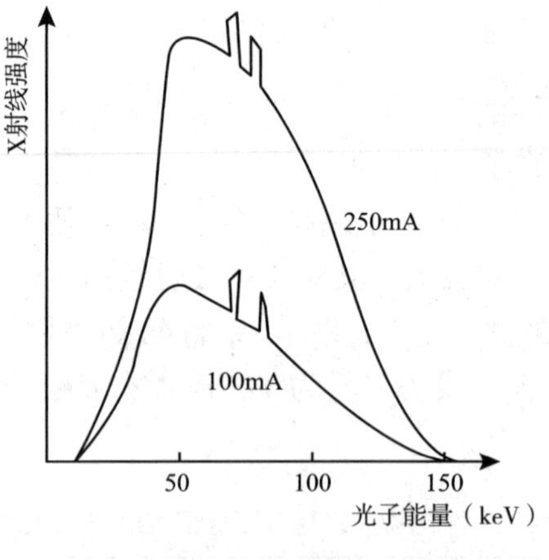

图4-11　管电流对X射线量的影响

综上所述，X射线的量与管电压平方、管电流及照射时间、靶物质的原子序数成正比，可用式（4-9）表示。

$$I \propto U^2 IZt \tag{4-9}$$

4.滤过　对X射线的量与质及能谱构成均有很大影响。滤过分为固有滤过和附加滤过，具体内容将在第六章第三节进行详细讨论，本章略去。

在实际的临床影像诊断工作中应注意影响X射线量与质的多种因素，根据操作和诊断的实际需要，恰当地使得X射线的量与质完美结合，以达到提高影像质量和降低受检者辐射剂量的目的。

第五节　X射线辐射场的空间分布

PPT

X射线是从阴极灯丝蒸发出来的电子在阴阳极之间的高电场加速打靶后产生的。电子打靶后产生的X射线，实际在空间各个方向上的分布是不均匀的，即在与电子束入射方向成不同角度的空间方位上X射线的强度是不同的，这种不均匀的分布称为X射线强度的空间分布。X射线强度的空间分布主要受入射电子的能量、靶材料（原子序数）及靶厚度的影响。在靶材料确定后，根据电子在入射靶后其能量损耗的多少将靶分为薄靶和厚靶。若电子通过靶后其能量损耗远远小于入射能量，这样的靶为薄靶，否则为厚靶。下面就分别介绍薄靶与厚靶周围X射线强度的空间分布。

一、薄靶周围X射线强度的空间分布

薄靶周围X射线辐射场的分布与入射电子能量和靶材料的原子序数有关，产生的X射线在周围空间的分布情况如图4–12所示。靶点曲线上各点的长度代表此方向X射线的强度。图4–12给出了电子线束入射薄靶产生的X射线强度分布，可以看出，入射电子束能量比较低时薄靶产生的X射线强度分布（此时，一般用原子序数比较低的物质作为靶材料），主要集中在与电子束成垂直的方向上，沿着电子束方向上X射线强度相对较小，与电子束相反方向上X射线强度近似为零，随着入射电子束能量增加，薄靶周围产生的X射线的强度逐渐趋于与入射电子束同方向处，并且入射电子束能量越高X射线束强度越往前方集中，X射线束变窄。此图为X射线强度分布的剖面图，若以电子束入射方向为轴旋转一周，则可得X射线强度在空间的立体分布的效果图。

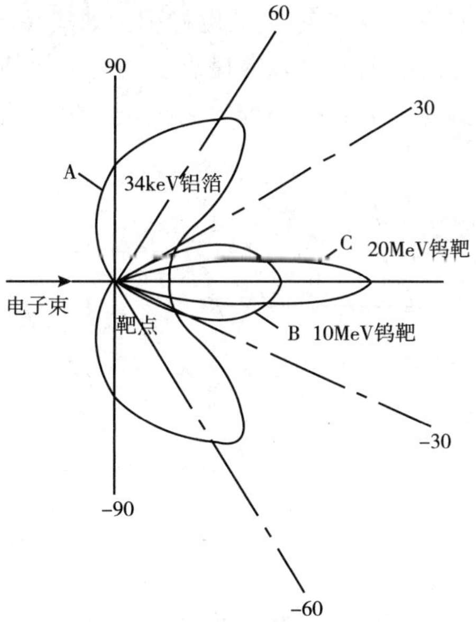

图4–12　X射线强度的角度分析

图4–13表示电子束具有不同入射能量时同一薄靶周围产生的X射线强度的空间分布。入射电子能量为100keV左右时，X射线强度在各方向上的分布基本上是均匀的。随着入射电子束能量的升高，X射线最大强度方向逐渐趋向电子束的入射方向，其他方向的强度相对减弱，X射线的强度分布趋于集中，X射线束变窄。

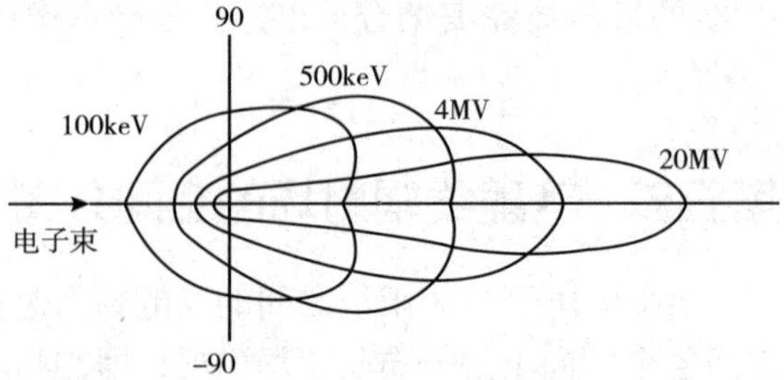

图4-13　薄靶周围X射线强度的角分布

根据薄靶产生X射线的空间分布特点，在管电压较低时，入射电子束的能量比较低时利用反射式靶在技术上优势；但对使用超高压X射线管时，例如医院放疗科使用的医用电子直线加速器，由于其电子从X射线管中获得的能量比较高，这时一般采用穿透式靶，电子从靶的一面射入，X射线从另一面射出。

二、厚靶周围X射线强度的空间分布

用于医疗诊断方面的X射线管，其阳极靶较厚，电子束打靶后损失的能量比较大，我们称这种靶为厚靶X射线管。由于入射电子束能量比较高，当高能电子轰击靶材料时，入射高速电子不仅与靶面原子相互作用辐射X射线，而且还穿透到靶物质内部的一定深度（电子每穿过50×10^{-12}m的深度能量损失10keV），不断地与靶原子作用，直至将电子的能量耗尽为止。因此，除了靶表面辐射X射线外，在靶的深层也能向外辐射X射线（如图4-14中的O点）。为便于应用方面的研究，仅讨论在投照方向（1、2、3）上的X射线强度分布。由图4-14可见，从O点辐射出去的X射线，愈靠近方向3，穿过靶的厚度愈厚，靶材料本身对它的吸收也愈多；愈靠近方向1，穿过靶的厚度愈薄，靶对它吸收也愈少。因此，愈靠近阳极一侧，X射线的强度下降得愈多，而且靶角θ愈小，下降的程度越大。这种愈靠近阳极，X射线强度下降得愈多的现象，就是所谓的"足跟效应"（heel effect），也称阳极效应（anode effect）。由于诊断用X射线管倾角θ小，X射线能量不高，足跟效应非常显著。因此，要将X射线管射出的X射线滤过，使X射线趋于均匀，投照时还应考虑若被照体厚，且密度大时应置于靠近阴极端。

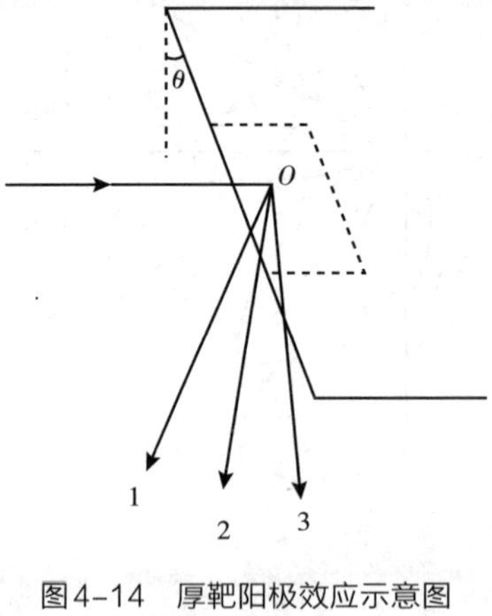

图4-14　厚靶阳极效应示意图

实验表明，从X射线管窗口射出的有用X射线束，其强度分布是不均匀的，普遍存在阳极效应现象。在图4-15中，若规定与X射线管长轴垂直方向中心线（0°）的强度为100%，从其他不同角度方向上的强度分布情况看，阳极效应将十分明显。

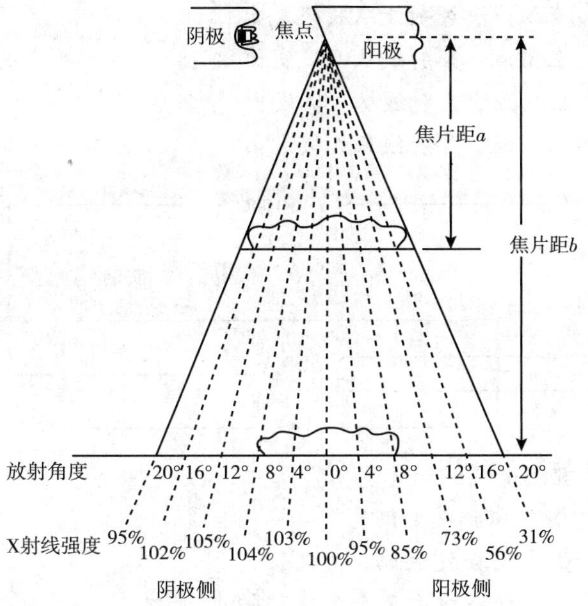

图4-15　X射线强度的分布

在具体的影像操作中，应注意阳极效应的影响，尤其是在检查部位的密度和厚度的差别很大时，阳极效应表现最为明显。通常来讲，把密度高、厚度大的被检部位置于阴极一侧，这样会使胶片的感光量比较均匀，得到的图像质量会更高。另外，应尽量使用中心线附近强度较均匀的X射线束摄影。例如，在一次拍片中使用的焦片距a较小，投照部位横跨中心线左右各20°，其两端的强度差为95%-31%=64%。如此大的差别，将使这张照片的阳极效应十分明显。若把焦片距拉大到b，则投照部位横跨中心线左右各在8°和12°之间，其两端的强度之差大约为104%-80%=24%，显然焦距为b的阳极效应影响比焦距为a的情况要小得多。

阳极效应的另一个表现就是改变了X射线管有效焦点的大小和形状，在X射线照射野中靠近阴极一侧的有效焦点比靠近阳极一侧的要大。乳腺摄影设备恰恰是依据这一特点，调整X射线管的方位，从而在摄影时能得到小焦点。

本章小结

X射线是由德国物理学家伦琴于1895年发现的，它是通过高速电子撞击靶物质产生的。X射线除具有电磁波的共性外，在物理、化学及生物效应等方面还具有特有的性质。常用X射线的量与质表示X射线的强度，X射线的量要受到管电压、管电流及靶物质的影响，X射线的质仅受管电压的影响。在X射线管中产生的X射线能量与加速电子所消耗电能的比值为X射线的产生效率。一般情况下，从X射线管焦点发出的X射线，在空间各个方向上的强度分布是不均匀的：薄靶周围的X射线强度随着管电压的升高趋向集中，厚靶周围的X射线会出现阳极效应。

习 题

习题

一、单项选择题

1. 伦琴发现X射线是在（　　）。

A. 1895年　　B. 1795年　　C. 1695年　　D. 1885年

2. 下图为X射线管的结构示意图，要使射线管发出X射线，需在K、A两电极间加上几万伏的直流高压，以下说法正确的是（　　）。

A. 高压电源正极应接在M点，X射线从K极发出
B. 高压电源正极应接在M点，X射线从A极发出
C. 高压电源正极应接在N点，X射线从K极发出
D. 高压电源正极应接在N点，X射线从A极发出

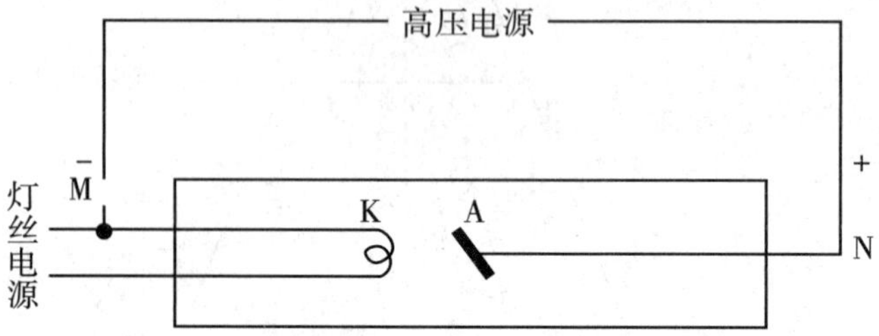

3. 关于X射线，以下说法正确的是（　）。
A. 它受到电场作用传播方向会发生偏转
B. 它受到磁场作用传播方向会发生偏转
C. 它受到电场或磁场作用传播方向都会发生偏转
D. 它是带电的线束

4. X射线管中靶的作用是（　）。
A. 产生电子　B. 产生X射线　C. 吸收电子　D. 吸收X射线

5. 轫致辐射产生（　）。
A. 特征X射线　B. 连续X射线　C. X射线　D. 射线

6. 特征X射线是入射高速电子与（　）作用时产生的。
A. 原子核　B. 核外外层电子　C. 核内中子　D. 核外内层电子

7. 管电压为100kV时，X射线管中产生的最大能量光子的能量为（　）。
A. 100keV　B. 100kV　C. 1000keV　D. 1000kV

8. 管电压为80kV时，X射线机产生X射线的最短波长是（　）。
A. 0.0155nm　B. 0.0013nm　C. 800nm　D. 40nm

9. 拍片时使肢体长轴与X射线管长轴平行，并且厚度大，密度高的部位应（　）。
A. 靠近阴极端　B. 靠近阳极端　C. 靠中心放　D. 以上都不对

10. 诊断X射线的产生效率（　）。
A. 很低，一般不足1%　B. 很高
C. 管电压越高产生效率越低　D. 管电压越低产生效率越高

二、简答题

1. 管电压为70kV时，产生连续X射线的最短波长是多少？
2. 足跟效应是什么？
3. 特征X射线光谱是什么？

（王晓艳）

第五章　电离辐射与物质的相互作用

微课

知识目标

1. 掌握　X射线与物质相互作用的主要过程；带电粒子、中子与物质的主要作用。

2. 熟悉　射线在物质中的衰减规律；射线与物质相互作用的概率。

3. 了解　射线在物质中的能量转移和吸收；相干散射、光核作用；诊断放射学中各种基本作用发生的相对概率。

技能目标

1. 学会　运用电离辐射与物质相互作用的物理过程来描述X射线、γ射线、带电粒子和中子与物质相互作用时产生的效应。

2. 具备　将所学知识应用到放射诊断、射线探测、放射防护中的能力。

电离（ionization）是指粒子携带足以使物质原子或分子中的电子成为自由态的能量，与原子中的电子进行碰撞，从而使这些原子或分子形成离子的过程。高速的带电粒子，如α粒子、β粒子、质子、电子等，通过碰撞直接引起的物质的原子或分子的电离，称为直接电离，这些带电粒子称为直接电离粒子（directly ionizing particles）。X、γ光子及中子等不带电的粒子，本身不能使物质电离，但能借助它们与原子的壳层电子或原子核作用产生带电的次级粒子，如电子、反冲核等，随后再与物质中原子或分子作用，引起物质电离，称为间接电离，这些不带电粒子称为间接电离粒子（indirectly ionizing particles）。由直接电离粒子或间接电离粒子，或者两者混合组成的辐射称为电离辐射（ionizing radiation）。电离辐射与物质的相互作用是电离辐射防护的基础。

电离辐射可分为粒子辐射和电磁辐射两大类。粒子辐射是一些组成物质的基本粒子或者是由这些基本粒子构成的原子核的辐射，粒子辐射既有能量，又有静止质量，是高速运动的粒子，如α粒子、β粒子辐射。电磁辐射（electromagnetic radiation）实质上是电磁波，是以互相垂直的电场和磁场，随时间变化而交变振荡，形成向前运动的电磁波，这些射线仅有能量没有静止质量，既具有波动性又具有微粒性，它们的物理性质相同。X射线和γ射线都是电磁辐射。本章将讨论X和γ射线、带电粒子、中子与物质相互作用时所发生的主要物理过程，分析它们的能量在物质中的转移、吸收规律，从而为放射线探测、防护以及在医学中应用射线进行诊断和治疗奠定基础。

第一节　概　述

PPT

案例讨论

案例　射线通过物质时，小部分从物质的原子间隙中穿过，大部分被吸收、散射，从而产生各种物理、化学及生物学效应。这些效应的产生是物质吸收射线能量的结果，分析能量在物质中的转移、吸收规律，从而为放射线探测、防护以及在医学中应用射线进行疾病诊断和治疗奠定基础。

讨论　1. 射线与物质相互作用产生的效应有哪些？

2. 射线与人体组织发生了哪些相互作用？

3. 射线是如何产生医学影像图像的？

各种射线通过物质时，都能与物质发生相互作用，小部分从物质的原子间隙中穿过，大部分被吸收、散射，从而产生各种物理、化学及生物学效应。这些效应的产生就是物质吸收射线能量的结果。

一、射线与物质相互作用的概率

具有一定能量的入射光子与物质中的粒子（也称靶粒子）之间的相互作用，可以认为是一个入射光子与靶粒子发生相互作用，该入射光子要么消失，要么偏离原来的运动方向，造成出射线束强度的减弱。若用N表示入射光子数，N_B表示在厚度为Δx的物质内与入射光子相互作用的靶粒子数，则N_B/N可表示入射线通过物质层面Δx后强度相对减弱的程度，用式（5-1）表示。

$$\eta=\frac{N_B}{N} \tag{5-1}$$

式中，η常被称为作用概率（effect probability），它表示入射线通过厚度为Δx的物质时，一束入射光子与物质中N_B个靶核相互作用的概率。显然，其作用概率与入射线通过物质上的靶粒子数N_B成正比。

作用概率也可用入射束通过作用物质前后的强度变化来表示。设物质的厚度为Δx，入射光子入射前的强度为I_0，出射后的强度为I，因入射光子通过物质时，将与物质的靶粒子相互作用，从而使得出射光束的强度减弱，因此$I<I_0$。若令$I-I_0=\Delta I$，则作用概率与ΔI成正比，与I_0成反比。

二、射线的衰减

（一）线性衰减系数

当射线通过物体时，部分被吸收或被散射，此种现象称为射线衰减或减弱。图5-1为测量光子束减弱特性的方法，让光子束入射到厚度可变的物体上，保持探测器与射线源之间的距离不变，但是此距离要保证在探测器上仅能测量到原始光子（穿过靶物质时没有发生相互作用的光子），假定由靶物质产生的散射光子探测不到。

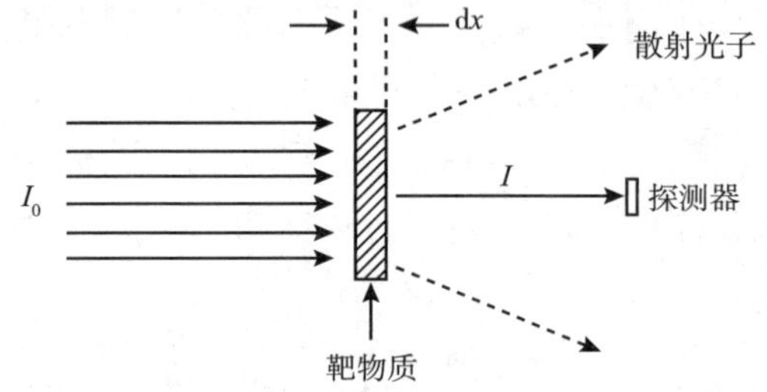

图5-1　线性衰减系数测定方法

设射线束穿过厚度为dx的物质，因入射光子与物质粒子的相互作用，使探测到的光子数减少，与物质粒子发生相互作用的光子数即减少的数目dn正比于入射的光子数N和靶物质的厚度dx，用式（5-2）表示。

$$-\mathrm{d}N \propto N\mathrm{d}x \text{ 或 } \mathrm{d}N=-\mu N\mathrm{d}x$$

$$\mu=-\frac{\mathrm{d}N}{N\mathrm{d}x} \tag{5-2}$$

式中，μ为比例常数，称为线性衰减系数（linear attenuation coefficient）。负号表示随靶物质厚度的增加而光子数减少。线性衰减系数μ的SI单位是“m^{-1}”，在实际应用中还常用CGS（厘米克秒单位制）“cm^{-1}”表示。

由于X射线通过物质的衰减是由三种主要相互作用共同造成的，因此，总的线性衰减系数应近似等于各主要作用过程的线性衰减系数之和，即光电线性衰减系数、康普顿线性衰减系数、电子对线性衰减系数三者相加，它们代表射线束通过单位厚度的物质层，由光电吸收、康普顿散射、电子对效应吸收产生而使射线强度衰减的比值。

（二）质量衰减系数

任何物质都有热胀冷缩，并且有气、液和固的三相变化，也就是说物质的密度会随温度、气压的变化而变化。由于线性衰减系数μ近似与吸收物质的密度成正比，而密度又随物质的物理状态而变化，为了避开这种与物质密度的相关性而便于应用，通常还采用质量衰减系数（mass attenuation coefficient）$\mu_m=\mu/\rho$来表征射线束通过单位厚度的物质层后，射线强度衰减的比值。用式（5-3）表示。

$$\mu_m=\frac{\mu}{\rho}=\frac{dI}{I} \tag{5-3}$$

质量衰减系数表示射线在穿过单位质量厚度的物质层时，射线强度衰减的比值。质量衰减系数的SI单位是$m^2 \cdot kg^{-1}$，有时还使用CGS单位$cm^2 \cdot g^{-1}$，两者的换算关系是$1m^2 \cdot kg^{-1}=10cm^2 \cdot g^{-1}$。

质量衰减系数相当于对线性衰减系数对物质密度归一化，其优点是它的数值与物质密度无关，也就是与物质的物理状态无关，只反映物质组成的差别。例如水、冰和水蒸气，虽然它们的密度和物理状态不同，但都由H_2O组成，故其质量衰减系数相同。

三、能量转移和吸收

（一）能量转移系数

1.线性能量转移系数（liner energy transfer coefficient） 在X射线与物质相互作用的三种主要过程中，X射线光子的能量一部分转化为光电子（photoelectron）、反冲电子（recoil electron）及正负电子对（positron-electron pairs）的动能，而另一部分则被一些次级光子［标识X射线光子、康普顿散射（compton scattering）光子及湮灭辐射光子（annihiltion radiation）］所带走。这就是说，总的衰减系数μ可以表示为两部分的总和，用式（5-4）表示。

$$\mu=\mu_{tr}+\mu_s \tag{5-4}$$

式中，μ_{tr}为X射线光子能量的电子转移部分；μ_s为X射线光子能量的辐射转移部分。

辐射剂量学（radiation dosimetry）中，重要的是确定X射线能量的电子转移部分，因为最终在物质中被吸收的就来自这部分能量。μ_{tr}称为线性能量转移系数，它表示X射线在物质中穿过单位长度距离时，由于各种相互作用，其能量转移给电子的动能占总能量的份额。X射线线性能量转移系数等于光电效应、康普顿效应和电子对效应过程中能量转移为电子能量的线性能量转移系数之和。

2.质能转移系数 和线性衰减系数一样，μ_{tr}也近似正比于吸收物质密度ρ，而ρ随物质的物理状态变化。为避开同物质密度的相关性，常引入质能转移系数μ_{tr}/ρ。

质能转移系数表示X射线在物质中穿过质量厚度为$kg \cdot m^{-2}$时，因相互作用其能量转移给电子的份额。质能转移系数的SI单位是米^2·千克$^{-1}$（$m^2 \cdot kg^{-1}$）。

（二）能量吸收系数

1.线性能量吸收系数（liner energy absorption coefficient） 对于中等能量的光子，在与物质相互作用过程中，转移给次级电子的能量在碰撞过程中将全部消耗并蓄留于吸收物质中，即全部被物质吸收。如果次级电子的能量非常高，那么由于轫致辐射而消耗次级电子的能量份额则不可忽略。因而真正被物质吸收的能量应等于光子转移给次级电子的能量减去因轫致辐射而损失的能量。若用g表示次级电子能量转变为轫致辐射的能量份额，那么存在式（5-5）所示关系。

$$\mu_{en}=\mu_{tr}(1-g) \tag{5-5}$$

式中，μ_{en}为能量吸收系数，表示X射线在物质中通过单位长度距离时，其能量真正被物质吸收的份额。g的数值随吸收体原子序数的增加而增大。但是次级电子能量在MeV以下时，韧致辐射可忽略，g约等于0，即此时$\mu_{en}=\mu_{tr}$，转移给次级电子的能量全部被物质吸收。

2. 质能吸收系数（mass energy absorption coefficient） 同质能转移系数一样，质能吸收系数为μ_{en}/ρ。它的SI单位为米^2·千克$^{-1}$（$m^2 \cdot kg^{-1}$）。在计算X射线吸收剂量及研制各种X射线剂量仪时，经常用到质能吸收系数。

PPT

第二节　X、γ射线与物质的相互作用

X射线、γ射线都是电磁波，是目前临床上最常用的电离辐射，它们在电磁辐射能谱中所占的范围基本相同，波长范围为10^{-14}~10^{-10}nm，波长越短者对物质的穿透能力越强。X射线和γ射线在本质上或物理特性上并没有什么差别，都是由强光子流组成的电磁辐射，可引起物质间接电离，只是来源不同。X射线是高速电子与物质核外电子相互作用产生的，而γ射线是原子核衰变放射出来的。X射线、γ射线通过物质时主要发生光电效应、康普顿效应和形成电子对三种作用过程。

一、光电效应

入射光子与原子的内层轨道电子发生作用时，光子被原子吸收，而打出电子，该电子的动能近似等于被吸收的光子的能量，这种作用过程称为光电效应，又称光电吸收。它是光子被原子全部吸收的作用过程，所以也将有关的光电系数称为吸收系数。

（一）光电效应的产生

一个能量为$h\nu$的光子在通过物质时与原子的某壳层轨道上的一个电子发生相互作用，将全部能量传递给这个电子，而光子本身则整个被原子吸收，获得足够能量的电子摆脱原子对它的束缚以速度v自由运动，这种电子称为光电子，如图5-2所示。光电子的动能$E_e=h\nu-E_B$，这里E_B是电子的结合能。

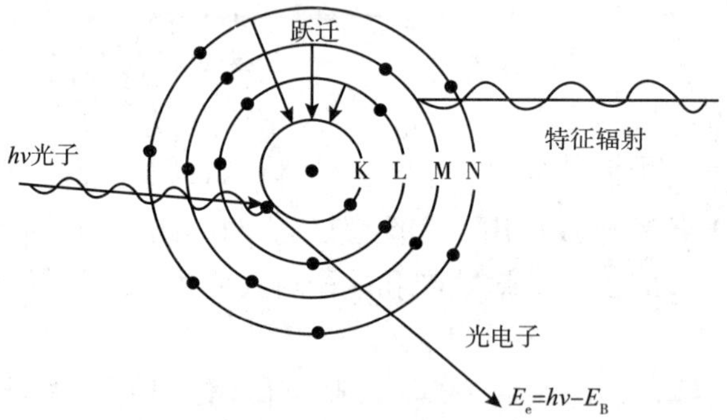

图5-2　光电效应的产生

放出光电子的原子变为正离子，原子处于激发态，很快外层电子跃入填充其电子空位，同时放出特征X射线。有时，特征X射线离开原子前，又击脱外层轨道电子，即俄歇电子。在人体组织中，特征X射线和俄歇电子的能量均低于0.5keV，这些低能光子和电子将迅速被周围组织吸收。

可见，光电效应的实质是物质吸收X射线使其产生电离作用的过程。在此过程中将产生的次级粒子有光电子、正离子（产生光电子的原子）、新的光子（特征辐射光子）、俄歇电子。

（二）光电效应的发生概率

实验和理论都可以准确地证明光电质量衰减系数的表达式，即式（5–6）。

$$\tau_m = \frac{c_1}{A} Z^4 \lambda^3 \quad (5\text{–}6)$$

式中，A 为原子量；Z 为原子序数；λ 为入射线波长；c_1 为一个常数。可见，光电效应的发生概率可受以下三方面因素的影响。

1. 物质原子序数 由式（5–6）可知，光电效应的发生概率与物质的原子序数的4次方成正比，即光电效应概率 $\propto Z^4$，物质的原子序数越高，光电效应的发生概率就越大。对高原子序数物质由于结合能较大，不仅K层，其他壳层电子也较容易发生光电效应。但对低原子序数物质几乎都发生在K层。在满足光电效应的能量条件下，由原子的内层脱出光电子的概率比由外层脱出光电子的概率要大得多。若入射光的能量大于K电子结合能，则光电效应发生在K层的概率占80%，比L层高出4~5倍。

2. 入射光子能量 因为光电子的动能为 $E_e = h\nu - E_B$。所以光电效应发生的能量条件是入射光子的能量 $h\nu$ 必须等于或大于轨道电子的结合能 E_B，否则就不会发生光电效应。例如：碘的K电子结合能33.2keV，若光子能量是33keV就不能击脱该电子，但可击脱M层、L层电子。

由式（5–6）可知，光电效应的发生概率与入射线波长的3次方成正比，与光子能量的3次方成反比，如：一个34keV的光子比100keV的光子更容易与碘的K层电子发生作用。光子能量加倍，光电效应的发生概率则减少到原来的1/8，即光子能量越大，光电效应的发生概率越小。

3. 原子边界限吸收 如果测出某一种物体对不同波长射线的光电质量衰减系数，并依据式（5–6）把它们对 $h\nu$ 作标绘，就会得到质量衰减系数随入射光子能量 $h\nu$ 的变化。图5–3是水和铅的光电吸收曲线，可以看到：吸收系数（光电效应发生率）一般随入射光子能量 $h\nu$ 的增大而降低，也就是说，波长较短，频率较高的射线的穿透本领强。当入射光子能量 $h\nu$ 增到某一数值恰好等于原子轨道电子结合能时，吸收系数突然增加，这一特定的数值称为吸收限。当光子能量等于原子K结合能时，发生K边界限吸收；等于L结合能时，发生L边界限吸收；等于M结合能时，发生M边界限吸收。但最重要的是结合能较大的K边界限吸收，因为光电效应主要发生在结合能较大的K层，而发生在其他壳层上的机会相对较少。

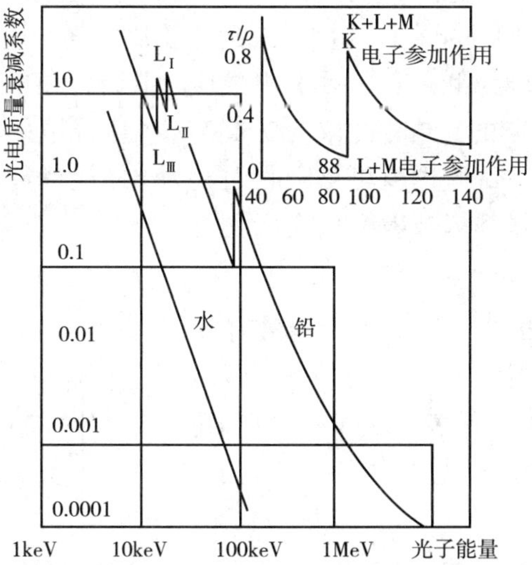

图5–3 水和铅的光电质量衰减系数随入射光子能量的变化

从图5–3中的光电吸收曲线得知，在88keV铅的K结合能处，出现突变折点，光电质量线衰减系数由 $0.097m^2 \cdot kg^{-1}$ 突然增加到 $0.731m^2 \cdot kg^{-1}$，这种增加完全是由于2个K层电子突然参加所致。K边界限吸收使光电效应概率增大了7倍，它比L层8个电子光电效应的概率还大6倍。

可见，光电效应主要发生在结合能较大的K层中，在13~15keV处出现铅的3个L边界限吸收折点；在2~4keV处还有M边界限吸收，但是因为能量太低，图中未画出。水的有效原子序数较低，K边界限很小，图中也未画出。

物质原子的边界限吸收特性有很大的实用价值，可在防护材料的选取、复合防护材料的配方以及阳性对比剂材料的制备等多个方面得到应用。

（三）光电效应中的特征放射

这里所讲的特征放射，与X射线产生中的特征放射意思完全一样，其唯一的区别就是用于击脱轨道电子所用的“子弹”不同。在X射线管中从阴极飞来的高速电子击脱靶原子轨道电子，而在光电效应中的则是X射线光子。它们共同的作用结果都是造成电子空位，产生特征辐射。图5-4是元素碘的K系特征放射示意图。当碘的K层电子被X射线光子击脱，造成一个K电子空位时，可由多种方式填充，一般情况下都是邻近壳层的电子跃入填充其空位，其中自由电子跃入填充时放出的特征光子能量最大；其他壳层电子填充时可产生不同的特征放射光子，这些不同的特征光子便构成碘的K系特征线谱。L电子跃入填充时产生能量为28.3keV的光子辐射（33.2–4.9=28.3keV）；L空位由M电子跃入填充时放出一个4.3keV能量的光子（4.9–0.6=4.3keV）；一直持续下去，直到33.2keV的能量全部转换为光能为止。

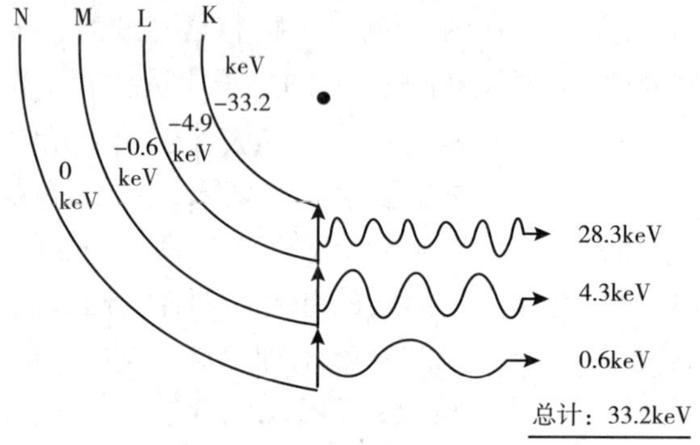

图5-4　碘的K系特征辐射

碘剂和钡剂都是X射线检查中常用的对比剂，K特征放射都具有较高的能量（碘是33.2keV，钡是37.4keV），它们都能穿过人体组织到达胶片使之产生灰雾。

人体骨骼中钙的K结合能为4keV，发生光电效应时其特征放射光子在发生点几毫米之内就能被吸收。人体软组织中原子的K结合能仅为0.5keV，发生光电效应时，其特征放射光子能量也不会超过0.5keV，这在同一细胞内就可被吸收而变为电子运动能。由此可见，在人体组织内发生的光电效应，其全部能量都将被组织吸收。

（四）光电子的角分布

光电子出射的角度分布与入射光子的能量有关，光电子的角分布如图5-5所示。低能时，在与入射方向呈70°的方向上射出的光电子最多；随着入射光子能量的增大，光电子的速度增大，愈来愈多的光电子沿入射光子的方向朝前射出。

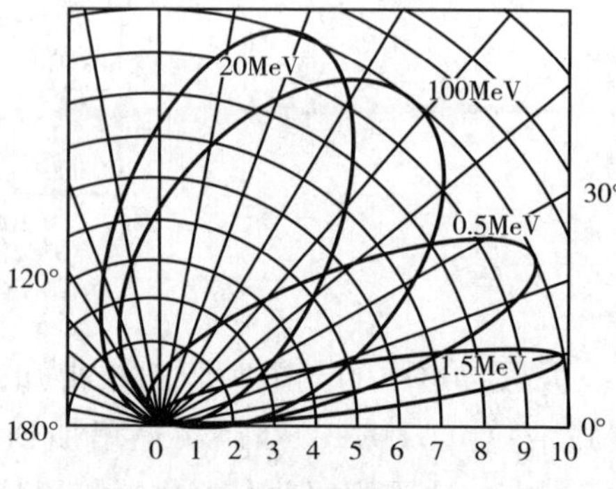

图5-5　光电子的角分布

（五）诊断放射学中的光电效应

在诊断放射学中，光电效应可从利弊两个方面进行评价。

有利的方面：能产生质量好的照片影像。原因如下：①不产生散射线，大大减少了照片的灰雾；②可增加人体不同组织和对比剂对射线的吸收差别，产生高对比度的X射线照片，有利于提高诊断的准确性。钼靶软组织X射线摄影，就是利用低能射线在软组织中，因光电吸收的明显差别而产生高对比度的图像。另外，在放疗中，光电效应可增加肿瘤组织的剂量，提高疗效。

有害的方面：入射X射线经光电效应可全部被人体吸收，增加了受检者的剂量。从被检者接收X射线剂量看，光电效应是很有害的。被检者从光电效应中接收的X射线剂量比其他任何作用都多。一个入射光子的能量通过光电作用全部被人体吸收，在康普顿散射中被检者只吸收入射光子能量的一小部分。根据辐射防护原则，应尽量减少每次X射线检查的剂量。为此，应设法减少光电效应的发生。由于光电效应发生概率与光子能量3次方成反比，利用这一特性，在实际工作中采用高千伏摄影技术，可以达到降低剂量的目的。不过，在乳腺X射线摄影中，要注意平衡对比度和剂量之间的矛盾。

二、康普顿效应

康普顿效应是射线光子能量部分被吸收而产生散射线的过程，又称康普顿散射。

（一）康普顿效应的产生

如图5-6所示，康普顿效应是指入射光子与物质中原子核外电子（多为外层电子）发生非弹性碰撞，一部分能量转移给电子，使它脱离原子成为反冲电子，而散射光子的能量和运动方向发生变化的现象。电子的结合能和入射光子能量相比是很小的。在相互作用中，光子只将一部分能量传递给外层电子，外层电子吸收一定的能量后脱离原子束缚，以与光子的初始入射方向呈θ角的方向射出，此电子称为反冲电子。与此同时，光子本身能量降低（频率降低）并朝着与入射呈φ角的方向射出，此光子称为散射光子。图中$h\nu$和$h\nu'$分别为入射光子和散射光子的能量，θ和φ分别为反冲角和散射角。

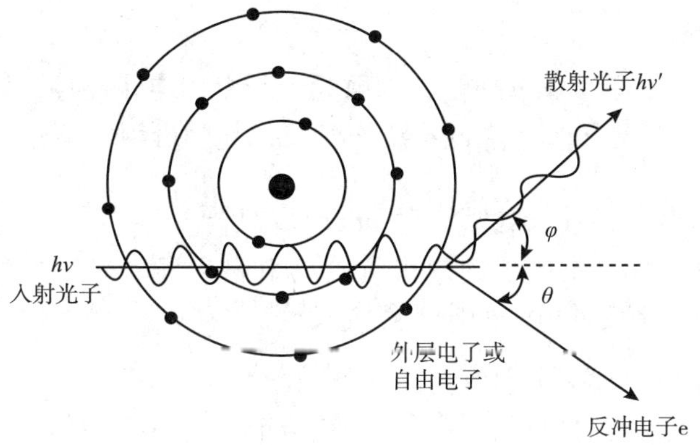

图5-6　康普顿效应的产生

（二）康普顿效应的发生概率

实验和理论都可以准确地证明康普顿质量衰减系数的表达式，即式（5-7）。

$$\sigma_m = \frac{c_1 N_0}{A} Z\lambda = \frac{c_2}{A} Z\lambda \tag{5-7}$$

式中，$c_2=c_1N_0$，是另一个常数。康普顿效应的发生概率受以下两个方面因素的影响。

1.物质原子序数的影响　由式（5-7）可知，康普顿效应的发生概率与物质的原子序数Z成正比，即康普顿效应概率$\propto Z$。但此式只适合氢与其他元素的比较。因为，除了氢元素外，大多数材料被认为几乎有相同的$\frac{N_0}{A}Z$（每克电子数）（表5-1）。

表5-1 常见物质的密度和每克电子数

物质	密度（$kg\cdot m^{-3}$）	有效原子序数	ρe（$\times 10^{23}$电子数·g^{-1}）
氢	8988×10^{-5}	1	5.97
空气	1.293	7.78	3.01
氧	1.429	8	3.01
脂肪	9.160×10^{2}	6.46	3.34
水	1.000×10^{3}	7.42	3.34
肌肉	1.040×10^{3}	7.64	3.31
骨	1.650×10^{3}	13.80	3.19
碳	2.250×10^{3}	6	3.01
铝	2.699×10^{3}	13	2.90
铜	8.960×10^{3}	29	2.75
铅	1.136×10^{4}	82	2.38

2.入射光子能量的影响 由式（5-7）可知，康普顿效应发生概率与入射射线波长成正比，说明与入射光子能量成反比，即康普顿效应概率$\propto 1/h\nu$。前面提到，康普顿效应是光子和原子外层轨道电子之间的相互作用。实际上，这意味着入射光子的能量比电子的结合能必须大很多（否则上式不适用）。这与光电效应形成了一个鲜明对比，当入射光子的能量等于或稍大于电子的结合能时，光电效应最有可能发生；而在K电子结合能以上，随着入射光子能量的增加，由光电效应概率$\propto 1/(h\nu)^3$可知，光电效应随能量很快降低，康普顿效应变得越来越重要。

（三）散射光子的波长

理论推导证明可知，在康普顿散射中，入射光子与自由电子碰撞，将部分能量转移给自由电子，自己的能量减少，故光子频率降低，波长变长，其增量用式（5-8）表示。

$$\Delta\lambda=\lambda'-\lambda=\frac{h}{m_0c}(1-\cos\varphi) \tag{5-8}$$

可见，其波长改变量与自由电子的静止质量m_0和散射角φ有关，而与入射光子的波长无关。h/m_0c=0.00243nm，称为反冲电子的康普顿波长。

（四）散射光子和反冲电子的角分布

只有入射光子能量远远超过电子在原子中的结合能（约10 000倍）时，才容易发生康普顿效应。实际常忽略轨道电子的结合能，把康普顿效应看成入射光子与自由电子的碰撞，我们可以想象为两个球（一个为入射光子，一个为自由电子）的碰撞。碰撞时，若光子从电子边上擦过，其偏转角度很小，反冲电子获得的能量就很少，这时散射光子保留了绝大部分能量；如果碰撞更直接些，光子的偏转角度增大，损失的能量将增多；当正向碰撞时，反冲电子获得的能量最多，这时被反向折回的散射光子仍保留一部分能量。

图5-7表示在康普顿散射中和入射光子方向呈不同角度的散射光子与反冲电子能量分配的特性。$h\nu$为入射光子能量，而$h\nu_1$，$h\nu_2$，……为不同角度散射的光子能量。数字1，2，……，10标出的矢量是在光子散射时生成反冲电子的动能。

理论推导证明，在康普顿散射中，散射光子的能量用式（5-9）表示。

$$h\nu'=\frac{h\nu}{1+\frac{h\nu}{m_0c^2}(1-\cos\varphi)} \tag{5-9}$$

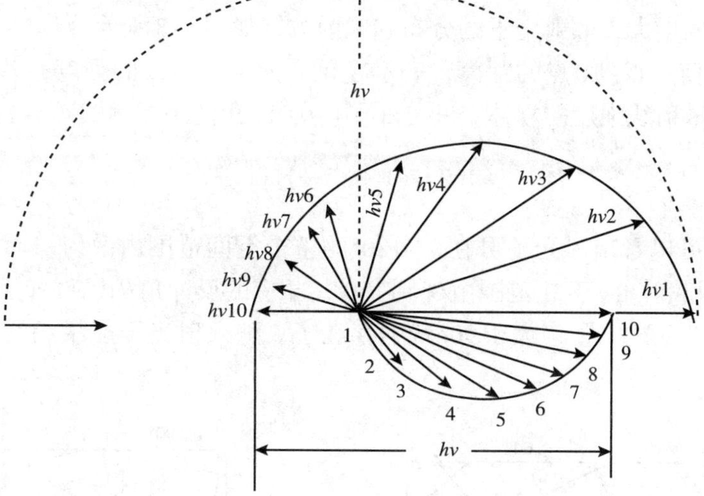

图5-7 散射电子与反冲电子的能量分配

反冲电子的动能用式（5-10）表示。

$$T=\frac{h\nu}{1+\dfrac{m_0c^2}{h\nu(1-\cos\varphi)}} \tag{5-10}$$

式中，m_0c^2=0.51MeV。

可见，它们由入射光子的能量和散射角决定。当φ角等于0时，$\cos\varphi=1$，散射光子的能量最大（等于$h\nu$），反冲电子的能量等于零。这说明在入射方向上入射光子从电子旁掠过，它的能量没有损失，光子没有散射。当φ角等于180°时，$\cos\varphi=-1$，散射光子的能量达到最小，反冲电子的动能达到最大。

从散射光子的能量随散射角增大而减小，可得出康普顿散射中光子波长的改变如下：$\Delta\lambda=\lambda'-\lambda=\frac{h}{m_0c}(1-\cos\varphi)=0.0243(1-\cos\varphi)$。这表明对于给定的散射角，光子波长的改变与入射光子的能量无关。

表5-2为各种偏转角度下散射光子的能量，从中可以看出，在康普顿散射中，散射光子仍保留了大部分的能量，传递给反冲电子的能量是很少的。而小角度偏转的光子，几乎仍保留其全部能量。这里小角度产生的散射线不可减免地要到达胶片，产生灰雾而降低照片的质量。原因是散射线的能量大，滤过板不能将它滤除；而且由于它的偏转角度小，滤线栅也不能把它从有用线束中去掉。

表5-2 各种偏转角度下散射光子的能量

入射光子能量（keV）	散射光子能量（keV）			
	30°	60°	90°	180°
25	24.9	24.4	24	23
50	49.6	47.8	46	42
75	74.3	70	66	58
100	98.5	91	84	72
150	146	131	116	95

综上所述，康普顿散射光子的角分布主要决定于入射光子的能量。如果射线束的能量处于

仅发生康普顿效应的能量范围内，对0.1MeV低能射线产生的散射光子近似对称于90°角分布；随着入射光子能量的增大，散射光子的分布趋向前方，如图5-8所示。

图中曲线上任何一点到0点的距离，表示在该方向上散射线的强度；若沿X射线的入射轴旋转一周，就构为散射线强度的立体空间分布图。θ和φ角的关系用式（5-11）表示。

$$\operatorname{ctg}\theta = \left(1 + \frac{h\nu}{m_0c^2}\right)\tan\frac{\varphi}{2} \qquad (5\text{-}11)$$

由式（5-11）可以看出，光子可在0°~180°的整个空间范围内散射，而反冲电子飞出的角度则不超过90°。即散射角φ变化范围由0°到180°，相应的反冲角θ由90°变到0°。

图5-9表示对于反冲电子，大于90°就不存在了。随入射光子能量的增大，反冲电子的角分布同样趋向前方。

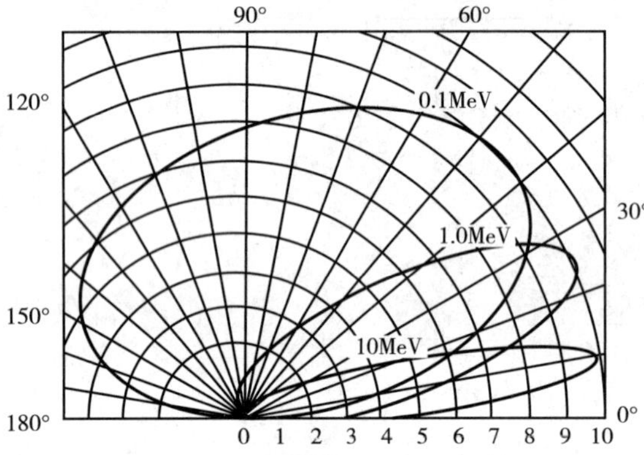

图5-8　康普顿散射光子的角分布

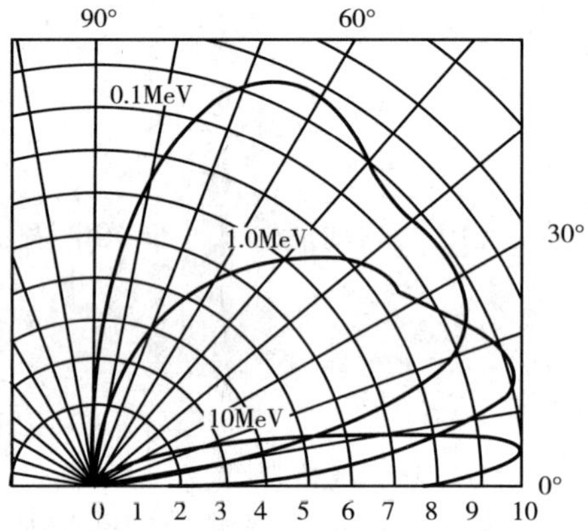

图5-9　康普顿反冲电子的角分布

特别说明，康普顿效应中产生的散射线，是X射线检查中最大的散射线来源。从被照射部位和其他被照物体上产生的散射线，充满整个检查室。这必须引起X射线工作者和防护人员的重视，并采取相应的防护措施。

知识拓展　　吴有训

吴有训（1897~1977），中国近代物理学研究的开拓者和奠基人之一。1921年，吴有训师从美国芝加哥大学物理系康普顿教授，配合康普顿对发现的康普顿效应开展深入研究，先后发表《在康普顿效应中变线与不变线的能量分配》和《在康普顿效应中变线与不变线的强度比》等多篇论文。这些研究成果，以系统的实验和精辟的理论分析为康普顿效应的确认和公认做出了贡献。康普顿效应是近代物理学发展过程中的一个里程碑，1927年康普顿因发现康普顿效应荣获诺贝尔物理学奖，吴有训也因此闻名中外。康普顿效应也被称为康普顿–吴有训效应。

三、电子对效应

（一）电子对效应的产生

如图5-10所示，在原子核场或原子的电子场中，一个具有足够能量的光子，在与靶原子核发生相互作用时，光子突然消失，同时转化为一对正、负电子，这个作用过程称为电子对效应。

一个电子的静止质量能m_0c^2=0.51MeV，一对正、负电子的静止质量能就应为1.02MeV。根据能量守恒定律，要产生电子对效应，入射光子的能量就必须等于或大于1.02MeV。光子能量超过该能量值的部分就变为了正、负电子的动能（ε^+、ε^-）。用式（5-12）表示。

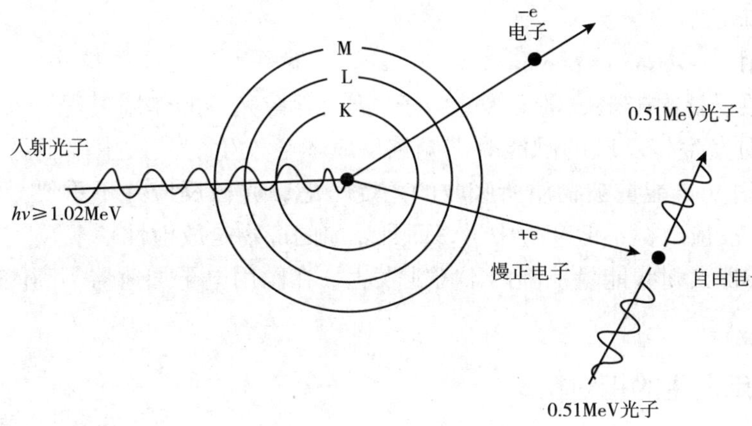

图5-10　电子对效应与湮灭辐射

$$h\nu=1.02\text{MeV}+\varepsilon^{+}+\varepsilon^{-} \qquad (5\text{-}12)$$

正电子与负电子的静止质量相等，所带电量相等，但性质相反；生成的正、负电子在物质中穿行，通过电离和激发不断损失自身的能量，最后慢化的正电子在停止前的一瞬间与物质中的自由电子结合，随即向相反方向射出两个能量各为0.51MeV的光子，该作用过程称为湮灭辐射。虽然正、负电子没有在耗尽其动能之前也会发生湮灭辐射，但发生的概率很小。由此可见，在电子对效应过程中，入射光子的能量转化成了正、负电子的动能和次级光子的能量。

（二）电子对效应的发生概率

实验证明，电子对效应质量衰减系数$k_m \propto nZ^2 \text{In} h\nu$，所以电子对效应的发生概率与物质原子序数的平方成正比，与单位体积内的原子个数成正比，也近似地与光子能量的对数（In$h\nu$）成正比。由此可见，该作用过程对高能光子和高原子序数物质来说才是重要的。

四、光子与物质相互作用的其他过程

除以上三种主要相互作用过程外，与放射防护有关的其他作用过程还有相干散射和光核作用。

（一）相干散射

射线与物质相互作用而发生干涉的散射过程称为相干散射（coherence scattering），否则称为非相干散射（incoherent scattering），康普顿散射即为非相干放射。

相干散射包括瑞利散射（rayleigh scattering）、核的弹性散射（elastic scattering）和德布罗克散射（debrock scattering）。与康普顿散射相比，核的弹性散射和德布罗克散射发生的概率非常低，可以忽略不计。当入射光子在低能范围如0.5~200keV时，瑞利散射的概率不可忽略，此时相干散射主要是指瑞利散射。

瑞利散射是入射光子被原子的内壳层电子吸收并激发到外层高能级上，随即又跃迁回原能级，同时放出一个能量与入射光子相同，但传播方向发生改变的散射光子。这种只改变传播方向，而光子能量不变的作用过程称为瑞利相干散射。相当于X射线的折射。

由于束缚电子未脱离原子，故反冲体是整个原子，从而光子的能量损失可忽略不计，相干散射是光子与物质相互作用中唯一不产生电离的过程。

相干散射的发生概率与物质原子序数成正比，并随光子能量的增大而急剧地减少。在整个诊断X射线能量范围内都有相干散射发生，其发生概率不足全部相互作用的5%，对辐射屏蔽的影响不大，但在总的减弱系数计算中却要考虑相干散射的比例。

（二）光核作用

所谓光核作用（reaction of photons and nucleus），就是光子与原子核作用而发生的核反应。这是一个光子从原子核内击出数量不等的中子、质子和γ光子的作用过程。只有当入射光子能量大于被作用物质发生核反应的阈能时，光核反应才会发生。其发生率不足主要作用过程的5%。因此，从入射光子能量被物质所吸收的角度考虑，光核反应并不重要。但应注意到，某些核素在进行光核反应时，不但产生中子，而且反应的产物是放射性核素。

光核反应在诊断X射线能量范围内不可能发生，在医用电子加速器等高能射线的放疗中发生率也很低。

五、各种作用发生的相对概率

（一）物质原子序数和光子能量与三种效应的关系

在0.01~10MeV这个最常见的能量范围内，除少数例外，几乎所有效应都是由三种基本作用过程产生的。图5-11对范围很宽的入射光子能量（$h\nu$）和吸收物质原子序数（Z），简单明了地指出了这三种基本作用过程的相对范围。

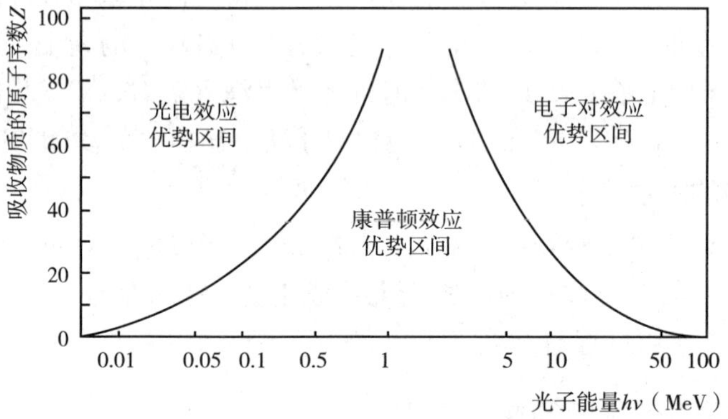

图5-11　原子序数和光子能量与三种效应的关系

由图5-11曲线可见，在光子能量较低时，除低Z物质以外的所有元素，都以光电效应为主；在0.8~4MeV时，无论原子序数大小，几乎全部作用都是康普顿效应；在$h\nu$大处则电子对效应占优势。图5-11曲线表示相邻两种效应发生概率正好相等处的Z和$h\nu$值。

X射线与物质原子的每次作用，都使原线束中减少一个原发光子，从而使一个电子开始其运动的过程。

（二）医学放射诊断学中各种基本作用发生的相对概率

在20~100keV诊断X射线能量范围内，只有光电效应和康普顿效应是重要的；相干散射所占比例很小，并不重要；电子对效应不可能产生。若忽略占比例很小的相干散射，则在X射线诊断中就只考虑光电效应和康普顿效应两种作用形式。表5-3给出了在20~100keV范围内，X射线在水、骨和碘化钠三种物质中两种主要作用发生的概率。

表5-3　医学放射诊断学中作用概率与Z和$h\nu$的关系

X射线能量（keV）	水（$\overline{Z}$=7.4）		骨（$\overline{Z}$=13.8）		碘化钠（$\overline{Z}$=49.8）	
	光电（%）	康普顿（%）	光电（%）	康普顿（%）	光电（%）	康普顿（%）
20	70	30	89	11	94	6
60	7	93	31	69	95	5
100	1	99	9	91	88	12

表中用水代表低原子序数的物质，如肌肉、脂肪、体液和空气等；骨含有大量钙质，它代表人体内中等原子序数的物质；碘和钡是诊断放射学中常用的高原子序数物质，以碘化钠为代表。表中数据说明，随$h\nu$增大，光电效应概率下降。对低原子序数物质的水呈迅速下降趋势，对高原子序数物质的碘化钠呈缓慢下降趋势，对中等原子序数物质的骨则介于两者之间。对于20keV的低能X射线，各种物质均以光电效应为主。除低能光子外（20keV），在水中康普顿散射占主要作用。对引入体内的对比剂（碘剂和钡剂），在整个诊断X射线能量范围内，光电效应始终占绝对优势。骨介于水和碘化钠之间，低能时主要是光电作用，较高能量时是康普顿散射。

所以，对原子序数较低的软组织，在射线能量很低时以光电效应为主。放射摄影中常用钼靶X射线机产生的低能X射线摄片，是为了增加光电效应的概率使照片的对比度提高。低能光子对高原子序数吸收物质，光电效应是主要作用形式，它能使照片产生很好的对比度，但会增加受检者的X射线剂量。康普顿效应是X射线在人体内最常发生的作用，是X射线诊断中散射线的最主要来源。散射线增加了照片的灰雾，降低了对比度，但它与光电效应相比使受检者的受照剂量较低。

知识拓展　　基本相互作用力

相互作用力是改变物质运动状态的外在因素，而基本相互作用力则是不能被其他作用力来加以说明的、独立的、根本性的相互作用力。在自然界存在的基本相互作用力有4种：强相互作用力、电磁相互作用力、弱相互作用力和万有引力。它们的强度比例为1∶（1/137）∶10^{-6}∶10^{-39}。

第三节　带电粒子与物质的相互作用

PPT

一、带电粒子与物质相互作用的主要方式

具有一定能量的带电粒子（如α粒子、β粒子、质子、电子等）入射到靶物质中时，带电粒子与其路径上靶物质的原子核或电子会发生库伦相互作用，从而把一部分动能转移给靶物质的电子或原子核而逐渐损失能量，最终停止在靶物质中，这个过程称为慢化过程。

快速带电粒子与靶物质中电子的库伦相互作用在慢化过程中起主要作用。对重带电粒子来说，由于电子的质量非常小，在和电子的每次碰撞中，转移给电子的能量只占其本身能量的很少一部分。重带电粒子在每次碰撞后的运动状态可以认为没有改变。所以重带电粒子穿过靶物质时，要与靶物质中的电子连续地发生许多次这样的小能量转移碰撞，才会逐渐损失它的能量。

重带电粒子经过多次碰撞而不断损失能量，当速度减少到一定程度时，就会与靶物质发生电荷交换效应。原来高速运动的重带电粒子的外层电子是全部剥离的，随着速度的降低会俘获靶物质中的电子，从而使自身所带的有效正电荷数逐渐减少。如果靶物质足够厚，则经过许多次碰撞后，重入射带电粒子的能量会全部耗尽，并俘获电子成为中性原子，停止在靶物质中。重带电粒子被阻止在靶物质中所需的时间与它的能量及靶物质的性质有关。

高速重带电粒子（如α粒子）与靶原子核库伦碰撞造成的能量损失和与靶原子的电子碰撞造成的能量损失相比可以忽略不计，只有在重带电粒子速度非常低时才显得重要。但对于快速电子，它与靶原子核的碰撞对能量损失和角度偏移则有较大的影响。入射电子与靶物质中电子的单次碰撞也可能损失较多的能量。总之，慢化过程中带电粒子在靶物质中的能量损失和角度偏转，是入射带电粒子与靶物质中的电子和原子核发生各种相互作用的结果，主要作用方式有四种。

（一）电离和激发

当带正电或负电的入射粒子从物质靶原子附近经过时，靶原子的核外电子因库伦相互作用而受到吸引或排斥，从而获得一部分能量。如果核外电子获得的能量大于它在轨道上的结合能时，就会脱离原子核的束缚而逸出，成为一个自由电子（又称电子），而剩下的原子成为正离子，两者合称离子对；这就是入射带电粒子引起的靶原子的电离过程。原子的最外层电子受核的束缚最弱，从而最容易被电离。

由原入射带电粒子直接与原子相互作用产生的电离称为直接电离或初级电离，其产生的电子叫作次级电子或 δ 电子。如果次级电子具有足够高的能量（大于100eV以上），它还能进一步使物质的其他原子产生电离，这种电离就是通常所说的次级电离。初级电离和次级电离之和构成了入射带电粒子的总电离。其中次能电离要占总电离的60%~80%。如果轨道电子获得的能量不够多，就不能摆脱原子核的束缚，但也可以从低能级跃迁到高能级，使整个原子处于能量较高的状态，称为激发态。处于激发态的原子是不稳定的，它将自发地回到基态，也就是说，处于高能级的电子自发地回到原来的低能级去，此时以X射线的形式将多余的能量释放出来，其大小等于两个能级之差，这种X射线称为标识辐射。

（二）轫致辐射

当入射带电粒子到达靶原子核的库伦场时，其库伦引力或斥力会使入射粒子的速度和方向发生大的变化，这时带电粒子的一部分动能转化为连续能量的电磁辐射，这种辐射称为轫致辐射。这种作用过程是一种非弹性碰撞，称为辐射碰撞。带电粒子以这种方式损失的能量称为辐射损失。辐射损失的多少与带电粒子的质量及被作用物质的原子序数有很大关系。α粒子及重带电粒子由于质量较大，与靶核碰撞后运动状态改变不大，辐射损失非常小，通常可以忽略；而β粒子由于质量很小，与靶核库伦相互作用后其运动状态改变显著，辐射损失就较为显著，因此辐射损失是轻带电粒子损失能量的一种重要方式。被作用物质的原子序数越大，辐射损失越大。辐射损失还随着带电粒子能量的增加而增加。高能的β粒子的能量比低能的β粒子辐射损失要多。但由于β粒子的能量一般只有几兆电子伏或更小，因而主要的能量损失还是电离损失。对于高原子序数物质，如铅、钨等金属比低原子序数物质产生的轫致辐射要强得多，故对β射线的防护应采用低原子序数的材料，如有机玻璃等。

重带电粒子与靶原子核发生非弹性碰撞时，还可能使靶核激发而损失它的能量，这种过程的激发称为库伦激发。

（三）弹性散射

带电粒子由于主要受原子核的静电作用而改变运动方向，这种作用过程称为弹性散射或弹性碰撞，因为发生作用的前后，带电粒子与原子核的总动能保持不变。带电粒子越是靠近原子核，运动方向的改变也越大。在这种过程中，带电粒子与靶原子核发生库伦相互作用而改变其运动速度和方向，但不辐射光子，也不激发原子核，碰撞前后保持动量守恒和总能量守恒，入射粒子损失能量，靶原子核反冲。入射粒子可以多次与靶原子核发生这种弹性碰撞，造成能量损失。同时反冲的靶原子核如果能量较高，也可以与其他原子核碰撞，这种级联碰撞可造成靶物质的辐射损伤。从靶物质对入射粒子的阻止作用来讲，这种作用过程也称为“核阻止”。

核阻止作用只有在入射带电粒子的能量很低，或入射粒子质量很大时，才会对能量损失有重要贡献。α粒子由于质量较重，散射现象并不显著，它们在物质中的径迹是比较直的。而β粒子的情况则不同，由于它的质量很轻，与靶核发生弹性碰撞时受到的偏转比重粒子大，散射时运动方向改变很大，加上电离碰撞和辐射碰撞，使β粒子径迹很曲折。因此β射线穿透物质时，散射现象很严重。原子核的电荷数越多，散射就越厉害，不仅一次而是会多次受到原子核的散射。β粒子不仅被原子核散射，还会被电子散射。β粒子经受多次的散射的结果是不仅有向前的散射，还有反方向的散射，称为反散射。

（四）湮没辐射

在这种弹性碰撞中，入射粒子与核外电子发生库伦相互作用，碰撞前后体系的能量和动量守恒。入射粒子将微小的一部分能量转移给靶原子的核外电子，但不足以改变核外电子的能量状态。这种相互作用可以看成入射粒子与整个靶原子的相互作用。只有在极低能量的β粒子与物质相互作用时才需要考虑这种作用过程。

上述带电粒子与靶物质的原子核和核外电子的碰撞过程，与入射带电粒子的种类和能量及靶物质的性质有关。α粒子、质子、β粒子等同为带电粒子，与物质发生相互作用方式基本相同。与质量比较轻的电子相比，它们与物质相互作用的情况有所不同。重带电粒子通过物质时，主要与靶物质原子中的壳层电子发生非弹性碰撞而导致物质原子的电离和激发。碰撞后运动方向几乎保持不变，散射现象不显著。电子由于其质量小，通过与靶物质发生相互作用时，除引起电离能量损失外，还会产生韧致辐射损失和多次散射。电子能量较低时，电离损失是主要的；而能量较高时，韧致辐射损失是主要的。

二、带电粒子在物质中的能量转化

通过以上所介绍的带电粒子与物质的作用过程可以看出，带电粒子在通过物质时存在着以下三种能量转化形式。

（一）电离和激发能

带电粒子在物质中经过不断产生电离和激发作用而传递能量，将一部分能量转化为电离和激发能，其本身的能量就逐渐损失，这种能量损失称为“电离损失”。带电粒子在物质中单位路程上的电离损失与带电粒子的电荷数和速度有关。这是因为：①带电粒子是通过它与核外电子之间的静电作用来传递能量的，所以带电粒子的电荷越多，静电作用就越强，传递的能量就越多；②带电粒子和核外电子作用时传递能量的多少还与作用时间的长短有关，而带电粒子的速度越快，从核外电子旁掠过的时间即作用时间就越短，传递给电子的能量也就越少。

就同样的物质来说，单位路程上的电离损失越大，则在单位路程上形成的离子对数越多，即电离密度越大。带电粒子在某物质中通过单位长度路径时，由于电离和激发而引起的平均能量损失称为电离损失率或称为传能线密度（linear energy transfer，*LET*），用 $(-dE/dx)_{电离}$ 来表示，其单位为 $J \cdot m^{-1}$，一般常用 $keV \cdot \mu m^{-1}$ 表示，$1keV \cdot \mu m^{-1}=1.602 \times 10^{-10} J \cdot m^{-1}$。由于电离粒子丧失能量的速率受其运动速度（$V$）和所载电荷（$Q$）的影响（$Q^2/V^2$），因此，电荷较高而移动较慢的粒子具有高*LET*，电荷较小而移动较快者，其*LET*较低。生物损害与*LET*有关，一般是高*LET*粒子在生物物质的一定体积内产生变化的概率较高，因为与低*LET*辐射相比，它们与物质相互作用的空间分布较为密集。如果从吸收物质的角度来命名，$(-dE/dx)_{电离}$ 又称为物质的阻止本领。

由于入射带电粒子的电离作用，在它通过物质的路径周围留下了许多电子-离子对，每单位长度路径上产生的离子对数目称为平均比电离（specific ionization）。它表示带电粒子对于物质电离本领的强弱，在生物体内表示对机体的损伤程度。比电离与带电粒子在靶物质中的碰撞阻止本领成正比，其大小取决于带电粒子的电荷数、速度和介质的密度。带电粒子的电荷数越多，它与原子壳层电子的作用力大，比电离就越大；带电粒子的速度越小，比电离越大；物质的密度越大，单位体积的电子数目多，与带电粒子的作用机会多，因而比电离越大。

如带电粒子形成一对离子所消耗的平均能量为 $\bar{\varepsilon}$，每厘米路径上的电离损失为 $(-dE/dx)_{电离}$，则在每厘米路径上产生的离子对数 N_0 可用式（5-13）表示。

$$N_0=\frac{(-\mathrm{d}E/\mathrm{d}x)}{\bar{\varepsilon}} \tag{5-13}$$

对于一定物质，$\bar{\varepsilon}$基本上为常数，它只与吸收物质的性质有关，而与入射粒子的能量无关。因此，平均比电离N_0实际上与$(-\mathrm{d}E/\mathrm{d}x)_{电离}$成正比。

（二）辐射能

带电粒子产生韧致辐射，将一部分能量转化为辐射能；电子在物质中通过单位长度路径时，由于韧致辐射而损失的能量称为辐射损失率，用$(-\mathrm{d}E/\mathrm{d}x)_{辐射}$表示。辐射能与吸收物质的原子密度和原子序数成正比，与电子能量成正比。

（三）热能

带电粒子通过物质时与其原子和分子不断发生弹性碰撞，因此，带电粒子的一部分能量转化为热能。

由于带电粒子的种类和能量不同，以及物质的原子序数不同，以上三种能量的分配也有所不同。从放射损伤的角度来看，转化为电离和激发能是基本的、主要的能量转化过程。

三、带电粒子在物质中的射程

带电粒子在通过物质时，随着其能量不断损失，速度也越来越小。如果物质有足够的厚度，带电粒子最后就停留在其中，这种现象称为带电粒子被某种物质所吸收。带电粒子在物质中沿着最初入射方向所能穿行的最大直线距离称为带电粒子的射程。这里要注意，射程和路程的概念是不同的，路程是指粒子被吸收前所经过的实际的路径长度，由于粒子的路径可能是曲折的，所以它的射程要比路径短。粒了在一定物质中的射程与粒子能量有关。能量相同的α粒子的射程大致相同。若β射线中的粒子具有连续的能量分布，各个β粒子的射程都不一样，通常是以实验求出的将β粒子全部吸收的物质厚度作为射程，这实际上是β粒子的最大射程，它是和β粒子的最大能量对应的。根据大量的实验数据，已经总结出了α、β粒子的射程与能量的关系。

α粒子在空气中的射程R与能量E的关系用式（5–14）和式（5–15）表示。

$$R=0.56E \quad (E<4\mathrm{MeV}) \tag{5-14}$$

$$R=0.318E^{3/2} \quad (4\mathrm{MeV}<E<7\mathrm{MeV}) \tag{5-15}$$

式中，R以cm为单位；E以MeV为单位。放射性核素产生的α粒子能量都小于10MeV，所以在空气中的射程在10cm以下。射程还常以质量厚度来表示，它等于以厘米表示的射程R与密度ρ（$\mathrm{g\cdot cm^{-3}}$）的乘积用式（5–16）表示。

$$R_m=R\cdot\rho \tag{5-16}$$

式中，R_m为质量厚度，$\mathrm{g\cdot cm^{-2}}$。

β粒子在铝中的射程R_m与能量E的关系用式（5–17）和式（5–18）表示。

$$R_m=0.407E^{1.38} \quad (0.15\mathrm{MeV}<E<0.8\mathrm{MeV}) \tag{5-17}$$

$$R_m=0.542E-0.133 \quad (E>0.8\mathrm{MeV}) \tag{5-18}$$

式中，R_m单位用质量厚度（$\mathrm{g\cdot cm^{-2}}$）表示；E以MeV为单位。

^{90}Y的β粒子的最大能量为2.25MeV，射程为$1.09\mathrm{g\cdot cm^{-2}}$，相当于在空气中9m左右，在水中1cm左右。穿透能力强的β粒子，如^{90}Y所发出的，习惯上称为硬β射线。^{14}C的β粒子最大能量为0.155MeV，在空气中的射程约为24cm，在水中只有0.3mm，这类穿透力弱的β粒子，称为软β射线。

射程常用质量厚度表示有两方面的原因：一方面是因为对于铝这样的金属薄片，直接测量厚度的误差较大，而通过称出其重量，测出其面积，再由密度算出厚度，误差就要小得多；另一方面是因为β粒子和物质的作用主要决定于吸收物质原子核的电荷数，如果用质量厚度表示射程，则对那些电荷数相近的物质（例如空气、铝、塑料等），尽管它们的密度差别很大，射程的数值却很相近。这样，式（5-17）、式（5-18）就不仅对铝适用，对那些原子序数和铝相近的物质（石墨、空气等）也都近似适用了。

第四节　中子与物质的相互作用

PPT

中子与物质的相互作用和其能量有密切关系，通常将中子按能量粗略划分为以下几类：①热中子，指与周围介质达到热平衡的中子，在常温（20.4℃）下热中子的平均能量为0.025eV；现将能量为0.5eV以下的中子都划归于热中子；②中能中子，0.5eV~10keV；③快中子，10keV~15MeV；④特快中子，15MeV以上。这种区分只是一种习惯，并非严格的定义，根据不同的需要，也可按另外的能区划分。

中子是不带电的粒子，在物质中不能直接引起电离而损失能量，与具有相同质量和能量的带电粒子相比，中子有较大的穿透力。它不像带电粒子那样，通过静电引力与核外电子发生作用，而只是在与原子核发生碰撞时，才能把它的能量传递给受碰撞的原子核。中子与γ光子一样，都是通过产生带电的次级粒子引起电离作用的。但γ光子一般是与核外电子发生作用，而中子只与原子核发生作用。中子与物质的相互作用可分为散射与核反应两大类。散射包括弹性散射和非弹性散射，核反应包括辐射俘获、放出带电粒子的核反应和核裂变反应等。

一、弹性散射

当中子与原子核发生弹性碰撞或弹性散射时，入射中子损失能量并偏离了原入射方向，损失掉的能量交给了受碰撞的核（靶核），使之得到动能而折向另一方向，形成所谓的反冲核。碰撞前后中子与靶核的总动能保持不变。一般来说，靶核越轻，获得的动能越多。例如，氢反冲核（反冲质子）获得的能量最多，可以等于中子能量；氦核则最多可以获得中子能量的64%。

二、非弹性散射

当中子与原子核发生非弹性碰撞时，中子首先被原子核所吸收形成复合核，然后放出一个动能较低的中子，一部分能量使原子核激发。随后，处于激发态的原子核回到基态而发射出γ射线。由于发生作用后，中子与靶核的总动能已小于作用前，故这种散射称为非弹性散射。

三、辐射俘获

靶核俘获中子后，由激发态回到基态，并立即放出γ光子。

四、放出带电粒子的核反应

中子与某些轻核作用时形成复合核而放出带电粒子。其中放出质子的反应和放出α粒子的反应广泛应用于中子的探测方面。

五、核裂变反应

高能量中子能使某些受到轰击的原子核碎裂，并释放出几个粒子或碎片。例如，与碳原子核作用产生3个α粒子，或与氧原子核作用产生4个α粒子。这种裂变产物对生物体中的中子吸收剂量有重要的影响。

以上这些反应发生的机会决定于中子能量和原子核的质量。当中子能量和原子核质量不同时，主要的作用方式也就不同。在上述的反应中，弹性散射和辐射俘获最常见，各种能量的中子对不同质量的原子核都能发生这种反应。但在不同情况下，两者的相对重要性有所不同。对快中子和千电子伏以上的中能中子来说，弹性散射是主要的；但对千电子伏以下的中能中子来说，只是轻核才以弹性散射为主，重核则以辐射俘获为主。非弹性散射一般需中子能量大于0.1MeV时才能发生，而且重核发生非弹性散射的可能性比轻核大。放出带电粒子的核反应发生的可能性较小，只限于一些轻核。核裂变反应则只有一些重核才能发生。

人体组织基本上是氢、碳、氮、氧这些元素组成的，它们的重量百分比大致如下：氢10%，碳23%，氮2.6%，氧61%。快中子与组织相互作用时主要表现为与这些元素的原子核做弹性碰撞，其中特别重要的是与氢核作弹性碰撞产生反冲质子。这是因为快中子容易与氢产生这种作用过程，而在组织中又以氢核的数目最多，约占70%；同时中子与氢核碰撞时交出的能量最多，平均来说，每一次要交出一半的能量给反冲质子。中能中子和热中子与组织相互作用时，主要是与轻核发生辐射俘获反应，放出具有较高能量（2.2MeV）的γ光子，以及被氮吸收而放出质子的核反应，放出的质子能量为0.6MeV。

根据以上所述可以看出，中子与物质相互作用时会产生各种带电的次级粒子：弹性碰撞时产生的反冲质子及碳、氮、氧的反冲核，复合核放出质子、α粒子等。辐射俘获所产生的虽然是不带电的γ光子，但γ光子再与物质作用时又产生次级电子。这些不同类型的次级带电粒子再按照前面介绍过的带电粒子与物质相互作用的种种方式继续与物质发生作用，主要将它们的能量消耗于引起物质电离和激发上。在辐射防护上，由于轻元素弹性碰撞能使中子损失较多的能量，所以对中子进行屏蔽时原则上是先用轻材料使中子慢化，然后加一层能吸收热中子的材料（如含锂、硼的材料），最后加一层重材料（如铅）吸收中子在慢化和吸收过程中产生的γ射线。

经过核反应的作用过程后生成的新核大多数具有放射性。原子核受中子照射由稳定的核变为放射性核的这一过程称为中子活化。受中子照射而产生的放射性称为感生放射性。目前所使用的人工放射性核素，除一部分由裂变产物分离提取外，主要是通过中子活化得到的。

本章小结

电离辐射可分为粒子辐射（如α粒子、β粒子辐射等）和电磁辐射（如X射线和γ射线等）两大类。X、γ射线是目前临床上最常用的电离辐射。两者来源不同，X射线是高速电子与物质核外电子相互作用产生的，而γ射线是原子核衰变放射出来的。通过物质时主要发生光电效应、康普顿效应和形成电子对三种作用过程。此外还有相干散射和光核作用。能量范围在0.8~4MeV时，无论原子序数大小，几乎全部作用都是康普顿效应；在20~100keV诊断X射线能量范围内，主要为光电效应和康普顿效应，不产生电子对效应；对20keV的低能X射线，各种物质均以光电效应为主。带电粒子（如α粒子、β粒子、质子、电子等）与物质相互作用的主要方式有电离和激发、韧致辐射、弹性散射、湮没辐射。中子与物质的相互作用方式有弹性散射、非弹性散射、辐射俘获、放出带电粒子的核反应以及核裂变反应。

习 题

习题

一、单项选择题

1.关于粒子辐射，以下说法正确的是（　　）。

A.既有能量，又有静止质量　　B.只有能量，没有静止质量

C.只有静止质量，没有能量　　D.实质上是电磁波

2.关于电磁辐射，以下说法不正确的是（　　）。

A.实质上是电磁波　　B.X射线是电磁辐射

C.γ射线是电磁辐射　　D.既有能量又有静止质量

3. 射线和物质相互作用的概率（　）。

A. 与入射光子数无关　　B. 与入射光子入射前的强度成正比

C. 与射线通过物质上的靶粒子数成正比　　D. 与射线通过物质上的靶粒子数成反比

4. X射线穿过一定厚度的物质后，减少的光子数目（　）。

A. 与靶物质的密度成反比　　B. 与靶物质厚度成反比

C. 与入射的光子数成反比　　D. 正比于入射的光子数和靶物质的厚度

5. X射线穿过物体时，决定其衰减程度的因素有（　）。

A. 物质的密度　　B. 原子序数　　C. X射线本身的性质　　D. 以上都是

6. 以下不是光电效应的产物的是（　）。

A. 光电子　　B. 正离子　　C. 轫致辐射　　D. 俄歇电子

7. 关于光电效应的发生概率，以下说法正确的是（　）。

A. 和管电流成正比　　B. 和能量的三次方成反比

C. 和能量的四次方成正比　　D. 和原子序数的三次方成正比

8. 关于康普顿效应的发生概率，以下说法正确的是（　）。

A. 与物质的原子序数成反比　　B. 与入射光子的频率成正比

C. 与入射光子的能量成反比　　D. 与入射光子的波长成反比

9. 能产生特征X射线现象的是（　）。

A. 光电效应　　B. 康普顿效应　　C. 电子对效应　　D. 光核反应

10. X射线检查中散射线主要来源于（　）。

A. 光电效应　　B. 康普顿效应　　C. 电子对效应　　D. 光核效应

二、简答题

1. 简述诊断放射学中光电效应的优缺点。

2. 简述光电效应的产生过程及实质。

3. 简述带电粒子与物质相互作用的主要方式。

（何　瑜）

第六章　X射线在物质中的衰减

微课

PPT

知识目标

1. **掌握**　单能X射线、连续X射线在物质中的衰减规律；影响X射线衰减的主要因素。
2. **熟悉**　窄束X射线、宽束X射线的概念；窄束X射线、宽束X射线在介质中的衰减规律；滤过板对射线的调节作用。
3. **了解**　医学放射诊断学中X射线的衰减规律。

技能目标

1. **学会**　运用X射线在物质中的衰减规律及影响因素相关知识，解释X射线的量与质。
2. **具备**　利用X射线在人体内的衰减规律分析影像对比度的能力。

X射线在传播过程中强度的衰减，包括距离和物质所致衰减两个方面。设想X射线由点放射源发出并向空间各个方向辐射。在以点源为球心，半径不同的各球面上的射线强度，与距离（半径）的平方成反比，这一规律称为射线强度衰减的平方反比法则。距离增加1倍，则射线强度将衰减为原来的1/4。这一衰减称为距离所致的衰减，也称为扩散衰减。当射线通过物质时，由于射线光子与物质原子发生光电效应、康普顿效应和电子对效应等一系列作用，致使出射方向上的射线强度衰减，这一衰减称为物质所致的衰减。本章主要讨论X射线在物质中的衰减。

第一节　单能X射线在物质中的衰减规律

案例讨论

案例　X射线在物质中的衰减规律是X射线透视、摄影、造影及各种特殊检查、X-CT检查和放射治疗的基本依据，同时也是进行屏蔽防护设计的理论根据。

讨论　1. X射线在物质中如何发生衰减？衰减规律是什么？

2. 医学中如何更有效地利用和防护X射线？

由能量相同的光子组成的X射线称为单能射线，它具有单一的波长或频率。当X射线通过物质时，不论通过哪种作用形式，结果不是被散射，就是被吸收。为了简化问题，首先讨论单能X射线的吸收衰减。

一、窄束X射线在物质中的衰减规律

（一）窄束X射线的概念

为了单纯地研究射线光子因吸收而造成的减弱，先来讨论窄束X射线的吸收衰减规律。

所谓窄束是指所包括的散射线成分很少的辐射束。“窄束”一词是因射线束通过准直器后得到细小的辐射束而取名的。准直器是用一定厚度的铅板制作的，准直孔很小，通过准直孔的X射线束也很细小。准直器的作用是限制射线束的面积和吸收散射线。凡离开原射线束方向的散射光子绝大部分都被准直器吸收。因此，通过准直器的射线束所含散射线成分很少，可以视为近似理想的窄束。

显然，这里说的窄束并不仅是指几何学上的细小，而主要是指物理意义上的窄束。因为物理学上对窄束的定义是，射线束中不存在散射线成分。即使射线束有一定宽度，只要所含散射

光子很少，都可近似称为窄束。

（二）衰减规律

为了研究窄束X射线的衰减规律，设计了如图6-1的实验装置。在单能辐射源与探测器之间放置两个铅准直器，使辐射源、准直孔和仪器探头在一条直线上，吸收物质放置在两准直器之间。

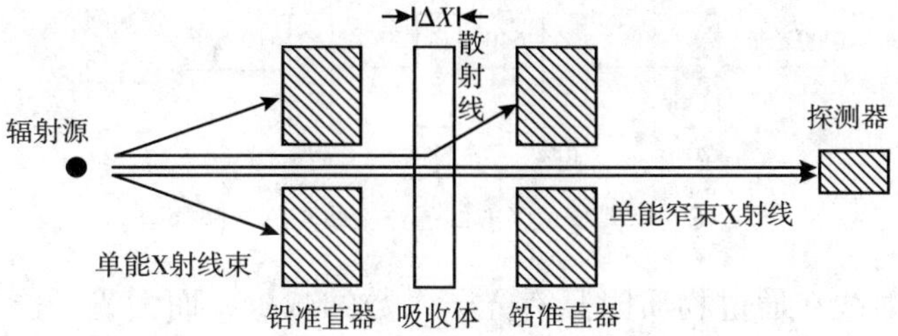

图6-1 获得窄束X射线的装置

研究表明，单能窄束X射线通过均匀物质层时，其强度的衰减符合指数规律。用式（6-1）或式（6-2）表示。

$$I=I_0e^{-\mu x} \tag{6-1}$$

$$I=I_0e^{-\mu_m x_m} \tag{6-2}$$

式中，I为穿过物质层后的射线强度；I_0为入射强度；x、x_m分别为吸收物质层的厚度和质量厚度；μ、μ_m分别为线性衰减系数和质量衰减系数。

上式说明，单能窄束X射线通过物质时呈指数衰减规律。

图6-2a是在普通坐标中绘出的指数衰减曲线，表示单能窄束X射线的强度随吸收体厚度的增加而呈指数衰减。图6-2b是在半对数坐标中绘出的，纵坐标为$\ln I/I_0$。由于$\ln I/I_0=-\mu x$，所以此时的射线相对强度随厚度的关系曲线为一直线，线性衰减系数μ值就是直线的斜率。

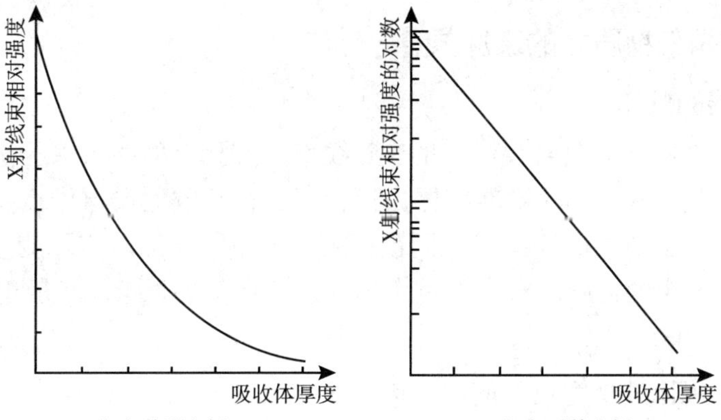

图6-2 单能窄束X射线的衰减曲线

单能窄束X射线的指数衰减规律，还可以用不同的形式表示，如式（6-3）。

$$N=N_0e^{-\mu x} \tag{6-3}$$

式中，N为X射线透过厚度为x的物质层后的光子个数；N_0为入射的光子数。

现举例说明指数衰减规律。

衰减模型中每层都是1cm厚度的水模型（图6-3），将其放置于准直器中间的射线束中。设$\mu=0.2\text{cm}^{-1}$，初始有1000个入射单能光子。在通过第一个1cm厚度的水层时，入射光子衰减了20%，光子数衰减为800个；在通过第二个1cm厚度的水层时，又衰减了剩余光子数的20%，光子数变为640个，依此类推。

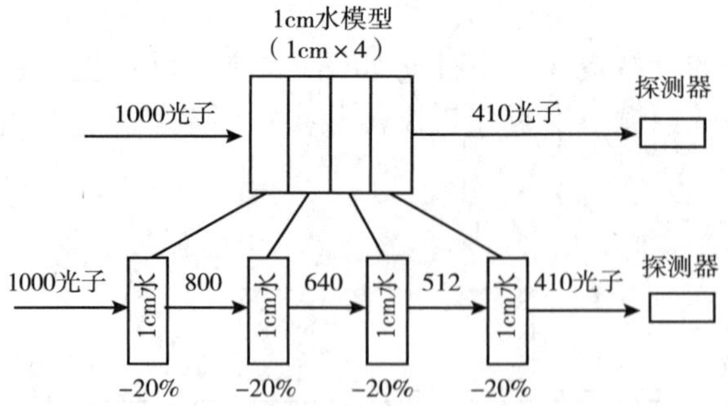

图6-3 单能窄束X射线通过物质时的衰减模型

可见单能窄束X射线在通过物质时只有光子个数的减少，而无光子能量的变化。其指数减弱规律就是射线强度在物质层中都以相同的比率衰减。从理论上讲，按等比率衰减永远也不会为零。也就是说，即使是很厚的吸收物质层，仍可能有一定强度的射线透过，不可能完全被吸收。

在实际查表应用中，某些物质的衰减系数很大，我们可把每层厚度减为原来的1/10或1/100。如果衰减系数很小，也可使每个吸收层的厚度加大一些。

课堂互动

0.5cm的铝将单能X射线强度衰减到了46.7%。

学生思考：计算该光子束的半价层。

教师解答：由$I=I_0e^{-\mu x}$，得$46.7\%=e^{-\mu 0.5}$。

所以，线性衰减系数$\mu=1.52cm^{-1}$。

因此，半价层$HVL=\ln2/\mu=0.693/1.52=0.456$cmAl。

即该光子束的半价层为0.456cmAl。

二、宽束X射线在物质中的衰减规律

（一）宽束X射线的概念

所谓宽束X射线是指含有散射线成分的X射线束。实际上射线大多为宽束辐射，而真正的窄束的情况极少。若把图6-1中的铅准直器去掉，那么在吸收物质层中产生的散射光子，也可到达探测器，并与穿过物质层的原射线一同被探测器记录。显然，实际测量值要高于衰减后的窄束强度值，这便是宽束的情况。窄束与宽束的区别就在于是否考虑了散射线的影响。

（二）积累因子的概念

若用窄束的衰减规律处理宽束的问题，因为窄束没有考虑散射的影响，将会高估材料的屏蔽效果，使防护设计不够安全。因此要引入“宽束积累因子”的概念，它表示在物质中所考虑的那一点的光子总计数与未经碰撞原射线光子计数率之比，用B表示，即式（6-4）。

$$B=\frac{N}{N_n}=\frac{N_n+N_s}{N_n}=1+\frac{N_s}{N_n} \qquad (6\text{-}4)$$

式中，N_n为物质中所考虑的那一点的未经碰撞的原射线光子的计数率；N_s为物质中所考虑的那一点的散射光子的计数率；N为物质中所考虑的那一点的光子的总计数率，$N=N_s+N_n$。式（6-4）明确地表示了积累因子的物理意义，其大小反映了在考虑的那一点散射光子数对总光子数的贡献。显然，对宽束而言B总是大于1；在理想窄束条件下，$N_s=0$，$B=1$。

积累因子是描述散射光子影响的物理量，它反映了宽束与窄束的差别。

但在实际防护设计中很少用到积累因子，因为供使用的数据大多数已经包括散射成分的实际测量值。

（三）衰减规律

宽束X射线的衰减规律比较复杂，X射线束衰减的相对强度与吸收物质厚度的关系，在半对数坐标中不再是图6–2b所示的直线，而是出现了弯曲。为了较准确地计算屏蔽体的厚度，可以在窄束X射线的指数衰减规律上引入积累因子B加以修正，用式（6–5）表示。

$$I=BI_0e^{-\mu x} \tag{6–5}$$

对于积累因子可以通过近似计算法求得式（6–6）。

$$B=1+\mu x \tag{6–6}$$

式中，μ为线性衰减系数；x为吸收物质的厚度。

课堂互动

测量窄束X射线的衰减，经过2.1mmAl后，强度I为原来强度I_0的1/2，若改为宽束时，有相当于10% I_0的散射线达到探测器。

学生思考：计算宽束时的半价层。

教师解答：由窄束时$\frac{1}{2}I_0=I_0e^{-\mu\times 2.1}$，得线性衰减系数$\mu$=0.33mm^{-1}。

由宽束时$0.6I_0=BI_0e^{-0.33\times 2.1}=0.5BI_0$，得积累因子$B$=1.2。

设宽束时的半价层为HVL

得：
$$\frac{1}{2}I_0=BI_0e^{-HVL\cdot\mu}=1.2I_0e^{-HVL\cdot 0.33}$$

解得：
$$HVL=2.65\text{mmAl}$$

即宽束时的半价层为2.65mmAl。

第二节　连续X射线在物质中的衰减规律

PPT

窄束和宽束X射线的指数衰减规律只是对单能的X射线而言。而一般情况下，X射线束是由能量连续分布的光子组成的。当穿过一定厚度的物质层时，各能量成分衰减的情况并不一样，并不遵守单一的指数衰减规律。因此，连续能谱X射线束的衰减规律比单能X射线束更复杂。

一、连续X射线在物质中的衰减特征

理论上，连续能谱窄束X射线的衰减可用式（6–7）表示。

$$I=I_1+I_2+\cdots\cdots+I_n$$
$$I=I_{01}e^{-\mu_1 x}+I_{02}e^{-\mu_2 x}+\cdots\cdots+I_{0n}e^{-\mu_n x} \tag{6–7}$$

式中，I_1，I_2，……，I_n为各种能量X射线束的透过强度；I_{01}，I_{02}，……，I_{0n}为各种能量X射线束的入射强度；μ_1，μ_2，……，μ_n为各种能量X射线的线性衰减系数；x为吸收物质层的厚度。

连续能谱的X射线束是能量从最小值到最大值之间的各种光子组合成的混合射线束，当连续X射线通过物质层时，其量和质都有变化。特点是X射线强度变小，硬度变大（质提高）。这是由于低能光子容易被吸收，致使X射线束通过物质后高能光子在射线束中所占比率相对变大的缘故。

连续X射线在物质中的衰减规律可用图6–4来说明，最高能量为100keV的连续X射线束，开始时平均能量为40keV，光子数为1000个；在水平通过第一个1cm厚度的水层后，光子数衰减了35%，平均能量提高到47keV；在第二个1cm厚度的水层中，光子数仅衰减27%，剩下光子中高能光子占的比率更大，平均能量提高到52keV；如此下去，X射线的平均能量将逐渐提

高，并接近入射线最大能量。

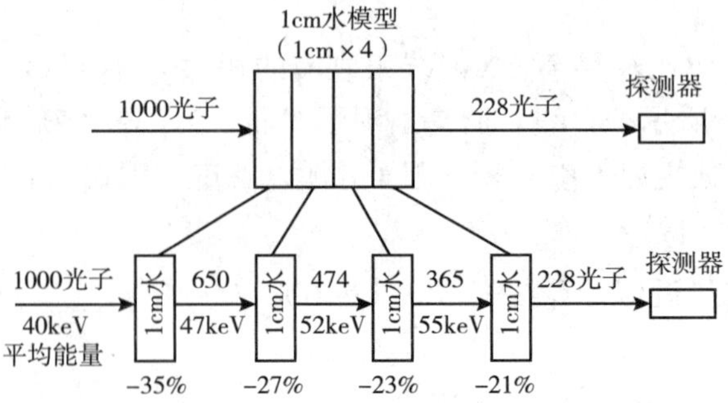

图6-4　连续X射线通过物质时的衰减模型

若将吸收物质的厚度作为横坐标，透射的光子数作为纵坐标，画在半对数坐标中，与相同条件下的单能X射线相比较，则如图6-5所示，可以看出连续能谱X射线有更大的衰减。

图6-6表示不同厚度的吸收体对X射线能谱的影响。从A到D，厚度依次增加，X射线束相对强度不断地减弱。能谱组成也不断地变化，低能成分减弱很快，高能成分的比率不断增加，X射线的能谱宽度（光子能量范围）逐渐变窄。可以利用X射线的这种衰减特点来调节X射线的质与量。X射线管电压的峰值决定X射线束的光子最大能量，可用滤过的方法，使其线束平均量接近最大能量。可见，X射线管的激发电压与滤过条件是决定X射线束线质的重要条件。

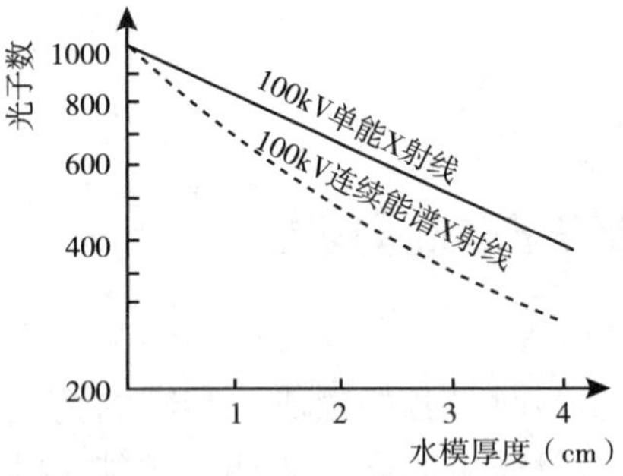

图6-5　连续X射线与单能X射线通过物质时的衰减模型比较

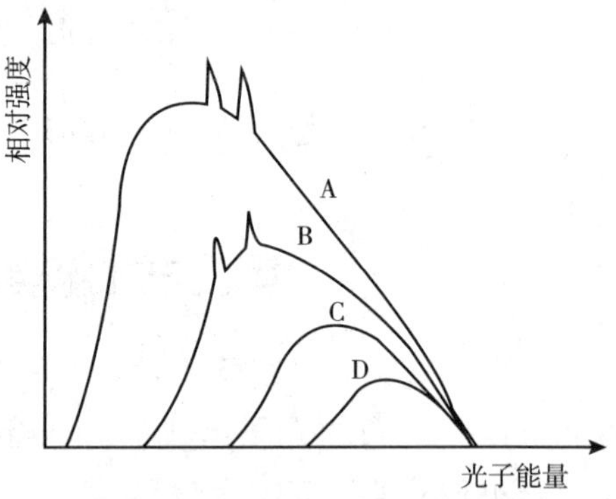

图6-6　连续X射线能谱随吸收物质厚度的变化

二、影响X射线在物质中衰减的因素

通过对X射线穿过物体时的衰减规律的讨论，可以看出，决定其衰减程度的因素有四个。一是X射线本身的性质，另外三个是吸收物质的性质，即物质的密度、原子序数、每千克物质含有的电子数。

（一）射线性质对衰减的影响

一般地讲，入射光子的能量越大，X射线的穿透力就越强。在10~100keV能量范围内，X射线的线性衰减系数随着入射光子能量的增大而减小，穿过相同的吸收体，射线束的高能成分透射率变大。

表6-1给出的是不同能量的单能X射线通过10cm厚的水模型时透过光子的百分数。显然，随着光子能量增加，透过光子所占的百分数亦增加。其中，能量较低时，绝大部分光子通过光电效应而被衰减，只有极少数的低能光子透过。随X射线能量的增加，康普顿散射占优势。这是因为光电衰减系数与X射线能量的三次方成反比，而康普顿衰减系数与X射线的能量一次方成反比。但作为总体效应，不管哪种作用占优势，都可以说，射线能量越高，衰减越少。

表6-1　单能窄束X射线通过10cm的水后透过的百分数

能量（keV）	透过百分数（%）
20	0.04
30	2.5
40	7.0
50	10.0
60	13.0
80	16.0
100	18.0
150	22.0

（二）物质原子序数对衰减的影响

从第五章可知，光电衰减系数与原子序数Z的四次方成正比，而康普顿衰减系数与原子序数成正比，因此，原子序数愈高的物质，吸收X射线也愈多。

透射量随入射线能量的增加而增加的规律，对低Z物质是正确的，对高Z物质则不然，当射线能量增加时，透过量还可能突然下降。这种矛盾现象的产生，是由于原子的K边界限吸收造成的。实验表明，用能量稍低于88keV的X射线照射1mm厚的铅板，测得透过的光子数占12%；然后将能量调至稍高于88keV，测得透过光子数几乎为零。这是因为铅的K结合能是88keV，故发生了边界限吸收。

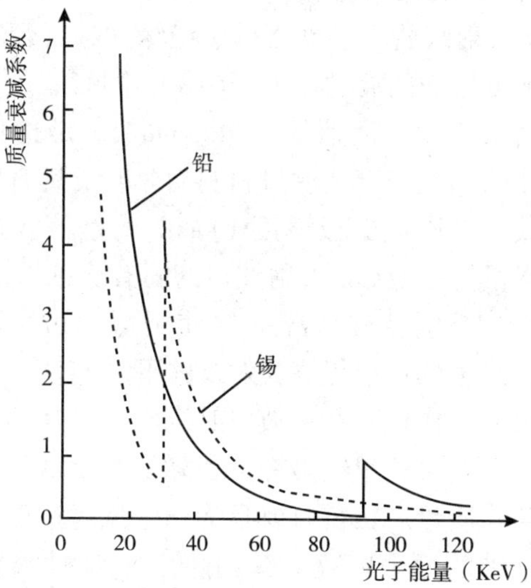

图6-7　铅和锡的衰减曲线

图6-7是铅和锡的两条衰减曲线。在锡的K边界吸收限（29keV）处，其质量衰减系数发生突变并超过了82号元素铅（Pb）。这一反常现象一直延续到88keV（铅的K边界吸收限）。显然，在29~88keV之间，50号元素锡比82号元素铅对X射线具有更强的衰减本领。在诊断X射线能量范围内，锡比铅具有更好的屏蔽防护性能。

（三）物质密度对衰减的影响

X射线的衰减与物质密度成正比关系。这是因为密度加倍，单位体积内的原子、电子数也加倍，故相互作用的概率也就加倍。人体内除骨骼外，其他组织的有效原子序数相差甚微，但由于密度不同，形成了射线衰减的差别，从而产生了X射线影像。

（四）每克电子数对衰减的影响

射线的衰减与一定厚度内的电子数有关。显然，电子数多的物质比电子数少的物质更容易衰减X射线。每克电子数一般用电子·克$^{-1}$作为单位。常见物质的密度和每克电子数参见表5-1。除氢以外的所有物质的每克电子数大致相同。若用电子·克$^{-1}$乘以密度就能得到每立方厘米的电子数，即电子数·克$^{-1}$×克·（厘米）$^{-3}$＝电子数·（厘米）$^{-3}$。

由于随着原子序数的提高，中子数的增长比电子数增长得要快，所以原子序数高的元素比原子序数低的元素每克电子数要少。

PPT

第三节 X射线的滤过

医用X射线属于连续能谱。这种X射线通过人体时，绝大部分低能成分都被皮肤和表浅几厘米的组织吸收。虽然低能光子不能透过人体，对形成X射线影像不起任何作用，却大大增加了被检者的皮肤照射量。为了获得最佳影像质量，同时尽量减少无用的低能光子对人体皮肤和表浅组织的伤害，需要根据连续X射线在物质中的衰减规律，采用恰当的滤过措施，兼顾应用与防护的双重目的。在X射线管出口放置一定均匀厚度的金属，预先把X射线束中的低能成分吸收掉，将X射线的平均能量提高，这种过程就是滤过，所用的金属片叫滤过板。这如同使用不同网眼的筛子一样，让需要的通过，不需要的筛去。X射线的滤过分为固有滤过和附加滤过。

一、固有滤过

X射线管组装体本身的滤过叫固有滤过。它包括X射线管的玻璃管壁、绝缘油、管套上的窗口和不可拆卸的滤过板（图6-8）。固有滤过一般都用铝当量表示。所谓铝当量（mmAl）是指如果一定厚度的铝板与其他滤过材料对X射线具有相同的衰减效果，则此铝板厚度（mm）就是该滤过材料的铝当量。一般诊断X射线机的固有滤过为0.5~2mmAl。

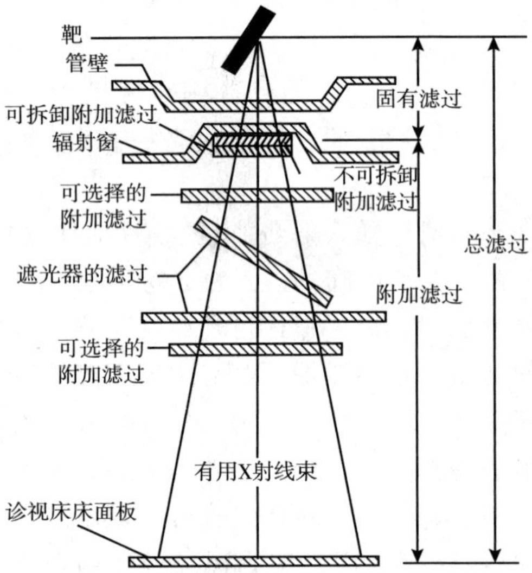

图6-8 X射线滤过示意图

个别特殊情况需要使用低滤过X射线，因为滤过虽然可以提高X射线的平均能量，但降低了组织的对比度。在一般X射线摄影中这种降低无关紧要，但对软组织摄影，若降低对比度就会严重影响照片质量。铍窗口就是为产生低滤过而设计的，由于铍的原子序数（Z=4）低，它比玻璃窗口能透过更多的低能射线。这种X射线管具有最小的固有滤过，适于软组织，特别是女性乳房的X射线摄影和表层放射治疗。

二、附加滤过

附加滤过包括用工具可拆卸的附加滤过板、可选择的附加滤过板、遮光器中反光镜和有机玻璃窗的滤过等。

（一）滤过板的选择

理想的滤过板应把一切无用的低能成分吸收掉，而让有用的高能成分全部透过。实际上没有这样的物质，但我们可以选择某种物质通过它的光电作用使得大量低能成分被吸收，而高能成分通过时仅有极微量的康普顿散射吸收和光电效应吸收，使绝大部分高能射线通过。在X射线诊断中通常都用铝和铜作滤过板。铝的原子序数是13，对低能射线是很好的滤过物质；铜的原子序数是29，对高能射线是很好的滤过物质。

应该注意的是，高原子序数物质不能单独作为滤过板使用，而应从X射线管窗口由里向外，按滤过板的原子序数由高到低依次排列，组成复合滤过板使用。例如铜不能单独作为滤过板，它经常和铝结合为复合滤过板。一个复合滤过板可以包括两层或更多层的不同物质，在使用时高原子序数的铜要面向X射线管，低原子序数的一层铝面向被检者。这是因为光电作用在铜内能产生8keV的特征辐射，这种射线能增加被检的皮肤照射量，可用铝层把它吸收掉，至于铝的特征辐射只有1.5keV，空气就能把它全部吸收。

（二）滤过板的厚度

表6-2为各种能量光子在穿过不同厚度的铝滤过板时，单能光子衰减的百分数。

表6-2 不同厚度的铝滤过板对不同能量的单能X射线衰减的百分数（%）

光子能量（keV）	1mmAl	2mmAl	3mmAl	10mmAl
10	100	100	100	100
20	58	82	92	100
30	24	42	56	93
40	12	23	32	73
50	8	16	22	57
60	6	12	18	48
80	5	10	14	39
100	4	8	12	35

可见，随着滤过板厚度的增加，低能射线迅速衰减，但高能射线衰减缓慢。2mm的铝滤过板能把20keV以下的绝大部分低能光子吸收。在实际工作中采用滤过板的厚度，应根据具体检查类型考虑管电压和滤过板厚度的适当组合。

必须指出，使用低滤过而进行高千伏摄影，对受检者是十分有害的。为此，在X射线机出线口处应设置更换滤过板的装置。工作人员应根据检查类型和所用管电压随时更换附加滤过板的厚度。在X射线机的设计上，应增加联锁控制装置，使机器在无适当滤过的情况下无法曝光，以避免出现差错。

当增加管电压和滤过时，会提高透射率，但照片的对比度降低，特别是骨的对比度减小。当骨的对比度不占重要地位时，如颈部和胸部的照片，可适合于高电压、厚滤过技术。另外，用钡检查时，由于钡本身的对比度高，故可用硬质X射线，以降低受检者剂量。

（三）滤过板厚度对受照剂量的影响

实验条件为60kV、100mA，对厚度为18cm的骨盆模型摄影，从零开始依次增加不同厚度的滤过板，分别为0、0.5、1.0、3.0mmAl，用调节照射时间的方法，使照片的黑化度相同。每次都用仪器测出入射皮肤处的照射量，其数据列在表6-3中。

表6-3 滤过板厚度对照射量的影响（60kV、100mA）

滤过板厚度（mmAl）	皮肤照射量（$C \cdot kg^{-1}$）	照射量下降百分数（%）
0	6.14×10^{-4}（2380mR）	0
0.5	4.78×10^{-4}（1850mR）	22
1.0	3.28×10^{-4}（1270mR）	47
3.0	1.20×10^{-4}（465mR）	80

由以上实验数据可见，使用3.0mm的铝滤过，就可使受检者皮肤照射量下降到465mR，皮肤照射量下降80%。这一实验事实告诉我们，厚滤过技术对降低受检者剂量具有重要意义。

（四）滤过与投照时间

滤过板可有选择地大量吸收低能量光子，但对高能成分也有一定衰减。为弥补这一损失，在X射线摄影中一般采用适当增加照射时间的办法来解决。实验表明采用高千伏、厚滤过摄影虽然照射时间延长了，受照剂量却大幅度降低了。

（五）楔形或梯形滤过板

在投照部位的厚度相差太多的情况下，会使照片一边黑化度太浓，另一边黑化度太淡，造成诊断困难。为此可使用楔形或梯形滤过板来补偿这种差别，如图6–9所示。楔形或梯形滤过板薄的部分吸收的射线较少，能使更多的射线通过患者的厚部位。在投照技术中，也经常利用在增感盒内的胶片上盖一层黑纸的方法来调节照片的浓度。例如，肺部一侧有积液，另一侧正常，则可在正常的一侧增感盒内加上一层黑纸，便可使两侧黑化度趋于一致。

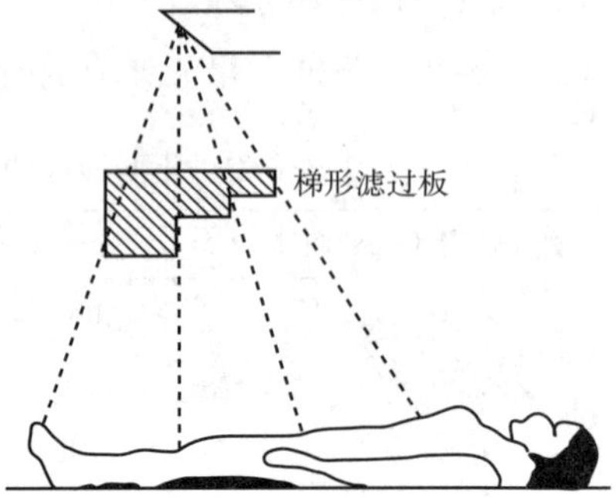

图6–9 梯形滤过板

PPT

第四节 X射线在人体内的衰减

X射线束射入体内，一部分被吸收散射，另一部分通过人体沿原方向传播。透过的X射线光子按特定形式分布，便形成了X射线影像。应该看到，透过的光子与衰减的光子都具有同等的重要性。如果全部的光子都透过，则胶片呈现均匀黑色，没有任何影像；如果所有的光子都被吸收，则胶片呈现一片白色，也不能形成影像。因此，X射线影像是人体的不同组织对射线不同吸收衰减的结果。所以研究X射线在人体中的衰减规律，应首先了解人体各组织器官的元素构成、分布、密度及衰减系数等基本情况。

一、人体的物质构成

人体骨骼由胶体蛋白和钙质组成，其中钙质占50%~60%［钙质中$Ca_3(PO_4)_2$占85%；$CaCO_3$占10%；$Mg_3(PO_4)_2$占5%］；软组织内水占75%，蛋白质、脂肪及碳水化合物占23%，其余2%是K、Na、Cl、Fe等元素。

人体内除少量的钙、磷等中等原子序数的物质外，其余全由低原子序数物质组成。人体吸收X射线最多的是由$Ca_3(PO_4)_2$组成的门牙，吸收X射线最少的是充满气体的肺。

在研究X射线衰减规律时，经常用到有效原子序数（$\bar{Z}$）一词。所谓有效原子序数是指在相同照射条件下，1kg复杂物质与1kg单质所吸收的辐射能相同时，则此单质的原子序数（Z）就称为该复杂物质的有效原子序数（$\bar{Z}$）。

在医用诊断X射线的能量范围内，有效原子序数用式（6–8）计算。

$$\bar{Z}=(\sum a_i Z_i^{2.94})^{\frac{1}{2.94}} \tag{6–8}$$

式中，a_i为第i种元素在单位体积中电子数的占有比率；Z_i为第i种元素的原子序数。例如水（H_2O）中的氧对应的电子数比率为2.68∶3.34，氢的电子数比率为0.66∶3.34，氧、氢的原子序数分别为8和1，代入上式可得水的有效原子序数为7.42。式（6–8）的近似公式为式（6–9）。

$$\bar{Z}=\left(\frac{a_1Z_1^4+a_2Z_2^4+\cdots\cdots+a_iZ_n^4}{a_1Z_1+a_2Z_2+\cdots\cdots+a_iZ_n}\right)^{\frac{1}{3}} \tag{6–9}$$

式中，a_i为第i种元素原子在分子中的原子个数；Z_i为第i种元素的原子序数。例如，氧原子在水分子中个数为1，氢原子个数为2，代入上式可得到占人体成分大部分的水的有效原子序数。

$$\bar{Z}_{水}=\left(\frac{2\times1^4+1\times8^4}{2\times1+1\times8}\right)^{\frac{1}{3}}=(410)^{\frac{1}{3}}=7.43$$

一些正常人体组织的密度和有效原子序数见表5–1。

二、X射线在人体内的衰减规律

X射线通过被检体的衰减规律，一般采用单能宽束X射线的指数减弱规律，见式（6–5），式中，μ为受检体的线性衰减系数。实验证明，当光电吸收为主时，被检体的线性衰减系数与X光子的波长λ的三次方成正比，与有效原子序数$\overline{Z}$的四次方成正比，还与组织密度ρ成正比，用式（6–10）表示。

$$\mu = K\lambda^3 \overline{Z}^4 \rho \tag{6–10}$$

式中，K为一个比例系数。

人体各组织器官的密度、有效原子序数和厚度不同，对X射线的衰减程度各异，一般按空气、脂肪、肌肉和骨骼的顺序由小变大。

诊断X射线在人体中，主要通过光电效应和康普顿效应两种作用形式使其衰减。图6–10以肌肉和骨骼为例，表示出对不同能量的X射线在两种组织中分别发生两种效应的比率。该图是以总衰减为100，而把两种效应的衰减作为总衰减的一部分描出的曲线。由图可见，对肌肉组织在42kV时，两种效应各占50%；在90kV时，康普顿效应已占到90%。骨的有效原子序数较高，由曲线所包围的面积可见，在骨骼中发生光电效应的概率是肌肉的2倍。在73kV时两种作用概率相等。

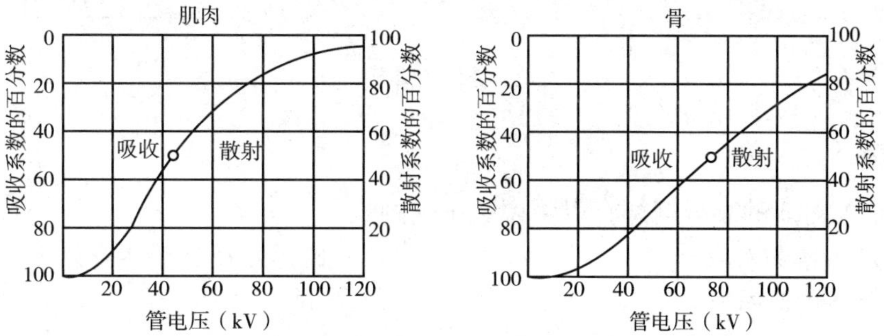

图6–10　X射线通过人体的吸收衰减和散射衰减所占比例

表6–4列出了人体不同组织的线性衰减系数。我们应掌握查表方法，并会用表中提供的数据研究问题。

表6–4　人体不同组织的线性衰减系数 μ（m^{-1}）

管电压（kV）	脂肪	肌肉	骨
40	0.3393×10^2	0.4012×10^2	2.4434×10^2
50	0.2653×10^2	0.2933×10^2	1.4179×10^2
60	0.2196×10^2	0.2455×10^2	0.9677×10^2
70	0.2009×10^2	0.2213×10^2	0.7342×10^2
80	0.1905×10^2	0.2076×10^2	0.6047×10^2
90	0.1832×10^2	0.1994×10^2	0.5408×10^2
100	0.1801×10^2	0.1942×10^2	0.4865×10^2
110	0.1774×10^2	0.1906×10^2	0.4530×10^2
120	0.1755×10^2	0.1882×10^2	0.4298×10^2
130	0.1742×10^2	0.1864×10^2	0.4132×10^2
140	0.1732×10^2	0.1852×10^2	0.4010×10^2
150	0.1724×10^2	0.1842×10^2	0.3918×10^2

现在以手部拍片为例，说明X射线在人体不同组织中的衰减差别。先用40kV的X射线拍片，由表6-4查得骨骼是肌肉线性衰减系数的6.1倍（$\frac{\mu_{骨}}{\mu_{肌肉}}=\frac{2.4434\times10^2}{0.4012\times10^2}=6.1$），可见手骨和手部肌肉如此之大的衰减差别，在照片上可呈现高对比度。然后改用150kV拍片，这时骨的线性衰减系数仅是肌肉的2.1倍（$\frac{\mu_{骨}}{\mu_{肌肉}}=\frac{0.3918\times10^2}{0.1842\times10^2}=2.1$），其影像对比度将明显下降。这是因为40kV时射线的作用形式以光电效应为主，而150kV时几乎都是由康普顿效应造成的吸收差别。

本章小结

X射线在介质中的衰减取决于射线能量、照射野大小、介质的组成与结构。对于单能窄束X射线而言，由于不考虑散射线因素，其在介质中的衰减遵循指数规律；对连续能量及有一定照射野的X射线束来说，射线束的衰减不仅要考虑由于介质吸收所造成的射线束平均能量随着射线穿透深度的变化，同时要考虑X射线在介质中产生的散射线变化。由于人体结构的组织不均匀性，X射线在穿过不同组织、器官时衰减和吸收不同，产生的散射线强度也不同，临床应用X射线必须充分考虑各种因素的影响，以获得具有良好空间分辨率及组织密度对比度的医学影像。

习 题

习题

一、单项选择题

1.关于单能X射线的衰减规律，以下说法正确的是（　）。

A.量随厚度的增加而减少　B.量随厚度的增加不变

C.质随厚度的增加而变硬　D.量不变

2.关于连续X射线的衰减规律，以下说法正确的是（　）。

A.量随厚度的增加而减少，质随厚度的增加而变硬

B.量随厚度的增加不变，质随厚度的增加而变硬

C.量随厚度的增加而减少，质随厚度的增加而变软

D.量随厚度的增加而减少，质不变

3.当X射线穿过人体组织发生衰减时，主要的作用形式是（　）。

A.相干散射、光电效应　B.相干散射、康普顿效应

C.光电效应、康普顿效应　D.光电效应、电子对效应

4.下列说法错误的是（　）。

A.窄束是指不存在散射成分　B.宽束是指含有散射线成分

C.窄束是指几何学上的细小　D.单能窄束X射线通过均匀物质时线质变硬

5.对宽束而言，积累因子（　）。

A.等于1　B.等于0　C.大于1　D.小于1

6.以下因素中，不会影响X射线衰减的是（　）。

A.物质密度　B.物质原子序数　C.物质厚度　D.探测器大小

7.在X射线拍片过程中选择了铜、铝、铍、碳滤过板，放在最靠近X射线管的是（　）。

A.铜　B.铝　C.铍　D.碳

8.铝的特征辐射是（　）。

A. 0.5keV　B. 1.0keV　C. 1.5keV　D. 2.0keV

9.对X射线衰减由大到小的排序是（ ）。

A.骨骼、空气、肌肉、脂肪　　B.骨骼、肌肉、空气、脂肪

C.骨骼、肌肉、脂肪、空气　　D.骨骼、脂肪、空气、肌肉

10.一单能X射线通过3个半价层厚度的吸收物质后强度为原来的（ ）。

A. 1/2　　B. 1/3　　C. 1/4　　D. 1/8

二、简答题

1.影响X射线衰减的因素有哪些？如何影响？

2.根据宽束连续X射线衰减的规律，解释临床X射线摄影应用滤过板的意义。

3.根据诊断X射线的衰减规律，思考对不同肢体部位X射线摄影时，为提高影像清晰度及对比度应如何选择X射线摄影条件？

（侯立霞）

第七章　辐射量及其单位

微课

知识目标

1.掌握　常用的照射量、比释动能、吸收剂量、当量剂量、有效剂量等辐射量及其单位。

2.熟悉　描述辐射场的物理量及其单位。

3.了解　集体剂量、人均剂量、待积剂量等辐射量及其单位。

技能目标

1.学会　运用辐射量及其单位相关知识对辐射场性质及强度描述。

2.具备　将辐射量及其单位应用于辐射测量中的能力。

在电离辐射与物质的相互作用过程中，射线施予物质一定能量，物质内部发生相应变化。描述辐射源和辐射场的性质，辐射与物质相互作用时能量的传递及辐射物内部的变化和规律，需要有各种辐射量和单位来表征。X射线被发现后首先应用于医学，沿用了医药学中“剂量”一词来描述，于是电离辐射的计量也称辐射剂量。

国际上定义辐射量和单位的权威组织是国际辐射单位和测量委员会（ICRU）与国际放射防护委员会（ICRP）。ICRU和ICRP主要为临床放射学、放射生物学和放射防护学等领域归纳和给出电离辐射量和单位的定义，提供测量和应用方法的建议，以及最新的数据和知识。近年来已经形成一套较为完善的电离辐射量和单位，它的研究发展成了一门新的交叉学科——辐射剂量学。

第一节　描述电离辐射的量及其单位

PPT

案例讨论

案例　居里夫人因放射学的研究两次获得诺贝尔奖。在她的指导下，人们第一次将放射性同位素用于治疗癌症。但是由于长期接触放射性物质，居里夫人因白血病逝世。人们逐渐认识到放射线接触的量与危害的相关性。

讨论　1.辐射的量究竟该如何衡量？

2.常用的辐射剂量单位有哪些？

电离辐射存在的空间称为辐射场，它是由辐射源产生的。X射线源产生的X射线场和放射性核素源产生的射线场。可以用粒子注量、能量注量等描述辐射场性质，定量分析射线在辐射场中的分布。

一、描述辐射场性质的量

（一）粒子注量

图7-1显示了一个非平行辐射场的情况。若以辐射场中某点P为中心划出一个球形区域，粒子可以从各个方向进入球体。若从各个方向进入该小球体的粒子的总数为dN，通过球心P的截面积为da，以dN除以da的商，即定义为辐射场P点处的粒子注量（particle fluence）Φ。用式（7-1）表示。

$$\Phi = \frac{dN}{da} \tag{7-1}$$

粒子注量的SI单位是m^{-2}。由于小球内的截面可任意选取，对从任何方向进入小球内的粒子，都可以选取出相应的截面积。故粒子注量的定义可适用于平行辐射场及非平行辐射场。粒子注量与入射方向无关。通常通过单位截面的粒子数不等于粒子注量，只有在单向平行垂直入射的特殊情况下，才等于粒子注量。

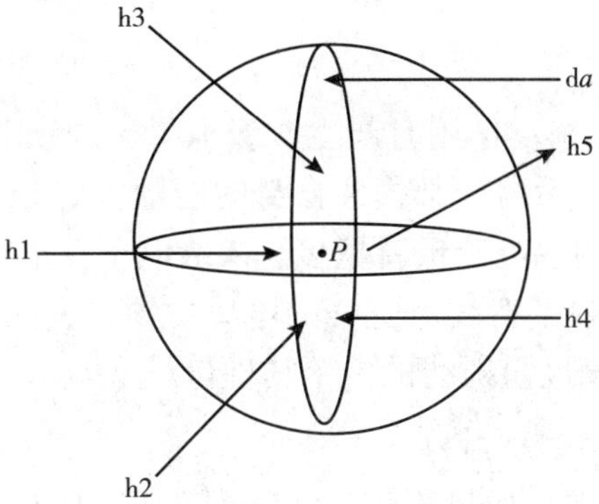

图7-1 非平衡辐射场粒子注量

然而，实际上辐射场中不可能每个粒子的能量都相同。即使其初始能量相同（单能），但进入物质后，由于相互作用，其能量逐渐减少，最后为零。因此辐射场任一点，其射线粒子具有从E_{max}到0的各种可能的能量，此时粒子注量用式（7-2）表示。

$$\Phi=\int_0^{E_x}\Phi_E \mathrm{d}E \qquad (7\text{-}2)$$

式中，Φ_E为单位能量间隔内的粒子注量，等于进入小球能量介于E和（$E+\mathrm{d}E$）之间的粒子数除以该球体的截面积的商。

在辐射防护中，常用粒子注量率Φ表示单位时间内进入单位截面积的球体内的粒子数，用式（7-3）表示。

$$\Phi=\frac{\mathrm{d}\Phi}{\mathrm{d}t} \qquad (7\text{-}3)$$

粒子注量率表示单位时间内进入单位截面积小球内的粒子数，其SI单位为$m^{-2}\cdot s^{-1}$。

（二）能量注量

除了用粒子数目，还可以用通过辐射场中某点的粒子的能量来表征辐射场的性质。故引入能量注量ψ概念：进入单位截面积小球的所有粒子能量（不包括静止能量）的总和。若进入截面积为$\mathrm{d}a$的球体内所有粒子的能量总和为$\mathrm{d}E_{fl}$，则能量注量用式（7-4）表示。

$$\psi=\frac{\mathrm{d}E_{fl}}{\mathrm{d}a} \qquad (7\text{-}4)$$

能量注量ψ用于计算间接致电离辐射在物质中发生的能量传递以及物质对辐射的吸收，SI单位是"焦耳·米$^{-2}$"（$J\cdot m^{-2}$）。

对于平行的辐射场，能量注量ψ可定义为通过与粒子运动方向垂直的单位面积的粒子能量的总和。

同样，单位时间内进入单位截面积小球内的所有粒子能量总和定义为能量注量率，用式（7-5）表示。

$$\psi=\frac{\mathrm{d}\psi}{\mathrm{d}t} \qquad (7\text{-}5)$$

（三）能量注量和粒子注量的关系

二者都是描述辐射场性质的物理量。对于单能辐射场，二者关系用式（7-6）表示。

$$\psi=\Phi\cdot E \qquad (7\text{-}6)$$

对于非单能辐射场，二者关系用式（7–7）表示。

$$\psi=\int_0^{E_x}\Phi_E \mathrm{d}E \tag{7–7}$$

式中，E为粒子能量；Φ_E为同一位置粒子注量的微分能量分布，它等于进入小球的能量介于E和（E+dE）之间的粒子数除以该球体的截面积的商。

二、照射量

X或γ射线与空气中的原子相互作用时产生次级电子，次级电子导致空气电离，产生大量正负离子。次级电子在电离空气后将全部损失自身的能量。X或γ射线的能量越高、数量越多，对空气电离本领越强，被电离的总电荷量就越多。次级电子在空气中产生的任何一种离子（电子或正离子）的总电荷量，反映了射线对空气的电离本领，表征X或γ射线特性。照射量就是根据其对空气电离本领的大小来度量射线的一个物理量。

（一）照射量及其单位

照射量定义为X或γ射线在单位质量（dm）空气中产生的所有次级电子，完全被空气所阻止时，在空气中所形成的同一种符号离子的总电荷量的绝对值（dQ）除单位质量的商。用式（7–8）表示。

$$X=\frac{\mathrm{d}Q}{\mathrm{d}m} \tag{7–8}$$

根据定义，dQ并不包括次级电子所产生的韧致辐射被吸收后而产生的电离电量。照射量是一个从射线对空气的电离本领角度说明X或γ射线在空气中的辐射场性质的量，它不能用于其他类型的辐射（如中子或质子等）和其他物质。

由于照射量的基准测量中存在着某些目前无法克服的困难，它只适用于射线能量在10keV到3MeV的射线。

照射量的SI单位为库仑·千克$^{-1}$（C·kg^{-1}），没有专用名称。目前沿用的照射量的专用单位为伦琴（R），它们的换算是1R=2.58×10^{-4}C·kg^{-1}，或1C·kg^{-1}=3.877×10^{3}R。

（二）照射量率及其单位

照射量率（$\dot{X}$）定义为单位时间内照射量的增量，或者称为照射量随时间的变化率。即dX除以dt所得的商，用式（7–9）表示。

$$\dot{X}=\frac{\mathrm{d}X}{\mathrm{d}t} \tag{7–9}$$

照射量率$\dot{X}$的国际单位为库仑·千克$^{-1}$·秒$^{-1}$（C·kg^{-1}·s^{-1}）。过去的专用单位是伦·秒$^{-1}$（R·s^{-1}）、伦·分$^{-1}$（R·min^{-1}）、毫伦·时$^{-1}$（mR·h^{-1}）等。

课堂互动

如果空气体积为0.77cm^3，标准状态下其中包含的空气质量是1mg，若被X射线照射2分钟，在其中产生的次级电子在空气中形成的正离子（或负离子）的总电荷量为10×10^{-9}C。

学生思考：此时被照空气处的X射线照射量和照射量率各是多少？

教师解答：

已知：

$$\mathrm{d}m=1\mathrm{mg}=1\times10^{-6}\mathrm{kg}$$

$$\mathrm{d}Q=10\times10^{-9}\mathrm{C}$$

$$\mathrm{d}t=2\mathrm{min}$$

解得：

$$X=\frac{\mathrm{d}Q}{\mathrm{d}m}=\frac{10\times10^{-9}}{1\times10^{-6}}\mathrm{C\cdot kg^{-1}}=1\times10^{-2}\mathrm{C\cdot kg^{-1}}$$

$$\dot{X}=\frac{\mathrm{d}X}{\mathrm{d}t}=\frac{1\times10^{-2}}{2}\mathrm{C\cdot kg^{-1}\cdot min^{-1}}=5\times10^{-3}\mathrm{C\cdot kg^{-1}\cdot min^{-1}}$$

三、比释动能

（一）比释动能及其单位

照射量是以电离电量的形式间接反映X或γ射线在空气中的辐射强度的量，它不能反映出射线在吸收介质中能量的转移过程。射线的吸收及其引起的效应直接取决于射线在介质中的能量转移，当间接致电离辐射与物质相互作用时，首先是间接致电离粒子将能量传递给直接致电离粒子，然后直接致电离粒子在物质中引起电离、激发，粒子能量最后被物质所吸收。辐射剂量学中以比释动能描述间接致电离粒子与物质相互作用时，传递给了直接致电离粒子的能量。

比释动能（K）定义为不带电的致电粒子（中子或光子）与物质相互作用时，在单位质量物质中由间接致辐射所产生的全部次级带电粒子的初始动能之和。用式（7–10）表示。

$$K=\frac{\mathrm{d}E_{\mathrm{tr}}}{\mathrm{d}m} \tag{7-10}$$

式中，$\mathrm{d}E_{\mathrm{tr}}$为间接致电离辐射在给定物质的体积元$\mathrm{d}m$内释放出来的全部带电粒子的初始动能之和，J；$\mathrm{d}m$为给定体积元内物质的质量，kg。比释动能只适用于度量间接致电离辐射，但适用于任何物质。

比释动能的SI单位是焦耳·千克$^{-1}$（$\mathrm{J\cdot kg^{-1}}$），为了纪念奠定空腔电离理论的科学家H.Gray，给以专用名称“戈瑞”，简称“戈”以及“Gy”。

$$1\mathrm{Gy}=1\mathrm{J\cdot kg^{-1}}$$

根据辐射场实际情况，又有毫戈瑞（mGy）、微戈瑞（μGy）等。

$$1\mathrm{Gy}=10^{3}\mathrm{mGy}=10^{6}\mathrm{\mu Gy}$$

（二）照射量与比释动能的关系

对于单能X或γ射线，空气中某点的照射量X与能量注量ψ的关系用式（7–11）表示。

$$X=\psi\cdot\frac{\mu_{\mathrm{en}}}{\rho}\cdot\frac{e}{\omega} \tag{7-11}$$

式中，μ_{en}/ρ为射线在空气中的质能吸收系数；e为离子的电荷，e=1.6021×10^{-19}C；ω为带电粒子在空气中每形成一个离子对所消耗的平均能量，ω=33.85eV。

对于一种给定的单能间接致电离辐射，辐射场中某点的比释动能K与能量注量ψ之间的关系用式（7–12）表示。

$$K=\psi\cdot\frac{\mu_{\mathrm{tr}}}{\rho} \tag{7-12}$$

式中，μ_{tr}/ρ为物质对指定能量的间接致电离粒子的质能转移系数，它表示间接致电离粒子在物质穿行单位长度时，其能量转变为次级电子的初始动能的份额。

在带电粒子平衡及射线在介质中由次级带电粒子产生的轫致辐射损失的能量忽略不计的前提下，$\mu_{\mathrm{tr}}/\rho=\mu_{\mathrm{en}}/\rho$，因此可得式（7–13）。

$$K=X\cdot\frac{\omega}{e} \tag{7-13}$$

一般在吸收物质的原子序数和辐射光子的能量较低时，射线在空气中的比释动能及照射量的关系可用上式表达。

四、吸收剂量

比释动能所描述的是间接致电离辐射在介质中转移给次级带电粒子的能量，次级带电粒子的能量一部分用于电离和激发，一部分转化为轫致辐射。轫致辐射是带电粒子与场物质作用时，能量直接转换成电磁辐射散发出去，因此考虑吸收时不能包括这部分能量。射线所引起的各种效应只与其在介质中用于电离、激发的能量有关，这部分是射线真正在介质中所“沉积”

的能量。射线在介质中“沉积”的能量越多，也就是说介质吸收的辐射能量越多，由辐射引起的效应就越明显。辐射剂量学用“吸收剂量”来衡量物质吸收辐射能量的多少，以此来研究辐射效应与能量吸收的关系。

辐射所授予单位质量介质dm中的平均能量dE_{en}定义为吸收剂量（D）。用式（7–14）表示。

$$D=\frac{\mathrm{d}E_{en}}{\mathrm{d}m} \tag{7–14}$$

式中，dE_{en}为平均授予能，表示进入质量为dm的体积元内全部的带电粒子和不带电粒子能量的总和，与离开该体积的全部带电粒子和不带电粒子能量总和之差，再减去在该体积元内任何核反应所增加的静止质量的等效能量。

对某一物质，一定体积内接收的平均能量越多，吸收剂量就越大。不同物质吸收辐射能的能力是不同的。因此讨论吸收剂量，必须说明是什么物质的吸收剂量。吸收剂量适用于任何电离辐射及任何物质。

吸收剂量的SI单位是焦耳·千克$^{-1}$（J·kg^{-1}），其专用名称与比释动能的单位相同，同为“戈瑞”，简称“戈”或“Gy”。在放射治疗剂量学中，为计算患者剂量和处方剂量时，为了方便通常使用厘戈瑞（cGy）作为吸收剂量单位。

1Gy=100cGy

旧的专用单位是拉德，其符号为“rad”。

1rad=1cGy=10^{-2}Gy

各种电离辐射的生物效应，不仅与吸收剂量大小有关，还与吸收的速率有关，因此引入吸收剂量率的概念。吸收剂量率（$\dot{D}$）表示单位时间内吸收剂量的增量。用式（7–15）表示。

$$\dot{D}=\frac{\mathrm{d}D}{\mathrm{d}t} \tag{7–15}$$

其SI单位用焦耳·千克$^{-1}$·秒$^{-1}$（J·kg^{-1}·s^{-1}）表示，其专用名称为戈·秒$^{-1}$（Gy·s^{-1}）。

五、吸收剂量与比释动能的关系

照射量是以间接的方式反映辐射场强度，而吸收剂量和比释动能则是从射线能量转移的角度反映物质在与射线相互作用时，物质所吸收的射线能量。它们之间既相互关联，又有本质区别。利用照射量可计算空气的比释动能和吸收剂量，或利用比释动能计算吸收剂量。在讨论三者关系时，必须附加条件，而电子平衡或者广义的带电粒子平衡则是其中重要的条件之一。

（一）带电粒子平衡

为方便叙述，我们以“电子平衡”为例来讨论。设有一束X或γ射线，照射体积为V的介质，发生相互作用，X或γ光子释放次级电子，由于次级电子具有一定射程，其中的某一点O点附近的小体积ΔV中产生的次级电子a可能会逃离ΔV而带走部分能量，在ΔV外产生的次级电子b可能进入ΔV而带来部分能量。若所有离开ΔV的次级电子带走的能量和进入ΔV的次级电子带入的能量相等时，则称在O点处存在电子平衡（图7–2）。

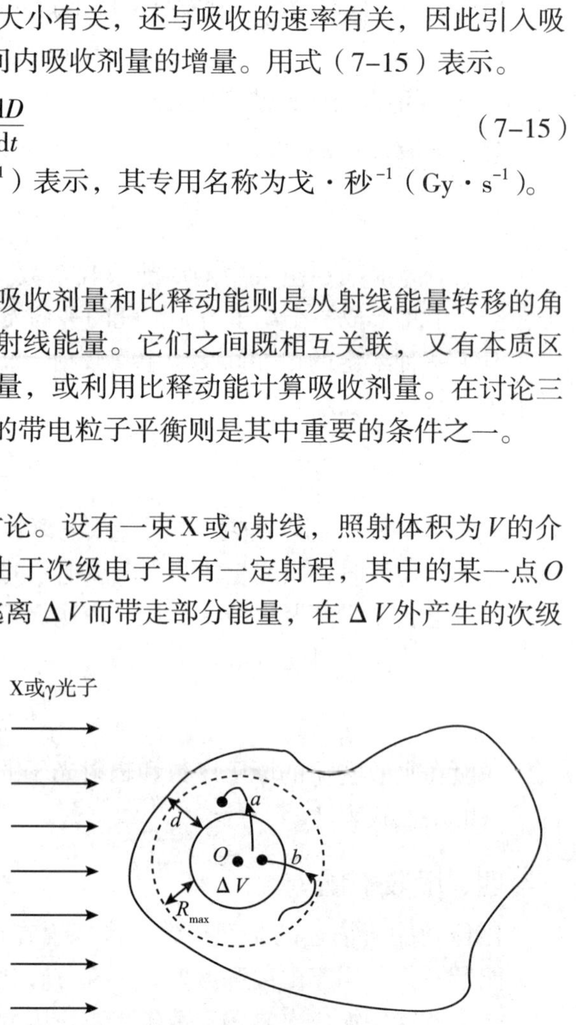

图7–2　电子平衡示意图

设dE_{en}为介质中某体元吸收的能量，dE_{tr}为射线转移给该体元的能量，dE_{out}为次级电子从体元中带走的能量，dE_{in}为体元外产生的次级电子带入体元的能量，则有以下关系。

$$\mathrm{d}E_{en}=\mathrm{d}E_{tr}-\mathrm{d}E_{out}+\mathrm{d}E_{in}$$

当达到“电子平衡”时，则有以下关系。

$$dE_{out}=dE_{in}$$
$$dE_{en}=dE_{tr}$$

由以上分析可见，达到带粒子平衡的条件如下：① Δ*V*周围的辐射场是均匀的，以使其周转光子释放出的电子注量率保持不变。不仅要求辐射强度和能谱不变，还要求介质均匀；② Δ*V*在各个方向离介质边界的距离*d*要大于等于次级电子的最大射程R_{max}。

（二）吸收剂量与比释动能的关系

在带电粒子平衡情况下，间接致电离辐射在质量为d*m*的物质中交给带电粒子的能量dE_{tr}等于该体元内物质所吸收的能量dE_{en}，因此可得式（7-16）。

$$D=\frac{dE_{en}}{dm}=\frac{dE_{tr}}{dm}=K \tag{7-16}$$

这表明在带电粒子平衡的条件下，不考虑带电粒子因韧致辐射而损耗的能量，吸收剂量等于比释动能。但是带电粒子的一部分能量会转变为韧致辐射而离开质量元d*m*，这时仍存在带电粒子平衡，但吸收剂量会小于比释动能。这时候两者的精确关系用式（7-17）表示。

$$D=K(1-g) \tag{7-17}$$

式中，*g*为带电粒子能量转化为韧致辐射的份额。除了高能电子外，一般韧辐射所占的份额*g*都是很小的，可忽略不计。

当满足电子平衡，且次级电子产生的韧致辐射可以忽略时，吸收剂量和比释动能相等。若不能达到电子平衡条件，为使吸收剂量和比释动能可以进行数值转换，需引入一个电子平衡系数q_e，它等于X或γ光子辐射在所指定的体积内沉积的能量E_{dep}与辐射在同一体积释放出的能量E_{col}之比，即$q_e=E_{dep}/E_{col}$。

如图7-3所示，X或γ光子射入视为均匀介质的水中。根据带电粒子平衡条件，物质表面的任意点不存在带电粒子平衡，因此在浅表位置，X或γ光子在其作用点周围的小体积元内释放的能量并未全部沉积在该体积元内，$q_e<1$，即比释动能>吸收剂量。如果X或γ光子在水中的衰减可以忽略，当深度等于次级电子的最大射程时，电子平衡条件满足，$q_e=1$，吸收剂量=比释动能，并随深度的增加数值保持不变，如图7-3a所示。实际上，随着深度的增加，一方面由于入射光子的强度逐渐减弱，比释动能下降；另一方面沿X或γ光子入射方向产生的次级电子数目在达到其电子射程之前逐渐增加，造成吸收剂量增加。当随着深度增加所增加的次级电子数目等于因入射光子衰减而使释出的次级电子减少的数目时，吸收剂量达到最大值，完成其剂量建成。随着深度的继续增加，比释动能和吸收剂量同时变小。由于次级电子在某一点沉积的能量主要起源于它前面某点产生的次级电子，因此位于电子平衡点以后的各点，$q_e>1$，此时，比释动能<吸收剂量，如图7-3b所示。

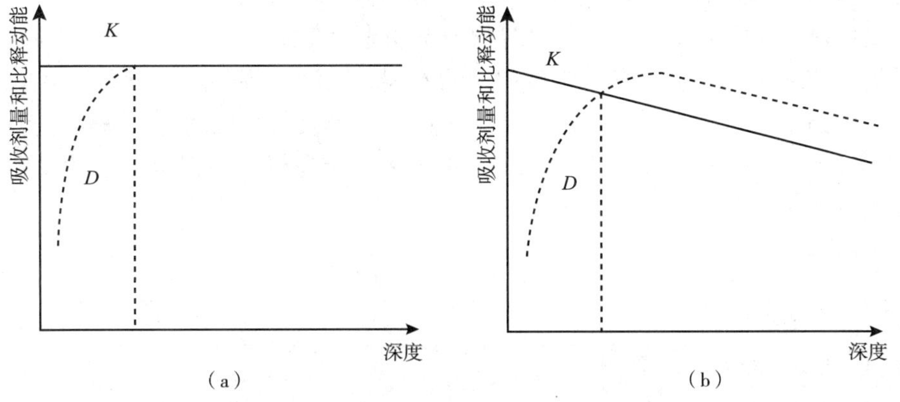

图7-3　吸收剂量和比释动能随介质深度的变化

PPT

第二节 辐射防护中使用的辐射量及其单位

随着科学技术的发展，各种射线不断应用在各行各业中。在医学中，可以通过射线进行影像学检查，也有通过高能X、γ射线及电子线进行肿瘤放射治疗。随着放射线的广泛使用，将不可避免地涉及接触人员防护的问题。定量测量辐射照射对个人以及群体产生效应的有效剂量和辐射危害，是辐射防护的实际工作中必须了解和探索的内容。在辐射防护中使用的辐射量也必须考虑不同射线种类在不同组织中产生的生物学效应的影响。

一、权重因子

（一）辐射权重因子

虽然吸收剂量适用于各种辐射类型，并且可以用来说明各种介质在电离辐射过程中吸收能量的多少，但它不能用于描述所导致的生物效应。因为当辐射类型与其他条件发生变化时，辐射生物效应与吸收剂量之间的关系也有所变化。因此，如果我们对吸收剂量加一系数，使修正后的吸收剂量能更好地反映辐射所导致的有害效应概率或严重程度。辐射与物质作用是随机的，所以物质吸收能量（不是某一点上的剂量）采用平均剂量的概念，如果将吸收剂量用一个与辐射的品质有关的因子加权，则此加权因子称为辐射权重因子（W_R）。对于特定种类与能量的辐射，其权重因子的数值是代表这种辐射在小剂量时诱发随机效应的相对生物效应的数值。ICRP 最新的辐射权重因子见表7-1。

表7-1 辐射权重因子 W_R（ICRP 103，2007）

辐射类型	能量范围	辐射权重因子 W_R
光子	所有能量	1
电子和μ介子	所有能量	1
质子和带电π介子	>2MeV	2
α粒子、裂变碎片、重离子	所有能量	20
	下列连续函数用于中子辐射权重因子计算	
中子	$E_n<1\text{MeV}$	$2.5+18.2e^{-[\ln(E_n)]2/6}$
	$1\text{MeV}\leqslant E_n\leqslant 50\text{MeV}$	$5.0+17.0e^{-[\ln(2E_n)]2/6}$
	$E_n>50\text{MeV}$	$2.5+3.2e^{-[\ln(0.04E_n)]2/6}$

（二）组织权重因子

辐射防护中通常遇到的情况是小剂量慢性照射，在这种情况下引起的辐射效应主要是随机性效应。随机性效应发生的概率不仅与射线的种类和能量有关，而且与受照组织或器官有关。

因不同器官或组织对发生辐射随机性效应的不同敏感性，故引入权重因子对当量剂量进行修正，修正后的当量剂量能够更准确地反映组织或器官吸收射线后的危险程度。这个因子称为组织权重因子（W_T）。对射线越敏感的组织，W_T越大，所有组织的权重因子的总和为1。ICRP 最新的组织权重因子见表7-2。

表7-2 组织权重因子 W_T（ICRP 103，2007）

组织	W_T	合计
肺、胃、结肠、乳腺、红骨髓	0.12	0.60
其余组织	0.12	0.12
性腺（卵巢、睾丸）	0.08	0.08

续表

组织	W_T	合计
食道、甲状腺、膀胱、肝	0.04	0.16
骨表面、皮肤、脑、唾液腺	0.01	0.04
合计	1.00	1.00

二、当量剂量

（一）当量剂量及单位

吸收剂量可以用来说明人体所接受的射线能量，但产生的生物学效应与辐射剂量、辐射类型、照射条件、生物种类、照射部位和个体生理差异均有关系。对吸收剂量进行加权修正后能更好地反映辐射所致有害效应以及严重程度。在辐射防护中，将个人或集体实际接受的或可能接受的吸收剂量根据组织生物效应乘以加权因子修正，经加权修正后的吸收剂量在放射防护学中称为当量剂量。

对于某种辐射R在某个组织或器官T中的当量剂量$H_{T \cdot R}$可由式（7–18）给出。

$$H_{T \cdot R}=W_R \cdot D_{T \cdot R} \tag{7–18}$$

式中，W_R为与辐射R能量相关的吸收剂量修正因子，也称为辐射权重因子；$D_{T \cdot R}$为辐射R在组织或器官T中产生的平均吸收剂量。

吸收剂量表达单位质量的介质吸收了多少辐射能量，当量剂量表达吸收了射线能量对人体可能带来的危害大小。也就是说单位质量的人体组织吸收了不同辐射类型的相同的辐射能量，但当量剂量数值可能会有很大的差别，该差异通过W_R来反映。W_R是没有量纲的，所以当量剂量的SI单位与吸收剂量相同，即焦尔·千克$^{-1}$（$J \cdot kg^{-1}$），其专用名称是希沃特（Sv）。

$$1Sv=1\ J \cdot kg^{-1}$$

当辐射场由具有不同W_R值的不同类型和（或）不同能量的辐射构成时，可将吸收剂量分为几组，取各自的W_R值计算，最后相加得到组织或器官总的当量剂量，用式（7–19）表示。

$$H=\sum_R w_R \cdot D_{T \cdot R} \tag{7–19}$$

（二）当量剂量率及单位

当量剂量率（$\dot{H}$）是指单位时间内器官或组织所接受的当量剂量。若在dt时间内，当量剂量的增量为dH_T，则当量剂量率用式（7–20）表示。

$$\dot{H}_T=\frac{dH_T}{dt} \tag{7–20}$$

当量剂量率的SI单位为希沃特·秒$^{-1}$（$Sv \cdot s^{-1}$）。

三、有效剂量

当量剂量是不同射线类型对组织或器官形成辐射危害的度量。不同组织或器官对辐射的敏感程度不同，所以即使接受了相同的当量剂量的辐射，其生物学效应也不尽相同。对放射性工作人员来说，在工作中身体所受的照射，一般涉及多个组织或器官，为了评价辐射对人体所产生的损伤效应，以及不同组织接受照射造成的总危险度，评价辐射对其所产生的危害，需要通过组织权重因子对当量剂量加权。有效剂量E的概念就是加权后的当量剂量。

H_T为组织当量剂量；W_T为组织权重因子。有效剂量以辐射诱发的随机性效应的发生率为基础，表示机体组织或器官经辐射权重因子和组织权重因子加权后的吸收剂量之和，用式（7–21）表示。

$$E=\sum_T W_T \cdot H_T \tag{7–21}$$

因为W_T没有量纲，所以有效剂量E的SI单位和当量剂量的单位一样。

课堂互动

在医用诊断X射线检查中，一次胸片摄影所致患者（女性）性腺、红骨髓、结肠、肺、胃、膀胱、乳腺、肝、食道、甲状腺、皮肤、骨表面、其余组织的当量剂量分别为0.012mSv、0.028mSv、0.007mSv、0.05mSv、0.012mSv、0.001mSv、0.016mSv、0.019mSv、0.042mSv、0.01mSv、0.0006mSv、0.061mSv、0.021mSv。

学生思考：根据式（7–21），该患者有效剂量是多少？

教师解答：E=（0.08×0.012+0.12×0.028+0.12×0.007+0.12×0.05+0.12×0.012+0.04×0.001+0.12×0.016+0.04×0.019+0.04×0.042+0.04×0.01+0.01×0.0006+0.01×0.061+0.12×0.021）mSv= 0.021mSv。

即该患者有效剂量是0.021mSv。

四、集体剂量

随着人们物质生活条件的提高、医疗水平的进步，放射性检查和治疗的应用越来越广泛，放射线从业人员越来越多。由于辐射的随机性效应，有一定的概率发生在某些个体身上，并非受照射的每个人都会发生。因此，从辐射管理角度来讲，为了评价某个群体所接受的剂量导致的总影响，我们引入了集体剂量的概念：受某一辐射源照射的人群数与他们所受的平均辐射剂量的乘积之和。单位是人·希沃特（man·Sv）。

（一）集体当量剂量

某一群体的器官或组织的集体当量剂量S_T用式（7–22）表示。

$$S_T = \sum_i H_{Ti} N_i \tag{7–22}$$

式中，H_{Ti}为受照射群体中第i组内N_i个成员每人在全身或任一特定器官或组织内的平均当量剂量。

若群体中所有个体受到同类辐射，N个个体受到的平均当量剂量为H时，则群体的集体当量剂量S_T用式（7–23）表示。

$$S_T = H \cdot N \tag{7–23}$$

（二）集体有效剂量

受照群体里每一个成员的有效剂量之和即为其集体有效剂量，用式（7–24）表示。

$$S_E = \sum_i E_i N_i \tag{7–24}$$

式中，N_i为该群体中全身或任一器官受到平均有效剂量为E_i的那部分成员的人数。

集体有效剂量的单位与集体当量剂量的单位相同。

若群体中的所有N个个体受到同类的辐射照射，每个个体所受的平均有效剂量均为E时，则该群体集体有效剂量S_E用式（7–25）表示。

$$S_E = E \cdot N \tag{7–25}$$

集体当量剂量和集体有效剂量是一个广义量，没有明确指出剂量的给出时间。在使用时，需要对累积时间加以说明。

五、人均剂量

某人群受照射时，人群中每个成员接受的剂量不会完全一样。为了把所受照射与个体预计发生的危害联系起来，我们引入人均剂量概念：特定人群中一系列真实剂量的平均值。人均当量剂量$\overline{H}$和人均有效剂量$\overline{H}_E$的定义用式（7–26）、式（7–27）表示。

$$\overline{H}=\frac{S_T}{N_t} \tag{7-26}$$

$$\overline{H}_E=\frac{S_E}{N_t} \tag{7-27}$$

式中，S_T和S_E分别为单位时间t内人数为N_t的人群的集体当量剂量和集体有效剂量。

六、待积剂量

各种光子线的放射源位于体外，通常可称为外照射。对于核医学的检查和治疗，如全身骨显像、PET-CT、I^{131}治疗等，需要将放射性核素注入体内，可以称为内照射。这些核素滞留在机体内期间的总剂量称为待积剂量。也就是说，待积剂量是用以定量评价放射性核素进入机体后造成内照射危害的剂量。

（一）待积当量剂量

待积当量剂量是指人体单次摄入放射性核素后，某一特定器官或组织中接受的当量剂量率在特定时间τ内的积分，用式（7-28）表示。

$$H_T(\tau)=\int_{t_0}^{t_0+\tau}\dot{H}_T(t)\,dt \tag{7-28}$$

式中，t_0为摄入放射性核素的时刻；τ为放射性核素对器官或组织照射的时间（年）；$\dot{H}_T(t)$为对应于器官或组织在t时刻的当量剂量率。待积当量剂量的SI单位是希沃特（Sv）。

（二）待积有效剂量

人体内放射性核素的沉积及照射剂量分布通常不均匀，将单次进入人体的放射性核素在和器官或组织的当量剂量乘以组织权重因子后求和，就可得到待积有效剂量，用式（7-29）表示。

$$E(\tau)=\sum_T W_T\cdot H_T(\tau) \tag{7-29}$$

待积有效剂量的SI单位为希沃特（Sv）。

本章小结

度量射线强度是合理应用射线及有效防护的基础。照射量是以辐射在空气中产生电离电量多少来间接表征射线强度的物理量，通过测量辐射在空气介质中产生的电离电量，考虑空气与介质在密度、组成的差异，就可以获得辐射与介质作用后在介质中沉积的能量，即吸收剂量。当量剂量与有效剂量是从辐射防护角度引入的物理量，它不仅反映了不同射线与组织作用射线能量的沉积，还包含了不同生物组织受到辐射照射所产生的生物学效应。

习 题

习题

一、单项选择题

1. 有效剂量的专用单位是（　）。

A. rgd　　B. rem　　C. ci　　D. $C\cdot kg^{-1}$

2. 1戈瑞等于（　）拉德。

A. 2.58　　B. 1000　　C. 0.01　　D. 100

3. 照射量适用的介质是（　）。

A. 水　　B. 铅　　C. 空气　　D. 组织

4. 以下辐射量中，经辐射权重因子（W_R）修正后的吸收剂量称为（　）。

A. 当量剂量　　B. 能量注量　　C. 有效剂量　　D. 粒子注量

5.既考虑了不同器官或组织对发生辐射随机性效应的不同敏感性，又能反映不同种类射线引起不同生物学效应的是（　）。

A.照射量　B.吸收剂量　C.有效剂量　D.粒子注量

6.吸收剂量的单位是（　）。

A. R和Ci　B. Gy和rad　C. Sv和rad　D. Sv和Ci

7.关于照射量，以下说法正确的是（　）。

A.只适用于X射线或者γ射线

B.照射对象只能是生物体

C.照射量是指单位质量的物质中形成的离子的总电荷数

D.辐射防护中使用的辐射量

8.关于当量剂量，以下说法不正确的是（　）。

A. SI单位是Sv

B.辐射权重因子无量纲

C.是不同射线类型对组织或器官形成辐射危害的度量

D.能够反映不同组织或器官对辐射的敏感度差异

9.关于比释动能的定义，以下说法正确的是（　）。

A.吸收剂量修正后得到有效剂量

B.间接致辐射所产生的全部次级带电粒子的初始动能之和

C. 1R的照射量是每千克空气吸收射线的能量

D.当量剂量用于描述引起某些生物效应的危险

10.适用于任何电离辐射和受照物质的辐射量是（　）。

A.照射量　B.比释动能　C.当量剂量　D.吸收剂量

二、简答题

1.什么是带电粒子平衡？产生的次级电子满足“带电粒子平衡”的条件是什么？

2.当量剂量与有效剂量的区别是什么？

3.吸收剂量、比释动能和照射量之间的关系和区别分别是什么？

（吴　刚）

第八章　放射线探测原理及方法

微课

知识目标

1. 掌握　放射线探测器的种类；各种放射线探测器的优缺点。
2. 熟悉　放射医学与核医学中相关的核辐射探测器。
3. 了解　放射线探测器的原理。

技能目标

1. 学会　运用放射线探测原理解释放射剂量的测量方法。
2. 具备　针对不同射线种类、强度及能量选择适用的放射检测仪器的能力。

第一节　概　述

PPT

案例讨论

案例　1896年法国物理学家贝克勒尔在研究含铀矿物质的荧光现象时，偶然发现铀盐能放射出穿透力很强可使照相底片感光的不可见射线。不久之后人们在加有磁场的云室中研究这种射线时，证明它是由3种射线成分组成的：α射线、β射线和γ射线。贝克勒尔在发现放射性现象的同时，使用照相底片——最初的核乳胶实现了人类历史上第一次核辐射探测。

讨论　1. 放射线探测器应用在哪些方面？

2. 常用的放射线探测器有哪些？

一、放射线探测器的简介

由于人体对核辐射是无法感知的，因此要想探测核辐射的种类、能量和强度等就必须借助于核辐射探测器。为了控制及避免放射线所引起的危害，我们需要及时有效地探测到核辐射，以进一步做出防护措施。如此一来，核辐射探测的应用领域也就和核能的应用领域一样，十分广阔。

核辐射探测器是通过核辐射在气体、液体或者固体中发生的电离效应、发光现象、物理或化学变化进行核辐射探测的元件，又称核探测元件，是探测辐射射线用的器件。云室和核乳胶是最早用于核辐射探测的方法，至今已有一百多年的历史，随着科学技术的不断发展，探测器的种类、性能也不断发展和提高，并应用于核科学技术的发展、核武器的研究、核试验的测试等，在医学影像技术、放射治疗、核医学等方面也有广泛应用。

二、放射线探测器的种类

目前，核辐射探测器种类非常多，工作原理也不尽相同，较为常见的是气体探测器、闪烁体探测器和半导体探测器，它们是随着科学技术的发展和核物理、粒子物理实验以及其他领域的应用需要，在不同时期衍生并逐渐完善的探测器系列。在放射医学和核医学领域，电离室型剂量仪因其对吸收剂量的测量便捷性和准确性而得到了广泛应用。下面对几类探测器做简要介绍。

（一）气体探测器

气体探测器包括电离室、正比计数器和盖革-弥勒（G-M）计数管等，它们均以气体为探测介质，在结构上也有相似。气体探测器是在19世纪末20世纪初核辐射被发现时最早使用的一种探测器，它在早期起到了很大的作用。到20世纪60年代末研制生产了一系列的气体核辐射探测器，如裂变电离室、屏栅电离室、平行板雪崩室、三氟化硼正比计数管、^{3}He正比计数管、盖革－弥勒（G–M）计数管等。到20世纪80年代末，Xe气体纯化技术的提高促进了Xe闪烁正比计数管的发展，构成了新型的X射线Xe气体闪烁正比计数管。气体探测器是应用最广的探测器，虽然在某些领域已基本被半导体探测器取代，但其具有制备简单、性能可靠、成本低廉、使用方便、可制成各种较大型的电离室等优点，使它至今仍被用于核辐射探测，而且具备新的发展可能性。

（二）闪烁体探测器

闪烁体探测器是利用射线与某些透明物质相互作用，使其电离、激发而发射荧光的这一特性来工作的。这些透明物质称为荧光物质或闪烁体，构成对电离辐射灵敏的元件。按化学属性可归类为有机与无机闪烁体；而按物理状态，有固体、液体、气体与固溶液四种；按发光机制和核性能特点，分为无机晶体闪烁体、有机晶体闪烁体、塑料闪烁体、玻璃闪烁体、液体闪烁体以及气体闪烁体等。射线使物质发光的应用很常见，X光透视的原理即为不同强度的X射线透过人体组织打在荧光屏上使之发光而形成人体器官的图像。

闪烁体探测器能探测各种类型的带电粒子和中性粒子。其主要特点是探测器效率高，时间分辨力好，也是一种应用较广泛的核辐射探测器。

（三）半导体探测器

美国贝尔电话实验室麦凯在1945年首先提出利用半导体来探测射线。半导体探测器迅速发展于20世纪60年代，它的工作原理类似于气体电离室，用半导体材料作为探测介质，又称为固体电离室。半导体探测器可用来探测带电粒子、X射线、γ射线及中子等。制造探测器的材料有硅、锗及化合物半导体等。半导体探测器广泛应用于各个领域的射线能谱测量，在高位置分辨的粒子径迹探测器方面也取得了突破性的进展。

（四）放射医学与核医学中相关的核辐射探测器

在放射医学与核医学中，常见的有医用加速器产生的用于放射治疗的高能X射线（6~25MeV）、高能电子束（4~50MeV）以及高能质子束（70~250MeV），放射诊断设备如普通CR/DR X光机、全景牙科机、医用螺旋CT等产生的中低能X射线（20~280keV）。这些电离辐射进入人体组织后，会与组织原子相互作用而传递能量，使人体组织发生一系列变化，可能造成器官或组织损伤，呈现各种生物效应。放射治疗就是利用这类效应来杀死癌细胞以达到治疗的目的，而放射诊断则是利用射线穿过人体组织后有强度衰减的物理特性来进行医学诊断。为了能够对放射治疗、放射诊断的效果及其副作用进行有效的评估和判断，采用核辐射探测器来对射线的强度、剂量进行测量和监督是十分重要且必要的。国际辐射单位和测量委员会（ICRU）规定了与放射治疗和放射防护有关的辐射量及其单位，并由此发展起来了辐射剂量学，它是主要研究辐射剂量及如何测量辐射剂量的一门学科，到目前为止，测量辐射剂量的探测器主要是电离室，根据具体测量的射线的能量或者辐射质不同，分为指型电离室和平板电离室两种，我国也建立了国家级剂量基准，制定了相关的吸收剂量测量规程，并且给出了不同辐射质电离辐射吸收剂量测量时对指型电离室和平板电离室的具体要求。

（五）其他探测器

除了最常用的气体探测器、闪烁体探测器、半导体探测器，探测器的种类还有很多。例如：径迹探测器，热释光剂量探测元件、自给能探测器、切伦科夫探测器和中子激活指示器等。其中径迹探测器是通过直接记录粒子走过的径迹图像的探测器，根据径迹的粗细、稀密、长度、径迹弯曲程度和径迹的数量分布等，获得粒子的各种信息。这类探测器或是直接给出能够长久保持的径迹图像，如核乳胶核固体径迹探测器；或是把径迹拍成照片，再进行自动分析和处理，从而得到有关粒子的信息，如云室、气泡室、火花室、闪光室等。

三、放射线探测器的发展

核辐射探测器研究从开始到现在经历了一百多年的历史，包括初始阶段、中期阶段和完善阶段。

（一）初始阶段

在核辐射探测器体系的初始阶段，出现了研制核辐射探测器的热潮，1953年，物理学家麦凯曾讲过："那一时期，每当核物理学家观察到一种由核辐射导致的新效应，人们都试图利用这一新效应制成一种核辐射新探测器。"众多科学家从现有材料或新研制的材料中，探寻可用于核辐射探测器的信息，现有的核辐射探测器绝大多数都是在那个时期研制成功并逐步发展的。核物理发展早期，核物理研究与核探测器的研制难以分离。从第一种探测器——核乳胶开始，到形成气体探测器、闪烁体探测器、半导体探测器、热释光剂量探测元件、径迹探测器、自给能探测器、切伦科夫探测器和中子激活指示器八大类探测器体系，经历了六七十年的时间。实验核物理的发展，对核辐射探测器的需求极为迫切，几乎所有早期从事核物理研究的科学家都曾参与核探测器的研制。

在初始阶段主要有以下几种早期的探测器。

1.硫化锌闪烁体 最早的闪烁体。实验发现α粒子（或质子）射到硫化锌闪烁屏上，硫化锌晶粒会产生荧光，用放大镜或低倍显微镜，甚至用已适应了黑暗的眼睛，都可以通过观测得到可计数单个粒子。在1903年，伊尔斯特和盖伊太尔就利用硫化锌荧光屏观察到了由放射性引起的单个闪光。但是用这种方法，观察者非常吃力，粒子较多的时候，往往来不及计数。后来出现了光电倍增管代替人眼，并用电子学方法自动计数，逐步完善发展成为现代的闪烁探测器。这种利用荧光物质的闪烁现象来探测核辐射是最早的核探测方法之一。

2.NaI（Tl）闪烁体 一种由无色透明的NaI晶体构成的无机闪烁体，它通常以Tl作为激活剂。1948年3月，霍夫思塔特进行了一个类似于居里夫人发现镭的实验。他在黑暗中将蒽、萘、NaI（Tl）、KI（Tl）、NaCl（Tl）、KBr（Tl）及$CaWO_4$等样品依次排列在相机底片上，将其用黑纸包裹起来放入薄纸箱，用镭源从纸箱上方半米处照射半小时后移走放射源，然后将底片冲洗后发现在原先放置NaI（Tl）粉末的底片颜色较黑，而其他样品几乎未受到影响。随后他在试管中制出NaI（Tl）多晶，为了防止潮解，用铝等金属将NaI晶体密封之后与光电倍增管连接，并在与光电倍增管耦合的一面采用光学玻璃等作光窗，后端接上高压和放大器，第一次在示波器上得到了明显的脉冲。就这样，NaI（Tl）闪烁体探测器便问世了。后来，用发现NaI（Tl）相同的方法，在意大利、美国又发现了液体闪烁体和Ge（Li）半导体探测器。

NaI（Tl）闪烁体的平均原子序数高、密度高，适用于测量X、γ射线。对γ射线具有较高的探测效率，能量分辨力较好，是目前探测γ射线应用最广的闪烁体探测器。

3.玻璃闪烁探测器 用以二氧化硅为主要成分的无机闪烁体制成的，这类闪烁体用铈作激活剂，同时也都含有锂。主要用于中子探测，通过^{6}Li俘获中子，是现今的重要中子探测器之一，具有闪烁衰减时间短，温度性能好，对慢中子的探测效率高等优点，同时，它具有耐酸、耐碱、不潮解及耐温度骤变等优点，适用于恶劣环境。

现在用铈激活的锂玻璃闪烁体，其工艺和性能已基本稳定。然而，在其研制过程中，曾出现过大量的锂玻璃闪烁探测器品种。例如，早期报道的不是锂玻璃，而是含硼玻璃闪烁体，Sm、Cu、Pb、Eu、Tl、U、Sn与Mn都曾作为激活剂应用过。现今，国内外用作中子探测的玻璃闪烁体，皆为铈激活的锂玻璃闪烁体。使用其他激活剂的或基质为含硼的玻璃闪烁体皆已绝迹。

（二）中期阶段

在初始阶段完成多类别、多品种的核辐射探测器体系建立后，中期阶段主要实现了以下三个方面的发展。

1.探测器探测机制的探索与研究 到20世纪70~80年代，经过十几年的长期试验探索与理论研究，借助带电粒子在电场中的行为规律，最先完成了对电离室、正比计数管和盖革-弥勒计数管为代表的气体电离探测器探测机制的解释。后借助固体能带理论，对以NaI（Tl）为代表的无机晶体闪烁体受激发光过程进行了描述。对于半导体探测器的探测原理，则给出了施主与受主、电子与空穴的概念。

2.探测器性能指标的测定 在核辐射探测器研制成功之后，便开始对其性能，比如坪特性、壁效应、探测效率、使用寿命、幅度分辨、时间与能量分辨、能量响应、温度效应及耐辐照等，进行系统、全面的测量，并累积了大量实验数据。

3.部分探测器的新老更迭 核辐射探测器研制发展到中期阶段之后，形成了各种核探测器横向竞争的局面，随着科技的进步和发展，一部分探测器被淘汰，一部分探测器则逐步发展成公认的支柱探测器，还有一部分探测器被性能改进后的新型探测器替代。

（三）完善阶段

经历了初始阶段、中期阶段之后，是探测器的完善阶段，在此阶段，需要根据实际应用需求和科技进步发展，对现有探测器进行筛选和改善。

PPT

第二节　放射线探测器

一、气体探测器

气体探测器是在放射线技术中应用最为广泛的探测器之一，在生物医学领域中，特别是在医学成像技术中运用取得显著成就，在放射线探测技术发展初期也起到了非常重要的作用。

（一）基本原理

1.气体的电离 气体探测器是以气体为工作介质，由入射粒子通过气体时，使气体分子激发或电离，从而生成大量的电子-离子对。入射粒子直接产生的电离叫作直接电离或初电离；电离后产生的正离子和电子叫次级粒子，如果它们具有的能量足够大，足以使气体原子再次电离，这种电离叫作次电离。一般我们把能够引起次电离的次级电子叫作 δ 电子。

带电粒子在气体中产生一对离子，所需的平均能量称为平均电离能，以ω表示。若能量为E_0的入射粒子在气体中总共产生了N_0对离子对，则产生一对电子正离子所需要的平均能量用式（8-1）表示。

$$\omega = \frac{E_0}{N_0} \tag{8-1}$$

大量实验数据表明，对于不同类的粒子，或不同能量的同种粒子在同一种气体中的电离，其粒子电离能都很相似；大多在30eV左右，大于原子的电离电位一倍左右，这是因为一部分能量消耗仅使气体分子激发而没有产生电离的缘故。

15种气体的最低电离电位、电离能（eV）见表8-1，气体的平均电离能见表8-2。

表8-1　15种气体的电离能（eV）和最低电离电位I_0（eV）

气体	（x，γ）	（α）	（β）	I_0
C_2H_2	25.7 ± 0.4	27.3 ± 0.7		11.6
Xe	21.9 ± 0.3	22.8 ± 0.9		12.1

续表

气体	(x, γ)	(α)	(β)	I_0
C_2H_4	26.3 ± 0.3	28.03 ± 0.05		12.2
O_2	31.8 ± 0.3	32.3 ± 0.1	31.5 ± 2	12.5
C_2H_6	24.6 ± 0.4	26.6		12.8
Kr	24.3 ± 0.3	24.0 ± 2.5		14.0
CO_2	32.9 ± 0.3	34.1 ± 0.1	34.9 ± 0.5	14.4
CH_4	27.3 ± 0.3	29.1 ± 0.1		14.5
N_2	34.6 ± 0.3	36.39 ± 0.04	36.6 ± 0.5	15.5
H_2	36.6 ± 0.3	36.2 ± 0.2		15.6
Ar	26.2 ± 0.2	26.3 ± 0.1	26.4 ± 0.8	15.8
Ne	36.2 ± 0.4	35.7 ± 2.6	28.6 ± 8	21.6
He	41.5 ± 0.4	46.0 ± 0.5	29^{+15}_{-0}	24.5
BF_3		35.6 ± 0.3		
空气	33.73 ± 0.15	34.98 ± 0.05		

表8-2 气体的平均电离能

气体	电离电位	第一激发电位	平均电离能（eV）	
			β电子	5.3MeV α粒子
H_2	15.4	11.5	36.3	36.3
N_2	15.5	6.1	35.0	36.6
Ne	21.6	16.5	36.6	36.8
He	24.6	19.8	42.3	42.7
O_2	12.2	6	30.9	32.5
H_2O	12.6			
CO_2	13.7		32.9	34.5
空气			34.0	35.5
C_2H_5OH	10.7		32.6	
C_2H_4	10.8		26.2	28.0
C_2H_6	11.8		24.8	26.6
C_4H_{10}	10.8		23.0	
Cl_2	13.2		23.5	
BF_3	17		35.3	36.0
C_2H_2	11.4		25.9	27.5
CH_4	13.1		27.3	29.2
Xe	12.1	8.3	22.0	21.9
Kr	14.0	9.9	24.2	24.1
Ar	15.8	11.5	26.4	24.4
Ar+ CH_4	13.0		26.0	
Ar+ C_2H_2	11.4		20.3	
Ar+Ne	15.8		25.3	
Ar+He	15.8		30.1	
He+Xe	12.1		28.7	
He+CH_4	13.0		30.3	

2. 电离生成的电子和正离子在气体中的运动 电离产生的电子和正离子从入射粒子俘获动能，它们在气体中运行并和气体分子碰撞，其结果会发生如下的物理过程。

（1）扩散 在气体中电离粒子的密度是不均匀的，电离处密度大。电子和正离子从密度大的地方移向密度小的地方，这种现象叫扩散。

（2）吸附 电子在运动过程中与气体分子碰撞时可能被分子俘获形成负离子，这种现象称为电子吸附效应。

（3）复合 电子与正电离子相遇，或负离子与正离子相遇能复合成中性原子或中性分子，电子和正离子复合称为电子复合。

（4）漂移 由于探测器外加有一定的电压，在探测器气体空间形成了电场，电子和正离子在电场作用下分别向正负电极方向运动，这种定向运动叫作漂移运动。

3. 被收集的离子对数与外加电场的关系 气体探测器是利用收集核辐射在气体中产生的电离电荷来探测辐射的，为了有效地收集电荷，必须在气体电离空间加电场，即在探测器上设置两个电极，在电极上加电压形成电场，使电子、正离子沿电场方向向两级漂移。

假设带电粒子在气体探测器的有效气体空间形成N_0个离子对（电子-正离子），收集的离子对数N和外加电压的关系如图8-1所示，图中划分为五个区域。

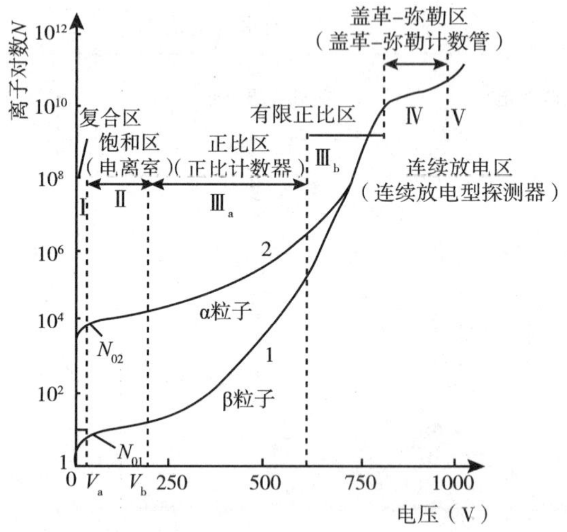

图8-1 离子对数N和外加电压的关系

（1）区域Ⅰ 复合区。外加电压V很小，离子漂移速率很小，扩散和复合效应起主要作用。

（2）区域Ⅱ 饱和区。随着外加电压的增加，被收集到的初电离数N值也增加，当外加电压到某一定值V_a时，复合效应消失，初总电离数N_0被全部收集并达到饱和。

（3）区域Ⅲ$_a$ 正比区。外加电压超过V_b后，这时外加电场使电子获得很大的能量，电子能使气体产生次级离子对，使总离子对数大于初电离数N_0，因而收集到的电荷Q比初电离多，这种现象叫作气体放大，工作在这一区域的探测器称为正比计数管。

（4）区域Ⅲ$_b$ 有限正比区。次级离子对数目的增加并不是无止境的，当气体放大倍数较大时，由于产生的大量离子对中的正离子漂移速度很慢，滞留在气体空间而形成空间电荷，它们所产生的电场部分地抵消了外电场，限制了次级电离的增长，这就是所谓的空间电荷效应。

（5）区域Ⅳ G-M计数区（盖革-弥勒区）。外加电压继续增高到某个值，次电离的作用越来越大，到正离子形成的空间电荷区足以把整个探测器有效区的电场降低到不能再产生电离时，这时倍增过程自抑，而初电离仅起一个点火的作用，电流在电压加到某一值后开始激增形成自激放电，收集到的总电荷将成为一个与初电离N_0完全无关的一个常数，即与入射粒子的能量无关。

（6）区域Ⅴ　连续放电区。外加电压继续增加，电极收集到的电离数N再次急剧增长，这就是气体连续放电区，这个区域有光的产生，是闪烁室、火花室、流光室的工作区。

综上所述，在不同区域内的探测器，电离粒子与气体分子的作用机制不同，输出信号的性质也不同，从而可将它们分为电离室、正比计数器、G–M计数器和连续放电型探测器。

（二）电离室

按照工作方式的不同，电离室可分为两类：一类是记录单个核辐射粒子的脉冲电离室，主要用于测量带电粒子的辐射量和能量；另一类是记录大量粒子平均电离效应的电流电离室，其中包括测量单位时间内入射粒子所产生的平均电离电流的电流电离室，以及测量相当长时间内大量入射粒子的积累电荷的累计电离室。

脉冲电离室是工作在饱和区的气体探测器，原则上它既不再复合也没有气体放大，入射粒子电离产生的全部电子和正离子都被收集到正负电极上，它的工作电压必须在图中V_a和V_b之间，对于不同大小、不同结构和不同气体的电离室，为了达到收集电荷的饱和状态，外加电压值的差别很大，可以从几十伏到上千伏不等。

脉冲电离室是记录单个入射粒子的电离室，一定能量的带电粒子进入电离室灵敏体积后，将产生一定数量的离子对，当电离室两电极上加上工作电压V_0后，电子和正离子在电场作用下向两极漂移，从而在收集电极上产生电流脉冲I（t），如果在电离室的输出电路中接入负载R_L，则电流脉冲在负载电阻上便形成一个电压脉冲V（t），脉冲幅度正比于入射粒子在电离室灵敏体积中损失的能量，通过测量脉冲数目可以求得入射粒子数，通过分析脉冲幅度可以知道入射粒子的能量。

脉冲电离室所能记录的带电粒子数目不能过大，否则脉冲将重叠，甚至无法分辨。因此，在大量入射粒子的情况下，只能由平均电离电流或积累的总电荷来测定射线的强度，这就是电流电离室和累计电离室。

电流电离室是通过测定单位时间内入射粒子在电离室内产生的平均电离电流来探测核辐射的。电流电离室的共特性指标如下。

1.饱和特性　输出电流与工作电压的关系，即V–I（伏特）特性。

2.灵敏度　灵敏度正比输出电流和粒子的注量率比值，与电离室的壁材料、气压和结构等有关。

3.线性电流　在一定的工作电压下，电离室输出的电离电流与辐射注量率保持线性关系，相应最大线性电流为在这个工作电压下的线性电流$I_{线}$，所以有时又称其为最大线性电流。

4.时间响应　辐射注量率改变时，整个测量系统的反应速度。整个测量系统的时间响应主要决定于探测器的时间响应，而探测器的时间响应由射线作用产生电荷的过程和电荷收集过程决定。

5.能量响应　在使用电流电离室用于剂量测量时，必须考虑它的能量响应特性。灵敏度与辐射的能量有关，它随能量的变化称为能量响应。

（三）正比计数器

工作在气体探测器特性曲线正比区时，在离子收集的过程中将出现气体放大现象，即被加速的原电离电子在电离碰撞中逐次倍增而形成电子的雪崩。于是在收集电极上感生的脉冲幅度V_∞将是原电离感生的脉冲幅度的M倍，即式（8–2）。

$$V_\infty = \frac{MNe}{C_0} \tag{8–2}$$

式中，常数M称为气体放大系数；N为原电离离子对数；C_0为K、C两电极间的电容；e为单位电荷，负号表示负极性脉冲，处于这种状态下的气体探测器就是正比计数器。

正比计数器的主要优点如下：①脉冲幅度较大：比电离室脉冲大10^2~10^4倍，因此不用高增益的放大器。②灵敏度较高：对于电离室，原电离数目必须大于2000对左右才能分辨出来，而正比计数器原则上只要有一对离子就可被分辨。因此，正比计数器适合于探测低能或低比电离的粒子，如软β、γ和X射线以及高能快速粒子等。探测下限可达250keV。③脉冲幅度几乎与原电离的地点无关：与G-M计数器相比，正比计数器的脉冲宽度窄，可做快速计数，寿命较长。此外，正比计数器还能用于粒子鉴别，以及作为低水平测量的探测器和位置灵敏探测器等。

正比计数器的主要缺点如下：脉冲幅度随工作电压变化较大，且容易受外来电磁干扰，因此，对电源的稳定性要求也较高（≤0.1%）。

（四）G-M计数器

在有限正比区的光子、正离子和空间电荷三种效应，在此区中气体放大系数随电压急剧上升，并失去与原电离的正比关系，当$M \geq 10^5$时，电子雪崩持续发展成自激放电，此时增加的离子对总数就与原电离无关了。这段电压区以发明计数器的盖革（Geiger）和弥勒（Muller）的姓命名，称为盖革-弥勒区。工作于该段电压区的计数器叫作盖革-弥勒计数器，简称G-M计数器。

G-M计数器的主要优点如下：①灵敏度高：不论何种类型的射线，如果能在计数器的灵敏区内产生一对离子，便可能引起放电而被记录。②脉冲幅度大：输出脉冲幅度可达几伏甚至几十伏，可不必经放大器或只需单级放大器便能触动记录电路。③稳定性高：不受外界电磁场的干扰，而且对电源的稳定度要求不高，电压波动性小于1%即可。④计数器的大小和几何形状可按探测粒子的类型和测量的要求在较大的范围内变动。例如，外径可从2mm到10cm，长度可以从1cm到1m。⑤使用方便、成本低廉、制作的工艺要求和仪器电路均较简单。整个测量系统可做得更加轻巧灵便，便于携带。

在放射辐射探测器发展的早期，G-M计数器曾是使用最广的辐射探测器，至今在放射性同位素应用和剂量监测工作中，仍是常用的探测元件之一。

G-M计数器的主要缺点如下：①不能鉴别粒子的类型和能量；②分辨时间长，约10^2微秒；不能进行快速计数；③正常工作的温度范围较小（卤素管稍大些）；④有乱真计数。

二、闪烁体探测器

（一）基本原理

闪烁探测器由闪烁体、光电倍增管和相应的电子仪器三个部分组成，当射线（如γ射线）进入闪烁体时，在某一地点产生次级电子，它使闪烁体分子电离和激发，退激时发出大量光子。一般光谱范围从可见光到紫外光，并且光子向四面八方发射出去。光电倍增管是一个电真空器件，由光阴极、若干个打拿极和一个阳极组成。光阴极前有一个玻璃或者石英制成的窗，整个器件外壳为玻璃，各电极由针脚引出。通过高压电源和分压电阻，使阳极-各打拿极-阴极间建立从高到低的电位分布。闪烁光子入射到光阴极上时，由于光电效应会产生光电子，这些光电子受极间电场加速和聚焦，打在第一个打拿极上，产生3~6个二次电子，这些二次电子在以后各级打拿极上又发生同样的倍增过程，直到最后在阳极上可接收到10^4~10^9个电子，所以人们把这种器件称为光电倍增管。大量电子会在阳极负载上建立起电信号，通常为电流脉冲或电压脉冲，然后通过起阻抗匹配作用的射极跟随器，由电缆将信号传输到电子学仪器中去。

（二）闪烁体种类

闪烁体按其化学性质可分为以下两大类。

1.无机晶体闪烁体 通常含少量杂质的无机盐晶体，常用的有碘化钠（铊激活）单晶体，即NaI（Tl）；碘化铯（铊激活）单晶体，即CsI（Tl）；硫化锌（银激活）多晶体，即ZnS（Ag）

等。另一种是玻璃体，如铈激活锂玻璃$LiO_2 \cdot 2SiO_2$（Ce）。此外，近年来还开发了不掺杂的纯晶体，如钨酸镉（$CdWO_4$，CWO）。

2.有机闪烁体 都是环碳酸氢化合物，有机晶体闪烁体、有机液体闪烁体和塑料闪烁体。

（三）几种主要闪烁体

1.碘化钠晶体 即NaI（Tl）晶体，其密度较大（ρ=3.67g·cm^{-3}），而且高原子序数的碘（Z=53）占重量的85%，所以对γ射线探测效率特别高，同时相对发光效率大，约为蒽晶体的两倍。它的发射光谱最强波长为415nm左右，能与光电倍增管的光谱响应较好匹配，晶体透明性也很好。测量γ射线时能量分辨率也是闪烁体中较好的一种。

NaI（Tl）晶体的缺点如下：容易潮解，吸收空气中水分而变质失效，所以一般使用时都是装在密封的金属盒中。

与光电倍增管耦合的一面为透明性好的硬质光学玻璃，圆柱形的NaI（Tl）晶体和硬质玻璃之间使用硅油作为光学耦合剂。晶体的四周和底面用干燥的白色氧化镁（MgO）粉末均匀填满，作为光反射层，使晶体中四面八方发射的光经氧化镁反射后大部分都能透过玻璃进入光电倍增管。外壳为金属铝，外壳底与晶体之间用薄海绵垫衬，外壳接合处涂环氧树脂，起密封作用。

目前一般使用直径与高度为7.62cm×7.62cm、10.16cm×10.16cm和12.7cm×12.7cm三种规格的晶体作为标准晶体来测量γ射线能谱和强度，其效率也都已计算好，有表可查。

国产NaI（Tl）晶体种类很多，有大尺寸的测量γ射线的晶体，也有几毫米厚的薄晶体，主要用于测量低能γ射线和X射线。另有数百平方厘米以上的大面积薄晶体作为医用γ照相机的探头。还有直径大于数十厘米的晶体，可用作反符合罩以及用于放射性矿藏的航测普查工作，但大尺寸的NaI（Tl）不能忍受环境温度的剧变，易破裂。

NaI（Tl）晶体还可以做成井型晶体，在晶体中央部位有一圆柱形空心凹形井，放射源放入此井中，几何条件接近4π立体角，对测量弱放射源十分有利。

2.碘化铯晶体 即CsI（Tl）晶体，由于其在空气中不潮解，容易加工成薄片，因而在探测带电粒子的强度及能谱方面很有使用价值。

CsI（Tl）晶体的优点如下：①不会潮解，因此封装和使用比NaI（Tl）晶体方便得多；②密度比NaI更大（ρ=4.51g·cm^{-3}），平均原子序数也比NaI大（Na，Z=11；Cs，Z=55），对γ的吸收系数μ也大，因此效率高，探测器体积相对可以做得小些；③容易加工成薄片并做成极薄的蒸发薄膜（0.03mm），对重带电粒子阻止本领高，便于在高能γ辐射本底下测量α及低能X射线等；④机械强度大，能耐受较大的冲击和振动，还能耐受较大的温度变化而不易破裂；⑤可用于脉冲形状甄别技术，在混合场中甄别不同粒子。

CsI（Tl）晶体的缺点如下：其光输出仅为NaI（Tl）的一半左右，对γ射线的能量分辨率较低。同时，目前原材料价格较昂贵，因此远不及NaI（Tl）晶体使用广泛。

3.硫化锌闪烁体 一般将硫化锌（银激活）白色多晶粉末与1%有机玻璃粉末混合溶解于有机溶剂二氯乙烷中，然后喷涂在薄有机玻璃板或膜上，再切割成各种形状。硫化锌层一般厚度为8~10mg·cm^{-2}。

ZnS（Ag）闪烁体的优点如下：发光效率极高，约为蒽晶体的3倍，对重带电粒子阻止本领很大。质量厚度为15mg·cm^{-2}的ZnS（Ag）层对^{210}Po的α粒子的探测效率几乎达100%，而对γ射线极不灵敏，所以很适用于在β、γ本底场中用幅度甄别方法测量重带电粒子α、β等。

ZnS（Ag）的缺点如下：ZnS层是半透明的，因此不能用来测量α能量，只能做α强度测量，其发光衰减时间约0.2微秒。

由于ZnS（Ag）闪烁体价格低廉，效率为70%~100%，测量面积可以制得较大，因此它是测量微弱α射线最好的闪烁体。在实际应用中，α表面污染监测仪器的探头都采用ZnS（Ag）闪烁体。将ZnS（Ag）粉喷涂在聚苯乙烯制成的球形或环状空腔内，也可用以测量浓度极低的放射性气体。

4.锗酸铋晶体 于1975年开发的一种性能优良的闪烁体。分子式为$Bi_4Ge_3O_{12}$，简称BGO，它的最大特点是原子序数高（Bi，Z=83），密度大（ρ=7.13g·cm^{-3}），因此对X光和γ射线的线性吸收系数比NaI（Tl）还大得多，对低能X射线和高能γ探测有特别高的效率，是目前探测γ射线效率最高的一种闪烁体。其荧光光谱范围为350~650nm，峰值在480nm左右，能与光电倍增管很好地匹配。BGO晶体的透明性极好，缺点则是发光效率仅为NaI（Tl）的8%~14%，对γ能量分辨率（^{137}Cs）为26%，但对高能γ分辨率优于NaI（Tl）。此外，BGO机械和化学性能都优于NaI（Tl），例如易加工，不解潮，故不需密封包装；热膨胀系数小，环境温度剧变不易引起损裂。

目前我国研制的BGO晶体性能与国外产品相当，相对NaI（Tl）发光效率达14%。BGO主要用于探测低能X射线、高能γ和高能电子，实际应用中常作为X射线断层扫描仪的探头以及在粒子物理中作4π空间陈列探测器，例如CERN用共重10吨的12 000个BGO闪烁体陈列探测器测量最高能事件的能量和空间位置。且在做反符合屏蔽时，闪烁体线度只需要NaI（Tl）的一半，体积大大缩小。

5.氟化钡晶体 一种新型无机闪烁体，分子式为BaF_2，密度ρ=4.89g·cm^{-3}。常用作低能X、γ射线和正电子探测。荧光光谱在紫外波段（200~400nm）有双峰，最强峰在310nm，它属紫外光区，故要求使用石英窗光电倍增管，或在普通光电倍增管前加波长转换剂。发光衰减时间仅为0.6纳秒，是目前最快的一种无机闪烁体。其缺点是发光效率低，光产额比NaI（Tl）小一个量级。

6.锂玻璃闪烁体 一种锂玻璃用铈做激活剂的闪烁体，通常用$LiO_2 \cdot 2SiO_2$（Ce）表示，密度ρ=2.31g·cm^{-3}，最强发射波长395nm，发光衰减时间为50~70纳秒。机械性能同普通玻璃一样，比无机单晶更易加工。天然锂制成的玻璃闪烁体可用作β和γ射线强度测量，丰度90%以上的^{6}Li制成的锂玻璃则用于中子测量。由于锂玻璃中往往含有较高浓度的天然放射性杂质^{232}Th和^{40}K，故不宜用作低水平辐射探测。

7.有机晶体蒽和芪 都是具有良好发光特性的芳香族有机化合物。蒽的分子式为$C_{14}H_{10}$，有明显的双色性，在反射光中呈乳紫色，在透射光中呈草黄色。蒽晶体在所有有机闪烁体中发光效率最高，所以广泛采用蒽晶体作为标准来比较其他闪烁体的发光率，其原子序数低、含氢量大，是探测β与快中子的好材料。

蒽价格昂贵，制作困难，不易结成大的单晶，且极易炸裂，即使在常温下也经常存在交错的炸裂花纹，使其透明度变差。由于有上述缺点，蒽晶体没有被广泛使用，目前主要用于要求输出较高的场合或作为发光效率的比较标准。

芪晶体的分子式为$C_{14}H_{12}$，它的光输出较小，是蒽的60%，但发光衰减时间小，仅6纳秒，比蒽晶体的衰减时间（约30纳秒）要快得多。所以基本是用于快速时间测量。芪晶体虽然制备工艺容易，但比蒽晶体更为脆弱易碎，经不起机械和热冲击，所以使用较少。

8.液体闪烁体 一种有机闪烁体，主要用于测量中子和β射线，在某些弱放射性或液态样品的测量中得到了广泛应用。

液体闪烁体是用发光物质溶于有机溶液内制成的，具有发光衰减时间短（毫、微秒数量级），透明度好、容易制备、成本较低等优点。液体闪烁体常用二甲苯等作溶剂，并以某些有机闪烁物质和POPOP分别作第一溶质和第二溶质，第一溶质为荧光物质，第二溶质则称为波长转换剂。当入射粒子进入闪烁液体时，溶剂分子先被激发，把能量传给第一溶质分子，放出波长在350~400nm范围的荧光，使第二溶质分子受激，在退激时放出420~480nm范围的光，使发射光谱的波长向长波方向移动，以与光电倍增管能较好匹配。

常见的一种典型的液体闪烁体是用4g·L^{-1}的联三苯和0.4g/L的POPOP溶于甲苯溶液中制成的，其发光衰减时间为2.4纳秒，相对发光效率为蒽的58%。

液体闪烁体的优点是将待测放射性物质溶解于液体闪烁体中，造成4π几何条件，效率很高。其缺点是液体需要隔绝空气，密封盛装；有一定毒性，操作时需注意安全；且膨胀系数大，为了避免由于环境温度变化太大造成容器破裂的问题，一般容器上都带有膨胀室。

9.塑料闪烁体 一种用途极为广泛的有机闪烁体。它可以测量α、β、γ、快中子、质子、宇宙射线及裂变碎片等。

塑料闪烁体的优点如下：①制作简便，如国产普通塑料闪烁体是在苯乙烯溶液中加入第一溶质对联三苯和第二溶质POPOP后聚合而成。它的工作原理和液体闪烁体完全一样，不同是溶剂为固熔体。它易于加工成各种形状，如柱、片、矩形、井形、管形、薄膜等，还可以做成大体积闪烁体，最大直径可以做到上百厘米，用于测量最高能粒子或用作反符合罩。②发光衰减时间短（1~3纳秒）。同液体闪烁体一样，它可以适用于毫、微秒量级的时间测量及高辐射强度测量，也可用作中子飞行时间谱仪的探头。③透明度高，光传输性能好。④性能稳定，机械强度高，耐振动，耐冲击，耐潮湿，不需要封装，避光储存8~10年后发光效率无明显变化。⑤耐辐射性能好，居于各种闪烁体的首位。

塑料闪烁体的缺点如下：软化温度较低，不能用在高温条件下，易溶于芳香族及酮类溶剂，能量分辨本领差，一般只做强度测量。

普通塑料闪烁体都可用来测量β射线，但塑料闪烁体对γ射线也灵敏，在材料中加入不同的溶质，可做成对β灵敏且对γ不太灵敏的塑料闪烁体。我们将以上讨论的各种闪烁体的主要物理性能列于表8-3中。

表8-3 各种闪烁体的主要物理性能

材料	最强发射波（nm）	发光衰减时间	折射率	密度（g·cm^{-3}）	β和γ闪烁效率（%）	
					相对NaI（Tl）	相对蒽
NaI（Tl）	410	0.23μs	1.85	3.67	100	230
CsI（Tl）	565	1.0μs	1.79	4.51	85	
ZnS（Ag）	450	0.2μs	2.4	4.09	130	
Li（Eu）	~480	1.4μs	1.95	4.08	35	
Li玻璃	395.9	75ns	1.53	2.5	10	
BGO	480	0.3μs	2.15	7.13	7~14	
BaF_2	310	0.6μs/0.6ns	1.56	4.89	5~16	
CWO	~500	5μs	2.3	7.9	38	
蒽	447	30μs	1.62	1.25	43	100
芪	410	4.5ns	1.63	1.16		50~60
液体闪烁体	420	2.4~4.0ns	1.52	0.9		20~80
塑料闪烁体	~480	1.3~3.3ns	1.60	1.05		45~68

（四）闪烁体的选择

在实际使用中，选择闪烁体时主要考虑以下几个方面的问题。

（1）所选闪烁体的种类和尺寸应适应于所探测射线的种类、强度及能量，也就是说选用的闪烁体在测量一种射线时需要能排除其他种类射线的干扰。一般测量α强度时用ZnS（Ag）闪烁体或CsI（Tl）晶体，测量β射线和中子时一般用塑料闪烁体或液体有机闪烁体，测量γ射线用NaI（Tl）或CsI（Tl）晶体，测量低能X射线或高能γ射线时则采用BGO。

（2）闪烁体的发射光谱应尽可能好地和所用光电倍增管的光谱响应配合，以获得高的光电子产额。

（3）闪烁体对所测的粒子有较大的阻止本领，使入射粒子在闪烁体中损耗较多的能量。

（4）闪烁体的发光效率足够高，有较好的透明度和较小的折射率，以使闪烁体发射的光子尽量被收集到光电倍增管的光阴极上。

（5）在做时间分辨计数或短寿命放射性活度测量中，应选取发光衰减时间短及能量转换效率高的闪烁体。

（6）作为能谱测量时，要考虑发光效率对能量响应的线性范围。闪烁体的能量响应通常包括两个含义：一是指闪烁体的能量转换效率与入射粒子能量的关系；二是指闪烁体的探测效率（或灵敏度）与入射粒子能量的关系。

三、半导体探测器

（一）基本原理

首先我们来回顾一下气体电离室探测带电粒子的过程：在电离室的两个极板间加上电压以后，在两极之间形成电场，由于气体不导电，这时没有电流产生。当带电粒子穿过电离室的灵敏体积时，在气体中产生离子对，在电场的作用下，这些离子对在复合以前，迅速地向两极漂移，漂移过程中，在电离室的输出回路中形成感应信号，记录这些信号就可以探测到带电粒子。可见电离室能成为一个探测器应满足三个条件：①没有射线穿过灵敏体积时，不产生信号或信号可忽略；②带电粒子穿过灵敏体积时，在其中产生离子对；③在电场作用下，离子在漂向两极的过程中没有明显的损失，在输出的回路中形成的信号能代表原初产生的离子对数。半导体探测器的探测原理与电离室类似，但探测介质是半导体PN结，半导体的PN结能满足前面提到的构成核辐射探测器的三个条件，即PN结是半导体探测器的基础。

一个PN结的构成不是简单地将一块P型半导体和一块N型半导体靠在一起，而是需要一些特殊的技术。形成半导体探测器的PN结的方法，目前常用的有以下两种。

1. 离子注入 用被加速器加速的离子束轰击半导体表面，使半导体表面掺入杂质。例如，用磷或硼离子束可以形成重掺杂的N^+或P^+层，从而可以形成PN结。

2. 表面位垒 这些结是在半导体与某些金属之间形成的，通常是N型半导体与金，或P型半导体与铝之间形成。由于两种材料中费米能级的差别，当它们紧密接触时会产生接触电位差。在半导体中形成能带的变化，这种情况类似于PN结，它具有许多PN结的性质。用这种方法制成的探测器称为面垒型探测器，是应用十分广泛的一种半导体探测器。

（二）金硅面垒半导体探测器

金硅面垒半导体探测器是最常用的一种半导体探测器，它主要用于测量带电粒子的能谱。其能量分辨率仅次于磁谱仪，比屏栅电离室和闪烁谱仪都高，但设备比磁谱仪要简单得多，使用也方便。其缺点是灵敏体积不能做得很大，因而限制了大面积放射源的使用。金硅面垒探测器的时间响应速度与闪烁体探测器差不多，所以可用来做定时探测器，且因为它的本底很低，适于做低本底测量。

（三）高纯锗探测器

金硅面垒半导体探测器在测量短射程的带电粒子中得到了广泛应用。但是在用于探测β或γ射线时灵敏区厚度不足，高纯锗探测器有平面型的，也有圆柱型的。平面型的高纯锗的灵敏区厚度一般为5~10mm，主要用于测量中、高能的带电粒子（能量低于220MeV的α粒子，低于60MeV的质子和低于10MeV的电子）和能量为300~600keV的X射线和低能γ射线。但是平面型的高纯锗探测器在用于测量γ射线时，灵敏区的厚度往往不足，基于锗晶体在制作过程中轴向可延伸空间较大的特性，将其制为同轴型的晶体探测器，灵敏体积就可以得到较大提高。目前市场上生产的HPGe探测器灵敏体积大的可达400cm^3，可以满足能量低于10MeV的γ能谱的测量需要。通常圆柱形HPGe探测器是用P型Ge制成，又称常规电极型同轴锗探测器，也可用N型Ge制成，被称为倒置电极型同轴锗探测器。

四、其他探测器

除了常用的气体探测器、闪烁体计数器和半导体探测器外，其他常用探测器还有：径迹探测器、切伦科夫计数器、多丝正比室及热释光剂量探测元件，其中径迹探测器包括核乳胶、固定径迹探测器、云雾室、气泡室、火花室等。它们都是直接记录粒子径迹图像的探测器。

（一）原子核乳胶

原子核乳胶是径迹探测器中应用较广的一种。作为粒子探测器，它既能应用于低能范围，又能应用于高能范围。它不但能清楚地记录单个带电粒子的径迹，而且能够根据径迹的长短、弯曲和颗粒稀密程度来鉴定带电粒子的性质及测量它的动能，同时还可用于研究高能入射粒子与乳胶中的原子核的相互作用。

（二）固体径迹探测器

固体径迹探测器是20世纪60年代发展起来的。最简单的固体径迹探测器就是一片透明的固体，如云母、玻璃或塑料，在被重带电粒子照射以后，经化学药剂侵蚀，在固体表面层能显出粒子的径迹，用光学显微镜即可观测。这种探测器具有经济、简便等优点。固体径迹探测器的制作材料，按现有情况可分三类：①非结晶物质，如玻璃、金属和陶瓷等；②结晶物质，如云母、石英、氯化银等；③聚合物，如聚碳酸酯、硝化纤维、醋酸纤维等。

（三）热释光探测器

热释光探测器在20世纪60年代初得到了较为迅速的发展，它具有很多优点，如体积小、灵敏度高、量程宽、测量对象广泛，可测X、γ、α、β、中子和质子等射线，特别是在剂量测量中占有重要的地位。此外，在核医学，放射生物和地质研究中也是一种较为有效的工具。热释光探测器主要应用于剂量监测方面，可测量较长时间的累计照射量，线性较好的量程精度也能满足辐射防护的要求，测量迅速，使用方便，组织等效好。所以国际上一般将其作为主要的个人剂量监测仪器。

辐射探测器种类繁多，每一种又包含了许多不同的类型，因此初学者总是觉得没有头绪，难以掌握。实际上，在实际应用中，要测量的最基本的物理量概括起来即为射线强度、射线能量、射线之间的时间关系和射线径迹。探测器的基本性能指标与测量这些量的精度紧密相连，即探测器的效率、能量分辨率、时间分辨率和位置分辨率等。通过分析各种探测器信号的形成过程和输出脉冲的形状有助于了解和掌握各种探测器的特性。单个粒子（带电粒子或者光子）射到探测器的灵敏体积内就有可能形成一个可以被记录的信号，形成信号的概率就是探测效率。输出脉冲信号的幅度、前沿、宽度等直接影响探测器的能量分辨率和时间特性。在实际测量时总是有许多粒子连续不断地进入探测器，但只要这些粒子形成的脉冲信号可以分开，就可以把它们当成单个粒子入射处理，探测器工作在这种方式下称为脉冲工作方式。探测器也可以是电流工作方式，测量大量粒子产生的平均电流，辐射防护中测量剂量、照射量的多数电离室就运用了这种方式。

第三节　放射线探测原理

PPT

放射线的探测基于射线与物质的基本相互作用原理，由于射线与物质的基本相互作用与射线的种类和能量相关，所以辐射探测器的种类繁多，但是需要测量的最基本的物理量总是不变的，即射线强度、射线能量、射线之间的时间关系等。这些基本的物理量，在不同的应用领域根据需求被定义为不同的量和单位，比如射线强度，在核电站的堆外监测被定义为注量，在辐射防护方面，被定义为吸收剂量或者照射量。

本节将介绍测量带电粒子射线辐射剂量、X和γ射线辐射剂量、中子射线辐射剂量的测量原理及方法，其中X、γ射线因为与放射医学特别是放射诊断和放射治疗联系最为紧密，所以会较为详细地阐述X、γ射线辐射剂量的测量原理。

一、带电粒子测量

核辐射中涉及的带电粒子一般有α、氦核和质子、π介子等重离子，正负电子等轻粒子，而放射医学涉及的主要有β射线和医用加速器产生的电子束和质子束，所以我们只对β射线、电子束和质子束做讨论。

β射线本质上是高速运动的电子，只是电子是由放射性核素原子核衰变释放出来的，它具有连续的能谱，即射线能量是从0到β粒子的最大能量。对于绝大多数核素，β粒子的最大能量都在2MeV以下。β粒子的平均能量在其最大能量的1/3附近，其中β放射性的主要应用是制备放射性药物，比如广泛用于癌症晚期骨转移疼痛的缓解治疗的铼［^{188}Re］依替膦酸盐注射液。

电子束主要由直线加速器产生，能量一般在4~40MeV。电子束与β射线不同的地方在于两方面：一是来源不同，β射线来自原子核内部的衰变，电子束是自由电子通过加速器高压加速产生的；二是β射线具有连续能谱，而电子束是能量分立的射束，其能量是由加速器的能量档位决定的。

质子束由质子加速器产生，能量一般在70~250MeV。电子束和质子束都可用于肿瘤患者的放射治疗。

（一）β射线吸收剂量的测量

β射线是带电粒子，与物质相互作用后造成的吸收剂量分布与不带电粒子（比如X、γ光子）有很大区别。对于X、γ射线，由于其较强的贯穿能力，可以认为在一个适当大小的探测器或者空间范围内的照射都是均匀的，各点的照射量和吸收剂量相同或者接近；β射线由于很容易与物质相互作用而被吸收和散射，因此就算在很小的空间里，比如在1~2mm的线度范围内，也不能认为β射线的剂量是均匀分布的。随着深度增加，β剂量迅速减小，变化非常大。所以对β射线剂量测量较为困难并且有特殊要求。如果使用普通电离室，由于β射线强度在入射到灵敏体积后会显著减弱，即使入射窗很薄，在电离室内不同深度的剂量差别依旧很大，由于电离室给出的测量反映了整个灵敏体积的平均剂量，所以在测量β射线时的测量结果远小于实际量，在辐射防护中存在安全隐患。

因此，用于测量β射线剂量的电离室是有特殊结构的电离室——外推电离室（图8-2）。外推电离室一般使用组织等效材料，入射面的电极做得很薄，以便β射线射入，电极间距可用微米螺旋精确调节，测量时通过调整极间距可得出一条电离电荷-电极间距函数曲线，将电离曲线外推致零间距即可求出表面剂量。

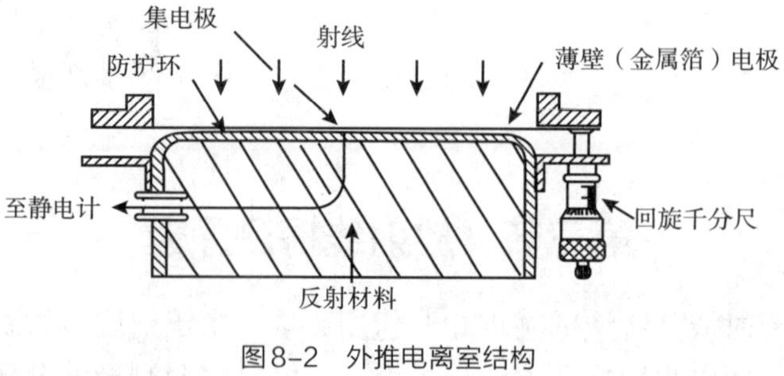

图8-2　外推电离室结构

（二）电子束吸收剂量的测量

在放射治疗中定义电离辐射质为电离辐射穿射物质的本领，下面简单介绍电子束辐射质的确定方法，这也是电子束吸收剂量校准和测量的必要条件。

加速器产生的高能电子束，在电子引出窗以前，能谱相对较窄，基本可认为是单能。电子束引出后，经过散射箔、监测电离室、空气等介质，并经准直器限束到达模体（或患者）表面并入射后，能谱逐渐变宽。电子束的能量在不同位置数值有很大差别，从临床使用和水吸收剂量测量考虑，对于高能电子束，首先要关心模体表面和水中特定深度处的能量的定义和表示方法。

1.模体表面的平均能量 高能电子束在模体表面的平均能量 $\overline{E_0}$，是表示电子束穿射介质的能力和确定模体中不同深度处电子束平均能量的一个重要参数。确定 $\overline{E_0}$ 的方法是通过测量高能电子束在水中的百分深度剂量曲线，找出它的半峰值剂量深度 R_{50}（cm），其关系以式（8–3）表示。

$$\overline{E_0}=2.33\cdot R_{50} \tag{8-3}$$

式中，系数2.33的单位为 $MeV\cdot cm^{-1}$，它是利用蒙特卡罗方法模拟高能电子束百分深度剂量而得来的。需要特别指出的是，在确定 R_{50} 时，要求固定源（靶位置）到电离室的距离（固定SCD），然后测量其百分深度剂量。如果采用固定源到模体表面距离（固定SSD）的方法，式（8–3）应改写为多项式形式，以式（8–4）表示。

$$\overline{E_0}=0.656+2.059R_{50}+0.022(R_{50})^2 \tag{8-4}$$

2.模体表面的最大可几能量 在分析高能电子束的百分深度剂量分布时，模体表面的最大可几能量 $E_{P,0}$ 是一种常用的参数，它直接对应电子射程 R_P。如图8–3 所示，电子射程 R_P 定义为水中百分深度剂量曲线下降部分梯度最大点的切线，与轫致辐射部分外推延长线交点处的深度（cm）。百分深度剂量的测量应注意源到模体表面距离（SSD）为100cm，采用较大射野。$E_{P,0}$ 与 R_P 的关系以式（8–5）表示。

$$E_{P,0}=C_1+C_2\cdot R_P+C_3\cdot R_P^2 \tag{8-5}$$

式中，系数分别为 C_1= 0.22MeV、C_2=1.98MeV · cm^{-1} 和 C_3=0.0025MeV · cm^{-2}。该值根据测量和蒙特卡罗方法计算得出，在1~50MeV能量范围内，误差为2%。

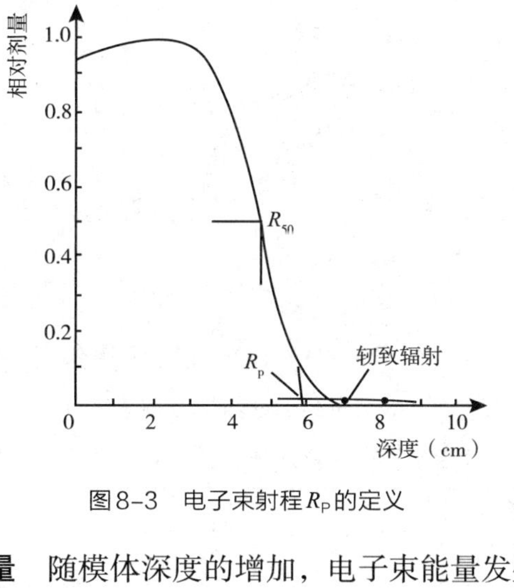

图8–3 电子束射程 R_P 的定义

3.不同深度处的平均能量 随模体深度的增加，电子束能量发生变化。在深度 Z 处的电子束的平均能量，可近似用其表面平均能量 $\overline{E_0}$ 和射程 R_P 来表示，即式（8–6）。

$$\overline{E_Z}=\overline{E_0}(1-Z/R_P) \tag{8-6}$$

该式是一近似关系式，仅适用于较低能量的电子束（$\overline{E_0}$<10MeV）或较高能量电子束在较小深度处。可以利用蒙特卡罗方法计算出水中 $\overline{E_Z}$ 与 $\overline{E_0}$ 的数值关系。

根据我国和IAEA的测量规程，在确定了电子束辐射质以后，对测量用的电离室、模体、几何条件都有相应的要求，并且做出了具体规定。对以上的测量要求我们不再逐一地做详细介绍，只对测量用的平板电离室做介绍。

电子束吸收剂量的测量和校准一般都用平板电离室，平板电离室被许多国家和国际学术组织推荐用来校准放射治疗中的电子束，特别是较低能量的电子束，如$E_0 \leqslant 6$MeV的吸收剂量。这主要是由于平板电离室的结构特点和物理特性，如扰动影响小、有效测量点易于确定等，对电子束吸收剂量的校准和沿线束入射方向剂量梯度变化较大区域的测量有很明显的优点和较高的测量精度。对于X、γ射线，特别是高能X、γ射线，一般不用平板电离室做吸收剂量的校准。

放射治疗中使用的平板电离室，典型结构如图8–4所示。电离室的空气气腔为圆柱形状，面向线束入射方向的是入射窗，入射窗内表面涂有导电材料，形成外电极。内电极是一个相对于外电极的圆盘，镶嵌于绝缘体中，为电荷信号的收集电极。平板电离室的灵敏体积是内外电极之间的电力线所穿过的范围，一般为0.05~0.5cm^3。环绕内电极，并与其有相同电位的第三电极是保护环，起保持灵敏体积边缘电场均匀的作用。平板电离室的主要优点之一，是腔内散射扰动效应小，因可认为电离效应基本是由电子束入射而产生的，电离室侧壁产生的电离效应可以忽略。这一设计确定了平板电离室的有效测量点位于空气气腔前表面的中心，且不随入射电子束的能量而改变。从实践角度考虑，平板电离室必须有一扁平气腔，气腔直径与高度之比应比较大（如10倍），气腔高度不能超过2mm，收集电极应被保护电极所环绕，保护环宽度不小于气腔高度的1.5倍。同时为减小径向射线束不均匀性的影响，收集极的直径应不超过20mm，而入射窗的厚度应限制为1mm。另外，为使气腔能较快与外环境的温度和气压达到平衡，电离室应有气孔与外界相通。根据IAEA 277号报告的建议，并考虑电子束吸收剂量的校准要求，适合于电子束吸收剂量测量要求的平板电离室的特性，列于表8–4。

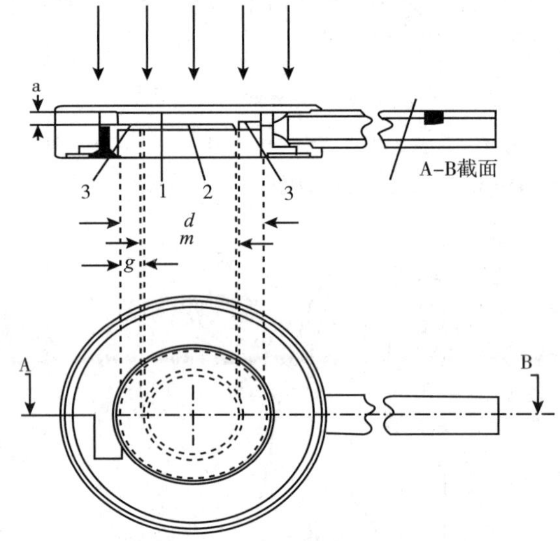

1.外电极；2.内电极；3.保护环

图8–4　平行板电离室的基本结构

表8–4　适合电子束吸收剂量测量要求的平行板电离室特性

电离室	指标
入射窗厚度	≤ 1mm
收集电极直径	≤ 20mm
保护环宽度与空气气腔高度的比值	≥ 1.5
空气气腔高度	≤ 2mm
腔内散射扰动效应	<1%
室壁和反向散射扰动效应	<1%
极化效应	<1%
漏电流	<10^{-14}A
长期稳定性	± 0.5%

课堂互动

辐射剂量仪是放射治疗场所必不可少的检测工具，对钴-60治疗机及电子直线加速器等设备的输出量（如空气比释功能、照射量、水中吸收剂量等）进行检测。检测时将电离室置于待测辐射场中待测点，在空气中测量300keV以下X射线时，应取下电离室有机玻璃平衡帽，而在空气中测钴-60 γ射线时，则应戴上平衡帽。为达到最佳测量精度，仪器应预热15分钟，并预照一定剂量：0.6cm^3电离室预照约2Gy，所谓预照即仪器在外接电离室的情况下，在测量状态电离室接受一定剂量的射线照射，其测得值可不采用。

学生思考：测量结果如何处理呢？

老师解答：根据公式进行修正

$$M=M_0 \cdot K_{tp} \cdot N$$

式中，M为待测量；M_0为仪器示值。

$$K_{tp}=\frac{273.2+t}{293.2} \cdot \frac{101.3}{P}$$

式中，K_{tp}为测量时的温度气压修正因子；P为测量时的环境气压，kPa；t为测量时的环境温度，℃；N为仪器的校准因子。当N为照射量校准因子N_x时，M为照射量；当N为空气比释动能校准因子N_k时，M为空气比释动能；当N为吸收剂量校准因子N_D时，M为吸收剂量。

（三）质子束吸收剂量的测量

质子为带电粒子，质子与组织的相互作用，主要是通过与原子核外轨道电子的非弹性碰撞损失能量。由于质子的静止质量是电子的1835倍，所以质子与电子碰撞后方向基本不变。质子在行进中损失的能量反比于质子运动速度的平方，因此在射程末端损失能量达到最大，在组织中的百分深度剂量曲线如图8-5所示，称为布拉格型剂量分布，由Bragg和KLeeman于1904年观测到。通过这种剂量分布可知，在放射治疗中如果能将病变精确置于峰的位置，质子束能取得很好的治疗效果，靶区前剂量很低，靶区后剂量等于零，这是质子区别于光子、电子束用于放射治疗最独特的优点。

质子束的测量也跟电子束类似，先确定质子束的辐射质，其百分深度剂量分布和校准深度吸收剂量测量都是在水模体中进行。IAEA 398号报告推荐，质子束的百分深度剂量分布用平板电离室，校准深度吸收剂量测量则用指型电离室。

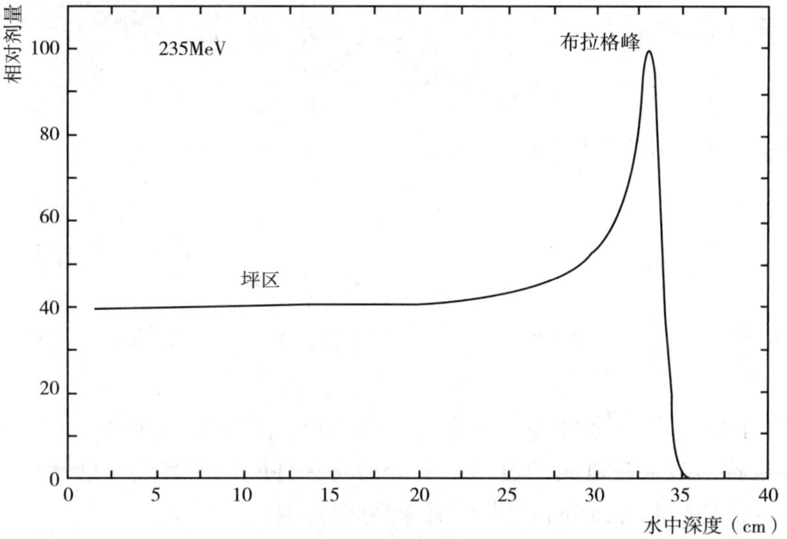

图8-5 质子束在水中的深度剂量分布及布拉格峰

二、X、γ射线测量

γ射线一般来自原子核衰变，而X射线一般来自原子核外，比如通过轫致辐射、湮没辐射和轨道电子退激而来。虽然起源不同，但X、γ射线其本质都是能量不同的光子，与物质的相互作用机制都相同，即通过光电效应、康普顿效应和电子对效应与物质原子发生相互作用，并将光子的能量沉积在物质中，这个能量沉积过程分为两个步骤：一是X、γ光子把能量转移给带电粒子（也叫次级带电粒子），这类能量在辐射剂量学中定义为比释动能；二是带电粒子通过电离、激发等过程把能量沉积在物质中，在辐射剂量学中定义为吸收剂量。

X、γ射线的剂量测量是核医学中放射治疗和放射诊断的基础工作。电离辐射与物质相互作用产生的各种效应是测量各种电离辐射的基础，广泛应用于剂量测量工作的电离室，依据的就是辐射的电离效应。电离室法是由国际权威性学术组织和国家技术监督部门确定的，用于放射治疗吸收剂量校准及日常监测的主要方法，接下来介绍测量X、γ射线照射量和吸收剂量的电离室的测量原理。

（一）布拉格-格雷空腔电离理论

设想在物质中有一个充有气体的小空腔A（图8-6）。

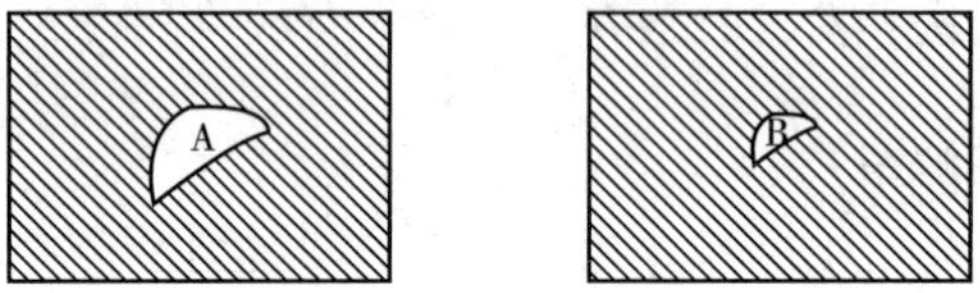

图8-6　空腔示意图

在X、γ射线的照射下，射线与物质相互作用产生次级电子，次级电子穿过空腔时就在空腔气体中产生电离。电离可以是射线在空腔气体中产生的次级电子所产生的，也可以是室壁材料产生的次级电子所产生的电离，前者是气体作用的结果，后一种是室壁材料作用的结果。现在假设空腔的尺寸很小，远小于次级电子的最大射程，有以下假设成立：①X、γ射线在空腔气体中产生的次级电子的电离作用可以忽略；②空腔中次级电子的注量、能谱分布和周围室壁材料中相同；③在空腔周围的邻近物质中，X、γ射线的照射是均匀的。这意味着在所考虑的各点的γ光子的注量率φ相同（没有减弱），也意味着各点次级电子的注量率φ和能谱相同。

在以上假设下考虑室壁物质吸收能量和空腔气体吸收能量的关系。设室壁物质和空腔气体对电子的阻止本领分别为S_M和S_A。

$$S_M=\left(\frac{dE}{dl}\right)_M S_A=\left(\frac{dE}{dl}\right)_A$$

又定义相对阻止本领S_γ以式（8-7）表示。

$$S_\gamma=S_M/S_A \tag{8-7}$$

则可以得到式（8-8）。

$$E_{M平均}=S_\gamma\cdot E_{A平均} \tag{8-8}$$

式（8-8）说明在单位体积的室壁材料中损失的能量是在单位体积空腔气体中损失的能量的S_γ倍。

为了写出最后的关系式，还要做一个假定：次级电子在空腔气体中是以电离的形式连续的损失能量的。这也就是假定在电离的过程中不会出现一种能量较高的可能再引起电离的次级δ电子，不会把能量带到空腔A以外，这样，E_A就可以写成式（8-9）。

$$E_{A平均}=J\overline{W} \tag{8-9}$$

式中，J是单位体积中产生的离子对数；$\overline{W}$是平均电离能。代入式（8–9）可得到式（8–10）。

$$E_{\text{M平均}} = S_{\gamma} J \overline{W} \tag{8–10}$$

式（8–9）说明，单位体积的室壁材料所吸收的射线的能量与空腔中的电离量存在函数关系，其数值等于以下三项的乘积：①射线在空腔单位体积中产生的离子对数J；②气体的平均电离能；③室壁材料和空腔气体的电子阻止本领之比。

在式（8–10）中，可以把有关体积的相关的量换成有关质量的量，于是可以得到式（8–11）。

$$E_{m\text{M}} = S_{m\gamma} J_m \overline{W} \tag{8–11}$$

式中，$S_{m\gamma}$是室壁材料和空腔气体的质量阻止本领之比；$E_{m\text{M}}$是单位质量室壁材料所吸收的能量；J_m是单位质量空腔气体中产生的离子对数。

式（8–10）或者式（8–11）式称为布拉格–格雷空腔电离关系式，是辐射吸收剂量和照射量测量中的一个基本关系式。X、γ 射线在电离辐射吸收剂量的测量当中主要是根据这个关系式建立的空腔电离室来进行测量的。这个关系式在 β 射线和中子剂量的测量中也会用到。但是在利用式（8–11）精确说明吸收能量和电离量的定量关系时，必须准确知道室壁材料和空腔气体对电子的阻止本领，其数值与电子谱有关，由于电子谱的复杂性，阻止本领的计算也是复杂且不容易得到准确数值的，所以经常需要事先标定后才能用来测量。

需要指出的是，式（8–11）只在一定的条件下才成立。与空腔大小、室壁材料和射线能量都存在关系。实验表明，对于一些与空气原子序数相近的室壁物质，如石墨，在X、γ 射线能量不太低以及空腔尺寸适中的条件下，式（8–11）可以成立。

（二）照射量的测量

由于历史原因，照射量的测量研究是最早也是最多的，并且测量方法成熟并且已经建立了很好的基准刻度方法。与空气比释动能和吸收剂量相比，照射量虽然不是一个本质的基本量，但是仍然很重要，因为由某点的照射量可以方便地换算得到其他物质中的吸收剂量。吸收剂量的测量也往往与照射量有关系，并且目前很多剂量仪器也是按照照射量（或照射量率）来刻度的。

下面我们来简单回顾一下照射量的定义以及与比释动能和吸收剂量的关系。

照射量是表示X、γ 射线在空气中产生电离大小的关系，其定义以式（8–12）表示。

$$X = \frac{\mathrm{d}Q}{\mathrm{d}m} \tag{8–12}$$

式中，$\mathrm{d}Q$是在质量为$\mathrm{d}m$的一个体积元的空气中，当光子产生的全部电子均被阻留于空气中时，在空气中所形成的单种符号的离子总电荷的绝对值。必须注意的是，按照定义来测量照射量时，要求满足电子平衡条件。

照射量与比释动能和吸收剂量有如下的关系：①当韧致辐射损失可以忽略不计时，照射量就等于空气中比释动能的电离当量；②由于空气的平均电离能$\overline{W}$是已知的，所以1R的 γ 或X射线传递给1kg的干燥空气中的次级带电粒子的能量为8.69×10^{-3}J，因此，在空气中同样的条件下，照射量与吸收剂量的关系以式（8–13）表示。

$$D_{\text{a}} = 8.69 \times 10^{-3} \cdot X\text{Gy} \tag{8–13}$$

以上两种关系是计量检定中用电离室剂量仪测量空气比释动能和吸收剂量的理论依据。

测量照射量的电离室基本有两种：自由空气标准电离室和空气等效室壁材料空腔电离室。前者一般用于基准刻度的工作中；后一种既可以用于基准刻度，也可以用在各种电离辐射环境的常规监测工作中。

知识拓展 量热法测量水吸收剂量

若物体在辐射照射下没有发生不可逆的化学反应，则它所吸收的辐射能量最终都会转化为物体的热。发热导致物体温度升高，因此，可基于辐照的这种热效应和测量物体的温度的变化来确定吸收剂量，这种方法称为量热法。如果用水作为吸热体就叫水量热法，基于水量热法建立^{60}Co γ射线水吸收剂量标准装置，该标准装置主要由^{60}Co γ辐射源、水量热计、测量系统以及定位系统组成，其核心部分是水量热计。水吸收剂量的测量是在40℃时进行的，它是通过测量辐射野内水箱中一点水温温差从而得到水吸收剂量。水温的测量是通过量热计中的热敏电阻测量得到的。通过这种方法测量水吸收剂量的量值可以直接溯源到水吸收剂量基准。

（三）医用辐射源剂量检定及剂量仪量值溯源

放疗剂量计、诊断剂量计分别对应医用放射治疗辐射源（医用电子加速器辐射源）和医用诊断辐射源（CR/DR、计算机断层摄影CT、DSA），下面简单介绍一种诊断水平剂量计的应用。

医用数字摄影（CR/DR）系统X射线辐射源（以下简称CR/DR系统），是医院极其常用的辐射源诊断设备，物理原理是X射线透过人体时由于各部位组织厚度和密度不同，对X射线的衰减不同，通过影像探测器接收透过人体的X射线形成影像信号，经放大转换后输出数字影像。由CR/DR系统的工作原理可知，X射线出束剂量必须严格监测和测量，剂量过大会对受照人员（患者）造成器官或组织的损伤，因此国家根据辐射防护的标准制定了CR/DR系统的检定规程，既可以用于法定计量机构对CR/DR系统的检定，也可以作为医院对CR/DR系统设备的监测和质量控制的技术参考。

检定规程对CR/DR系统辐射剂量相关的参数做了详细要求，我们以最主要的空气比释动能的测量和计算来进行说明。

在测量CR/DR系统的空气比释动能时，将诊断水平剂量仪置于X射线照射野的中心，选最大照射野，设置焦点到探测器中心距离为100cm，选管电压70kV、10mAs条件曝光，在这个条件下测量三次取平均值，按式（8-14）计算空气比释动能K（单位为mGy）。

$$K = \overline{M} \cdot N_K \cdot K_{TP} \tag{8-14}$$

式中，$\overline{M}$为诊断水平剂量仪测量三次的平均值；N_K为剂量仪的空气比释动能的校准因子；K_{TP}为非密封性探测器的温度气压修正。K_{TP}以式（8-15）计算。

$$K_{TP} = \left(\frac{273.15 + t}{293.15}\right) \cdot \left(\frac{101.235}{P}\right) \tag{8-15}$$

式中，t为测量时的室内温度，℃；P为测量时的大气压力，kPa。

CR/DR系统除了测量输出射线的空气比释动能，还要测量辐射输出的重复性、辐射输出的质和X射线管电压，辐射输出相关的计量特性要求见表8-5。

表8-5 辐射输出计量特性要求

空气比释动能	规定测量条件下（≤10mGy）
辐射输出的重复性	常规工作条件下，≤10%
辐射输出的质	管电压70kV时，半值层≥2.1mmAl
X射线管电压	工作范围内，相对偏差不超过±10%

剂量仪器的读数要用相应的剂量单位或者照射量单位来表示。进行这一工作叫作仪器的刻度，也叫作标定或校准。仪器测量结果的准确性不仅取决于仪器工作原理和结构性能，也取决于它的刻度是否准确。不仅是新生产出来的仪器需要刻度，而且仪器在使用的过程中也需要经常地或者定期地进行检验刻度，特别是在进行重大的修理或更换元件之后。通过刻度也能更好

地了解仪器的性能，如能量响应、方向性响应和测量误差等，这对于正确使用和评价仪器有重要意义。

刻度仪器需要具有一个照射量和射线辐射值都十分清楚的标准辐射场，或者具有一个已经刻度过的准确度较高的仪器。按照使用的辐射标准或标准器的准确度以及计量刻度部门的权限，分不同的级别进行刻度。由国家一级的计量部门或标准机构根据辐射量和单位建立的标准称为国家基准或初级标准，它具有尽可能高的准确度，反映了一个国家的当前的技术发展水平，在国际上可以进行比对。凡是直接经国家基准刻度过的仪器和建立起来的标准都称为次级标准或二级标准，而经次级标准刻度的仪器和建立的标准称为三级标准或实验室标准。

仪器刻度和溯源就是在一定的实验条件下，调整待刻度的仪器并且将它的读数与已知的标准剂量值进行比较，这里说的已知标准剂量值一般是指以下方法。

1.标准源法 根据所使用的标准源将辐射场中所关心的各个点的剂量值准确计算出来。

2.标准仪器法 用标准仪器（已经刻度过的准确度高一级的仪器）测量出辐射场的有关剂量值。

仪器刻度要求的辐射能量范围很宽，从几千电子伏到近十兆电子伏，而且最好是能量分立的。这是因为现场的测量对象很有可能是能量范围较宽的，而剂量的能量响应和准确度随着射线能量变化会有很大的不同，特别是在低能量范围内（几十到几百千电子伏）不少探测器的能量响应出现峰值，例如100keV的X射线，闪烁体剂量仪的读数比真实的照射量高出20倍。

从原理上说，对于电离辐射探测器，比如空腔电离室，空腔电离理论是成立的，可以用在X、γ照射量和吸收剂量的绝对测量中；但是还有一些探测器则不然，比如前面介绍过的G-M计数管、闪烁计数器、半导体等，它们所测量的不是剂量而是其他量，如射线的注量和能注量，在经过相应标定以后，其读数在某种近似程度上反映X、γ射线的照射量和剂量。能够在剂量测量中得到应用，由于之前的章节已经有过介绍，这里就不再一一阐述了。

三、中子射线测量

中子既不是带电粒子，也不是光子（比如X、γ射线），它有着如下一些特性。

（1）中子与物质的相互作用的复杂性。中子引起的次级辐射是多样性的，中子的能量可转化为质子、α粒子、重反冲核、γ光子等能量。此外，中子与物质相互作用的截面与中子的能量也有复杂的关系。

（2）对不同能量的中子，即使有相同的吸收剂量，由于所引起的次级辐射种类不同，因而品质因数相差较大。考虑这一点，就要求测量以西弗（或雷姆）为单位的当量剂量。

（3）实际测量的中子往往存在于与γ射线的混合辐射场中。由于品质因数不同，必须进行区分或排除γ射线的干扰。

因此中子剂量的测量与γ射线相比要困难一些，为了方便起见，中子剂量及其测量一般按中子能量分类分别进行讨论。中子按能量可以分为四类：慢中子（包括热中子）、中能中子、快中子和高能中子。

在测量中子的各种场合，一般快中子对中子总剂量的贡献是主要的，而热中子占次要地位。在反应堆/加速器等中子测量场景中，中能中子剂量也占有相当的比例。下面主要讨论快中子吸收剂量的测量。

和γ射线相同，中子在介质中的吸收剂量可以利用电离室、正比计数管等探测器来测量。室壁材料一般选用含氢的物质，快中子在壁上可以打出反冲质子。当空腔足够小时，反冲质子穿过只有一小部分能量损失在其中，那么在室壁材料中的中子吸收剂量和空腔中的电离电量仍然满足布拉格-格雷电离关系式。若室壁材料选用组织等效材料，则可以测量机体组织的吸收剂量。

当使用电离室测量中子的吸收剂量时，由于对γ射线也有响应，这时所测得的将是中子和γ射线两者的总吸收剂量。要对其进行区分比较麻烦，一般要使用两个电离室，其中一个要选用不含氢的材料作为室壁材料，使它对中子不灵敏，利用它们的读数之差得出中子的吸收剂量。当使用正比计数管时，可以把仪器做得对γ射线不灵敏从而区分中子和γ射线。由于γ射线在室壁中打出的次级电子所引起的脉冲远小于中子打出的质子所引起的脉冲，因此可以很容易地利用电子学电路对前者甄别。只有在γ射线非常强，有数个次级电子的脉冲同时发生，以致叠加的合成脉冲可以和反冲的质子脉冲相比拟时才需要考虑γ射线的干扰。因此，正比计数管在快中子剂量测量方面比电离室更常用。下面介绍一种使用正比计数管测量快中子剂量的典型方法。

正比计数管的室壁材料选用聚乙烯材料，室内充有乙烯气体。为了保证一定的机械性能和真空密封性，其外部还有一个铜或不锈钢做的金属外壳，中心采用钨丝电极，两端有场管，用以保证电场的均匀性和准确确定灵敏体积。场管材料也是聚乙烯，表面涂有导电层。工作电压约2000V，场管电压约为它的1/3。在灵敏体积内装有一个已知的α源，用于刻度计数管吸收反冲质子的能量，通过对比已知α源产生的脉冲波形和吸收的反冲质子的波形的积分面积刻度出反冲质子的能量，然后对所有反冲质子的脉冲幅度进行积分就可得到灵敏体积内吸收的反冲质子的能量，根据布拉格-格雷电离理论，就可以得出快中子在室壁材料中的吸收剂量。

需要指出的是，也有一些原因会造成这种探测器的测量误差。其中一个主要原因是为了剔除γ射线的计数脉冲，仪器需要设置一定的甄别阈，这就造成了一部分反冲质子的脉冲被忽略，对应反冲质子穿过空腔气体时损失的能量小于甄别阈值的那一部分。对于Po-Be之类的能量较高的中子源，剂量低估约为10%，而对于高度慢化的裂变谱，低估量约为50%。所以，这种探测器只适用于测量快中子吸收剂量，对应的能量下限大致是200千电子伏。

本章小结

放射线探测器主要种类为气体探测器、闪烁体探测器、半导体探测器和其他探测器，广泛用于放射性场所的环境监测和现场检测。由于各探测器的原理、结构和功能具有相关特性，因此对于不同的被测对象应需注意以下几点：①中低能X、γ射线吸收剂量的测量，要求电离室壁材料不仅要空气等效，而且壁厚要满足电子平衡条件；②用布拉格-格雷空腔电离理论测量吸收剂量时，不再需要电子平衡条件，这是由于根据空腔电离理论，气腔中产生的电离电荷量只和介质中实际吸收的能量有关，因此对中低能X、γ射线测量时，只要电离室壁材料和空气等效，对空腔的大小没有特别的限制，如在空气中测量低水平辐射，电离室体积往往较大；③利用空腔理论测量高能电离辐射的吸收剂量时，空腔应足够小，一般要小于次级电子的最大射程，但也不能太小，避免造成由次级电离产生的电子大量跑出气腔使布拉格-格雷关系式不再适用。

习 题

习题

一、选择题（单选或多选）

1.最早用于核辐射探测的方法距今已有（　　）。

A.一百多年　B.二百多年　C.三百多年　D.四百多年

2.较为常见的核辐射探测器有（　　）。

A.气体探测器　B.闪烁体探测器　C.半导体探测器　D.径迹探测器

3.核辐射探测器研究从开始到现在经历的几个阶段是（　　）。

A. 原始阶段　B. 初始阶段　C. 中期阶段　D. 完善阶段

4. 诊断水平医用辐射源检定用剂量计使用的传感器是（　）。

A. 电离室　B. 电离室/半导体探测器　C. G–M计数管　D. 正比计数管

5. 气体探测器是利用收集核辐射在气体中产生的（　）来探测辐射的。

A. 粒子　B. 原子　C. 分子　D. 电离电荷

6. 脉冲电离室是工作在（　）的气体探测器。

A. 复合区　B. 饱和区　C. 正比区　D. G–M计数区

7. G–M计数器探测射线具有的优点是（　）。

A. 灵敏度高

B. 脉冲幅度大

C. 稳定性高

D. 计数器的大小和几何形状可按探测粒子的类型和测量的要求在较大的范围内变动

8. 闪烁探测器的部分组成有（　）。

A. 闪烁体　B. 光电倍增管　C. 相应的电子仪器　D. 半导体

9. 有机晶体闪烁体、有机液体闪烁体和塑料闪烁体都属于（　）。

A. 有机闪烁体　B. 无机晶体闪烁体　C. 气体闪烁体　D. 固体闪烁体

10. 在实际使用中，选择闪烁体时主要考虑的问题包括（　）。

A. 所选闪烁体的种类和尺寸应适应于所探测射线的种类、强度及能量

B. 闪烁体的发射光谱应尽可能好地和所用光电倍增管的光谱响应配合，以获得高的光电子产额

C. 闪烁体对所测的粒子有较大的阻止本领，使入射粒子在闪烁体中损耗较多的能量

D. 闪烁体的发光效率足够高，有较好的透明度和较小的折射率，以使闪烁体发射的光子尽量被收集到光电倍增管的光阴极上

11. 半导体探测器的基础是（　）。

A. PN结　B. 电子－离子对　C. 电子空穴对　D. P型半导体

12. 用于测量β射线剂量的电离室是有特殊结构的电离室，即（　）。

A. 平板电离室　B. 外推电离室　C. 空气电离室　D. 液体电离室

13. 电子束吸收剂量的测量和校准一般都用（　）。

A. 平板电离室　B. 外推电离室　C. 空气电离室　D. 液体电离室

14. 用于检定/校准医用辐射源的剂量计送检周期是（　）。

A. 5个月　B. 1年　C. 2年　D. 不必送检

15. 当使用电离室测量中子的吸收剂量时，由于对（　）射线也有响应，这时所测得的将是两者的总吸收剂量。

A. X射线　B. β射线　C. γ射线　D. α射线

二、简答题

1. 放射医学与核医学中相关的核辐射探测器有哪些？

2. 简述气体探测器的基本原理。

3. 简述医用数字摄影（CR/DR）诊疗场所射线剂量监测和测量。

（马　桥　林　滔）

第九章　放射线对人体健康的影响

微课

PPT

知识目标

1. **掌握**　电离辐射所致的确定性效应和随机性效应。
2. **熟悉**　胚胎效应和皮肤效应的特点。
3. **了解**　影响放射生物效应的因素；靶学说的基本内容。

技能目标

1. **学会**　运用放射生物学基本知识分析生物学效应的发生和发展规律。
2. **具备**　利用辐射剂量与生物效应关系相关知识预防和评价放射损伤的能力。

第一节　概　述

随着医疗卫生事业的发展，接受医疗照射的人数愈来愈多。医疗照射是人类受到人工辐射照射的主要来源。放射生物效应是指电离辐射作用于机体后，其能量传递给机体的分子、细胞、组织和器官所致的形态结构和功能的改变。放射线引起的生物学效应是一个非常复杂的过程。射线作用于机体后，发展为四个阶段（放射物理学阶段、化学阶段、生物化学阶段、生物学阶段），在此过程中，有射线对生物大分子的直接作用，也有辐射对细胞内水分子作用的产物（如自由基）引起的间接作用。

在放射生物学的发展过程中提出过多种学说，最重要的是由Crowther在1924年首次提出、后由其他实验室多次进行补充的靶学说。受照射细胞中的主要靶分子为基因组（genomic DNA）和生物膜，是引起细胞一系列生化变化的关键。基因组DNA是细胞生长、增殖、遗传的重要物质基础，是细胞功能活动的调节枢纽，其作为射线的靶分子已得到许多实验室的支持。细胞的生物膜包括质膜、核膜和细胞器膜等，具有重要的生物功能，且对电离辐射比较敏感。射线在引起上述靶分子一系列损伤的同时，机体在一定范围内也进行着反馈调节、修补和修复，试图减轻和改变这些损伤，这两种相反过程的消长和变化，决定着细胞的存活、死亡、老化和癌变。

一、靶学说

靶学说（target theory）认为某些分子或细胞内的敏感结构（靶）被电离粒子击中而引起生物效应的发生。

（一）靶学说的要点

①生物结构内存在着对辐射敏感的部分，称为“靶”，其损伤将引起某种生物效应；②电离辐射形成离子簇撞击靶区，击中概率遵循泊松分布；③单次或多次击中靶区可产生某种放射生物效应，如生物大分子失活或断裂等。靶学说首次将量子论引入生物学领域，对放射生物学整体水平过渡到细胞和分子水平起到了推动作用。

（二）电离辐射击中靶的模型

1. 单靶模型　生物大分子或细胞的敏感靶区被电离粒子击中一次，足以引起生物大分子的失活或细胞的死亡，其存活概率是剂量的指数函数。

2. 多靶模型　靶区需要受到2次或2次以上的击中才会失活，其存活曲线不呈指数下降。

3. 单靶和多靶模型　单靶模型和多靶模型的混合。

4. DNA双链断裂模型　认为电离辐射诱发的许多细胞效应均与DNA双链断裂有关，包括细胞存活、染色体畸变、致癌、易位、遗传突变等。

二、放射的分子生物学效应

电离辐射可引起分子结构和功能发生变化，使线粒体的氧化磷酸化过程受抑制，物质缺乏代谢所需能量而导致生物合成受抑制。还可使组织中DNA、蛋白质改变。其中引起细胞生理、生化改变最关键的是作为靶结构的DNA和生物膜。

（一）DNA的放射损伤及改变

哺乳类动物细胞的内部结构都有一定的共同特征，皆具有一个有功能的核，核内包含染色体，染色体又包含着DNA和组蛋白，其中DNA是细胞繁殖遗传的重要物质，也是决定生物体内蛋白质合成的重要物质。DNA受照射后主要导致其合成抑制、分解产物增多。射线对DNA在细胞周期中复制过程的影响相当复杂，DNA合成抑制是一个非常敏感的辐射生物效应指标，主要表现如下：①核苷酸合成障碍影响DNA合成；②对DNA合成的酶抑制，导致DNA模板损伤，引起错误的修复或影响正常复制；③射线破坏了细胞内DNA复制的调控机制；④DNA聚合酶的损伤影响DNA的修复。DNA合成抑制的同时，其分解代谢增强，表现为脱氧核糖核酸酶活性增高，它是由于射线破坏了溶酶体和细胞核等膜的结构，使脱氧核糖核酸酶释放并与DNA接触，导致DNA分解，排泄增多。

DNA结构的辐射损伤在细胞的突变、致癌机制中起着重要作用，与细胞死亡及老化等过程亦有密切关系。另一方面，DNA损伤和修复规律在肿瘤放射治疗中有重要的应用价值，可以有选择地加重肿瘤细胞的DNA损伤，抑制其修复，增强疗效。

知识拓展　　增殖死亡

细胞的增殖死亡发生于分裂、增殖的细胞，又名代谢死亡或延迟死亡，意即照射后细胞不立即死亡，仍进行与生命活动有关的代谢过程（蛋白质与DNA合成等），并可能发生细胞分裂。依照射剂量不同，细胞可分裂一至数次，然后停止分裂。这种细胞死亡的标志是最终丧失增殖的能力，即生殖完整性的破坏。有的细胞体积增大而不能分裂。因此照射后的这类细胞在体外培养体系中不能形成集落（一般细胞分裂五次以上形成肉眼可见的圆形集落）或者在注入动物体内不能形成脾结节，最终死亡。对于分裂、增殖的细胞多根据细胞集落或结节的计数以判定其存活率。使细胞丧失增殖能力的平均致死剂量一般在2Gy以内，而欲立即破坏非增殖细胞的功能则需高达100Gy以上的剂量，肿瘤由不断分裂、增殖的细胞组成，肿瘤放射治疗的目的在于使肿瘤细胞丧失增殖能力而最终被清除。

细胞增殖死亡的机制可能与染色体损伤有关。辐射诱导的染色体畸变可使分裂后的子细胞不能获得一套完整的染色体，因而不能进入以后的分裂而死亡。

（二）生物膜的改变

电离辐射对生物膜的作用可分为直接作用和间接作用，导致生物膜发生以下几种改变：①膜蛋白质肽键和氢键断裂，破坏蛋白质结构，影响膜的正常功能；②由于生物膜脂质的不饱和双键对射线很敏感，脂质成分易被自由基氧化而形成过氧化脂质，使线粒体破坏、DNA合成和细胞分裂受抑制，甚至与癌症等许多慢性疾病的发生也有密切关系；③影响膜的理化性质，使细胞膜流动性增强，表面电荷发生改变，对细胞代谢、细胞识别、细胞增殖有一定影响；④使膜受体功能发生改变。

三、细胞的放射敏感性

自然界的各种生物对象在受到电离辐射作用后都表现出一定的损伤。但同一剂量的同一种辐射引起的细胞变化存在很大差异，有的细胞快速死亡，有的仍能保持完整形态。这就说明不同细胞对电离辐射的敏感程度存在很大差异，即辐射敏感性差异。电离辐射导致的损伤都是以细胞的损伤作用为基础的。

（一）不同细胞种类及结构的放射敏感性

有学者在研究大鼠睾丸的辐射效应时，发现分裂的细胞（生精细胞）受辐射的影响比不分裂细胞（间质细胞）要大，从而得出一种组织细胞的放射敏感性与其细胞的分裂活动成正比，与其分化程度成反比的结论。根据放射敏感性不同将人体各种器官、组织的细胞进行分类：①高度敏感的组织有淋巴组织、胸腺、骨髓、胃肠上皮、性腺以及胚胎组织等；②中度敏感的组织有感觉器官、内皮细胞、皮肤及附件上皮、唾液腺、肾、肝、肺组织上皮等；③轻度敏感组织有中枢神经系统、内分泌系统、心脏等；④不敏感组织有肌肉组织、软骨和骨组织、结缔组织等。上述放射敏感性的类别并不是绝对的，可由组织所处的功能状态不同或判断指标不同而有所变动。

（二）不同细胞周期的放射敏感性

具有繁殖能力的细胞不断经历着细胞分裂。不同细胞有不同的放射敏感性，同样，同一细胞所处细胞周期的不同阶段其放射敏感性也明显不同，同时电离辐射也会影响细胞周期的进程。细胞周期分为分裂间期和分裂期两个阶段，分裂间期又分为三个时期：G_1期（DNA合成准备期）、S期（DNA合成期）和G_2期（分裂准备期），分裂期即M期。M期细胞对辐射很敏感，较小剂量即可引起细胞死亡或染色体畸变，使下一代子细胞夭折。在间期细胞中，G_2时相对辐射最敏感，其次为G_1时相，而S时相相对不敏感。目前辐射诱导细胞周期不同时相阻滞的生物学意义尚未完全阐明。可能是机体的一种保护性反应，目的在于确保基因组的遗传稳定性，G_1期阻滞和S期延迟，一方面对损伤的DNA进行修复，另一方面对不能修复的损伤细胞诱导凋亡，以降低基因组不稳定性、减少细胞突变及癌变；G_2/M期阻滞可以保证有丝分裂分配的忠实性。但正是由于这种细胞周期阻滞的自我保护机制，使肿瘤细胞可以逃避放射性杀伤，导致放射抗拒，严重影响恶性肿瘤放疗效果。如何去除阻滞以提高肿瘤辐射敏感性已是当前放疗研究的焦点之一。

（三）不同个体细胞的放射敏感性

放射敏感性随着个体发育过程而逐渐降低。妊娠的最初阶段最敏感，出生后幼年比成年放射敏感性高，老年相对不敏感。

（四）不同环境细胞的放射敏感性

氧分压对细胞放射敏感性影响十分明显，氧的存在能加强射线对细胞的杀伤力。

PPT

第二节　放射生物学效应

案例讨论

案例　近年来，在机场、车站使用X射线人体安检仪对旅客进行安全检查，安检仪单次检查所致人体辐射剂量是0.1~0.2μSv。

讨论　1. 安全检查可以使用X射线吗？关键在于什么？

2. 案例所述的一次辐射剂量对人体健康有害吗？

电离辐射引起的生物学效应是一个非常复杂的过程，从人体吸收辐射能量到生物学效应的发生，要经历不同的阶段和许多性质不同的变化。为研究放射生物学效应的发生、发展规律，以便更有效地进行放射防护，对放射生物学效应进行了以下分类。

1. 按效应出现的范围分类　分为躯体效应（somatic effects）和遗传效应（genetic effects）。通常把出现在受照射者本身的效应称为躯体效应，把影响受照射者后代的效应称为遗传效应。

2.按效应出现的时间分类 分为近期效应（short-term effects）和远期效应（long-term effects）。近期效应又分为急性效应和慢性效应。电离辐射的远期效应是指一次中等或大剂量X和γ射线、中子照射，或是长期小剂量累积作用，也可是放射性核素一次大量或多次小量侵入机体，在半年以后（通常是几年或几十年）出现的效应，其效应可表现于受照射本人，也可显现在其后代身上。

3.按效应发生规律的性质分类 分为随机性效应和确定性效应。随机性效应（stochastic effects）是指效应的发生概率与受照射剂量相关的效应。它不存在剂量的阈值，例如遗传效应和辐射致癌效应。在辐射防护工作中通常所遇到的照射条件和剂量范围内，剂量与某一效应的发生概率之间存在着线性无阈的关系。确定性效应（deterministic effects）是指效应的发生概率和严重程度都随剂量而改变的效应。它存在剂量阈值，剂量–效应曲线呈"S"形。所谓阈剂量是指引起一种特异效应（至少1%~5%受照人员中引起这种效应）所需要的剂量。主要的确定性效应有辐射致白内障、皮肤放射损伤和辐射致不孕症等。

一、确定性效应

确定性效应，即辐射诱发的健康效应。通常存在阈剂量水平，超过该阈剂量水平，效应的严重程度随辐射剂量的增加而增加，阈剂量水平是某种健康效应的特征，但在有限程度上也依赖于受照射个体。其特点是在某一阈值以上，其严重程度随剂量增加而加重，即受影响的细胞数愈多，功能丧失愈严重。在健康人中引起损害的概率为零，当照射剂量很小时，被杀死的细胞也较少。随着剂量增大被杀死的细胞数量增加，当剂量增加到一定水平（阈剂量）时，引起损害概率也上升到100%。低于阈剂量照射时，因细胞丢失不多，不会引起组织或器官可检查到的功能损伤。临床上的诊断结果取决于受照组织的特定功能，如眼晶状体受照可发生浑浊、视力减损，性腺受照射可引起暂时或永久不育。

不同组织的辐射敏感性差别很大，较敏感的是性腺、眼晶状体及骨髓，一般而言这些组织效应发生的频率随剂量而增加，其严重程度也随剂量而变化（表9–1）。在辐射损伤不很严重的情况下，有些确定性效应是功能性的、可逆的。如皮肤早期红斑或皮下水肿，内分泌腺体分泌减少以及免疫系统功能降低等。

表9–1 成年人性腺、眼晶状体及骨髓的确定性效应阈值估计*

组织及效应	单次短时照射中受到的辐射总剂量（Sv）	分次照射或迁延照射中的辐射总剂量（Sv）	多年分次照射或迁延照射接受剂量时的年剂量（$Sv \cdot a^{-1}$）
睾丸			
暂时不育	0.15	NA**	0.4
永久不育	3.5~6.0	NA	2.0
卵巢			
不孕	2.5~6.0	6.0	>0.2
眼晶状体			
浑浊	0.5 ~2.0	5	>0.1
视力减损（白内障）	5.0**	>8	>0.15
骨髓			
造血功能低下	0.5	NA	>0.4

注：*引自ICRP，1984；**给出的范围为2~10Sv。

电离辐射所致的确定性效应中，主要有血液系统疾病、辐射性白内障、射线所致寿命缩短，以及生殖系统的影响等。

（一）血液系统疾病

机体受照损伤后，出现细胞形态学变化最早的是血液系统，其损伤程度和功能状态直接关系机体的预后。骨髓、淋巴结、脾脏等造血器官的放射敏感性很高，电离辐射可抑制造血功能，引起全血细胞的质、量变化，免疫功能降低。小血管壁的放射损伤，导致广泛出血和并发感染，常引起致命后果。早期从事医用X射线的工作者，因缺乏防护措施而受到较大剂量的职业性照射，其再生障碍性贫血发生率高于对照人群。

（二）放射性白内障

眼晶状体上皮细胞对射线较敏感，一定剂量照射后由于细胞被破坏和异常纤维形成，扰乱了晶状体的均质性，从而形成放射性白内障。其发生率与剂量有关，且因辐射性质而异。中子照射致白内障效应比X、γ射线高，因中子损伤的累积作用强，分次照射与单次照射效应相似，快中子引起白内障剂量为0.75~1Gy。一般认为累积到3.5~60Gy的X、γ射线照射后，大多数人可发生晶状体浑浊，其潜伏期平均2~4年，受照射剂量愈大，潜伏期愈短。人类放射性白内障除职业性照射外，主要是头面、眼部肿瘤放射治疗的并发症。在一般情况下，放射性白内障进展缓慢，常在一定时期内暂时停止进展。

（三）射线致寿命缩短

在非正常情况下，急性辐射照射可以造成人类在内的生物物种的死亡，这是由于受到大量照射后，体内一个或多个重要器官系统严重损失细胞的结果。

射线致寿命缩短多来自动物实验资料。有实验报道，小鼠受照射后的寿命缩短与剂量有关，大剂量照射后存活动物的平均寿命比对照组短，每1Gy寿命可短5%（图9-1）。动物实验中慢性照射和单次照射的结果不同。慢性照射实验动物的死亡率增高，单次照射动物存活时间缩短（寿命短）。

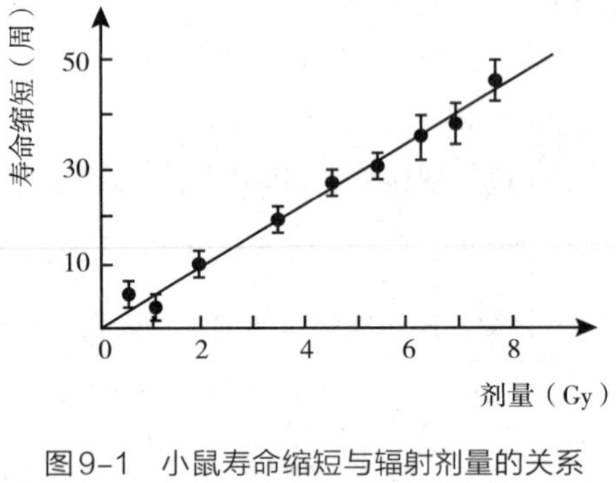

图9-1　小鼠寿命缩短与辐射剂量的关系

（四）生殖系统的变化

性腺具有生殖及内分泌功能，而电离辐射对生殖系统的作用主要在于射线对生殖功能的影响。同样剂量照射睾丸和卵巢后，睾丸的损伤出现早于卵巢。睾丸的再生修复能力较强，即使出现严重萎缩，停止照射仍可有一定程度的恢复。

男性全身或性腺局部受照射后，可出现精子计数减少，活动度减低，畸形精子增多，导致生殖功能受影响（表9-2）。睾丸受电离辐射作用后，各类生精细胞都发生不同程度的变化。首先出现有丝分裂抑制，继而发生变性、坏死和睾丸萎缩，有时可出现水肿和间质出血。睾丸放射损伤的恢复缓慢，一般急性放射损伤后需1~2年才能恢复。

成年女性卵巢内有一定数量的、处于不同成熟阶段的卵泡，一般认为其放射敏感性顺序为：成熟卵泡>次级卵泡>初级卵泡。卵巢的间质和黄体等放射抗性较高。卵巢受照射1.7Gy可出现暂时不孕一年，4.5Gy可引起永久性不孕。长期小剂量照射的累积效应，在全身器官中以卵巢最为严重，卵泡的破坏直接影响雌激素的产生，进而导致性周期由不规则逐渐变为静止状态，以及女性闭经年龄提前等。

表9-2　放射线对精子生成的影响

剂量（Gy）	精子数量变化	机体反应
0.15	精子轻度减少	
0.60	精子明显减少	生育能力降低
1	精子严重减少或缺乏	
2~3	精子缺乏	暂时不育12～15个月
4~5	精子缺乏	暂时不育18～24个月
5~6	精子缺乏	可能永久不育
8	精子缺乏	生育能力不能恢复

二、随机性效应

电离辐射的随机性效应一般是由一个变化了的细胞引起的躯体或遗传效应。一个变化的躯体细胞，可仍保持其繁殖能力，但可能造成细胞克隆，最终导致癌症。生殖细胞可能传递了错误的遗传信息给后代，从而引起对某些后代的严重损害。随机效应的主要资料来源是日本原子弹爆炸后幸存者和放射诊疗中受照射患者的医学随访观察，以及意外受照射或接触放射性物质的工作人员群组的流行病学调查。

（一）致癌效应

电离辐射引发恶性肿瘤属随机性效应，剂量无阈值，对人体危害的严重程度与所受照射的剂量大小无关。但其发生概率随辐射剂量的增加而增加，可能是躯体效应或遗传效应，包括各种实体癌和白血病等。

电离辐射可引起癌症的发生率增高这是既定的事实，并得到了放射生物学研究和辐射流行病学调查资料的支持。不同组织或器官诱发癌症的概率差别很大，受到同样1Sv有效剂量的照射，胃、结肠、肺、骨髓、膀胱、食管和乳腺诱发癌症的危险性较高，这些癌症的死亡率也相对较高，ICRP 1990年给出了相关结果（表9-3）。因此，在放射诊断中，必须尽可能保护这些对射线较敏感的组织或器官。

表9-3　成人不同组织或器官癌症死亡率（U.S.DHHD，1989）

	1980~1985年5年间死亡率	1950~1970年20年间死亡率
白血病（急性）	0.98	0.99
胰腺	0.97	0.99
肝	0.95	0.98
食管	0.92	0.97
肺及支气管	0.87	0.96
胃	0.85	0.90
脑	0.75	0.84
卵巢	0.62	0.74
肾	0.48	0.78
结肠	0.45	0.62
子宫颈	0.33	0.50
乳腺	0.24	0.62
前列腺	0.26	0.84

续表

	1980~1985年5年间死亡率	1950~1970年20年间死亡率
膀胱	0.22	0.58
子宫	0.17	0.35
甲状腺	0.06	0.15
骨	—	0.72
皮肤	—	—

电离辐射引起癌症发生的潜伏期较长，引发人体实体肿瘤的平均潜伏期约为20年。实体肿瘤很少在受照射后10年以内出现。但辐射所致的白血病通常在受照射后2~4年就开始出现（表9–4）。

表9–4　辐射引起人体恶性肿瘤的潜伏期（年）

肿瘤	最低值	平均值	全部表现期
白血病	2~4	10	25~30
骨肉瘤	2~4	15	25~30
甲状腺癌*	5~10	20	>40
乳腺癌	5~15	23	>40
其他实体瘤	10	20~30	>40

注：*因受照射人的年龄而不同。

受照射人群多种恶性肿瘤的发生率增高，其增高的幅度因肿瘤类型、照射条件、受照人群年龄、性别以及照射后的时间而有所差异。辐射致癌机制的研究目前尚未完全解决。这一远期效应实际上是多方面因素同时相互作用的后果，而电离辐射与其他物理、生物、化学的致癌因子一样，只是这些相互作用的诸多因素之一。目前对辐射致癌机制的认识主要有以下几方面。

1.细胞突变和染色体畸变　电离辐射可导致体细胞和生殖细胞突变，当细胞群体中累积了一定的突变后导致细胞生长异常，产生恶性细胞无限制繁殖，从而促进癌肿发生。电离辐射所致染色体畸变的发生概率与辐射剂量之间呈较好的相关性。某些癌症及白血病都伴有特异的染色体畸变。以此推测辐射所致的染色体变化可能与辐射致癌效应之间存在着某种联系。

2.病毒活化　许多肿瘤的发生与致癌性病毒的作用有关。辐射作用可使细胞的某些结构损伤，一方面引起活化病毒的释放，另一方面使对病毒的抵抗力降低，易遭病毒侵入。病毒的遗传物质注入宿主细胞后，刺激增殖可启动恶性转化过程。

3.免疫抑制　机体的免疫活性细胞可识别因发生恶性转化而使表面抗原改变了的细胞，并对其发生免疫反应，在未形成肿瘤之前被抑制或杀灭。电离辐射可使局部的免疫机制遭受破坏，也可通过对全身淋巴、造血组织损伤而引起免疫抑制，使形成肿瘤的机会增加。另外免疫抑制也可能有利于肿瘤病毒的繁殖，进而间接地促进肿瘤过程的发展。

4.细胞动力学变化与激素调节的改变　动物实验研究发现，靶器官细胞动力学的激活对诱发恶性肿瘤十分重要。如辐射破坏胸腺细胞后，胸腺在恢复过程中迅速增生，这种胸腺增生是诱发肿瘤的必需条件，即由于细胞动力学的激活作用所致。另外，激素对许多细胞的增殖速度和分化程度都有明显的影响。辐射作用可引起内分泌功能障碍，使体内激素平衡失常，使激素的某些典型靶器官，如乳腺、甲状腺等易引发恶变，从而成为某些肿瘤发生的促进因素。

（二）遗传效应

电离辐射遗传效应主要是指辐射引起生殖细胞受损，损伤的精细胞或卵细胞产生基因突变对胚胎或子代所致的影响。

担负遗传功能的生殖细胞，受照射后其突变率增加，生殖细胞发生突变会将突变的信息由细胞传给细胞，由亲代传给子代。这种遗传效应不仅出现在受照射的个体，还可影响到子孙后代，以致产生某种程度异常的后代或致死性疾病。生殖细胞内与遗传有密切关系的主要物质是DNA和染色体。当细胞受一定剂量照射后，DNA链上的基因位点或内部化学结构发生改变，即发生基因突变。基因突变后就按照新的位点及结构复制、传代而形成新型细胞。染色体畸变是在染色体某片段上发生突变，导致染色体结构和数量发生变化。

电离辐射遗传效应的发生受生物种属、辐射性质、剂量及剂量率等多种因素的影响。不同生物对辐射诱发基因突变、染色体畸变的敏感性明显不同。成年人睾丸经低*LET*辐射，一次全身照射0.1~0.2Gy可导致暂时性不育，6~8Gy照射则可引起永久性不育。高*LET*辐射比低*LET*辐射诱发基因突变率高；受照射剂量愈大，基因突变率愈高；用X、γ射线照射，剂量率高，对性细胞诱发基因突变作用强。大剂量照射时，分次照射比一次照射诱发的基因突变率高，如用5Gy分2次间隔一天照射，诱发的精原细胞突变率最高，约为5Gy一次照射的5倍。

有关辐射对人群遗传效应的资料，除一些染色体畸变是直接来自人体之外，其他资料主要是来自动物实验。从大量动物实验中确实观察到了照射生殖细胞后，可引起各种程度不等的遗传效应。但对人体来说尚难下确切结论。

总之，人体受电离辐射作用后，不仅可发生急性放射损伤，而且在受照射后的远期亦能出现损伤效应。研究辐射远期效应的重要性就在于避免或减少射线对人体的损伤和对后代遗传的影响，同时为确定剂量限值提供可靠的依据。

三、其他生物学效应

（一）胚胎效应

胚胎组织对电离辐射作用高度敏感，胚胎或胎儿受到射线的照射，可在子宫内以及胎儿出生后出现各种损害。胚胎或胎儿在不同发育时期受照后出现的效应有所不同，主要包括：胚胎死亡、畸形、智力低下、诱发癌症及遗传效应。这其中既有确定性效应，也有随机性效应。

1.胚胎死亡 胚胎植入前期（妊娠的第0~9天）即其植入子宫壁之前或植入之后的即刻，以相对较小的剂量照射母体，即能诱发胚胎细胞大量死亡。在宫内发育的其他阶段，受到较高的剂量照射后，也会诱发胚胎或胎儿死亡。但此时不死亡的胚胎仍可继续发育，且畸形较少，这说明胚胎细胞的更新能力很强。相当于母体LD_{50}的照射剂量，对绝大部分胚胎都有致死作用。

2.畸形 胚胎在器官形成期（妊娠的第9~42天）受到照射，虽然死亡率在相同剂量时较前一阶段降低，但可能引起大量发育器官发生畸形。此效应在性质上属于确定性效应，根据动物实验估计，对人引起此效应的阈值约为0.1Gy。胚胎或胎儿在发育的各阶段（尤其是妊娠后期）受照，还会发生没有畸形的生长障碍。

3.智力低下 胎儿期受照射后，发生解剖学缺陷的概率下降，此时分化较晚的脑、眼和性腺易出现畸形。子宫内受照射后出生的儿童中，智力障碍的发生率较高，其严重程度随剂量而增加，直至认知功能严重迟钝。妊娠8~15周受到照射，导致严重智力低下的危险系数为$0.4Sv^{-1}$，即受到1Sv有效剂量的照射，诱发智力低下的概率为40%；对于在妊娠16~25周的照射来说，此份额则以约$0.1Sv^{-1}$的比例增加。因此，在妊娠8~15周是射线照射引发智力低下最敏感的时期，其次是妊娠16~25周。

在曾于子宫内受照的儿童中，还会出现严重程度较轻的智力受损。这种情况表现为智力测验得分随剂量增加而降低、身体发育主要特征的发生时间有改变、学习有障碍、对癫痫发作有易感性，以及可能出现别的效应。

4.诱发癌症 受照胎儿在出生后10周岁之内表现儿童白血病及其他的儿童癌症发病率增高。

由于胎儿在出生前受照可能出现上述损害，所以无论对职业或非职业的妊娠妇女，国际上或我国均有剂量限制及明文规定，以避免出现上述有害效应。

（二）皮肤效应

在受照的皮肤上，电离辐射既可引起确定性效应（如急、慢性放射性皮肤损伤），也可诱发癌症，而在皮肤的辐射防护中，两者皆需考虑。

1. 急性放射性皮肤损伤　身体局部受到一次或短时间（数日）内多次大剂量（X、γ及β射线等）外照射所引起的急性放射性皮炎及放射性皮肤溃疡。

在医用辐射过程中，放射工作人员进行正常操作，操作者和患者均不会发生急性放射性皮肤损伤。但若违章操作或设备发生故障，或长时间进行局部照射，就可能使患者身体局部受到大剂量照射，从而导致急性放射性皮肤损伤。

急性放射性皮肤损伤的诊断依据如下：①职业受照史：患者有明确的从事相关放射性的工作经历，或在工作中意外受到体表放射性核素污染和外照射的事故照射，以及参加事故救援受到应急照射的经历。②受照剂量：根据佩戴的个人剂量计、场所剂量监测、剂量重建资料，计算出局部皮肤受照剂量，或者根据临床表现估算出局部受照剂量。③临床表现：皮肤各损伤深度的分度均有典型临床表现，因射线种类、射线能量、受照剂量、剂量率、受照部位、受照面积和全身情况等而异。依据表9-5，特别是临床症状明显期的皮肤表现，并参考局部受照剂量值做出损伤深度的分度诊断。④辅助检查：局部受照后，应用红外线热成像技术检查，可作为诊断局部损伤程度和范围的参考依据。

表9-5　急性放射性皮肤损伤的分度诊断标准

分度	初期反应期	假愈期	临床表现明显期	受照剂量（Gy）
Ⅰ度	—	—	毛囊丘疹、暂时脱毛	≥3
Ⅱ度	红斑	2~6周	脱毛、红斑	≥5
Ⅲ度	红斑、烧灼感	1~3周	二次红斑、水疱	≥10
Ⅳ度	红斑、麻木、瘙痒、水肿、刺痛	数小时~10天	二次红斑、水疱、坏死、溃疡	≥20

注：本表引自GBZ 106—2020。

2. 慢性放射性皮肤损伤　由急性放射性皮肤损伤迁延而来或由小剂量射线长期照射（职业性或医源性）后引起的慢性放射性皮炎及慢性放射性皮肤溃疡。

慢性放射性皮肤损伤的诊断依据如下：①职业受照史：长期从事放射性工作，局部皮肤受到超过剂量限值的照射，也可由急性放射性皮肤损伤迁延而来。②受照剂量：累积受照剂量>15Gy，由急性损伤迁延而来的剂量>5Gy。③临床表现：受照数年后皮肤及其附件出现慢性病变，急性放射性皮肤损伤6个月以后可迁延为慢性改变，皮肤各损伤深度的分度可根据表9-6做出诊断。

表9-6　慢性放射性皮肤损伤分度诊断标准

分度	临床表现（必备条件）	参考剂量（Gy）	
		急性迁延	累积照射
Ⅰ度	皮肤色素沉着或脱失、粗糙，指甲灰暗或纵嵴色条甲	≥5	≥15
Ⅱ度	皮肤角化过度，皲裂或萎缩变薄，毛细血管扩张，指甲增厚变形	≥10	≥30
Ⅲ度	坏死溃疡，角质突起，指端角化融合，肌腱挛缩，关节变形，功能障碍（具备其中一项即可）	≥20	≥45

注：本表引自GBZ 106—2020。

3. 放射性皮肤癌　在电离辐射所致皮肤放射性损害的基础上发生的皮肤癌。其诊断依据如下：①在原放射性损伤的基础上发生癌变；②癌变发生在受照皮肤损伤部位并排除皮肤转移癌；③癌前表现为射线所致的慢性皮炎、角化增生或长期不愈的溃疡；④多发生在双手，其细胞类型多为鳞状上皮细胞。

知识拓展　　系统放射生物学

系统放射生物学是对电离辐射诱导给定生物体的基因、蛋白质、转录和代谢水平所发生的事件、各生物学过程的相互作用和关联性的整体性系统研究，并借助计算系统生物学方法整合获得的数据信息，建立各种辐射危害评价模型的学科。

第三节　影响放射生物学效应的因素

PPT

影响放射生物学效应的因素主要来自电离辐射和受照射机体两个方面。

一、与电离辐射有关的因素

（一）辐射种类

不同种类的电离辐射所产生的生物学效应不同，从电离辐射的物理特性来看，电离密度与射线的穿透能力成反比关系（表9-7），并且是影响生物学效应的重要因素。

表9-7　三种射线在空气中的射程及电离密度比较

射线种类（能量2MeV）	在空气中的射程（m）	每毫米行程上的离子对
α粒子	0.01	6000
β粒子	1	60
γ射线	100	0.6

α粒子的电离密度大，但穿透能力很弱，外照射时对机体的效应意义不大，但发射α粒子的放射性核素进入体内，则对机体的损伤作用很大。γ射线的电离密度最小，穿透能力强，外照射时可导致严重的机体损伤。β粒子的电离密度和穿透力介于α和γ射线之间，外照射可引起皮肤损伤，内照射也可引起明显的生物学效应。低能射线主要被皮肤吸收，而高能X和γ射线穿透能力很强，能够进入深层组织，引起严重损伤。快中子和各种高能重粒子也都具有很强的穿透力，在组织内其射程末端发生极高的电离密度，这种集中于深部局限范围内，强大电离辐射的杀伤作用，可用于肿瘤的放射治疗。

（二）剂量

辐射剂量与生物学效应之间有一定的相依关系。在一定范围内剂量愈大，效应愈显著。表9-8为不同照射剂量对人体损伤的估计。

表9-8　不同照射剂量对人体损伤的估计

照射剂量（Gy）	初期症状或损伤程度
<0.25	不明显和不易觉察的病变
0.25~0.5	可恢复的功能变化，可能有血液学变化
0.5~1	功能变化、血液变化，但不伴有临床征象
1~2	乏力、不适、食欲减退
2~3.5	头晕、乏力、食欲减退、恶心、呕吐、白细胞计数短暂上升后期下降
3.5~5.5	多次呕吐，可有腹泻、白细胞计数明显下降
5.5~10	多次呕吐、腹泻、休克、白细胞计数急剧下降
10~50	频繁呕吐、腹泻严重、腹痛、血红蛋白升高
>50	频繁呕吐、腹泻、休克、共济失调、肌张力增高、震颤、抽搐、昏睡、定向和判断力减退

辐射剂量与生物学效应之间不一定都是线性关系。观测生物学效应的指标不同，其剂量效应关系亦不同。若以机体的死亡率或存活率为判断生物学效应的指标，可得出图9-2的函数关系。

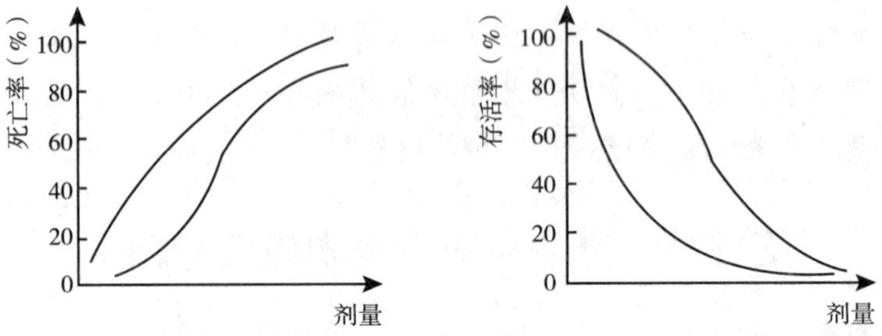

图9-2　电离辐射引起的典型死亡曲线及存活曲线

图9-2中各有两条曲线，指数曲线反映病毒、细菌、某些低等原生物和植物的辐射效应规律。“S”形曲线符合多细胞机体，特别是高等动物的辐射效应规律。由“S”形曲线可见，当死亡率在50%附近时，曲线有急剧的变化，即在此处剂量较小的变化，就能引起较明显的死亡率改变。放射生物学中常用引起被照射机体死亡50%时的剂量作为指标衡量机体的放射敏感性，称为半数致死剂量（median lethal dose，LD_{50}）。LD_{50}数值愈小，机体的放射敏感性愈高。在LD_{50}后面还可加一个下标，如$LD_{50/30}$等，此下标表示死亡发生的平均日数，$LD_{50/30}$表示在30天内引起50%机体死亡的辐射剂量。

（三）剂量率

剂量率即单位时间内吸收的剂量。剂量率对于决定发生何种效应十分重要，一般情况下，剂量率愈大，效应愈显著。这是因为高剂量率的照射使机体对损伤修复作用不能充分体现出来所致。剂量率效应的影响也随所观察的具体效应指标不同而异。在小剂量慢性作用的条件下，剂量率对生物学效应的发生也有明显的影响，当累积剂量相等时，剂量率较高时引起白血病的发病率也相对增高。不论是对于近期的急性放射病还是远期的白血病，均可看到剂量率的影响。

（四）分次照射

分次照射使放射生物学效应减轻。一次大剂量急性照射与相同剂量下分次慢性照射引起的生物效应截然不同。当总剂量相同时，分次越多，各次照射时间间隔越长，生物学效应就越小，这与放射损伤的修复有关。

（五）照射面积、照射部位和照射方式

当其他条件（吸收剂量、吸收率）相同时，受照射面积越大损伤越严重。照射时即使部分屏蔽辐射敏感性很高的组织（如骨髓等），也可使总的损伤效应显著减轻。放射治疗正是运用这一规律，将全身照射时可以致死的剂量，局限于较小的面积（肿瘤部位），既可以降低对正常组织的损伤，又可以对局部的肿瘤细胞达到最大程度的杀伤效果。

当照射剂量和剂量率相同时，机体受照射的部位不同，生物学效应亦不同。从近期致死效应来看，腹部照射引起的后果最严重，其次为盆腔，头颈、胸部和四肢。经实验证实，20Gy的照射量作用于大鼠腹部，全部在3~5天内死亡；作用于盆腔只有部分死亡；作用于头、胸部则不发生急性死亡。

照射方式可分为内照射、外照射和混合照射。外照射可以是单向照射或多向照射，后者的效应大于前者，多向照射增强生物学效应的原因是组织接受的照射剂量较均匀。

二、与机体有关的因素

放射生物学的研究发现，当辐射的各种物理因素相同时，生物机体或组织对辐射的反应可有较大的差别，即放射敏感性（radio sensitivity）不同。

（一）种系

不同种系的生物对电离辐射敏感性的差异很大，其总的趋势是种系演化愈高等、组织结构愈复杂，其放射敏感性愈高。微生物的致死剂量要比哺乳动物高上千百倍。表9-9为不同种系受到X、γ射线外照射的LD_{50}。同类动物不同品系间对放射敏感性的差异，表现为对其他有害因子抵抗力较强的品系，其辐射抵抗力也较高。

表9-9　不同种系生物受到X、γ射线外照射的LD_{50}

生物种系	病毒	大肠埃希菌	龟	鸡	大鼠	猴	人
LD_{50}（Gy）	2×10^4	56.00	15.00	7.15	7.0	6.0	4.0

（二）个体发育过程

哺乳动物的放射敏感性因个体发育所处不同阶段而有差别，总趋势是放射敏感性随着个体发育过程而逐渐降低。妊娠的最初阶段最敏感，在植入前期受照射最易引起胚胎死亡。胚胎器官形成期受照射胚胎死亡较少，但先天性畸形的发生率很高。此后胎儿组织的辐射抵抗力增高。但中枢神经系统的功能变化较多见。

在出生后的个体发育过程中，幼年比成年人的放射敏感性高，老年机体由于各种功能衰退，其耐受辐射的能力明显低于成年时期。从远期效应看，在胚胎和胎儿期受照射，儿童发生癌症和白血病的危险度增高。关于电离辐射对个体发育影响的研究，对临床医学和辐射防护均有重要的实际意义。

（三）不同组织和细胞的放射敏感性

在同一个体内不同组织、细胞的放射敏感性有明显的差别。详情参见本章第一节内容。

（四）亚细胞和分子水平的放射敏感性

同一细胞的不同亚细胞结构具有不同的放射敏感性。实验发现，用DNA、RNA和蛋白质的前体物，胸腺嘧啶核苷、尿嘧啶核苷和组氨酸的放射性前体标记物进行实验，发现细胞内各不同大分子物质的相对放射敏感性顺序为：DNA>mRNA>rRNA>tRNA>蛋白质。RNA和蛋白质在整个细胞周期内持续合成，而DNA只在细胞周期的一部分时间（S期）内合成，且与其他分子相比DNA分子数量有限，致使DNA分子损伤在细胞辐射效应中占有突出的地位。

三、环境因素

环境因素也会影响放射生物效应。低温缺氧可以减轻生物效应。

本章小结

电离辐射可引起机体的损伤，这种损伤与电离辐射、机体以及环境等因素有关。受照细胞主要的靶分子是基因组和生物膜，而射线引起靶分子损伤时，机体也在进行着反馈调节及修复。电离辐射按效应发生规律的性质分为随机性效应和确定性效应。随机性效应是指其发生概率与受照射剂量相关的一类辐射生物效应，它包括致癌效应和遗传效应。确定性效应是指其发生概率和严重程度都随剂量而改变的效应。此外，对电离辐射高度敏感的胚胎组织受照后，会出现胚胎效应导致胚胎死亡、畸形、智力低下和诱发癌症等。皮肤受照后会出现急、慢性放射性皮肤损伤和放射性皮肤癌等皮肤效应。与电离辐射有关的因素如辐射种类、剂量、剂量率、分次照射、照射面积、照射部位和照射方式，以及与机体有关的因素如种系、个体发育过程、不同组织和细胞的放射敏感性、亚细胞和分子水平的放射敏感性，皆可影响放射生物效应，环境因素亦可影响放射生物效应。

习题

习 题

一、单项选择题

1.以下说法中错误的是（ ）。

A.射线作用于机体后，以直接作用和间接作用两种方式造成细胞分子损伤

B.辐射生物效应可分为确定性效应和随机性效应

C.确定性效应存在阈剂量

D.确定性效应可分为致癌效应和遗传效应

2.胎儿出生前受照可导致不同程度的智力损伤，其严重程度随剂量而（ ）。

A.增加　B.减少　C.不变　D.无关

3.皮肤受照后出现坏死溃疡属于皮肤损伤的级别为（ ）。

A.0度　B.Ⅰ度　C.Ⅱ度　D.Ⅲ度

4.对待慢性放射性皮肤损伤的处理原则错误的是（ ）。

A.保护局部皮肤避免外伤　B.保护局部皮肤避免过量照射

C.减少射线接触　D.对经久不愈的溃疡不能手术治疗

5.对待急性放射性皮肤损伤的处理原则错误的是（ ）。

A.继续照射

B.立即脱离放射源

C.防止被照射区皮肤再次受到照射

D.疑有放射性核素沾染皮肤时应及时去污处理

6.下列说法中错误的是（ ）。

A.辐射种类不同，机体的生物效应不同

B.吸收剂量越大，机体的生物效应越显著

C.分次照射时间间隔越长，机体的生物效应越显著

D.机体受照部位不同，机体的生物效应也不同

7.影响电离辐射生物效应的因素主要来自（ ）。

A.电离辐射　B.电离辐射和受照机体

C.不同个体　D.不同种系

8.在影响放射损伤的因素中与电离辐射有关的是（ ）。

A.辐射种类　B.吸收剂量和剂量率

C.照射部位和照射面积　D.以上都是

9.胚胎在器官形成期受照可能引起在照射时正在发育的器官畸形，这在性质上属于（ ）。

A.遗传效应　B.致癌效应　C.确定性效应　D.随机性效应

10.下列说法中错误的是（ ）。

A.种系演化愈高，组织结构愈复杂，辐射敏感性愈高

B.同一种系，辐射敏感性不一定相同

C.同一个体，不同的发展阶段，辐射敏感性也不相同

D.以上都不对

二、简答题

1. 电离辐射引起人体的生物效应该如何分类？
2. 影响电离放射生物学效应的因素有哪些？
3. 胎儿出生前受照效应和皮肤效应属于哪类效应？

（何　洋）

第十章　放射防护法律法规及标准体系

微课

知识目标

1. 掌握　放射防护法规体系；我国电离辐射防护基本标准。
2. 熟悉　放射卫生标准体系、分级和分类。
3. 了解　我国放射卫生防护法规、标准的沿革。

技能目标

1. 学会　运用放射防护法规和标准体系相关知识阐述我国现行放射卫生防护标准的类别及渊源。
2. 具备　利用放射卫生防护基本标准评价放射防护效果的能力。

PPT

第一节　放射防护法规体系

一、我国放射防护法规的变迁

我国放射卫生防护工作始于20世纪50年代。国家和地方人民政府发布的放射卫生防护法律、法规、规章是卫生行政监督执法的法律依据，广义上可以统称为放射卫生法规。1960年国务院批准发布了《放射性工作卫生防护暂行规定》，这是我国第一部放射卫生防护法规，在这之后，国务院有关部委参考国际放射卫生防护管理的措施和经验，相继制定并发布了有关放射性同位素管理、工作人员管理、医疗照射管理及核工业卫生管理若干单项法规，1987年国务院发出《关于加强放射性同位素和射线装置放射防护管理工作的通知》，1989年国务院发布了《放射性同位素与射线装置放射防护条例》，标志着我国的放射卫生防护管理步入了法制化、规范化的轨道，使该项工作得到了进一步加强。1989~2001年，国务院卫生行政部门陆续制定和修订了多项部门规章和规范，如《放射工作卫生防护管理办法》《放射事故管理规定》和《放射防护器材与含放射性产品卫生管理办法》等，形成了较为完善的法律体系。

2001年全国人民代表大会常务委员会通过，由中华人民共和国主席令公布了《中华人民共和国职业病防治法》，相关条款包括放射防护，规定了对职业性放射性疾病的防治要求。国家卫生行政部门为贯彻这一法律先后组织制定、修订了一系列的行政法规和规章。如《国家职业卫生标准管理办法》《职业病诊断与鉴定管理办法》《职业卫生技术服务机构管理办法》《建设项目职业病危害分类管理办法》等卫生管理规章，相关内容适用于放射防护管理。

为了防治放射性污染，保护环境，保障人体健康，促进核能、核技术的开发与和平利用，2003年《中华人民共和国放射性污染防治法》公布实施，2007年我国又公布了《中华人民共和国突发事件应对法》，其中规定，国务院环境保护行政主管部门对全国放射性污染防治工作依法实施统一监督管理，国务院卫生行政部门和其他有关部门依据国务院规定的职责，对有关的放射性污染防治工作依法实施监督管理。因此，有关个人剂量监测、人员健康监护及为保障人民身体健康而规定的防治措施均属放射防护管理的重要内容，放射防护突发事件的预防与处置应当遵守《中华人民共和国突发事件应对法》等法规。此外，原国家安全监管总局、环境保护部、社会劳动保障部及其他有关行政部门，根据法律、法规赋予的职责和各自管理工作需要制定的职业卫生和放射卫生防护行政法规、规章也是相关法律体系中的组成部分。

二、我国现行放射防护法规体系

放射卫生防护法规体系是国家立法或行政机构颁布的与电离辐射对人体健康影响及其卫生防护管理有关的法律、法令、条例、规章、章程等文件的总和。

法律体系包括法律层次体系、法律体系结构设计和法律子系统。按照我国立法的法律效力，将法律层次分为：宪法、法律、行政法规、部门规章、地方性法规和地方规章，以及从属于各项法规的标准。

我国放射防护法规与标准体系的框架结构，其最高层次是全国人民代表大会制定的法律，经全国人民代表大会常委会审议通过后，由国家主席签署主席令予以公布。

中华人民共和国国务院颁发的行政法规，通常称为条例，经国务院常务会议审议通过后，由总理签署国务院令公布。

第三个层次是我国政府各有关部、委、局，为了具体贯彻执行国家法律和国务院发布的行政法规，依照各自职责制定的部门规章。

为贯彻执行放射防护法规需要有关放射防护与安全的具体技术规范和要求，在第四个层次技术标准中。现行相关法律法规都明确规定，具体的放射防护与安全技术要求应遵照国家标准或行业标准执行。这些技术标准和规范性文件是放射防护监督执法和监测评价的基本依据。

我国放射防护法规体系框架结构如图10-1所示。

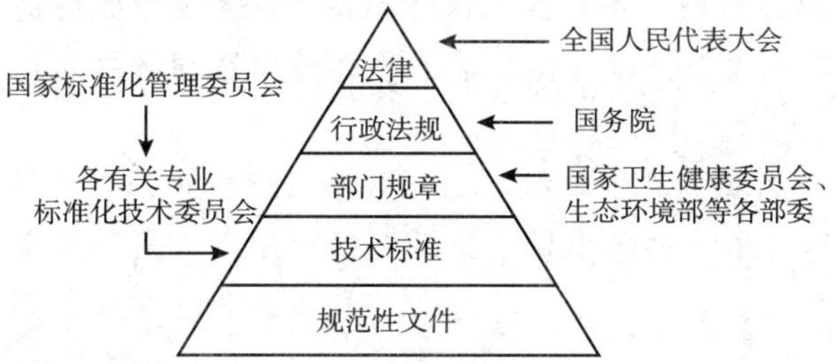

图10-1 我国放射防护法规体系结构图

放射防护法规是放射防护监督管理的法律依据，是放射工作人员、监督执法人员、相关专业技术人员必须遵守的行为规范。行政管理部门与监督执法机构对贯彻实施放射防护法规负有监督管理职责，应用放射性同位素与射线装置的放射工作单位对本单位执行放射防护法规承担主要法律责任。目前，我国现行放射卫生防护法律法规有40多项。常用的放射卫生防护法规见表10-1。

表10-1 常用的放射防护法规

序号	名称	颁发部门	编号	发布日期	实施日期
1	中华人民共和国放射性污染防治法	全国人大常委会	中华人民共和国主席令第6号	2003.6.28	2003.10.1
2	中华人民共和国职业病防治法（2018年修正）	全国人大常委会	中华人民共和国主席令第60号	2001.10.27	2018.12.29
3	放射性同位素与射线装置安全和防护条例（2019年修订）	国务院	国务院令第449号	2005.9.14	2019.3.2
4	放射性药品管理办法（2022年修订）	国务院	国务院令第25号	1989.1.13	2022.5.1
5	放射防护器材与含放射性产品卫生管理办法	卫生部	卫生部令第18号	2002.1.4	2002.7.1
6	放射诊疗管理规定（2016年修订）	国家卫计委	国家卫生计生委令第8号	2006.1.24	2016.1.19

续表

序号	名称	颁发部门	编号	发布日期	实施日期
7	放射性同位素与射线装置安全许可管理办法（2017年修订）	国家环保总局	国家环境保护总局令第31号	2006.1.18	2017.12.12
8	放射工作人员职业健康管理办法	卫生部	卫生部令第55号	2007.6.3	2007.11.1
9	大型医用设备配置与使用管理办法	国家卫健委	卫规划发〔2018〕12号	2018.3.29	2018.5.22

PPT

第二节　放射卫生标准体系

案例讨论

案例　2018年8月2日，某市卫生健康行政部门执法人员在进行专项检查中发现：某医院使用一台300mA的X射线机、一台数字X射线摄影机（DR），正在开展医学影像诊断工作，经现场调查和辐射剂量检测，发现两台X射线机安装在同一机房内，机房面积$20m^2$，机房内无个人防护用品，摄影时工作人员位置辐射剂量为$28mSv \cdot a^{-1}$，机房窗外相邻的居民室内辐射剂量为$1.82mSv \cdot a^{-1}$。

讨论　1.为什么要制定放射防护法规和标准，它的作用是什么？

2.放射工作人员、公众照射剂量标准是多少？

一、基本概念

标准是经协商一致制定并由公认机构批准，共同使用或重复使用的规范性文件，旨在一定范围内获得最佳秩序。它以科学、技术和实践经验的综合成果为基础，经有关方面协商一致，由主管机构批准，以特定的形式发布，作为共同遵守的准则和依据。

放射防护标准是开展电离辐射防护的重要依据，是放射生物学、放射损伤防治、辐射剂量学、放射防护技术、防护监督管理及核科学技术应用等多学科科研成果和实践经验的结晶，近几年，随其发展而日趋完善。放射卫生标准是为减少或免除人类受到放射性损伤，保护患者、公众及放射工作人员身体健康而对放射防护卫生实践与干预活动所制定的有关规定。它的研究、制定涉及许多领域，并带动相关学科发展。因此，放射防护标准在整个核科学技术领域具有举足轻重的地位，它是人类限制电离辐射危害的科学规范，是放射防护卫生工作的准则和出发点，也是进行放射防护评价的依据。

二、标准分类与分级

放射防护标准体系具有卫生标准体系的一般特征。按其适用范围主要分为国家标准（GB）、卫生行业标准（WS）、地方标准（DB）、团体标准（T）和企业标准（Q）等，国家职业卫生标准（GBZ）属于国家标准范畴。按实施性质分为强制性标准和推荐性标准。近几年，我国以放射卫生标准体系的科学性和相对稳定性作为构建体系的基础，结合近几年放射卫生标准的清理复审结果，以及放射卫生标准专业委员会标准领域和主要工作范围，参考国内外放射卫生出版物等相关资料，对标准体系进行重新界定、分类和调整，确定了新的放射卫生标准体系层次结构。

新的放射卫生标准体系将放射防护标准分为8大类：基础标准、计划照射、现存照射、应急照射、职业健康管理、放射性疾病诊断与处理、检测与评价及其他。具体分类如下。

（一）基本标准

此类标准是具有广泛的适用范围或包含一个特定领域的通用条款标准，可进一步分为名词术语、基本要求2个子类目。

（二）计划照射

国际放射防护委员会（ICRP）103号报告和国际原子能机构（IAEA）于2014年发布的《国

际辐射防护和辐射源安全的基本安全标准》（新版BSS）中，将照射情况类型分为计划照射情况、应急照射情况和现存照射情况。我国的基本标准《电离辐射防护与辐射源安全基本标准》（GB 18871—2002）等效采用了1996年版的《国际辐射防护和辐射源安全基本安全标准》，此标准发布实施已有十余年，可以预见的是，在将来修订该标准时，放射防护要求的划分应与专业领域内的国际共识相一致。因此，在对放射防护要求的划分方面，放射卫生标准体系参考目前专业领域内的国际共识进行编制，分为计划照射、现存照射和应急照射。按照电离辐射的实际应用情况，又将计划照射情况的放射防护要求进一步分为医学应用、工业应用、安全检查和其他共4个子类目。

（三）现存照射

此类标准主要是为保护不同人群健康、针对现存照射情况所制定的防护要求、参考水平等，可进一步分为环境与场所、饮用水、其他共3个子类目。

（四）应急照射

按照《中华人民共和国突发事件应对法》（2007年8月30日第69号主席令发布）和《国家核应急预案》（2013年6月30日国务院发布）等法律、文件的要求，应急照射包括核和辐射卫生应急准备、预案编制、人员培训与应急演练、辐射监测与评价、医学响应程序、应急情况下人员的放射防护、医学处置规范、公众心理沟通等方面。此外，根据放射卫生标准专业委员会的标准工作范围和放射卫生标准现状，应急照射标准内容不仅包括相关的放射防护要求，也应包括医学救治、应急演练等内容。因此，根据放射卫生标准体系的层次排列适当和类目划分清楚的编制原则，兼顾标准间的同一性，将应急照射下的放射防护要求、核和辐射事故医学救治、应急演练等应急照射相关的标准归为一类。此类标准可进一步划分为应急准备、应急响应2个子类目。

（五）职业健康管理

根据《中华人民共和国职业病防治法》《职业健康检查管理办法》《放射工作人员职业健康管理办法》的要求，放射工作人员职业健康管理内容包括健康检查、职业健康监护、从业培训、医学监督等几个方面。因此，将与放射工作人员健康管理相关的标准归为职业健康管理类，并进一步分为一般要求、健康监护、个人监测、培训共4个子类目。

（六）放射性疾病诊断与处理

放射性疾病是电离辐射所致各种疾病的总称。目前，对放射性疾病的分类方法较多，大体上可按内、外照射方式和来源分为内照射和外照射放射性疾病；按受照剂量的大小、作用时间的长短和发病的急缓程度分为急性、亚急性和慢性放射病；按受照范围的大小和部位的不同分为全身性和局部放射性损伤；按是否伴有其他致伤因素所致的损伤分为单纯放射损伤和放射性复合伤；按效应出现的早晚分为近期和远期效应；按是否有职业接触可分为职业性放射性疾病和非职业性放射性疾病。根据《职业病分类和目录》，职业性放射性疾病包括辐射性白内障、外照射急性放射病、外照射亚急性放射病、外照射慢性放射病、内照射放射病、放射性皮肤疾病、放射性肿瘤（含矿工高氡暴露所致肺癌）、放射性骨损伤、放射性甲状腺疾病、放射性性腺疾病、放射复合伤等，以及根据《职业性放射性疾病诊断标准（总则）》（GBZ 112—2002）可以诊断的其他放射性损伤。根据放射性疾病的特点、《放射性疾病名单》（GB/T 18201—2000）和其修订稿的内容以及“放射性疾病诊断标准与相关处理规范类标准分开编写”的原则，参照前述标准分类情况，将放射性疾病诊断类标准进一步分为全身性疾病、器官和组织损伤、放射复合伤、放射性肿瘤、处理规范共5个子类目。

（七）检测与评价

根据放射卫生标准体系所涵盖的标准范围，放射卫生标准体系内的检测与评价标准通常是与放射防护和放射性疾病诊断标准配套而制定的方法学标准。此类标准进一步分为放射诊疗设备质量控制检测、场所监测、剂量估算、放射性物质检测分析、建设项目放射防护评价5个子类目。剂量估算类标准内容主要涉及各类照射情况下对受照人员进行剂量估算的方法，为相关疾病损伤的诊治提供依据和支持。根据标准的具体内容和方法的专业特点，剂量估算类标准进一步分为基本参数、物理学方法、生物学方法3个子类目。建设项目放射防护评价类标准包括相关辐射设施的辐射屏蔽和建设项目的职业病危害放射防护评价等内容。根据标准的具体内容，将此类标准进一步分为辐射屏蔽规范和职业病危害放射防护评价2个子类目。

（八）其他

根据放射卫生标准的现状和上述7类标准的划分情况，将无法归入上述7大类的标准列入此类。随着放射卫生标准体系的不断扩展和完善，还可以从该类中整理划分出新的标准类目。放射卫生标准体系结构见表10-2。

表10-2　放射防护卫生标准体系

基本标准	名词术语	
	基本要求	
计划照射	医学应用	放射诊断
		放射治疗
		核医学
		介入放射学
	工业应用	
	安全检查	
	其他	
现存照射	环境与场所	
	饮用水	
	其他	
应急照射	应急准备	
	应急响应	
职业健康管理	一般要求	
	健康监护	
	个人监测	
	培训	
放射性疾病诊断与处理	全身性疾病	
	器官和组织损伤	
	放射复合伤	
	放射性肿瘤	
	处理规范	
检测与评价	放射诊疗设备质量控制检测	
	场所监测	
	剂量估算	基本参数
		物理学方法
		生物学方法
	放射性物质检测分析	
	建设项目放射防护评价	辐射屏蔽规范
		职业病危害放射防护评价
其他		

三、国际放射防护标准简介

国际放射防护标准的起草依据主要来源于国际放射防护委员会（ICRP），它的成立是以人类对于电离辐射科学及放射损伤的发现和认识为背景的。

1885~1900年在X射线被发现的仅5年时间里，X射线损伤者竟达170例之多。1902年W.Rollins试图确定X射线危害界限的剂量，即“皮肤红斑量”。这是辐射损伤最早的定量表示方法。美国人A.Mutscheller在1925年用电离室测量X射线，把空气的电离程度与红斑量联系起来，提出了X射线工作人员安全剂量是在30个工作日中受到不超过皮肤红斑量的1/100的照射，约0.2R/天；这一年，在伦敦举行的第一届国际放射学大会（International Congress of Radiology，ICR）上，他正式提出了“耐受剂量”的概念。这次会议设立了国际辐射单位和测量委员会（International Commission Radiological Units and Measurements，ICRU），并强调需要加强与辐射单位和测量有关的国际合作。

知识拓展　　国际放射防护基本标准

《ICRP 1977年建议书》提出了一套完整的辐射剂量限制体系，其中包含了许多新的方针、原则，对世界范围内的辐射防护事业，从指导思想到具体的技术措施，产生了广泛而深远的影响。世界大多数国家的辐射防护法规、标准，都是参照ICRP的最新建议而制定或加以修订的。

一个最重要的事态发展是，1982年以国际原子能机构（IAEA）、国际劳工组织（ILO）、经济合作发展组织核能机构（OECD/NEA）和世界卫生组织（WHO）四个有广泛影响的国际组织联合制定的《辐射防护基本安全标准》（IAEA安全丛书第9号）也完全以ICRP建议为基础。这两个文件，即《ICRP 1977年建议书》和《辐射防护基本安全标准》，可以看作早期辐射防护基本标准的国际标准。

1928年，在斯德哥尔摩举行的第二届ICR会议上，通过了“伦琴”单位的定义，并把伦琴（R）定为辐射的SI单位。同时会议确定成立了国际X射线和镭防护委员会（International X－Ray and Radium Protection Committee）。同年，国际X射线和镭防护委员会举行了第一次会议，目的是研究通过暂行的防护标准。1931年，国际X射线和镭防护委员会举行了第二次会议，讨论了引入“耐受剂量”的可能性，并于1934年在第三次会议上正式接受了“耐受剂量”这一概念。

随着人类对电离辐射认识的发展，人们认识到必须最大限度地依靠已有的知识、经验及人类集体的智慧，控制和预防电离辐射对人类健康的损害。由于电离辐射生物效应相当复杂，其社会效应也相当复杂，以及有关知识和经验的正确性、有效传播和应用等问题的存在，这些必须经过国际上有关专业的专家认真严格的检验和整理，所以，只有国际性团体更有条件做好辐射防护工作。ICRP正是在这一背景下建立和发展起来的。国际X射线和镭防护委员会在1950年伦敦举行的会议上，把自己的名称正式改为国际放射防护委员会（ICRP），同年发表了ICRP建议书。

知识拓展　　国际辐射单位和测量委员会

国际辐射单位和测量委员会（ICRU）成立于1925年，专门研究并提出电离辐射量与单位，以及电离辐射量的测量和应用方面的技术报告，并被有关国际组织和世界各国普遍采纳。ICRU研究的主要技术领域包括：电离辐射量和单位、相关理论方面问题、有关因子、放射治疗、放射诊断、核医学、放射生物学、放射防护、放射化学、放射性测量、X射线与射线和电子的放射物理，以及中子和重粒子的放射物理等。ICRU发表的技术报告采用顺序连续编号形式出版发行，内容过时的报告就由新的报告所取代，目前92号报告已经问世。ICRU的技术报告是放射诊断、放射治疗、核医学以及各行各业放射实践中所有电离辐射剂量学问题的指南。

ICRP是一个公益性的学术团体，它按专业人员在学科中的专长选聘委员，为其义务工作。ICRP旨在为公共的利益，主要是通过提出关于辐射防护各个方面的建议和指南而推进辐射防护科学。在准备其建议书的过程中，ICRP考虑的是采取恰当的辐射防护措施所依据的基本原则和定量基础，而把制定完全适合各国需要的专门建议、实践法规或规定的职责留给各个国家的辐射防护机构，即ICRP只承担推荐辐射防护的基本原则与要求，而不从事具体的辐射防护措施的开发、当前辐射防护水平的调查及管理办法的拟定。包括我国在内的全世界大多数国家的辐射防护法规，都是参照这个国际机构的最新建议而制定或加以修订的。

ICRP由主委员会和五个分委员会组成：第一专门委员会负责辐射效应研究；第二专门委员会负责次级限值研究；第三专门委员会负责医学防护研究；第四专门委员会负责委员会建议书应用研究。2004年底，又根据实际工作需要决定成立一个新的分委员会——第五专门委员会，主要负责非人类物种的放射防护，ICRP的大部分工作由五个分委员会承担，可邀请不一定是属于它的成员的专家来为其服务。

ICRP和WHO、IAEA等国际组织之间有工作上的来往，还与联合国原子辐射效应科学委员会（United Nations Scientific Committeeonthe Effects of Atomic Radiation，UNSCEAR）、联合国环境规划署（United Nations Environment Programme，UNEP）、国际劳工组织（International Labour Organization，ILO）、国际电工学委员会（International Electrotechnical Commission，IEC）、经济合作与发展组织核能机构（Organizationfor Economic Cooperation and Development Nuclear Energy Agency，OECD-NEA）等国际机构保持密切的工作关系，ICRP的每次基本建议都意味着辐射防护标准的重大进展，从1928年国际放射学大会决定成立国际X射线和镭防护委员会并发表第一份报告起，到1950年ICRP正式更名并发表建议书（1959年开始编号单独发行了第1号出版物），直至2019年底，ICRP已发布了142号出版物。出版的建议书的更新反映了放射防护指导思想、基本原则及方针的不断发展，进一步充实了防护体系。

1990年，ICRP 60号出版物明确的以过程为基础的实践和干预防护方法被2007年ICRP 103号出版物的应急照射、现存照射和计划照射所取代。但ICRP 60号和ICRP 103号的辐射防护目标没有变，即防止确定性效应的发生，将随机性效应发生概率降低到可以达到的尽可能低的水平，即ALARA原则（as low as reasonably achievable）。ICRP 60号和ICRP 103号都阐述了放射防护实践的正当化、放射防护最优化和剂量限值及剂量约束的放射防护基本原则。

个人剂量限值是辐射防护原则之一。它是对所有计划照射情况或实践联合产生的照射所选定的个人受照射剂量限值。个人剂量限值旨在防止发生确定性效应，并将随机性效应限值在可以接受的水平。ICRP 60号与ICRP 103号出版物给出了职业人员和公众个人剂量限值（表10-3），2014年被IAEA新版《国际辐射防护和辐射源安全基本安全标准》采纳。

表10-3　ICRP规定的个人剂量限值

照射类别	1990年出版物及其后续出版物（实践活动）	2007年出版物（计划照射情况）
职业照射	规定5年期内年均20mSv，其中任何一年不超过50mSv	规定5年期内年均20mSv，其中任何一年不超过50mSv
晶状体	150mSv·a^{-1}	150mSv·a^{-1}（规定5年期内年均20mSv，其中任何一年不超过50mSv）
皮肤	500mSv·a^{-1}	500mSv·a^{-1}
手和脚	500mSv·a^{-1}	500mSv·a^{-1}
孕妇	腹部表面处2mSv·a^{-1}或摄入核素1mSv·a^{-1}	胚胎或胎儿1mSv·a^{-1}
公众照射	1mSv·a^{-1}	1mSv·a^{-1}
晶状体	15mSv·a^{-1}	15mSv·a^{-1}
皮肤	50mSv·a^{-1}	50mSv·a^{-1}

四、我国放射卫生标准

（一）卫生标准概况

1989年，卫生部发布了我国首部较完整的《卫生标准体系表》。其中放射卫生标准体系主要分为两个层次，即专业基础标准和个性标准。专业基础标准序号为0，有16项；个性标准分10大类，序号为1~10，有133项。两者合计149项。

1997年，卫生部制定的卫生标准“九五”规划中，将放射卫生防护标准分为六类，各类名称及“九五”期间修订项目依次为：基础标准、医疗照射、职业照射、公众照射、天然照射、核设施。其中，制定21项，修订12项。由此可见，在标准体系分类方法上已向国际基本安全标准靠拢。

（二）现行有效的放射卫生标准

截至2023年6月，我国现行有效的放射卫生标准共计133项，其中国家标准（GB）21项，国家职业卫生标准（GBZ）84项，卫生行业标准（WS）28项，现行医疗照射放射防护相关标准92项。

（三）放射卫生标准发展沿革

中华人民共和国成立以后，随着核科学事业的迅速发展，辐射防护事业也越来越受各方面的重视。我国政府组织有关部门大力开展放射防护标准的研究工作，放射防护标准已经历了三个阶段的发展变化，详见表10-4。

表10-4　我国放射防护基本标准的沿革

标准名称	批准发布单位	年份	主要依据
《放射性工作卫生防护暂行规定》及与之配套的《电离辐射的最大允许量标准》等	国务院批准“暂行规定”，由卫生部和国家科委联合下发，同时发布3个有关标准与细则	1960年2月	参照苏联有关标准，相当于ICRP 20世纪50年代初的建议
《放射防护规定》（GBJ 8—74）	国家计划委员会、国家基本建设委员会、国防科学技术委员会、卫生部	1974年4月	ICRP 1号、9号出版物等
《放射卫生防护基本标准》（GB 4792—1984）	卫生部	1984年12月	ICRP 26号出版物
《辐射防护规定》（GB 8703—88）	国家环境保护局	1988年6月	ICRP 26号出版物
《电离辐射防护与辐射源安全基本安全标准》（GB 18871—2002）	卫生部等4部门联合制定，国家质量监督检验检疫总局批准发布	2002年10月	ICRP 60号出版物，结合我国国情等效采用IBSS等

1960年初，国务院发布了《放射性工作卫生防护暂行规定》，由卫生部和国家科委联合下达在国内施行。据此，卫生部和国家科委组织制定了配套的《电离辐射的最大容许量标准》《放射性同位素工作的卫生防护细则》《放射性工作人员的健康检查须知》，并于1960年2月与《放射性工作卫生防护暂行规定》同时发布试行。这些标准与细则构成了我国最早的辐射防护法规标准，是我国第一代辐射防护基本标准。

1973年4月，国家标准《放射防护规定》（GBJ 8—74）出台，由此诞生了比较规范的第二代基本标准。1977年，ICRP发表了具有重要里程碑意义的26号出版物，同时我国与ICRP学术交流和工作关系日益密切，伴随我国标准化工作的快速发展，1981年卫生部成立了第一届全国卫生标准技术委员会，并设立了放射卫生防护标准分委会，并经多年发展成为放射专业委员会，制定放射卫生标准主要包括：辐射防护、核和辐射突发事件卫生应急准备与响应、辐射检测规范与监测方法、剂量估算方法、放射诊疗设备质量控制检测规范、防护设施与防护器材以及放射卫生管理标准，放射性疾病诊断与治疗、远后效应医学随访、核和辐射突发事件医学处置、放射工作人员健康监护等内容。

1984年，第三代基本标准《放射卫生防护基本标准》（GB 4792—84）于1984年12月发布，1985年4月1日起实施。此后一系列专项防护标准陆续研制、颁发，形成了我国自己的防护标准体系。1988年，国家环境保护局发布了国家标准《辐射防护规定》（GB 8703—88），出现了两个辐射基本标准的局面。

1990年，在ICRP 60号出版物发表后，迅速在我国引起反响，同时，为了更好地开展辐射防护工作，统一的基本标准的制定势在必行。而IAEA制定的新国际安全标准，也推动了我国联合研制第四代基本标准的步伐。经过多年的努力，我国的《电离辐射防护与辐射源安全基本安全标准》（GB 18871—2002）由国家质量监督总局批准发布，于2003年4月1日开始实施。

通过几十年的技术发展和经验积累，我国放射卫生标准日趋完备。在20世纪50年代以前，放射防护的目的仅限于防止出现急、慢性躯体效应；防护的对象限于医用X射线和用镭治疗过程的医务人员；剂量限值是以天和周为单位。这一阶段表明人们对放射损伤的认识是表浅的。1950~1977年这一阶段，放射防护的目的不仅限于防止急、慢性躯体效应，还考虑到限制远期效应和遗传效应。放射防护对象不仅是职业人员，还考虑到公众；照射方式不仅限于外照射，还扩大到放射性核素进入人体后的内照射。因此，这一阶段的放射防护标准日臻完善。从1977年到现在，放射防护的目的明确地定量化地表达为防止有害的确定性效应，并将随机效应限制到认为可以接受的水平。可见，放射防护标准的历史演变是人类对电离辐射危害的认识不断深化的过程，也是剂量限值逐渐减少的过程。近几年，通过广大科技工作者的共同努力，放射卫生标准的范围逐渐扩大，形成了一套比较完整的放射防护标准体系。

（四）放射卫生基本标准

1.基本标准的制定原则 我国现行的基本标准一开始就确定为拟遵循的基本原则，主要是从我国实际出发，与国际接轨。《电离辐射防护与辐射源安全基本标准》（GB 18871—2002，以下简称《基本标准》）拟等效采用IBSS，并充分考虑我国贯彻实施《放射卫生防护基本标准》（GB 4792—84）和《辐射防护规定》（GB 8703—88）所取得的实践经验和我国的具体情况。

《基本标准》是针对电离辐射受照伴有危险的防护，以及可能产生这种受照的辐射安全规定要求。它主要依据ICRP 60号出版物的新建议，同时在安全方面考虑了国际核安全咨询组有关报告的原则。等效采用是与国际接轨的可行措施，等效采用主要从基本原则以及主要内容上协调一致。因此，我国《基本标准》对电离辐射防护与辐射源安全所依据的基本原则同IBSS是一致的。始终贯穿于《基本标准》中的原则可概括为以下8条。

（1）实践必须是正当的，即只有某种实践给照射个人或社会所带来的利益超过该实践引起或可能引起的辐射危害时才可以接受该实践。

（2）防护与安全应是最优化的，即应采取最有效的防护与安全措施，使得考虑了各种经济和社会因素之后，在受照剂量的大小、受照的人数以及发生受照的可能性等方面均保持在可合理达到的尽量低水平，同时使所受照剂量不超过规定的约束值。

（3）所有相关实践的综合照射所致个人的剂量不应超过规定的相应剂量限值。

（4）只要正当，则应通过干预减小那些不属于某种实践的或失控的源所引起的辐射受照，并且干预措施也应是最优化的。

（5）明确主要责任方，获准从事涉及辐射源的某种实践的法人应对有关的防护与安全承担主要责任。

（6）应重视培养和保持良好的安全文化素养（safety culture）。

（7）应将纵深防御（defence in depth）措施引入辐射源的设计和运行程序中，以弥补可能的失效和失误。

（8）应通过优质的营运管理和良好的工程实践、质量保证、人员培训与资格审查、全面的安全评价以及持续不断的经验反馈等来确保防护安全。

2.基本标准的特点 《基本标准》坚持了既符合国情又要与国际接轨的原则，故等效采用IBSS。它是在《放射防护基本标准》（GB 4792—84）和《辐射防护规定》（GB 8703—88）实施经验基础上，与国际辐射防护标准新进展同步发展，并由国内有关部门大力协作的产物。新基本标准不仅与原有并存两个基本标准有很大不同，而且与IBSS也有不少差别。

（1）经国家标准化主管部门立项的《基本标准》已商定由两个标准委员会，即全国卫生标准技术委员会放射卫生防护标准分委会和全国核能标准化技术委员会辐射防护技术分委会负责起草，同时与有关部门协商，组织有关各界专家会审，按国家标准的报批发布程序进行。显然其编写规范格式应完全改为符合国家标准《标准化工作导则 第1部分：标准的结构和编写》（GB/T 1.1—2009）的规定。《基本标准》是我国放射防护基础结构建设和放射防护标准化进程的重大进步。

（2）《基本标准》在基本原则和主要内容上等效了采用IBSS，即以ICRP 60号出版物为主要依据，较快达到了与国际辐射防护标准新进展同步发展。将有力推动我国放射防护水平的提高和核科学技术及其广泛应用的发展。

（3）《基本标准》在总结历史经验和进一步开展专题调研的基础上，不仅增加了符合国情的内容，而且保留了原有标准在实践中证明切实可行的部分。例如：规定易于操作的放射性物质表面污染的控制水平；非密封源放射工作场所的分级；电离辐射警告标志；少量低水平放射性废物的排放控制要求等。

（4）电离辐射防护与辐射源涉及诸多因素，必须有有效的辐射防护基础结构来推动合理地应用各种措施和防护技术以达到基本标准的要求。国家辐射防护的基础结构至少要包括：有关法规标准系列、受权批准和检查有关活动并强制实施法规标准的审管部门、足够的资源（可提供各种监测和培养等服务）以及足够数量的受过培训人员。基本标准吸纳了IBSS的这一指导思想。作为技术标准不涉及各部门具体行政任务分工，但强调了防护与安全的主要责任方与有关各方应承担的职责，并规定较明确的防护与审管要求和营运管理要求。由于辐射防护的特殊性，从前面阐述新基本标准考虑防护与安全所依据的与IBSS相一致的8条原则中可见，基本标准涵盖了必不可少的防护技术管理要求，但表述形式力求与标准条款写法相同。

（5）《基本标准》明确指出不适用于非电离辐射对人员可能造成危害的防护。明确和强调了对天然辐射源照射的控制（例如：工作场所中氡的照射，高空飞行工作人员的天然照射等）。

（6）《基本标准》中使用的术语结合国情进行增加、删除以及部分内容方面的修改与调整。

《基本标准》采纳IBSS关于职业照射的定义，比原标准的表述更为确切，也反映了ICRP的观点。这样一来，非铀矿山工作人员所受氡及其子体和γ射线的照射，高空飞行工作人员所受宇宙射线等天然辐射源的照射，如果超过国家有关法规与标准规定的排除或予以豁免的限值，则可能属于职业照射范围。

《基本标准》关于职业照射个人剂量限值，采纳了ICRP 60号建议书的新建议，同原标准相比降低了职业照射个人剂量限值。并对孕妇和未成年人加强保护措施。同时工作人员不再按工作条件分类，在工作场所分区（控制区与监督区）等方面均改变了原标准规定，值得在贯彻实施中重视。

（7）关于职业照射个人监测，基本标准及时吸纳1997年ICRP新发表的75号出版物的原则，比IBSS规定得更具体。职业照射个人监测采用ICRP 75号出版物的建议，也是与现行有关规定明显不同的。

（8）《基本标准》研制中，参照IAEA和ICRP新出版物等有关文献，结合国内经验，重新评价放射性核素的毒性分组。新的放射性核素毒性分组增加了核素品种，调整了4个组别排列。

（9）鉴于医疗照射防护的重要性，《基本标准》同IBSS一样，前所未有地在《基本标准》中突出强调对医疗照射的控制。规定了医疗照射防护的详细要求，把ICRP 60号出版物提出的医疗照射防护体系具体化。这不同于历代基本标准。

（10）首次建立了放射诊断和核医学诊断的医疗照射指导水平。这是基本标准的一个显著特点，并且与国际辐射防护领域的新趋势完全符合。把医疗照射的剂量约束概念具体化，以有效地推动医疗照射防护最优化。在《基本标准》的研制中，通过开展专题研究，以及多次征询X射线诊断和核医学界专家意见，医疗照射指导水平在现有条件下尽可能针对我国实际情况来确定。如X射线诊断中，我国历来透视检查比例过高，近些年虽有较大转变，但基层医院仍占一定比例。

（11）施行医疗照射的过程既有职业照射，又会导致受检者与患者的医疗照射，同时还会产生公众照射。对探视、慰问正接受某些医用辐射诊治患者的人员可能受到的照射，在控制公众照射的条款中予以约束。接受碘-131治疗的患者，标准中规定仅当其体内放射性活度降至400MBq以下后方可出院，这是着眼于限制公众照射，不能与医疗照射概念混淆。对此新《基本标准》在其他有关的剂量约束中提出要求，纠正了IBSS中将其列为医疗照射指导水平的不当做法。

（12）从加强公众照射的控制出发，《基本标准》对放射性废物管理应遵循的原则做了适当补充。此外吸取并保留我国在控制放射性物质向环境排放，以及实施排放许可证制度等。保留了低放射性废物在满足一定控制水平前提下可直接排入流量大于10倍排放流量的普通下水道。

（13）鉴于豁免问题影响面广，处理不慎会引发严重问题。强调豁免需经审管部门确认而不能所谓地自动豁免问题。

（14）控制好辐射源是辐射防护的关键环节。强调辐射源的安全，加强对潜在照射的控制是《基本标准》的又一特点。不仅标准名称中把辐射源安全与电离辐射防护并列，而且专门做了相应的详细要求。具体条款又结合国情对IBSS有关内容做了取舍、补充和调整。

（15）《基本标准》依据ICRP有关出版物，结合我国实际，对慢性照射的剂量约束提出要求。

《基本标准》力求覆盖与电离辐射防护和辐射源安全有关的方方面面，内容比之前基本标准更丰富而完善。这意味着我国在电离辐射防护领域中有了一个大跨越。它必将为提高辐射防护水平和推进核科学技术及应用做出巨大贡献。

3.我国现行电离辐射防护标准中的人员剂量限值规定 《基本标准》中规定，剂量限值适用于实践所引起的照射，不适用于医疗照射，也不适用于无任何主要责任方负责或负有责任的天然源的照射。剂量限值与潜在照射的控制无关，也与决定是否和如何实施干预无关，但实施干预的工作人员应遵循其他有关要求。

（1）职业照射的剂量限值　应对任何工作人员的职业照射水平进行控制，并满足下列要求：①连续5年内的年平均有效剂量不超过20mSv；②任何一年中的有效剂量不超过50mSv；③眼晶体的年当量剂量不超过150mSv；④四肢（手和脚）或皮肤的年当量剂量不超过500mSv。

对于年龄为16~18岁、接受涉及辐射照射就业培训的徒工和年龄为16~18岁、在其学习过程中需要使用放射源的学生，应控制其年有效剂量不超过6mSv，眼晶体的年当量剂量不超过50mSv，四肢（手和脚）或皮肤的年当量剂量不超过150mSv，在特殊情况下，可依据有关规定的要求对剂量限值进行临时变更。

（2）公众照射的剂量限值　实践使公众中有关关键人群组的成员所受到的平均剂量估计值应满足下列要求：①年有效剂量不超过1mSv；②特殊情况下，如果5个连续年的平均剂量不超过1mSv，则某一单一年份有效剂量可提高到5mSv；③眼晶体的年当量剂量不超过15mSv；④皮肤的年当量剂量不超过50mSv。

（3）对于慰问者及探视人员的剂量限制　所规定的剂量限值不适用于患者的慰问者，如明知会受到照射却自愿帮助（并非是他们的职业或专业工作）护理、支持和探视、慰问正在接受医学诊断或治疗患者的个人。应对患者的慰问者所受的照射加以约束，使他们在患者诊断检查或治疗期间所受的剂量不超过5mSv，并将探视摄入放射性物质的患者的儿童所受的剂量限制在1mSv以下。

五、其他相关要求

（1）放射工作人员的年剂量当量是指一年工作期间所受外照射的剂量当量与这一年内摄入放射性核素所产生的待积剂量二者的总和，但不包括天然本底照射和医疗照射。

（2）对放射工作人员进行剂量限制要考虑随机性效应和确定性效应，并同时满足以下两种限值：①为了防止有害的确定性效应，眼晶体的年剂量当量应不超过150mSv；②其他单个器官或组织应不超过500mSv。

（3）为了便于管理，将放射工作条件分成三种：①甲种工作条件，一种照射的有效剂量当量有可能超过15mSv的工作条件。对于这种工作条件下的工作人员，要有个人剂量监测，对场所要有经常性监测，建立工作人员个人受照剂量和场所监测档案；②乙种工作条件，一年照射的有效剂量当量很少，不可能超过15mSv，但有可能超过5mSv的工作条件。对于这种工作条件的场所，应定期进行监测。要进行个人剂量监测并建立个人受照射剂量档案；③丙种工作条件，一年照射的有效剂量当量很少，可能超过5mSv的工作条件，对于这种工作条件的场所，可根据需要进行监测，并做记录。

（4）在正常的运行过程中有时会发生一些特殊情况，需要少数工作人员接受超过年剂量当量限值的照射。对这种照射必须事先经过周密的计划，由本单位领导及防护负责人批准，其有效剂量当量在一次事件中不大于100mSv，一生中不大于250mSv。对接受这种事先计划的特殊照射的人应有医学观察，并将剂量和观察结果详细记入个人剂量和健康档案。

（5）从事放射工作的孕妇、哺乳期妇女（仅指内照射）及16~18岁的实习人员，不应在甲种工作条件下工作，不得接受事先计划的特殊照射。

（6）从事放射工作的育龄妇女所接受的照射，应严格按均匀的月剂量率加以控制。

（7）未满16岁者，不得参与放射工作。

六、我国现行医疗照射放射防护相关标准

1. GB 18871—2002　电离辐射防护与辐射源安全基本标准
2. GB 16348—2010　医用X射线诊断受检者放射卫生防护标准
3. GB 16351—1996　医用γ射线远距治疗设备放射卫生防护标准
4. GB 16361—2012　临床核医学的患者防护与质量控制规范
5. GB 16362—2010　远距治疗患者放射防护与质量保证要求
6. GB 17589—2011　X射线计算机断层摄影装置质量保证检测规范
7. GB/T 16148—2009　放射性核素摄入量及内照射剂量估算规范
8. GB/T 16149—2012　外照射慢性放射病剂量估算规范
9. GB/T 17982—2018　核事故应急情况下公众受照剂量估算的模式和参数
10. GB/T 18197—2000　放射性核素内污染人员医学处理规范
11. GB/T 18199—2000　外照射事故受照人员的医学处理和治疗方案
12. GB/T 18201—2000　放射性疾病名单
13. GB/T 28236—2011　染色体畸变估算生物剂量方法
14. GB/T 16137—2021　X线诊断中受检者器官剂量的估算方法

15. GBZ 95—2014　职业性放射性白内障的诊断
16. GBZ 96—2011　内照射放射病诊断标准
17. GBZ 97—2017　职业性放射性肿瘤判断规范
18. GBZ 98—2020　放射工作人员健康要求及监护规范
19. GBZ 99—2002　外照射亚急性放射病诊断标准
20. GBZ 100—2010　外照射放射性骨损伤诊断
21. GBZ 101—2020　职业性放射性甲状腺疾病诊断
22. GBZ 102—2007　放冲复合伤诊断标准
23. GBZ 103—2007　放烧复合伤诊断标准
24. GBZ 104—2017　职业性外照射急性放射病诊断
25. GBZ 105—2017　职业性外照射慢性放射病诊断
26. GBZ 106—2020　职业性放射性皮肤疾病诊断
27. GBZ 107—2015　职业性放射性性腺疾病诊断
28. GBZ 112—2017　职业性放射性疾病诊断总则
29. GBZ 113—2006　核与放射事故干预及医学处理原则
30. GBZ 114—2006　密封放射源及密封γ放射源容器的放射卫生防护标准
31. GBZ 120—2020　核医学放射防护要求
32. GBZ 121—2020　放射治疗放射防护要求
33. GBZ 125—2009　含密封源仪表的放射卫生防护要求
34. GBZ 128—2019　职业性外照射个人监测规范
35. GBZ 129—2016　职业性内照射个人监测规范
36. GBZ 130—2020　放射诊断放射防护要求
37. GBZ/T 144—2002　用于光子外照射放射防护的剂量转换系数
38. GBZ/T 146—2002　医疗照射放射防护名词术语
39. GBZ/T 147—2002　X射线防护材料衰减性能的测定
40. GBZ/T 148—2002　用于中子测井的CR39中子剂量计的个人剂量监测方法
41. GBZ/T 149—2015　医学放射工作人员放射防护培训规范
42. GBZ/T 163—2017　职业性外照射急性放射病的远期效应医学随访规范
43. GBZ 166—2005　职业性皮肤放射性污染个人监测规范
44. GBZ 169—2020　职业性放射性疾病诊断程序和要求
45. GBZ/T 171—2006　核事故场内医学应急计划与准备
46. GBZ/T 172—2006　牙釉质电子顺磁共振剂量重建方法
47. GBZ/T 181—2006　建设项目职业病危害放射防护评价报告编制规范
48. GBZ/T 201.1—2007　放射治疗机房的辐射屏蔽规范 第1部分：一般原则
49. GBZ/T 201.2—2011　放射治疗机房的辐射屏蔽规范 第2部分：电子直线加速器放射治疗机房
50. GBZ/T 201.3—2014　放射治疗机房的辐射屏蔽规范 第3部分：γ射线源放射治疗机房
51. GBZ/T 201.4—2015　放射治疗机房的辐射屏蔽规范 第4部分：锎—252中子后装放射治疗机房
52. GBZ/T 201.5—2015　放射治疗机房的辐射屏蔽规范 第5部分：质子加速器放射治疗机房
53. GBZ/T 202—2007　用于中子外照射放射防护的剂量转换系数
54. GBZ 207—2016　外照射个人剂量系统性能检验规范

55. GBZ 215—2009　过量照射人员医学检查与处理原则
56. GBZ/T 216—2009　人体体表放射性核素污染处理规范
57. GBZ/T 217—2009　外照射急性放射病护理规范
58. GBZ/T 220.1—2014　建设项目职业病危害放射防护评价规范 第1部分：核电厂
59. GBZ/T 220.2—2009　建设项目职业病危害放射防护评价规范 第2部分：放射治疗装置
60. GBZ/T 220.3—2015　建设项目职业病危害放射防护评价规范 第3部分：γ辐照加工装置、中高能加速器
61. GBZ/T 234—2010　核事故场内医学应急响应程序
62. GBZ/T 244—2017　电离辐射所致皮肤剂量估算方法
63. GBZ/T 248—2014　放射工作人员职业健康检查外周血淋巴细胞染色体畸变检测与评价
64. GBZ/T 249—2014　荧光原位杂交分析染色体易位估算辐射生物剂量技术方法
65. GBZ/T 255—2014　核和辐射事故伤员分类方法和标识
66. GBZ/T 261—2015　外照射辐射事故中受照人员器官剂量重建规范《外照射辐射事故中受照人员器官剂量重建规范》（GBZ/T 261—2015）第1号修改单
67. GBZ/T 262—2014　核和辐射突发事件心理救助导则
68. GBZ/T 269—2016　尿样中总α和总β放射性检测规范
69. GBZ/T 271—2016　核或辐射应急准备与响应通用准则
70. GBZ/T 279—2017　核和辐射事故医学应急处理导则
71. GBZ/T 301—2017　电离辐射所致眼晶状体剂量估算方法
72. WS 76—2020　医用X射线诊断设备质量控制检测规范
73. WS/T 184—2017　空气中放射性核素的γ能谱分析方法
74. WS 262—2017　后装γ源近距离治疗质量控制检测规范
75. WS/T 263—2006　医用磁共振成像(MRI)设备影像质量检测与评价规范
76. WS/T 328—2011　放射事故医学应急预案编制规范
77. WS/T 378—2013　造血刺激因子在外照射急性放射病治疗中的应用指南
78. WS/T 467—2014　核和辐射事故医学响应程序
79. WS 519—2019　X射线计算机体层摄影装置质量控制检测规范
80. WS 523—2019　伽玛照相机、单光子发射断层成像设备（SPECT）质量控制检测规范
81. WS 531—2017　螺旋断层治疗装置质量控制检测规范
82. WS 582—2017　X、γ射线立体定向放射治疗系统质量控制检测规范
83. WS/T 583—2017　放射性核素内污染人员医学处理规范
84. WS/T 584—2017　人体内放射性核素全身计数测量方法
85. WS/T 613—2018　公众成员的放射性核素年摄入量限值
86. WS/T 636—2018　核和辐射事故医学应急演练导则
87. WS/T 637—2018　X射线计算机断层摄影成年人诊断参考水平
88. WS 667—2019　机械臂放射治疗装置质量控制检测规范
89. WS 674—2020　医用电子直线加速器质量控制检测规范
90. WS 816—2023　医用质子重离子放射治疗设备质量控制检测标准
91. WS 817—2023　正电子发射断层成像（PET）设备质量控制检测标准
92. WS 818—2023　锥形束X射线计算机体层成像（CBCT）设备质量控制检测标准

本章小结

我国放射防护法律、法规及标准体系比较完善，它是放射防护监督执法和安全性评价的基本依据。放射卫生标准体系对放射防护标准进行分类：基础标准、计划照射、现存照射、应急照射、职业健康管理、放射性疾病诊断与处理、检测与评价和其他。放射防护遵循照射的实践正当化、防护最优化和剂量限值及剂量约束基本原则。为防止确定性效应的发生，将随机性效应发概率降低到可以达到的尽可能低的水平，从我国实际出发，并与国际接轨，制定和发布了一系列放射防护法规和标准，对放射实践行为和人员剂量限值等做出了规定。

习 题

一、单项选择题

1.《中华人民共和国突发事件应对法》于（　　）年发布。

A. 2005　　B. 2006　　C. 2007　　D. 2008

2.《中华人民共和国职业病防治法》发布于（　　），最后修订于（　　）。

A. 2000年10月27日；2016年12月29日　　B. 2001年10月27日；2018年12月29日

C. 2002年10月27日；2018年12月29日　　D. 2003年10月27日；2018年12月29日

3. 中华人民共和国国务院发布的条例，属于（　　）。

A. 法律　　B. 行政法规　　C. 部门规章　　D. 标准

4. 截至2023年6月，我国现行有效的放射卫生标准共计（　　）。

A. 21项　　B. 84项　　C. 28项　　D. 133项

5. 国家职业卫生标准代码是（　　），属于国家标准范畴。

A. WS　　B. DB　　C. GBZ　　D. Q

习题

6. 国际X射线和镭防护委员会在（　　）举行的会议上，把自己的名称正式改为国际辐射防护委员会（ICRP），同年发表了ICRP建议书。

A. 1949年伦敦　　B. 1950年伦敦　　C. 1949年巴黎　　D. 1950年巴黎

7. ICRP机构下设五个专门委员会，其中由第三专门委员会负责的是（　　）。

A. 辐射效应研究　　B. 次级限值研究　　C. 医学防护研究　　D. 建议书应用研究

8. 关于我国放射防护基本标准中关于公众照射的剂量限值，下列说法正确的是（　　）。

A. 年有效剂量不超过1mSv　　B. 皮肤的年当量剂量不超过50mSv

C. 眼晶体的年当量剂量不超过15mSv　　D. 以上均是

9. 对放射工作人员进行剂量限制要考虑随机性效应和确定性效应，并应同时满足以下（　　）两种限值，以防止有害的确定性效应。

A. 眼晶体的年剂量当量应不超过150mSv；其他单个器官或组织应不超过500mSv

B. 眼晶体的年剂量当量应不超过100mSv；其他单个器官或组织应不超过500mSv

C. 眼晶体的年剂量当量应不超过50mSv；其他单个器官或组织应不超过500mSv

D. 眼晶体的年剂量当量应不超过150mSv；其他单个器官或组织应不超过400mSv

10. 我国放射防护基本标准明确指出不适用于（　　）。

A. 非电离辐射对人员可能造成危害的防护　　B. 明确和强调了对天然辐射源照射的控制

C. 工作场所中氡的照射　　D. 以上均是

二、简答题

1. 放射防护标准包括哪几类?
2. 简述我国放射卫生基本标准制定的原则。
3. 简述放射工作人员照射剂量限值。

（任　森　陈尔东）

微课

第十一章　放射防护原则与方法

知识目标

1.掌握　放射防护原则的内容；外照射防护基本方法；基本的X、γ射线屏蔽厚度计算方法；放射性核素进入人体途径和β放射性物质表面污染控制水平。

2.熟悉　常用屏蔽材料和防护性能；内照射防护特点；非密封源分类、分级和分区。

3.了解　内照射防护设施；α放射性物质表面污染控制水平；表面污染来源及去污方法。

技能目标

1.学会　运用放射防护原则和外照射防护基本方法规范医疗照射实践活动，防止潜在照射的发生。

2.具备　利用X、γ射线屏蔽厚度计算方法进行屏蔽设计的能力。

在利用核与辐射技术造福人类的同时，也要做好放射防护工作，最大限度地预防和减少电离辐射对人类的危害。照射是人体或物质受到电离辐射照射时的行为或状态。照射按情况可分为计划照射、现存照射和应急照射三种。计划照射又分为正常照射和潜在照射。正常照射是指在设施或辐射源正常运行条件下受到的照射。潜在照射是指因设施或辐射源的事故或某种偶然事件或事件序列（包括设备故障和操作错误）所引起的照射。按照受照人群划分，可分为职业照射、医疗照射和公众照射。按照射方式，可分为外照射和内照射。放射卫生防护的主要任务是控制正常照射，防止潜在照射的发生，避免或减少辐射危害，保护工作人员和公众的健康。为做好放射防护工作，本章主要对放射防护的基本原则、内外照射防护基本方法、放射线屏蔽材料、X和γ射线屏蔽厚度计算、放射性表面污染来源及去污方法等内容进行介绍。

PPT

第一节　放射防护原则

案例讨论

案例　随着科技的发展，人们对辐射效应的认识不断加深，以及辐射防护经验的积累，放射防护体系也在不断发展和完善。我国颁布了一系列放射卫生防护法规和标准，对放射实践活动的防护安全提出了要求。如果某医院需要新建CT机房和电子加速器治疗室，必须采取相应的放射防护措施。

讨论　1.放射防护原则的内容及其相互关系。

2.外照射防护的基本方法有哪些?

3.X、γ射线屏蔽厚度如何确定?

放射防护的目的是控制照射剂量，防止有害的确定性效应的发生，并限制随机性效应的发生率，使之达到可以接受的水平。保护环境，促进放射性同位素和核技术的应用与发展，确保放射工作人员、公众及其后代的健康和安全。

放射防护原则是放射防护体系的基础。国际放射防护委员会（ICRP）于1977年的26号出版物中提出了包括实践正当化、防护最优化和个人剂量限值等放射防护三原则的剂量限制体系，在1990年60号出版物中进行了修改和完善。我国《电离辐射防护与辐射源安全基本标准》（GB 18871—2002）等效采用了ICRP 60号出版物的建议。《ICRP 2007年建议书》（103号出版物）从以前采用以过程为基础的实践和干预的防护方法，发展为基于辐射照射情况的方法。照射情况分为计划照射、现存照射和应急照射三种。建议书保留了委员会的三项放射防护基本原则，即正当化、最优化和剂量限值的应用，阐明了如何将这些基本原则应用于施与照射的辐射源和接受照射的个人。防护正当化和最优化原则是与源相关的，适用于所有照射情况。剂量限值原则是与个人相关的，适用于计划照射情况的工作人员及公众人员。

一、放射防护实践正当化

任何改变照射情况的决定都应当利大于弊。在引进伴有辐射照射的实践以前，应当进行正当性判断和利益、代价分析，只有实践使个人和社会从中获得的利益大于其可能造成的危害时，该实践才被判断为正当的、可以进行的。也就是任何伴有辐射照射的实践都应当有正当的理由，并且确认因实践获得的净利益大于付出的代价。

放射防护实践的正当化适用于所有照射情况。我国目前正处于社会主义市场经济体制完善阶段，尤其应当重视对医疗照射的正当性判断。医疗照射均应有足够的净利益，在能取得相同净利益的情况下，应尽可能采用不涉及医疗照射的替代方法，在无替代方法时也应权衡利弊，证明医疗照射给受诊断或治疗的个人或社会所带来的利益大于可能引起的辐射危害时，医疗照射才是正当的。对较复杂的影像诊断检查和放射治疗，应逐例进行并与非放射诊治方法进行比较，确保患者或受检者从中得到的利益大于可能造成的伤害。还应注意根据医疗技术与水平的发展，对过去认为是正当的医疗照射重新进行正当性判断。应注意避免不必要的重复检查，对妇女及儿童施行放射学或核医学检查的正当性更应慎重进行判断。

二、放射防护最优化

对于来自一项实践中的任一特定辐射源的照射，应使防护与安全最优化，使得在考虑了经济和社会的因素后，遭受照射的可能性、受照射人员数量以及个人所受剂量的大小均需控制在可合理达到的尽量低水平。这意味着在主要情况下防护水平应当是最佳的，要用最小的代价，获得最大的净利益。

放射防护的最优化适用于所有照射情况。在我国目前应当注意两种现象：一是不重视放射防护，缺乏必要的降低剂量的防护措施，未能做到将受照剂量保持在可合理达到的尽量低水平。如对X射线检查，应选择合理的检查程序和照射条件，一般应以“高电压、低电流、厚滤过”为原则开展工作，在不影响获得诊断信息的前提下，使受检者受照剂量尽可能的低。二是过度防护，不考虑经济因素，不进行最优化设计，片面强调将工作场所的辐射水平降低到本底辐射水平，这种现象在放射防护屏蔽设计中比较常见，不符合放射防护最优化原则的要求。

三、个人剂量限值

除受检者或患者的医疗照射之外，任何个人受到来自受监管的辐射源的计划照射的剂量之和不应超过相应的个人剂量限值要求。个人剂量限值由监管机构根据国际建议来确定，此限值适用于计划照射情况下的放射工作人员和公众。

我国《电离辐射防护与辐射源安全基本标准》（GB 18871—2002）等效采用了ICRP 60号出版物中规定的剂量限值（见第十章）。ICRP 103号出版物与60号出版物中规定的剂量限值基本一致，并被2014年国际原子能机构新版《国际辐射防护和辐射源安全基本安全标准》采纳。只是根据ICRP 2011年关于组织反应的说明，将眼晶体职业照射的标准规定为连续5年以上平均当量剂量20mSv（5年内100mSv），并且任何单一年份内当量剂量不超过50mSv。

在放射防护三原则的运用中，应当认识到每项原则都是放射防护体系的重要组成部分，不可偏废或片面强调某项原则而忽视其他原则。放射防护实践的正当化是放射防护最优化的前提，个人剂量限值是放射防护最优化的约束条件，实施放射防护最优化是降低受照剂量的关键。

PPT

第二节 外照射的防护

电离辐射按照射方式，可分为外照射和内照射。外照射是指体外放射源对人体的照射。外照射主要来自密封源、射线装置和核设施。最常见的主要是由X射线、γ射线和中子等穿透能力较强的射线造成的贯穿辐射。外照射防护的基本方法有时间防护、距离防护和屏蔽防护等三原则。

一、时间防护

不论何种照射，在其他条件不变的情况下，人体受到的总照射剂量与照射时间是成正比的，照射时间越长，受到的照射剂量越大，其危害就越严重。通过减少受照时间来进行防护是最经济、最简便的防护方法。

应在不影响工作质量的前提下，尽量减少受照时间。应减少在辐射场内不必要的停留，即使工作需要，也应尽量减少停留时间。应提高操作技术的熟练程度，提前做好准备工作。对复杂的操作或每项新开展的操作，要反复进行模拟训练。如介入手术时工作人员在辐射场内直接操作，如果工作人员准备充分，操作技术熟练准确，就会缩短曝光时间，降低工作人员和患者的受照剂量。在异常和事故状态下不得不在强辐射场下工作时，如日本福岛核电站泄漏事故，就要充分利用时间防护，对抢险人员采取轮换方式，限制每个人的操作时间，将每个人的受照剂量控制在可接受的水平以内。

二、距离防护

控制人与辐射源的距离是外照射防护的很有用的方法之一。距辐射源越远，受到照射的剂量率越低。当辐射源到关注点的距离大于辐射源尺寸的5倍以上时，若忽略周围介质的散射和吸收影响，此辐射源可认为是点源，则人体受到的剂量率与距离的平方成反比，即距离增加一倍，则剂量率减小到原来的四分之一。此规律简称为距离平方反比定律。因此，在实际工作中应尽量远离辐射源，通过增大距离来减少受照剂量。若需要操作放射源，应尽量采用自动化、机械化操作或使用长柄工具操作。如在核医学中使用碘-131治疗甲状腺疾病时，使用自动分装装置分装药物或采用遥控给药的方式，可大大降低分装和注射人员的受照剂量。

三、屏蔽防护

虽然时间防护和距离防护很经济好用，但大多时候受场地所限，还需要采取屏蔽防护的方式，即在人体与辐射源之间设置一种或数种能减弱射线的材料构成的屏蔽物来达到降低受照剂量的防护方式。

在实际工作中，不同射线与物质的相互作用方式不同，所需屏蔽材料的类型和厚度要根据射线的类型、能量、辐射源的活度或强度以及预期的剂量率控制水平等因素来确定。

外照射防护三原则一般需要配合使用，其中时间防护和距离防护是自主防护，不需要花费什么代价。屏蔽防护要根据实际情况选用不同的屏蔽材料和厚度，是保障放射工作人员和公众安全的重要措施。

另外，可以通过适当降低照射条件和照射面积，既满足了正常工作需要，又可以降低放射工作人员、患者和公众的受照剂量，以达到防护目的。这种防护方法不但不需要花费代价，还可以在一定程度上降低对设备损害，延长使用寿命。

第三节 放射线屏蔽材料

PPT

在屏蔽防护时，不是任何物质都适合作屏蔽防护材料。选择屏蔽材料要根据屏蔽的对象、要求并从材料的防护性能、结构性能、稳定性能和经济成本等方面综合考虑。防护性能主要是指材料对射线的衰减能力。要根据射线的种类、能量等情况选用适合的防护性能好的屏蔽材料。屏蔽材料除具有良好的防护性能外，还应具有一定的结构性能，包括材料的物理形态、力学特性和机械强度等，以便于和建筑主体很好地结合。屏蔽材料还要稳定性好，经久耐用，具有良好的耐高温、耐腐蚀、抗辐射等性能。屏蔽材料还应考虑经济成本，要选择成本低、易获得、易加工及安装施工的材料。

一、常用的屏蔽材料

屏蔽防护材料种类繁多。对β射线防护首先选用有机玻璃、塑料、铝等低原子序数的物质材料减弱β射线，再用铅等高原子序数的材料屏蔽韧致辐射产生的X射线。对中子防护首先使用含氢较多的物质如水、石蜡、聚乙烯等将快中子慢化，然后使用对中子吸收截面较大的含硼或锂物质吸收热中子，最后再用铅等高原子系数物质防护俘获γ射线。一般对于X或γ射线，选用高原子序数的物质如铅、铁、混凝土等。

平常接触最多、最常用的是屏蔽X、γ射线的防护材料，主要有以下几种。

（一）铅

铅（Pb）原子序数82，铅密度最大为11.3g · cm^{-3}（常用X、γ射线屏蔽材料的密度见表11-1）。铅易加工成型，耐腐蚀，对X、γ射线衰减能力强，是一种很好的屏蔽材料。但铅是有毒的重金属，硬度低，机械强度较差，安装时易因重力作用造成下垂，需采用钢板、木板等作为背衬进行固定。

表11-1 常用X、γ射线屏蔽材料的密度

材料	平均密度（g · cm^{-3}）	材料	平均密度（g · cm^{-3}）
混凝土	—	石灰石	2.46
普通混凝土	2.35	大理石	2.70
重晶石混凝土	3.60	硫酸钡（天然重晶石）	4.50
磷铁主料混凝土	4.80	空气（标准状况下）	1.29×10^{-3}
钛铁矿主料混凝土	3.85	水	1.00
泥土（干燥、压实）	1.50	木头	0.5~0.9
砂子（干燥、压实）	1.69	铅玻璃	—
砖	—	普通铅玻璃	3.27
软砖	1.50	高密度铅玻璃	6.22
硬砖	2.05	铜	8.90
瓷砖	1.90	铁（钢）	7.40
沙子灰泥	1.54	铅	11.30
花岗石	2.56		

需要注意的是，铅对诊断级别的低能X射线吸收能力强，但产生的散射线也多。对治疗级别的MeV级的高能X、γ射线衰减能力相对较差，在实际应用中要灵活对待。如很多医院在医用诊断X射线、CT机房屏蔽中将铅板直接贴附在机房内壁上，不但造价较高，还会增加机房内的反向散射线，使患者或受检者受照剂量增大，而且容易造成环境污染。另外由于铅对高能X、γ射

线防护性价比不高，所以用铅板对医用电子加速器等放疗机房进行防护，造价高，施工难度大。

铅材料是目前最常用的防护材料，通常加工成铅板（皮）来制备防护设施，可用作各类放射诊疗机房防护门、放射源容器、各种铅防护屏等。铅还可以和其他材料混合使用，制成铅玻璃、有机铅玻璃和铅橡胶等含铅制品。铅玻璃保持了玻璃的透明特性，广泛用作医用诊断X射线、CT、SPECT、PET/CT等机房的观察窗、铅玻璃眼镜和各种核医学操作防护屏等。有机铅玻璃主要用于防护低能的医用诊断X射线散射线，如介入放射学中使用的铅悬挂防护屏、床侧防护屏等。铅橡胶可制成铅橡胶围裙、铅橡胶帽子、铅橡胶颈套、铅橡胶手套等个人防护用品和介入放射学中使用的铅防护吊帘、床侧防护帘等。

（二）铁（钢）

铁（Fe）原子序数26，密度7.4g·cm^{-3}，用作防护材料时可钢、铁不分。铁的机械强度高、结构性能好，价格便宜，易于获得，对X、γ射线有较好的防护性能，某些情况下可用作铅的替代品或和铅复合应用。

（三）混凝土

混凝土，简称砼，屏蔽防护中应用最广泛的普通混凝土标准密度为2.35g·cm^{-3}，是以水泥为胶凝材料，以砂、石为骨料，加水拌制成的。普通混凝土使用方便，价格低廉，结构性能良好，是医用电子直线加速器等放疗机房常用的墙体屏蔽材料，在医用诊断X射线机房的天花板和地板中常用，而墙壁少见。

在空间受限等情况下，为减小屏蔽厚度和占用体积，常采用重晶石、铁矿石、钢屑等材料作骨料制成密度较大的重混凝土。常用的重晶石混凝土的密度可达3.2~3.6g·cm^{-3}，所以在进行屏蔽计算时一定要搞清楚使用的是哪种密度的混凝土材料。重混凝土成本相对较高，浇筑时要保证重骨料在整个屏蔽体内分布均匀，且要一次整体浇筑并充分振捣，以防出现裂缝和过大的气泡，确保施工质量。

（四）砖

黏土砖标准密度为1.6g·cm^{-3}，但各地生产的砖化学成分相差很大，最小密度砖为1.2g·cm^{-3}，而最大密度可达2.05g·cm^{-3}。通常医用X射线机房常用黏土砖砌成，在建造工程中要注意砂浆填充饱满，不留空隙。在医用诊断X射线能量范围内，240mm的实心砖墙约相当于2mm的铅当量。

随着国家为保护土地资源逐渐禁止使用黏土砖，黏土砖逐渐被烧结多孔非黏土砖、空心砖、水泥砖、加气混凝土砌块等各种新型产品替代。除非有确切的数据，为保守起见，建议在屏蔽计算时对这些新型产品的屏蔽厚度忽略不计。

（五）硫酸钡类防护材料

硫酸钡类防护材料都是以硫酸钡为主要屏蔽材料，加水泥等其他辅料按一定比例混合加工而成。主要包括硫酸钡防护板、防护砖和硫酸钡砂及防护涂料等。硫酸钡防护板可用于医用诊断X射线机房墙面的防护，优点是可干法施工，施工简便易行，省时省力，且物美价廉。硫酸钡防护砖可用于各类放射诊疗机房，防护效果明显高于黏土砖。硫酸钡砂及防护涂料应用非常广泛，造价相对便宜，但是防护效果一般没有标准化，墙体容易开裂，对施工工艺和施工质量要求比较高。有的复合防辐射材料采用重晶石矿粉、铁矿粉和铅矿粉等多种防护材料按一定比例和粒度混合而成，基本成分为硫酸钡、氧化铁和氧化铅等，防护性能优于常用的硫酸钡砂及防护涂料。

二、屏蔽材料的防护性能

屏蔽材料的防护性能有多种表示方法，常用的有铅当量、半值层和什值层。

（一）铅当量

铅当量是为了便于比较各种辐射防护屏蔽材料的防护效果而定义的量，通常把达到与一定厚度的某一种屏蔽材料相同防护效果的铅的厚度称为该厚度屏蔽材料的铅当量，单位用毫米铅（mmPb）表示。应注意的是铅当量随入射光子能量和材料厚度不同而变化，因此凡是提到防护材料的铅当量，必须指出是在多大射线能量（对X射线是指管电压）下和多厚的何种材料的铅当量。材料的屏蔽性能还可以用单位厚度（mm）屏蔽材料的铅当量即比铅当量来表示。在实际应用中，往往将屏蔽防护所需的铅厚度转换成所需的某一种屏蔽材料的实际厚度，可利用表格或公式得到。表11-2、表11-3给出了几种常用材料在不同工作电压下的铅当量厚度数据，表11-4给出了几种常用X射线屏蔽材料在不同工作电压下的铅当量。

表11-2　几种常用材料在不同工作电压下的铅当量厚度

材料	密度（$g \cdot cm^{-3}$）	铅当量（mm）	所用千伏工作电压下的材料厚度（mm）							
			30	70	90	100	125	120（CT）	140（CT）	150
混凝土	2.35	1	122	93	74	70	87	96	104	106
		2	—	—	—	129	158	162	182	188
		2.5	—	—	—	159	191	193	216	222
		3	—	—	—	190	223	223	249	255
铁	7.4	1	5.3	6.8	6.9	7	9.8	9.5	11.8	13.5
		2	—	—	—	14.2	21.1	18.7	25	29.9
		2.5	—	—	—	17.9	26.5	22.8	31.2	37.3
		3	—	—	—	21.5	31.9	26.9	37	44.2
石膏板	0.705	1	318	271	239	234	278	—	—	314
		2	—	—	—	413	492	—	—	567
		2.5	—	—	—	499	591	—	—	676
		3	—	—	—	584	687	—	—	778

表11-3　几种常用砖材在不同工作电压下的铅当量厚度

材料	密度（$g \cdot cm^{-3}$）	电压（kV）	不同铅当量（mmPb）的砖材厚度（mm）			
			1	2	2.5	3
红砖	1.99	150	110	200	—	280
		200	100	190	—	270
		300	85	140	—	170
黏土砖	1.65	70	125	232	—	—
		90	113	197	238	279
		100	109	184	220	256
		125	127	217	258	298
		125（CT）	119	206	246	—
		150（CT）	130	240	290	—

续表

材料	密度（g·cm⁻³）	电压（kV）	不同铅当量（mmPb）的砖材厚度（mm）			
			1	2	2.5	3
黄砖	1.6	50	150	—	—	—
		80	137	—	—	—
		100	120	210	—	—
		120	120	215	—	—
		150	130	240	—	340
		200	130	240	—	340
		300	100	150	—	200
熔渣砖	1.29	150	100	250	—	350
		200	150	270	—	280
		300	120	190	—	240

表11-4　几种常用X射线屏蔽材料在不同工作电压下的铅当量

材料	密度（g·cm⁻³）	材料厚度（mm）	不同工作电压（kV）下的铅当量（mmPb）						
			50	75	100	150	200	250	300
砖	1.6	100	0.6	0.8	0.9	0.8	0.8	1.0	1.1
		200	1.4	1.7	1.9	1.7	1.7	2.3	3.0
		300	2.2	2.7	3.1	2.6	2.6	4.0	5.5
		400	—	3.8	4.5	3.7	3.7	6.0	8.5
		500	—	—	—	4.8	4.8	8.1	11.3
重晶石石膏或混凝土	3.2	10	0.9	1.5	1.8	0.9	0.7	0.6	0.6
		20	1.8	2.7	3.3	1.8	1.4	1.3	1.4
		25	2.3	3.3	4.0	2.2	1.7	1.7	1.8
		50	—	—	—	4.3	3.4	3.6	3.9
		75	—	—	—	5.9	5.0	5.6	6.1
		100	—	—	—	—	6.8	7.7	8.4
		125	—	—	—	—	—	—	10.8
钢	7.8	1	—	0.1	0.2	0.1	0.1	—	—
		2	—	0.3	0.3	0.2	0.2	—	—
		3	—	0.5	0.5	0.3	0.3	—	—
		4	—	0.7	0.7	0.4	0.4	—	—
		5	—	0.9	0.9	0.5	0.4	0.3	0.3
		10	—	—	—	0.9	0.8	0.8	0.8
		20	—	—	—	1.7	1.6	1.7	1.9
		30	—	—	—	2.5	2.3	2.8	3.3
		40	—	—	—	3.3	3.0	3.8	4.7
		50	—	—	—	4.0	3.7	4.9	6.3

（二）半值层和什值层

半值层和什值层是在进行放射防护的屏蔽设计时用于评价材料对射线的屏蔽性能和计算所需防护屏蔽的厚度而定义的量。半值层的定义是某种屏蔽材料使入射的X、γ射线辐射剂量率减弱到原来的一半时所需的屏蔽层厚度，用*HVL*表示。什值层就是该屏蔽材料将入射的X、γ射线辐射剂量率减弱到原来的1/10时所需的屏蔽层厚度，用*TVL*表示。辐射束在物质路径中，自入射表面起始的第一个什值层常常不同于以后的什值层，称为第一什值层，记为TVL_1。在指明TVL_1的场合，符号*TVL*指第一个什值层以后的什值层。在没有指明的场合，指辐射束在物质中任何深度下的什值层，或称平衡什值层（也记为TVL_e）。*HVL*与*TVL*有一定的换算关系，即式（11-1）、式（11-2）。

$$HVL=0.301\,TVL \tag{11-1}$$

$$TVL=3.320\,HVL \tag{11-2}$$

表11-5和表11-6分别列出了常用屏蔽材料对宽束X射线、γ射线的平衡半值层厚度和平衡什值层厚度，只适用于经过强衰减的X射线和γ射线，如从X射线管套或γ源容器发出来的漏射线。

表11-5　强衰减的宽束X射线的半值层和什值层

X射线源	*HVL*（cm）		*TVL*（cm）	
	铅	混凝土	铅	混凝土
50 kV	0.005	0.4	0.018	1.3
70	—	1.0	—	3.6
75	0.015	—	0.050	—
100	0.025	1.6	0.084	5.5
125	—	1.9	—	6.4
150	0.029	2.2	0.096	7.0
200	0.042	2.6	0.14	8.6
250	0.086	2.8	0.29	9.0
300	0.17	3.0	0.57	10.0
400	0.25	3.0	0.82	10.0
0.5 MV	0.31	3.6	1.03	11.9
1	0.76	4.6	2.52	15.0
2	1.15	6.1	3.90	20.1
3	—	6.9	—	22.6
4	1.48	8.4	4.9	27.4
6	1.54	10.2	5.1	33.8
10	1.69	11.7	5.6	38.6
20	1.63	13.7	5.4	45.7
30	1.57	13.7	5.2	45.7
38	—	13.7	—	45.7

表11-6　强衰减的宽束γ射线的半值层和什值层

放射性核素	*HVL*（mm）			*TVL*（mm）		
	铅	铁（钢）	混凝土	铅	铁（钢）	混凝土
铯-137	6.5	16	48	22	53	175
钴-60	12	21	62	41	71	218
铱-192	6	13	43	16	43	152

PPT

第四节 X、γ射线屏蔽厚度计算

一、屏蔽厚度计算依据

对X、γ射线的屏蔽防护，并不是将射线全部吸收，而是要根据射线的类型、能量、工作负荷、辐射场分布等特点，对某种屏蔽材料找到一个合适的厚度，使得穿过该厚度屏蔽材料后，关注点的剂量水平能保持在一个可接受的水平上，保证放射工作人员和公众的安全。与屏蔽厚度计算有关的几个概念和参数如下。

（一）控制区和监督区

控制区是根据《电离辐射防护与辐射源安全基本标准》（GB 18871—2002）的要求，在辐射工作场所内划分的一种区域，是放射工作人员所通过、停留和工作的区域。控制区的人员受到职业性照射，对控制区要采取一系列的放射卫生防护与安全措施，严格限制人员进出。监督区是除控制区外邻近的一些其他区域，主要是非放射工作人员、患者等公众路过或停留的一些区域。对该区不采取专门的防护安全措施，但应定期检测其辐射水平。

（二）屏蔽设计目标值

屏蔽设计目标值是决定屏蔽厚度计算的重要依据，也是对建设项目进行职业病危害放射防护预评价和控制效果评价的重要指标。屏蔽设计目标值应根据建设单位制定的管理目标值来选定，一般应小于管理目标值，以便给其他因素留出余地，如放射治疗中摆位人员受到的机头泄漏辐射照射或感生放射性照射以及可能受到的内照射等。管理目标值是和放射工作人员和公众的剂量限值相联系的数值，是建设单位根据放射防护最优化原则，通过对建设项目的辐射源项和管理水平进行分析后得出的最优化结果。在我国没有规定具体数值，一般取剂量限值的四分之一作为管理目标值，对放射工作人员为5mSv·a^{-1}，对公众为0.25mSv·a^{-1}。

在屏蔽计算时，屏蔽设计目标值常用周剂量目标值（设计限值）表示。如果把每年工作量按50周平均分布，对放射工作人员，周剂量目标值为不大于100μSv·wk^{-1}，对公众，周剂量目标值为不大于5μSv·wk^{-1}。根据周出束时间、居留因子和利用因子，可利用式（11-3）很方便地由周剂量目标值导出周围剂量当量率参考控制水平。

$$\dot{H}=\frac{P}{t\times T\times U} \tag{11-3}$$

式中，$\dot{H}$为导出周围剂量当量率参考控制水平，μSv·h^{-1}；P为周剂量目标值（设计限值），μSv·wk^{-1}；t为周内平均出束时间，h；T为居留因子；U为利用因子。

在《放射治疗放射防护要求》（GBZ 121—2020）、《放射诊断放射防护要求》（GBZ 130—2020）等放射防护标准，尤其是近年来新修订的标准中，对屏蔽墙外30cm处的周围剂量当量率基本都按不大于2.5μSv·h^{-1}要求。在屏蔽设计时，要对导出周围剂量当量率控制值和标准要求相比较，取其中较小的值作为实际的周剂量当量率参考控制水平。此外，如果有使用单位要求剂量率达到本底水平等特殊情况时要特殊处理。

（三）工作负荷

工作负荷（W）用以表示辐射源的工作量，常用年（周）工作负荷表示。对于X射线管装置，工作负荷常用管电流（mA）与曝光时间（min）的乘积，即周累积出束的“mA·min”描述。通常只有管电压在4MV以下的X射线机，工作负荷才用“mA·min·wk^{-1}”表示。对于管电压大于等于4MV的医用电子加速器或远距离γ射线治疗机，它们的工作负荷则以距靶点或放射源1m处的输出量“Gy或Sv”数与一周累积开机照射时间的乘积来描述，单位是“Sv·m^2·wk^{-1}”，也可用“Sv·wk^{-1}”表示。

准确获得工作负荷的数据很困难也没太大必要。出于安全考虑，一般取一周或一年内最大的工作量作为工作负荷，还要为未来留出充足的发展空间。在屏蔽计算中将工作负荷（*W*）、利用因子（*U*）与居留因子（*T*）综合考虑的*WUT*称为有效工作负荷。

（四）居留因子

居留因子（*T*）是指在辐射源出束时间内，在屏蔽体外某一区域内人员可能停留时间占总出束时间的份额。这里的人员是指可能在该区域停留的大多数人员，不是指单个人员。居留因子要根据实际情况确定，如果缺乏相关资料，可将控制室等放射工作人员所在区域，非放射工作人员的办公室、实验室、值班室，以及邻近的病房、检查治疗室等常有人居留的地方，取*T*=1；人员不经常进入的区域，如邻近的走廊、楼梯、休息室、电梯等属部分居留区域，取*T*=1/4~1/8；在人员偶尔进入的区域，如配电室、卫生间、候诊室、储藏间等，取*T*=1/16。表11–7是美国和英国建议的居留因子数据，可结合地区、医院等实际情况参考使用。

表11–7 美国和英国建议的居留因子（*T*）

地点	美国建议*T*值	英国建议*T*值
工作人员办公室、实验室、登记室、药房、照料的候诊室、儿童活动地区、靠近X射线机房地区、胶片阅读室、护士站、X射线机房控制室	1（100%）	100%
患者诊断检查和治疗室	1/2（50%）	50%
走廊、病房、雇员休息室、工作人员休息室	1/5（20%）	20%
走廊门	1/8（12.5%）	—
共用厕所、机房周围户外活动区	1/20（5%）	10%
贮存间、无人照料候诊室	1/20（5%）	5%
无人关照停车场、无人关照电梯	1/40（2.5%）	5%
过路步行人员或公共交通的户外活动区，无人关照车辆疏散区、屋顶室、楼梯、收费厕所	1/40（2.5%）	—

（五）利用因子

利用因子（*U*）是辐射源有用线束（初始射线束）的方向因子，是指有用线束向某一特定屏蔽体方向照射的时间占总照射时间的份额。医用数字X射线摄影机（DR）、医用电子加速器等很多放射诊疗设备的有用射束可改变照射方向，辐射源对处于某些方向上的人员的照射，只是其全部工作负荷的一个分数。表11–8所列的利用因子可供屏蔽设计时参考。对机房顶的利用因子可根据实际情况确定，如放射治疗时一般有用线束向上照射的机会不到1/10，则其值可取1/10。

对于那些有用线束只有一个固定方向的辐射源（如胸部专用摄影机）和泄漏辐射、散射辐射等次级辐射，在屏蔽计算时均无须考虑利用因子对工作负荷的修正，亦即此种情形下，取*U*=1。对CT机、介入X射线设备、乳腺X射线摄影机等很多设备虽然有有用线束，但绝大部分都被患者、影像接收器或探测器等所阻挡，这类设备也只需考虑次级辐射，即*U*也取1，常见利用因子见表11–8。

表11–8 有用线束的利用因子（*U*）

位置	辐射照相装置	治疗装置
地板	1	1
墙壁	1/4	1/4
机房顶	非常小	<1/4

（六）透射参数

在屏蔽设计和屏蔽计算时，要确定屏蔽物质的厚度，常用到减弱倍数、透射比和透射系数等透射参数，它们的定义分布如下。

1. 减弱倍数（K） 辐射场中某点处没有设置屏蔽体时的周围剂量当量率$\dot{H}$与设置了屏蔽体后的周围剂量当量率$\dot{H}$（d）之比，以式（11–4）表示。

$$K=\dot{H}/\dot{H}(\mathrm{d}) \tag{11–4}$$

2. 透射比（B） 又称为透射因子，为辐射场中某点处设置屏蔽体后的周围剂量当量率$\dot{H}$（d）与设置前的周围剂量当量率$\dot{H}$之比，以式（11–5）表示。

$$B=\dot{H}(\mathrm{d})/\dot{H} \tag{11–5}$$

显然，透射比与减弱倍数互为倒数，以式（11–6）表示。

$$B=1/K \tag{11–6}$$

3. 透射系数（δ） 设置屏蔽体之后，在离X射线发生点1m处，由X射线发生器单位工作负荷（1mA · min）所造成的周围剂量当量。

二、屏蔽厚度计算方法

屏蔽厚度计算的目的，在于怎样找到能使辐射场中某关注点的辐射剂量率，降低K倍的屏蔽防护厚度，当X或γ射线穿过该屏蔽厚度的物质层时，上述关注点处的周围剂量当量率将不大于事先设计的屏蔽目标值（限值）。

鉴于实际问题的复杂性，对屏蔽厚度进行精确计算是很困难的。屏蔽厚度的计算方法，首先要用公式计算出透射系数、透射比等透射参数，再查有关透射曲线图得到相应的屏蔽材料厚度；或直接查有关表格（根据典型参数计算得出的屏蔽厚度）；或根据计算出的透射参数，再利用减弱倍数和半值层或什值层来确定相应的屏蔽材料厚度。

对宽束X或γ射线，屏蔽厚度的计算包括对辐射源有用线束的屏蔽计算，对穿过辐射源组装壳体的泄漏辐射的屏蔽计算，以及对有用射束和泄漏辐射照射到患者、辐照对象、装置部件和建筑物墙体等散射体后产生的散射辐射的屏蔽计算。防护初级有用线束的防护墙为主防护墙，防护泄漏辐射和散射辐射的防护墙称为副防护墙。泄漏辐射和散射辐射统称为次级射线。

（一）宽束X、γ射线初级有用射束屏蔽厚度计算

1. 透射参数估算法 对初级有用射束屏蔽厚度的确定，首先可用式（11–7）计算有用射束的透射参数。

$$B=\frac{Pd^2}{WUT} \tag{11–7}$$

式中，WUT为有效工作负荷，其中W为工作负荷，U为利用因子，T为居留因子，对有电流表的X射线机，单位为mA · min · wk^{-1}，对无电流表的X射线机或γ射线治疗机，单位为Sv · m^2 · wk^{-1}；B为屏蔽材料的透射参数，当有效工作负荷以mA · min · wk^{-1}为单位时，B被表示为透射系数；当有效工作负荷以Sv · m^2 · wk^{-1}为单位时，B被表示为透射比；P为供屏蔽设计用的周剂量设计目标值（限值），mSv · wk^{-1}。对工作人员，P取0.1mSv · wk^{-1}，对公众，取0.005mSv · wk^{-1}；d为关注点与焦点之间的距离，m。

用式（11–7）计算出透射参数B后，再根据X射线机管电压或γ治疗机所用的放射性核素，从透射曲线图可查到当用铅或混凝土等作屏蔽材料时所需的屏蔽厚度。

课堂互动

有一台医用数字X射线摄影机（DR），最高管电压为150kV，周工作负荷为3600mA · min · wk^{-1}，关注点距X射线焦点3m，周剂量设计目标值（限值）取0.1mSv · wk^{-1}。

学生思考：分别计算主防护墙为混凝土和铅时的屏蔽厚度（设T=1，U=1/4）。

教师解答：WUT=3600×1/4×1=900mA · min · wk^{-1}

根据式（11–7）计算有用射束的透射参数。

$$B=\frac{Pd^2}{WUT}=\frac{0.1\times3^2}{900}\text{mSv}\cdot\text{m}^2\cdot\text{mA}^{-1}\cdot\text{min}^{-1}=1\times10^{-3}\text{mSv}\cdot\text{m}^2\cdot\text{mA}^{-1}\cdot\text{min}^{-1}$$

由图11–1和图11–2查得主防护墙为混凝土和铅时的屏蔽厚度分别为24cm和0.28cm。

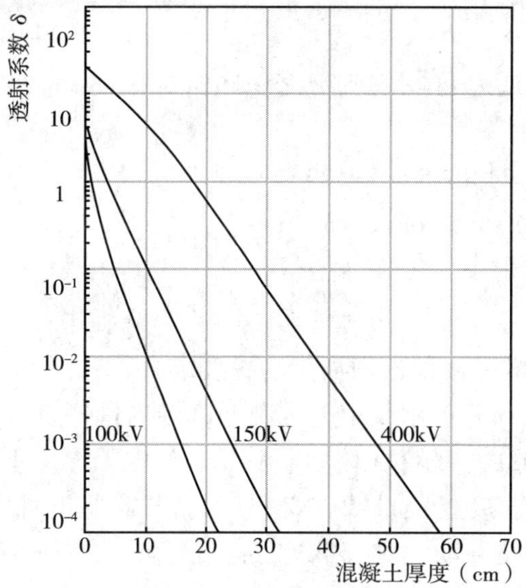

图11–1　宽束X射线穿过混凝土时的透射曲线

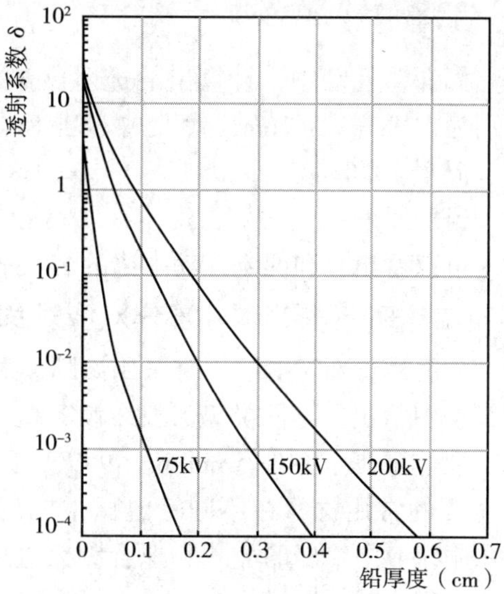

图11–2　宽束X射线穿过铅时的透射曲线

课堂互动

有一台钴–60远距离治疗机，每周的有效工作负荷为1000Sv · m^2 · wk^{-1}，关注点位于主防护墙外距钴–60源5m，关注点周剂量设计目标值（限值）取0.1mSv · wk^{-1}。

学生思考：分别计算主防护墙为混凝土和铅时的屏蔽厚度。

教师解答：已知WUT=1000Sv · m^2 · wk^{-1}，P=0.1mSv · wk^{-1}=1 × 10^{-4} Sv · wk^{-1}，d=5m。

根据式（11–7）计算有用射束的透射比。

$$B=\frac{Pd^2}{WUT}=\frac{1\times10^{-4}\times5^2}{1000}=2.5\times10^{-6}$$

由图11–3和图11–4查得主防护墙为混凝土和铅时的屏蔽厚度分别为124cm和23cm。

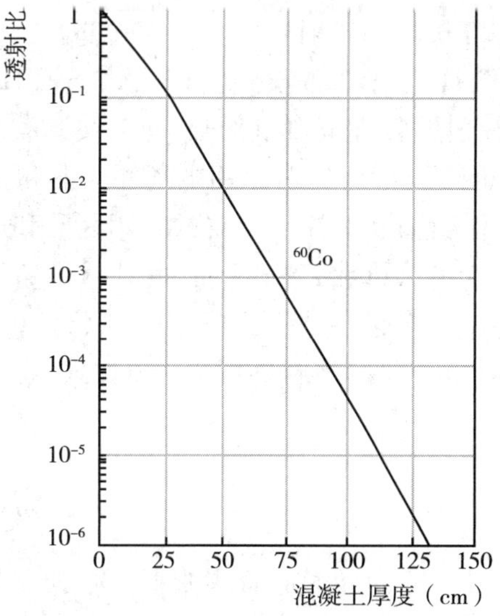

图11–3　宽束钴–60 γ射线穿过混凝土时的透射曲线

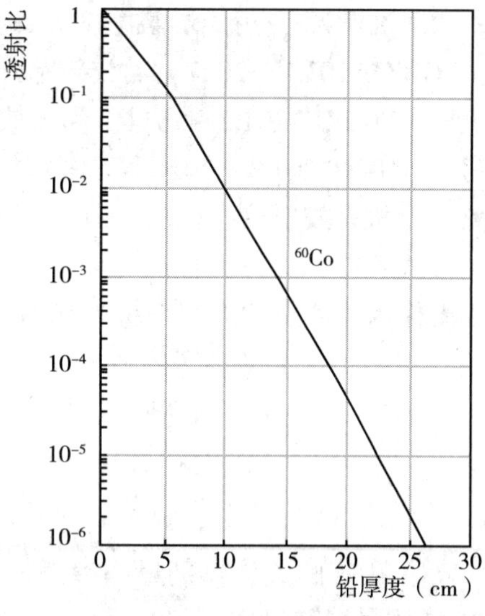

图11–4　宽束钴–60 γ射线穿过铅时的透射曲线

2.利用减弱倍数、半值层或什值层法计算屏蔽厚度 除透射量计算法外，还可以用式（11-7）计算出透射比B后，利用减弱倍数（K）、半值层（HVL）或什值层（TVL）计算屏蔽厚度。查表11-6中屏蔽材料什值层（TVL）数据，用式（11-8）计算出混凝土或铅作屏蔽材料时所需要的屏蔽厚度（X）。

$$X = TVL \times \log K = TVL \times \log B^{-1} \tag{11-8}$$

如课堂互动中，计算出的透射比B为2.5×10^{-6}，从表11-6查到混凝土和铅对钴-60的TVL分别为21.8cm和4.1cm，代入式（11-8）。

混凝土的厚度 $X=21.8 \times \log 400\ 000=21.8 \times 5.602=122\text{cm}$

铅的厚度 $X=4.1 \times \log 400\ 000=4.1 \times 5.062=23\text{cm}$

可以看出，和课堂互动求出的124cm和23cm相差很小。

（二）现行国家标准中部分X、γ射线屏蔽厚度计算

1.医用诊断X射线 对医用诊断X射线，国家标准《放射诊断放射防护要求》（GBZ 130—2020）中给出了不同类型X射线设备机房的有用线束和非有用线束的屏蔽厚度铅当量（表11-9），大体不少于1~3个mmPb。可以直接使用标准附录D中的相关附表，查出在给定铅厚度下，所需要的常用材料在不同管电压下的屏蔽厚度（或直接查表11-2、表11-3）。若需要也可以使用附录D中给出的公式和拟合参数直接计算。如课堂互动，对150kV的有用射束，直接查表11-2，得混凝土厚度为25.5cm，铅为3mm，和计算结果24cm、0.28cm很接近。

表11-9 不同类型X射线设备机房的屏蔽防护铅当量厚度要求

机房类型	有用线束方向铅当量（mm）	非有用线束方向铅当量（mm）
标称125kV以上的摄影机房	3.0	2.0
标称125kV及以下的摄影机房、口腔CBCT、牙科全景机房（有头颅摄影）	2.0	1.0
透视机房、骨密度仪机房、口内牙片机房、牙科全景机房（无头颅摄影）、乳腺摄影机房、碎石机房、模拟定位机房、乳腺CBCT机房	1.0	1.0
C型臂X射线设备机房	2.0	2.0
CT机房（不含头颅移动CT）、CT模拟定位机房	2.5	

2.放射治疗X、γ射线屏蔽厚度计算 根据《放射治疗机房的辐射屏蔽规范 第1部分：一般原则》（GBZ/T 201.1—2007）、《放射治疗机房的辐射屏蔽规范 第2部分：电子直线加速器放射治疗机房》（GBZ/T 201.2—2011）和《放射治疗机房的辐射屏蔽规范 第3部分：γ射线源放射治疗机房》（GBZ/T 201.3—2014）等国家标准的要求，在屏蔽设计时，对医用电子加速器和钴60远距离治疗机等放射治疗机房，首先根据周放射治疗工作负荷、关注点位置的利用因子和居留因子，按式（11-3）计算导出周围剂量当量率参考控制水平，再和2.5μSv · h^{-1}相比较，选择其中较小者作为关注点的周围剂量当量率参考控制水平$\dot{H}_C$。

关注点达到剂量率参考控制水平$\dot{H}_C$时，设计的屏蔽所需要的屏蔽透射因子B按式（11-9）计算，并按式（11-10）估算所需要的屏蔽厚度X（cm）。

$$B = \frac{\dot{H}_C}{\dot{H}_0} \cdot \frac{R^2}{f} \tag{11-9}$$

式中，$\dot{H}_C$为确定的关注点剂量率参考控制水平，μSv · h^{-1}；$\dot{H}_0$为加速器有用线束中心轴上距靶1m处的常用最高剂量率，μSv · m^2 · h^{-1}；或γ放射源在距其1m处的剂量率，μSv · h^{-1}；R为辐射源至关注点的距离，m；f为对有用射束为1，对泄漏辐射为泄漏辐射比率。

$$X = TVL \times \log B^{-1} + (TVL_1 - TVL) \tag{11-10}$$

式中，TVL_1和TVL为辐射在屏蔽物质中的第一个什值层和平衡什值层。当未指明TVL_1时，$TVL_1=TVL$。常用TVL_1和TVL的值见表11-10。

有用射束和泄漏辐射屏蔽厚度都按式（11-9）计算，散射辐射计算详见相关标准。

表11-10　有用线束和泄漏辐射在混凝土中的什值层（*TVL*）

射线种类	有用射束（cm）		90°泄漏辐射（cm）	
	TVL_1	TVL	TVL_1	TVL
4MV X射线	35	30	33	28
6MV X射线	37	33	34	29
10MV X射线	41	37	35	31
15MV X射线	44	41	36	33
18MV X射线	45	43	36	34
20MV X射线	46	44	36	34
25MV X射线	49	46	37	35
30MV X射线	51	49	37	36
钴-60	24.5	21.8	24.5	21.8
铯-137	17.5	17.5	17.5	17.5
铱-192	15.2	15.2	15.2	15.2

课堂互动

有一台6MV医用电子加速器，每周出束时间为8小时，加速器有用线束中心轴上距靶1m处的常用最高剂量率为1.8×10^8μSv·m²·h⁻¹，关注点位于主防护墙外距加速器靶6m，关注点周剂量设计目标值（限值）取100μSv·wk⁻¹。

学生思考：计算主防护墙为混凝土时的屏蔽厚度（设T=1，U=1/4）。

教师解答：按式（11-3）计算关注点导出剂量当量率参考水平$\dot{H}$。

$$\dot{H} = \frac{P}{t \times T \times U} = \frac{100}{8 \times 1 \times \frac{1}{4}} = 50\,\mu\text{Sv}\cdot\text{h}^{-1}$$

显然导出剂量当量率参考水平$\dot{H}$大于标准要求的2.5μSv·h⁻¹，故关注点剂量率控制水平$\dot{H}_C$取2.5μSv·h⁻¹。

按式（11-9）计算所需要的屏蔽透射因子B。

$$B = \frac{\dot{H}_C}{\dot{H}_0} \cdot \frac{R^2}{f} = \frac{2.5}{1.8 \times 10^8} \cdot \frac{6^2}{1} = 5 \times 10^{-7}$$

对6MV加速器，查表11-10，TVL_1=37cm，TVL=33cm，再按式（11-10）估算所需要的屏蔽厚度X（cm）。

$$X = TVL \times \log B^{-1} + (TVL_1 - TVL) = 33 \times \log(5 \times 10^{-7})^{-1} + (37 - 33) = 212\text{cm}$$

三、γ射线点源屏蔽厚度计算

γ射线点源的屏蔽厚度计算，和宽束X、γ射线屏蔽厚度计算类似，可采用减弱倍数法、半值层法或透射曲线法进行计算。

当γ射线点源活度为A（MBq）时，在空气中离点源r米处的周围剂量当量率$\dot{H}$，按式（11-11）计算，单位为μSv·h⁻¹。

$$\dot{H}=\frac{A\times K_{\gamma}}{r^{2}} \quad (11\text{–}11)$$

式中，K_{γ}为放射源的空气比释动能率常数，在屏蔽计算时用周围剂量当量作为空气比释动能的近似，此时，K_{γ}的单位为μSv·（h·MBq）$^{-1}$，常用放射性核素的K_{γ}值见表11–11。

表11–11　常用放射性核素的主要辐射特性参数

核素	半衰期	平均能量（MeV）	空气比释动能率常数μSv·（h·MBq）$^{-1}$
钴–60	5.27年	1.25	0.308
铯–137	30.0年	0.662	0.077
铱–192	74.0天	0.37	0.111

（一）减弱倍数法

未屏蔽时，距γ射线点源r米处的周围剂量当量率$\dot{H}$可由式（11–11）求得，若已知关注点的最高允许周围剂量当量率$\dot{H}$（d），可由式（11–4）得到关注点的减弱倍数K，然后查表11–12和表11–13，可得到各向同性点源γ射线达到不同减弱倍数所需要的铅或混凝土的屏蔽厚度。

课堂互动

某点状钴–60 γ放射源活度为5.0×10^{5}MBq，想要使距点源4m处的周围剂量当量率小于10μSv/h。

学生思考：需要铅屏蔽厚度是多少？

教师解答：由表11–12，钴–60 γ射线的空气比释动能率常数K_{γ}为0.308μSv·（h·MBq）$^{-1}$，代入式（11–11），距该点源4m处的周围剂量当量率$\dot{H}$计算如下。

$$\dot{H}=\frac{A\cdot K_{\gamma}}{r^{2}}=\frac{5.0\times10^{5}\times0.308}{4^{2}}=9625\ \mu Sv\cdot h^{-1}$$

据题意，$\dot{H}$（d）=10μSv·h^{-1}，由式（11–4）计算减弱倍数K。

$$K=\dot{H}/\dot{H}(d)=9625/10=962.5\approx1000$$

由表11–11，钴–60 γ射线平均能量为1.25MeV，查表11–12，可得在减弱倍数为1000倍时需要铅的屏蔽厚度为12.5cm，也可以通过内插法得到精确的屏蔽厚度。

表11–12　各向同性点源γ射线减弱倍数（K）所需铅（ρ=11.4g·cm^{-3}）的屏蔽厚度（cm）

减弱倍数K	γ射线能量（MeV）														
	0.25	0.5	0.662	1.0	1.25	1.5	1.75	2.0	2.5	3.0	4.0	5.0	6.0	8.0	10.0
1.5	0.07	0.30	0.47	0.79	0.97	1.11	1.20	1.23	1.25	1.23	1.15	1.06	1.00	0.89	0.82
2.0	0.11	0.50	0.78	1.28	1.58	1.80	1.96	2.03	2.07	2.06	1.95	1.81	1.70	1.53	1.40
5.0	0.26	1.10	1.68	2.74	3.36	3.84	4.19	4.38	4.54	4.58	4.42	4.16	3.94	3.56	3.28
8.0	0.33	1.40	2.13	3.45	4.22	4.83	5.27	5.52	5.76	5.82	5.66	5.35	5.08	4.61	4.25
10	0.37	1.54	2.34	3.78	4.62	5.29	5.78	6.05	6.32	6.40	6.25	5.92	5.63	5.11	4.71
20	0.48	1.97	2.98	4.80	5.85	6.70	7.32	7.68	8.06	8.19	8.04	7.66	7.31	6.67	6.16
30	0.54	2.22	3.25	5.38	6.56	7.51	8.21	8.62	9.05	9.22	9.08	8.67	8.29	7.58	7.01
40	0.59	2.40	3.61	5.79	7.06	8.08	8.83	9.28	9.76	9.94	9.81	9.39	8.99	8.23	7.62
50	0.62	2.54	3.81	6.11	7.45	8.51	9.31	9.78	10.3	10.5	10.4	9.95	9.53	8.73	8.09
60	0.65	2.65	3.98	6.37	7.76	8.87	9.71	10.2	10.7	11.0	10.8	10.4	9.97	9.15	8.48
80	0.69	2.82	4.23	6.77	8.25	9.43	10.3	10.9	11.4	11.7	11.6	11.1	10.7	9.81	9.09

续表

减弱倍数K	γ射线能量（MeV）														
	0.25	0.5	0.662	1.0	1.25	1.5	1.75	2.0	2.5	3.0	4.0	5.0	6.0	8.0	10.0
1.0×10^2	0.73	2.96	4.43	7.09	8.63	9.87	10.8	11.4	12.0	12.2	12.1	11.7	11.2	10.3	9.56
2.0×10^2	0.83	3.38	5.05	8.06	9.81	11.2	12.3	12.9	13.6	13.9	13.9	13.4	12.9	11.9	11.1
5.0×10^2	0.98	3.93	5.86	9.33	11.3	13.0	14.2	14.9	15.8	16.2	16.1	15.6	15.1	11.0	13.1
1.0×10^3	1.08	4.34	6.48	10.3	12.5	14.3	15.6	16.4	17.1	17.8	17.9	17.3	16.8	15.6	14.6
2.0×10^3	1.19	4.75	7.08	11.2	13.6	15.6	17.0	17.9	19.0	19.5	19.6	19.0	18.4	17.2	16.1
5.0×10^3	1.33	5.30	7.88	12.5	15.1	17.3	18.9	19.9	21.1	21.7	21.8	21.2	20.6	19.3	18.2
1.0×10^4	1.44	5.71	8.49	13.4	16.3	18.6	20.3	21.4	22.7	23.3	23.5	22.9	22.3	20.9	19.7
2.0×10^4	1.54	6.12	9.09	14.3	17.4	19.8	21.7	22.9	24.3	25.0	25.1	24.6	23.9	22.5	21.3
5.0×10^4	1.68	6.66	9.88	15.6	18.9	21.5	23.6	24.8	26.3	27.1	27.3	26.8	26.1	24.7	23.4
1.0×10^5	1.79	7.07	10.5	16.5	20.0	22.8	25.0	26.3	27.9	28.7	29.0	28.4	27.7	26.3	25.0
2.0×10^5	1.89	7.48	11.1	17.4	21.2	24.1	26.3	27.8	29.5	30.3	30.8	30.1	29.4	27.9	26.5
5.0×10^5	2.03	8.01	11.9	18.7	22.6	25.7	28.2	29.7	31.5	32.5	32.8	32.3	31.6	30.0	28.6
1.0×10^6	2.14	8.42	12.5	19.6	23.7	27.0	29.6	31.2	33.1	34.1	34.5	33.9	33.2	31.6	30.2
2.0×10^6	2.24	8.83	13.1	20.5	24.8	28.3	30.9	32.6	34.6	35.7	36.1	35.5	34.8	33.3	31.8
5.0×10^6	2.38	9.37	13.8	21.7	26.3	29.9	32.7	37.5	36.7	37.8	38.3	37.7	37.0	35.4	34.0
1.0×10^7	2.49	9.77	14.4	22.6	27.4	31.2	34.1	36.0	38.2	39.4	39.9	39.3	38.6	37.0	35.5
2.0×10^7	2.60	10.2	15.0	23.6	28.5	32.4	35.5	37.4	39.7	40.9	41.5	41.0	40.2	38.6	37.2
5.0×10^7	2.73	10.7	15.8	24.8	30.0	34.1	37.3	39.3	41.7	43.0	43.7	43.1	42.4	40.7	39.3

表11-13　各向同性点源γ射线减弱倍数K所需混凝土（ρ=2.35g·cm^{-3}）的屏蔽厚度（cm）

减弱倍数K	γ射线能量（MeV）														
	0.25	0.5	0.662	1.0	1.25	1.5	1.75	2.0	2.5	3.0	4.0	5.0	6.0	8.0	10.0
1.5	7.7	8.2	8.3	8.6	8.8	9.1	9.4	9.6	9.8	10.2	10.6	10.8	10.9	11.0	11.0
2.0	10.0	11.3	11.7	12.6	13.2	13.8	14.3	14.7	15.4	16.1	17.0	17.6	17.9	18.3	18.4
5.0	16.0	19.3	20.6	23.1	24.7	26.1	27.5	28.7	30.6	32.5	35.3	37.1	38.5	40.2	41.0
8.0	18.7	22.9	24.7	27.9	29.9	31.9	33.6	35.2	37.8	40.2	43.9	46.5	48.4	50.9	52.1
10	20.0	24.6	26.5	30.1	32.3	34.5	36.4	38.1	41.0	43.7	47.9	50.8	53.0	56.0	57.4
20	23.8	29.5	32.1	36.7	39.6	42.4	44.9	47.1	51.0	54.5	60.1	64.1	67.1	71.2	73.4
30	25.9	32.4	35.2	40.4	43.7	46.8	49.7	52.2	56.6	60.6	67.0	71.6	75.2	80.0	82.6
40	27.5	34.3	37.4	43.0	46.6	50.0	53.1	55.8	60.6	64.9	71.9	77.0	80.9	86.2	89.1
50	28.6	35.8	39.1	45.0	48.8	52.4	55.6	58.6	63.6	68.2	75.6	81.0	85.2	91.0	94.2
60	29.5	37.9	40.5	46.6	50.6	54.3	57.7	60.8	69.1	70.9	78.7	84.4	88.8	94.9	98.3
80	31.0	39.0	42.6	49.2	53.4	57.3	61.0	64.3	69.9	75.1	83.4	89.6	94.4	101.0	104.7
1.0×10^2	32.1	40.4	44.3	51.1	55.6	59.7	63.5	67.0	72.9	78.4	87.1	93.6	98.7	105.7	109.7
2.0×10^2	35.6	44.9	49.3	57.1	62.2	66.9	71.3	75.2	82.0	88.3	98.5	106.0	111.9	120.2	125.0
5.0×10^2	40.1	50.8	55.8	64.9	70.8	76.2	81.4	85.9	93.9	101.3	113.2	122.2	129.3	139.2	145.1
1.0×10^3	43.4	55.1	60.7	70.7	77.1	83.2	88.9	93.9	102.8	111.0	124.3	134.3	142.2	153.5	160.2
2.0×10^3	46.7	59.4	65.5	76.4	83.5	90.1	96.3	101.9	111.6	120.6	135.2	146.3	155.1	167.6	175.2
5.0×10^3	51.0	65.0	71.7	83.8	91.7	99.1	106.1	112.2	123.3	133.2	149.6	162.1	172.6	186.2	194.9
1.0×10^4	54.2	69.2	76.4	89.4	97.9	105.9	133.3	120.0	131.8	142.6	160.4	174.0	184.7	200.2	209.7

续表

减弱倍数K	γ射线能量（MeV）														
	0.25	0.5	0.662	1.0	1.25	1.5	1.75	2.0	2.5	3.0	4.0	5.0	6.0	8.0	10.0
2.0×10^4	57.4	73.3	81.1	95.0	104.1	122.6	120.6	127.8	140.4	152.0	171.1	185.8	197.4	214.1	224.5
5.0×10^4	61.6	78.8	87.2	102.3	112.2	121.4	130.1	138.0	151.7	164.4	185.3	201.3	214.0	232.5	243.9
1.0×10^5	64.8	82.9	91.8	107.8	118.3	128.1	137.3	145.6	160.3	173.7	195.9	213.0	226.6	246.3	258.6
2.0×10^5	67.9	86.9	96.3	113.2	124.3	134.7	144.4	153.2	168.7	183.0	206.5	224.6	239.1	260.1	273.2
5.0×10^5	72.0	92.3	102.3	120.4	132.3	143.4	153.8	163.3	179.9	195.2	220.5	239.9	255.5	278.2	292.4
1.0×10^6	75.1	96.3	106.8	125.8	138.2	149.9	160.9	170.8	188.3	204.4	231.0	251.5	268.0	291.9	307.0
2.0×10^6	78.2	100.3	111.3	131.1	144.2	156.4	167.9	178.3	196.7	213.5	241.5	263.1	280.4	305.6	321.5
5.0×10^6	—	—	117.2	138.2	152.1	165.0	177.2	188.3	207.7	225.6	255.3	278.3	296.7	323.6	340.6
1.0×10^7	—	—	—	—	158.0	171.5	184.2	195.7	216.1	234.8	265.8	289.8	309.1	337.2	355.1
2.0×10^7	—	—	—	—	163.9	—	—	224.4	243.8	276.2	301.2	321.4	350.8	369.5	—
5.0×10^7	—	—	—	—	171.7	—	—	—	—	—	—	—	—	—	—

（二）半值层法

根据计算的减弱倍数K，由式（11–12）可求得所需的半值层个数。

$$n=\frac{\log K}{\log 2} \tag{11–12}$$

再乘以放射性核素的相应半值层厚度（查表11–6），即可得到所需材料的屏蔽厚度。

如课堂互动中，K=962.5，则所需铅的半值层个数计算如下。

$$n=\frac{\log K}{\log 2}=\frac{\log 962.5}{\log 2}=9.91$$

查表11–6，铅对钴–60的半值层为1.2cm，即所需铅的屏蔽厚度为1.2×9.91=11.9cm。

（三）透射曲线法

根据计算的减弱倍数K，由式（11–6）可求得透射比B=1/K，再查透射曲线图11–4，即可得到所需要的铅的屏蔽厚度。

如课堂互动中，K=962.5，则$B=1.04\times10^{-3}$，查图11–4，可得铅的屏蔽厚度为12.4cm。

三种方法求得的铅厚度相差最大不超过5%，比较接近。

第五节　内照射的防护

PPT

内照射是指进入体内的放射性物质作为辐射源对人体产生的照射。从放射防护角度出发，造成内照射的主要是无包壳的、在操作使用时有可能向周围环境扩散的开放型放射性物质，即非密封源或开放源。从事开放源操作的工作称为开放型放射工作。虽然放射性核素放出的α、β、γ等射线都有可能造成内照射，但内照射防护更重视的是能使器官或组织严重损伤的α射线和β射线。

一、放射性核素进入人体的途径

放射性物质进入人体内的途径有三种，即放射性核素经由呼吸道、消化道、皮肤或伤口进入体内，从而造成放射性核素的体内污染，常见于放射性核素进行疾病诊断治疗的核医学科应用。

（一）经呼吸道进入

经呼吸道进入体内是造成内照射的主要途径。如氡等放射性气体、放射性气溶胶、^{131}I等易挥发或升华的放射性核素，以及含放射性物质的微尘等主要通过呼吸道吸入体内。

为防止放射性物质经呼吸道进入，应避免或减少空气受到放射性污染，尽量采用湿式作业，对放射性物质分装等操作应在通风橱、手套箱或密闭容器内进行，要加强工作场所通风，根据实际情况选用防护口罩或面具。

（二）经消化道进入

被放射性物质污染的食品或水，或是被污染的手间接污染的食品，经消化道进入体内。

为防止放射性物质经消化道进入，应加强对水、食品的监测，禁止在工作区或污染区进食、饮水或吸烟，防止手部污染。

（三）经皮肤或伤口进入

一般情况下完好的皮肤可阻止大部分放射性物质进入体内，但部分蒸气态或液态的放射性核素如碘蒸气、碘化物溶液等能通过被污染的皮肤浸润、扩散进入体内。皮肤出现伤口时，放射性物质可通过被污染的伤口快速进入体内。

为防止放射性物质经皮肤或伤口进入，要避免皮肤与放射性物质接触，穿戴工作服、工作帽、手套和防护鞋等。离开工作场所和污染区，要彻底清洗，洗消前后都应进行体表污染监测。

总之，内照射防护的基本原则就是采取各种有效措施，防止放射性物质对空气、食品和水及工作场所的污染，尽可能地切断放射性物质进入人体的各种途径，减小放射性物质进入人体的一切机会，在最优化原则的范围内，使摄入量减少到尽可能低的水平。

二、内照射的特点

放射性物质进入体内，造成的辐射损伤不同于外照射，其主要特点如下。

（一）照射的持续性

放射性核素进入体内后，机体自身无法消除其放射性，只能靠放射性核素的自行衰变及人体的新陈代谢将其逐渐排出体外。在未完全衰变成为稳定性核素或全部排出体外之前，会对所沉积的器官或组织产生持续性照射，有的持续照射时间可达数十年。故对内照射防护的重点是防止放射性核素进入体内。

（二）放射性核素分布的选择性

大多数放射性核素在体内呈不均匀分布，不同的放射性核素均有各自的“靶器官”（target organ），对不同的组织与器官的生物效应与损伤不同。如放射性核素 ^{131}I 和 ^{125}I 等主要沉积在甲状腺，达到一定蓄积量后会造成损伤，甚至引起甲状腺癌。反之可以利用这种特性，利用 ^{131}I 对甲状腺功能亢进症、甲状腺癌等甲状腺疾病进行治疗。^{90}Sr、^{226}Ra、^{90}Y 等放射性核素，进入体内后主要蓄积在骨髓内，可诱发骨肉瘤。^{222}Rn 及其子体被吸入体内后，主要滞留在肺的支气管及肺泡，易诱发肺癌。氡已成为除吸烟之外引起肺癌的第二大因素。

（三）具有生物半排期

生物半排期（T_b）是指通过新陈代谢将进入体内的放射性核素从人体排出一半所需要的时间。它取决于元素的种类，同一种元素的所有同位素的生物半排期都相同。物理半衰期（T_r）是指进入体内的放射性核素自身衰变到原数量一半所需的时间。

通过生物半排期和物理半衰期的共同作用，将体内蓄积的放射性核素减少一半所需要的时间称为有效半减期，用 T 表示。很显然，有效半减期要比生物半排期和物理半衰期都要短，它们三者之间的关系可用式（11-13）表示。

$$T = \frac{T_r \times T_b}{T_r + T_b} \tag{11-13}$$

三、非密封源的分类、分级及分区

（一）分类

按照《放射源分类办法》规定，放射源对人体健康和环境的潜在危害程度，从高到低将放射源分为Ⅰ、Ⅱ、Ⅲ、Ⅳ、Ⅴ类。Ⅰ类放射源为极高危险源，在没有防护情况下，接触这类源几分钟到1小时就可致人死亡。Ⅱ类放射源为高危险源，在没有防护情况下，接触这类源几小时至几天可致人死亡。Ⅲ类放射源为危险源，在没有防护情况下，接触这类源几小时就可对人造成永久性损伤，接触几天至几周也可致人死亡。Ⅳ类放射源为低危险源，基本不会对人造成永久性损伤，但对长时间、近距离接触这些放射源的人可能造成可恢复的临时性损伤。Ⅴ类放射源为极低危险源，不会对人造成永久性损伤，Ⅴ类源的下限活度值为该种核素的豁免活度。核素份额不明的混合源，按其危险度最大的核素分类，其总活度视为该核素的活度。上述放射源分类原则对非密封源适用。非密封源工作场所按放射性核素日等效最大操作量分为甲、乙、丙三级：甲级非密封源工作场所的安全管理参照Ⅰ类放射源，乙级和丙级非密封源工作场所的安全管理参照Ⅱ、Ⅲ类放射源。临床核医学工作场所依据计划操作最大量放射性核素的加权活度，把工作场所分为Ⅰ、Ⅱ、Ⅲ三类。

（二）工作场所分级

为了便于对非密封源工作场所进行防护和管理，在《电离辐射防护与辐射源安全基本标准》（GB 18871—2002）中，根据其所使用的放射性核素的日等效最大操作量，将非密封源工作场所分为甲、乙、丙三级。

（三）工作场所分区

为了便于辐射防护管理和职业照射控制，应将非密封源工作场所进行分区，分区的划定通常基于运行经验与判断，要考虑到预期的照射水平和照射的可能变化这两个方面。根据我国基本安全标准，将非密封源工作场所划分为控制区和监督区。

1.控制区 在辐射工作场所内划分的一种区域，在这种区域内需要或可能需要采取专门的防护手段或安全措施，以便控制正常工作条件下的正常照射或防止污染扩散，并预防潜在照射或限制潜在照射的范围。如在核医学工作场所，控制区一般包括使用非密封源核素的房间（放射性药物贮存室、药物分装及给药室等）、核医学机房、给药后候诊室、放射性废物储存室、使用非密封源治疗患者的病房等。

确定控制区的边界时，应考虑预计的正常照射的水平、潜在照射的可能性和大小，以及所需要的防护手段与安全措施的性质和范围。控制区的边界应采用实体手段划分，采用实体手段不现实时也可以采用其他适当的手段。在控制区的进出口及其他适当位置应设立醒目的符合规定的电离辐射警告标志。应制定职业防护与安全措施，包括适用于控制区的规则与程序。要运用行政管理程序（如进入控制区的工作许可证制度）和实体屏蔽（包括门锁和联锁装置）限制进出控制区，限制的严格程度应与预计的照射水平和可能性相适应。按需要在控制区的入口处提供防护衣具、监测设备和个人衣物贮存柜。按需要在控制区的出口处提供表面污染监测设备、冲洗或淋浴设施以及放置被污染防护衣具的贮存柜。还要定期审查该区的条件，以确定是否有必要改变控制区的防护手段、安全措施或控制区边界。

2.监督区 未被划定为控制区的区域，在其中通常不需要采取专门的防护手段和安全措施，但需要经常对其职业照射条件进行监督和评价。在核医学工作场所，监督区一般包括核医学设备控制室、清洁用品储存场所、员工休息室、更衣室、医用人员卫生间、去污淋浴间等。在考虑监督区内辐射危害的性质和程度之后，注册者和许可证持有者应采用适当的手段划出监督区的边界，在监督区入口处的适当地点设立表明监督区的标牌。应定期审查该区的条件，以确定是否需要采取防护措施和做出安全规定，或是否需要更改监督区的边界。

为了便于控制污染，通常需要对非密封源工作场所按污染危险程度划分为几个区域进行布置和管理，一般可按清洁区-卫生通过间-污染区三区原则布置，以限制放射性物质的转移和扩散。

四、防护设施

很多非密封源工作场所使用的放射性核素是混合辐射，如核医学中使用的^{131}I，既要屏蔽γ射线产生的外照射，又要防止内照射污染，还要妥善处理废水废物。所以要从非密封源工作场所的设计、布局、屏蔽，非密封源的操作、使用、贮存、运输、废物处理等各环节及个人防护方面，综合运用各种防护设施来防止内、外照射可能产生的危害。

以最常见的核医学工作场所为例，要合理布局，充分考虑周围场所安全，尽可能设在单独建筑内或设在建筑物底层或一端，控制区出、入口应设置门锁权限控制和单向门等，在工作人员和患者出口处设计卫生通过间，并设置表面污染监测设备。应根据核素种类、能量、最大使用量等合理设计房间、门、窗等的屏蔽材料和厚度，房间墙壁、地板、水槽和工作台面要使用易清洗去污材料，应光滑、无缝隙、无缺损、耐酸碱、易去污且能防滑。墙壁与地面和顶棚交接处应做成圆角，便于去污。地面要有一定的坡度，在最低处设地漏，以便清洗。水、电、暖气、通风管道线路应暗装，自来水开关采用脚踏式或肘开式。应设置通风设备，合理设置气流，遵循自非放射区向监督区再向控制区的流向设计，保持含放射性核素场所负压以防止放射性气体交叉污染，排气口应高于本建筑屋脊。合成和操作放射性药物所用的通风橱应有足够的屏蔽和专用的排风装置，挥发性放射性核素可设置活性炭等过滤装置。应设有专门下水道和放射性废水贮存及处理设施，并充分考虑事故应急时的需要。应为放射性物质内部运输配备足够屏蔽的储存、转运容器。根据实际需要，合理选择使用分装柜或生物安全柜、移动铅屏风、铅砖、铅罐、注射器屏蔽套、带有屏蔽的容器、托盘、镊子、钳子、放射性废物桶等辅助用品。还要根据工作内容为工作人员配备铅帽、铅眼镜、铅围裙和手套、口罩、放射性污染防护服等个人防护用品。

第六节　放射性表面污染

PPT

一、表面污染来源

（一）主要污染来源

在非密封源放射性作业中，由于不遵守操作规程或意外事故的发生等原因，可能引起工作场所各种物体或人体表面的污染，主要如下：①操作放射性物质时不小心溅出、洒落；②放射性气溶胶沉降和蒸气凝结；③由于操作失误、设备故障、设备缺陷、丢失被盗等造成密封源破损，放射性物质泄漏。

如果发生严重污染，不但可能使工作人员遭受外照射与内照射危害，还能够增高工作环境的辐射本底，影响测量结果的准确性，甚至还会通过各种传播途径，造成对工作场所以外人员或器具的再污染。由于目前尚不能用任何物理、化学方法减慢和停止放射性衰变过程，因此，采取及时有效的措施清除放射性污染是十分重要的。

（二）表面污染类型

放射性核素与物体表面结合可以是机械性沉着、物理吸附或是化学性结合。由此将污染在物体表面上的放射性物质按照其与物体表面结合的牢固程度分为非固定性污染和固定性污染两类。污染刚发生时，放射性物质表面的结合多较松散。污染表面的放射性物质能转移到其他清洁表面上，这种能转移的污染称为非固定性污染或松散性污染；对难以转移的污染称为固定性污染。但是这两者又是相对的，因可转移的程度往往与污染核素的特性、污染时间的长短、二者接触表面的性质、接触的方式和媒介物质的物理性质和化学性质等因素有关。一般情况而言，表面污染随着污染时间的增长，由于物理化学作用，放射性物质与表面形成了牢固性结合，去污难以彻底。因此，一旦发生放射性污染，应尽可能做到立即去污。

总之，在分析具体的污染对象时，要从放射性物质和被污染的物体综合起来考虑，要抓住主要问题，选择一种或两种互相配合的有效方法，以达到高度去污的目的。放射性表面污染，应控制在放射防护规定的水平以下。

二、表面污染控制水平

对各种被放射性物质污染的表面去污时，去污程度愈高愈好。实际上，在很多情况下，绝对去污是不可能的，也没有必要。因此，我国基本标准中规定了表面污染的控制水平。在不同的工作区域（控制区、非限制区、监督区），对极毒性的α放射性物质、其他毒性的α放射性物质和β放射性物质分别在各种物体（工作台、设备、地面、工作服等）表面污染的控制水平有不同的要求。

工作场所的放射性表面污染控制水平如表11-14所列。应用这些控制水平时应注意：①表中所列数值系指表面上固定污染和松散污染的总数。②手、皮肤、内衣、工作袜污染时，应及时清洗，尽可能清洗到本底水平。其他表面污染水平超过表中所列数值时，应采取去污措施。③设备、墙壁、地面经采取适当的去污措施后，仍超过表中所列数值时，可视为固定污染，经审管部门或审管部门授权的部门检查同意，可适当放宽控制水平，但不得超过表中所列数值的5倍。④β粒子最大能量小于0.3MeV的β放射性物质的表面污染控制水平，可为表中所列数值的5倍，^{227}Ac、^{210}Pb、^{228}Ra等β放射性物质，按α放射性物质的表面污染控制水平执行。⑤氚和氚化水的表面污染控制水平，可为表中所列数值的10倍。⑥表面污染水平可按一定面积上的平均值计算：皮肤和工作服取100cm^2，地面取 1000cm^2。工作场所中的某些设备与用品，经去污使其污染水平降低到表11-14中所列设备类的控制水平的五十分之一以下时，经审管部门或审管部门授权的部门确认同意后，可当作普通物品使用。

表11-14　工作场所的放射性表面污染控制水平（Bq·cm^{-2}）

表面类型及所在区域		α放射性物质		β放射性物质
		极毒性	其他	
工作台、设备、墙壁、地面	控制区	4	4×10	4×10
	监督区	4×10^{-1}	4	4
工作服、手套、工作鞋	控制区 监督区	4×10^{-1}	4×10^{-1}	4
手、皮肤、内衣、工作袜		4×10^{-2}	4×10^{-2}	4×10^{-1}

三、表面污染去污方法

（一）去除表面放射性污染的原则

放射性物质一旦对物体表面产生污染，无论这些物体是何种物质，一般都要遵循以下去除原则。

1.去除污染越早越好　放射性物质与物体表面接触时间越短越容易被消除。

2.选择合理的去污程序　按污染程度不同，去污次序由低浓度污染到高浓度污染，防止污染扩大。将污染程度不同的物品应分开处理。

3.选择合适的去污试剂　不同种类的试剂用于不同种类的去污物质表面其效果也不同，应根据去污对象选择相应的试剂。

4.合理选择去污方法　要按照被污染物体的特点、污染核素和表面介质的性质、处理的条件等因素选择去污的方法，如浸泡、淋洗、冲刷、擦拭等。

5.做好安全防护　去除污染要做好安全防护，配备必要的个人防护用品。在去污过程中要防止交叉和扩大污染。

6.废物废液妥善处理 认真处理去除过程中产生的放射性废物和废液，有价值的放射性物质可再利用，并防止环境污染。

（二）常用的表面去污方法

根据放射性核素与物质表面相互作用的原理，常用的去污方法主要分为机械去污方法、物理去污方法和化学去污方法。

1.机械去污方法 利用机械力消除放射性污染。主要采用清洁水冲洗、擦洗或刷洗，也可以是拍打、扫、抖搂等。

2.物理去污方法 依据物理作用，常用超声波和表面活性剂。超声波是人耳不能听到的高频率声音，由于超声波具有乳化、分散作用，所以拥有很好的洗涤效果。表面活性剂是能够显著地降低溶液或溶剂表面张力的物质，能够将附着在物体上的放射性物质溶在液体内，达到去污效果。

3.化学去污方法 利用去污剂与放射性核素发生化学作用，达到消除放射性污染的目的。

（三）常用的表面去污剂

去污剂能有效地去除放射性污染，是因为它们与存在于物体表面的放射性核素发生了物理、化学作用，或是破坏了放射性核素与表面的结合，使之脱离表面，或是使放射性核素转移到去污剂中去，从而脱离物体表面。

良好的去污剂应具备下列条件：①有较高的去污能力（作为皮肤去污剂，对皮肤应无腐蚀、无刺激作用，不增加皮肤对放射性物质的渗透性，也不被皮肤吸收而产生对机体的毒害）；②来源容易；③使用方便。

由于被污染的表面性质不同，去污的方法以及采用的去污剂也就有差异。水是最常用、最普通的去污剂。一般情况下，去污时先用水清洗去污，不能达到去污要求时，再选用其他有效去污剂。常用的去污剂如下：表面活性剂（如肥皂、合成洗涤剂等）、络合剂（乙二胺四乙酸及其钠盐、六聚磷酸等）、无机酸及其盐类（硝酸、盐酸、磷酸、硫酸及它们的盐类）、有机酸及其盐类（酒石酸、柠檬酸、草酸及它们的盐类）、氧化剂（高锰酸钾和过氧化剂）、吸附剂（淀粉、氧化钛、白陶土、高岭土、木屑）等。

（四）各种物体的表面去污方法

1.皮肤的去污 完好的皮肤是防止大多数放射性核素进入人体的有效屏障，但是对某些核素（如氚）通过皮肤的直接吸收是一种潜在的摄入途径。当皮肤破裂、刺伤或擦伤时，放射性核素能够穿透皮下组织而被吸收到体液中去。

皮肤的去污方法很多，一般有擦拭、浸洗、冲洗、贴膏等。对于面部、颈部及小面积皮肤污染，用擦拭法较好；对于手、足污染的去污，宜用软毛刷刷洗。清洗时，要按顺序进行，先轻后重，防止交叉污染。水温对去污有一定影响，温度高有利于去污，但温度过高易引起表面血管扩张，促进放射性核素吸收，故一般主张使用温水即可。去污次数不宜过多。正确掌握去污方法十分重要。

去污方法视具体情况而定，如手上及其他皮肤裸露部分发生较轻的污染，可用肥皂（或EDTA-Na_2肥皂）、软毛刷、温水反复洗刷直至污染水平以下为止。当污染程度较高时，单用肥皂清洗皮肤，往往不能收到满意的去污效果，那就需要选择一些专用的去污剂进一步去污。去污完毕，用毛巾擦干皮肤后检测去污效果，合格后则在洗过的皮肤上涂以羊毛脂或其他类似的油脂，以保护皮肤，防止干裂。

常用的皮肤去污剂如下：①高锰酸钾溶液（取6.5g $KMnO_4$溶于100ml蒸馏水中）或5%次氯酸钠，可用于污染核素不明或难以去除的局部污染，先用它们浸泡后，再用10%~20%的盐酸羟胺刷洗脱色；②乙二胺四乙酸（EDTA）溶液（取10g EDTA-Na_2溶于100ml蒸馏水中）；③亚硫氢酸钠溶液（取4.5g亚硫氢酸钠溶于100ml蒸馏水中）；④复合络合剂（5g EDTA-Na_2、5g十二烷基磺酸、35g无水碳酸钠、5g淀粉和1000ml蒸馏水混合）。

2.个人防护用品的去污 个人防护用品主要包括乳胶手套、工作服、工作鞋、塑料围裙和套袖等。最经常被污染的是乳胶手套，一般污染时，在脱下之前，用肥皂或去污剂清洗。严重污染又难于清洗时，不应继续使用。对于大量工作服的去污，应由专人负责进行。包括接收、分类、清洗、烘干和污染检查等步骤。接收时，工作服按污染程度分组，以免交叉污染。对污染严重的衣物，在清洗之前，应将严重污染部分剪去。否则，可能造成其他工作服的再污染。

3.工作场所、仪器设备表面的去污 有关工作场所、仪器设备表面的污染情况十分复杂。设备和器械表面的去污方法很多，归纳起来分为两类：一类是化学去污法，用能溶解或吸附放射性物质的化学试剂去污；另一类是物理去污法，可采用擦拭刷洗、切割、刨削以及超声波去污等方法。在去除污染时，需要结合实际具体情况灵活选用不同的去污方法。仪器、设备或水泥地上的放射性污染，在经一般擦拭后仍不能除去者就很难再去污了。由于这些材料的结构很稀疏，使用酸、碱溶液去污多不能取得效果，反而会使污染向深处渗透。这种情况下多采用局部削刨、更新或覆盖的方法。如表面粗糙污染情况严重而擦拭去污效果不佳时，可采取局部切割法。钢、铁、铅等金属的表面很容易吸收大量的放射性物质，污染后随即用一般去污剂进行反复擦拭以取得较好效果；铝、钢制品的表面被污染时，用普通去污粉擦拭也有相当好的效果。不锈钢表面去污时，可用较弱的无机酸或有机酸溶液清洗，难以去污时可进一步用较强的酸处理。贵重仪器设备的表面去污，用枸橼酸、草酸、三聚磷酸钠或偏磷酸清洗，效果较好。

本章小结

放射防护的基本原则是实践正当化、防护最优化和个人剂量限值。每项原则都是放射防护体系的重要组成部分，不可偏废或片面强调某项原则而忽视其他原则。实践的正当化是防护最优化的前提，个人剂量限值是防护最优化的约束条件，实施放射防护最优化是降低受照剂量的关键。时间防护、距离防护和屏蔽防护是外照射防护的三种基本方法。时间防护就是在不影响工作质量的前提下，尽量减少受照时间；由于人体受到的剂量率与距离的平方成反比，因此尽量远离射线是一种有效的防护方法；屏蔽防护要根据实际情况选用不同的屏蔽材料和厚度，是保障放射工作人员和公众安全的重要措施。对于屏蔽射线材料的选择，应从材料的防护性能、结构性能、稳定性能和经济成本等方面进行综合考虑。在确定屏蔽厚度时，应考虑多种因素，可通过公式进行计算或查表确定。放射性物质经由呼吸道、消化道、皮肤或伤口等三种途径进入体内，内照射防护的基本原则就是采取各种有效措施，防止放射性物质对空气、食品和水及工作场所的污染，尽可能地切断放射性物质进入人体的各种途径，减小放射性物质进入人体的一切机会。在非密封源放射性作业中，由于不遵守操作规程或意外事故的发生等原因，可能引起工作场所各种物体或人体表面的污染，国家对表面污染的污染控制水平有明确规定，根据放射性核素与物质表面相互作用的原理，可采用机械、物理和化学去污方法，对皮肤、防护用品、工作场所和仪器设备表面的污染进行去除。

习 题

习题

一、单项选择题

1.以下不属于放射防护基本原则的是（　）。

A.正当性　　B.最优化　　C.距离防护　　D.剂量限值

2. 以下不属于外照射防护基本方法的是（　）。

A. 时间防护　B. 距离防护　C. 屏蔽防护　D. 实践正当化

3. X和γ射线屏蔽厚度计算的依据包括工作负荷、（　）、居留因子、利用因子、屏蔽设计目标值、透射参数。

A. 控制区和监督区　B. 监督区　C. 防护区　D. 控制区

4. 一单能X射线通过3个半值层的厚度后，强度变为原来的（　）。

A. 1/3　B. 1/6　C. 1/8　D. 1/10

5. 已知空气中距离某点源1m处的周围剂量当量率为16μSv·h^{-1}，则在距此点源2m处的周围剂量当量率是（　）μSv·h^{-1}。

A. 1　B. 2　C. 4　D. 8

6. 主要聚集于甲状腺的核素是（　）。

A. 铯-137　B. 铀-238　C. 碘-131　D. 钴-60

7. 比较各种防护材料屏蔽效果的参量一般用（　）当量。

A. 铅　B. 铜　C. 铁　D. 铀

8. 内照射中主要应当考虑的射线种类为（　）。

A. X射线和γ射线　B. α射线和β射线　C. X射线和β射线　D. α射线和中子射线

9. 在医用诊断X射线能量范围内，24cm厚的黏土实心砖墙的铅当量约为（　）mm。

A. 1　B. 1.5　C. 2　D. 3

10. 某种射线在混凝土中的什值层是21.8 cm，在混凝土中的半值层是（　）cm。

A. 6.6　B. 5.4　C. 7.2　D. 8.4

11. 剂量限值是政府及监管部门在目前经济和社会条件下，制定的（　）的下限。

A. 辐射防护最优化　B. 不允许接受的剂量范围

C. 允许接受的剂量范围　D. 辐射实践正当化

12. β射线的放射性物质对手、皮肤、内衣、工作袜的表面污染控制水平为（　）Bq·cm^{-2}。

A. 0.04　B. 0.4　C. 4　D. 40

二、简答题

1. 简述常用X、γ射线屏蔽材料及其防护性能。

2. γ射线点源屏蔽厚度计算方法有哪些？

3. 简述内照射的防护特点及其进入人体的途径。

（张京战）

微课

PPT

第十二章　医疗照射的放射防护与设备质量控制

知识目标

1. 掌握　放射诊疗设备的分类；医疗照射场所放射防护剂量限值要求；放射诊疗设备性能质量控制要求。

2. 熟悉　医疗照射场所布局及分区要求；患者放射防护要求；放射防护用品要求。

3. 了解　放射诊疗设备基本原理；医疗照射放射防护及设备质量控制方法。

技能目标

1. 学会　运用所学知识开展放射诊断、介入放射学、放射治疗和核医学的放射防护与设备质量控制管理活动。

2. 具备　针对不同的医疗照射采取相应防护措施和提出设备质量控制检测项目的能力。

放射诊疗医学实践约占人工电离辐射的80%，成为人工电离辐射的最大来源。近几年，随着放射诊疗频度的逐年增加，直接导致患者、放射工作人员和公众承受的剂量负担也逐步增加。因此，医疗照射放射防护和放射诊疗设备质量控制问题，已引起国际放射防护委员会（ICRP）和世界卫生组织（WHO）等有关国际组织和众多国家的高度重视。21世纪以来，我国陆续发布了《中华人民共和国职业病防治法》《放射性同位素与射线装置安全和防护条例》《电离辐射防护与辐射源安全基本标准》《放射诊疗管理规定》等法律、法规和相关技术标准，旨在科学地规范、引导放射诊疗实践和有效监管，保障放射工作人员、患者和公众的健康权益。

第一节　概　述

案例讨论

案例　某医院为满足临床放射诊断工作需求，引进了一台医用数字化X射线摄影系统（DR）。在DR机房施工前，医院委托具有相应资质的放射卫生技术服务机构对该DR机房及其辅助用房开展了“放射诊疗建设项目职业病危害放射防护预评价”。机房按照预评价要求建设完成，设备厂家对该DR所有软硬件进行了安装及调试后，医院再次委托技术服务机构进行了场所防护与设备性能的验收检测并出具了检测报告。卫生健康行政部门验收合格后，在其原《放射诊疗许可证》的设备清单中加注了该DR项目，该DR正式投入临床使用。在后续使用过程中，医院必须按照相关标准要求对该DR开展自主质量控制检测，同时委托技术服务机构对该DR开展年度质量控制检测。

讨论　1. 医疗照射放射防护基本要求有哪些？

2. 上述DR在安装调试后开展的质量控制检测，后期使用过程开展的自主质量控制检测，以及开展的年度质量控制检测分别属于什么类型的检测？有何区别？

一、放射诊疗设备简介

放射诊疗工作按照诊疗风险和技术难易程度分为以下四类。

（一）X射线影像诊断

X射线影像诊断指利用射线装置产生的X射线穿过人体后，使人体内部结构和器官在荧光屏、胶片或直接在电脑上显出影像。放射诊断设备包括X射线机（屏片）、计算机X射线摄影系统（CR）、医用数字化X射线摄影系统（DR）、X射线计算机体层摄影装置（CT）、透视机、胃肠机、乳腺机（屏片、乳腺CR、乳腺DR）、牙科机（屏片、全景机、CBCT等）、移动X射线机和碎石（定位）机等，其中DR与CT是各级医院放射诊断的主流设备。

（二）介入放射学

介入放射学是在医学影像设备的引导下，以影像诊断学和临床诊断学为基础，通过经皮下穿刺途径或通过人体原有孔道，将特制的导管或器械插至病变部位进行诊断性造影和治疗的学科。临床上介入放射学设备主要为数字减影血管造影系统（DSA）或部分具有减影功能的C型臂X射线机。

（三）放射治疗

放射治疗主要运用射线来照射肿瘤病灶以杀死癌细胞。临床放疗中主要使用射线装置产生的X射线、电子射线、质子射线及其他重粒子射线，或^{90}Sr、^{60}Co、^{125}I、^{192}Ir和^{252}Cf等同位素放射源产生的β射线、γ射线或中子射线来照射肿瘤。放射治疗设备主要有医用电子加速器、X和γ射线立体定向放射治疗系统、后装腔内治疗机以及质子、重离子加速器等。

（四）核医学

核医学主要利用放射性核素发射出的射线特性对受检者进行诊疗或医学研究，包括核素显像、核素治疗、脏器功能测定和体外分析等。临床核医学的某些功能主要通过伽马照相机、单光子发射计算机断层成像技术（SPECT、SPECT/CT）、正电子发射计算机断层成像技术（PET、PET/CT、PET/MRI）、敷贴治疗、粒籽源植入等设备或技术来实现。

二、放射诊疗质量控制的相关概念及意义

（一）相关概念

医疗照射放射防护及设备质量控制是指通过对放射诊疗设备的放射防护及性能检测、维护，放射诊疗过程的检测和校正等行动，确保工作场所放射防护安全与设备性能优良得以满足临床使用的过程。

质量控制检测主要分为验收检测、状态检测和稳定性检测三种。验收检测是指放射诊疗设备在安装完毕或设备重大维修后，为鉴定其防护性能指标是否符合约定值而进行的质量控制检测；状态检测是指对运行中的放射诊疗设备，为评价其防护性能指标是否符合相关标准要求而定期进行的质量控制检测；稳定性检测是指为确定放射诊疗设备在给定条件下获得的数值相对于一个初始状态的变化是否符合标准控制值而定期进行的质量控制检测，是开展放射诊疗活动的医疗机构开展的自主检测。

（二）意义

进入21世纪后，我国放射诊疗技术飞速发展，放射诊疗设备配置数量、放射诊疗频度逐年攀升，虽经大力宣传和强化监督管理，放射诊疗管理已基本步入法制化轨道，但仍有部分医疗机构的设备性能及场所防护水平不符合要求，导致患者诊疗准确性、有效性欠佳，患者、放射工作人员和公众辐射剂量负担仍然较大。因此，积极开展医疗照射及设备的质量控制，具有重要意义。

三、放射诊疗防护要求

（一）管理要求

（1）放射诊疗机构应对放射工作人员、患者和受检者以及公众的防护与安全负责。

（2）执业医师应为患者和受检者提供最有效的诊治，包括保护患者和使受检者免受不必要的辐射照射。

（3）放射诊疗设备供方及维护方对设备使用过程负有特定责任，应提供诸如医疗照射所涉及的源或射线装置的生产和销售许可证明文件、设备运转出现异常或非计划的事件时的技术援助等。

（二）正当性要求

（1）医疗照射应有足够的净利益，在能取得相同净利益的情况下，优先采用非放射性诊疗方法，对不符合正当性原则的，不应进行放射诊疗，在无替代方法时也应权衡利弊。

（2）通过群体检查可能查出的疾病，对被查出的疾病进行有效治疗的可能性和使其得到控制而带给个人或公众的利益大于可能引起的辐射危害时，医疗照射才是正当的。

（3）所有新型医疗照射的技术和方法，使用前都应通过正当性判断，已判断为正当的医疗照射类型的，当取得新的或重要的证据并需要重新判断时，应重新判断其正当性。

（4）应根据诊疗目的和受照人员特征对每一项医疗照射实践进行正当性判断。执业医师和有关医技人员应尽可能使用与计划照射相类似的患者先前已有的诊疗信息和医学记录，与其他专家或工作人员合作，多方获取与该医疗照射实践有关的信息，或为其他医务人员提供相应的信息，避免不必要的重复照射。

（5）应加强对孕妇或可能怀孕妇女、哺乳期妇女和儿童的医疗照射正当性判断，在临床上有充分理由时，才能进行放射诊疗并制订更为缜密的诊疗计划，以使胚胎、胎儿或儿童所受到的辐射剂量减至最小，否则应避免此类照射，确需实施的，应告知患者可能存在潜在风险。

（6）移动式和便携式X射线设备不宜用于常规检查。只有在不能实现或在医学上不允许把受检者送到固定设备进行检查的情况下，在采取严格防护措施后，才能使用移动式或便携式X射线设备在床旁实施医学影像检查。

（7）车载式诊断X射线机应在巡回体检或医学应急时使用，不应作为固定场所的常规X射线诊断设备。

（8）出于生物医学和医学研究目的的志愿者的医疗照射也应进行正当性判断，志愿者对所进行的研究应是事先知情并同意。健康儿童不应作为生物或医学研究计划的受试者。

（三）最优化要求

医疗照射放射防护及设备质量控制就是要通过对放射诊疗设备和诊疗技术的优化运行，以达到花费最小的代价和使患者接受最小的辐射剂量来获得最佳的诊疗信息，基本要求如下。

（1）放射诊疗中患者防护最优化的基本目标是使利益最大限度地超过危害。

（2）医疗照射最优化过程应包括设备的选择，除考虑经济和社会因素外，应对便于使用、质量控制、患者剂量的评价和估算等诸方面进行考查，使之能达到预期的诊疗效果。

（3）对确实具有正当理由需要进行的放射诊疗，应遵从最优化原则，在保证获得足够的诊疗信息情况下，使患者和受检者所受剂量尽可能低。

（4）在施行放射诊疗时，医疗机构应当为受检者配备必要的防护用品，对非投照部位采取必要的防护措施。照射时，应严格控制照射野范围等投照条件，避免邻近照射野的敏感器官或组织受到直接照射。

（5）在施行放射诊疗时，除受检者以外其他人员不得滞留在机房内。当受检者确需携扶时，应对携扶者采取必要的防护措施。

（6）对于放射诊疗程序，应确保使用适当的医用照射设备和软件，适当的技术和参数，以便对患者实施能达到该放射程序临床目的及所需的最低限度医疗照射条件，同时应考虑到相关专业机构制定的相关规范和参考水平。

PPT

第二节　放射诊断的防护与设备质量控制

一、放射诊断的特点与防护

（一）特点

放射诊断主要使用X射线，在放射诊疗中的占比最大，几乎涉及每个公众，是人类接受医疗照射的最大辐射来源。放射诊断中，4种类型的照射都可能会发生：①放射工作人员受到的职业照射；②受检者受到的医疗照射；③陪护人员、待检患者以及放射诊疗场所周围的人员有可能受到的公众照射；④在X射线机出现故障或操作失误的情况下，操作者、受检者或维修人员可能受到的潜在照射。

（二）防护

1.防护急需加强　随着经济的发展和技术更新，近十几年，放射诊断设备被大量装备与使用，老旧设备在大中城市和经济发达地区已被逐步淘汰。基于射线防护器材更新换代与产品质量的不断提高，县级以上医院的放射工作条件明显改善，职业照射的剂量水平逐年下降，对患者的防护意识也不断增强。但在部分乡镇、社区医疗机构却不容乐观，尤其是经济欠发达地区，与放射诊断相关的法律、法规得不到深入贯彻，造成收入高的大医院不惜重金搞过度防护，而基层医院却无力搞防护的两极分化现象。

2.技术进步的要求　随着诊断放射学的发展，新的设备和检查项目不断出现，针对放射诊断设备质量控制检测的标准更新速度较慢，难以适应技术发展。

二、X射线设备的防护

（一）X射线设备医疗照射基本概念

X射线设备使用过程中，射线类型主要分为三类，即从X射线管窗口发射出的有用射线，从X射线管防护套发射出的漏射线，以及这些射线经过散射体后产生的散射线。由上述三种射线产生的辐射类型主要有两种，一类是初级辐射，是直接由X射线管的出射口经过准直并直接照射患者而成像的射束，即有用线束。由初级辐射指向的那面墙、天花板、地板或者其他结构性屏蔽体称为主屏蔽。另一类是次级辐射，它由漏射线和散射线一起组成，由次级辐射所指向的那面墙、天花板、地板或其他　些结构性屏蔽体统称为次级屏障体或副屏蔽。

（二）X射线设备防护性能

1.一般要求　X射线设备出线口上应安装限束系统，X射线管组件上应有清晰的焦点位置标示。随机文件还应包含以下内容。

（1）X射线管组件的固有滤过、附加滤过及滤过片的材料、厚度等特性。

（2）距焦点100cm处球面上泄漏辐射的空气比释动能率。

（3）限制有用线束的方法。

（4）焦点到影像接收器的各种距离下有用线束照射野尺寸。

（5）焦点到影像接收面的最大和最小距离。

（6）管电压和管电流加载条件。

（7）各种使用条件下焦皮距的说明。

（8）位于有用线束中床板和滤线栅对X射线束的衰减当量。

（9）各种专用和特殊场合使用的X射线设备，应具体指出各应用条件下必须采取的防护措施。

（10）CT机的等剂量图及设备周围的杂散辐射的分布。

（11）车载式诊断X射线机临时控制区的周围剂量当量率，设备布局和防护设计图。

2.透视用X射线设备 最小焦皮距应不小于30cm，透视曝光开关应为常断式开关，并配有透视限时装置。同室操作的普通荧光屏透视机在立位和卧位透视操作时，其涉及的防护区测试平面上的周围剂量当量率应分别不超过50μSv·h^{-1}和150μSv·h^{-1}。

3.摄影用X射线设备 200mA及以上的摄影用X射线设备应有可安装附加滤过板的装置，并配备不同规格的附加滤过板，应有能调节有用线束照射野的限束装置，并提供可标示照射野的灯光野指示装置。

4. CT机 X射线源组件安全应符合标准《医用电气设备 第二部分：医用诊断X射线源组件和X射线管组件安全专用要求》（GB 9706.11—1997）和《医用电气设备 第一部分：安全通用要求 三、并列标准 诊断X射线设备辐射防护通用要求》（GB 9706.12—1997）的相关要求。

5.牙科摄影用X射线设备 使用时管电压的标称值应不低于60kV，牙科全景体层摄影的X射线设备应有限束装置，防止X射线超出X射线影像接收器平面，口内牙片摄影机的X射线源组件应配备集光筒，并使X射线束限制在集光筒出口平面的最大几何尺寸（直径/对角线）不超过60mm，牙科摄影装置应配置限制焦皮距的部件，并符合表12-1的规定。

表12-1 牙科X射线摄影的最小焦皮距

应用类型		最短焦皮距（cm）
标称X射线管电压60kV的牙科摄影		10
标称X射线管电压60kV以上的牙科摄影		20
口外片牙科摄影		6
牙科全景体层摄影		15
口腔锥形束CT（口腔CBCT）	坐位扫描/站位扫描	15
	卧位扫描	20

注：本表引自《放射诊断放射防护要求》（GBZ 130—2020）。

6.乳腺摄影X射线设备 标称最高X射线管电压应不超过50kV，用于几何放大乳腺摄影的X射线设备，应配备能阻止使焦皮距小于20cm的装置。

7. C型臂X射线设备 最小焦皮距应不小于20cm，手术期间透视用、焦点至影像接收器距离固定且影像接收面不超过300cm^{2}的X射线设备，应有线束限制装置，并将影像接收器平面上的X射线野减小到125cm^{2}以下。

8.移动式和便携式X射线设备 连接曝光开关的电缆长度应不小于300cm，或配置遥控曝光开关，移动式和便携式X射线设备需用钥匙开启控制器，应确保在钥匙取下后系统不产生X射线，移动式和便携式X射线设备上应设置显著的电离辐射警告标志。

三、工作场所的防护

放射诊断设备种类繁多，用途各异，我国管理要求每一台设备都要有专用的独立机房（多床多球管同室的除外），且每一类机房都应有辐射防护屏蔽设计及满足要求的机房规格，X射线设备工作场所具体防护要求如下。

（一）X射线设备机房防护设施的技术要求

X射线设备机房的布局应合理设置X射线设备机房的门、窗和管线口位置，尽量避免有用线束直接照射到门、窗、管线口和工作人员操作位。X射线设备机房的设置应充分考虑邻室（含楼上和楼下）及周围场所人员的防护与安全。每台X射线设备（不含床旁摄影机和便携式牙科机）应设有单独的机房，机房应满足使用设备的空间要求。除床旁摄影机、便携式牙科机和车载式诊断X射线机外，对新建、改建和扩建项目和技术改造、技术引进项目的X射线机房，其最小有效使用面积、最小单边长度应符合表12-2的规定。各机房在满足设备正常安装使用的条件下，机房最小层高应不低于2.5m。

表12-2　X射线设备机房使用面积、单边长度及层高的要求

设备类型	机房内最小有效使用面积（m^2）[d]	机房内最小单边长度（m）[e]
CT机（不含头颅移动CT）	30	4.5
双管头或多管头X射线机[a]（含C型臂）	30	4.5
单管头X射线机[b]（含C型臂、乳腺CBCT）	20	3.5
透视专用机[c]、碎石定位机、口腔CBCT卧位扫描	15	3.0
乳腺机、全身骨密度仪	10	2.5
牙科全景机、局部骨密度仪、口腔CBCT坐位扫描/站位扫描	5	2.0
口内牙片机	3	1.5

a：双管头或多管头X射线设备的所有管球安装在同一间机房内
b：单管头、双管头或多管头X射线设备的每个管球各安装在1个房间内
c：透视专用机指无诊断床、标称管电流小于5mA的X射线设备
d：机房内最小有效使用面积指机房内可划出的最大矩形的面积
e：机房内最小单边长度指机房内有效使用面积的最小边长

注：本表引自《放射诊断放射防护要求》（GBZ 130—2020）。

（二）X射线设备机房屏蔽要求

不同类型X射线设备（不含床旁摄影机和便携式牙科机）机房的屏蔽防护应符合表11-9的规定，机房门和观察窗应满足其所在墙体相同的防护厚度要求。设于多层建筑中的机房（不含顶层）顶棚、地板（不含下方无建筑物的）应满足相应照射方向的屏蔽厚度要求。距X射线设备表面100cm处的周围剂量当量率应不大于2.5μSv·h^{-1}，且X射线设备表面与机房墙体距离不小于100cm时，可不使用带有屏蔽防护的机房。车载机房应有固定屏蔽，除顶部和底部外，屏蔽应满足《放射诊断放射防护要求》（GBZ 130—2020）的屏蔽防护要求。

（三）X射线设备机房屏蔽体外剂量水平要求

机房的辐射屏蔽防护要求，具有透视功能的X射线设备在透视条件下检测时，周围剂量当量率应不大于2.5μSv·h^{-1}；测量时，X射线设备连续出束时间应大于仪器响应时间；CT机、乳腺摄影、乳腺CBCT、口内牙片摄影、牙科全景摄影、牙科全景头颅摄影、口腔CBCT和全身骨密度仪机房外的周围剂量当量率应不大于2.5μSv·h^{-1}；具有短时、高剂量率曝光的摄影程序（如DR、CR、屏片摄影）机房外的周围剂量当量率应不大于25μSv·h^{-1}，当超过时应进行机房外人员的年有效剂量评估，应不大于0.25mSv；车载式诊断X射线设备工作时，应在车辆周围3m设立临时控制区，控制区边界的周围剂量当量率应符合前述要求。测量时应使用能够测量短时间出束和脉冲辐射场的防护设备进行测量，若测量仪器达不到响应时间要求，则应对读数进行响应时间修正，修正方法见课堂互动。

（四）X射线设备工作场所防护要求

各类机房应设有观察窗或摄像监控装置，机房内不得堆放与该设备诊断工作无关的杂物。机房应设置动力通风装置，保持良好的通风。机房门外应有电离辐射警告标志，机房门上方应有醒目的工作状态指示灯，灯箱上应设置如“射线有害、灯亮勿入”等可视警示语句，机房门外的候诊区应公示放射防护注意事项。平开机房门应有自动闭门装置，工作状态指示灯能与机房门或曝光控制开关有效联动，推拉式机房门应设有曝光时关闭机房门的管理措施，电动推拉门应设置防夹装置。车载式诊断X射线机工作场所的选择应充分考虑周围人员的驻留条件，X

射线有用线束应避开人员停留和流动的路线。车载式诊断X射线机的临时控制区边界上应设立清晰可见的警告标志牌和电离辐射警告标志。临时控制区内无关人员不许驻留。

课堂互动

某医院一台DR在现场检测时，放置水模和铜板作为散射体，设置的检测条件为120kV、100mA、0.5秒。使用防护剂量仪器在DR数字摄影X射线机机房门外某处测得的周围剂量当量率为2.2μSv·h^{-1}。防护剂量仪器响应时间为5秒，校准因子为1.13，剂量率时间响应修正系数为5.07，场所本底为0.10μSv·h^{-1}。

学生思考：估算该DR机房门外检测点处的周围剂量当量率，并判断是否需要进行年有效剂量评估。

教师解答：该机房外周围剂量当量率=（2.2μSv·h^{-1}-0.1μSv·h^{-1}）×1.13×5.07=12.03μGy·h^{-1}。

按照《放射诊断放射防护要求》（GBZ 130—2020）中对X射线设备机房屏蔽体外剂量水平的要求，该机房屏蔽体外周围剂量当量率低于25μGy·h^{-1}，可不进行机房外人员的年有效剂量评估。

（五）X射线设备工作场所防护设施与用品配置要求

（1）每台X射线设备（包含车载式诊断X射线机房）根据工作内容，现场应配备不少于表12-3中要求的防护用品与辅助防护设施，其数量应满足开展工作需要，对陪检者应至少配备铅橡胶防护衣。

表12-3　个人防护用品和辅助防护设施配置要求

放射检查类型	工作人员		患者和受检者	
	个人防护用品	辅助防护设施	个人防护用品	辅助防护设施
放射诊断学用X射线设备隔室透视、摄影[a]	—	—	铅橡胶性腺防护围裙（方形）或方巾、铅橡胶颈套。选配：铅橡胶帽子	可调节防护窗口的立位防护屏。选配：固定特殊受检者体位的各种设备
放射诊断学用X射线设备同室透视、摄影[a]	铅橡胶围裙。选配：铅橡胶帽子、铅橡胶颈套、铅橡胶手套、铅防护眼镜	移动铅防护屏风	铅橡胶性腺防护围裙（方形）或方巾、铅橡胶颈套。选配：铅橡胶帽子	可调节防护窗口的立位防护屏。选配：固定特殊受检者体位的各种设备
口内牙片摄影	—	—	大领铅橡胶颈套	—
牙科全景体层摄影、口腔CBCT	—	—	大领铅橡胶颈套。选配：铅橡胶帽子	—
CT体层扫描（隔室）	—	—	铅橡胶性腺防护围裙（方形）或方巾、铅橡胶颈套。选配：铅橡胶帽子	—
床旁摄影	铅橡胶围裙。选配：铅橡胶帽子、铅橡胶颈套	—	铅橡胶性腺防护围裙（方形）或方巾、铅橡胶颈套。选配：铅橡胶帽子	移动铅防护屏风[b]
骨科复位等设备旁操作	铅橡胶围裙。选配：铅橡胶帽子、铅橡胶颈套、铅橡胶手套、铅防护眼镜	移动铅防护屏风	铅橡胶性腺防护围裙（方形）或方巾、铅橡胶颈套。选配：铅橡胶帽子	—

续表

放射检查类型	工作人员		患者和受检者	
	个人防护用品	辅助防护设施	个人防护用品	辅助防护设施
介入放射学操作	铅橡胶围裙、铅橡胶颈套、介入防护手套、铅防护眼镜。选配：铅橡胶帽子	铅悬挂防护屏/铅防护吊帘、床侧防护帘/床侧防护屏。选配：移动铅防护屏风	铅橡胶性腺防护围裙（方形）或方巾、铅橡胶颈套。选配：铅橡胶帽子	—

"—"表示不做要求

各类个人防护用品和辅助防护设施，指防电离辐射的用品和设施。鼓励使用非铅材料防护用品，特别是非铅介入防护手套

a：工作人员、患者和受检者的个人防护用品和辅助防护设施任选其一即可

b：床旁摄影时的移动铅屏风主要用于保护周围病床不易移动的患者和受检者

注：本表引自《放射诊断放射防护要求》（GBZ 130—2020）。

（2）防护用品和辅助防护设施的铅当量应不低于0.25mmPb；甲状腺、性腺防护用品铅当量应不小于0.5mmPb。应为不同年龄儿童的不同检查，配备保护相应组织和器官的防护用品，防护用品和辅助防护设施的铅当量应不低于0.5mmPb。

（3）对于移动式X射线机使用频繁的场所，应配备足够数量的可移动防护铅屏风，且铅当量应不小于2.0mmPb。

四、X射线诊断设备的质量控制

（一）常规X射线诊断设备

为保证诊断影像质量，应对X射线诊断摄影设备（包含屏片X射线机）的管电压指示偏离、输出量重复性、输出量线性、有用线束半值层、曝光时间指示偏离、自动曝光控制、有用线束垂直度、光野与照射野偏离等指标开展质量控制检测。医用常规X射线诊断透视设备（包含放射治疗模拟定位机、胃肠机和C型臂X射线机等X射线透视部分），应对透视受检者入射体表空气比释动能率、透视荧光屏灵敏度、空间分辨力、低对比分辨力、自动亮度控制等指标开展质量控制检测。

（二）数字化X射线摄影系统（DR）

对DR（包含移动DR、车载DR等）性能的质量控制检测，其X射线摄影部分通用指标可参照医用常规X射线诊断摄影设备质量控制检测方法。同时，为保证DR系统的成像质量，还应对暗噪声、探测器剂量指示、信号传递特性、响应均匀性、测距误差、残影、伪影、极限空间分辨力、低对比度细节检测、AEC灵敏度、AEC电离室之间一致性、AEC管电压变化一致性等专用指标进行质量控制检测。

（三）计算机X射线摄影系统（CR）

对CR（包含移动CR等）性能的质量控制，其X射线摄影部分通用指标可参照医用常规X射线诊断摄影设备质量控制检测方法，为保证CR系统的成像质量，应对IP暗噪声、IP响应均匀性和一致性、剂量指示校准、IP响应线性、激光束功能、空间分辨力与分辨力均匀性、低对比度细节检测、空间距离准确性和IP擦除完全性等CR专用指标开展质量控制检测。

（四）X射线计算机体层摄影装置（CT）

应对诊断床定位精度、定位光精度、扫描架倾角精度、重建层厚偏差、$CTDI_W$、CT值（水）、均匀性、噪声、高对比分辨力、低对比可探测能力和CT值线性等指标开展质量控制检测，CT值（水）、均匀性、噪声计算方法见课堂互动。

现阶段应注意的是，检测方法及限值要求可按照标准国家标准《X射线计算机断层摄影装

置质量保证检测规范》（GB 17589—2011）进行，也可按照卫生行业标准《X射线计算机体层摄影装置质量控制检测规范》（WS 519—2019）进行。二者均属于现行有效标准。

（五）乳腺摄影系统

乳腺X射线摄影系统（屏片）应对其标准照片密度、胸壁侧射野的准直、胸壁侧射野与台边的准直、光野/照射野的一致性、自动曝光控制、管电压指示的偏离、辐射输出量的重复性、乳腺平均剂量、高对比分辨力、特定辐射输出量、半值层、曝光时间指示偏离等指标开展质量控制检测。

课堂互动

利用标准水模，参照标准WS 519—2019对某CT进行状态检测，曝光条件为层厚8mm，测得图像中心位置标准感兴趣区（ROI）的CT值与标准偏差*SD*分别为–4.7/4.8；图像四周位置感兴趣区（ROI）的CT值与标准偏差*SD*分别为1.6/4.4、–1.5/2.8、0.8/3.9、–0.9/2.2；空气CT值为–998HU。

学生思考：试计算该CT的CT值（水）、噪声及均匀性。

教师解答：均匀性：1.6–（–4.7）=6.3HU。CT值（水）：–4.7HU。噪声：0.43%。计算过程如下。

$$n_8 = \frac{\sigma_{水}}{CT_{水} - CT_{空气}} \times 100\% = \frac{4.8}{-4.7-(-998)} \times 100\% = 0.48\%$$

$$n_{10} = \frac{0.48\%}{\sqrt{\frac{10}{8}}} = 0.43\%$$

乳腺计算机X射线摄影系统（乳腺CR），其X射线摄影部分通用指标可参照乳腺X射线屏片摄影系统的质量控制检测方法。同时，对IP暗噪声、IP响应线性、IP响应均匀性、伪影、高对比分辨力、对比度细节阈值等专用指标开展质量控制检测。

乳腺数字X射线摄影系统（乳腺DR），其X射线摄影部分通用指标可参照乳腺X射线屏片摄影系统的质量控制检测方法。同时，对影像接收器响应、影像接收器均匀性、伪影、高对比分辨力、对比度细节阈值等专用指标开展质量控制检测。

（六）牙科X射线设备

针对口内牙科机（不包含牙科CT），应对管电压指示的偏离、输出量重复性、加载时间偏离、有用线束半值层、高对比分辨力、低对比分辨力等指标开展质量控制检测。全景牙科机方面，应对管电压指示的偏离、加载时间偏离、有用线束半值层、高对比分辨力和低对比分辨力等指标开展质量控制检测。

应该说明的是，由于科学技术的进步，科技成果在放射诊疗实践中的应用日新月异，X射线诊断、核医学、介入治疗以及放射治疗设备推陈出新，任何针对该设备的质量控制标准，其制订程序的启动都发生在该设备问世以后，并根据临床医学实践过程中的信息反馈加以修订。

第三节　介入放射学的防护与设备质量控制

PPT

一、介入放射学防护的重要性

介入放射学的出现，彻底改变了放射学在医学中的地位，使放射学不仅能够诊断，而且能够协同治疗。介入放射学的最大优点是组织创伤小、适应证广、操作简单、疗效确切、并发症少，已成为微创医学重要的组成部分，如今已发展成为继内科、外科后的第三种有效的临床治疗方法和手段。

但介入放射学操作过程，多为同室操作且累计曝光时间长，属于近源操作，导致介入放射工作人员所受剂量比其他放射诊断实践明显偏高，尤其是操作人员眼晶体和手部剂量负担。因此，针对介入放射学的放射防护应引起足够的重视，同时也应加强对介入放射学设备性能的质量控制。

二、介入放射学检查剂量水平

（一）剂量面积乘积（DAP）

剂量面积乘积指授予患者总的X射线能量，因为授予患者的总能量并不受解剖部位、照射野位置和大小的影响，因此在评价介入放射学剂量水平时，由DAP估算有效剂量进而评价随机性效应是一种十分便利的方法。

（二）累积剂量（CD）

累积剂量是由国际电工委员会（IEC）提出的，指在特定介入参考点上的空气比释动能值，不包括组织反射。我国的标准是采用美国食品药品监督管理局定义的剂量参考点，即距床面30cm处的空气比释动能值。

（三）诊断参考水平（DRL）

诊断参考水平指在特定程序中容易测量的与患者剂量相关的量，实际上参考水平的数值是根据观察到的患者或参考患者的剂量分布的某个百分数而定的，应该由专业医疗学术团体在国家卫生和放射防护主管部门的协调下来确定，并应定期对这些数值进行修正，所确定的数值只适用于某一国家或地区。

（四）介入放射工作人员外照射个人剂量监测

1.剂量计佩戴 对于如介入放射学、核医学放射药物分装与注射等全身受照不均匀的工作情况，建议采用双剂量计监测方法，且宜在身体可能受到较大照射的部位佩戴局部剂量计。

2.有效剂量估算 佩戴铅围裙内、外两个剂量计时，应采用式（12–1）估算有效剂量。

$$E=\alpha H_u+\beta H_o \tag{12-1}$$

式中，E为有效剂量中的外照射分量，mSv；α为系数，有甲状腺屏蔽时，取0.79，无屏蔽时，取0.84；H_u为铅围裙内佩戴的个人剂量计测得的$H_p(10)$，mSv；β为系数，有甲状腺屏蔽时，取0.051，无屏蔽时，取0.100；H_o为铅围裙外锁骨对应的衣领位置佩戴的个人剂量计测得的$H_p(10)$，mSv。

当估算的有效剂量接近年剂量限值时，应采用式（12–2）的方法进行评价。

$$E=\sum_T W_T\cdot H_T \tag{12-2}$$

式中，E为有效剂量中的外照射分量，mSv；W_T为受照器官或组织T的组织权重因子；H_T为主要受照器官或组织T的当量剂量，mSv。

三、工作场所的防护

介入放射学、近台同室操作（非普通荧光屏透视）用X射线设备随机文件中应提供等剂量图，描述设备周围的杂散辐射的分布以及工作人员典型位置的杂散辐射值，便于工作人员选择防护方案。介入放射学设备透视模式开关应为常断式开关，并配有透视限时装置。X射线设备应配备能阻止使用焦皮距小于20cm的装置。具有透视功能的X射线机在透视条件下检测时，屏蔽体外周围剂量当量率应不大于2.5μSv·h^{-1}。

四、数字血管减影系统的质量控制

数字血管减影系统（DSA）性能的质量控制，通用透视功能部分应对透视受检者入射体表空气比释动能率、空间分辨力、低对比分辨力、影像接收器入射屏前空气比释动能率、自动亮度控制等指标开展质量控制检测。为保证DSA图像减影质量，还应对减影图像的动态范围、DSA对比敏感度、伪影等指标开展质量控制检测。

PPT

第四节 放射治疗的防护与设备质量控制

一、医用X射线治疗机

（一）治疗机的泄露辐射

医用X射线治疗机应具有辐射安全与联锁设施，以保证出现任何一项错误或故障时，能中断照射，并显示相应故障。治疗状态下，X射线源组件的泄露辐射应按表12-4控制。

表12-4 治疗状态下X射线源组件泄露辐射控制值

X射线管额定电压（kV）	空气比释动能率控制值（$mGy \cdot h^{-1}$）	
>150	距X射线源组件表面5cm	300
	距X射线管焦点100cm	10
≤150	距X射线管焦点100cm	1

注：本表引自《医用X射线治疗放射防护要求》（GBZ 131—2017）。

（二）限束器的泄露辐射

限束器仅指直接与X射线管组件连接，但可拆卸的集光筒或可调限束器的固定部分。当限束器出口照射野全关闭时，限束器照射野外泄露辐射的相对空气比释动能率应按表12-5控制。除X射线源组件外，距X射线机其余部件表面5cm的任何位置，空气比释动能率应不超过$0.02mGy \cdot h^{-1}$。

表12-5 限束器照射野外的相对泄露辐射控制水平

限束器出线口处屏蔽铅板的尺寸为照射野横（纵）向相应尺寸的倍数	相对泄露辐射控制水平[a]（%）
1.5	0.5
1.1	2

a：距铅板边缘2cm外任何位置的最大空气比释动能率占同一平面上无铅板时射线束中某点处空气比释动能率的百分比

注：本表引自《医用X射线治疗放射防护要求》（GBZ 131—2017）。

（三）治疗室的放射防护

当医用X射线治疗机额定管电压大于50kV时，治疗室与控制室应分别设置，且治疗室有效使用面积应不小于$24m^2$，室内不得放置与治疗无关的杂物。在距治疗室屏蔽体任何位置外表面30cm处的周围剂量当量率应不大于$2.5\mu Sv \cdot h^{-1}$。治疗室有用线束照射方向的屏蔽体防护应满足主射线束的要求，其余方向的屏蔽体防护应满足漏射线及散射线的要求。观察窗应尽可能设置在非有用线束方向的屏蔽体上，并具有同侧屏蔽体的屏蔽效果。治疗室内的适宜位置应安装有能紧急停止照射的应急设施。治疗室门的设置应避开有用线束。治疗室应有从室内开启治疗室门的装置。治疗室门应安装联锁设施，门上应有醒目的工作状态指示灯和电离辐射警告标志。电缆、管道等穿过治疗室墙面的孔道应避开有用线束及人员经常驻留的控制台，并采用弧状孔、曲路或地沟形式设置。治疗室应设置动力排风装置，并保持良好的通风，通风换气次数应不小于4次/小时。

二、医用电子直线加速器

（一）加速器的杂散辐射

电子线出束时，电子线束中心轴上，实际射程外100mm深度处，由于X射线引起的吸收剂量百分数值应按表12-6控制。

表12-6　电子线束治疗时杂散X射线的限制

电子能量（MeV）	1	2	5	6	10	15	18	35	50
杂散X射线（%）	3.0	3.2	3.7	3.8	4.2	5.0	5.8	10	20

注：本表引自《医用电子直线加速器质量控制检测规范》（WS 674—2020）。

X射线出束治疗时，相对表面剂量应按表12-7控制。

表12-7　X射线治疗时对相对表面剂量的限制

X射线最大能量（MeV）	1	2	5	6	8~30	35	40~50
相对表面剂量（%）	80	70	60	58	50	58	65

注：本表引自《医用电子直线加速器质量控制检测规范》（WS 674—2020）。

对电子能量大于10MeV的加速器，停止照射后立即测量加速器的感生放射性，累积测量5分钟，在离加速器外壳表面5cm任何容易接近处≤10μSv，离外壳表面1m处≤1μSv。在3分钟内，测量感生放射性的周围剂量当量率在离外壳5cm任何容易接近处≤200μSv·h^{-1}，离外壳表面100cm处≤20μSv·h^{-1}。

（二）患者平面上的放射防护

1. X射线的泄漏辐射　透过限束装置X射线泄露辐射测试区主要在M区（在患者平面，以有用线束轴为中心，并以最大照射野为其边界的区域）内进行，并满足下列要求：①除适用于③的情况外，任何限束装置在M区内任何点的泄漏辐射的空气吸收剂量与最大吸收剂量之比应不大于2%；②任何尺寸的照射野，泄漏辐射穿过任何限束装置，M区内的平均吸收剂量与最大吸收剂量之比应不大于0.75%；③一个多元限束装置若不能满足①②的要求，还需叠加可调节或可互换的限束装置才能满足要求时，则这些限束装置应自动调节成最小尺寸的矩形照射野，并包围在多元限束装置限定的照射野周围；④穿过多元限束装置投射在③中自动形成的矩形照射野的泄漏辐射所引起的吸收剂量与最大吸收剂量之比应不大于5%。

2. 电子射线的泄漏辐射　当加速器具备电子线时，应配备可调节或可更换的限束装置，无论是在M区内或在M_{10}区（包括M区及其向外扩展的10cm的区域）内，都应能对所有入射到限束装置、电子束限束器和辐射头的其他辐射（中子除外）进行衰减，以限制电子照射野外的辐射，并满足下述要求：①几何照射野边界外2cm处至M区边界之间的区域内，吸收剂量与最大吸收剂量之比应不大于10%；②几何照射野边界外4cm处至M区边界之间的区域内，泄漏辐射的平均吸收剂量与最大吸收剂量之比应不大于下述限值：电子能量不大于10MeV时为1%，不小于35MeV时为1.8%，10MeV电子能量<35MeV时为≤a%，其中a应满足式（12-3）的要求。

$$a=1+0.032(E_e-10) \tag{12-3}$$

式中，E_e为电子能量，MeV。

（三）治疗室的放射防护和安全要求

为保证周围环境的辐射安全，治疗室应单独建造并一次性浇灌完成，当条件有限时可建设在多层建筑物底层的一端。治疗室应有足够的使用面积，新建治疗室有效使用面积应不小于45m^2且治疗室入口处必须设置防护门和迷路。防护门应与加速器联锁且具有良好屏蔽效果，并避开有用线束。治疗室门应安装门机联锁装置或设施，应有从室内开启治疗室门的装置。相关位置应安装醒目的射线指示灯及电离辐射警告标志。电缆、管道等穿过治疗室墙面的孔道应避开有用线束及人员经常驻留的控制台，并采用弧状孔、曲路或地沟形式设置。治疗室应设置动力排风装置，并保持良好的通风，通风换气次数应不小于4次/小时。

有用线束直接投照的屏蔽体（包括天棚）按初级辐射屏蔽要求设计，其余屏蔽体按次级辐射屏蔽要求设计。加速器机房门处、控制室和加速器机房墙外30cm处的周围剂量当量率应不大于2.5μSv·h^{-1}。当X射线能量超过10MeV时，屏蔽设计应考虑中子辐射防护，治疗室还应注意放射性气体的危害。

三、钴-60远距离治疗机

（一）治疗机的泄漏辐射

放射源处于储源位时，距设备外表面5cm处因泄漏辐射所致的周围剂量当量率应不超过200μGy·h^{-1}，100cm处应不超过20μGy·h^{-1}。储源器的表面由于放射性物质泄漏造成的β表面污染水平应小于4Bq·cm^{-2}。

（二）治疗室的放射防护

为保证周围环境的辐射安全，治疗室应单独建造并一次性浇灌完成，当条件有限时可建设在多层建筑物底层的一端。治疗室的有效使用面积应不小于30m^2，层高应不低于3.5m。治疗室的墙壁及顶棚应有足够的屏蔽厚度，使距屏蔽体外表面30cm的任何位置，因泄漏辐射所致周围剂量当量率应不大于2.5μSv·h^{-1}。治疗室入口处必须设置具有良好屏蔽效果的防护门，治疗室门的设置应避开有用线束。治疗室门应安装门机联锁装置或设施，应有从室内开启治疗室门的装置。新建治疗室必须设置迷路，而且应避免有用线束照射。有用线束直接投照的屏蔽体（包括天棚）按初级辐射屏蔽要求设计，其余屏蔽体按次级辐射屏蔽要求设计。电缆、管道等穿过治疗室墙面的孔道应避开有用线束及人员经常驻留的控制台，并采用弧状孔、曲路或地沟形式设置。治疗室应设置动力排风装置，并保持良好的通风，通风换气次数应不小于4次/小时。

四、X、γ射线立体定向放射治疗系统

（一）非治疗状态下设备周围的杂散辐射

放射源处于储源状态时，治疗机照射野应完全屏蔽。距治疗机外表面60cm处任何位置，因泄漏辐射所致的周围剂量当量率应不大于20μSv·h^{-1}；5cm处任何位置，应不大于200μSv·h^{-1}。

（二）治疗室的放射防护

为保证周围环境的辐射安全，治疗室应单独建造并一次性浇灌完成，当条件有限时可建设在多层建筑物底层的一端。新建机房的有效使用面积应不小于30m^2，层高应不低于3.5m。治疗室建筑应有满足防护要求的屏蔽厚度，使距屏蔽体外表面30cm的任何位置，由泄漏辐射所致的周围剂量当量率应不大于2.5μSv·h^{-1}。治疗室内应安装能紧急终止照射的应急开关。入口处应设置能显示治疗源工作状态的信号灯。治疗室应配置固定式剂量监测报警系统。电缆、管道等穿过治疗室墙面的孔道应避开有用线束及人员经常驻留的控制台，并采用弧状孔、曲路或地沟形式设置。治疗室应设置动力排风装置，并保持良好的通风，通风换气次数应不小于4次/小时。

五、后装腔内治疗机

（一）治疗机的泄漏辐射

当放射源处于储源位时，距贮源器表面5cm处的任何位置，因泄漏辐射所致的周围剂量当量率应不大于50μSv·h^{-1}，100cm处应不大于5μSv·h^{-1}。施源器、治疗床等表面因放射性物质泄漏所造成的β污染水平应低于4Bq·cm^{-2}。

（二）治疗室的放射防护

所有类型后装腔内近距离治疗机治疗室，为保证周围环境的辐射安全，应单独建造并一次性浇灌完成并设计迷道，安装防护门并设置门机联锁，开门状态不能出源照射，出源照射状态下若开门，放射源应自动回到安全位置。治疗室应与准备室、控制室等分开设置。后装γ近距离治疗机治疗室有效使用面积应不小于$20m^2$，治疗室门口应设立醒目的电离辐射警告标志并安装工作状态显示装置。治疗室应设置动力排风装置，并保持良好的通风，通风换气次数应不小于4次/小时。治疗室墙壁及防护门的屏蔽厚度应符合防护最优化的原则，使屏蔽体外30cm任何位置处因泄漏辐射所致的周围剂量当量率应不大于$2.5\mu Sv \cdot h^{-1}$。在治疗室迷道出、入口处应设置固定式剂量报警仪。治疗室内应配有储源容器、长柄镊子等应急设备。电缆、管道等穿过治疗室墙面的孔道应避开有用线束及人员经常驻留的控制台，并采用弧状孔、曲路或地沟形式设置。

六、锎-252中子后装近距离治疗机

（一）治疗机的泄漏辐射

当放射源处于储源位时，距设备外表面5cm处，因泄漏辐射所致的周围剂量当量率（中子和γ射线之和）应不大于$100\mu Sv \cdot h^{-1}$；100cm处，因泄漏辐射所致周围剂量当量率（中子和γ射线之和）应不大于$10\mu Sv \cdot h^{-1}$。

（二）治疗室的放射防护

治疗室防护门应采用含硼聚乙烯等防中子材料和防中子俘获γ射线辐射材料复合制成。治疗室屏蔽墙内侧各表面应附加一定厚度的防中子含硼聚乙烯材料，用于屏蔽快中子，并降低中子的散射和俘获γ射线。治疗室内合适位置应设置应急屏蔽水池，在应急情况下，如发生卡源事件或更换中子源时，可将中子源置于屏蔽水池中暂存处理。

七、其他新型放射治疗设备

（一）移动式电子加速器术中放射治疗系统

治疗室应设在医院手术区的最内侧，并和其他工作用房形成一个相对独立区域。治疗室内的安置应满足放射治疗的中心点距各侧墙体最近距离不小于3m。在治疗室外表面30cm处选择人员受照的周围剂量当量率可能最大的位置作为关注点。对距治疗室周围和放射治疗的束流投照方向一定距离处，公众成员居留因子或可能受照剂量大的位置应考虑为关注点。

在术中放射治疗工作量每周不超过10人次的条件下，按照关注点人员所处场所的居留因子，分别确定关注点的最高剂量率作为控制水平参考值（$\mu Sv \cdot h^{-1}$）：①人员居留因子$T \geqslant 1/2$的场所，周围剂量当量率应不大于$10\mu Sv \cdot h^{-1}$；②人员居留因子$T<1/2$的场所，周围剂量当量率应不大于$20\mu Sv \cdot h^{-1}$。

（二）质子/重离子医用加速器

1.放射性危害因素 ①质子/重离子射线；②质子/重离子射线与物质相互作用产生的中子射线；③γ射线，一是在治疗室里因中子的多种核反应伴随着的γ射线，二是中子在物质中被吸收时产生的俘获γ射线。

2.辐射类型 ①有用射束，由出束口射出的用于直接照射患者的质子/重离子束流；②散射辐射，质子/重离子束流、中子和γ射线照射到患者上产生的散射线；③泄漏辐射，质子/重离子束流、中子和γ射线通过各种管道泄漏出来；④天空反散射，穿透治疗室顶的中子和γ射线被屋顶上方的大气反射到地面的辐射；⑤感生放射性，由中子与治疗室内各种受照物质相互作用使物质活化而产生的β、γ射线；⑥固体放射性废物，因中子与治疗室内各种物质相互作用

而活化产生的固体废物等。

3.安全防护措施 ①屏蔽防护，对产生中子和γ射线的房间，屏蔽墙体都应有足够的屏蔽防护；②应有足够纵深防御的安全联锁和应急设施；③应有健全的规章制度和严格的操作规程，以防止人为因素而导致的放射事故；④应配备相适应的专业技术人员，以发挥质子/重离子医用加速器的先进性和优势，从而获得最大增益比；⑤因辐射危害大，更需严格掌握正当化的原则，掌握适应证及治疗方式，严防滥用。

（三）硼中子俘获治疗（BNCT）

1.放射性危害因素 ①中子射线，治疗设备发射的超热中子和快中子混合束流；②γ射线，中子射线与人体物质相互作用生成的γ射线，即$^{1}H(n, \gamma)$反应；③质子射线，中子射线与人体组织发生反应生成的质子射线，即$^{14}N(n, p)$反应；④α射线，硼与中子射线发生作用，生成的α射线与反冲核，即$^{10}B(n, \alpha)$反应，其中以中子射线与γ射线份额最大。

2.安全防护措施 因治疗设备出束时，治疗室内主要存在中子射线和γ射线。治疗室防护门应采用含硼聚乙烯等防中子材料和防中子俘获γ射线辐射材料复合制成。治疗室屏蔽墙内侧各表面应附加一定厚度的防中子含硼聚乙烯板，用于屏蔽快中子，并降低中子的散射和俘获γ射线。

八、患者的防护

放射治疗前应根据临床检查结果制订详细的治疗计划。按病变情况，应采取屏蔽措施以保护正常组织或器官，在保证治疗要求的前提下，使其达到尽量低的水平。治疗过程中，应定期对患者进行检查与分析，根据病情变化的需要实时调整治疗计划。密切关注放疗中出现的辐射损伤效应，一旦出现应立即采取必要的医疗保护措施。首次放疗时，放射肿瘤主管医师应指导放射治疗技师正确摆位，落实治疗计划。照射过程中，应密切观察设备运行情况，发现异常时，应立即停止照射，详细记录并查明修正，在修正完成前不应对患者继续治疗。需要进行患者剂量测量时，必须确保剂量测定由医学物理人员使用经法定计量检定部门检定或校准后的剂量仪，遵循国家认可的方案进行并形成文件，以确定组织或器官所受的吸收剂量。

九、放射治疗设备的质量控制

（一）检测指标

1.医用X射线治疗机 主要用于皮肤浅表治疗，多见于美容机构、基层医院、专科医院，其功能可以被医用电子直线加速器电子线束治疗替代。应对治疗机的泄露辐射、辐射输出量、输出量的重复性、输出量的线性等指标开展质量控制检测。

2.医用电子直线加速器 为保证医用电子直线加速器的放疗剂量准确性及治疗效果，应对输出量和设备预定标称剂量的偏差、重复性、线性、随设备角度位置的变化、随机架旋转的变化、日稳定性、X射线深度吸收剂量特性、电子线深度吸收剂量特性、X射线方形照射野的均整度、X射线方形照射野的对称性、电子线照射野的均整度、电子线照射野的对称性、辐射野的半影、照射野的数字指示、辐射束轴在患者入射表面上的位置指示、辐射束轴相对于等中心点的偏移、等中心的指示及治疗床相关指标开展质量控制检测。其中带CT或MRI的图像引导系统的医用电子直线加速器（IGRT），CT部分按照本章第二节中“X射线计算机体层摄影装置（CT）”质量控制要求进行。MRI部分质量控制按照标准《医用磁共振成像（MRI）设备影像质量检测与评价规范》（WST 263—2006）的相关要求进行。

3.钴-60远距离治疗机 为保证钴-60远距离治疗机的放疗剂量准确性及治疗效果，应对源皮距位置偏差、定位系统性能指标、半影区宽度、照射野与光野重合度、辐射野均整度和照射野内有用射束非对称性、校准点有用射束吸收剂量偏差等指标开展质量控制检测。

4. X、γ射线立体定向放射治疗系统 针对γ射线立体定向放射治疗系统（伽马刀），应对定位参考点与照射野中心的距离、焦点剂量率、焦点计划剂量与实测剂量的偏差、照射野尺寸偏差、照射野半影宽度等指标开展质量控制检测。X射线立体定向放射治疗系统，应对等中心偏差、治疗定位偏差、照射野尺寸与标称值最大偏差、照射野半影宽度、等中心处计划剂量与实测剂量相对偏差等指标开展质量控制检测。

5. 后装γ射线近距离治疗机 为保证后装γ射线近距离治疗机的放疗剂量准确性及治疗效果，应对源活度、源传输到位精确度、放射源累计定位误差、源驻留时间误差、多源系统重复性等指标开展质量控制检测。

6. 锎-252中子后装近距离治疗机 为保证锎-252中子后装近距离治疗机的放疗剂量准确性及治疗效果，应对中子源在施源器中驻留位置与预设位置的误差、中子源在施源器中步进精度、中子源在施源器中驻留时间误差、在水模体中输出剂量与治疗计划剂量偏差等指标开展质量控制检测。

7. 螺旋断层治疗装置（TOMO） 为保证TOMO的放疗剂量准确性及治疗效果，应对静态输出剂量、旋转输出剂量、射线质、射野横向截面剂量分布、射野纵向截面剂量分布、多叶准直器横向偏移、绿激光灯指示虚拟等中心的准确性、红激光灯指示准确性、治疗床的移动准确性、床移动和机架旋转同步性等指标开展质量控制检测。

8. 机械臂放射治疗系统 为保证机械臂放射治疗系统的放疗剂量准确性及治疗效果，应对剂量输出稳定性偏差、成像系统定位偏差、治疗床位置偏差、靶区定位系统追踪偏差、自动质量保证偏差、静态追踪方法的端到端偏差、肺部追踪方法的端到端偏差、计划剂量与实测剂量的偏差、深度吸收剂量偏差、剂量监测系统的指示值偏差、照射野尺寸偏差、照射野半影宽度等指标开展质量控制检测。

（二）放射治疗吸收剂量计算方法

1. IAEA TRS 277号报告 放射治疗吸收剂量计算方法目前主要依据国际原子能机构277号技术报告（IAEA TRS 277）中规定的光子/电子束吸收剂量测定方法，详见式（12-4）至式（12-8）。

$$N_D = N_K(1-g)K_{att}K_m \tag{12-4}$$

$$N_k = 2.58\times10^{-4}N_x(w/e)\frac{1}{1-g} \tag{12-5}$$

$$D_w(P_{eff}) = M_u N_D S_{w,air} P_u P_{cel} K_{T,p} \tag{12-6}$$

$$D_w(P_{eff}) = 2.58\times10^{-4}M_u N_x(w/e)K_{att}K_m S_{w,air}P_u P_{cel}K_{T,p} \tag{12-7}$$

$$D_w(P_{eff}) = 2.58\times10^{-4}N_x(w/e)K_{att}K_m S_{w,air}P_u P_{cel}K_{T,p}K_s K_{pol}K_h \tag{12-8}$$

式中，N_x为法定计量部门出具的照射量校准因子；2.58×10^4为1伦琴（R）转换为库伦每千克（C·Kg^{-1}）的转换常数；w/e为平均电离能单位转换常数33.97（J/C）；K_{att}为室壁（及建成帽）的衰减及散射修正系数；K_m为室壁（及建成帽）的空气不完全等效修正系数；M_u为未经任何修正的剂量仪读数值；N_D为电离室剂量仪空气比释动能校准因子；$S_{w,air}$为水与空气阻止本领比，只与射线质相关；P_u为扰动因子，对于X、γ射线其值与电离室壁材料及射线质二者相关，对于电子线其值与室腔大小和电子线平均表面能量有关；P_{cel}为电离室中心收集极空气等效不完全校正因子，如果中心电极为石墨或者塑料，P_{cel}=1，如果为铝，则与其半径、射线类型以及射线的能量有关；$K_{T,p}$为温度、气压修正因子；K_s为电离室的离子复合修正因子；K_{pol}为极性效应修正因子；K_h为湿度修正因子。

2. IAEA TRS 398号报告 虽然基于IAEA TRS 277号报告的放射治疗光子/电子束吸收剂量测定方法已在国内外广泛应用，但基于水吸收剂量标准的国际剂量学实用准则暨国际原子能机构398号技术报告（IAEA TRS 398）是国际最新的测定方法。近几年，我国也陆续加大对此方法的研究和推广，基于IAEA TRS 398报告吸收剂量测定方法的计量基准也在逐步建立，详见式（12-9）。

$$D_w(P_{eff}) = M_u N_D K_{Q,Q_0} K_{T,p} K_s K_{pol} K_h \quad (12\text{-}9)$$

式中，N_D为参考射束中水中吸收剂量校准因子；K_{Q,Q_0}为电离室在射线质和参考射线下的相应校正因子，可通过不同射线质的TPR_{20}/TPR_{10}值在TRS 398号报告中查询得到；其余因子同式（12-8）。

与TRS 277号报告相比，TRS 398主要有以下优点：①使用的量与临床应用量一致，可直接测量并计算得到水中吸收剂量；②计算公式较为简单，减少了剂量测量的不确定度，简化了测量程序；③TRS 398号报告还适用于质子/重离子等其他射线类型，与临床放射治疗更加贴切。

PPT

第五节　核医学的防护与设备质量控制

一、核医学场所的防护

（一）工作场所平面布局和分区

1.功能分区　在医疗机构内部区域选择核医学场址时，应充分考虑周围场所的环境辐射安全，尽可能做到相对独立布置或集中设置在建筑物的底端或一层，特殊房间应单独建造并一次性浇筑完成，不得毗邻产科、儿科、食堂等部门。

核医学工作场所从功能设置方面可分为诊断和治疗两种，且两种区域应相对分开。对于单一的诊断工作场所应设置给药前患者候诊区、放射性药物贮存室、分装和（或）药物准备室、给药室、给药后患者候诊室、样品测量室、控制室、机房、留观室、给药后患者卫生间和放射性废物储藏室等功能用房。对于单一的治疗工作场所应设置放射性药物贮存室、分装及药物准备室、给药室、病房或给药后留观室、给药后患者专用卫生间等功能用房。

2.控制区和监督区　控制区一般包括使用非密封源核素的房间、给药后候诊室、样品测量室、放射性废物储藏室、病房等。对于在非核医学科住院，使用放射性药物的患者，在使用发射γ射线的放射性药物后，患者床边1.5m范围内或单人病房应划为临时控制区，除医务人员外，其他无关人员不得入内，患者也不应随便离开。控制区入口应设置醒目的电离辐射警告标志及表明控制区的标志。控制区的入口和出口应设置门锁权限控制和单向门等安全措施，限制患者的随意流动，保证工作场所内工作人员和公众免受不必要的照射，场所中相应位置应有明确的患者导向标识或导向提示。

监督区入口处的适当位置应设置标明监督区的标志。监督区一般包括控制室、清洁用品储存场所、员工休息室、更衣室、医务人员卫生间、去污淋浴间等。

（二）放射防护措施要求

应依据计划操作最大量放射性核素的加权活度对开放性放射性核素工作场所分为Ⅰ、Ⅱ、Ⅲ三类管理。不同类别核医学工作场所室内表面及装备结构的基本放射防护要求见表12-8。

核医学工作场所应保持良好的通风，合理设置工作场所的气流组织，遵循自非放射区向监督区再向控制区的单向流向设计，保持含放射性核素场所负压以防止放射性气体交叉污染。合成和操作放射性药物所用的通风橱应有专用的排风装置，操作口风速应不小于$1m \cdot s^{-1}$，排气口应高于本建筑物屋顶。分装药物操作应采用自动分装方式，^{131}I给药操作宜采用自动或遥控给药方式。

表 12-8 不同类别潜在风险核医学工作场所室内表面及装备结构的基本放射防护要求

种类	分类		
	Ⅰ	Ⅱ	Ⅲ
结构屏蔽	需要	需要	不需要
地面	与墙壁接缝无缝隙	与墙壁接缝无缝隙	易清洗
表面	易清洗	易清洗	易清洗
分装柜[a]	需要	需要	不需要
通风	特殊的强制通风	良好通风	一般自然通风
管道	特殊的管道[b]	普通管道	普通管道
盥洗与去污	洗手盆和去污设备	洗手盆和去污设备	洗手盆

a：仅指实验室

b：下水道宜短，大水流管道应有标记以便维修检测

核医学工作场所应设有放射性废液衰变池，以存放放射性污水直至符合排放要求时方可排放。暴露于地面的污水管道应做好防护设计。废原液和高污染的放射性废液应专门收集存放。放射性废物应按长半衰期和短半衰期分别收集，并给予适当屏蔽。固体废物应贮于不泄漏、较牢固、具有良好屏蔽的容器内，进行规范处置。

（三）工作场所的防护要求

核医学工作场所控制区的用房，应根据使用核素种类、能量和最大使用量，给予足够的屏蔽防护，在距机房屏蔽体外表面30cm处的周围剂量当量率应不大于2.5μSv · h^{-1}。分装柜或生物安全柜，应采取一定的屏蔽防护，以保证柜体外表面5cm处的周围剂量当量率不大于10μSv · h^{-1}。应根据使用核素的特点、操作方式及潜在照射的可能性与大小，做好工作场所监测。核医学工作场所的放射性表面污染控制水平按表11-14的要求进行控制。

临床核医学中，非密封源工作场所应实施分级管理，并采取相应防护措施。一般活性实验室、病房、洗涤室、显像室等属于乙级或丙级非密封源工作场所。为便于操作，针对临床核医学实践的具体情况，可根据计划操作最大量放射性核素的加权活度，把工作场所分为三类，详见表12-9。

表 12-9 临床核医学工作场所具体分类

分类	操作最大量放射性核素的加权活度（MBq）
Ⅰ	>50 000
Ⅱ	50~50 000
Ⅲ	<50

加权活度 =（计划的日操作最大活度 × 核素的毒性权重因子）/操作性质修正因子

注：本表引自《核医学放射防护要求》（GBZ 120-2020）。

供计算操作最大量放射性核素的加权活度用的核医学常用放射性核素毒性权重因子和不同操作性质的修正因子分别见表12-10、表12-11。

表 12-10 核医学常用放射性核素毒性权重因子

类别	放射性核素	核素的毒性权重因子
A	^{75}Se、^{89}Sr、^{125}I、^{131}I	100
B	^{11}C、^{13}N、^{15}O、^{18}F、^{51}Cr、^{67}Ge、^{99m}Tc、^{111}In、^{113m}In、^{123}I、^{201}Tl	1
C	^{3}H、^{14}C、^{81m}Kr、^{127}Xe、^{133}Xe	0.1

注：本表引自《核医学放射防护要求》（GBZ 120-2020）。

表12-11 核医学不同操作性质的修正因子

操作方式和地区	操作性质修正因子
贮存	100
废物处理	10
闪烁法计数和显像	10
候诊区及诊断病床区	10
配药、分装以及施给药	1
简单放射性药物制备	1
治疗病床区	1
复杂放射性药物制备	0.1

注：本表引自《核医学放射防护要求》（GBZ 120-2020）。

二、正电子药物制备的防护

正电子药物制备工作场所主要包括4个功能区域：回旋加速器机房工作区、药物制备区、药物分装区及质控区。回旋加速器室、药物制备室及分装区域的设置应便于放射性核素及药物的传输，并便于放射性药物从分装热室至注射室间的运送。回旋加速器机房及药物制备室内应安装固定式剂量报警仪。回旋加速器机房应设置门机联锁装置，机房内应设置紧急停机开关和紧急开门按键。不带自屏蔽的回旋加速器机房还需采取特殊防护措施，在靶区周围采用局部屏蔽的方法，以避免吸收中子而造成机房墙壁中子活化，机房墙壁内表面应设置可更换的衬层，并选择不易活化的混凝土材料且在混凝土中添加含硼物质以屏蔽中子。回旋加速器机房电缆、管道等应采用“S”形或曲折形方式穿过墙壁。不带自屏蔽的回旋加速器应有单独的设备间。有自屏蔽回旋加速器机房的屏蔽计算方法由回旋加速器在所有工作条件下产生中子的最大通量决定。

三、放射性药物操作的防护

（一）操作中的放射防护

1.个人防护用品 医院应根据实际工作内容，为工作人员配备合适的防护用品，对普通核医学和SPECT场所配备铅帽、铅眼镜、铅围脖、铅衣、铅围裙和放射性污染防护服等个人防护用品。对陪检者应至少配备铅防护衣，对于患者，在不影响诊断和治疗的前提下，应尽可能为其甲状腺、性腺和眼晶体部位使用个人防护用品。当使用的^{99m}Tc活度大于800MBq时，防护用品的铅当量应不小于0.5mmPb，对操作^{68}Ga、^{18}F等正电子放射性药物和^{131}I的场所时，应考虑其他的防护措施。

2.辅助用品 根据工作内容及实际需要，合理选择使用移动铅屏风、注射器屏蔽套、带有屏蔽的容器、托盘、镊子、钳子、生物安全柜、屏蔽运输容器/放射性废物桶等辅助用品。

3.去污用品 应配备一次性手套、口罩、安全眼镜、衣服、胶鞋、去污剂和/或喷雾、小刷子、一次性吸水毛巾、毡头标记笔、不同大小的塑料袋、酒精湿巾、电离辐射警告标志、胶带、标签、不透水的塑料涂层、一次性镊子等。

（二）放射防护措施要求

操作放射性药物应有专门场所，装有放射性药物的给药注射器，应有适当屏蔽，难以屏蔽时应注意控制操作时间。操作放射性药物时工作人员应穿戴个人防护用品。操作放射性碘化物应在衬有吸水纸的托盘内进行，操作放射性碘等具有挥发性的放射性物质或放射性气体时应在通风柜内进行，通风柜应保持良好的通风，并按操作情况进行气体或气溶胶放射性浓度的常规监测以及必要的特殊监测。

放射性物质的贮存容器或保险箱应有适当屏蔽。放射性物质的放置应合理有序、易于取放，每次取放的放射性物质应只限于需用的部分。放射性物质贮存室应定期进行放射防护监测，无关人员不得入内。贮存和运输放射性物质时应使用专门容器，取放容器中内容物时，不应污染容器。贮存的放射性物质应及时登记建档，登记内容应包括生产单位、到货日期、核素种类、理化性质、活度和容器表面放射性污染擦拭试验结果等。

所有放射性物质不再使用时，必须立即送回原地安全储存。当发生放射性物质溢出、泄漏事故时，应根据单位制定的放射事故应急处置预案，及时控制、消除放射性污染，当人员皮肤、伤口被污染时，应迅速去污并给予医学处理。

从事核医学诊疗的放射工作人员，除进行常规胸部外照射个人监测外，对于近距离操作放射性药物的工作人员，应进行手部剂量和眼晶体剂量监测，保证每年眼晶体剂量不超过20mSv，操作大量气态和挥发性物质的工作人员，需进行内照射控制。

四、患者的防护

（一）一般要求

应有对放射性药物诊疗申请及处方进行验证的程序。对已施用放射性药物的患者应提供书面和口头的指导，以便在出院后能有效地减少对家庭成员、护理人员和公众的照射。每天应使用活度计对外购的放射性药物的放射性活度进行抽样检测，活度实测值与期望值的偏差应不大于 ±10%，其中放射性粒籽植入源活度偏差应不大于 ±5%。

（二）患者剂量管理

应确保给每例患者施用的放射性药物活度与处方量一致，在治疗程序中，应由相应专业技术人员对治疗所致患者辐射剂量进行评估并详细记录，特别是核素治疗所致的婴儿和胎儿剂量。

（三）患者出院管理

凡是接受^{131}I治疗的患者，应在其体内的放射性活度降至400MBq或距患者体表1m处的周围剂量当量率不大于25μSv·h^{-1}时方可出院，以控制该患者家庭与公众成员可能受到的照射。接受除^{131}I之外其他放射性药物检查的患者，在检查结束并排尿后，其在院内或离开医院的活动可不加以限制。

（四）探视者和家属的防护管理

核医学单位应向探视者和家庭成员提供有关辐射防护措施及相应的书面指导，使其在患者诊断或治疗期间所受的剂量不得超过5mSv。探视已施用放射性药物患者的婴儿和儿童所受剂量应不超过1mSv。

对接受放射性药物治疗的患者，应对其家庭成员提供辐射防护的书面指导。对接受放射性药物治疗的住院患者，仅当其家庭成员中的成人所受剂量未超过5mSv、其家庭成员中的婴儿以及其他公众所受剂量未超过1mSv时，才能允许患者出院。

（五）放射事件的调查处理

医疗机构发生人员误照射，或误用放射性药物，或放射性物质丢失、被盗时，应及时进行调查处理，如实记录，并按有关规定及时上报卫生行政部门、环保部门及其他相关部门。

五、核医学治疗的防护

（一）开放性同位素的放射防护

根据使用放射性药物的种类、形态、特性和活度，确定临床核医学治疗病房的位置及其放射防护要求。接受放射性药物治疗的患者应使用专用便器或设有专用卫生间和浴室。住院接受放射性药物治疗患者的被服和个人用品使用后应作去污处理，并经表面污染监测合格后方可做一般处理。使用过的放射性药物注射器、绷带和敷料，应做污染物件处理或做放射性废物处理。

（二）低能γ射线粒籽源植入治疗的放射防护

操作人员应站在屏风后分装粒籽源，屏风上方应有1mmPb的铅玻璃。操作前应穿戴好防护用品。主要操作人员应穿铅防护衣，戴铅手套、铅玻璃眼镜、铅围脖等，铅衣厚度应不小于0.25mmPb。对性腺敏感器官，宜穿含0.5mmPb的三角裤。粒籽源分装操作室台面和地面应无渗漏且易于清洗，分装应在铺有吸水纸的托盘内完成。分装时应使用长柄镊子，轻拿轻放，避免损伤或刺破粒籽源，禁止直接用手拿取粒籽源。在实施粒籽源手术治疗前，应制订详细可行的实施计划，并准备好所需的治疗设备，以尽可能地缩短操作时间。

（三）$^{90}Sr-^{90}Y$敷贴治疗皮肤病的放射防护

1.敷贴器的放射防护 敷贴器主要分为贮源铅罐和贮源箱。

（1）贮源铅罐 在实施敷贴治疗时，将贮源铅罐从贮源箱中取出，并放在治疗室中容易取放的台面上，当患者做好治疗准备时，由治疗医生或护士从贮源铅罐中取出敷贴器给患者实施治疗，治疗结束时，再将敷贴器放回铅罐。

（2）贮源箱（贮源池） 一般设置在敷贴治疗室的一角，可制成混凝土结构的贮源池，其四壁应采用5cm厚的混凝土结构，顶盖可采用10mm厚的钢板。贮源池的屏蔽厚度可根据贮源铅罐的表面剂量率进行计算设计，以保证距贮源池1m处的空气比释动能率小于2.5μGy・h^{-1}。

2.治疗室的放射防护 敷贴治疗室必须与诊断室、登记观察室和候诊室分开设置，治疗室内有效使用面积应不小于10m^2。治疗室墙壁、防护门和观察窗的屏蔽厚度应不小于2mm铅当量。为防止敷贴源膜破裂后造成室内污染，治疗室内的墙面在1.5m高以下应涂有易去污的保护层。尤其是患者治疗的地面，必须铺有可更换的质地较软又容易去污的辅助材料。治疗室内若同时有2名患者接受敷贴治疗，在患者座位之间，应保持1.2m以上的距离，最好设置2mm铅当量的防护屏蔽，以防交叉照射。

六、核医学设备的质量控制

（一）伽马照相机、SPECT、SPECT/CT

为保证伽马照相机和SPECT的影像质量，应对固有均匀性、固有空间分辨力、固有空间线性、系统平面灵敏度、固有最大计数率、系统空间分辨力、断层空间分辨力和全身成像系统空间分辨力等指标开展质量控制检测，相关要求详见表12-12。其中SPECT/CT中CT部分按照本章第二节中“X射线计算机体层摄影装置（CT）”质量控制要求进行。

表12-12 伽马照相机、SPECT检测项目及合格限值要求

序号	检测项目			验收检测要求	状态检测要求	稳定性检测	
						要求	周期
1	固有均匀性（%）	积分均匀性	UFOV	出厂指标	≤5.5%	≤5.5%	一周
			CFOV	出厂指标	≤4.5%	≤4.5%	一周
		微分均匀性	UFOV	出厂指标	≤3.5%	≤3.5%	一周
			CFOV	出厂指标	≤3.0%	≤3.0%	一周
2	固有空间分辨力（mm）		UFOV	出厂指标	≤5.4	≤5.4	六个月
			CFOV	出厂指标	≤5.4	≤5.4	六个月

续表

序号	检测项目			验收检测要求	状态检测要求	稳定性检测	
						要求	周期
3	固有空间线性（mm）	微分线性	UFOV	出厂指标	≤0.24	≤0.24	六个月
			CFOV	出厂指标	≤0.24	≤0.24	六个月
		绝对线性	UFOV	出厂指标	≤0.84	≤0.84	六个月
			CFOV	出厂指标	≤0.60	≤0.60	六个月
4	系统平面灵敏度［(s^{-1}·MBq^{-1})］			出厂指标	≥60	≥60	六个月
5	固有最大计数率（s^{-1}）			出厂指标	≥67×10^3	≥67×10^3	六个月
6	系统空间分辨力（mm）			出厂指标	—	—	—
7	断层空间分辨力（mm）			出厂指标	≤18.7	—	—
8	全身成像系统空间分辨力（mm）			出厂指标	≤15.4	—	—

注：本表引自《伽玛照相机、单光子发射断层成像设备（SPETCT）质量控制检测规范》（WS 523—2019）。

（二）PET、PET/CT、PET/MRI

为保证PET的影像质量，应对空间分辨率、系统灵敏度、散射测量、计数丢失和随机符合测量等指标开展质量控制检测。PET/CT中CT部分按照本章第二节中“X射线计算机体层摄影装置（CT）”质量控制要求进行。PET/MRI中MRI部分质量控制按照标准WST 263—2006的相关要求进行。

本章小结

本章主要从概述、放射诊断的防护与设备质量控制、介入放射学的防护与设备质量控制、放射治疗的防护与设备质量控制和核医学的防护与设备质量控制共五个方面详细阐述了放射诊疗设备分类及诊疗防护要求，不同类型放射诊疗场所的放射防护措施及要求，四类放射诊疗设备的质量控制检测指标，医疗照射放射防护及设备质量控制关键点。为系统、全面并科学地规范、引导放射诊疗实践和有效监管，充分保障患者、放射工作人员和公众的健康权益，进一步提高了放射诊疗质量，提供了科学依据。

习 题

习题

一、单项选择题

1.X射线标称能量为10MeV及以上，且具有电子线束功能的医用电子直线加速器，不是其主要辐射源项的是（　）。

A. X射线　　B. 电子线

C. 中子及其感生放射性　　D. β射线

2.接受了碘-131治疗的患者，在其体内放射性活度降至（　）MBq之前不得出院。

A. 400　　B. 100　　C. 300　　D. 500

3.根据《放射诊疗管理规定》要求，放射诊疗工作按照诊疗风险和技术难易程度分为四类，其中不包含（　）。

A.放射治疗　　B.核医学　　C.放射生物学　　D.介入放射学

4.按照GBZ 130—2020的要求，对新建、改建和扩建的单管头X射线机房，其最小有效使用面积应不小于（　）；最小单边长度应不小于（　）。

A. $30m^2$；3.5m　B. $20m^2$；3.5m　C. $20m^2$；2.5m　D. $35m^2$；3.5m

5. X射线设备使用过程中，产生的射线不包括（　）。

A. 漏射线　B. 有用射线　C. 散射线　D. γ射线

6. 放射工作场所表面污染控制水平中，手的β限值水平不能超过（　）$Bq \cdot cm^{-2}$。

A. 0.4　B. 4　C. 10　D. 0.1

7.《放射诊疗管理规定》的最新修订时间为（　）。

A. 2006年01月24日　B. 2016年01月19日

C. 2018年12月29日　D. 2001年10月23日

8. 按照GBZ 130—2020的要求，防护手套不需要标注的信息是（　）。

A. 参加和供应商的名称或商标　B. 以铅厚度表示的衰减当量值

C. X射线管电流　D. X射线管电压

9. 单光子发射型计算机断层显像装置的简称是（　）。

A. PET　B. CT　C. DSA　D. SPECT

10. 下列设备中，属于放射治疗设备的是（　）。

A. DR　B. CT　C. DSA　D. 医用直线加速器

11. 牙科全景体层摄影最小焦皮距是（　）cm。

A. 10　B. 20　C. 5　D. 15

12. 标称125kV以上的摄影机房有用线束方向铅当量应不低于（　）mmPb。

A. 3.5　B. 2.5　C. 3.0　D. 1.5

13. 具有透视功能的X射线机在透视条件下检测机房外表面0.3m处，周围剂量当量率应不大于（　）$\mu Sv \cdot h^{-1}$。

A. 25　B. 2.5　C. 0.25　D. 10

14. 新建的医用电子直线加速器治疗室有效使用面积应不小于（　）m^2。

A. 45　B. 30　C. 35　D. 20

15. 下列技术指标中，属于医用电子直线加速器性能质量控制检测指标的是（　）。

A. 静态追踪方法的端到端（E2E）偏差　B. X射线辐射野的对称性

C. 源传输到位精度　D. 焦点剂量率

16. 下列关于核医学场所选址的说法中，错误的是（　）。

A. 在医疗机构内部区域选择核医学场址，应充分考虑周围场所的安全，尽可能做到相对独立布置，或集中设置在建筑物的底端或一层

B. 核医学场所可以毗邻产科、儿科、食堂等部门

C. 核医学工作场所从功能设置可分为诊断和治疗两种，且两种区域应相对分开布置

D. 诊断工作场所和治疗工作场所都需要设置清洁用品储存场所、员工休息室、护士站、更衣室、卫生间、去污淋洗间等辅助用房

17. 对于近距离操作放射性药物的工作人员，宜进行眼晶体剂量监测，且应保证不超过每年（　）mSv。

A. 10　B. 5　C. 200　D. 20

18. 放射治疗设备机房内应保持良好通风，并安装动力排风装置，机械通风换气次数一般不低于（　）次/小时。

A. 4　B. 3　C. 5　D. 2

19. 下列检测类型中，不属于医疗照射放射防护及设备质量控制检测类型的是（　）。

A. 验收检测　B. 状态检测　C. 测试检测　D. 稳定性检测

20. 关于介入放射学，以下说法不正确的是（　）。

A. 介入放射学设备多为同室操作，且累积曝光时间较长

B. 介入放射学中运用较多的是数字血管减影系统，简称DSA

C. 对于介入放射学等全身受照不均匀的工作情况，应采用双剂量计监测方法（在铅围裙内躯干上再佩戴另一个剂量计）

D. 介入放射工作人员在设备曝光过程中进行手术时，眼晶体和手部所接受的剂量可以忽略

二、简答题

1. 简述放射诊疗设备的分类依据及具体类型。

2. 简述核医学工作场所分区及布局的原则和要求。

3. 医用电子直线加速器治疗室的放射防护要求主要有哪些？

（刘德明　马　桥）

微课

第十三章　医疗照射的放射防护管理与评价

知识目标

1.**掌握**　放射诊疗许可制度及条件；放射工作自主管理内容。

2.**熟悉**　放射防护监督管理与评价；放射工作人员管理。

3.**了解**　放射防护管理机构及职责；放射防护监测；放射事故管理。

技能目标

1.**学会**　运用放射防护管理知识进行放射工作场所、设备和人员的自主管理。

2.**具备**　利用常规放射防护检测仪器进行放射剂量检测与评价的能力。

放射性同位素与射线装置在医学上的应用日益广泛。它在疾病诊断和治疗方面给人们带来了极大的利益，但是，如果应用不当，防护不符合要求，将对人们的身体健康造成危害，甚至引起重大放射事故。因此，依据《中华人民共和国职业病防治法》《放射性同位素与射线装置安全和防护条例》和《放射诊疗管理规定》等法律、法规和规章的规定，加强医疗照射的放射防护监督与管理十分必要。医疗照射是指在医学诊断检查和治疗过程中被检者或患者受到电离辐射的内、外照射。施行这种诊断、治疗的单位或个人应加强对患者和周围环境的放射防护，从所获得的利益来衡量必须具有正当理由，既达到诊断或治疗的目的，又要把医疗照射剂量限制到可合理达到尽可能低的水平，避免一切不必要的照射，以保证诊疗质量与安全，保障放射工作人员、患者和公众的健康权益。

PPT

第一节　管理机构及职责

案例讨论

案例　某市卫生健康委员会执法人员在对某公司医院进行监督检查时发现：该医院新建放射诊疗场所有医用DR设备1台，已投入使用；医用直线加速器、CT成像设备各1台，已安装完毕；放射诊疗建设项目未进行放射性职业病危害预评价，未取得《放射诊疗许可证》开展放射诊疗工作，操作DR设备人员李某不能出示《放射工作人员证》；于是执法人员决定立案调查。

讨论　1.卫生健康委员会为什么立案？

2.放射诊疗单位的放射防护职责是什么？

3.放射诊疗工作人员需要具备哪些条件？

医用放射防护管理的目的是促进放射诊疗单位改善防护设施，控制正常照射，防止潜在照射的发生，预防放射性危害，保护工作人员、患者及社会公众的健康与安全，为新时代健康中国建设服务。放射卫生防护管理机构是依据国家法律、法规和相关要求而建立的，主要包括政府职能部门的放射防护监督管理机构和放射工作（部门）单位的自主管理机构。

一、监督管理机构

按照国务院发布的《放射性同位素与射线装置安全和防护条例》（以下简称《条例》）和有关规定，国务院生态环境主管部门对全国放射性同位素、射线装置的安全和防护工作实施统一监督管理。国务院公安、卫生等部门按照职责分工和本《条例》的规定，对有关放射性同位素、射线装置的安全和防护工作实施监督管理。县级以上地方人民政府生态环境主管部门和其他有关部门，按照职责分工和《条例》的规定，对本行政区域内放射性同位素、射线装置的安全和防护工作实施监督管理。各部门、各地区按照《条例》规定的职责分工制定和发布的有关放射防护《管理规定》《办法》等行政规章、地方性法规就具体职责做出了明确规定。

做好放射防护工作的基本条件是行政部门、企事业单位和人员按照法律、法规及标准要求，各司其职，各负其责，协调配合。《放射诊疗管理规定》等法规明确了放射诊疗场所的防护管理机构与职责，它适用于开展放射诊疗工作的所有医疗机构。放射诊疗工作是指使用放射性同位素、射线装置进行临床医学诊断、治疗和健康检查的活动。国家卫生健康委负责全国放射诊疗工作的监督管理，县级以上地方人民政府卫生健康行政部门及其卫生监督机构（放射防护监督机构）负责本行政区域内放射诊疗工作的监督管理。放射防护监督是由卫生监督机构按照国家卫生法律、法规，检查其是否有违反法律的行为，用卫生执法或行政管理权，推行卫生方针政策和卫生法规、规章的执行，属于国家执法监督性质，对X射线影像诊断、介入放射学、放射治疗、核医学四个类别放射工作单位进行监督管理。放射防护监督机构的主要职责如下。

（1）根据国家相关法律、法规和标准要求，结合实际情况，制定行政规章、实施办法以及监测规定、规范等。

（2）监督检查放射工作单位执行法律、法规、规章、标准和规范等情况。

（3）根据法规与标准受理、审查、发放、变更、注销卫生许可证。

（4）实施预防性和经常性放射卫生防护监督。

（5）组织对放射防护法规、标准、知识和技术的宣传培训。

（6）对违反法律、法规的行为进行立案，调查取证，实施行政处罚。

二、自主管理机构

自主管理机构是指从事放射性同位素和射线装置生产、使用、销售的放射工作单位及其主管部门，对放射防护工作负责，并依法对其造成的放射危害承担责任。就医疗照射而言，依法开展放射诊疗工作的医疗机构对保证受检者与患者的防护与安全负责。有关执业医师与医技人员、放射防护负责人、医疗照射设备供方等也应对保证受检者与患者的防护与安全分别承担相应的责任。

放射诊疗工作的医疗机构应保证：认真贯彻落实放射卫生防护法律、法规和标准；只有具有相应资格的执业医师才能开具医疗照射的检查申请单或治疗处方，只能按照医疗照射的检查申请单或治疗处方对受检者与患者实施诊断性或治疗性医疗照射；在开具医疗照射检查单或治疗处方时，以及在实施医疗照射期间，执业医师对保证受检者与患者的防护与安全承担主要职责与义务；所配备的医技人员满足需要，并接受过相应的培训，在实施医疗照射检查单或治疗处方所规定的诊断或治疗程序的过程中能够承担指定的任务；制定并实施经审管部门认可的培训准则；实施相应的质量保证大纲；执业医师和有关医技人员应将职业照射、受检者与患者的防护与安全方面所存在的问题和需求及时向医疗机构报告，并尽可能采取相应的措施，确保放射诊疗的质量与安全。

三、技术服务机构

按照国家卫生行政部门印发《放射卫生技术服务机构管理办法》等规章对放射卫生技术服务机构实施监督管理。放射卫生技术服务机构是指为医疗机构提供放射诊疗建设项目职业病危害放射防护评价、放射卫生防护检测，提供放射防护器材和含放射性产品检测、个人剂量监测等技术服务的机构。从事放射卫生技术服务的机构，必须取得卫生健康行政部门颁发的《放射卫生技术服务机构资质证书》，在批准的资质认证范围内开展放射卫生防护检验、检测和评价技术服务，出具的技术报告具有法定效力。这有利于法规、标准的贯彻执行和实施有效的卫生监督管理。

我国实行卫生监督和技术服务分离的监督管理体制。卫生监督机构根据法律、法规、标准和规范，结合监测、检测结果实施卫生执法监督；监测、检测等技术服务由通过资质认证的技术机构承担。放射卫生防护技术服务机构主要有以下两类。

（1）从事职业病危害放射防护检测、评价和个人剂量监测等技术服务机构。即取得《放射卫生技术服务机构资质证书》的企事业单位，包括疾病预防控制机构、国营和民营企业等。

（2）从事放射工作人员职业健康检查、职业病诊断机构的医疗卫生服务机构。这类医疗机构应当取得医疗机构执业许可和相应卫生健康行政部门的资质，人员应具有职业性放射性疾病诊断资格。

放射卫生技术服务机构的职责在于建立健全管理制度、质量管理体系和技术服务档案；接受相关用人单位或政府部门的委托，在批准的检测、评价资质范围内开展放射卫生技术服务工作，出具技术服务检测报告；批准从事职业健康检查、职业病诊断的医疗卫生机构开展放射工作人员职业健康检查、出具检查结果，并在批准的职业病诊断项目范围内开展职业病诊断，出具职业病诊断报告。

PPT

第二节　放射诊疗许可制度

国家对生产、销售、使用放射性同位素和射线装置的单位实行许可证制度。卫生健康行政部门负责医用放射机构及放射源诊疗技术的准入管理。使用放射性同位素和射线装置进行放射诊疗的医疗卫生机构，应当在获得医用放射机构及放射源诊疗技术许可后从事相关诊疗服务工作。放射诊疗许可是卫生健康行政部门根据开展放射诊疗工作的医疗机构的申请，按照法律、法规、规章和卫生标准、规范进行审查，准予其开展放射诊疗工作的行政管理行为。开展放射诊疗工作的医疗机构须向卫生健康行政部门申请放射诊疗许可，经审查合格后，由发放《医疗机构执业许可证》的卫生健康行政部门核发《放射诊疗许可证》并办理相应诊疗科目登记手续。未取得《放射诊疗许可证》或未进行诊疗科目登记的，不得开展放射诊疗工作。

一、放射诊疗许可条件

放射诊疗技术与医用放射诊疗机构的准入，实质上就是放射诊疗的许可。严格把握发放许可证的条件，是有效开展卫生监督的基础，申请开展放射诊疗工作的医疗机构按照有关法律、法规要求，必须具备相应的条件。

（一）基本条件

（1）具有经核准登记的医学影像科诊疗科目。

（2）具有符合国家相关标准和规定的放射诊疗场所和配套设施。

（3）具有质量控制与安全防护专（兼）职管理人员和管理制度，并配备必要的防护用品和监测仪器。

（4）产生放射性废气、废液、固体废物的，具有确保放射性废气、废液、固体废物达标排放的处理能力或者可行的处理方案。

（5）从事放射诊疗工作的人员具有相应的专业资格、放射防护知识和健康条件；具有放射事件（事故）应急处理预案。

（二）专业人员

（1）开展放射治疗工作应具有中级以上专业技术职务任职资格的放射肿瘤医师；病理学、医学影像学专业技术人员；大学本科以上学历或中级以上专业技术职务任职资格的医学物理人员；放射治疗技师和维修人员。

（2）开展核医学工作应具有中级以上专业技术职务任职资格的核医学医师；病理学、医学影像学专业技术人员；大学本科以上学历或中级以上专业技术职务任职资格的技术人员或核医学技师。

（3）开展介入放射学工作应具有大学本科以上学历或中级以上专业技术职务任职资格的放射影像医师；放射影像技师；相关内、外科的专业技术人员。

（4）开展X射线影像诊断工作应具有专业的放射影像医师。

（三）设备要求

（1）开展放射治疗工作的，至少有一台远距离放射治疗装置，并具有模拟定位设备和相应的治疗计划系统等设备。

（2）开展核医学工作的，具有核医学设备及其他相关设备。

（3）开展介入放射学工作的，具有带影像增强器的医用诊断X射线机、数字减影装置等设备。

（4）开展X射线影像诊断工作的，具有医用诊断X射线机或CT机等设备。

（四）防护要求

（1）放射治疗场所应当按照相应标准设置多重安全联锁系统、剂量监测系统、影像监控、对讲装置和固定式剂量监测报警装置；配备放疗剂量仪、剂量扫描装置和个人剂量报警仪。

（2）开展核医学工作的，设有专门的放射性同位素分装、注射、储存场所，放射性废物屏蔽设备和存放场所；配备活度计、放射性表面污染监测仪。

（3）介入放射学与其他X射线影像诊断工作场所应当配备工作人员防护用品和受检者个人防护用品。

（五）警示标志

（1）装有放射性同位素和放射性废物的设备、容器，设有电离辐射标志。

（2）放射性同位素和放射性废物储存场所，设有电离辐射警告标志及必要的文字说明。

（3）放射诊疗工作场所的入口处，设有电离辐射警告标志。

（4）放射诊疗工作场所应当按照有关标准的要求分为控制区、监督区，在控制区进出口及其他适当位置，设有电离辐射警告标志和工作指示灯。

二、放射诊疗许可申请与审批

（一）申请

医疗机构设置放射诊疗项目前，按照所开展的放射诊疗工作类别向相应的卫生健康行政部门提出许可申请。

（1）使用X射线CT机、CR、DR、普通X射线机或牙科、乳腺X射线机等开展X射线影像诊断工作的医疗机构，向县级卫生健康行政部门提出申请。

（2）开展上述第（1）项所列放射诊断工作，同时开展介入放射诊疗工作的医疗机构，向设区的市级地方卫生健康行政部门提出申请。

（3）开展上述第（1）、（2）项所列放射诊疗工作，同时使用γ刀、X刀、医用加速器、质子治疗装置、中子治疗装置、重离子治疗装置、钴-60治疗机、后装治疗机、深部X射线机、敷贴治疗源、PET、SPECT、γ相机、γ骨密度仪、籽粒插植治疗源或放射性药物等开展放射治疗或核医学工作的医疗机构，向省级卫生健康行政部门提出申请。

（二）审批

地方卫生健康行政部门应当对医疗机构提出的放射诊疗许可申请进行资料审查，必要时，可以进行现场审核，对合格的予以批准，发给《放射诊疗许可证》；不予批准的，应书面说明理由。

（三）校验、变更和注销

取得《放射诊疗许可证》的医疗机构达到校验期限的应当向卫生健康行政部门申请校验。

医疗机构《放射诊疗许可证》的校验与《医疗机构执业许可证》校验一并进行，校验期限根据医疗机构类别的不同一般为三年。符合要求的，予以校验；不符合要求的，提出整改意见，要求限期整改。医疗机构变更放射诊疗场所、诊疗设备或诊疗项目的，应向有变更项目审批权的卫生健康行政部门申请办理变更手续，提交申请材料并在申请材料中注明变更内容。

医疗机构有申请注销，逾期不申请校验或者擅自变更放射诊疗科目，校验或者办理变更时不符合相关要求、歇业或者停止诊疗科目连续一年以上，《医疗机构执业许可证》被卫生行政部门吊销等情形时，由原批准部门注销放射诊疗许可，并予以公告。

其他现行法律、法规和规章对放射诊疗另有许可等要求的从其规定。

PPT

第三节　放射工作自主管理

放射工作单位自主管理是指放射工作单位及其主管部门，依照国家法律、法规，对本部门与本单位的放射卫生防护状况实施自查、自检、自测、自改的管理活动，属于放射工作单位的遵法守法行为。放射工作单位的自主管理与放射卫生防护行政管理部门的监督执法相结合，落实监管部门、诊疗机构及从业人员三方责任，不断提高放射工作单位遵法守法的自觉性，增强自我防护意识，取得放射卫生防护管理实效。

放射工作单位的放射防护自主管理有章可循、有法可依。国家现行相关法律法规和标准中都有体现。主要包括职业病防治工作坚持预防为主、防治结合的方针，建立用人单位负责、行政机关监管、行业自律、职工参与和社会监督的机制，实行分类管理、综合治理。生产、销售、使用放射性同位素和射线装置的单位，应当对本单位的放射性同位素、射线装置的安全和防护工作负责，并依法对其造成的放射性危害承担责任。放射工作单位及行业主管部门，应当加强放射防护工作的管理，并按照单位职责定期不定期对执行法律、法规和国家标准的情况进行综合的督促检查。放射工作单位自主管理内容见表13–1。

表13–1　放射工作单位自主管理内容

管理类别	管理内容
组织管理	配置与X射线检查工作相适应的诊断设备、检测仪器及防护设施，管理人员重视防护工作，了解、熟悉有关法规和标准 建立健全组织机构，设有专（兼）职安全防护管理人员 制定有健全的放射防护管理制度 制定有医疗照射质量保证大纲 制定相应的放射事件应急计划，并组织演练 落实新、改、扩建场所放射防护职业病危害评价制度 建立健全放射工作技术档案 单位持有有效“许可证”，并按期换(验)证 放射工作人员持有《放射工作人员证》 放射防护工作的考核
场所管理	放射装置防护性能技术指标符合要求 立、卧位防护区剂量率不超标 透视防护区（介入）工作人员位置剂量率不超标 摄影操作室防护区剂量率不超标 放射设备质量控制及检测项目符合标准要求 机房防护设施达到规定要求（选址合理、屏蔽防护合格、面积合格、室内布局合理等） 机房外环境(门、窗、过道、邻室内)剂量率不超标 个人防护用品和辅助防护设施达到要求 放射防护检测频率达到规定要求 机房有排风设备、门外电离辐射警示标志和工作指示灯

续表

管理类别	管理内容
人员管理	专业人员资质符合规定要求 按规定组织上岗前、在岗期间和离岗时的健康检查 正确佩戴个人剂量计，并按时进行个人剂量监测 经法规和防护知识培训合格按要求规范使用个人防护用品 医疗照射进行正当性判断和防护的最优化验证 落实放射工作人员保健津贴等待遇

知识链接 放射诊断质量保证大纲

在放射防护管理方面，为落实放射防护与安全各项要求提供保证，为审查和评价防护与安全措施的综合有效性提供质量控制机制和程序，应制定和执行质量保证大纲。放射诊断的质量保证大纲内容主要包括：影像质量评价；胶片废弃分析；患者剂量评价；在投入使用时和投入使用后定期对辐射发生器的物理参数（例如：千伏电压、毫安秒、线形波动和焦点大小）的测量以及对显像装置（例如：洗片机等）的检查；定期检查患者诊断中使用的相应物理因素和临床因素；书面记录有关的程序和结果；剂量测量和监测仪器、相应校准及其操作条件的核实；纠正行动、追踪及结果评价的程序；各种X射线设备及场所应经具备资质的机构检测，合格后方可使用。

第四节 放射防护监督管理

PPT

放射防护监督管理是贯彻实施国家放射防护法规而进行的监督活动，包括放射防护立法，建立监管机构、技术支撑机构、放射防护管理制度、放射质量控制和监督检查等。放射防护管理的有效手段之一是放射卫生防护综合监督管理，其主要途径包括组织管理、法制管理和目标管理，在执行国家卫生法律法规和标准、维护公共卫生和医疗服务秩序、保护人民群众健康、促进经济社会协调发展等方面发挥着重要作用。

一、监督管理依据

放射防护监督的依据是《中华人民共和国职业病防治法》《条例》《放射诊疗管理规定》等法律、法规及配套规章、标准和规范。就医疗照射而言，必要时可参考国际放射防护委员会等国际组织发布的技术报告及准则，这里归结为：针对具体情况，权衡放射诊疗利益与放射性危害，避免一切不必要的照射，确实具有正当理由需要进行照射，在实现放射诊疗目的前提下应将照射剂量限制在可合理达到的尽可能低的水平。也就是说医疗照射必须符合实践正当化、防护最优化和个人剂量限值的基本原则。

二、监督管理范围

县以上卫生健康行政部门及其卫生监督机构对从事X射线影像诊断、介入放射学、放射治疗、核医学进行诊疗活动的医疗卫生、放射卫生防护技术服务、放射性职业健康检查和职业病鉴定机构进行放射防护监督管理。主要是对放射诊疗机构和个人履行法定义务的情况进行监督检查，放射诊疗机构的行业主管部门，应当加强对本系统放射防护与安全工作的管理，并定期对其执行法律、法规和标准的情况进行督促检查。医疗卫生服务机构和放射工作人员依法从事放射诊疗等活动，最大限度地降低放射线对人体健康的危害，确保医疗质量和安全。

三、监督管理内容

监督管理由县以上卫生健康行政部门及其卫生监督机构对放射诊疗机构的放射防护工作进行定期和不定期的监督检查。卫生监督分为预防性卫生监督和经常性卫生监督。

（一）预防性卫生监督

在实施社会卫生监督管理工作中，首要的管理程序就是预防性卫生监督。预防性放射卫生监督是指县以上放射卫生防护监督管理机构根据国家相关法律、法规要求，对新建、改建、扩建的放射诊疗建设项目中是否遵循放射防护基本原则，放射防护措施是否与主体工程同时设计、同时施工、同时投入使用所进行的监督管理。也就是说，医疗机构应当在建设项目施工前，即可行性论证阶段向相应的卫生健康行政部门提交职业病危害放射防护预评价报告书，申请进行建设项目卫生审查，并做出审核决定，经审核符合国家相关卫生标准和要求的方可施工，并对施工过程进行检查督导。医疗机构在放射诊疗建设项目竣工验收前，应当进行放射诊疗设备质量控制验收检测与场所防护验收检测、职业病危害控制效果放射防护评价，并向卫生健康行政部门提交相关资料，申请进行竣工验收。立体定向放射治疗、质子治疗、重离子治疗、带回旋加速器的正电子发射断层扫描诊断等放射诊疗建设项目，还应当按规定提交放射卫生技术机构出具的预评价、控制效果评价报告技术审查意见和设备性能检测报告。经审查合格，获得《放射诊疗许可证》后方可投入使用。主要目的是通过卫生监督发现并解决建设项目在职业病危害放射防护预评价、放射防护设施设计和施工过程中存在的问题，督促建设单位严格遵守法律、法规和标准，做到预防为主，控制放射性危害。

（二）经常性卫生监督

从管理学角度来认识放射防护管理问题，可归之于管理活动的三个基本要素，包括管理主体（管理者）、客体（管理对象）及管理手段和内容。经常性卫生监督是贯穿于管理全过程的一项长期性的管理活动。由卫生监督机构依据法律、法规和标准，对管辖范围内的放射诊疗机构进行定期或不定期的实行综合监督管理。医疗照射放射防护监督管理内容如图13–1所示。

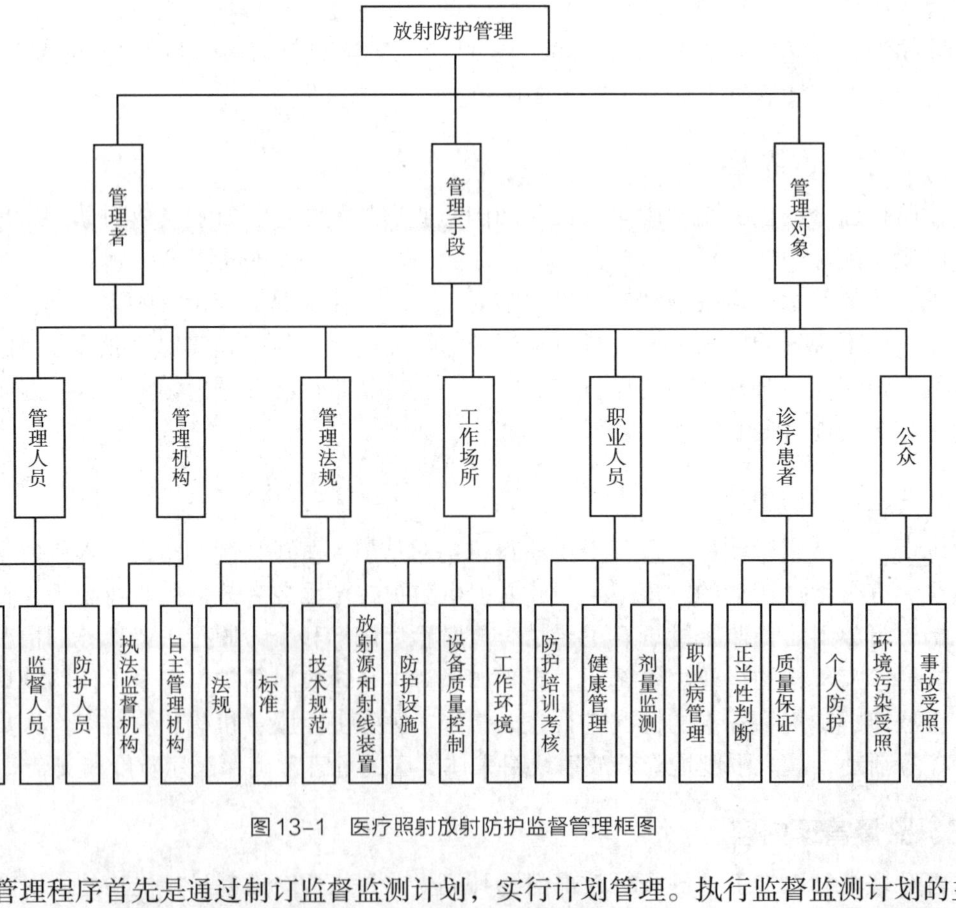

图13–1　医疗照射放射防护监督管理框图

监督管理程序首先是通过制订监督监测计划，实行计划管理。执行监督监测计划的主要技术手段是放射剂量监测，现场防护检查、监测结果是实施卫生监督与评价的科学依据，按照国家有关法律、法规和标准要求，针对存在的问题提出处理意见和建议。

PPT

第五节　放射防护监测

放射监测是指为评价和控制放射源或放射性物质的照射水平，对放射剂量或活度所进行的测量及对测量结果的解释。放射防护监测的主要作用是检验放射防护设施设计是否满足相关法规及标准要求，评价放射防护的效果，及时发现放射防护工作中的薄弱环节，提高防护设施的效能和改善防护工作条件，防止事故发生，以保护放射工作人员和诊治患者以及公众的安全和健康。放射防护常规监测的主要内容见表13-2。

表13-2　放射防护常规监测主要内容

监测分类	监测内容
个人剂量监测	外照射监测 体内污染监测 皮肤污染监测
工作场所监测	外照射监测 表面污染监测 空气污染监测
放射设备性能监测	验收监测 状态监测 稳定性监测
环境监测	外照射监测 空气、水、食品、土壤中的放射性物质含量监测

一、个人剂量监测

个人剂量监测是指利用工作人员个人佩戴剂量计所进行的测量，或是测量他们体表、体内或排泄物中放射性核素的种类和活度以及对这些测量结果的评价。个人剂量监测目的是保障放射工作人员的职业健康与安全。通过个人剂量监测，查明放射防护工作的薄弱环节，以利于采取有效的改善措施；提供职业照射、事故照射人体剂量的有关资料，控制放射工作人员的受照剂量以期符合国家标准限值及管理目标值的要求。此外，个人剂量数据是研究放射线对人体危害、放射性职业病诊断与鉴定的重要参考资料，也是制定和修订放射防护法规与标准的重要依据。

按受照的方式的不同，个人剂量监测主要分为外照射个人剂量监测和内照射个人剂量监测。外照射个人监测是通过放射工作人员佩戴适当的个人剂量计来测量个人受照剂量；内照射个人监测是通过体外直接测量、生物样品监测和空气采样监测获得摄入量来估算内照射剂量。并对测量结果进行分析和解释。

（一）监测对象

个人剂量监测包括外照射个人剂量监测、内照射个人剂量监测和皮肤污染的个人剂量监测。目前放射工作人员普遍开展外照射个人剂量监测。

我国《电离辐射防护与辐射源安全基本标准》中规定，放射工作单位应负责安排工作人员的职业照射监测和评价。对于任何在控制区（需要和可能需要专门防护手段或安全措施的区域）工作的工作人员，或有时进入控制区工作并可能受到显著职业照射的工作人员，或其职业照射剂量可能大于5mSv · a^{-1}的工作人员，均应进行个人剂量监测。

对在需要经常对职业照射条件进行监督和评价的监督区域或偶尔进入控制区工作的工作人员，如果预计其职业照射剂量在1~5mSv · a^{-1}范围内，则应尽可能进行个人剂量监测。应对这类人员的职业受照情况进行评价，这种评价应以工作场所监测或个人监测结果为基础。如果可能，对所有受到职业照射的人员均应进行个人剂量监测。但对于受照剂量可能始终低于1mSv/a的工作人员，则可不进行监测。根据放射防护法规、工作场所辐射水平和潜在照射可能性来确定个人剂量监测的内容和周期。操作开放型放射性物质其年摄入放射性核素的量可能超过年摄入量限制的1/10者，应当根据需要接受常规的工作场所空气污染监测、表面污染监测或内照射剂量监测，放射工作单位应对可能受到放射性物质内污染的工作人员进行监测，以证明防护措施的有效性，在可能时为人体内照射评价提供所需要的摄入量或待积当量剂量数据。

（二）监测方法

外照射个人剂量的监测方法，通常是选用合适的个人剂量计，佩戴在身体具有代表性受照射部位。对于比较均匀的放射场，当放射线主要来自前方时，剂量计应佩戴在人体躯干前方中部位置，一般在左胸前；从事可能受到复杂和非均匀照射的操作时，工作人员除应佩戴常规个人剂量计外，还应在身体可能受到较大照射的部位相对应的体表佩戴局部剂量计，如：头箍剂量计、腕部剂量计、指环剂量计或足踝剂量计，对从事介入和核医学放射诊疗的工作人员，要求含铅橡胶防护衣（围裙）内外各佩戴一个剂量计。个人剂量常规监测周期一般为1个月，也可视具体情况延长或缩短，但最长不得超过3个月。特殊监测或事故情况下的监测，通常是针对某一次特定、应急的操作或事故情况下所进行的测量。个人剂量监测工作应当由具备资质的技术服务机构承担。

根据辐射类型的不同，外照射个人剂量监测分为β射线、γ射线、X射线和中子个人剂量监测。个人剂量计种类很多，测量X射线、γ射线剂量的常规监测可选用热释光剂量计、光致发光剂量计、直读式剂量计或荧光玻璃剂量计；β射线可选用胶片剂量计或热释光剂量计；测量中子时可用热能中子剂量计。在特殊监测中，应当选择高剂量阈值的，可自动显示并能发出报警信号的个人剂量计。

内照射个人剂量检测方法分为生物检验和体外直接测量。根据工作性质、现场条件，定期对有可能吸入放射性物质的工作人员进行检测，主要是通过对排出的粪便和尿液进行测量，以评价放射性核素进入人体后现存核素含量及产生内照射的情况。发射γ射线或X射线的核素使用体外全身计数测量装置测定。

开放型放射性工作场所人员应做体表污染检测，在较大的放射性控制区出口，设全身表面污染监测仪，以有效地防止工作人员带出放射性物质。皮肤污染一般是不均匀的，体表某些部位，特别是手部更易受到污染，应按规定要求进行监测。

二、工作场所监测

工作场所监测是指对放射工作场所的放射性监测。监测项目主要包括照射量率、剂量率、表面污染水平和气载放射性物质活度浓度的测定及其评价。一般情况下，工作场所的监测包括外照射监测、表面污染监测和空气污染监测。

（一）外照射监测

1. 监测目的　工作场所外照射主要来源于放射性同位素与射线装置所产生的X射线、γ射线，有时也有中子、β射线。监测的任务主要是评估工作场所室内外放射性水平。测定放射工作人员所在的位置及非放射工作人员位置的放射剂量，由此来确认放射工作人员、放射诊断治疗患者和公众所处环境的安全程度；鉴定操作程序是否符合规定要求；检验防护设施的防护效果，及时发现存在的问题（如屏蔽防护缺陷、事故等）。可以预估在工作场所某处工作，将受到的照射剂量，或在预计的剂量范围内，确定允许工作的时间，从而防止超剂量照射事故的发生，同时，为放射防护管理提供依据，也为放射诊断提供参考。

2. 监测方法　工作场所外照射监测所用的仪器选择能量响应好、剂量探测下限与探测范围适宜、便于携带、直接读数的测量照射量（率）或吸收剂量（率）的仪器，如电离室巡测计、半导体探测器、塑料闪烁体及G-M计数管等。根据不同类型辐射场选择使用不同的测量仪器，如X射线、γ射线、β射线巡测仪，中子注量率仪等。对医用X射线诊断场所的监测，因所测的主要是散射线，故应优先选用与空气等效的薄壁加压电离室测量仪；防护监测仪器的最小量程应在0~10μGy·h^{-1}，能量响应为25~100keV，读数响应时间不大于15秒，应有测量累积剂量档。特别是测量低能量的乳腺X射线诊断及碘-125粒子植入场所，仪器设备的能量响应要足够低。其他检测用设备及配件性能应符合GBZ-130和WS-76的规定要求。监测目的如果需要连续测量某一特定工作场所的累积剂量，亦可选用热释光剂量计，将剂量元件布置在固定的位置，并记录每天实际照射时间，以便计算出在一定时间内该场所的累积剂量。使用的剂量测量仪器应具有连续、有效的检定证书、校准证书或符合要求的其他溯源性证明文件，并在有效期内。

外照射监测的内容、方法、周期等国家法规和标准已有要求的应遵照执行。如医用诊断X射线工作场所的外照射监测主要包括有用线束入射体表剂量率、工作人员防护区空气照射量率或空气比释动能率、X射线管头组装体泄露辐射水平等内容。而机房屏蔽体外周围剂量当量率的巡测应重点关注四面墙体、地板、顶棚、机房门、观察窗、传片箱、采光窗窗体、管线洞口等部位。按规定进行状态检测及稳定性检测。无规范要求者可参照下述方法进行监测。

测量位置以放射工作人员的操作位置或活动场所为监测点，一般可将探测器放置在离地面1~1.2m的高度进行测量，有时为了反映工作人员身体不同部位的受照剂量，可分别测量其眼部、甲状腺部位、胸部、腹部、性腺部位、下肢、手和足等部位的剂量，对屏蔽物防护效果进行测量时探测器在距屏蔽物表面2cm的整个面上做扫描测量。为确保工作场所的安全，测量条件应选定射线装置或设备在正常运行的最高条件下（如管电压、管电流、照射野面积、曝光时间等）进行测量；开放型放射性同位素工作场所的外照射剂量测量时，应选定在常规操作的最大放射性活度条件下进行。放射源的照射方向应选取正常运行使用频率最高、场所剂量可能最大的照射方向进行。测量时应使探测器的监测面垂直于放射线的入射方向。在进行场所监测时，如果不是在正常运行中进行监测，而是在模拟条件下进行测量，则必须根据实际运行情况设置等效材料做成的散射体，如用标准水模代替人体等。工作场所监测的频率对有可能超过年剂量限值的场所，放射工作单位应进行经常性的测量，通过对工作场所照射量率、周围剂量当量率、活度水平等的测量，以满足放射工作场所防护状况、工作人员职业照射和环境影响评价需要。

（二）表面污染监测

操作开放型α、β、γ放射性物质的工作场所，如临床核医学诊断治疗场所等可能发生放射性表面污染的情况。放射性物质表面污染的原因主要包括放射性物质溅出洒落、放射性气溶胶的沉降和蒸气的凝结、检修设备时放射性物质的泄漏、密封型放射源容器的破损等意外事故的产生。放射性表面污染的监测结果是评价包封容器完好程度和工作场所放射防护条件优劣的重要手段之一，也能及早地发现包封容器的意外破损或违章操作等事件。表面污染的监测，通常只选择某个区域内的有代表性的几个部分，并根据法规和标准要求以及实际需要确定监测频度。监测重点关注有可能被污染的工作场所、设备、工作台、墙壁、地面、物品和人员手部皮肤、工作服等。经验表明，意外的污染是经常发生的。日常监测时，在由控制区到更衣室的区段内应设置污染检查设备，以便控制污染向非放射性操作区扩散。在通风柜内和实验台上操作时，监测地面和设备的表面污染很有必要。在特殊操作时，监测范围和细致程度还应该有更高的要求，为了做到不向非控制区域扩散放射性物质，对操作过放射性物质的物件，在携带走出工作场所时，应该对它们的各个表面做细致的污染测量（要特别注意缝隙和凹槽处），只有在污染程度低于规定的控制限值时才允许携出。测量的方法有两种：一是用表面污染测量仪探测器的入射窗口对准被测表面进行直接测量；二是通过擦拭的方法将待测表面的放射性污染物转移到样品上，然后对样品活度进行间接测量。

三、环境监测

为了解周围环境放射性污染情况，控制放射性物质的排放量，必须对可能受到放射性物质污染的环境进行监测。环境放射性监测结果，是评价放射工作单位环境放射性污染状况的重要依据。环境保护等部门可根据监测中发现的问题对工作单位就环境保护提出要求与改进措施。环境放射性污染主要来自核爆炸的落下灰、放射工作场所泄漏辐射、开放性放射工作单位排放的放射性“三废”等。外环境的监测范围，视排出物中放射性核素的性质、数量、排放形式及环境条件等许多因素而定。主要测定工作场所或邻近地区的空气中放射性气溶胶的浓度、废水中放射性物质的含量；也可包括全部防护监测区和附近相关居民区，监测空气、水、土壤、有代表性的农牧产品及排放“三废”中放射性物质含量。环境放射性的监测分为本底调查、常规和事故监测。测量方法主要有两种：一是用低本底物理测量装置直接测量；二是先用化学分析方法，对采集的样品中的放射性物质进行分离浓缩，然后制成待测样品，再用物理测量仪进行测量。

PPT

第六节　放射工作人员防护管理

为保障放射工作人员的职业健康与安全，应加强对放射工作人员的管理。放射工作人员是指受聘用全日、兼职或临时从事放射工作，并已了解与职业放射防护有关的权利和任务的任何人。卫生健康行政部门和放射工作单位对放射工作人员职业健康监护进行监督、管理是放射防护管理的重要内容之一，从事放射诊疗工作中受到电离辐射照射的人员，应符合有关标准和规范要求，监督管理内容主要包括五个方面：放射工作人员证、职业健康监护、个人剂量监测管理、放射防护和有关法规知识培训、职业健康监护档案管理。

一、放射工作人员证管理

按照有关法规要求，对放射工作人员实行上岗证制度。准备从事放射工作的人员，必须具备相应的资格条件，并按规定的申领程序，取得《放射工作人员证》后，方可从事放射工作。放射工作人员上岗前，开展放射诊疗工作的医疗机构，负责向所在地县级以上卫生健康行政部门申请办理《放射工作人员证》。办理《放射工作人员证》必须具备的条件如下：①年满 18 周岁；②经职业健康检查，符合放射工作人员的职业健康要求；③放射防护和有关法律、法规知识培训考核合格；④遵守放射防护法规和规章制度，接受职业健康监护和个人剂量监测管理。

符合上述条件者，经卫生健康行政部门审核批准，发放《放射工作人员证》，放射工作人员按照法规要求持证上岗。放射工作人员健康检查、个人剂量监测和放射防护知识培训结果应及时记录在《放射工作人员证》中。

二、职业健康监护

职业健康监护是为保证放射工作人员参加工作时及参加工作后都能胜任其拟承担或者所承担的工作任务而进行的医学检查和评价。放射工作人员健康要求总的原则是保证其身体和心理健康以及体质能力足以胜任正常和异常情况下的工作，不至于引发导致影响工作和公众安全与健康的误操作。放射性职业健康检查包括上岗前、在岗期间、离岗时、应急照射或者事故照射时的健康检查，以及职业性放射性疾病患者和受到过量照射放射工作人员的医学随访观察。职业性放射性疾病的诊断鉴定按照《职业病诊断与鉴定管理办法》和国家有关标准执行。

医疗机构应当按照国家有关法规的要求，建立健全放射工作人员的职业健康监护制度，认真履行职业健康监护责任和义务，对疑似放射性职业病患者进行放射性疾病诊断或者医学观察。职业健康检查机构应具备相应机构执业资质及符合要求的执业医师，在规定范围内从事相关工作。

1.上岗前职业健康检查 放射工作人员上岗前，应当进行职业健康检查，符合健康标准的，方可上岗从事放射工作。放射工作单位不得安排未经健康检查或检查不合格的人员从事放射工作。职业健康检查项目应符合规定要求。

2.在岗期间定期职业健康检查 放射工作单位应当组织上岗后的放射工作人员定期进行职业健康检查。放射工作人员在岗期间职业健康检查的周期不得超过2年。必要时，可适当增加检查次数。在岗期间定期职业健康检查项目应符合规定要求，如发现异常，结合实际情况，适当增加检查频度和必要的检查项目。按照放射工作人员的职业史、医学史、症状及体征、放射工作类型、方式及靶器官的不同，在岗期间定期职业健康检查时应适当增加有针对性的检查项目。放射工作单位对职业健康检查机构认定不宜继续从事放射工作的人员，应及时调离放射工作岗位，并妥善安置；对需要复查和医学观察的放射工作人员，应当及时予以安排。放射工作单位不得安排怀孕的妇女参与核或放射应急处理和有可能造成职业性内照射的工作，哺乳期妇女在其哺乳期间应避免接受职业性内照射。

3.离岗时职业健康检查 放射工作人员脱离放射工作岗位时，放射工作单位应当安排离岗职业健康检查，以评价其停止放射工作时的健康状况。离岗职业健康检查项目应符合规定要求。

4.应急照射或事故照射的健康检查 对受到应急照射或事故照射的放射工作人员，放射工作单位应当及时组织健康检查和必要的医学处理。应急照射或事故照射的职业健康检查的基本项目符合规定要求。职业健康检查机构可根据受照和损伤的具体情况，参照相关、适用的标准，选择增加必要的检查项目，估算受照剂量，实施适当的医学处理。

5.医学随访观察 对受到过量照射的放射工作人员，应按《过量照射人员医学检查与处理原则》的规定进行医学随访观察。对确诊的职业性放射性疾病患者，应按照国家有关标准要求进行医学随访观察。

三、个人剂量监测管理

放射工作单位应当按照国家有关标准、规范的要求，安排放射工作人员接受个人剂量监测。具体见本章第五节相关内容。

四、放射防护知识培训

放射工作人员防护知识培训的目的在于提高放射工作人员的安全文化素养，以不断增强其防护责任意识。通过培训学习，掌握放射防护法规和标准，依法开展放射诊疗工作；掌握放射防护基本原则、防护设施与用品使用方法，避免误照和放射事故发生，保障工作人员、患者以及公众的健康与安全，使放射实践正当化、利益最大化。放射工作人员上岗前应当接受放射防护法规及知识培训，考核合格方可参加相应的工作。放射工作单位应当定期组织在岗放射工作人员接受放射防护法规及知识培训，培训周期不超过2年。医学院校学生进入与放射工作有关的专业实习前，应接受放射防护知识培训。放射防护培训的内容、深度、频度和时间，与放射防护培训对象的工作职责和任务相适应。放射防护培训内容应适时更新。放射防护基本知识应列入医学放射工作人员的业务考核内容。培训任务由符合规定要求的机构承担，并按照培训计划实施培训和考核。

五、职业健康监护档案管理

放射工作单位应当为放射工作人员建立职业健康监护档案并终生保存。放射工作人员职业健康监护档案内容应包括：职业史、既往病史、职业照射接触史（如放射源项、工作量、防护措施、个人剂量监测结果等）、应急照射、事故照射史；历次职业健康检查结果及评价处理意见；职业性放射性疾病诊断与诊断鉴定、治疗、医学随访观察；放射防护培训等资料。职业病诊断与鉴定需要时，放射工作单位应如实提供职业健康监护档案资料，档案资料应有专人负责管理，妥善保存。

PPT

第七节　放射事故防护管理

放射事故是指放射源丢失、被盗、失控，或因放射性同位素和射线装置的设备故障或操作失误导致人员受到异常照射的意外事件。放射诊疗引起的放射事故时有发生。放射事故管理的目的在于尽量避免放射事故的发生，对已经发生的放射事故采取及时、有效的处理措施，把放射事故造成的损失和影响控制到最低限度，保障放射工作人员和公众身体健康与安全。

一、国内外放射事故概况

随着现代科学技术的不断进步，放射性同位素与射线装置在工业、农业、医学、科研等领域的应用更加广泛，极大地促进了社会、经济发展。在放射性同位素与射线装置使用过程中，如果管理不善、违规操作，非常容易导致放射事故发生，甚至造成大的灾难。曾经发生的核事故与辐射事故，主要包括核反应堆事故、辐照装置事故、放射源丢失事故、医疗照射事故、核材料临界事故等。

1940~2002年2月全球共发生423起重大放射事故，包括反应堆内爆炸、核电站、加速器、钴-60辐照装置、X射线诊断等，涉及133 840人。在国外发生的放射性事故，如：苏联1986年发生的切尔诺贝利核电站事故，这是国际核电史上最严重的一次核事故；2011年日本福岛核电站泄漏事故向外界释放的放射性总量也达到国际核事件中最严重的事故等级七级；在美国、阿根廷、巴拿马、埃及、土耳其等国家发生的钴-60、铯-137、铱-192放射源医疗照射事故及放射源丢失、被盗事故等。1954~1998年我国核与放射技术应用初期发生放射事故1346起，受照人数为3494人，平均每年发生近30起；2009~2011年全国共发生放射事故51起，事故发生率有所下降，年均20起左右；对329起放射事故原因进行分析，人为因素造成的责任事故占84.5%，其中管理不善占47.7%，管理不善主要表现在对安全防护重视不够，职责不明确、缺乏维修维护、防护条件不完善、缺乏监督检查等。在医疗照射事故中，放射治疗所引起的人员超剂量照射事故较多，原因是钴-60治疗机发生故障、维修人员缺乏安全防护意识等；锶-90敷贴器、放射源被盗所致引起放射源丢失和人员受照；后装治疗机因放射源脱落致使人员受到照射；医用加速器引起的放射事故，主要是因为设备故障、控制失灵，使患者受到超剂量照射等。

二、放射事故类型与分级

按照放射事故责任的性质分为责任事故、技术事故和其他事故。按照事故的类型分为放射源丢失、被窃事故，工业辐照源失控事故，医疗照射事故，放射性物质运输事故，人体放射性物质污染事故，空气、食品和供水放射性污染事故。

按照《条例》规定，在考虑了放射事故的性质、严重程度、可控性和影响范围等因素的基础上，放射事故分为特别重大放射事故、重大放射事故、较大放射事故和一般放射事故四个等级。特别重大放射事故指Ⅰ类、Ⅱ类放射源丢失、被盗、失控造成大范围严重放射污染后果，或者放射性同位素和射线装置失控导致3人以上（含3人）急性死亡。重大放射事故指Ⅰ类、Ⅱ类放射源丢失、被盗、失控，或者放射性同位素和射线装置失控导致2人以下（含2人）急性死亡或者10人以上（含10人）急性重度放射病、局部器官残疾。较大放射事故，是指Ⅲ类放射源丢失、被盗、失控，或者放射性同位素和射线装置失控导致9人以下（含9人）急性重度放射病、局部器官残疾。一般放射事故指Ⅳ类、Ⅴ类放射源丢失、被盗、失控，或者放射性同位素和射线装置失控导致人员受到超过年剂量限值的照射。

知识链接　一起严重的钴-60辐射事故

某医疗机构人员，将一长期未用的钴-60治疗机卖给废品收购站，当日下午该站人员A、B、C 3人将铅罐中的两根不锈钢源棒（其中一根有放射源）取出，进行观看、搬移、称重等活动，并放到A家院内，当晚先后转移到室内、菜地，次日早晨拿回院内，并于下午5时又将两根源棒卖给邻村收购不锈钢的个体户D，D开机动三轮车运回家中，将源棒放在距卧室床头1.3m处，其妻儿E、F两人晚上8时上床休息，至当晚12时，两人先后开始出现恶心、呕吐。D从另一卧室过来照顾两人，与妻儿睡在一起，1小时后也出现呕吐；A等3人也在卖源棒当天晚上出现恶心等症状。之后E、F、D三人被诊断为重度或中度骨髓型急性放射病，照射剂量分别为6.1Gy、3.4Gy和2.4Gy。这是一起因管理不善导致的严重超剂量照射事故。

三、放射事故报告与处理

放射性同位素和射线装置使用的医疗卫生单位，根据可能发生的放射事故的风险，制定应急方案，做好应急准备。发生放射事故时，单位立即启动应急预案，采取应急措施，并立即向当地生态环境主管部门、公安部门、卫生健康主管部门报告。相关部门接到放射事故报告后，立即派人赶赴现场，进行现场调查，采取有效措施，控制并消除事故影响，按照事故分级报告的规定及时上报放射事故信息。发生特别重大放射事故和重大放射事故后，事故发生地省、自治区、直辖市人民政府和国务院有关部门应当在4小时内报告国务院；特殊情况下，事故发生地人民政府及其有关部门可以直接向国务院报告，并同时报告上级人民政府及其有关部门。禁止缓报、瞒报、谎报或者漏报放射事故。

发生放射事故的单位应在有关部门指导下迅速开展事故处理工作。首先应考虑工作人员和公众的生命与安全，立即停止导致或者可能导致放射事故的作业，控制事故现场，尽量减少、消除事故所造成的危害和影响。射线装置放射事故主要是人员受到异常照射，切断射线装置的电源即可停止照射。如因射线装置输出量异常，除妥善处理受照人员外，应及时检修射线装置，并进行输出量的测量与校准。密封源放射事故多因放射源丢失或安全运行系统失控而使人员受到异常照射，遇有机械失控，应制定应急处理方案及时排除故障，发生丢失放射性物质事故时，协助公安等有关部门迅速查找、侦破、追回丢失的放射性物质，若丢失的密封源遭到损坏造成污染时，则按污染事故要求处理。非密封源放射事故主要是环境污染事故，导致人员的受照方式既有外照射也有内照射，因此，首先要控制污染，禁止无关人员出入现场，以防扩大污染范围；发生放射性污染事故时，在确定污染的核素、范围、水平后，立即采取相应的去污措施，控制污染；发生放射性液体、气体、气溶胶和粉末污染空气事故时，要根据监测数据，采取相应的吸附、通风、过滤等除污净化措施。

对受超剂量照射人员，发生放射事故的单位应当立即将受照人员、可能受照的人员送至当地卫生主管部门指定的医院或者有条件救治放射损伤患者的医院，进行检查和治疗。同时对处于危险状态的放射源采取应急处理措施，受放射性核素污染人员要立即采取暂时隔离和应急救援措施，在采取有效的个人安全防护措施的情况下，组织人员彻底清除污染，并根据需要实施核素促排等其他医学救治及处理措施。

四、放射事故预防

严格规范操作程序，加强日常巡查、监管，是防止放射事故发生的关键。严格执行许可登记制度，杜绝无证从事放射性工作。未经许可利用放射性同位素和射线装置开展放射诊疗工作的单位，由于没有经过放射诊疗建设项目职业病危害放射防护预评价、控制效果评价和放射防护设施竣工验收，不具备依法开展放射工作条件、不了解国家对放射工作的管理规定，没有健全的放射防护安全管理制度，缺乏防护知识与技能，防护设施不符合要求，违章作业，极易导致放射事故发生。因此，新建、改建、扩建放射工作场所的单位应当按照相关法规和标准，建立健全放射防护管理制度，落实监管责任，认真做好预防性卫生管理等各项放射防护工作，放射工作人员必须经过防护知识培训，经考核合格上岗；放射工作单位具有与开展放射诊疗业务相适应的场所、防护设施，定期检修放射性同位素设备、射线装置和安全报警系统，及时消除事故隐患，随时保持装置设备处于安全运行状态，尽量避免放射事故的发生。

PPT

第八节 放射防护评价

随着我国放射防护法律、法规体系的不断完善，对放射诊疗防护实践及效果进行客观、公正的分析，放射防护评价变得越来越重要。《中华人民共和国职业病防治法》《放射诊疗管理规定》等法规明确规定了新建、改建、扩建放射建设项目的单位应当向卫生健康行政部门提交职业病危害预评价报告，建设项目竣工前，应当进行职业病危害控制效果评价。同时应做好日常监督管理与监测评价工作。放射防护评价是在辐射测量的基础上，根据放射防护法规和标准的要求，系统地分析和评估相关源和实践的危害及防护与安全措施的过程和结果。建设项目放射防护评价主要包括放射设施屏蔽防护和职业病危害放射防护评价。

一、评价依据

放射性职业病危害源头控制就是采取预防为主的策略。而放射诊疗建设项目职业病危害的控制和监督管理则是放射性职业病危害源头控制的关键环节，目的是放射工作场所建成后，在正常运行情况下可能产生的放射性职业病危害应达到国家相关规定和标准要求，其放射性职业病危害防护设施必须与主体工程同时设计、同时施工、同时验收并投入使用，这就是放射性职业卫生防护措施“三同时”制度。国家现行相关法律、法规和标准是放射防护质量与效果评价的重要依据。医疗机构应当在建设项目可行性论证阶段和申请竣工验收前，分别委托具备相应资质的放射卫生技术服务机构编制放射诊疗建设项目职业病危害放射防护预评价报告和放射诊疗建设项目职业病危害控制效果放射防护评价报告。同时做好经常性管理与评价工作，确保放射工作场所的防护与安全。

放射防护评价与放射诊疗建设项目职业病危害程度有关。按照可能产生的放射性危害程度与诊疗风险分为职业病危害严重和职业病危害一般两类。危害严重类的放射诊疗建设项目包括：立体定向放射治疗装置（γ刀、X刀等）、医用加速器、质子治疗装置、重离子治疗装置、钴-60治疗机、种子治疗装置与后装治疗机等放射治疗设施，正电子发射计算机断层显像装置（PET）与单光子发射计算机断层显像装置（SPECT）及使用放射性药物进行治疗的核医学设施。其他放射诊疗建设项目为危害一般类别。

二、预评价

预评价是在建设项目可行性论证阶段，为预测所应用的辐射源可能对工作人员健康造成的影响而进行的技术评估活动。放射诊疗建设项目在可行性论证阶段、设计阶段如果没有落实放射性职业病防护措施，就可能存在放射性职业病危害隐患，甚至造成严重后果。因此，在可行性论证阶段，通过对建设项目放射源的情况、工作场所布局、屏蔽设计、放射监测计划和可能产生的放射性职业病危害因素、健康影响等进行分析，预测和评价建设项目防护措施可行程度，针对存在问题提出职业病危害控制的意见及建议，包括相关措施和方法，督促、指导建设单位加以落实；通过放射诊疗建设项目职业病危害放射防护预评价，从职业病防治的组织机构、管理制度、应急计划、健康管理等方面进行评估，为放射诊疗建设项目的可行论证提供必要的职业病危害防护对策与建议，以达到降低照射剂量及放射事故的危险性，减少经济损失，保护放射工作人员、受检者和公众身体健康的目的。

三、控制效果评价

控制效果评价是在建设项目竣工验收前，验证放射防护设施和措施是否符合法律、法规、标准和预评价报告要求而进行的评估活动。放射诊疗建设项目职业病危害控制效果放射防护评价是在建设项目竣工后试运行期间，对工作场所职业病危害因素、职业病危害因素浓度（或强度）、职业病防护措施及其效果、健康影响等做出综合评价。主要评价其选址、总体布局和设备布局是否符合放射卫生学要求、危害因素和危害程度及对放射工作人员的影响、放射防护设施的防护效果、个人防护用品和辅助防护用品配置、职业病危害因素检测结果和采取的其他防护管理措施是否符合法律、法规和相关标准要求。只有通过对放射诊疗建设项目进行职业病危害控制效果评价，才能明确掌握建设项目在其运行过程中产生的职业病危害程度大小，对未达到职业病防护要求的工作场所提出补充意见和建议，降低发生潜在照射的可能性，以避免职业病危害因素对劳动者造成不良健康影响或损害，为放射工作单位提供技术服务，也为卫生健康行政部门进行竣工验收和执法监督管理提供科学依据。

四、检测评价

在放射性常规检测与评价工作中，主要是利用检测结果与法规、标准进行比较。放射工作场所外照射辐射剂量检测评价标准采用放射工作人员的年剂量限值或场所周围剂量当量率，但在应用时一般采用行业标准进行评价。如医用X射线诊断工作场所适用的标准是《放射诊断放射防护要求》（GBZ 130—2020），规定了放射诊断的防护要求，包括X射线影像诊断和介入放射学用设备防护性能、机房防护设施、防护安全操作要求及其相关防护检测要求。规定具有透视功能的X射线设备在透视条件下检测时，周围剂量当量率应不大于2.5μSv · h^{-1}；测量时，X射线设备连续出束时间应大于仪器响应时间；CT机、乳腺摄影、乳腺CBCT、口内牙片摄影、牙科全景摄影、牙科全景头颅摄影、口腔CBCT和全身骨密度仪机房外的周围剂量当量率应不大于2.5μSv · h^{-1}；具有短时、高剂量率曝光的摄影程序（如DR、CR、屏片摄影）机房外的周围剂量当量率应不大于25μSv · h^{-1}，当超过时应进行机房外人员的年有效剂量评估，应不大于0.25mSv；车载式诊断X射线设备工作时，应在车辆周围3m设立临时控制区，控制区边界的周围剂量当量率应符合前述要求。放射工作场所防护监测剂量超过控制目标值应查明原因，采取有效的防护与管理措施，避免超剂量照射事件发生。

工作场所放射表面污染监测的结果评价，手、皮肤、内衣、工作袜污染时，应及时清洗，尽可能清洗到本底水平，其他依据我国《电离辐射防护与辐射源安全基本标准》中关于工作场所的表面放射物质污染控制水平的有关条款来评价表面污染的程度。环境放射性监测通常以天然辐射本底水平为比较基础，一旦发现放射性核素的浓度明显高于天然辐射本底时或环境介质中发现有人工放射性核素，可认为发生了新的污染。

放射工作场所外照射个人剂量监测结果的评价，通常有两种方法：一是用年有效剂量（对全身照射）或年当量剂量（对某器官或组织照射）与国家标准年剂量限值相对比；二是采用当量剂量率与国家标准年剂量限值导出的当量剂量率相对比。放射工作人员年剂量限值，即连续5年内平均每年的有效剂量20mSv；眼晶体的当量剂量150mSv · a^{-1}；四肢（手和脚）或皮肤的当量剂量500mSv · a^{-1}。当放射工作人员的剂量监测结果低于年有效剂量限值时，个剂量监测结果可直接用作个人受照的有效剂量进行评价；当高于年剂量限值时，则需进行较精确的剂量评价，即根据有关资料进行器官（或组织）的当量剂量及有效剂量的估算。

在内、外照射并存时，若两类照射都分别达到或超过了相应年限值的3/10，原则上应用两者的有效剂量相加，并要查明原因，做出相应的放射防护评价；在低于年有效剂量限值的3/10时，可以用外照射个人剂量计的监测结果与内照射有效剂量估算值相加进行评价。当放射工作人员需要采取不同于常规个人剂量监测的特殊监测或事故性应急监测时，应尽快估算其剂量，必要时应对事故剂量（包括器官当量剂量、待积剂量和有效剂量等）进行较精确的估算（包括重建辐射场、进行模拟性的测量等），以利于确定受照的严重程度和性质。

放射设备防护性能监测及质量控制检测与评价详见第十二章。

本章小结

放射性同位素与射线装置在医学上的应用日益广泛，为了保证放射诊疗质量与安全，依法加强放射防护监督与管理十分必要。国家对放射诊疗单位实行许可证制度，明确了监督、监测管理和单位自主管理的职责和要求，应采取预防性、经常性放射防护管理措施，开展放射诊疗场所进行监督检查、辐射剂量巡测、设备质量控制；对从事放射工作人员进行个人剂量监测、法规及防护知识培训、健康监护与管理；实施放射诊疗建设项目职业病危害放射防护预评价和控制效果评价，把医疗照射剂量限制到可合理达到的尽可能低的水平，避免放射事故发生。

习题

习题

一、单项选择题

1. 国家对生产、销售、使用放射性同位素和射线装置的单位实行（　）制度。

A. 许可证　B. 检定　C. 检查　D. 监测

2. 放射诊疗工作是指使用放射性同位素和射线装置进行（　）、治疗与健康检查的活动。

A. 临床医学诊断　B. 超声医学诊断　C. 核医学　D. 介入放射学

3. 医疗机构设置CT、CR、DR、医用加速器放射诊疗项目前，应向（　）卫生健康行政部门提出许可申请。

A. 市级　B. 县级　C. 省级　D. 国家级

4. 关于放射工作单位自主防护管理活动，以下说法不正确的是（　）。

A. 自查　B. 自产　C. 自改　D. 自测

5. 个人剂量监测包括外照射个人剂量监测、（　）和皮肤污染的个人剂量监测。

A. 医生　B. 内照射个人剂量　C. 放射工作人员　D. 放射物理师

6. 按照放射防护法规要求，放射工作人员（　）应申请办理《放射工作人员证》。

A. 体检合格　B. 上岗前　C. 上岗后　D. 个人剂量监测合格

7. 在岗放射工作人员接受放射防护法规及知识培训，培训周期不超过（　）。

A. 1年　B. 5年　C. 3年　D. 2年

8. 放射性同位素和射线装置失控导致10人及以上急性重度放射病、局部器官残疾者属于（　）。

A. 特大放射事故　B. 重大放射事故　C. 一般放射事故　D. 较大放射事故

9. 控制效果评价是在建设项目竣工验收前，验证（　）是否符合法律、法规、标准和预评价报告要求而进行的评估活动。

A. 放射诊断场所　B. 放射诊疗建设项目　C. PET　D. 放射防护设施和措施

10. CT机机房外的周围剂量当量率控制目标值应不大于（　）重离子治疗装置。

A. $400\mu Gy \cdot h^{-1}$　B. $150\mu Gy \cdot h^{-1}$　C. $2.5\mu Sv \cdot h^{-1}$　D. $0.25mSv \cdot a^{-1}$

二、简答题

1. 医疗机构开展放射诊疗工作的基本条件有哪些？

2. 简述放射工作单位的放射防护自主管理内容。

3. 放射工作场所外照射剂量监测的目的是什么？

（张光贵）

参考答案

第一章

1.D　2.B　3.C　4.B　5.D

6.A　7.C　8.D　9.B　10.B

第二章

1.A　2.B　3.D　4.C　5.D

6.C　7.D　8.A　9.D　10.B

第三章

1.B　2.D　3.B　4.A　5.C

6.B　7.D　8.A　9.C　10.A

第四章

1.A　2.B　3.D　4.B　5.B

6.D　7.A　8.A　9.A　10.A

第五章

1.A　2.D　3.C　4.D　5.D

6.C　7.B　8.C　9.A　10.B

第六章

1.A　2.A　3.C　4.D　5.C

6.D　7.A　8.C　9.C　10.D

第七章

1.B　2.D　3.C　4.A　5.C

6.B　7.A　8.D　9.B　10.D

第八章

1.A　2.ABC　3.BCD　4.B　5.D

6.B　7.ABCD　8.ABC　9.A　10.ABCD

11.A　12.B　13.A　14.B　15.C

第九章

1.D　2.A　3.D　4.D　5.A

6.C　7.B　8.D　9.C　10.D

第十章

1.C　2.B　3.B　4.D　5.C

6.B　7.C　8.D　9.A　10.D

第十一章

1.C　2.D　3.A　4.C　5.C

6.C　7.A　8.B　9.C　10.A

11.B　12.B

第十二章

1.D　2.A　3.C　4.B　5.D

6.A　7.B　8.C　9.D　10.B

11.D　12.C　13.B　14.A　15.B

16.B　17.D　18.A　19.C　20.D

第十三章

1.A　2.A　3.C　4.B　5.B

6.B　7.D　8.B　9.D　10.C

参考文献

［1］王鹏程.放射物理与辐射防护［M］.北京：人民卫生出版社，2016.

［2］赵兰才，张丹枫.放射防护实用手册［M］.济南：济南出版社，2009.

［3］仇惠，王亚平.医学物理学［M］.2版.北京：科学出版社，2017.

［4］赖亚辉，王明华.放射防护学［M］.北京：中国医药科技出版社，2007.

［5］董振军，沈爱国，焦振虎，等.放射卫生监督与管理［M］.北京：中国质检出版社，2018.

［6］丁洪林.核辐射探测器［M］.哈尔滨：哈尔滨工程大学出版社，2015.

［7］苏旭.放射防护检测与评价［M］.北京：中国原子能出版社，2016.

［8］全国科学技术名词审定委员会.放射医学与防护名词［M］.北京：科学出版社，2014.

全国高等医药院校药学类专业第六轮规划教材

临床药物治疗学

第4版

（供药学、临床药学及相关专业用）

主　　编　赵立波
副 主 编　师少军　金鹏飞　李　琴　宫　建
编　　者　师少军（华中科技大学同济医学院附属协和医院）
朱　斌（首都医科大学附属北京天坛医院）
刘　炜（首都医科大学附属北京佑安医院）
李　琴（上海交通大学医学院附属第一人民医院）
杨　帆（山西医科大学）
汪　震（华中科技大学同济医学院附属同济医院）
张　蔚（中国药科大学）
张　蕊（华中科技大学同济医学院附属协和医院）
陈　杰（中山大学附属第一医院）
陈璋璋（复旦大学附属中山医院）
金鹏飞（北京医院）
赵　彬（北京协和医院）
赵文婷（哈尔滨医科大学附属第一医院）
赵立波（北京大学第三医院）
宫　建（沈阳药科大学）
徐　珽（四川大学华西医院）
郭　凤（中国医科大学附属第四医院）
韩秀珍（山东大学药学院）
谢悦良（中南大学湘雅三医院）
戴海斌（浙江大学医学院附属第二医院）
编写秘书　刘　一（北京大学人民医院）

中国健康传媒集团
中国医药科技出版社·北京

内容提要

本书是"全国高等医药院校药学类专业第六轮规划教材"之一，共24章。主要介绍与药物治疗相关的基本理论、基本方法和共性规律，包括药物治疗的一般原则，药物治疗的基本过程，药物相互作用，疾病对临床用药的影响，特殊人群的药物治疗方法，并着重介绍如何选择药物，如何精准使用药物，疗效评价及用药注意事项。本书为书网融合教材，即纸质教材与数字教材、配套教学资源（PPT、微课）、题库系统、数字化教学服务有机结合，为读者提供更好的增值服务。

本书适用于医药院校药学、临床药学及相关专业的教学，也可供临床医师、药师参考使用。

图书在版编目（CIP）数据

临床药物治疗学 / 赵立波主编. -- 4版. -- 北京 :
中国医药科技出版社，2025. 7. -- ISBN 978-7-5214
-5442-0

Ⅰ. R453

中国国家版本馆 CIP 数据核字第 20259Q7K63 号

美术编辑 陈君杞
版式设计 友全图文

出版 **中国健康传媒集团** | 中国医药科技出版社
地址 北京市海淀区文慧园北路甲 22 号
邮编 100082
电话 发行：010－62227427 邮购：010－62236938
网址 www. cmstp. com
规格 889mm × 1194mm $^1/_{16}$
印张 33 $^1/_2$
字数 985 千字
初版 2013 年 2 月第 1 版
版次 2025 年 8 月第 4 版
印次 2025 年 8 月第 1 次印刷
印刷 北京印刷集团有限责任公司
经销 全国各地新华书店
书号 ISBN 978-7-5214-5442-0
定价 98.00 元

出版说明

“全国高等医药院校药学类规划教材”于20世纪90年代启动建设。教材坚持“紧密结合药学类专业培养目标以及行业对人才的需求，借鉴国内外药学教育、教学经验和成果”的编写思路，30余年来历经五轮修订编写，逐渐完善，形成一套行业特色鲜明、课程门类齐全、学科系统优化、内容衔接合理的高质量精品教材，深受广大师生的欢迎。其中多品种教材入选普通高等教育“十一五”“十二五”国家级规划教材，为药学本科教育和药学人才培养作出了积极贡献。

为深入贯彻落实党的二十大精神和全国教育大会精神，进一步提升教材质量，紧跟学科发展，建设更好服务于院校教学的教材，在教育部、国家药品监督管理局的领导下，中国医药科技出版社组织中国药科大学、沈阳药科大学、北京大学药学院、复旦大学药学院、华中科技大学同济医学院、四川大学华西药学院等20余所院校和医疗单位的领导和权威专家共同规划，于2024年对第四轮和第五轮规划教材的品种进行整合修订，启动了“全国高等医药院校药学类专业第六轮规划教材”的修订编写工作。本套教材共72个品种，主要供全国高等院校药学类、中药学类专业教学使用。

本套教材定位清晰、特色鲜明，主要体现在以下方面。

1.融入课程思政，坚持立德树人 深度挖掘提炼专业知识体系中所蕴含的思想价值和精神内涵，把立德树人贯穿、落实到教材建设全过程的各方面、各环节。

2.契合人才需求，体现行业要求 契合新时代对创新型、应用型药学人才的需求，吸收行业发展的最新成果，及时体现2025年版《中国药典》等国家标准以及新版《国家执业药师职业资格考试考试大纲》等行业最新要求。

3.充实完善内容，打造精品教材 坚持“三基五性三特定”，进一步优化、精炼和充实教材内容，体现学科发展前沿，注重整套教材的系统科学性、学科的衔接性，强调理论与实际需求相结合，进一步提升教材质量。

4.优化编写模式，便于学生学习 设置“学习目标”“知识拓展”“重点小结”“思考题”模块，以增强教材的可读性及学生学习的主动性，提升学习效率。

5.配套增值服务，丰富学习体验 本套教材为书网融合教材，即纸质教材有机融合数字教材，配套教学资源、题库系统、数字化教学服务等，使教学资源更加多样化、立体化，满足信息化教学需求，丰富学生学习体验。

“全国高等医药院校药学类专业第六轮规划教材”的修订出版得到了全国知名药学专家的精心指导，以及各有关院校领导和编者的大力支持，在此一并表示衷心感谢。希望本套教材的出版，能受到广大师生的欢迎，为促进我国药学类专业教育教学改革和人才培养作出积极贡献。希望广大师生在教学中积极使用本套教材，并提出宝贵意见，以便修订完善，共同打造精品教材。

中国医药科技出版社

2025年1月

数字化教材编委会

主　　编　赵立波

副 主 编　师少军　金鹏飞　李　琴　宫　建

编　　者　师少军（华中科技大学同济医学院附属协和医院）

朱　斌（首都医科大学附属北京天坛医院）

刘　炜（首都医科大学附属北京佑安医院）

李　琴（上海交通大学医学院附属第一人民医院）

杨　帆（山西医科大学）

汪　震（华中科技大学同济医学院附属同济医院）

张　蔚（中国药科大学）

张　蕊（华中科技大学同济医学院附属协和医院）

陈　杰（中山大学附属第一医院）

陈璋璋（复旦大学附属中山医院）

金鹏飞（北京医院）

赵　彬（北京协和医院）

赵文婷（哈尔滨医科大学附属第一医院）

赵立波（北京大学第三医院）

宫　建（沈阳药科大学）

徐　珽（四川大学华西医院）

郭　凤（中国医科大学附属第四医院）

韩秀珍（山东大学药学院）

谢悦良（中南大学湘雅三医院）

戴海斌（浙江大学医学院附属第二医院）

编写秘书　刘　一（北京大学人民医院）

前言

时光流转至21世纪第三个十年，社会经济在转型中持续发展，工业化、城镇化和人口老龄化进程不断加速。这一变革浪潮深刻重塑着人们的生活方式，也推动着疾病谱的结构性转变——心脑血管疾病、恶性肿瘤、糖尿病等慢性非传染性疾病，已成为威胁公众健康的首要问题。与此同时，生物医药科技迅猛发展，新药研发浪潮此起彼伏，创新生物药、化学药及其新型制剂层出不穷，临床应用方式日新月异。然而，药品数量的爆炸式增长，如同双刃剑，在带来希望的同时，也让临床用药的局面变得错综复杂。在这样的时代背景下，人们对健康的追求早已超越了简单的"生存"层面，而是渴望得到全方位、精细化的健康守护——从安全可靠的药品供应，到基于个体特征的精准用药服务，每一个环节都承载着对生命质量的更高期许。

临床药学作为一门新兴学科，历经岁月淬炼，已从破土幼苗成长为枝繁叶茂的参天大树，全面进入以患者为中心、以循证医学为指引的药学服务新时代。在此阶段，药学服务的核心在于通过预防疾病、精准治疗和提升生命质量，实现全周期健康管理。临床药师的角色已超越传统的药品配置与发放，需以专业知识为基石，深度介入处方审核、治疗方案优化（涵盖药品选择、剂量调整、给药方式优化及疗效评估等关键环节），并融入人文关怀，最终达成安全、有效、经济的治疗目标。这一使命要求临床药师必须构建"懂医精药"的知识体系，全面掌握药学、基础医学、临床医学及医药交叉学科的核心内容。《临床药物治疗学》正是实现上述目标的重要载体，其内容系统覆盖疾病发病机制、临床表现、药物治疗原则、用药方案设计及疗效评价等维度，为药学工作者参与临床治疗提供了兼具理论深度与实践指导价值的科学框架，助力临床药师在合理用药领域成为医师与患者信赖的专业伙伴。

本教材在上版的基础上，结合教学实践反馈进行了系统性修订。秉持精益求精的原则，着力构建层次分明的知识体系：以总论夯实理论基础，以各论拓展临床实践，使整体架构更加科学完善。同时，积极融入循证医学、精准医疗和药物经济学等前沿理念，确保教材内容与时俱进，持续焕发学术生命力。修改后的教材分为总论11章，各论13章。总论部分主要介绍与药物治疗相关的基本理论、基本方法和共性规律，包括绪论（赵立波）、药物治疗的基本原则（赵立波）、药物治疗的基本过程和临床药学服务（赵立波）、药物警戒与药源性疾病（韩秀珍）、药物相互作用（赵彬）、疾病对临床用药的影响（刘一）、特殊人群的药物治疗（张蕊）、循证医学与药物治疗（徐珽、郑寒蕊）、药物经济学与药物治疗（徐珽、郑寒蕊）、精准医学和个体化用药（师少军）、抗菌药物的合理使用（陈璋璋）等内容；各论部分针对常见病的病因、发病机制及临床表现，提出疾病的治疗原则与具体的药物治疗方法，并着重介绍如何选择药物，如何精准使用药物等，包括呼吸系统疾病药物治疗（汪震）、心血管系统疾病药物治疗（李琴、张蔚、周琰）、消化系统疾病药物治疗（赵文婷）、血液及造血系统疾病药物治疗（杨帆）、内分泌系统及代谢性疾病的药物治疗（朱斌）、神经系统疾病药物治疗（郭凤、戴海斌）、精神系统疾病药物治疗（韩秀珍）、恶性肿瘤药物治疗（宫建）、常见免疫性疾病药物治疗（宫建）、泌尿系统疾病药物治疗（陈杰、张蔚）、病毒性疾病以及抗病毒药物治疗（刘炜）、侵袭性真菌感染药物治疗（金鹏飞、梁良）、急性中毒药物治疗（谢悦良）。

本教材秉承“权威指南为基、数字赋能提质”的理念，以中华医学会各专业委员会标准治疗指南为核心框架，有机整合国际国内权威机构最新治疗原则，确保学术内容始终处于临床药学发展前沿；通过构建“纸质教材-云端智库”联动体系，将静态知识转化为动态诊疗推演，打造从基础知识到临床决策的沉浸式学习路径，使学生能够高效掌握临床药物治疗的核心要义，实现理论知识与实践能力的深度融合。

我们深知，临床药物治疗学的世界如同深邃的星空，广袤无垠，尚有无数未知等待探索。尽管编者怀揣赤诚之心，全力以赴，但限于学识，书中难免存在瑕疵，恳请学界同仁与读者朋友不吝赐教。让我们共同携手，为临床药学的发展添砖加瓦，让合理用药的光芒照亮更多生命的旅程。

编　者

2025 年 5 月

目　录

第一章 绪 论

PPT

学习目标

1. 通过本章学习，掌握临床药物治疗学的基本概念；熟悉临床药物治疗学的发展概况、主要任务及内容；了解临床药物治疗学与相关学科之间的关系。

2. 具有自主获取知识的能力，能熟练检索药学专业中英文资料，并通过认真阅读、总结和提炼，撰写本领域的综述论文。

3. 树立科学的世界观、人生观、价值观，树立终身学习理念，培养严谨求实的科学态度、创新意识和批判性思维。

药物治疗是临床上应用最为广泛的疾病治疗手段。药物治疗是应用合适的药物治疗疾病，以达到消除病因，维持机体内环境稳定和改善病变器官功能，减轻或消除痛苦，治愈疾病的目的。

临床药物治疗学（clinical pharmacotherapeutics）是一门研究药物预防和治疗疾病理论与方法的科学。它综合运用基础医学、临床医学及药学相关学科的基础知识，针对疾病的病因和病理发展过程，结合患者的生理、心理和遗传特征，制定并实施合理的个体化药物治疗方案，以获得最佳的治疗效果并承受最低的治疗风险。 微课

一、临床药物治疗学的发展概况

（一）经验主义阶段（19 世纪前）

药物是人类在长期的生产、生活以及与疾病顽强斗争的漫长历程中逐步发现和发展起来的。早期人类为了生存，不得不持续与各种伤痛和疾病进行艰苦卓绝的斗争。当人类采集植物作为食物时，逐渐察觉到一些植物能够缓解身体的不适。例如，含有水杨酸成分的柳树皮具有解热镇痛的效果，这一发现为后来阿司匹林的研发奠定了基础。人类在捕食动物的过程中，偶然发现某些动物的器官或分泌物具有特殊的功效。例如，熊胆具有清热解毒的作用，这也为后来的药物研究指明了方向。此外，还有一些矿物质也被发现有治疗作用，比如硫黄可用于治疗皮肤病等。这些天然物质的治疗功效被人类有意识地应用于伤病治疗，通过相关经验的不断积累，逐渐形成了早期的药物疗法。这种早期的药物疗法最初是通过师承口授的方式，在代际间传承。随着人类文明的不断发展，有了文字之后，这些宝贵的经验便被逐渐记录下来，从而出现了医药书籍。最早有文字记载的药物治疗知识可以追溯到公元前两千年或更早。在中国，《山海经》记载了众多药用植物、动物和矿物，如薰草可用于治疗疫病。《诗经》也提及了多种植物的药用价值，如车前草可利水通淋。在埃及，古老的纸草书记录了当时人们对药物的认识和应用。在印度，吠陀经内同样也包含了丰富的药物治疗内容。

我国的历代“本草”著作是对不同时期药物治疗知识的系统总结。由于在所记载的药物中草类占大多数，所以这类书籍被称为“本草”。其中，《本草纲目》堪称我国传统药物治疗学的经典之作。它对药物进行了极为详细的分类和描述，涵盖了药物的来源、形态、性味、功效、主治病症以及炮制方法等诸多方面。《本草纲目》不仅为药物治疗提供了丰富的知识储备，更为后世的医学研究和临床实践提供了全面而系统的理论基础。

需要指出的是，19 世纪前，人们对机体结构和生理生化功能、疾病病理发展过程及药物的本质特性等缺乏科学的认识，导致药物治疗长期处于经验主义阶段。例如，古希腊医学家希波克拉底提出的“体液学说”，认为人体由血液、黏液、黄胆汁和黑胆汁四种体液组成，疾病是由于四种体液的不平衡引起的，治疗方法是通过调节体液平衡来恢复健康。无独有偶，在古代中国医学中，“五行学说”被广泛应用于医学理论。该理论认为人体的各个器官和生理功能与金、木、水、火、土五种元素相对应，疾病的产生是由于五行之间的失衡。例如，肝脏对应木，如果肝脏出现问题，可能被认为是木的失衡，治疗方法包括通过饮食、药物或针灸等方式来调节五行的平衡。这些学说针对疾病的发生形成了一定的理论体系，在当时的疾病治疗中也发挥了重要的作用，但从现代科学的角度来看，都存在着一定的局限性：无论是“体液学说”还是“五行学说”，都对人体复杂的生理和病理过程进行了过度简化，缺乏对人体的精细结构和功能即这个极其复杂的有机体的深入理解，因而也无法准确揭示疾病的本质和真正病因。

（二）现代科学阶段（19 世纪起）

从 19 世纪开始，化学、生物学及生理学的发展，为药理学的发展提供了科学可靠的实验技术方法。人们开始用细胞实验和动物实验，分析药物的作用部位，研究药物对机体的作用机制，打破了药物作用的神秘色彩，揭示了药物治疗疾病的内在机制，使得药物治疗学成为一门真正的现代科学。

化学制药的发展：19 世纪末，随着化学工业兴起，化学制药开始发展。这一时期出现了许多早期的化学合成药物，比如用于治疗锥虫病、阿米巴病和梅毒等疾病的含锑、砷的有机药物。这些药物为后续药物研发奠定了基础，开启了以化学合成为主要手段的药物研发时代。20 世纪 30 年代中期，百浪多息和磺胺类药物被发现，随后一系列磺胺类药物被合成，它们在抗菌治疗方面发挥了重要作用，让人们对抗菌药物有了新的认识和探索方向。1928 年，英国伦敦圣玛丽医院的亚历山大·弗莱明在研究葡萄球菌时，培养皿被青霉菌污染，他发现青霉菌周围的葡萄球菌生长受抑。弗莱明对此感兴趣，进而分离、鉴定出青霉菌，并发现其产生的物质可抑制和杀灭多种致病细菌，遂将该物质命名为青霉素。之后，弗洛里和钱恩等科学家对其进一步研究，解决了青霉素的提纯和大量生产等问题。青霉素在临床的广泛应用，彻底改变了“细菌感染是许多疾病导致死亡的主要原因”这一现状，对药物治疗学的发展具有极其重大的意义。同时，青霉素的成功激励了科学家们对其他天然抗菌物质的探索以及药物研发的热情，为药物治疗学相关学科提供了重要的研究对象和方向，使药物治疗从经验逐步向科学化方向迈进。

天然药物的发展：在天然药物领域，药物治疗也取得了显著的发展。20 世纪，天然药物的研究逐渐深入。阿司匹林从植物中提取并经过改进后，成为广泛使用的解热镇痛药，同时在预防心血管疾病方面也展现出重要价值；紫杉醇、喜树碱的发现更是为癌症治疗带来了新的希望，引发了全球对天然产物药用价值的高度关注；现代中药药理学家陈克恢教授发现麻黄碱具有拟交感神经作用，能使血压升高、心跳加快、支气管平滑肌松弛等，使其很快应用于治疗支气管哮喘、干草热、脊椎麻醉等，这为从天然产物中寻找开发新药作出了示范作用；我国著名的中西医结合血液病学家张亭栋教授发现三氧化二砷对急性早幼粒细胞白血病具有显著疗效，使三氧化二砷从毒药转变为治病良药，为白血病患者带来新希望；诺贝尔奖获得者屠呦呦先生从青蒿中发现乙醚提取物对疟原虫有强大抑制作用，为全球抗疟事业带来重大突破，拯救了无数生命，成为天然药物研究的经典范例。到了 20 世纪后期，天然药物研究更加深入：创新的提取工艺提升了天然药物的纯度和产量，作用机制的持续研究使人们对天然药物作用的靶点认识更深入，质量控制体系的不断完善确保了天然药物的安全性和有效性。近年来，天然药物在全球范围内受到越来越多的关注和认可。传统医学中的天然药物资源不断被挖掘和开发，为现代医学提供了补充和替代治疗。

生物制药的发展：从19世纪中叶开始，生物技术的进步推动了生物制药的快速发展。到20世纪末，基因工程技术的应用使得蛋白质药物、基因工程药物获得大量生产。胰岛素是最早应用基因工程技术生产的药物之一，它取代了从动物体内提取胰岛素的传统方法，提高了胰岛素的纯度和产量，为糖尿病患者提供了更好的治疗。单克隆抗体药物的出现是生物技术药物发展的一个重要里程碑。这类药物具有高度的特异性和亲和力，能够精准地识别并结合病变细胞或分子，在癌症、自身免疫性疾病等领域取得了显著的治疗效果。例如，免疫检查点抑制剂PD-1和PD-L1，为癌症患者的治疗带来了新的突破。近年来，随着基因组学、生物信息学等学科的快速发展，个体化治疗和靶向疗法成为药物发展的重要方向。通过对患者的基因信息进行分析，医生可以为患者制定个性化的治疗方案，提高药物的疗效并减少不良反应。同时，针对特定分子靶点的药物研发不断深入，如针对肿瘤细胞中的特定基因突变或信号通路的靶向药物，能够更精准地抑制肿瘤细胞的生长，为癌症治疗带来了新的希望。

20世纪70年代末，美国等西方发达国家开始重视临床药物治疗学的研究和教学，美国在1980年为其药学博士生（Pharm D）开设临床药物治疗学课程；1980年8月，国际药理学联合会和英国药理学会在伦敦联合召开了第一届国际临床药理与治疗学会议，以后每隔三四年召开一次国际会议。1981年，Pharmacotherapy杂志在美国创刊；1982年，世界卫生组织（WHO）成立了一个基本药物应用专家委员会，对临床合理应用基本药物提出了原则性指导意见。1995年，欧洲临床药理学与治疗学协会（EACPT）在欧洲正式成立，并且召开了首届会议。截至目前，EACPT大会已经成功举办了14次。现在，国际上的学术机构对临床常见疾病都制订了规范的药物治疗指南，对推行合理用药和规范治疗发挥了重要作用。

我国临床药物治疗学的发展紧跟世界步伐。中国药学会从20世纪80年代开始陆续成立了药物临床评价研究专业委员会、医院药学专业委员会、药学服务专业委员会等专业委员会，出版发行《中国新药与临床杂志》《中国医院药学杂志》《中国临床药学杂志》《中国临床药理学杂志》《药物流行病学杂志》等杂志；中国药理学会从20世纪80年代开始陆续成立临床药理学专业委员会、治疗药物监测研究专业委员会、药物基因组学专业委员会、定量药理学专业委员会等专业委员会，出版《中国临床药理学与治疗学》《医药导报》等杂志；地方医药学会也纷纷行动起来，如北京药学会创办了《临床药物治疗杂志》；我国多数医药院校已经创办临床药学专业，开设临床药物治疗学课程，出版多套临床药物治疗学教材。

随着医药科技的飞速发展，临床疾病诊疗水平不断提高，治疗药物种类快速增加，循证医学（evidence-based medicine，EBM）和精准医学（precision medicine，PM）等相关学科飞速崛起，极大地促进了临床药物治疗学的发展。循证医学的核心思想是“慎重、准确、明智地将目前所得的最佳证据应用于患者治疗的决策”，使临床医生将药物治疗方案建立在科学设计、正确分析、可靠证据的基础上，更加趋于高效、安全、经济、合理，充分保证患者用药的合理性。精准医学旨在利用人类基因组学、代谢组学、蛋白组学等相关技术，对患者实施量身定制的临床决策。精准化药物治疗是精准医疗的重要组成部分，它全面考察药物与机体的相互作用：一方面，通过组学技术研究机体受药物干预后的基因、代谢物、蛋白等生物标志物变化，评估药物疗效和安全性；另一方面，通过研究药物在体内的吸收、分布、代谢和排泄过程，掌握个体、群体对于药物的处置特点，继而帮助患者调整给药方案，以获得最佳治疗效果。

二、临床药物治疗学的内容和任务

临床药物治疗学的内容涵盖病理生理学、诊断学、内科学、药理学、细胞生物学、微生物学、免疫学和基因组学等多个医药学科，是医学和药学的高度结合。临床药物治疗学的主要任务是由临床医师和临床药师依据疾病的病因和发病机制、患者个体特征、药物作用特点，制定和实施合理的个体化药物治疗方案，消除或控制病因与致病因素，减轻或消除患者痛苦，维持机体内环境的稳定性，缓解或治愈疾病，保护或恢复劳动力，保持患者生活质量以及预防疾病复发，同时避免或减轻药物不良反应，以获得最佳治疗效果。因而，临床药物治疗学是临床医师治疗疾病的基础手段，也是临床药师进行药学服务的基础。

观察和研究药物对机体的影响是临床药物治疗学的重要任务。药物产生的疗效和不良反应是药物、机体、疾病三者相互作用的结果。在药物方面，除了药物本身的理化性质、产品质量和药理作用特性外，给药的剂量、途径、时间、疗程、配伍等都能影响药物疗效，不同药物之间在体内外也能产生相互作用而影响疗效；在机体方面，除了个体遗传差异和种族特征可影响药物动力学（吸收、分布、代谢、排泄）过程和药物反应性外，机体的心理（如乐观、悲观）、生理状态（如男性、女性、老人、儿童、妊娠期）和患者遵医嘱用药的依从性等也都影响药物疗效；在疾病方面，除了疾病的病因和病理变化外，疾病的分类、分型、病程和病情也影响药物的疗效，患者同时患有的其他疾病或并发症也可能影响机体对药物的反应。因此，对疾病的药物治疗不能简单地把病名和药名对号入座，而是要将相关的基础和临床医药学知识与特定患者的实际生理特征和病情变化相结合，实施个体化的药物治疗。在药物治疗方案实施的过程中还应该结合临床观察和血药浓度监测，适当调整治疗方案，达到最佳的治疗目标。

临床药物治疗学的核心任务是确保药物的合理使用。这意味着，在面对各种疾病时，医疗专业人员需要依据当代对药物和疾病的深入理解与系统知识，来进行药物的选择和使用，以确保每一位患者都能得到最佳的治疗效果。这一过程涉及多个层面，安全性和有效性是最重要的两个方面：①安全性：首要任务是确保药物使用的安全性。这要求临床医师和临床药师在选择药物时，充分考虑患者的体质、病史、过敏情况等因素，避免使用可能引发不良反应或相互作用的药物。同时，还需密切监测患者用药后的反应，及时调整治疗方案以确保安全；②有效性：药物治疗必须有效，即能够针对特定疾病产生预期的治疗效果。医生需要根据疾病的类型、严重程度以及患者的具体情况，选用最适合的药物和剂量，以达到最佳的治疗效果。

三、临床药物治疗学与相关学科之间的关系

临床药物治疗学是医学和药学之间的桥梁学科，与其他相关学科有少部分交叉，但内容和目的上有很大区别，侧重点各不相同。

临床药物治疗学不同于药理学或药物学。药理学是研究药物和机体（病原体）相互作用及作用规律的一门科学，它既研究药物对机体的作用及作用机制，即药物效应动力学；也研究药物在机体的影响下所发生的变化规律，即药物代谢动力学。而药物学着重阐述药物的理化性质、体内过程、药物的作用与机制、用途和不良反应等基本内容。临床药物治疗学是疾病治疗学的一个分支，它以疾病为纲，在阐述疾病的病因和发病机制、分类和临床表现的基础上，根据患者特定的病理、生理、心理状况和遗传特征，再结合药物的作用特点，阐明如何给患者选用合适的药物、合适的剂量、合适的用法，以期取得良好的治疗效果，避免药物不良反应和有害药物相互作用的发生。药理学、药物学是临床药物治疗的理论基础，临床药物治疗学是药理学、药物学理论在临床上的实际应用。

临床药物治疗学不同于临床药理学：临床药理学按药物分类介绍药物，而药物治疗学以疾病为纲介绍临床用药；临床药物治疗学有针对性地介绍疾病的病因、发病机制、临床表现和分类分型，而临床药理学基本不介绍或很少介绍疾病的相关知识；临床药理学更关注新药的临床试验、血药浓度检测、人体药物动力学参数的获得，而药物治疗学主要关注针对具体疾病、具体个体的药物治疗方案，关注单药的作用，也关注多药合用的综合效果。

临床药物治疗学虽然以疾病为纲，但也不同于内科学。内科学在阐述疾病的流行病学、病因、病理变化、发病机制的基础上，重点关注的是疾病的临床表现、诊断（包括诊断措施和诊断标准等）、鉴别诊断、可能出现的并发症和治疗原则。临床表现包括疾病的症状、体征、物理和生化检查的改变、疾病的分类或分型等。在疾病的治疗中除了药物治疗外，放射治疗、物理治疗、介入治疗、针灸治疗等治疗方法也占有一定的位置。尽管内科学中的药物治疗是内科治疗中的一个主要部分，但对千变万化的疾病、千差万别的个体和为数众多的药物，如何正确地选择和使用药物关注则不够。多数发达国家的医疗机构，对疾病的药物治疗，是由临床医师和药师共同负责的，药师已经成为医疗团队中不可或缺的重要组成部分。

临床药物治疗学不研究药物的药理作用和作用机制，不研究疾病的病因和发病机制，不研究药物的性能与价格的关系，它侧重于利用这些方面的知识，研究影响药物产生疗效和不良反应的因素，包括药物、机体和疾病三方面因素，并利用这些研究成果来指导合理地选择并正确地使用药物，制定个体化的治疗方案。药物治疗学对我国的医学生和药学生来说，都是一门崭新而又非常实用的课程，对其教学任务和内容的界定还会有一个不断发展和完善的过程。

答案解析

思考题

1. 简述临床药物治疗学的基本概念。
2. 简述临床药物治疗学的主要内容和任务。

（赵立波）

书网融合……

本章小结　　微课　　习题

第二章　药物治疗的基本原则

PPT

学习目标

1. 通过本章学习，掌握药物治疗的一般原则：安全性、有效性、经济性、创新性、适宜性、可及性等；熟悉药物处方的定义、药物处方的内容和时限规定、麻醉药品/精神药品和抗菌药物处方管理规定的内容；了解处方审核和处方点评的定义和内容。

2. 具有在特定疾病、特定患者协助临床医生选择最适宜药品的能力。

3. 树立科学的思维方法、严谨的工作作风，以及与医护团队良好合作精神。

第一节　药物治疗的原则

在开始药物治疗之前，首先需明确的是，只有在必要情况下才能开启药物治疗。如高血压、高血糖、高血脂等疾病早期，应尽量先通过饮食调整、加强锻炼、改变生活方式及习惯等实现疾病控制的目标，如果上述手段都不能实现疾病控制的目标，药物治疗又的确能使患者获益，方可考虑开启药物治疗。

药物本身具有两重性：使用合理、适当，则能达到预防或治疗疾病的目的，使患者恢复健康或提高生活质量；如果选用不当、应用不合理，不但不能达到预期目的，反而可能会增加药物产生副作用、毒性反应、变态反应等不良反应的概率，甚至导致死亡。因此，在药物治疗过程中要根据疾病、患者和药物各方特点权衡利弊，综合考虑药物治疗的基本原则，制定合理的治疗方案，确保患者能够获得最佳的治疗效果。

药物治疗的基本原则涵盖了多个方面，其中最为关键的是安全性、有效性、经济性、创新性、适宜性和可及性。这些原则相互关联，共同构成了药物治疗的核心理念。安全性是药物治疗的前提，确保患者在使用药物的过程中不会受到伤害。有效性则是药物治疗的根本目的，通过药物的作用改善患者的症状，治愈疾病。经济性关注的是药物治疗的成本效益，确保患者能够以合理的费用获得所需的治疗。创新性体现了药物治疗领域的不断进步和发展，通过研发新的药物和治疗方法，提高治疗效果。适宜性强调的是药物治疗的个体化，根据患者的具体情况选择合适的药物和剂量。可及性则关注的是患者能否方便地获得所需的药物和治疗服务。这些原则的重要性不言而喻，它们不仅关系到患者的健康和生命安全，还涉及医疗资源的合理配置和社会的可持续发展。

一、药物治疗的安全性

药物具有两面性，在发挥防治疾病作用的同时，可能对机体产生不良反应，导致机体器官功能和组织结构的损害，甚至产生药源性疾病。一些有精神效应的药品还可能产生生理和精神依赖性，不仅对患者的精神和身体产生危害，而且可能酿成严重的社会问题。药物治疗的安全性（safety）意味着药物在治疗疾病的过程中，既要有效地抑制或消除病因，又要尽可能地减少不良反应的发生，确保患者的生理功能不受损害。保证患者的用药安全性是药物治疗的重大前提之一，应放在一切医疗行为的首位。

药物安全范围表明了安全性大小，一般是用药物产生疗效的最小有效量至最小中毒量这段距离表示，距离越宽，药物的安全范围就大，反之就小。药物的治疗指数可准确反映药物的安全性，治疗指数是引起半数动物死亡的剂量（LD_{50}）与产生50%有效反应的剂量（ED_{50}）之比值（LD_{50}/ED_{50}），指数大的药物相对指数小的药物安全。

导致药物治疗安全性问题的原因主要有：①药物本身固有的生物学特性：药物具有两重性，在产生治疗作用的同时，也可能发生不良反应；②药品质量问题：药物制剂中不符合标准的有害有毒相关物质超标准或有效成分含量过多均会影响药物安全；③药物的不合理使用：包括药物的滥用、误用、剂量过大或过小、用药时间过长或过短等，这些不合理的使用方式都可能导致药物疗效降低，甚至引发严重的不良反应。

为了避免药物损害，应重点注意以下几点：①在药品生产、流通、储存及使用过程均应严格按照相关规定实施，保证药品的质量；②在临床医疗实践中合理使用药物，减少和避免不合理用药；③建立和完善药物不良反应的监测体系，及时发现并处理药物使用过程中出现的不良反应，及时调整药物的使用策略，确保患者安全地接受治疗；④多药联用常常产生相互作用，临床医生和临床药师应当充分了解药物之间的相互作用机制，制定合理的用药方案，避免药物相互作用带来的风险；⑤针对特殊药物，采用治疗药物监测和基因检测手段了解患者的药物暴露和反应情况，为患者制定更加精准的用药方案。

药物的“安全性”是相对的，原因如下：①对药物安全性的要求是相对的：对某些非致死性疾病或妊娠期妇女的药物治疗，安全性要求很高，即使是很轻微的不良反应或发生率很低的不良反应也是难以接受的；但对肿瘤等一些致死疾病或可能导致其他严重后果的疾病；药物治疗的安全性要求可以适当降低；为了挽救生命而承受某些不良反应是可以被医患双方所接受的；②对药物安全性的认识也是相对的：一些药物罕见的不良反应可能需要更长期的临床应用，才可能被发现、被了解。

二、药物治疗的有效性

有效性（efficacy）系指药物的作用应是确切的，所选药物的适应证应与病情相符合，给药方案（包括剂量、时间间隔、给药方式等）要与患者状况相符合。

一般来说，用药的预期目的包括：根除病源、治愈疾病、延缓疾病进程、缓解临床症状、预防疾病发生、避免某种不良反应的发生、调节人的生理功能。实际工作中，常用治愈率、显效率、好转率、无效率等指标判断药物的疗效。多数情况下，药物治疗的效果是显而易见的，但有些情况下，其疗效需要足够的循证医学证据支持；某些自限性疾病，不使用药物可能也会康复；某些情况下，临床结果与药物治疗的预期结果相吻合，但不能肯定是药物的疗效；临床实践中，药物还可起到心理安慰作用。

药物的药效学特征是药物治疗有效性的基础，药物效应的发挥主要是通过药物与靶点结合引起机体生理生化功能改变来体现，药物作用靶点几乎涉及生命活动和过程的所有环节，包括受体、酶、离子通道、基因等。要实现理想的药物治疗效果，必须综合考虑各种因素：①药物的理化性质、剂型、剂量、给药途径、药物之间的相互作用等因素均会影响药物治疗的有效性。应根据具体情况选择对因治疗或对症治疗，选择生物利用度高的药物，选择能维持有效血药浓度的剂型和给药途径，选择能够避免不良相互作用的药物，选择耐受性好以及依赖性小的药物等；②患者的年龄、体重、性别、精神因素、病理状态、遗传特征和生物节律等对药物治疗效果均可产生重要影响。机体生理/心理状态良好，积极配合药物治疗，是取得满意疗效的重要因素之一。在肿瘤、感染等疾病的早期阶段开展药物治疗，往往能取得更好的疗效。患者的个体差异是影响药物疗效的重要因素，采用治疗药物监测和药物基因组学检测，能够促进患者的精准治疗。③药物治疗的依从性，即患者按照医嘱和药物说明书正确使用药物的程度，对药物治疗效果有着至关重要的影响。如果患者能够严格遵循医生的建议，按时按量服药，那么药物在体内的浓度将保持在有效范围内，从而最大限度地发挥治疗作用。相反，如果患者不按照医嘱用药，可能会导致药物剂量不足或过量，从而降低治疗效果，甚至可能引起药物副作用。因此，要积极利用各种可及的手段，提高患者的依从性，促进患者获得最佳治疗效果。

药物治疗的有效性是临床药物治疗效果的重要体现，在医疗行为中很多时候需要权衡利弊，只有利大于弊，药物治疗的有效性才有实际意义。临床实践中不能因一味追求药物有效性，忽略了安全性等其他方面的原则。

三、药物治疗的经济性

药物治疗的经济性（economy）是指以消耗最低的药物经济成本，实现最佳的治疗效果。

药品属于重要的卫生资源，控制药品费用的快速增长现已成为世界各国共同关注的难题。人口老龄化、疾病谱改变、慢性病增加、药品研发成本大幅增长，是药品费用急剧增长的主要原因；同时，药品价格管理体系存在的某些缺陷、药物使用不合理等也是不可忽略的重要因素。因此，控制药品费用快速上升，需要从多方面采取综合治理的措施。

我国仍属于发展中国家，优化治疗方案、合理利用药品、满足基本的医疗保障需求、实现可持续性发展是我国目前医疗工作的重点。目前，可供我们选择以保证药物经济性的措施主要包括：使用通过一致性评价的仿制药替代原研药、在保证治疗质量的前提下应用性价比更高的品种、控制有限药物资源的不合理配置等。

药物经济学（pharmacoeconomics）为控制药品费用的不合理增长提供了一种可借鉴的方法，它应用现代经济学的研究手段，结合流行病学、决策学、生物统计学等多学科研究成果，全面鉴别、测量、比较和分析不同的药物治疗方案、药物治疗方案与非药物治疗方案（如手术治疗和物理治疗等），以及不同医疗或社会服务项目（如社会养老和家庭病床等）的成本与结果（效果、效益及效用）关系，评价其经济学价值的差别。在临床药物治疗中，药物经济学评价的药物治疗结果主要有三种形式。①效果（effectiveness）：效果是指所实施药物治疗方案的临床结果，即在一定人群中实施一项干预措施，以达到预期的治疗目标，如人群健康的期望寿命、疾病治愈率、好转率以及细菌转阴率等；②效益（benefit）：效益是指实施某项药物治疗方案所产生的有用结果，通常以货币单位表示。效益包括直接效益、间接效益和无形效益；③效用（utility）：是指所实施药物治疗方案满足人们对一种特定健康状况的期望和偏好程度，即药物治疗后所获身心健康的满意度。

四、药物治疗的创新性

药物治疗的创新性是医药领域持续进步和发展的关键驱动力。随着科学技术的不断进步，药物治疗的创新性体现在多个方面，包括新药的研发、现有药物的改进、治疗策略的创新等。

1. 新药的研发 新药的研发是药物治疗创新性的核心。随着生物技术、基因组学、蛋白质组学、计算机辅助药物设计和人工智能等技术的发展，研究人员持续寻找疾病发生发展过程中的关键分子靶点，更加精确地识别疾病的分子机制，不断开发出针对性更强的化学药物和生物药物。例如，在肿瘤治疗领域，通过对癌细胞生长、增殖、转移等机制的研究，发现了如PD-1/PD-L1等免疫检查相关靶点，基于这些新靶点研发出的免疫治疗药物，改变了传统肿瘤治疗主要依靠手术、化疗、放疗的格局，为众多癌症患者带来了新的生存希望。

2. 现有药物的改进 除了研发全新药物外，对现有药物的改进也是药物治疗创新的重要途径。这包括改变药物的化学结构以提高其疗效、降低副作用，或者开发新的剂型和给药途径，使药物更易于患者接受。缓控释制剂、靶向制剂的研发是现有药物改进的热点。以利培酮为例，从最初的口服片剂到后来的口服液、口崩片、微球肌内注射剂，再到棕榈酸帕利哌酮的长效注射剂，每一次改进都旨在提高患者的依从性和治疗效果。

3. 治疗策略的创新 治疗策略的创新主要体现在对疾病治疗方法的整体优化上。这包括个体化医疗、多学科综合治疗、精准医疗等理念的提出和应用。通过基因检测和数据分析，医生可以为患者制定更加精确的治疗方案，从而提高治疗效果，减少不必要的副作用。例如，通过检测患者的表皮生长因子（EGFR）、间变性淋巴瘤激酶（ALK）等基因突变情况，对于存在特定基因突变的患者选用相应的靶向治疗药物，改变了过去“千人一方”的格局，提高治疗的精准性和有效性。

五、药物治疗的适宜性

药物治疗的适宜性（appropriateness）是实现合理药物治疗的基本要求，也是用药合理性的评判指标。药物治疗的适宜性应包括以下几方面。①适当的患者：患者对选用的药品无禁忌，不良反应发生率低或为一般反应；②适当的适应证：选用药品的作用、适应证应与患者所治疗疾病的病理生理学、病因及诊断相符合；③适当的药物：选用药品应符合安全、有效、经济、适当的原则，以及适当地给药剂量、给药途径和给药疗程；④适当的信息：药师应为患者提供与其疾病和用药有关的正确、重要和清楚的信息；⑤适当的监护：医务人员特别是临床药师应重视并做好患者用药监护，做好可能发生用药后药品不良反应的对策预案。

药物治疗的适宜性原则，体现了“以患者为中心”的指导思想。以治疗高血压为例，对于合并有冠心病、心力衰竭及肾功能不全的老年高血压患者，不宜选用可引起血压明显波动而增加死亡率的短效二氢吡啶类钙通道阻滞药，而应该选择既可降低心负荷，又可增加肾血流量，同时还能改善生存质量的血管紧张素转换酶抑制药。如能合用小剂量噻嗪类利尿药则可增强其降压作用。同时应该遵循个体化用药原则，给药剂量为其单用剂量的2/3～1/2，尽可能以最小维持剂量达到最佳降压水平。根据药动学特点及患者对治疗的依从性，选择长效口服制剂。又如，一些病因不明或目前尚无有效治疗手段，而又严重危害人类健康的疾病较易出现药物过度治疗，表现为超说明书用药、剂量过大、疗程过长、轻症用重药等。临床存在某些癌症患者的死因不是因为癌症本身造成的，而是由于过度化疗所致，如白细胞过低仍然坚持高强度化疗，导致患者骨髓抑制合并感染而死亡等。因此，药物治疗过程中要把握适宜性，即在明确疾病诊断的基础上，从病情的实际需要出发，确定适当的剂量、疗程与给药方案，使药物的作用发挥得当，达到治疗疾病的目的。

不适宜的药物治疗可能导致过度治疗。药物过度治疗是指超过疾病治疗需要，使用大量的药物却没有达到理想效果的治疗，表现为超适应证用药、剂量过大、疗程过长等。过度治疗的常见原因有：患者求医心切，受虚假广告诱惑导致过度使用；保护性的过度用药行为，部分医师处方追求“大包围”等。另一个不适宜的药物治疗问题为治疗不充分，其表现为剂量不够，达不到有效的治疗剂量；或疗程太短，达不到预期的治疗效果。引起治疗不充分的原因主要有：患者对疾病认识不够，依从性差且未能坚持治疗；患者因经济原因，又缺乏相应的医疗保障，导致无力支付药物治疗费用；目前我国的药物政策还不完善，部分安全有效的药物供应不稳定，最终影响了某些疾病的治疗。过度治疗和治疗不充分均会直接影响治疗效果，甚至产生严重后果，所以把握药物治疗的适宜性也是药物治疗过程中必须考虑的一部分。

随着科学的发展，许多疾病的诊治都已制定出权威、规范的指南或标准。给患者实施药物治疗时，医生首先要熟悉这些指南或标准。同时还要教育患者了解这些指南或标准，减少随意性和盲目性。

除了药物治疗，非药物治疗经常也是综合治疗中的一部分，必要时还可开展手术治疗、心理治疗和康复治疗等。药物和非药物治疗在疾病病程的不同阶段，可以相互配合、主次相互转换。应根据患者最核心问题和主要矛盾采取最适合的治疗措施。

六、药物治疗的可及性

药物治疗的可及性是指患者能够及时、方便地获得所需药物的能力。这是一个涉及多个方面的复杂问题，包括药物的供应、价格、地理位置、医疗保险政策以及患者的认知和行为等因素，需要政府、医疗机构、制药企业和社会各界共同努力，通过改善供应链管理、降低药价、优化医疗服务布局、完善医疗保险体系、加强患者教育和国际合作等措施，提高药物治疗的可及性。

1. 药品审批政策优化 加强药品的审评审批，在保证药品质量和安全性的前提下，简化审批流程，加快新药上市速度，使患者能更快地用上先进的治疗药物。比如我国实行的药品优先审评审批制度，对于一些临床急需、重大疾病治疗等药物加快审核，缩短其上市周期。并且严格把控药品质量，防止劣质药品流入市场，保障药品使用的有效性和安全性，也是从侧面维护药物可及性。

2. 医保政策支持与药品价格调控 通过医保目录的动态调整，将更多疗效确切、临床价值高的药物纳入医保报销范围，减轻患者的用药经济负担，提高药物的可负担性。如国家医保局每年会开展医保谈判，促使一些高价创新药降价后进入医保，让更多患者能用得起。同时，合理设置医保报销比例，对不同类型药物、不同就医情况等制定科学的报销政策，保障患者在用药费用方面的可及性。政府部门可以通过价格谈判、集中采购等方式，与药企协商合理的药品价格，降低药品价格。我国近年来推行的药品集中带量采购政策，以量换价，促使众多药品大幅降价，让更多患者受益。同时，建立价格监测机制，及时发现和处理药品价格异常波动情况，确保价格稳定且合理。

3. 药品生产与供应 通过税收优惠、研发补贴等政策手段，鼓励制药企业积极生产各类药物，尤其是短缺药品、罕见病用药等，保障药品的充足供应。如对生产儿童用药的药企给予一定的税收减免，促进其增加产量、丰富品种。同时，引导药企合理规划生产布局，根据市场需求预测来安排生产计划，避免出现药品积压或短缺的两极分化情况。要构建健全的药品仓储、物流配送体系，确保药品在生产出来后能够高效、安全地运输到各个销售终端，减少运输损耗和延误。比如冷链药品需要严格的冷链物流保障其质量，完善的供应链能让这类药品顺利到达患者手中。加强药品储备管理，建立国家、地方、企业等多级药品储备机制，应对突发公共卫生事件等可能出现的药品需求高峰或供应短缺情况。

4. 优化药学服务 加强对医务人员的药学知识培训，使其能够准确掌握药物的适应证、禁忌证、用法用量等，避免不合理用药造成的药物浪费以及患者用药效果不佳等问题，确保药物能发挥最大的治疗作用；医疗机构要根据自身功能定位、服务人群特点等，科学合理地配备药品，优化药房管理，及时补充短缺药品，并且建立与其他医疗机构、药品配送企业等的联动机制，在自身药品不足时能快速调剂获取，保障患者用药需求；拓展药物获取渠道；推动互联网医院与实体医疗机构协同发展，完善线上购药、送药到家等服务模式，方便患者尤其是行动不便、距离医疗机构较远的人群获取药物。同时，加强对零售药店的规范管理，提高其药学服务质量，使其成为患者便捷获取药物的可靠渠道。患者的认知和行为也是影响药物治疗可及性的重要因素。患者对疾病的认识、对药物的信任度以及用药的依从性都会影响到他们是否能够及时获得并正确使用药物。教育和宣传工作在这方面起着关键作用，通过提高公众的健康意识和药物知识，可以有效提升药物治疗的可及性。

第二节　药物处方

药物处方，是指由注册的执业医师和执业助理医师（医师）在诊疗活动中为患者开具的、由取得药学专业技术职务任职资格的药学专业技术人员（药师）审核、调配、核对，并作为患者用药凭证的医疗文书。药物处方具有法律效应，是正规医疗文书，是患者用药正式凭证，处方的规范性及适宜性是体现医院临床治疗水平和医疗质量的重要依据。微课

一、药物处方的结构和内容

为了便于使用和保存，医疗机构都有统一格式的处方笺，并一律用规范的中文或英文名称书写。处方的基本结构包括以下三项。

1. 处方前记　包括医疗单位名称、患者姓名、性别、年龄（成人应写明实足年龄，婴幼儿应写明实足日、月龄）、门诊或住院病例号、科别或病区和床位号、临床诊断和开具日期。麻醉药品和第一类精神药品处方还应当包括患者身份证编号，代办人姓名、身份证编号。

2. 处方正文　是处方开具者为患者开写的用药依据，是处方的核心部分。以 Rp 或 R（拉文 Recipe“请取”的缩写）或中文“取”标示，分列药品名称、剂型、规格、数量、用法用量。每一种药品各占一行。规格和用量应写明单个剂量乘以总数，如为液体剂型可写出总量。

3. 处方后记　医师签名和（或）加盖专用签章，药品金额以及审核人、配方人、核对人、发药人的签名和（或）加盖专用签章、发药日期。

二、处方类型

根据《处方管理办法》及相关药事管理法规，医疗机构处方可分为普通处方、急诊处方、儿科处方、麻醉药品处方、精神药品处方等。普通处方、急诊处方、儿科处方、麻醉药品处方的印刷用纸分别是白色、淡黄色、淡绿色和淡红色，并在右上角以文字说明；第一类精神药品处方的印刷纸为淡红色，右上角标注“精一”，第二类精神药品处方的印刷纸为白色，右上角标注“精二”。

三、药物处方书写要求

药物处方书写要求主要包括：①认真填写一般项目：患者的姓名、年龄、性别是确认患者的重要信息，有助于审方时发现可能的剂量错误，特别是儿童和老年患者；②每种药物占一行，先写药名，再写剂量。注意药名应用通用名称，不可使用缩写；③药物用量单位应按照《中国药典》规定的法定计量单位，固体药品一般以克（g）为单位，液体以毫升（ml）为单位。用量和数量必须写清楚，一般情况需要按照药品说明书规定的常规用法用量使用，特殊情况需要超剂量使用时，应当注明原因并再次签名；④西药和中成药可以分别开具处方，也可以开具一张处方，但中药饮片应当单独开具处方；⑤危重病情急需用药时，应在处方上注明“急”；⑥开具医疗用毒性药品、精神药品、麻醉药品处方，应使用专用处方笺；⑦开具处方后，须仔细核查，保证无误后方可签名交给患者。

四、药物处方时限规定

处方开具当日有效，特殊情况下需延长有效期的，由开具处方的医师注明有效期限，但有效期最长不得超过 3 天。一般来说，普通内服药品为 3 日量；对于某些慢性病、老年病或特殊情况，医师注明理

由后，处方用量可适当延长，一般不超过两周量，最多不超过一个月量。

五、对于麻醉药品、精神药品和抗菌药物的特殊规定

医师为门（急）诊患者开具的麻醉药品和第一类精神药品注射剂，每张处方为一次常用量；缓控释制剂，每张处方不得超过7日常用量；其他剂型，每张处方不得超过3日常用量。医师为门（急）诊癌症疼痛患者和中、重度慢性疼痛患者开具的麻醉药品、第一类精神药品注射剂，每张处方不得超过3日常用量；缓控释制剂，每张处方不得超过15日常用量；其他剂型，每张处方不得超过7日常用量。为住院患者开具的麻醉药品和第一类精神药品处方应当逐日开具，每张处方为1日常用量。

对于抗菌药物，具有高级专业技术职务任职资格的医师，可授予特殊使用级抗菌药物处方权；具有中级以上专业技术职务任职资格的医师，可授予限制使用级抗菌药物处方权；具有初级专业技术职务任职资格的医师，可授予非限制使用级抗菌药物处方权。医师开具抗菌药物处方时，应遵循“能口服不肌注，能肌注不输液”的原则，应严格控制抗菌药物联合使用，避免无指征的多种抗菌药物联用，应严格限制抗菌药物预防性使用，避免无适应证预防用药。

六、处方审核

处方审核是确保患者用药安全的重要环节。审核内容主要包括：①合法性审核：确保处方符合相关法律法规，包括处方标准、格式及有效期，医师执业注册信息及签章，以及药品使用相关规定；②规范性审核：检查处方前记、正文和后记是否填写清晰、正确、完整，包括医疗单位名称、患者姓名、性别、年龄等信息；③适宜性审核：评估处方用药与病症诊断的相符性，剂量、用法和疗程的正确性，选用剂型与给药途径的合理性，是否有重复给药现象，是否有潜在临床意义的药物相互作用和配伍禁忌；以及对规定必须做皮试的药品，处方医师是否注明过敏试验及结果判定。

处方前置审核是指在医生开具处方后、患者缴费前，由药师或其他专业人员对处方内容进行合理性、安全性和经济性审核的过程。这一流程利用信息技术，如智能审核系统，对处方进行自动预审，对于预审未通过的处方，再由药师进行人工审核。目前，处方前置审核的主流软件包括美德医系统、美康、大通、逸曜、普华和诚、天际健康和慧药通等。这些软件各具特色，能够在一定程度上满足不同医疗机构的需求。

在完成处方前置审核后，再由药师进行处方调剂。我国《处方管理办法》规定，药师调剂处方时必须做到“四查十对”：查处方，对科别、姓名、年龄；查药品，对药名、剂型、规格、数量；查配伍禁忌，对药品性状、用法用量；查用药合理性，对临床诊断。

七、处方点评

（一）处方点评概述

处方点评是根据相关法规、技术规范，对处方书写的规范性及药物临床使用的适宜性（用药适应证、药物选择、给药途径、用法用量、药物相互作用、配伍禁忌等）进行评价，发现存在或潜在的问题，制定并实施干预和改进措施，促进临床药物合理应用的过程。处方点评工作是医院持续医疗质量改进和药品临床应用管理的重要组成部分，是提高临床药物治疗学水平的重要手段。

（二）处方点评工作的要求

医院处方点评工作在医院药事管理与药物治疗学委员会和医疗质量管理委员会领导下，由医院医疗

管理部门和药学部门共同组织实施。应当根据本医院的性质、功能、任务、科室设置等情况，在药事管理与药物治疗学委员会下建立由临床药学、临床医学、临床微生物学、医疗管理等多学科专家组成的处方点评专家组，为处方点评工作提供专业技术咨询。医院药学部门成立处方点评工作小组，负责处方点评的具体工作。

（三）不合理处方

处方点评结果分为合理处方和不合理处方。不合理处方包括不规范处方、用药不适宜处方及超常处方。

1. 不规范处方　处方的前记、正文、后记内容缺项，书写不规范或者字迹难以辨认；医师签名、签章不规范或者与签名、签章的留样不一致；药师未对处方进行适宜性审核；新生儿、婴幼儿处方未写明日、月龄；西药、中成药与中药饮片未分别开具处方；未使用药品规范名称开具处方；药品的剂量、规格、数量、单位等书写不规范或不清楚；用法、用量使用“遵医嘱”“自用”等含糊不清字句；处方修改未签名并注明修改日期，或药品超剂量使用未注明原因和再次签名；开具处方未写临床诊断或临床诊断书写不全；无特殊情况下，门诊处方超过 7 日用量，急诊处方超过 3 日用量，慢性病、老年病或特殊情况下需要适当延长处方用量未注明理由；开具麻醉药品、精神药品、医疗用毒性药品、放射性药品和抗菌药物等特殊管理药品处方未执行国家有关规定。

2. 不适宜处方　适应证不适宜、遴选的药品不适宜、药品剂型或给药途径不适宜、无正当理由不首选国家基本药物、用法和（或）用量不适宜、联合用药不适宜、重复给药、有配伍禁忌或者不良相互作用等。

3. 超常处方　无适应证用药、无正当理由开具高价药、无正当理由超说明书用药、无正当理由为同一患者同时开具 2 种及以上药理作用相同药物。

思考题

答案解析

1. 药物治疗的基本原则有哪些？
2. 药物处方的结构和内容包括什么？

（赵立波）

书网融合……

本章小结　　微课　　习题

第三章　药物治疗的基本过程和临床药学服务

微课

PPT

学习目标

1. 通过本章学习，掌握药物治疗方案制定的一般原则、循证医学原则；熟悉药学门诊、药学会诊、药学监护、药物重整的概念和内容；了解药物治疗的一般流程。

2. 具有在药学门诊、药学会诊、药学监护、药物重整等领域服务的基本技能；

3. 树立终身学习观念，不断完善知识结构，开拓临床药学服务的新领域。

第一节　药物治疗的流程

药物治疗流程是指从明确诊断、确定治疗目标、选择治疗方案、开始治疗、治疗效果评估到治疗方案改进的一系列步骤。药物治疗首先需要明确患者的问题，即明确诊断，随后制定治疗目标并选择适当的治疗方法，包括药物种类、剂型、剂量与疗程的选择。在治疗过程中，应及时监测临床与实验室各项指标，如符合预期结果则继续原治疗方案，如发现治疗效果不佳则要寻找原因、修正原治疗方案或制订新的治疗方案，再及时评估治疗结果，使患者获得痊愈或最大限度地改善病情，提高生活质量。

一、明确诊断

诊断的明确是开启药物治疗方案的首要步骤，只有综合分析和考虑各种临床信息后才能做出正确的诊断。患者主诉、详细的既往病史和用药史、体格检查、实验室检查和影像学检查等都是做出决策的重要依据。诊断的明确意味着对疾病的致病因素、病理改变与病理生理学过程有较清楚的认识，在此基础上，才能使治疗措施准确地针对疾病发生发展的关键环节起效，促使病情好转。

在某些情况下，由于症状不典型或检查结果不明确，可能无法立即做出准确诊断。这时，临床医生可能会根据经验开展诊断性治疗，即在一定时间内给予可能有效的药物治疗，然后根据治疗效果来辅助诊断。例如，在某些感染性疾病中，医生可能会根据病原体的流行病学和患者的临床表现选择广谱抗生素进行治疗，同时等待实验室检查结果和治疗的效果进行确证。

二、确定治疗目标

确定治疗目标是综合考虑的结果，该目标的确定是建立在对疾病和患者情况充分认识的基础上，是一个反复思考、多方权衡、最终决策的过程，不仅要从治疗疾病本身出发，而且要从患者的综合情况去考虑。通常而言，治疗目标越明确，治疗方案越简单，选择治疗药物就越容易。但治疗目标有时不仅包括短期目标如改善患者目前的病理生理状态等，还包括长期目标如改善患者的远期生活质量等，这可能导致药物治疗方案的复杂性。例如，妊娠期妇女的药物选择不仅要考虑药物对妇女本身的影响，还要考虑药物对胎儿的潜在危害；控制血压是高血压治疗的首要目标，不仅要严格控制血压，更应该降低心脑血管并发症的风险；控制血糖是糖尿病的直接治疗目标，远期目标则包括预防/延缓慢性并发症如心血管事件的发生。

治疗目标的确定，实际是设立了一种对治疗结果的期望，建立了医患双方对最终治疗结果的评估标准。医务工作者要通过与患者进行全面深入交流，使患者对自己疾病的治疗效果产生正确的预期。一个正确的治疗目标的确定无疑是一个好的开始，能最大限度地保证下一步治疗走势的正确。

三、选择治疗方案

治疗方案的选择是药物治疗流程中的核心环节。治疗方案应基于诊断结果、治疗目标和患者的个体差异来制定。

1. 药物选择的原则　药物选择需要考虑药物的疗效、安全性、经济性等因素。医生需要根据药物的作用机制、剂量–效应关系、药动学和药效学特性来选择最合适的药物。例如，在抗高血压治疗中，医生可能会根据患者的血压水平、合并症和药物的副作用来选择利尿剂、β受体拮抗剂、钙离子通道阻滞剂、血管紧张素转化酶抑制剂、血管紧张素Ⅱ受体拮抗剂等。

2. 给药途径的考虑　给药途径的选择应考虑药物的性质、患者的病情和意愿。常见的给药途径包括口服、注射、吸入、外用等。例如，在急性哮喘发作时，吸入性支气管扩张剂，如沙丁胺醇等β_2受体激动剂，能够直接作用于气道平滑肌上的β_2受体，迅速扩张气道，改善通气功能。而口服药物则需要在合适的酸碱度环境下崩解、溶解，然后才能被胃肠道黏膜吸收进入血液循环，可能需要较长时间才能发挥作用。

3. 剂量和疗程的确定　剂量和疗程的确定需要根据药物的药动学特性和患者的具体情况来调整。剂量通常从最小有效剂量开始，根据治疗效果逐步调整。疗程则根据疾病的急性或慢性特性、患者的反应和药物的副作用来确定。例如，在抗感染治疗中，疗程通常需要覆盖感染症状消失后的一段时间，以确保病原体被彻底清除。

四、开始治疗及治疗效果评估

药物治疗始于开具处方。开具一张内容齐全、格式规范的处方，标志着药物治疗的开始。在治疗过程中，医生需要确保患者充分了解治疗方案，并按照医嘱执行。

1. 加强用药指导　用药指导是确保患者正确用药的重要环节。医生和药师需要向患者解释药物的作用、副作用、用药时间和方法等。用药指导可以帮助患者理解治疗的重要性，提高患者的依从性。例如，在抗凝治疗中，患者需要了解药物的抗凝效果和出血风险，以及如何避免药物相互作用。

2. 实时开展治疗效果评估　治疗效果评估是药物治疗流程中的关键环节，它决定了治疗方案是否需要调整。疗效评估需要综合考虑患者的主观感受、客观体征和实验室检查结果。例如，在抗抑郁治疗中，患者的自我报告量表和医生的临床评估可以提供疗效的信息。安全性评估则主要关注药物的副作用和患者的耐受性。例如，在抗心律失常治疗中，心电图监测可以评估药物的心脏效应，而生化检查和尿常规检查可以监测药物的肝肾毒性。

五、治疗方案改进

对于一个具体患者，首选治疗方案和标准治疗方案并不一定能产生最佳治疗效果，应适时根据监测结果进行治疗方案的优化。一般有如下情况：①患者按用药方案完成了治疗，疾病已治愈，则治疗可停止；②患者疾病未愈但有所减轻，治疗有效且无不良反应，或者不良反应不影响治疗，可继续治疗；③在治疗过程中出现严重不良反应，应重新考虑所选择的治疗方案，检查对患者的指导是否正确，有无药物相互作用等因素。A 型药品不良反应是剂量依赖性的，可以尝试降低剂量，而 B 型药品不良反应往往需要更换药物；④治疗无效，应重新考虑诊断是否正确、治疗目标与处方药物是否恰当、剂量是否正确、疗程是否太短、给予患者的指导是否正确，以及患者是否正确服药和对治疗的监测是否正确。若能找出治疗失败的原因，则可提出相应的解决办法，如调整给药剂量/疗程、改善患者依从性，以及更换药物等。若仍不能确定治疗为什么无效时，应考虑停药，但应考虑有些药物（如精神及神经系统用药、糖皮质激素、β受体拮抗剂等）需经过一个逐渐减量的过程才能停药。

总之，药物治疗流程是一个复杂而精细的过程，涉及多个环节的紧密协作。从明确诊断到治疗方案改进，每一步都对患者的治疗效果和安全至关重要。随着医学的不断发展，药物治疗流程也在不断优化。通过精细化管理药物治疗流程，可以提高治疗效果，减少药物副作用，改善患者生活质量，最终实现个体化医疗的目标。

第二节　药物治疗方案的制定

药物治疗方案的制定要考虑一般原则和循证医学原则。此外，药动学和药效学在治疗方案的制定中发挥独特的作用。

一、药物治疗方案制定的一般原则

疾病的发展可以是基础疾病的进展和复发，也可以是诱发因素或并发症引起病情的发作或恶化，应当分清主要矛盾和次要矛盾，密切关注和预测疾病的发展趋势，及时调整治疗方案。合理的药物治疗方案可以使患者获得安全、有效、经济、适当的药物治疗。药物治疗方案制定的一般原则应包括以下四个方面。

1. 合理使用非药物措施，为药物治疗打下基础　有些疾病在实施药物治疗前需采取一些非药物措施，以便为后续的药物治疗打下良好的基础，增强药效或者降低药物可能带来的副作用。这些非药物治疗方法通常涉及纠正不良的认知和行为习惯、调整或脱离不利于病情的环境，以及引导健康的生活方式转变等。例如，在处理失眠问题时，优先进行认知行为的调整是非常关键的，这涉及改变不合理的睡眠习惯、实施放松训练以及重塑积极的睡眠观念，从而构筑起健康的睡眠模式，提升睡眠质量。又如，面对心血管疾病患者，推荐采取一系列生活方式的调整措施，如戒烟戒酒、合理控制体重、保持饮食均衡以及坚持规律性的体育活动，以此来降低疾病风险并辅助药物治疗的效果。

2. 确定治疗目标，选择合适的药物　药物治疗的首要目标在于直接针对疾病的核心，即消除病因或祛除诱因。这意味着，通过科学的药物选择和合理的剂量调整，力求从根本上阻断疾病的发生和发展，比如使用抗生素控制细菌感染，或采用抗过敏药物减少过敏反应。这一策略能够最大限度地防止疾病发展，为患者带来长期的健康益处。同时，预防发病也是药物治疗的重要方面，通过疫苗接种、预防性用药等手段，可以在疾病发生前构建保护屏障，降低患病风险。

在疾病已经显现症状或进入进展阶段时，药物治疗则侧重于控制症状、治疗并发症以及提供辅助治疗。控制症状能够迅速缓解患者的不适感，提高其生活质量，如使用镇痛药缓解疼痛，或使用止咳药减轻咳嗽。治疗并发症则是为了防止病情恶化，通过药物干预减少器官损害或功能障碍，如针对糖尿病患者的降糖治疗，以防止心血管疾病等并发症的发生。此外，辅助治疗如营养支持、心理干预等，也常作为综合治疗方案的一部分，帮助患者更好地应对疾病，促进康复。

3. 选择合适的用药时机、用药剂型、用药剂量、用药疗程

（1）选择合适的用药时机　许多疾病的早期治疗具有重要意义。如在类风湿关节炎中，早期用药可以有效抑制炎症反应，延缓关节损伤进程。肿瘤更是强调早发现早治疗，早期肿瘤细胞相对敏感，此时进行治疗，患者治愈率更高。缺血性脑卒中患者，尽早接受溶栓等治疗能抓住血栓溶解的最佳时机，从而改善预后。

（2）选择合适的用药剂型和用药剂量　不同的群体和病症需求决定了用药剂型和给药途径的选择。对于新生儿而言，由于其胃肠道功能发育尚未完善，药物吸收能力差，且肌肉组织量少，不太适宜肌内注射，所以大多药物采用静脉给药方式。药物剂量的确定需要综合考虑多方面因素，如年龄、身高、体重、病情轻重、肝肾功能状况、药物反应的遗传多态性以及可能产生的不良反应等。要在确保取得理想治疗效果的前提下，使用最低剂量并尽量减少不良反应的发生。随着病情的发展变化（好转或者恶化），给药剂型和给药剂量也需要相应进行调整。

（3）选择合适的用药疗程　给药疗程的确定取决于多种因素，如疾病类型、病情严重程度、治疗目标以及药物反应等，其时间跨度可以从数天到终生不等。一般分为以下情况：①根据不同的疾病或病原体确定疗程：如普通感冒的治疗只需数天，而许多慢性疾病如高血压、糖尿病等的治疗是长期甚至终生的；一般细菌性肺炎的抗菌治疗需要 1～2 周，抗结核短期化疗疗程为 6～9 个月，隐球菌脑膜炎的抗真菌治疗需要维持 6～12 个月。②根据不同的病情确定疗程：如医生依据肺癌患者的病情轻重（如根据肿瘤分期，早期、中期、晚期）、一般情况（包括身体状况评分，如 ECOG 评分等）、肿瘤的细胞类型（如非小细胞肺癌、小细胞肺癌）等决定化疗疗程，通常为 4～6 个疗程，每个疗程一般为 21～28 天。③根据不同的治疗反应确定疗程：如治疗措施得当，病情及时控制，可按期结束治疗；也可能由于种种原因，病情未能及时控制；应适当调整用药方案，并延长用药治疗的时间。

4. 选择合理的联合用药，或药物与非药物疗法的结合　临床上，一般根据治疗目标的需要，选用不同类别的药物，以实现不同的治疗目标。针对某一具体治疗目标，尤其是在使用一种药物难以控制时，如癌症、严重感染、高血压等，为了达到更好的临床效果，可以选用两种或两种以上药物进行合理的联合用药。联合用药应该达到以下目标。①增强疗效：针对某一具体治疗目标，联合用药在疗效方面应该产生协同效应即 1＋1＞2，或相加效应即 1＋1＝2。如肿瘤的化学治疗、免疫治疗和靶向治疗的联合应用是当前肿瘤治疗领域的热点，这种综合治疗方案旨在通过多种机制协同作用，提高治疗效果并减少耐药性。②减轻不良反应：在肿瘤化疗过程中，患者常常会出现恶心、呕吐等严重的消化道反应。此时，医生会联合使用 5-羟色胺受体拮抗剂，抑制化疗药物引起的恶心和呕吐，提高患者的生活质量。又如，在化疗过程中，为了减轻化疗引起的骨髓抑制，常联用粒细胞集落刺激因子、血小板生成素受体激动剂、促红细胞生成素等。

许多疾病需要综合治疗，包括药物治疗、手术治疗、康复治疗、心理治疗等。药物与非药物疗法应该密切配合、优势互补、合理应用。在不同病程阶段，药物治疗与其他疗法之间的主、次地位可以相互转换，应抓住主要矛盾，及时采取相应的调整措施。如脑卒中患者，早期以恢复脑血供、减轻脑水肿为主，病情稳定期则以康复治疗为主。

二、药物治疗方案制定中的循证医学原则

循证医学（evidence-based medicine，EBM）是一种整合了最佳科学证据、临床医生的个人专业技能和患者价值观的临床实践方法，具体地说，①循证医学认为，最佳的临床治疗决策应基于当前可用的最佳证据。对于药物治疗来说，这些证据来自于高质量的临床研究，如随机对照试验（RCT）、系统评价和荟萃分析等。最新的临床实践指南也是重要的药物信息来源，这些指南是通过对大量研究证据的综合分析而制定的。上述基于证据的治疗决策有助于避免经验性用药的不准确性，减少因没有依据的用药而导致的治疗失败或不良反应。②临床医生的个人专业技能在药物治疗方案制定中发挥着至关重要的作用。扎实的医学知识、精准的临床判断能力、有效的沟通技巧、持续学习和创新能力以及伦理意识和人

文关怀共同构成了临床医生制定药物治疗方案的核心能力。在面对每一个患者时，临床医生充分考虑患者的年龄、性别、基因型、病理生理状况等因素，综合最新的循证指南，充分利用上述核心能力，才能为患者制定出最精准的个体化给药方案。③在药物治疗方案的选择和调整过程中，患者的意见和偏好至关重要。医患共享决策有助于提高患者对药物治疗方案的依从性，从而提高治疗效果。当患者参与到决策过程中时，他们更有可能理解治疗的目的、方法和可能的副作用，从而积极配合治疗。这种方法不仅提高了治疗的有效性，还提高了患者对治疗过程的参与度和满意度。

循证医学在药物治疗方案制定中的实践流程包括：①提出临床问题：临床问题通常涉及药物的疗效、安全性、剂量、疗程以及不同药物之间的比较等方面。在实践中，提出明确具体的临床问题是关键。例如，"对于80岁高龄且合并肾功能不全的轻度高血压患者，最佳的初始降压药物应如何选择?"这个问题明确了患者人群（80岁高龄、合并肾功能不全、轻度高血压）和干预措施（初始降压药物），有助于在文献中找到更有针对性的答案。②寻找证据回答问题：医务人员获取循证医学证据的来源丰富多样，医学数据库是最为常用的，如PubMed、Embase、Cochrane Library等，这些数据库收录了海量的医学文献，涵盖了全球范围内各个医学领域的研究成果，医务人员可以通过输入关键词、限定研究类型等方式精准检索所需的药物治疗相关证据。此外，专业的医学指南也是重要的证据来源，它们通常是由各领域的权威专家团队，基于大量高质量的研究证据，结合临床实践经验，针对某一疾病或某类治疗问题制定的规范性指导文件。③评估证据的质量及准确性：不同类型的研究具有不同的质量。RCT被认为是评估药物治疗效果较高的证据类型，其质量分级为Ⅰ级。而专家意见等为Ⅴ级证据，质量相对较低。在评估证据时，要考虑研究的设计、样本量、随机化方法、偏倚控制等因素。对于多个研究证据，要进行综合分析。如通过系统评价和荟萃分析来综合多个RCT的结果，以更准确地评估药物的治疗效果和安全性。

循证医学原则在药物治疗方案制定的各个环节均有重要体现。①在诊断环节：临床医生要依据最佳证据明确诊断，参考高质量的临床研究证据以及相应的诊断指南等资料，如诊断心力衰竭时，需综合患者症状、体征及心脏超声等检查结果，按照既定的诊断标准准确判断病情，为后续合理选药奠定基础。②药物选择环节：一是基于证据评估药物疗效，借助临床试验、系统评价等研究成果，挑选对特定疾病疗效确切的药物，如治疗高血压优先选用经大规模随机对照试验验证、降压效果好且能降低心血管并发症风险的药物；二是考虑安全性证据，全面考量药物不良反应的发生率、严重程度以及对患者生活质量的影响等，如对于存在肝肾功能不全的患者，要谨慎选择有肝肾损害风险的药物或调整剂量。③剂量确定环节：依据药代动力学和药效学证据，结合患者年龄、性别、体重、肝肾功能等个体因素来确定合适剂量，以达到最佳疗效并减少副作用，比如老年人因肝肾代谢能力下降，使用经肝肾代谢药物时可能需适当减量。④联合用药环节：要参考药物相互作用证据，查阅相关研究了解药物间可能的相互作用，避免不良情况发生。例如，使用他汀类药物时，若联用某些抗菌或抗真菌药物可能增加横纹肌溶解风险，因此需要谨慎联用或调整用药方案。⑤治疗监测环节：需通过循证证据确定监测指标和频率，依据药物特性、疾病进展情况，如使用抗癫痫药物时，要定期监测血药浓度、肝肾功能和血常规等，便于及时调整剂量、发现潜在不良反应。⑥疗效评估环节：要以科学证据为评估标准，运用循证医学认可的评估方法和指标，如治愈率、有效率、生存率、生活质量评分等，客观全面地评价药物治疗效果，如肿瘤治疗中通过无进展生存期、总生存期等指标评估化疗药物疗效。

循证医学的挑战与未来发展：尽管循证医学在提高治疗效果方面具有明显优势，但也面临一些挑战。医学证据的快速更新要求医生持续学习，以保持知识的时效性，特别是要不断查找和遵循最新的临床循证指南。此外，证据的适用性问题也需要谨慎考虑，因为不同患者群体间可能存在差异。在资源有限的环境中，实施循证医学可能面临额外的挑战。随着循证医学的持续发展，将进一步整合个体化医疗和精准医疗的概念，帮助医生为患者实现更加适合的治疗。

三、药动学和药效学在治疗方案设计中的应用

患者诊断及治疗药物初步确定后，选择最合适的剂量、剂型、给药方式、给药时间与间隔的组合，就是设计给药方案的过程。很多时候，虽然所使用的药物种类是相同的，但不同的给药方案之间的疗效差异或对患者生活质量影响的差异非常大。药物代谢动力学（pharmacokinetics，PK，简称药动学）和药物效应动力学（pharmacodynamics，PD，简称药效学）是药物治疗学重要的理论基础，可利用药物的药动学和药效学参数设计个体化的用药治疗方案。

药动学是应用动力学原理和数学方法，定量描述药物在体内动态变化规律的学科。药物通过各种途径（静脉、口服等）进入体内、其吸收（absorption）、分布（distribution）、代谢（metabolism）和排泄（excretion）过程均存在血药浓度经时变化，对这一动态变化过程规律进行定量描述即为药物代谢动力学。药效学是研究药物对机体的作用原理与规律的科学，它主要任务是描述药理效应是如何随血药浓度变化的，是对药物的药理效应的时间过程进行分析。药动学和药效学是根据时间同步进行的两个密切相关的动力学过程，将药动学和药效学结合起来，增加作用部位的效应室，组成药动学和药效学结合模型，简称 PK/PD 模型，对了解药物在体内的作用特点、设计新药和合理用药都有重要意义。PK/PD 模型可通过药物血药浓度–时间–效应数据的测定，通过相应模型分析，可拟合出药物血药浓度及其效应经时过程的曲线，推导出产生效应部位的药物浓度，定量地反映其与效应的关系。

具体而言，药物作用的强度取决于作用部位的药物浓度，而作用部位的药物浓度与血药浓度往往存在比例关系。血药浓度是指药物吸收后在血浆内的总浓度，包括与血浆蛋白结合的或在血浆游离的药物，有时也可泛指药物在全血中的浓度。药物在体内的浓度随着时间而变化，药物浓度与药物的临床作用密切相关，血药浓度达到有效浓度才能起效，如高出了安全的范围则可出现毒性反应。

在临床实践中，大多数药物治疗采用多次给药。按照一级动力学规律消除的药物，其体内药物总量随着不断给药而逐步增多，直至从体内消除的药物量和进入体内的药物量相等时，体内药物总量不再增加而到达稳定状态，此时的血浆药物浓度称为稳态浓度，多次给药后药物达到稳态浓度的时间仅取决于药物的消除半衰期。药物半衰期即指血药浓度下降一半所需要的时间，其长短可反映体内药物消除速度，可根据半衰期确定给药间隔，一般来说，半衰期长，给药间隔时间长，半衰期短，给药间隔时间短，通常给药间隔约为一个半衰期。半衰期过短的药物，若安全性大时，可加大剂量并使给药间隔长于半衰期，这样既可避免给药过于频繁，又可在两次给药间隔内保持较高的血药浓度。当药物在体内达动态平衡后，体内药量与血药浓度之比值称为表观分布容积，根据药物的表观分布容积可以计算期望产生的药物浓度所需要的给药剂量，还可以根据分布容积的大小估计药物的分布范围，防止药物分布范围过大，导致在特定组织或器官中蓄积中毒。除静脉注射给药外，其他非静脉途径给药还需考虑药物的生物利用度，生物利用度是指药物吸收进入全身血液循环的速度和程度。

下面以抗菌药物为例，展示通过运用药动学和药效学的知识可以优化抗感染药物的给药方案，达到最佳的抗菌疗效和最大限度地防止药物不良反应的发生。抗菌药物根据 PK/PD 分类，可分为浓度依赖性抗菌药物和时间依赖性抗菌药物。

1. PK/PD 理论在浓度依赖性抗菌药物中的临床应用 浓度依赖性抗菌药物的抗菌作用决定于药物的峰浓度（C_{max}）、药–时曲线下面积（AUC）和最低抑菌浓度（MIC）的比值，最低抑菌浓度是指体外抑制细菌生长所需的最低抗菌药物浓度。C_{max}/MIC 和 AUC/MIC 越大，抗菌作用越强。药物浓度是决定此类药物临床疗效的关键因素，即药物的血药浓度在安全范围内升高，杀菌活性随之增强。该类抗菌药物代表药物为氟喹诺酮类和氨基糖苷类。以氨基糖苷类为例，研究表明氨基糖苷类药物只有将日剂量集

中 1 次使用，才有可能达到较理想的 C_{max}/MIC。临床传统的给药方案，通常以 8 ~12 小时间隙给药，而在此时正好细菌适应性耐药性最强，氨基糖苷类的再次暴露，不仅起不到杀菌作用，反而会使其耐药性加强。相反，采用每日 1 次的给药方案，再次给药时细菌已恢复对药物的敏感性，可获得良好的杀菌效果。与传统方案相比，氨基糖苷类药物每日 1 次的给药方式可达到疗效不变或有所增加，而且某些耳、肾毒性显著减少的效果。

2. PK/PD 理论在时间依赖性抗菌药物中的临床应用　时间依赖性抗菌药物的抗菌作用主要决定于药物浓度（指游离浓度而非总浓度）超过 MIC 的时间，超过 MIC 时间越长，抗菌作用越好，并不要求有很高的药物浓度。这类抗菌药物的浓度在 MIC 的 4 ~5 倍时杀菌作用即处于饱和状态；当血清药物浓度低于 MIC 时，细菌则很快开始继续生长。主要代表药物是 β-内酰胺类、万古霉素和克林霉素。青霉素 G 是第一个应用于临床的 β-内酰胺抗生素，由于该药半衰期短，最初常反复多次给药，以取得临床疗效。后续进行 PK/PD 研究发现，给药方案中所存在的无药间歇使治愈时间延长，少量多次给药较大量少次给药更有效，血清 2 ~5 倍 MIC 浓度与杀菌作用关系密切。

除了优化抗菌药物方案外，PK/PD 模型已经用于抗心律失常、降血压、降血糖、镇静、肌松和利尿等药物治疗方案的分析和优化。通过药动学和药效学优化治疗方案可以体现药师药学专业特色，更好地加强合理用药，确保药物治疗的有效性和安全性。

第三节　临床药学服务

临床药学服务，作为医药结合的精髓所在，代表了药师在临床治疗全过程中的综合参与和积极贡献。这种服务模式通过药师深厚的专业知识和精湛的技能，对药物治疗方案进行细致的优化，不仅提升了患者用药的安全性、有效性和经济性，还极大地丰富了临床治疗的维度。具体而言，临床药学服务包括：①药学门诊，药师直接面对患者，提供针对性的用药指导和咨询服务；②药学会诊，药师应临床科室或医务部门的邀请，针对患者复杂的用药问题提供专业建议；③药学监护，药师全程化监控患者的用药情况，确保用药安全；④药物重整，确保患者在不同治疗阶段用药的连续性和一致性；⑤用药教育，帮助患者理解药物的作用机制、用法用量和潜在风险；⑥药物评价，评估药物的疗效和安全性，为药物选择提供科学依据；⑦药物信息服务，为医护人员提供及时的药物信息，支持临床决策。

药师通过这些多元化的服务，不仅为医护人员提供了坚实的药物治疗支持，确保了治疗方案的科学性和前沿性，还帮助患者正确理解药物信息，使患者积极参与到自己的治疗过程中，从而提高了治疗效率和患者满意度。这些综合服务改善了药物治疗的结局，减少了药物相关损害，体现了药师在现代医疗体系中不可或缺的作用。随着医疗模式的不断进步和患者需求的日益增长，临床药学服务的内容和范围也在不断扩展，为患者提供更加全面、精准的药学服务，成为提高医疗服务质量、保障患者安全的重要力量。

一、药学门诊

药学门诊是一种在医疗机构门诊环境下开展的特殊服务模式，由专业的药师出诊，旨在凭借药师深厚的药学专业知识与丰富的药物信息，为前来就诊的患者提供全面、系统的药物治疗相关服务。该服务的核心目的在于深入优化患者的药物治疗方案，大力提升患者对药物治疗的理解能力与依从性，全方位确保用药的安全性、有效性、经济性。

（一）药学门诊的服务对象

1. 多药联用患者　当患者患有多种慢性疾病（如糖尿病合并高血压、高血脂等）时，往往需要多种药物联合治疗。这些药物之间可能存在复杂的相互作用，如某些降压药可能会影响降糖药的效果，或者调脂药可能会对肝脏功能产生影响，从而影响其他药物的代谢，需要对用药情况进行全面评估和指导。

2. 特殊人群用药者 儿童、妊娠期妇女、老年人等特殊人群的身体生理功能具有特殊性。儿童的身体还在发育过程中，肝脏和肾脏的药物代谢和排泄能力尚未完全成熟；妊娠期妇女用药需要特别谨慎，因为药物可能通过胎盘影响胎儿发育；老年人的肝肾功能减退，药物在体内的代谢速度减慢，都需要药师的专业指导来确保用药安全和有效。

3. 其他有药学服务需求患者 部分患者对药物的用法用量、不良反应、药物之间的相互作用等方面存在疑问。例如，有些患者不清楚某类降压药是早上服用还是晚上服用效果更好，或者对某些药物可能出现的轻微不良反应（如服用阿司匹林后出现的胃肠道不适）是否正常不了解。特殊剂型药物（如吸入剂）以及特殊给药装置的药物，在使用过程中容易出现操作不当的问题，常需要药师对患者进行面对面的指导。

（二）药学门诊的服务内容

1. 药物治疗方案优化建议 对于患有多种疾病且用药复杂的患者，药师会对患者正在使用的所有药物进行全面梳理。分析药物组合是否合理，是否存在可调整的空间以减少药物相互作用的风险，如某些免疫抑制剂与他汀类药物合用可能增加肝脏毒性，药师会根据患者的肝功能情况建议调整药物剂量或更换药物。根据患者的病情发展情况，如患者的症状是否减轻、疾病是否进展等，对药物的剂量进行适当调整，或者推荐更适合患者当前病情的药物，以提高治疗效果。

2. 个体化用药教育 药师会耐心地解答患者关于药物使用的各种疑问，包括药物的准确用法用量、最佳服用时间、药物之间的相互作用、药物可能产生的不良反应及应对策略等。依据患者的个体情况开展一对一的用药教育，使患者清楚了解药物针对的疾病症状或病理过程，如降糖药是用于控制血糖水平，减轻糖尿病患者的多饮、多食、多尿等症状。解释药物治疗的整体方案，包括药物的选择依据、不同药物联合使用的目的，如高血压患者中使用两种降压药联合是为了更好地控制血压同时减少单一药物的剂量依赖性。此外，还指导患者如何进行用药后的自我监测，如糖尿病患者要学会正确使用血糖仪检测血糖，记录血糖波动情况并定期告知医护人员。

3. 建立药历与跟踪随访 药师为特殊患者建立详细的药历，记录患者的基本信息、用药史（包括过去的用药情况、过敏药物等）、疾病史等内容。在患者离开门诊后，药师会按照一定的周期对患者进行跟踪随访，了解患者的用药依从性，是否按照医嘱正确服用药物，以及药物治疗的效果如何。如果发现患者存在用药问题，药师会及时与患者沟通并给予正确的指导。

二、药学会诊

药学会诊是临床药师受邀参与患者诊疗过程的一种专业协作服务。药师凭借自身对药物特性、药物作用机制、药物相互作用的深入理解，结合患者当前的病情状态、用药情况等因素，提供具有药学专业特色的分析、评估、建议等，以优化患者的药物治疗方案，提高药物治疗的有效性、安全性，降低药物相关风险，确保患者得到更全面的医疗照顾。

（一）药学会诊的服务对象

1. 复杂疾病与复杂用药人群 对于患者患有多种复杂疾病，尤其是当其所患疾病超出某一专科医生的专业领域或经验范围时，药师的药学会诊变得尤为关键。药师拥有深厚的药物知识和专业技能，能够依据最新的循证医学证据，在跨学科团队中为疾病诊治提供独特的视角，包括帮助医生评估和优化治疗方案，识别并预防潜在的药物相互作用和其他用药风险。此外，药师还能为医生提供关于罕见病或不熟悉病症的最新药物信息和证据支持，确保患者获得最适宜的个性化治疗。

2. 特殊病理生理状态人群 特殊病理生理状态人群需要药学会诊服务。常见的肝肾功能不全病理状态下，肝脏药物代谢及肾脏药物排泄功能受损，这是导致药物在体内蓄积中毒或达不到治疗有效浓度的关键因素。药师可以凭借专业知识协助医生筛选合适替代药物，并提供精准用药指导，以确保患者用药安全。

3. 其他有药学服务需求患者 对于对治疗药物监测结果存在疑惑的患者，如万古霉素、伏立康唑等治疗窗窄的药物，药师可以通过解读监测结果来说明调整用药剂量的必要性。此外，患者若对药物的作用机制、不良反应不清楚，或者存在用药依从性困难等情况，均可通过药学会诊获取专业解答与建议，满足其药学服务需求。

（二）药学会诊的服务内容

1. 全面剖析用药状况 药师在会诊时首要任务是对患者用药情况进行全方位深入的分析。具体而言，要回顾患者使用过的全部药物，从多方面进行细致检查。其一，关注药物来源是否正规，这是确保药物质量和安全性的基础。其二，考量药物种类是否为最适合患者的选择，这需要结合患者的具体病症、身体状况以及可能存在的其他疾病等因素综合判断。其三，审查药物剂量是否恰当，不同年龄、性别、身体状况以及疾病状态下的患者对药物剂量的需求存在差异。其四，检查药物用法是否正确，错误的用法可能导致药物无法发挥应有的疗效或者增加不良反应的发生概率。以使用降压药的患者为例，药师会深入分析不同降压药的降压机制是否相互补充，因为如果降压机制不合理，可能会出现药效叠加而引发低血压风险，或者降压效果不佳等情况。

2. 给出专业的用药建议 在完成用药情况分析之后，药师凭借自身的专业知识和丰富的临床经验提出用药建议。这些建议涵盖多个方面。在药物种类调整方面，如果发现某种抗菌药物对患者感染病原体的敏感性较差，效果不理想，药师会建议更换为更合适的药物。对于肾功能不全患者使用经肾排泄的药物时，考虑到肾脏功能的受损会影响药物的排泄过程，容易导致药物在体内蓄积中毒，所以药师会根据患者的肾功能情况适当减少药物剂量。此外，还会提供特殊的用药注意事项，比如使用某些生物制剂时，患者需要避免剧烈运动，以防止影响药物的疗效或者引发不良反应。

3. 全面评估风险并制定应对策略 药师要对患者当前用药方案可能存在的风险进行全方位的评估，其中主要包括药物的不良反应风险以及药物相互作用风险等。例如，当患者使用多种心血管药物时，由于这些药物之间的相互作用，可能会导致低钾血症风险增加。针对这种情况，药师会提出相应的应对策略，如建议增加钾离子的补充措施，或者对可能导致低钾血症的药物剂量进行调整，从而降低风险，保障患者的用药安全。

三、药学监护

药学监护是指在患者治疗期间，药师借助专业知识与技能，对患者的用药情况进行持续、动态的监测、评估和管理的过程。其核心是保障患者在药物治疗过程中的安全性、有效性、经济性，通过药师的积极参与，提高药物治疗的质量并减少药物相关风险。

（一）药学监护的服务对象

1. 复杂疾病与复杂用药人群 病情复杂且用药种类多的患者需要药师进行药学监护，这是因为这类患者往往伴随着多种疾病状态，这些疾病状态可能会对药物的代谢动力学产生影响，从而影响药物的疗效或增加不良反应的风险。此外，多类药物的联合使用也可能导致药物之间的相互作用，进一步增加用药的复杂性。药师具备专业的药理学知识和临床用药经验，能够对患者的用药方案进行全面、细致的评估和监护，确保用药的安全、有效和合理，从而帮助患者更好地管理疾病，提高生活质量。

2. 高风险病理生理状态患者　在患者处于某些高风险生理状态时，如肝肾功能不全、严重创伤或大手术后等，身体的药物代谢和排泄能力会发生变化，药物的清除速度改变，容易在体内蓄积产生毒性作用，需要药师对这些患者的用药进行专门的监护和调整。

3. 使用特殊药物患者　对于使用特殊药物（如麻醉药品、精神药品、抗凝血药物、化疗药物等）的患者，由于这些药物具有特殊的药理作用、高不良反应风险或者严格的剂量要求，需要在用药期间进行密切监护。例如，使用抗凝血药物的患者如果剂量不当可能会导致出血风险增加，使用化疗药物的患者可能出现严重的骨髓抑制等不良反应，需要药师及时监测并调整治疗方案。

（二）药学监护的服务内容

1. 全面用药监测与调整　药师对患者在住院期间使用的所有药物进行全面监测，包括药物的种类、剂量、用药时间等信息。对于新使用的药物，药师要评估其初始用药的合理性，如新开的药物是否符合患者目前的病理生理状况；对于正在持续使用的药物，要定期检查药物的有效性和安全性，判断药物是否仍然适合患者当前的病情。如果患者的治疗效果未达到预期，药师会分析原因，可能是药物剂量不足、药物相互作用影响了药效或者患者自身对药物的反应性改变等。然后根据分析结果提出调整建议，如增加药物剂量、更换药物或者调整药物的使用顺序等。

2. 不良反应防范与管理　药师通过了解药物的不良反应特征、关注患者的症状体征以及查看实验室检查结果等方式，及时发现药物可能引起的不良反应。对于常见的不良反应，如使用抗生素时可能出现的胃肠道不适，药师可以提前告知患者并给予一些应对措施，如饭后服药；对于严重的不良反应，如使用化疗药物过程中出现严重的骨髓抑制，药师要及时调整治疗方案，如减少药物剂量或者暂停用药，并协同医生进行相应的支持治疗。

3. 用药依从性监督与改善　药师通过与患者的沟通、查看患者的剩余药物量等方式来评估患者的用药依从性。如果发现患者用药依从性较差，药师会深入了解原因，可能是药物的费用问题、药物的副作用影响或者患者对疾病和药物缺乏了解等。然后针对原因采取相应的措施，如提供性价比更高的药物替代方案、减轻药物副作用或者加强患者教育等。

四、药物重整

药物重整是在患者医疗保健转接（如从住院部转至门诊部、从一个医疗提供者转至另一个医疗提供者等情况）期间，药师运用专业知识对患者用药情况进行系统梳理、核实和优化的过程。关键在于确保患者用药信息的准确、完整、有效，借助药师的介入，提高患者药物治疗的连贯性并降低用药风险。

（一）药物重整的服务对象

1. 医疗转接状态患者　当患者经历住院-出院转换时，如因肺炎住院治疗后出院的患者，在住院期间可能使用了多种抗感染药物、辅助治疗药物等，在出院时需要将用药信息准确传递给门诊接诊医生。但在转接过程中，容易出现信息遗漏、错误等情况，这类患者需要药物重整来保证后续用药正确。

2. 多源用药患者　那些使用多种来源药物（如同时使用医院处方药、社区购买的保健品、自行在药店购买的 OTC 药等）的患者，不同来源的药物可能产生协同或拮抗作用。比如患者自行购买的某营养补充剂可能与正在服用的降压药产生相互作用，影响血压控制，需要药物重整来排查这种风险。

3. 有用药史变更患者　在患者病情发生变化，如近期新增了一种疾病诊断并开始新的药物治疗时，原有的用药方案可能需要调整。如患者原本患有类风湿关节炎，近期又被诊断出高血压，之前类风湿关节炎的治疗药物与新用的高血压药物之间可能存在相互作用，需要药物重整以优化整体用药方案。

（二）药物重整的服务内容

1. 用药信息收集核对　药师全面收集患者用药相关信息，包括医院开具的处方药详情、患者自行购买的药品信息、保健品使用情况等。对每种药物的名字、剂量、使用频率、用药时长等进行细致核对，确保没有遗漏或错误信息，比如确认是否有两种外观相似但成分不同的药物被误认。

2. 用药方案逻辑评估及不合理用药发现 根据患者的疾病状况和发展趋势，评估当前用药方案的逻辑合理性。检查是否存在药物相互作用可能影响治疗效果的情况。识别患者用药中可能存在的不合理之处，如重复用药（同一种成分不同商品名的药物同时使用）或者不适当的用药剂量。如果发现患者自行增加了某种药物的剂量以达到更好的治疗效果但实际可能存在风险时，药师要调整用药方案并向患者解释原因。

3. 用药指导更新 根据重整后的用药方案，为患者更新用药指导，包括药物的服用时间、顺序、特殊的注意事项等。例如，某种新加入的治疗胃病的药物需要在饭前空腹服用，药师要将这一信息准确告知患者。

答案解析

思考题

1. 药物治疗的流程包括哪些？
2. 药物治疗方案制定的一般原则包括哪些？
3. 循证医学在药物治疗方案制定中的实践流程包括什么？
4. 药学门诊的服务对象和服务内容包括哪些？

（赵立波）

书网融合……

本章小结　　微课　　习题

第四章　药物警戒与药源性疾病

PPT

学习目标

1. 通过本章学习，掌握药物警戒、药品不良反应、药源性疾病的概念，药品不良反应的表现形式，药源性疾病的分类及发生机制；熟悉药品不良反应和药源性疾病的影响因素及防治；了解不良反应发生的机制和检测方法及常见的药源性疾病。
2. 具有甄别药品不良反应和药源性疾病的能力，做到临床安全合理用药。
3. 树立科学的世界观，培养严谨求实的科学态度，树立服务意识，关爱患者。

第一节　药物警戒

一、药物警戒的定义

药物警戒（pharmacovigilance）是与发现、评价、理解和预防不良反应或其他任何可能与药物有关问题的科学研究与活动。药物警戒不仅涉及药品不良反应，还涉及与药物相关的其他问题，如不合格药品、药物治疗错误、缺乏有效性的报告、没有充分科学根据而不被认可的适应证的用药、急慢性中毒的病例报告、与药物相关的病死率的评价、药物的滥用与错用、药物与药物/食物的不良相互作用。

二、药物警戒的主要工作内容

药物警戒从用药者安全出发，发现、评估、预防药品不良反应。要求有疑点就上报，不论药品的质量、用法、用量正常与否，更多地重视以综合分析方法探讨因果关系。药物警戒的主要工作内容包括：①早期发现未知药品的不良反应及其相互作用；②发现已知药品的不良反应的增长趋势；③分析药品不良反应的风险因素和可能的机制；④对风险-效益评价进行定量分析，发布相关信息，促进药品监督管理和指导临床用药。

三、药物警戒的目的

药物警戒的目的包括：①评估药物的效益及风险，以促进其安全、合理及有效地应用；②防范与用药相关的安全问题，提高患者在治疗及辅助医疗方面的安全性；③教育、告知患者药物相关的安全问题，增进涉及用药的公众健康与安全。

四、药物警戒与药品不良反应的区别

药物警戒与药品不良反应监测具有很多的相似之处。它们的最终目的都是为了提高临床合理用药的水平，保障公众用药安全，改善公众身体健康状况，提高公众的生活质量。但事实上，药物警戒与药品不良反应监测工作有着相当大的区别。

（一）药物警戒不等于药品不良反应监测

药物警戒包含药物从研发直到上市使用的整个过程，而药品不良反应监测主要关注药品上市后的监

测。药物警戒扩展了药品不良反应监测工作的内涵。也就是说，药品不良反应监测只是药物警戒中的一项主要的工作内容。药物警戒工作不仅涉及不良反应监测，还涉及与药物相关的其他问题。

1. 监测对象不尽相同 药品不良反应监测的对象是质量合格的药品，而药物警戒涉及除质量合格药品之外的其他药品，如低于法定标准的药品，以及未经批准的药物或化合物等。

2. 工作内容不尽相同 药物警戒工作包括药品不良反应监测工作以及其他工作，如用药失误、缺乏疗效的报告、药品用于无充分科学依据并未经核准的适应证、急性与慢性中毒病例报告、药物相关死亡率的评价、药物滥用与误用。

（二）药物警戒与药品不良反应监测的工作本质不同

药品不良反应监测工作集中在药物不良信息的收集、分析与监测等方面，是一种相对被动的手段。而药物警戒则是积极主动地开展药物安全性相关的各项评价工作。药物警戒是对药品不良反应监测的进一步完善，也是药学监测更前沿的工作。警戒就是要使医务工作者对严重不良反应更敏感，从而更迅速地采取有力的措施。药物警戒提出之前，药品不良反应监测起着药物警戒作用。药物警戒是人们开展不良反应监测之后，对药物安全性日益认识和重视，进而提出的比药品不良反应监测更系统、更全面、更科学的定义。

第二节　药品不良反应 微课

一、药品不良反应概述

药品在为人类健康做出贡献的同时，也对机体造成一系列与用药目的无关的有害作用。近年来，药品不良反应的危害，越来越引起全球的重视。据 WHO 统计，住院患者中有 5% ~10% 的患者是因药品不良反应而住院；而在住院治疗期间有 10% ~20% 的患者出现药品不良反应。

（一）药品不良反应

药品不良反应（adverse drug reaction，ADR）是指合格药品在预防、诊断、治疗或调节生理功能的正常用法用量下，出现的与用药目的无关的有害反应。

1. 新的药品不良反应 是指药品说明书中未注明的不良反应。说明书中已有描述，但不良反应发生的性质、程度、后果或者频率与说明书描述不一致或者更严重的，按照新的药品不良反应处理。

2. 严重药品不良反应 是指在任何剂量下可引起下列损害之一的不良反应：①导致死亡；②立即危及生命；③致癌、致先天异常或分娩缺陷；④导致显著的或永久的人体伤残或器官功能的损伤；⑤导致住院或住院时间延长；⑥导致其他重要医学事件，如不进行治疗可能出现上述情况者。

（二）药品不良事件

1. 药品不良事件（adverse drug event，ADE） 是指药品治疗期间所发生的任何不利的医疗事件，该事件并非一定与用药有因果关系，是因果关系尚未确定的反应。

2. 药品群体不良事件（drug groups adverse event） 是指同一药品在使用过程中，在相对集中的时间、区域内，对一定数量人群的身体健康或生命安全造成损害或威胁，需要予以紧急处置的事件。

（三）用药失误

指在处方书写、抄录，药品调剂、配送，药物给予，以及药物检测等方面出现的失误，导致用药不当致使患者受损。其中以给药失误发生率最高，其次为抄写、调剂、处方的失误。用药失误大多是由于违反治疗原则和规定所致，有较多的人为因素，是可以预防的。

（四）药品不良反应表现形式

药品不良反应的表现形式多种多样，具体如下。

1. 副作用（side effect） 是指药品按正常用法用量使用时出现的与药品的药理活性相关，但与用药目的无关的作用。药物副作用一般都较轻微，多为一过性可逆性变化，伴随治疗作用同时出现。如阿托品作为麻醉前给药抑制腺体分泌，术后肠胀气、尿潴留则为副作用。

2. 毒性反应（toxic reaction，toxicity） 由于患者的个体差异、病理状态或合用其他药物引起敏感性增加，在治疗剂量时造成某种功能或器质性损害。如氨基糖苷类抗生素的耳毒性、肾毒性等。药物毒性反应的发生常与用药量有关。除个别过敏体质外，药物剂量过大、用药时间过久是重要因素。

3. 首剂效应（first dose effect） 是指一些患者在初次服用某种药物时，由于机体对药物作用尚未适应而引起不可耐受的强烈反应。如哌唑嗪，首剂按常量应用常出现血压骤降的现象。

4. 继发反应（secondary reaction） 是由于药物的治疗作用所引起的不良后果，又称为治疗矛盾。继发反应不是由于药物直接作用产生，而是因药物作用诱发的反应。如广谱抗生素的应用可致菌群失调，这是药物直接作用的结果，而诱发的二重感染则为继发反应。

5. 变态反应（allergic reaction） 外源性抗原在机体内引起抗体或致敏淋巴细胞生成，并与相应的抗体或致敏淋巴细胞发生特异性结合，从而引发机体组织损伤或功能紊乱，这种反应通常称为变态反应。如果是药物或药物在体内的代谢产物作为抗原刺激机体而发生的不正常的免疫反应，则称为药物变态反应。此类反应难以预测，与药物剂量无关或关系甚小，临床主要表现为皮疹、血管神经性水肿、过敏性休克、血清病样反应、哮喘、药物热、嗜酸性粒细胞增多症、溶血性贫血、再生障碍性贫血、接触性皮炎等。

6. 特异质反应（idiosyncratic reaction） 因先天性遗传异常，少数患者用药后发生与药物本身药理作用无关的有害反应。该反应与遗传有关，大多是由于机体缺乏某种酶，使药物在体内代谢受阻所致反应。如胆碱酯酶缺乏者，用琥珀胆碱后，由于延长了肌肉松弛作用，出现呼吸暂停。

7. 药物依赖性（drug dependence） 又称药物成瘾性（drug addiction），是反复（周期性或连续性）用药所造成的人体心理上或生理上，或兼而有之的对药品的依赖状态，表现出一种强迫要连续或定期使用该药物的行为和其他反应，为的是要感受它的精神效应，或者为了避免由于停药所引起的严重身体不适和痛苦。

（1）精神依赖性（psychic dependence） 又称心理依赖性（psychological dependence），能引起令人愉快意识状态的任何药物都可引起精神依赖性。精神依赖者为得到欣快感，而不得不定期或连续使用某种药物。

（2）身体依赖性（physical dependence） 又称生理依赖性（physiological dependence），用药者反复应用某种药物造成一种适应状态，停药后产生戒断症状，使人非常痛苦，甚至危及生命。阿片类和催眠镇静药在反复用药过程中，先产生精神依赖性，后产生身体依赖性。

8. 后遗效应（after effect，residual effect） 是指停药后血药浓度已降至最低有效浓度以下时残存的生物效应。①短期：服用巴比妥类催眠药后次晨的宿醉现象。②长期：大部分药物的药理效应与药物的血药浓度成正比，但通过影响机体调节环节来达到治疗目的药物，长期用药后突然停药，即使血药浓度降到阈值以下，由于人体的调节功能需要一段时间才能恢复，仿佛药物的药理作用仍然存在。如长期应用肾上腺皮质激素所致的肾上腺皮质萎缩性功能减退，可历时数月。

9. 停药综合征（withdrawal syndrome） 一些药物在长期应用后，机体对这些药物产生了适应性，若突然停药或减量过快易使机体的调节功能失调而发生功能紊乱。主要表现是症状反跳（rebound），如停用降压药，出现血压升高以及心悸、出汗等症状。一些血管扩张药，如硝酸甘油的骤然停用，可造成反跳性血管收缩而致心绞痛发作。

10. 特殊毒性（三致作用）

（1）致癌作用（carcinogenesis）　指药物诱发恶性肿瘤的作用。

（2）致畸作用（teratogenicity）　指药物影响胚胎发育而形成畸胎的作用。

（3）致突变（mutagenicity）　指药物引起遗传物质 DNA 的损伤性变化，是致畸、致癌作用的原因之一。

二、药品不良反应的分类及机制

（一）药品不良反应的分类

药品不良反应的分类有多种方法，根据药品不良反应是否与剂量有关、反应的性质、能否预测等，分为 A 型和 B 型两类。随后由于新的不良反应不断被发现，又增加了 C 型、D 型、E 型和 F 型不良反应。

1. A 型不良反应　即剂量相关性不良反应，主要是由于药物的药理作用过强所致，通常与剂量有关，可以预测，发生率高，但死亡率低。药物的副作用和毒性反应属于 A 型不良反应。如使用普萘洛尔治疗高血压时，患者出现心动过缓，即为该药药理作用过强所致。

2. B 型不良反应　即剂量不相关性不良反应，是与正常药理作用无关的异常反应，通常与剂量无关，难以预测，发生率低，但死亡率高。药物的变态反应、特异质反应属于此类，如青霉素过敏性休克。

3. C 型不良反应　是剂量和时间依赖性不良反应，发生缓慢，与剂量逐渐累积相关，发生率低。如长期应用肾上腺皮质激素对下丘脑-垂体-肾上腺皮质轴的抑制属于此类不良反应。

4. D 型不良反应　是一种时间依赖的迟发性不良反应，发生率低，通常与药物剂量相关，随着药物的应用其效应逐渐显现。药物的致畸作用、致癌作用，以及迟发性运动障碍等属此类反应。如某些地区用砷制剂治疗一些慢性病，导致皮肤角化，甚至癌变。

5. E 型不良反应　属于撤药反应，发生于停药后，发生率低。停用吗啡后出现的戒断症状，停用 β 受体拮抗剂后出现的反跳现象等属此类不良反应。

6. F 型不良反应　属于治疗意外失败型不良反应，与剂量相关，药物之间的相互作用是主要原因，发生率高。如联合用药过程中应用了特异性药物代谢酶抑制剂引起此类反应。

英国临床药理学家 Michael Rawlins 和 Stewart Thompson 对药品不良反应（adverse drug reactions, ADRs）提出了另一种分类方法，对药品不良反应根据其英文名称的第一个字母进行排序。

1. A 类反应（augmented）　即扩大的反应，是药物对人体呈剂量相关的反应，可根据药物或赋形剂的药理作用预知。这类反应仅在人体接受该制剂时发生，停药或剂量减少时则可部分或完全改善，为最常见的药品不良反应，常与药动学和药效学因素有关。

2. B 类反应（bugs）　即药物导致某些微生物生长引起的不良反应。该类反应在药理学上是可预测的，其直接和主要的药理作用是针对微生物而不是人体。如含糖药物引起的龋齿，抗生素引起的肠道内耐药菌群的过度生长，广谱抗生素引起的鹅口疮，抗生素过度使用引起细菌耐药。药物致免疫抑制而产生的感染不属于 B 类反应。

3. C 类反应（chemical）　即化学的反应。许多不良反应取决于药物或赋形剂的化学性质而不是药理学性质，它们以化学刺激为基本形式，这就使得在使用某些制剂时，大多数患者会出现相似的反应。C 类反应的严重程度主要取决于药物的浓度而不是剂量，了解药物的化学特性可以预测。此类反应包括外渗反应、静脉炎、药物或赋形剂刺激而致的注射部位疼痛、酸碱灼烧、接触性皮炎以及局部刺激引起的胃肠黏膜损伤。

4. D 类反应（delivery）　即给药反应，是因药物特定的给药方式而引起。这些反应不依赖于制剂成分的化学或药理性质，而是与剂型的物理性质和（或）给药方式有关。如果改变给药方式，不良反应即可停止发生。如植入药物周围的炎症或纤维化，注射液中微粒引起的血栓形成造成血管栓塞，片剂停留在咽喉部、干粉吸入后出现的咳嗽，注射液由于微生物污染引起的感染。

5. E 类反应（exit）　即通常所说的撤药反应，是生理依赖的表现。它们只发生在停止给药或剂量突然减少后，再次使用时可使症状得到改善。反应的可能性更多与给药时程而不是剂量有关。可引起撤药反应的药物有阿片类、苯二氮䓬类、三环类抗抑郁药、β 受体拮抗剂、可乐定等。

6. F 类反应（familial）　即家庭性反应，仅发生于那些由遗传因子决定的代谢障碍的敏感个体中。一些较常见的家族性疾病如苯丙酮酸尿，以及葡萄糖-6-磷酸脱氢酶（glucose-6-phosphate dehydrogenase，G-6-PD）、C_1 酯酶抑制剂缺陷所致的卟啉症和镰状细胞性贫血。

7. G 类反应（genotoxicity）　即基因毒性反应。许多药物能引起人类的基因损伤，有些是潜在的致癌物或遗传毒物，有些致畸物在胎儿期就会造成遗传物质受损。

8. H 类反应（hypersensitivity）　即过敏反应，可能是继 A 类反应后最常见的不良反应，类别很多，均涉及免疫应答的活化。

9. U 类反应（unclassified）　即未分类反应，机制不明，如药源性味觉障碍，辛伐他汀的肌肉不良反应及吸入全麻药物引起的恶心呕吐。

（二）药品不良反应的机制

1. A 型不良反应（量变型异常）的发生机制

（1）药代动力学方面原因　包括药物的吸收、分布、药物血浆蛋白结合、药物与组织的结合、药物的生物转化及肾脏排泄等。

（2）靶器官敏感性增强　神经递质、激素和某些维生素，主要通过与特异性受体结合发挥药理作用。个体间的受体不仅数量上不同，且受体敏感性也受其他药物的影响。

2. B 型不良反应的发生机制　药物的因素包括其分解产物、添加剂、稳定剂、赋形剂、增溶剂及化学合成中产生的杂质，均可引起药品不良反应。患者因素主要与患者特异性遗传有关。因患者因素引起的 B 型不良反应也涉及免疫学、致癌及致畸等方面。

三、药品不良反应的评定依据与评定方法

（一）药品不良反应的评定依据

当患者接受药物治疗而发生药品不良事件时，临床医药工作者首先应判断药品不良事件与药物治疗间是否存在因果关系。药品不良反应的识别正确与否直接关系患者目前或将来的治疗，关系对药物的正确评价和新药研究的进程。因此，应严格遵循临床诊断的步骤和思维方法，注重调查研究与收集资料，在此基础上综合分析做出判断。药品不良反应的识别要点如下。

1. 药物治疗与药品不良反应的出现在时间上有合理的先后关系　从用药开始到出现临床症状的间隔时间称为药品不良反应的潜伏期，不同药物的不良反应潜伏期差异较大。

2. 药物剂量和不良反应之间具有相关性　当治疗药物达到稳态治疗阶段时，继续增加药物剂量后，不良反应出现加重。

3. 去激发（dechallenge）反应　撤药的过程即为去激发，减量则看作是一种部分去激发。一旦认为某药可疑，就应在终止药物治疗或减少剂量后继续观察和评价反应的强度及持续时间。如果药品不良事件随之消失或减轻，则有利于因果关系的判断。许多药品不良反应只需及时停药或调整剂量即可恢复。当多药联用时，逐一去激发有助于确定是何药造成的反应。若去激发后反应强度未减轻，说明反应

与药物关系不大，但仍应谨慎对待，因为有时可能观察时间太短而并不能排除与药物的相关性。

4. 再激发（rechallenge）反应 再次给患者用药，以观察可疑的药品不良反应是否再现，从而有力的验证某药物与不良反应间是否存在因果关系。那些临床上由于一时未能确定药品不良事件与某药的关联性，常导致患者在以后的治疗中再次使用该药物，从而出现无意识的再激发反应，这对药品不良反应因果关系的判断同样具有重要价值。

5. 符合药物的药理作用特征，并可排除药物以外因素造成的可能性 某些药品不良反应是其原有作用的过度延伸与增强，因而可从药理作用来预测。如降糖药造成低血糖反应。某些药物可引起特征性病理改变，如地高辛引起房室传导阻滞和心律失常。但许多药品不良反应的临床表现与一些常见病、多发病症状相同或相似，判断是否与药物相关需要谨慎鉴别。

6. 药物相互作用 若怀疑不良反应是由药物之间的相互作用所致，需要判断药物联合应用时间与不良反应出现时间是否关联，撤出或再次给予相应药物后，不良反应是否发生相应变化。

7. 有相关文献报道 应掌握已出版的文献及药品说明书中列入的药品不良反应资料，从中可以了解有关药品不良反应的临床特点、发生率、风险因子及发生机制。但已有的文献记载可能不完全，若是新上市新药，则新的未被报道的药品不良反应也可能发生，所以应及时掌握更新药品不良反应信息，这依赖于医药工作者的独立取证与分析。

8. 必要的血药浓度检测 对于治疗窗较窄的药物，血药浓度的升高与不良反应的发生密切相关，及时检测患者血药浓度对于判断浓度依赖性不良反应尤为重要，为判断此类药品不良反应提供重要依据。

（二）药品不良反应的评定方法

1. Karch Lasagna 评定方法 该方法将因果关系确定程度分为肯定、很可能、可能、条件和可疑五个等级。

2. 计分推算法（即法国的归因系统） 本法在病例分析时，针对时间顺序，是否已有类似反应的资料等基本问题予以打分，最后按所记总分评定因果关系等级。

知识拓展

药品不良反应评定方法

Karch Lasagna 评定方法是临床药理学家 Karch 和 Lasagna 于 1977 年提出的一种用于评定药品不良反应因果关系的标准，它将因果关系的确定程度分为五个等级。这种评估标准包括了药物剂量、用药时间、患者年龄、性别、病史等因素。

肯定：不良反应与药物之间的因果关系明确，没有其他可能的解释。

很可能：不良反应与药物之间的因果关系高度可能，但可能存在其他解释。

可能：不良反应与药物之间存在一定的因果关系，但可能存在其他非药物因素。

条件：在特定条件下，不良反应与药物之间存在因果关系，但条件未明确说明。

可疑：表示不良反应与药物之间的因果关系不确定，需要进一步评估。

我国 ADR 监测中心采用的 ADR 关联性评价标准共分为六级，包括肯定、很可能、可能、可能无关、待评价和无法评价。在实际应用中，这两种评定方法可以根据具体情况选择使用，以更准确地评估药品不良反应的因果关系。

四、药品不良反应的影响因素

（一）药物方面因素

药物因素是决定 ADR 的第一因素，影响药品不良反应的药物因素包括药物的化学结构、药理作用、药物在生产和储藏过程中产生的药物中间体和分解产物、主药以外的添加剂（赋形剂、稳定剂、增溶剂、着色剂等）、药物的剂型与给药途径等。

1. 化学结构 药物所含的有效成分是 ADR 产生的基础。有些药物在化学结构上非常相似，可以有相似或相同的 ADR。如青霉素类抗生素都易引起过敏反应，但是有时化学结构上的细微改变可使 ADR 发生明显的变化，如同是氟喹诺酮类抗菌药物，由于 7 位取代基的不同，使诺氟沙星和环丙沙星呈现出较强的中枢系统不良反应，而司帕沙星、氧氟沙星、左氧氟沙星的中枢系统不良反应则较弱。

2. 药理作用 药物的药理作用在很多情况下不是单一的，会涉及多个系统多个方面，因此会发生与治疗目的无关的作用，导致不良反应的发生。如服用阿托品时出现口干；长期服用阿司匹林产生出血倾向；长期、大量使用广谱抗生素导致肠道正常菌群失调，发生抗生素相关性腹泻与伪膜性肠炎等。一般来说，连续用药时间越长，发生不良反应的可能性越大。

3. 药物的剂型与给药途径 药物的剂型、给药途径不同，均会影响其生物利用度，使 ADR 的发生率与严重程度不同。通常同样的药物成分，静脉注射给药发生 ADR 的严重程度要强于口服与局部用药，因此轻症患者不主张注射给药。

4. 杂质与各种添加剂 抗菌药物在生产、保管和储存过程中可能混进的杂质、药物中间体和分解产物均可引起 ADR 的发生。如青霉素的过敏反应可因制品中混有的微量青霉烯酸、青霉噻唑酸引起。此外，主药以外的添加剂，如赋形剂、稳定剂、增溶剂、着色剂等也常可引起过敏等不良反应。另外，同一有效成分的药品因不同厂家生产工艺的区别与质量控制的不同，所生产的药品 ADR 发生率可能也会不同。

5. 药物相互作用（drug interaction） 药物的体内、外相互作用均是药品不良反应发生的重要机制。发生于药物的吸收、分布、代谢、排泄各个环节的药代相互作用及药效相互作用均可影响药品 ADR 的发生。如地高辛治疗窗窄，血药浓度轻微变化即可导致疗效不足或中毒，而许多药物可影响其血药浓度：考来烯胺、抗酸药和新霉素能阻止地高辛的吸收；血管扩张剂可增加地高辛清除；巴比妥、苯妥英钠、保泰松能刺激肝微粒体酶活性，促进地高辛降解；奎尼丁、维拉帕米能降低地高辛的清除率；螺内酯和氨苯蝶啶能减少地高辛从肾小管分泌；胺碘酮可把地高辛从心肌的结合部位置换出来；红霉素和四环素等可抑制肠道细菌，减少地高辛降解，使其在治疗剂量范围内也可导致心律失常、中毒等不良反应。另外，大环内酯类、喹诺酮类、硝基咪唑类抗菌药物通过抑制药物代谢酶，利福霉素类药物通过诱导药物代谢酶，影响其他于肝中代谢药物的疗效与不良反应。

联合应用药物品种的增加导致药物相互作用增多，随之而来的药物相互作用所致的不良反应也日趋严重。控制药物应用品种是提高药物疗效、减少药品不良反应的途径之一。

（二）机体方面因素

药品不良反应的发生频率和严重程度不仅与药品本身的性质与质量有关，同时还与机体因素有关。不同种族体内各种酶的构成和比例不同，表现出对药理作用、药效、耐受剂量、不良反应等的影响也不同，即使同一种族也会存在个体差异。另外，患者的性别、年龄，病理生理状态的改变、个体特异性、敏感性、食物及营养状态的不同，也是影响药品不良反应发生的重要因素。

1. 性别 在不同的性别中，由于药物动力学及药效学方面的差异，以及循环血中激素含量的差异，一般情况下女性 ADR 的发生率较男性高，如氯霉素引起的再生障碍性贫血，男女比例为 1∶3。但药物性皮炎发病者男性多于女性，其比率约为3∶2。

2. 年龄 一般儿童和老人ADR发生率较成年人为高。婴幼儿的脏器功能发育不健全，肾脏排泄功能差，血脑屏障（blood brain barrier，BBB）发育不完善，药物容易通过BBB，不良反应发生率高。老年人由于体质和各脏器功能逐渐衰退，药物的代谢和排泄减慢，药物疗效增强且延长，较中青年人更易发生不良反应。

3. 机体的生理、病理状态 患者的生理和病理状态会使药物代谢受到影响，从而影响药物的疗效与毒副作用。如肝功能障碍时，多种药物代谢酶活性及首过效应下降，应用肝代谢的药物容易发生不良反应。肾功能不良可降低经肾脏排泄药物的排泄，延长药物在血浆中的半衰期，如仍按正常剂量给药，可引起或加重药品不良反应的发生，此时必须进行剂量调整。

4. 食物及营养状态 当食物中脂肪较多时，由于脂溶性药物吸收的量多、速度快，容易引起ADR。摄入的食物中缺乏维生素B_6的患者，服用异烟肼后易发生神经系统损伤。体内脂肪多的人，脂溶性药物容易在脂肪中储存和再释放，使半衰期延长，导致ADR的发生增加。

5. 个体差异 不同患者对同一剂量的同一药物的反应存在着量与质的差别，即个体差异。药物代谢的个体差异是不同个体对药物反应不同的重要原因。药物的代谢受机体内酶的组成和含量、代谢器官的血流速率、血浆蛋白结合率等因素的影响，其中酶的组成、含量和多态性是导致药物个体差异的最重要因素。

个体之间酶的组成和含量会有差别，导致药物代谢的个体差异。此外，酶的多态性也是导致药物代谢个体差异的一个重要因素。以主要经CYP2D6代谢的美托洛尔为例，同一剂量在超快代谢型可能表现为药物快速清除，导致心率控制不佳，而在慢代谢型可能表现为血药浓度过高，引起心动过缓、低血压等不良反应。

（三）用药方面因素

给药过程处理不当，各种不合理用药因素如不合理载体的选用、不合理的多药配伍、不合理的给药方式（浓度过高、给药速度过快、需避光药品没有避光）、不合理的给药剂量、不合理的联合用药、不合理的适应证用药或用药指征控制不严等，均能影响药品不良反应的发生。如药品溶媒的选择、调配与给药速度等。抗菌药物水溶液的稳定性受多种因素的影响，因此其体外配伍不当既影响药物疗效的发挥，同时又可导致药品不良反应的发生。如5%葡萄糖的pH在3.2～5.5，氨苄西林加入其中会沉淀、变色；又如红霉素在中性溶液中较稳定，直接加入5%葡萄糖溶液可导致效价损失15%～20%，而在500ml液体中加入5%碳酸氢钠注射液0.5ml可使pH升高到6左右，再加入红霉素，则有助于稳定；某些抗生素如阿米卡星、庆大霉素、妥布霉素、林可霉素等静脉应用时只能静脉缓慢滴注，而不能静脉推注，因为这些药物有阻断神经肌肉接头的副作用，易造成呼吸抑制；某些药物给药速度过快可引起严重的药品不良反应，甚至可导致死亡，如两性霉素B静脉滴注速度过快易引起患者心室颤动或心脏停搏。

（四）饮酒、吸烟、食物的影响

饮酒会导致多种药品不良反应增加，如头孢菌素类、硝基咪唑类抗菌药物应用期间或停药后一周内饮酒，易发生双硫仑样反应。吸烟能使外周血管收缩，导致血压暂时升高、心率加快，从而影响药物的吸收；烟草能增加肝药酶的活性，加速一些药物的代谢与灭活；烟草中的尼古丁能刺激人体释放抗利尿激素，使药物及其代谢产物排泄受阻，导致蓄积中毒。另外，食物也会对药品不良反应的发生产生影响，如茶中含有大量鞣酸，能与多种药物如硫酸亚铁、维生素B_{12}中的金属离子结合，影响其治疗效果而产生不良反应。又如接受异烟肼治疗的患者进食高组胺成分的海鱼或不新鲜的鱼类，由于异烟肼抑制体内组胺代谢酶，导致代谢受阻而引起皮肤潮红、荨麻疹、口渴、口唇水肿等。

五、药品不良反应的防治

（一）药品不良反应的预防

1. 详细了解患者的病史，正确对症用药　在确定治疗方案和选定治疗药物前，应详细了解患者的病史、药物过敏史和用药史，对某药有过敏史的患者应终身禁用该药；对可能发生严重过敏反应的药物，可通过皮试等方法筛查有用药禁忌的患者。

2. 严格掌握药物的用法用量，实行个体化给药　药物治疗中严格遵照说明书的用法、剂量、适应证和禁忌证，并根据患者的生理与病理学特点实行个体化给药。不同人群根据需要调整药物用法和用量。如老年人用药量从小剂量开始，特别是以前未用过的新药，应从成人剂量的1/4～1/3开始，然后逐渐加量，直至最低有效维持量；对于儿童，特别是新生儿，应按体重或体表面积计算剂量，用药期间应加强观察；对于妊娠期或哺乳期妇女，必须选择药物治疗时，应参照药品危险等级分类和药品哺乳期安全性资料，慎重选择。

3. 合理选择联合用药种类，避免不必要的联合用药　联合用药要注意药物相互作用，能单用的就尽量不要联合，必须联合时，要兼顾增加疗效和减少药品不良反应。

4. 密切观察患者用药反应，必要时检测血药浓度　对于长期用药，如氨基糖苷类、利尿剂、非甾体抗炎药、抗结核药等，应定期检测肝肾功能、电解质和酸碱平衡；长期使用地高辛、氨茶碱的患者尽可能做血药浓度监测，一旦发现异常反应，应尽快查明原因，及时调整剂量或更换治疗药物。

5. 开展宣传教育，提高患者的防范意识，及时报告异常反应

（1）注意药品的禁忌证　包括生理性及病理性因素，过敏体质和特异质反应都属B型不良反应，难预测，因此，对某药品可致敏的过敏体质患者，应禁用该药品；遗传因素的特异质反应如G-6-PD缺乏者，亦应禁用硝基呋喃类、某些止痛退热药和磺胺药等；某些疾病状态下禁用药物亦属禁忌证范围，在说明书中属禁忌证范围的患者一律不得选用该药。

（2）针对药品可能产生不良反应的原因做好预防措施　这些反应多属A型不良反应，原因比较清楚，可预测，其预防措施包括：①改换药品剂型，如普通阿司匹林剂型对胃肠刺激性大，改用肠溶制剂可减轻。②改善服用方法，如对有胃肠反应的药物宜饭后服用，有嗜睡不良反应的药物宜睡前服用等。③联合用药以减少药品不良反应，如异烟肼与维生素B_6合用可减少周围神经炎的发生。④定期检查有关的指标，对于长期用药导致的不良反应，应根据药品常可出现毒性的时间进行必要的检查，如应用氯霉素可能导致骨髓抑制，需定期检测外周血白细胞计数；抗结核药物（如异烟肼）易引发肝损伤，需定期检查氨基转移酶（ALT/AST）水平。

6. 加强管理

（1）加强对执业者的专业水平训练和职业道德教育，避免在处方、配制、发药和用药过程中的差错、事故。

（2）加强药品分类管理与监督检查，尤其是对容易发生不良反应的高危药品加强管理，减少不良反应的发生。

（3）加强处方点评，促进合理用药。

（4）加强药品不良反应监测与报告管理，减少同类不良反应的重复发生。

（二）药品不良反应的治疗

当发生药品不良反应时，必须迅速采取有效措施，积极进行治疗。

1. 停用可疑药物　在药物治疗过程中，若怀疑出现的病症是由于药物所引起而又不能确定为某药时，如果治疗允许，最可靠的方法是首先停用可疑药物甚至全部药物，这样做不仅可及时终止致病药物对机体的继续损害，且有助于药品不良反应的识别。若治疗不允许中断，对于A型药品不良反应可减量或者换用一种选择性更高的同类药物；对于B型药品不良反应则通常必须更换药物。

2. 采取有效的救治措施 多数药品不良反应经过上述处理后均可逐渐消失，恢复正常。对较严重的不良反应则需采取进一步措施。

（1）减少药物吸收 药物皮下或皮内注射于四肢者，可将止血带缚于注射处近心端，以延缓其吸收。对口服用药者，可用1∶1000～1∶5000高锰酸钾溶液反复洗胃；通过机械刺激咽喉促使呕吐，也可皮下注射阿扑吗啡5mg或口服1%硫酸铜溶液100～200ml催吐；使用药用炭等吸附剂，同时用导泻剂将已吸附药物的吸附剂排出体外。

（2）加速药物排泄 可使用利尿剂配合输液，促使药物排出体外。通过改变体液的pH，加速药物排泄。弱酸性的药物可静脉输注碳酸氢钠碱化血液和尿液，促进药物排出。还可通过人工透析排出体内滞留的过量药物。

（3）使用解救药物 利用药物的相互拮抗作用降低药物的药理活性，达到减轻或消除药品不良反应的目的。如纳洛酮解救吗啡中毒，鱼精蛋白中和肝素，阿托品对抗毛果芸香碱，依达赛珠单抗逆转达比加群酯的抗凝等。这些均属于特异性的解救药物，及时用药，效果极佳。当缺乏时，则采取对症支持疗法。但并非所有的不良反应都需要药物治疗，过度依赖药物治疗有时会造成更多新的不良反应。

（4）药物过敏反应的抢救 在使用易引起过敏性休克的药物时，应事先做好急救准备，一旦发生，应立即停药，并分秒必争地就地抢救，以免延误救治时机。最常用的急救药物是肾上腺素，还可加用糖皮质激素，并给予保持气道通畅、吸氧等措施。对皮肤黏膜等过敏反应，可口服氯苯那敏、异丙嗪、苯海拉明等抗过敏药物，若病情需要可使用糖皮质激素、皮肤局部治疗等。若继发感染，可给予抗菌药物，但注意用药种类不宜过多，以免出现新的反应导致病情恶化。

六、药品不良反应的报告与监测

药品不良反应报告与监测（adverse drug reaction reporting and monitoring）是指药品不良反应的发现、报告、评价和控制的过程，是药品监督管理工作的重要组成部分。做好这项工作，一方面可以保障用药安全、避免药品不良反应的发生，另一方面又可促进合理用药、提高临床用药水平。

（一）药品不良反应监测的目的与意义

开展药品不良反应监测工作是加强药品管理，提高药品质量，促进医疗水平提高的重要手段。其主要目的是：①尽早发现药品不良反应的信号；②寻找药品不良反应的诱发因素；③探究药品不良反应的发生机制；④定量地进行药品的利弊分析；⑤反馈、宣传药品不良反应方面的信息，为政府制定管理决策提供依据，最终达到防止药品不良反应在更大范围内引起危害，有效保障人民用药安全和身体健康的目标。

药品不良反应监测是一项集专业、技术、管理于一体的综合性工作，又是一项长期的工作。开展药品不良反应监测研究是深化药品临床研究的必然要求，药品不良反应报告资料是药品安全性的重要信息。开展药品不良反应监测工作可以：①防止严重药害事件的发生、蔓延和重演；②弥补药品上市前研究的不足，为上市后再评价提供服务；③为遴选、整顿和淘汰药品提供依据；④促进新药的研制开发；⑤促进临床合理用药。药品在临床应用过程中，用药不合理现象不断出现，不良反应的发生率也逐渐上升。通过开展药品不良反应监测工作，临床医生可以了解盲目联合用药的潜在危害性，更好地制定更合理的药物治疗方案，有效地避免或减少药品不良反应的发生，提高临床合理用药的水平。此外，药品不良反应监测工作对于临床药学和药物流行病学研究等也有积极的促进作用。

（二）药品不良反应报告和监测方法

药品上市前都需经过一系列的临床试验研究，但这并不足以完全保证药物治疗的安全性。这是由于上市前的临床试验存在其固有的局限性：病例少；研究时间短；经过筛选的试验对象与上市后的实际用药人群有差别，老年人、儿童、妊娠期妇女和有并发症的患者常被排除在临床试验之外；用药方案与观测指标受限。因此一些发生率低、潜伏期较长的药品不良反应只有在药品上市后广泛应用的过程中才有可能被发现和认识，药品不良反应监测更是药品上市后研究的重要内容。药品不良反应实行逐级、定期报告制度，必要时可以越级报告。主要的监测方法如下。

1. 自发呈报系统　由国家或地区设立专门的药品不良反应监测中心，负责收集、整理、分析由医疗机构和药品的生产与经营企业自发呈报的药品不良反应报告，并反馈相关信息。自发呈报系统的主要作用是可以及早地发现潜在的药品不良反应的信号，即关于一种不良事件与某一药品间可能存在因果关系的报道信息。

2. 医院集中监测　指在一定的时间和范围内，根据研究目的详细记录特定药物的使用和药品不良反应的发生状况。医院集中监测可以是患者源性监测，即以患者为线索了解用药及药品不良反应情况；也可以是药物源性监测，即以药物对某一种或几种药物的药品不良反应进行考察。

3. 病例对照研究　是通过调查一组发生了某种药品不良事件的人群（病例）和一组未发生该药品不良事件的人群（对照），了解过去有无使用过（或称暴露于）某一可疑药物的历史，然后比较两组暴露于该药物的百分比（暴露比），以验证该药物与此药品不良事件间的因果关系。

4. 队列研究　将人群按是否使用某药物分为暴露组和非暴露组，然后对两组人群都同样地追踪随访一定时期，观察在这一时期内两组药品不良事件的发生率，从而验证因果关系的假设。如果暴露组的某药品不良事件的发生率显著高于非暴露组，则说明该药物与这一药品不良事件的发生有关。

5. 记录联结　通过一种独特方式把分散在不同数据库里的相关信息（如出生、婚姻、住院史、处方、家族史等）联结起来，以发现与药物有关的不良事件的方法。它可以充分利用计算机技术和现有的医疗信息资源，高效率地获取药品不良反应监测所需的信息。

6. 处方事件监测　是一种非干预性、观察性队列研究方法，通过收集新上市药品的处方，要求医生填写问卷，询问患者使用某药品后的结果。通过收集处方来积累数据，从中找出不良反应信号，计算其发生率和报告率。该呈报方法不干预医师对患者选用某种药物的决定，资料来自日常临床用药的患者，是监测上市药品使用安全性的有效方法，是自发呈报系统的有益补充。

案例分析 4－1　患者，女性，50 岁，因突发心悸、气短、烦躁不安入院，无明显诱因，心电图示频发房早。给予普罗帕酮 100mg，每日 3 次，服用 2 天后因效果不佳改为胺碘酮 0.2g，每日 3 次，并配以其他治疗，心悸较入院时减轻，但出现全身水肿，以双下肢为重，伴疲乏无力、食欲减退，大便干结。查体：神清，精神欠佳，面色苍白，眼睑水肿，皮肤粗糙，弹性差，浅表淋巴结不肿大；甲状腺轻度肿大；双下肢水肿。甲状腺 B 超显示肿大。甲状腺功能检查：T_3 0.47（2.1～5.4）mmol/L，T_4 3.32（9～23.9）mmol/L，TSH 7.749（0.5～5.0）mU/L。

1. 患者入院治疗后为何出现甲状腺功能异常？
2. 针对此种药品不良反应的治疗措施有哪些？

答案解析

第三节 药源性疾病

一、药源性疾病的概念

药物使用得当是治疗疾病、挽救生命的重要手段，使用不当却是导致疾病、危害生命的危险因素。药物对机体造成的损害因人而异，有些是药物已知的毒副作用，可以预见的，有些则难以预测。药物引起的轻、中度损害一般在停药以后可自行消退，但有些伤害可能是永久的，甚至造成残疾，危及生命。

药源性疾病（drug-induced disease）又称药物诱发性疾病，简称“药物病”，是由药物诱发的疾病，属于医源性疾病范畴。具体是指在药物用于预防、诊断、治疗疾病或调节生理功能的过程中，因药物本身的作用、药物相互作用以及药物使用引起机体组织或器官发生功能性或器质性损害而出现的一系列临床症状。

二、引发药源性疾病的因素

引发药源性疾病的原因首先是使用药物，不仅与用药本身（如药物作用的强度、部位或药品质量）有关，还与患者本身的特异体质、年龄、性别、饮食习惯等有关，其中最主要原因是不合理用药、滥用错用药物或不按医嘱自服乱服药物。

（一）患者因素

1. 年龄 药源性疾病的发生率与患者的年龄关系密切，在老年人和新生儿容易出现。婴幼儿特别是新生儿器官功能发育不完全，肝脏对药物的代谢作用及肾脏对药物的排泄能力尚未发育成熟，肝酶系统及血脑屏障发育不全，易发生药物毒性反应。老年人的组织器官明显退化，若同时存在着某些老年性疾病，其药源性疾病的发生率较青壮年显著升高。肝肾功能减退的老年人，对药物的代谢消除能力减弱，容易造成药物在体内大量蓄积，甚至中毒死亡。

2. 性别 一般而言，女性药源性疾病的发生率高于男性。女性对地高辛、肝素和卡托普利等药物的全身反应比男性明显，由保泰松或氯霉素引起的粒细胞减少症为男性的3倍，由氯霉素引起的再生障碍性贫血是男性的2倍。女性药源性红斑狼疮样反应亦较男性多见。

3. 遗传 药源性疾病存在着明显的种族因素，遗传是种族和个体差异的重要决定因素，遗传基因的差别造成人类对药物反应的差别。药源性疾病的种族和个体差异与药物在体内代谢的多态性有关。

药物代谢的氧化过程（如CYP2D6、CYP2C19介导）存在显著的多态性，导致相同剂量药物在不同个体中疗效或毒性差异显著。例如，CYP2D6超快代谢者使用可待因可能因吗啡生成过多导致呼吸抑制，而慢代谢者则镇痛无效；CYP2C19慢代谢者服用氯吡格雷时抗血小板作用减弱，血栓风险增加。

乙酰化多态性是遗传多态性的另一种表现。慢乙酰化的患者应用普鲁卡因胺、异烟肼等药物时，容易出现血药浓度高、药效强、毒副作用增强。某些药物引起的溶血性贫血，易在G-6-PD缺陷者中出现。能引起G-6-PD缺陷者发生溶血的药物有抗疟药伯氨喹、奎宁、氯喹，抗菌药物硝基呋喃类、氯霉素、磺胺类、对氨基水杨酸，解热镇痛药阿司匹林以及甲基多巴、维生素K、奎尼丁等。

（二）药物本身的因素

1. 药物相互作用 药物相互作用包括药物与药物、药物与食物、药物与疾病的相互作用。患者在接受治疗时，通常会有多种药物联合应用。有些药物合用可以提高疗效，有些药物合用其治疗作用可能过度增强，而有些药物合用则可能增加各自的毒副作用，危害机体，甚至产生药源性疾病。如庆大霉素和利尿剂均有一定耳毒性，单独短期应用时毒性不显著，但合用时毒性增强，易导致听力减退。

药物与食物之间也可能存在相互作用，如日常生活常用的饮料葡萄柚汁，因其对肝药酶有很强的抑制作用，可使环孢素的血药浓度升高，引起严重的肾毒性，甚至肾衰竭。

除此之外，药物与疾病也存在相互作用，如钙通道阻滞剂维拉帕米对心脏负性肌力负性频率作用能使充血性心力衰竭加重等。

2. 药物制剂　制剂的安全性不仅和其主要成分有关，也与主要成分的分解产物和副产物，以及制剂中的溶剂、稳定剂、色素、赋形剂等有关。如阿司匹林原料中含副产物乙酰水杨酸和乙酰水杨酸酐，可引起哮喘；苯妥英钠注射液的溶剂丙二醇可引起低血压；防腐剂对羟基苯甲酸酯、色素柠檬黄引起荨麻疹等。

任何药物使用不当，如药物剂量过大、疗程过长、滴注速度过快、用药途径错误、配伍不当、重复用药、忽视用药注意事项和禁忌证等，都可能引起药源性疾病。

三、药源性疾病的分类、特点及发生机制

（一）药源性疾病的分类

药源性疾病有几种分类方法，根据临床用药的实际情况，大致分类如下。

1. 按病因分类

（1）剂量相关的药源性疾病（A 型）　这类疾病与用药剂量密切相关，当用药剂量增加，引发药源性疾病的概率也增加。剂量相关的药源性疾病发生率高（70%~80%），但病死率低，一般容易预测。如氨基糖苷类抗生素引起的耳聋、抗凝血药引起的出血等。

（2）剂量不相关的药源性疾病（B 型）　这类疾病与药物剂量和正常药理作用不相关，剂量不相关的药源性疾病发生率低（20%~30%），但病死率高，一般难预测。例如，致敏患者应用青霉素等药物会出现药物变态反应，临床表现为皮疹、血管神经性水肿、过敏性休克等，G-6-PD 缺陷者服用伯氨喹、磺胺、呋喃妥因等可引起溶血性贫血等。

2. 其他分类

（1）按药物使用后的效应分类　如长期用药致病型和药后效应型。

（2）按发病的快慢和病程分类　分为急性药源性疾病和慢性药源性疾病。

（3）按病理改变分类　分为功能性药源性疾病和器质性药源性疾病。

（4）按受损器官系统分类　如消化系统药源性疾病、呼吸系统药源性疾病、血液系统药源性疾病等。

（二）各型药源性疾病的特点及发生机制

1. 剂量相关的药源性疾病（A 型）　这类疾病特点是剂量依赖性，发生率高，病死率低，一般容易预测。其影响因素如下。

（1）药物制剂学的差异　由于药物制剂不同，生物利用度也各异。有时环境的污染也会造成制剂的污染，还有过期药物产生分解产物等。

（2）遗传药理学的差异　慢乙酰化患者服用异烟肼容易产生周围神经炎。在假胆碱酯酶有遗传缺陷的患者，应用同剂量的琥珀酰胆碱后，有窒息危险。

（3）生理因素　幼儿各器官系统及对药物代谢消除机制未发育完善，老人各器官系统的功能衰退，妊娠期妇女各器官系统的负荷加重，所以其对治疗药物的毒性反应较敏感。如幼儿用四环素易导致牙釉质发育不全，牙齿黄染，骨骼发育受影响；老人用利尿药更易发生低血钾等。

（4）病理因素

1）肝脏疾病　肝脏是药物代谢的中心器官，因此肝功能不全一定会影响药物代谢，被代谢的药物减少，进而也影响药物的排泄。另外，大多数的药物与蛋白结合，肝硬化时，肝脏合成白蛋白能力低，药物与白蛋白的结合量也低，使游离药物浓度增高，药理作用及毒性增强。某些药物有肝脏毒性，这些药物应避免使用在有肝脏疾病的患者身上，对有肝病史者也应特别谨慎使用。

2）肾脏疾病　药物或某些生物活性物质经过体内代谢后，从肾小球滤过或肾小管排泄，在肾功能不全时，药物或代谢产物将在体内蓄积而产生毒性反应。在肾功能不全时，青霉素、链霉素、庆大霉素、地高辛、普鲁卡因胺、甲基多巴应减量，而对氨基水杨酸、氯丙嗪、呋喃妥因、四环素、万古霉素应禁用。

3）心脏病　主要是充血性心力衰竭影响药物体内代谢。由于内脏循环不良，黏膜水肿影响口服药的吸收；肝脏血流量减少，药物代谢减慢；影响肾脏血流量，降低药物从肾脏排泄。

4）甲状腺疾病　甲状腺功能亢进时肝脏代谢能力增强，甲状腺功能低下时，肝脏代谢药物能力下降。受此影响明显的药物有：卡比马唑、普萘洛尔、甲苯磺丁脲和氢化可的松等。

5）水和电解质平衡失调　水和电解质失调也能改变某些药物的药效。低钾和高钙能增强强心苷的药效，低钾能降低抗心律失常药如利多卡因、奎尼丁等的效价，低钙能延长肌松剂的作用，体液的消耗可加强抗高血压药的降压效应。

2. 剂量不相关的药源性疾病（B 型）　这类疾病是指药物引起与其正常药理作用完全无关的异常反应，发生率低，但病死率高，一般难预测。这种类型的药源性疾病同遗传因素和免疫反应异常密切相关。另外，药物本身和其代谢产物以及添加剂均可导致此类药源性疾病。

（1）遗传因素　有的患者发生与一般人性质完全不同的药物反应，即特异质反应。遗传异常是导致个体对药物反应差异的决定因素之一。如 G-6-PD 缺乏者对伯氨喹、奎宁、呋喃妥因、阿司匹林和磺胺类易发生急性溶血性贫血。

（2）免疫异常反应　药物的变态反应是在用药后产生，与该药的药理特性无关，有的是速发性反应，有的是迟发性反应，与药物剂量无线性关系，小剂量就产生明显反应，一旦停药，则反应消失，反应仅发生于少数人。临床表现为皮疹、血清病、荨麻疹、血管性水肿等。主要原因与药物和患者差异有关。大分子药物如蛋白质、多肽、多糖类和右旋糖酐本身就是免疫原，能刺激机体产生抗体；小分子化合物是半抗原，与体内蛋白载体结合后形成全抗原，如青霉素水解产生的青霉噻唑酸是半抗原。另外有过敏史或过敏体质的患者容易产生变态反应。根据药物的理化性质特点和机体的状态，药物变态反应分为Ⅰ型反应（速发型超敏反应）、Ⅱ型反应（细胞毒型）、Ⅲ型反应（免疫复合物型）、Ⅳ型反应（细胞介导或迟发型）。免疫异常反应还包括结缔组织病、血液系统障碍及呼吸系统病症等。

3. 长期用药致病型　该类型药源性疾病与用药时间、剂量、机体适应性和依赖性及药物与某些组织的亲和力和蓄积有关。常常是用药不当或药物滥用造成的结果。

（1）机体适应性　单次用药量过大时常产生急性毒性反应，而慢性疾病由于用药时间长，机体就存在着适应药物作用的问题。所以，机体对药物的适应性就形成了药源性疾病的基础。如身体对麻醉镇痛药的耐受性和依赖性。

（2）反跳现象　当某些慢性病长期用药时，如突然停止用药，往往会使原有的疾病加重，产生反跳现象。β 受体拮抗剂（如美托洛尔、普萘洛尔、比索洛尔等）长期使用后若突然停药，可能引发反跳性心血管事件，严重时可危及生命。

（3）其他　如氯喹容易与黑色素亲和产生角膜病；长期服用含有非那西丁镇痛合剂，可引起乳头状和髓状的肾坏死，并伴肾小管萎缩，直至发展成广泛性的间质性肾炎。

4. 药后效应型　这类药源性疾病的特点是停用药物若干时间后才出现的药品不良反应。

（1）药物致癌性 ①激素：妇女用雌性激素治疗更年期综合征，有增加子宫内膜癌的可能；常用己烯雌酚能明显增加下一代女性阴道腺癌；口服激素避孕药能增加肝脏的良性瘤的发生；雄激素若用药剂量大时间长能诱发良性肝脏肿瘤。②遗传因子毒性：某些化合物与细胞DNA结合后，改变基因表达，引起细胞生长异常而产生肿瘤。如患者长期用烷化剂能增加膀胱癌和非淋巴细胞白血病的危险性。③抑制免疫反应：接受免疫抑制剂治疗的患者，发生肿瘤的危险性大大增加。

（2）药物生殖毒性 ①抗生育：细胞毒药物通过使卵巢衰竭和无月经而致不育，男性避孕药通过破坏生精功能而达到抗生育作用，细胞毒药物如烷化剂造成精子缺乏而致不可逆毒性。②致畸性：某些药物通过胎盘影响胎儿的生长发育，进而造成畸形。现已证实有致畸作用的药物见表4－1。

表4－1 已知的致畸药物

药物	危害	药物	危害
甲氨蝶呤	流产、颅骨发育异常、肢体缺陷	苯妥英钠	颜面畸形，发育迟缓、智力低下
环磷酰胺	生长受限、面部畸形、肢体缺失	四环素	损害胎儿骨骼、牙齿，多种先天缺陷
雄性激素	女婴阴蒂增大	可的松	增加发生腭裂的危险性
氯喹	视网膜及第Ⅷ对脑神经损害	利巴韦林	颅面、心脏、神经管畸形
氯磺丙脲	死胎，多发畸形	丙戊酸钠	神经管缺陷（如脊柱裂）、颅面部畸形、心脏缺陷、认知功能障碍
华法林	颜面、肢体等部位畸形		
乙醇	低出生体重儿，胎儿酒精综合征	卡马西平	神经管缺陷、轻微面部畸形
异维A酸	早期流产、多发畸形	卡托普利、缬沙坦	胎儿肾衰竭、羊水过少、颅骨发育不全
锂盐	心血管畸形率增加	沙利度胺	海豹肢畸形，多器官异常

除了以上药物，下列药物在妊娠期禁用或控制使用：氨基糖苷类、阿司匹林、苯二氮䓬类、氯霉素、哌替啶、磺胺类及新生霉素、噻嗪类利尿药等。

（3）乳汁中药物的不良反应 药物被授乳母亲吸收后，分布储存在乳汁中，其中药物分子量小、解离度低、脂溶性高且呈弱碱性者，在乳汁中含量高。可能对婴儿造成不良影响的药物有：抗肿瘤药、锂制剂、抗甲状腺药、链霉素、口服降糖药、口服避孕药、喹诺酮类等，在哺乳期应禁用。另外注意青霉素、呋喃妥因和磺胺类药物的应用，以免对婴儿产生不良反应。

四、常见的药源性疾病

（一）药源性神经精神疾病

药源性神经精神疾病是常见的药源性疾病之一，可危及中枢神经，也可侵犯周围神经，有神经症状，也有精神病样发作，其损害可能是短暂可逆的，也可能是长期不可逆的。

神经精神障碍可以由药物因素或机体因素或两者联合引起，具体发病机制如下。

1. 药物直接作用 包括直接毒性、干扰脑能量代谢，线粒体功能障碍、胶质细胞增生、神经介质代谢紊乱和受体敏感性增加等。

2. 药物相互作用 药物相互作用包括药物经胃肠道吸收的相互影响、竞争血浆蛋白结合点、酶诱导和酶抑制、传递系统阻断等。

3. 药物制剂因素及药物的使用 包括制剂不纯、药物剂量过大或疗程过长、给药途径错误、给药速度过快、给药间隔时间过长或过短以及停药不当等。

4. 患者因素 包括年龄、遗传、血脑屏障及疾病等。

5. 继发性神经系统紊乱 药物引起的中枢神经系统障碍包括头痛、意识障碍、智力障碍、睡眠障碍和精神-行为异常；药物引起的周围神经障碍有嗅觉障碍、视神经病变、眼外肌麻痹、味觉异常、前庭功能和听觉障碍。药物引起的脊神经病有感觉神经病、运动神经病、感觉运动神经病。药物引起的自主神经综合征包括胆碱能综合征、抗胆碱能综合征、拟交感能综合征、拟副交感能综合征、直立性低血压、反射性交感神经性营养不良症。另外还有药物引起的神经肌肉接头传递障碍和肌肉疾病等。

药源性神经精神疾病的防治：应提高医务人员对药源性神经精神障碍的认识，寻找容易发生神经系统不良反应的个体因素，掌握可能导致神经系统不良反应的药物自身因素，关注新药的不良反应。若患者接受药物治疗后出现神经精神不良反应，应停药并给予对症治疗。

（二）药源性肝病

药源性肝病是指在应用治疗剂量的药物进行治疗时，由药物及其代谢产物的毒性所引发的肝脏损害。肝脏是大多数药物在体内进行代谢转化的最主要器官。大多数口服药物经胃肠道吸收后，首先经过肝循环再进入体循环，药物在肝脏经聚合、氧化、还原、羟化以及脱甲基化等一系列生物转化过程，一方面可以从有毒的转化为无毒的物质，即肝脏的解毒功能；另一方面也可以从无毒的转化为有毒的反应性中间体（简称反应性代谢物），即肝脏的增毒作用。因此，许多药物都可以影响肝脏功能，甚至导致肝损害。

1. 药源性肝病的发病机制

（1）非免疫相关机制　非免疫机制主要涉及药物在肝内代谢的三相反应：包括氧化、还原、水解和结合反应，在肝细胞的微粒体中进行，主要由混合功能氧化酶系统来完成，最后通过耗能的主动排泄将药物代谢产物排入胆道，在转运过程中发挥作用的蛋白有多药耐药蛋白 2（multidrug resistance protein 2，MRP2）、多药耐药 P 糖蛋白 3（multidrug resistance P-glycoprotein 3，MDR3）等。这三相反应中任何一相如果受到遗传、生理状况改变、食物或其他药物作用的影响，可能引起毒性药物或其代谢产物的累积，导致肝脏损害。

（2）免疫相关机制　某些药物或其代谢产物作为半抗原，在体内与大分子发生不可逆的共价结合，形成全抗原，刺激机体产生相应的抗体，并致敏机体，发生免疫性肝损害；免疫性肝损害也可以由 T 杀伤细胞或抗体依赖性 NK 细胞攻击所致；另外，大量免疫复合物沉积也可能造成重型肝炎，如氟烷类麻醉剂。

（3）其他发病机制和易感因素　某些药物能作用于线粒体上的呼吸酶类，影响氧化磷酸化阻碍 ATP 生成，因此许多耗能的药物降解和排泄过程受阻，如脂肪酸 β 氧化障碍导致甘油三酯堆积在肝内形成脂肪肝，能量缺乏时还会激活细胞因子表达加重肝损伤。由于肝药酶活性存在差异，药物对成人或儿童的肝毒性作用视具体药物而定，女性通常较男性更易受影响。此外，肥胖、乙醇、营养不良会导致肝内还原性谷胱甘肽减少，肝药酶活性也易受影响。

药源性肝损害发病机制不是孤立的，可同时发生、相互促进。

2. 药源性肝损害的临床特征　药源性肝损害按其临床特征可分为急性和慢性两种类型，其中急性肝损害占大多数。肝功能以血清氨基转移酶或碱性磷酸酶升高为主，其次是血清胆红素、γ-谷氨酸转肽酶、乳酸脱氢酶和血清胆汁酸浓度增高、血浆白蛋白减少和尿三胆阳性等。常伴有白细胞和嗜酸性粒细胞总数增加。急性药源性肝损害根据主要病理变化不同分为急性肝炎型、急性肝内淤胆型和混合型肝病三种类型。慢性药源性肝损害病变种类多，若以主要病变为依据，则可分为慢性肝炎型、慢性肝内淤胆型、脂肪肝型、肝血管病变型和肝硬化等。

慢性肝炎型潜伏期较长，多在长期用药的情况下发生，常由免疫机制引起，部分病例可检测到非特异性自身抗体。可引起慢性活动性肝炎的药物有阿司匹林、双氯芬酸、异烟肼、甲基多巴、呋喃妥因、三环类抗抑郁药及磺胺类。

（三）药源性肾损害

肾脏含丰富的酶系统，特别容易受缺氧、毒素、免疫因素或药物损伤。许多药物在常规剂量时即可发生有害且非预期的反应，由于某些药物所致的肾损害多缺乏特征性的临床表现及肾脏的巨大储备能力，所以药源性肾损害不易及早发现。如果肾脏已经存在某种基础病，更易出现药源性肾损害。

1. 药源性肾损害的发生机制　直接肾毒性（细胞毒作用）、免疫性损伤、炎症性损伤（细胞因子作用）和梗阻性肾脏损害。

2. 常见有肾损害的药物

（1）抗菌药物　常用的抗菌药物大多有不同程度的肾毒性，肾毒性大的是两性霉素 B、新霉素；中度肾毒性的是氨基糖苷类、多黏菌素、万古霉素、四环素、磺胺类；肾毒性较小的是青霉素类、头孢唑啉、头孢拉定、利福平；较少引起肾损害的是红霉素、氯霉素、多西环素、林可霉素、头孢曲松、头孢哌酮、乙胺丁醇等。

（2）非甾体抗炎药　如布洛芬、吡罗昔康、双氯芬酸、萘普生、吲哚美辛等。

（3）造影剂　常用的离子型造影剂有泛影葡胺、碘他拉葡胺等；非离子型造影剂有碘曲仑、碘普罗胺等。

（4）免疫抑制剂　环孢素、他克莫司、甲氨蝶呤等。

（5）抗肿瘤药　烷化剂、抗肿瘤抗生素、抗代谢药等。

（6）中草药及中药制剂　雷公藤、益母草、草乌、巴豆等植物类中药；鱼胆、全蝎、蜈蚣等动物类中药及含砷类、含汞类矿物类中药。

3. 药源性肾损害的主要临床症状　主要有急性肾衰竭、急性间质性肾炎、急性肾小管损伤或坏死等。

（四）药源性血液病

药物所致的血液系统疾病常见临床类型包括粒细胞缺乏症或白细胞减少症、血小板减少症、溶血性贫血、再生障碍性贫血。病死率以再生障碍性贫血为最高。药物引起血液病的主要症状体征有咽喉痛、口腔溃疡、出血、发热、皮疹或其他非典型症状。不同药物通过不同机制致病，一般分为与用药剂量无关的免疫性血液病和与长期或大量用药有关的非免疫性血液病。

药源性血液病的特点：一种药物可引起不同的血液病；同一种血液病可以由不同药物引起；致病药物间存在交叉反应。常见药物有氯霉素、吲哚美辛、两性霉素、复方磺胺甲噁唑、乙琥胺、扑米酮、苯巴比妥、甲巯咪唑、乙胺嘧啶、青霉胺、齐多夫定、他克莫司等。

（五）药源性变态反应

药物变态反应也称超敏反应或过敏反应，是指易感性的个体在用药过程中，被某种药物或代谢产物作为抗原或半抗原致敏，产生特异性抗体或致敏淋巴细胞，当再次应用该药时，发生的特异性免疫反应。其临床症状与该药的药理学作用完全无关，与药物剂量无线性关系。

药物引发的变态反应是多系统多器官性病变，表现为单一系统或器官病变或功能异常者，可出现溶血性贫血、荨麻疹或哮喘；表现为两个以上系统或器官的病变者，可出现过敏性休克，同时有荨麻疹、过敏性鼻炎、瘙痒及哮喘；剥脱性皮炎可伴发肝、肾、血液等病变。常见临床症状有全身过敏症、血清病样综合征、药热、光敏性反应、药疹、荨麻疹与血管性水肿、红斑狼疮综合征等。

药物变态反应的致病药物有青霉素类、血清制剂、局麻药、疫苗、含碘造影剂、酶类、磺胺类、喹诺酮类等。

（六）中药药源性疾病

1. 导致中药药源性疾病的原因及影响因素

（1）药物方面的因素　包括药物的固有毒性；中药品种复杂，来源不同，效价差大；改变给药途径、制剂和工艺。

（2）药物使用及给药方面的因素　包括炮制不当、煎服方法不妥、违反禁忌原则、用量过大和擅自用药、用药时间过长、辨证配伍不当与中西药联合应用不当、盲目使用偏方、单方或秘方及用药时机。

（3）机体因素　包括敏感体质及特异性遗传特性患者、病理状态、特殊人群等。

2. 中药药源性疾病的临床特点　涉及神经、循环、泌尿、消化、呼吸、血液、皮肤等各大组织系统。其中中成药药源性疾病以皮肤反应、神经和消化系统损害多见。中药注射剂药源性疾病以皮肤反应和过敏性休克多见。中草药药源性疾病以神经、消化、循环系统多见，发生频率较高的有乌头、曼陀罗、雷公藤、斑蝥等。

五、药源性疾病的诊治与预防

（一）药源性疾病的诊断

药源性疾病容易造成误诊的主要原因是由于药源性疾病是一种继发性疾病，是在一种或多种原发病治疗的基础上发生的。无论是患者还是医师常容易将药物引起的损害误认为原有疾病的加重或并发症，另外药源性疾病的非特异性和临床用药的多样性，也给诊断带来困难，其诊断方法如下。

1. 追溯用药史　在药源性疾病的误诊病例中，多是由于遗漏或忽略了患者的用药史，所以认真仔细地询问患者的治疗过程，了解其用药史是诊断的关键。

2. 确定用药时间以及剂量与临床症状发生的关系　从开始用药到发生反应或造成药源性疾病都有一个过程，这一段时间称为潜伏期，根据潜伏期的长短不同，确定用药时间与临床症状发生的关系密切与否是诊断的重要依据之一。

3. 排除药物以外的因素　由于药源性疾病是在一种或多种原发病治疗的基础上发生的，所以在诊断时要排除原发疾病和其所致的并发症、继发症及患者的营养状况和环境因素造成的影响。

4. 进行必要的实验室检查和相关的试验　比如嗜酸性细胞计数、皮试、致敏药物的免疫学检查、血药浓度检测、动物不良反应激发试验等；另外还有体格检查、血液学和生化检查、器官系统的功能性检查、心电图、超声、X 线检查等。

5. 进行流行病学调研　有些药源性疾病（特别是新药所致）在单个病例发生时，很难得出正确的诊断，而是要依据许多病例报告或经流行病学调研后才能确定。

此外，对该病的诊断很大程度上取决于医师细心和认真的工作态度、丰富的临床经验、药理学知识以及对该病的认识。

（二）药源性疾病的治疗

1. 药源性疾病最有效的治疗是及时停药，去除病因。

2. 对一些与剂量相关的药源性疾病的治疗，可采用静脉输液、利尿、导泻、洗胃、催吐、毒物吸附剂及血液透析等方法加速药物排出，延缓吸收。利用药物的相互拮抗作用来降低药理活性，减轻损害。

3. 过敏性休克的治疗必须争分夺秒，立即让患者平卧、抬高下肢、吸氧、开放静脉通道并注意保暖，同时用肾上腺素、糖皮质激素、抗过敏药对症治疗。

4. 对药物引起的各种器官损害要采取相应的方法治疗。

（三）药源性疾病的预防

要减少药源性疾病的发生，保证患者安全用药，必须从以下方面进行预防。

1. 在新药研制过程要进行全面的毒理学研究，国家药品监督管理部门要对新药的临床前药理试验和临床试验的资料进行认真、仔细、慎重的审查，严格掌握新药审批标准。

2. 患者用药要明确适宜的用药目标，选择适宜的药物和治疗方案，客观评价药效，及时发现与处理药物治疗的不利因素及损害，对毒性大、治疗窗窄的药物进行监测。

3. 新药上市后要进行安全性监督，既是对新产品毒性的继续观察，也是对老药的质量检测和再评价。还要加强对药品不良反应和药源性疾病的监测报告，特别加强对医院等用药单位进行经常的系统的药品不良反应的调查和分析，要用药物管理政策和制度来保证药物的社会安全性评价。常用的监测方法有：回顾性报告、自愿有组织报告、事件详尽报告、病例组和对照组研究等。

4. 药品监督管理等部门应依法取缔、打击非法制造、销售假药、劣药行为，从源头上减少药品不良反应和药源性疾病。

5. 药品生产经营企业和医疗卫生单位自觉确保药品质量。

6. 在群众中普及药品不良反应和药源性疾病的防治知识，提高患者的遵医嘱率，另外医药人员的言语要明确具体，提高患者对医嘱的理解认识。

7. 提高医药人员防止药品不良反应与药源性疾病的技术水平，加强责任心，详尽了解患者的病史、用药史、药物过敏史，严格执行用药的规章制度，遵守技术操作规程，坚持合理安全用药。

8. 正确认识药物作用的二重性，辨证施治。严格掌握药物的用法、剂量、适应证和禁忌证；要权衡利弊，切忌乱用滥用药物；坚持合理用药，实行个体化给药；注意用药顺序，选择最适宜的给药方法；进行血药浓度监测，及时调整剂量；注意时辰药理学对药效学和药动学的影响，以提高疗效，降低毒性。

9. 联合用药注意药物相互作用，注意配伍禁忌，尽量避免不必要的联合应用，兼顾增加疗效与减少不良反应。

10. 一旦发现药源性疾病要及时停药，对严重的急症患者及时抢救，对过敏性休克的抢救要争分夺秒。

案例分析 4－2　患儿，男，5 岁，17kg，因呕吐 4 次就诊于当地诊所，医生给予甲氧氯普胺 10mg 立即肌注，给予甲氧氯普胺 1 片（5mg）口服，3 次/天。当晚，患儿出现嘴角抽搐，双眼频繁眨眼，双手抖动，约 30 分钟后患儿症状无缓解，即就诊于我院。查体：咽稍红，双侧扁桃体Ⅱ度肿大，无渗出，心肺正常，生理反射存在，未引出病理反射。

1. 患者甲氧氯普胺治疗后为何出现嘴角抽搐等症状？
2. 针对此情况应采取怎样的治疗措施？

答案解析

（韩秀珍）

书网融合……

本章小结　　微课　　习题

第五章　药物相互作用

微课

PPT

学习目标

1. 通过本章学习，掌握药物相互作用的基本概念、分类及后果、药代动力学机制（吸收、分布、代谢、排泄、转运蛋白）和药效学机制（相加、协同、拮抗作用）；熟悉基因多态性对药物代谢的影响、药剂学相互作用类型、药物相互作用数据库及风险评估工具的应用场景；了解多肽/蛋白质类药物与 CYP 酶的潜在相互作用机制。

2. 具有识别临床常见药物相互作用潜在风险、运用药物相互作用数据库、设计针对多重用药患者的药物重整策略及优化治疗方案的能力。

3. 树立以患者为中心的药物治疗管理理念，重视用药安全性与有效性。

第一节　药物相互作用概述

一、药物相互作用基本概念

药物相互作用（drug interactions）是指在同时服用药物（或膳食补充剂、食物、饮料）时，药物的活性、有效性受到另一种物质的影响。这种影响既可以产生协同效应导致药效增强，也可以产生拮抗作用导致药效降低，或者增加药物的不良反应、产生额外的毒副作用。绝大多数情况下，药物相互作用专指药物与药物之间互相产生的反应（药物-药物相互作用，drug-drug interactions，DDIs），但是药物和食物之间也可产生类似的相互作用（药物-食物相互作用，drug-food interactions）。例如，同时服用单胺氧化酶抑制剂（如抗抑郁药）及含酪胺的食物，可能出现高血压危象；而同时服用他汀类药物和葡萄柚汁，可能出现横纹肌溶解。此外，药物相互作用还可扩展至这些范畴：草药或其他天然产物影响药物活性；环境化学物质或吸烟影响药物活性；药物导致实验室检查结果改变（即药物-实验室检查相互作用）；药物对特定疾病状态患者产生不良影响（即药物-疾病相互作用）等。在药物相互作用广义的概念里，也包含药物的相容性（compatibility），即静脉注射药物混合后可能发生沉淀、变色、氧化、还原等物理化学反应。例如，多烯磷脂酰胆碱注射液，含有大量的不饱和脂肪酸，混合强电解质溶液如氯化钠注射液后，会发生盐析作用而产生沉淀。

二、药物相互作用的后果

药物相互作用的临床后果可从无症状的实验室指标变化到致命事件不等，具体表现因药物特性和患者因素而异，比较严重时可导致住院风险或住院时间延长。一项系统评价研究表明，1.1%住院患者与 DDIs 有关；在发生药物不良反应的住院患者中，22.2%由 DDIs 导致。最常见的 DDIs 为非甾体抗炎药之间的相互作用导致的胃肠道出血，以及地高辛与其他心血管药物相互作用导致的心律失常。DDIs 还可能导致药物的疗效降低，常见于一种药物的代谢被诱导或两种相互作用药物具有拮抗作用时，此类 DDIs 的比例在 8.6% ~11.6%。

三、联合用药与药物相互作用

临床上患者经常同时接受多种药物。某些疾病，如恶性肿瘤，通常需要联合治疗来达到更好的疗效。此外，某些患者，如老年人群，通常患有多种慢性疾病，会使用两种或以上药物。体内存在潜在的药物相互作用位点，在多药联合使用时容易导致药物相互作用。一项老年住院患者慢病研究显示，545 例患者中 449 例合并 2 种以上慢病，慢病共病率为 82.39%，其中 274 例联合用药超过 5 种，多重用药率为 50.27%，并出现 171 例次药物相互作用。随着患者用药方案中药物数量的增加，药物相互作用发生的风险也随之升高。一项有关老年社区患者药物相互作用的系统评价纳入了 33 项研究，总的药物相互作用发生率为 28.8%（95% CI 为 19.3 ~40.7），存在显著异质性（$p<0.10$；I2 =100%；tau2 =2.13），是由不同的药物相互作用识别方法所致。常见的药物相互作用经常涉及心血管药物，包括血管紧张素转换酶抑制剂-保钾利尿剂、胺碘酮-地高辛，以及胺碘酮-华法林。

另一项有关住院老年患者药物相互作用的系统评价纳入 34 项研究，涉及 9577 名患者。药物相互作用的发生率为 8.34% ~100%。其中，在老年医学科进行的研究中，发生率高达 80.5% ~90.5%。每位患者的药物相互作用数量为 1.2 ~30.6 次。最常涉及相互作用的单一药物为呋塞米、卡托普利、华法林和安乃近；最常涉及的药物类别为保钾利尿剂和血管紧张素转换酶抑制剂。

大量研究证实，许多患者接受的联合用药方案中，存在具有潜在相互作用的药物组合。虽然通过药学监护、药学门诊、药物重整等药学服务可以避免或减少药物相互作用带来的不良后果，但在某些情况下无法避免。例如，临床实践中常常联合使用地高辛与呋塞米治疗充血性心力衰竭，呋塞米可引发严重的低钾血症，而低钾状态会增加心肌对地高辛的敏感性，从而增强地高辛中毒，表现为恶心、呕吐、视觉异常、致命性室性心律失常。此时应积极监测患者血钾水平，及时纠正低钾血症。

四、药物与天然产物相互作用

药物与天然产物相互作用也需要引起重视和评估，很多患者同时使用处方药、中草药和膳食补充剂。在美国的一项调查发现，35% 的受访者至少使用一种天然产物膳食补充剂。此外，国内也有越来越多的中老年慢病患者使用中草药或天然产物膳食补充剂。关于天然产物的数据较为有限且非常复杂，因为同一草药的不同产品之间差异较大，而且由于这些产品可能是活性植物化学物质的复杂混合物，有时无法确定补充剂中的哪种成分导致了相互作用。

五、药师在药物相互作用中的意义

真实世界里的药物相互作用十分复杂，从药代动力学改变、药效学拮抗协同，到多重用药、非处方药物的联用甚至药物滥用，均可能通过药物间相互作用引发不良反应。由于药物相互作用发生途径的多样化，药师在识别潜在相互作用方面发挥重要作用。如用药评估与审查、用药监护、血药浓度监测、不良反应监测等方面，药师可以发挥专长，尽可能规避或减少相互作用导致的不良后果。药师还可以对患者提供用药指导与教育，并参与药物治疗管理，通过多种方式保障患者用药安全、有效，提高药物治疗的质量。

第二节　药物相互作用的机制

药物相互作用可能由多种作用机制引起，通常其中一种机制占主导作用。大多数相互作用是由以下机制引起。

一、药物代谢动力学机制

改变药物的吸收、分布、代谢和排泄过程，可以引发药物相互作用。这类相互作用可能降低疗效或增加毒副作用。

（一）吸收

吸收是指药物从给药部位转移至全身循环的过程。药物吸收取决于其本身的性质、剂型（片剂、胶囊、溶液剂等）和给药途径（口服、舌下含服、吸入、外用、直肠或阴道等）。许多药物通过被动扩散的方式穿过生物膜屏障，进入全身循环。在此过程中，一种药物可能会增加或减少另一种药物的吸收。最常见机制是一种药物通过吸附、结合或络合与另一种药物形成不易吸收的物质，如抗酸药和四环素类药物同时服用时，抗酸药中的二价或三价金属离子会与四环素分子中的酚羟基和烯醇基团形成稳定的难溶性螯合物，使四环素类药物的生物利用度显著降低。胃内 pH 的变化也会影响某些药物的吸收，例如，质子泵抑制剂可以减少胃酸，从而升高 pH 导致伊曲康唑吸收减少。

膜转运体可以影响多种药物的药代动力学。例如，泊沙康唑和环孢素在小肠部位的吸收与小肠黏膜上的多种转运蛋白（如 P-gp）相关。泊沙康唑是 P-gp 的抑制剂，而环孢素是 P-gp 的底物。当两者合用时，泊沙康唑会抑制小肠黏膜 P-gp 的活性，使环孢素泵回肠腔的过程受阻，导致环孢素血药浓度升高，从而增加环孢素的肝肾毒性。同样，达比加群酯是 P-gp 的底物，与 P-gp 抑制剂维拉帕米联用时，可增加达比加群酯的血药浓度，使活化部分凝血活酶时间（APTT）延长，导致出血风险增加。

（二）分布

药物在血液中，只有游离型药物才具有活性。药物与血浆蛋白的结合是可逆的，一种药物可以从结合位点上取代另一种药物。这种取代通常仅与蛋白结合率高的药物有关，并且仅在血浆中药物比例较高时才有意义。对于治疗指数窄的药物（如华法林、苯妥英钠等），游离型血药浓度改变显著，从而引发严重的临床后果。例如，甲氨蝶呤与磺胺类药物联用后，因蛋白结合的竞争，可引起甲氨蝶呤血药浓度增高，从而导致骨髓毒性反应（全血细胞减少症、巨幼细胞贫血）。

（三）代谢

药物通常由多种酶代谢，其中一种起主导作用。大多数情况下，药物经代谢酶将转化为药理活性较低或无活性的代谢产物。因此，影响药物代谢酶会导致药物活性部分发生变化，最终影响药物疗效或引发不良反应。细胞色素 P450 酶系（cytochrome P450，CYP450）是一组同工酶，广泛存在于自然界。人类基因组测序已发现 58 种不同的人类 CYP 基因，编码不同的 CYP 同工酶。肝脏代谢药物主要是通过 CYP1、CYP2 和 CYP3 家族，少部分是通过 CYP4，所有药物代谢中 90% 涉及 CYP3A4、CYP2D6、CYP2C9、CYP2C19 和 CYP1A2。诱导或抑制 CYP450 酶会导致药物浓度变化，同时，药物也可以对代谢酶产生诱导或抑制作用，而有的药物可以同时诱导某个酶而抑制另一个酶。另外，一些酶抑制剂或诱导剂可以诱导或抑制自身的代谢。

1. 酶诱导作用（enzyme induction） 可显著影响药物的代谢和疗效。以伊马替尼为例，当与不同酶诱导剂合用时，其药代动力学参数会发生明显变化。强效酶诱导剂利福平可使伊马替尼的清除率增加 3.8 倍；抗癫痫药物（如卡马西平、奥卡西平和苯妥英钠）会显著降低伊马替尼的血浆浓度，导致疗效减弱；而圣约翰草制剂则可使伊马替尼的 AUC 下降 30%～32%。

常见的酶诱导剂（CYP450 enzyme inducer）有奈韦拉平、苯妥英钠、依非韦伦、奥卡西平、利福平、异烟肼、苯巴比妥、孟鲁司特、柔红霉素、沙利度胺、依托泊苷、环磷酰胺、利血平、利福喷丁、奥美拉唑、兰索拉唑、雷贝拉唑、奥希替尼、曲美替尼、达拉非尼、辛伐他汀、阿托伐他汀、秋水仙碱、对乙酰氨基酚、托吡酯、头孢拉定、奥利司他、圣约翰草、米托坦、艾沙康唑、胰岛素、糖皮质激素等。

2. 酶抑制（enzyme inhibition）　CYP450 抑制分为可逆性抑制和不可逆性抑制。可逆性抑制是由于底物药物与酶之间的快速结合和解离而产生的，可分为竞争性抑制和非竞争性抑制。竞争性抑制发生在两种底物竞争 CYP450 的同一活性位点时。竞争的结果取决于两种底物对结合位点的亲和力以及它们在酶附近的浓度。例如，茶碱（弱 CYP1A2 底物）主要通过结合 CYP1A2 的活性位点被代谢。如果该活性位点被更强的底物（如度洛西汀，中等 CYP1A2 亲和力底物）占据，将导致茶碱的血浆浓度升高，可能引发头痛、恶心、呕吐。为了尽量减少竞争性抑制，两种竞争底物的给药时间应尽可能分开。不可逆抑制通常源于 CYP450 同工酶对底物的激活作用，生成活性代谢物，后者与酶的活性位点结合，导致酶活性的长期不可逆丧失。一些药物通过特定 CYP450 同工酶的代谢激活生成抑制性中间代谢物，这些中间代谢物可形成稳定的复合物，使 CYP450 同工酶被锁定在非活性状态。例如，艾司奥美拉唑通过交联 CYP2C19 酶的血红素和脱辅基蛋白部分改变其构象，导致对其不可逆抑制。

常见的酶抑制剂有阿扎那韦、塞瑞替尼、克拉霉素、达芦那韦、洛匹那韦、茚地那韦、奈非那韦、利托那韦、伊曲康唑、酮康唑、伏立康唑、泊沙康唑、米非司酮等。

值得注意的是，同一个药物对不同的酶作用可能相反，如奥美拉唑对 CYP1A2 产生诱导作用，而对 CYP2C19 和 CYP3A4 具有抑制作用。另外，当预测两种药物间相互作用时，酶诱导和酶抑制作用不会立即起效。通常，酶诱导作用发生和消失需要 2～3 周，而酶抑制则只需几天。

（四）排泄

有些药物会干扰其他药物肾脏或胆道排泄（通常是肾脏）。如果两种药物通过相同的主动转运系统在肾小管中排泄，则每种药物的排泄均会减少。如丙硫舒和青霉素、甲氨蝶呤和非甾体抗炎药。

pH 和肾血流量也会影响主要经肾脏排泄的药物。其药代动力学特性可能会因主动转运系统、尿液酸碱度以及肾血流量的改变而受到影响。pH 的变化会改变弱酸性和弱碱性药物的离子化程度，进而影响药物被动扩散程度。少数药物，如酸性化合物苯巴比妥、阿司匹林及其他水杨酸盐，在与抗酸剂或碳酸氢钠合用时，血药浓度会降低。可以通过碱化尿液增加酸性药物排泄，治疗苯巴比妥和水杨酸盐过量。

（五）影响转运蛋白

当一种外源性物质调节特定转运蛋白的功能时，通常会引发转运相关的相互作用，从而改变由这些蛋白转运的合用药物的吸收、分布（包括组织特异性药物靶向）和消除。虽然膜转运蛋白多达数百种，但只有少数具有充分的证据表明其与药物相互作用有关。例如，P-gp 是广泛分布于体内不同组织，它常参与其底物药物的吸收、分布、代谢和排泄。因此，药物对 P-gp 活性的调控可能影响合用药物的体内动力学行为，从而引发临床相关的药物相互作用。

1. P-gp 的抑制　包括竞争底物结合位点及阻断其转运功能。例如，维拉帕米等 P-gp 抑制剂联用地高辛时，导致后者暴露量增加。目前，研究者正探索通过抑制 P-gp，增强药物的摄取、突破血脑屏障对药物暴露限制等，以优化抗癌药和抗反转录病毒药的疗效。

常见的 P-gp 抑制剂包括胺碘酮、卡维地洛、维拉帕米、普罗帕酮、阿奇霉素、克拉霉素、环孢素、达拉他韦、地奥司明、恩扎卢胺、红霉素、艾沙康唑、伊曲康唑、酮康唑、泊沙康唑、米非司酮、奈拉替尼、利托那韦、维帕他韦、他莫昔芬、替格瑞洛、奥希替尼、吡托布替尼、阿布昔替尼、卡马替尼、拉帕替尼、塞普替尼、特泊替尼、维莫非尼等。

2. P-gp 的诱导　多种药物能诱导 P-gp 的表达，其诱导效应受组织类型、剂量和持续时间影响。例如，达比加群是 P-gp 的底物。同时使用达比加群和 P-gp 诱导剂利福平会降低达比加群的抗凝作用，故通常应避免二者合用。P-gp 诱导剂（如苯妥英、苯巴比妥、利福平、地塞米松和圣约翰草）常与 CYP3A4 诱导剂重叠。有些药物同时是 P-gp 和 CYP450 的底物，因此对两者进行监测十分重要。

二、药物效应动力学机制

药效学相互作用是指在生化层面发生的相互作用，主要影响药物与受体的作用（影响相同的受体或信号通路等），而对血药浓度影响不大。药效学相互作用包括以下情况。

1. 相加作用 两种性质相同的药物联合使用所产生的效应等于或接近两药分别应用所产生的效应之和。这可能是有益的，也可能存在潜在风险（如镇静催眠药与酒精合用导致镇静作用增强）。

2. 协同作用 两种药物联合使用所显示的效应显著超过两者之和。在这种情况下，这两种药物的联合作用比单纯的相加作用有更大的效果（如乙胺丁醇可以增加其他抗结核药物的疗效）。

3. 拮抗作用 是指两种药物联用时产生的效应低于单独使用其中一种药物的效应，主要包括两种机制：一是药效学拮抗，即药物作用于相同靶点或通路产生相互抵消作用，如β受体拮抗剂（如普萘洛尔）会拮抗β受体激动剂（如沙丁胺醇）的支气管扩张作用，加重哮喘症状；非甾体抗炎药通过抑制前列腺素合成可拮抗利尿剂的排钠利尿作用。二是间接拮抗，即一种药物掩盖另一种药物的不良反应，如β受体拮抗剂可能掩盖降糖药引起的低血糖症状（心悸、出汗），同时抑制肝糖原分解而加重低血糖风险。

三、药剂学机制

广义的药物相互作用包含药剂学相互作用，一种药物可以引起另外一种药物理化性质改变，从而影响药物治疗。常见的有两种类型，药物相容性（俗称“配伍”）和稳定性。

（一）药物相容性

在制备和使用无菌药品时，了解药物相容性至关重要。相容性（compatibility）是指一种物质与另一种物质混合的能力。如果液体药物混合在一起时发生相互作用，导致理化性质发生变化，则称为不相容性（incompatibility），俗称“配伍禁忌”，在溶液中可观察到不同类型的不相容性。物理不相容性（physical incompatibility）是指发生物理变化，如沉淀、浑浊、结晶、颜色变化或温度变化。例如，注射用两性霉素 B 使用 0.9% 氯化钠溶液复溶（reconstitution）和稀释（dilution）时会出现沉淀。这是因为两性霉素 B 为大分子多烯类抗真菌药，电解质氯化钠的加入破坏了两性霉素 B 在溶液中的胶体稳定性，使其聚集沉淀。再如，脂肪乳注射液与强电解质溶液混合后，会破坏脂肪乳的乳化状态，使脂肪颗粒聚集，严重可出现破乳。

当两种或两种以上液体药物混合导致发生化学反应，进而使药品的性质发生化学变化，则称为化学不相容性（chemical incompatibility）。化学变化可能会增强或减弱溶液的作用和效果。例如，头孢菌素类药物中的某些结构可能会与钙离子发生反应，生成不溶性的钙盐沉淀，不仅影响药物的外观和稳定性，还可能堵塞输液管道，甚至引发血栓形成等。

（二）药物稳定性

药物稳定性是指药物在一定条件下，在合理保存期内保持其质量、活性和效能的能力。药物的不稳定性可能导致其在制剂中的降解、失效或毒性增加，因此药物稳定性研究对于药物制剂的质量控制具有重要意义。此处，药物稳定性相互作用特指溶液药物混合后，导致其上述特性的变化。

四、基因多态性与药物相互作用

基因多态性会影响 CYP 同工酶和 P-gp 的功能。目前 CYP2C9、CYP2C19 和 CYP2D6 的基因多态性研究较为充分，其表型包括强代谢者或弱代谢者、表达者或非表达者等不同表型。基因多态性不仅影响药物代谢的程度，还影响各种药物相互作用对药物代谢的影响程度。

例如，奎尼丁是一种强效的 CYP2D6 抑制剂，它能通过抑制 CYP2D6 的 *O*-去甲基化作用，显著改变可待因在 CYP2D6 强代谢者体内向吗啡的转化。然而，在 CYP2D6 底物的遗传弱代谢者中，可待因的代谢已经明显减弱，添加奎尼丁并不会显著影响可待因向吗啡的转化速率。当酶调节剂或底物与多种酶相互作用时，基于药物遗传学的药物相互作用就变得复杂了。例如，当同时使用利福平与可待因时，强代谢者中可待因向吗啡的转化增强，但在弱代谢者中则没有。然而，尽管在强代谢者中 *O*-去甲基化速率提高了，但由于利福平对可待因的 *N*-去甲基化途径的诱导作用相对更强，以及它诱导吗啡代谢为无活性代谢物，吗啡的血浆浓度总体上还是降低了。

再如，伏立康唑的主要代谢酶包括 CYP2C9 和 CYP2C19，CYP3A4 也有少量参与。与利托那韦（强效的 CYP2C19 诱导剂和 CYP3A4 抑制剂）同时使用，通常会因为 CYP2C19 的诱导作用而降低伏立康唑的暴露量。然而，CYP2C19 弱代谢者由于利托那韦对 CYP3A4 的抑制作用占主导地位，伏立康唑的暴露量可能会增加。

表型转换型相互作用是指药物和基因变异相互对抗，导致表型暂时改变。例如，CYP2C19 超快代谢者在服用 CYP2C19 抑制剂后，药物暴露量可能与弱代谢者相似。

五、多肽和蛋白质类药物的相互作用机制

由于多肽和蛋白质的清除通常不依赖于代谢或转运机制，因此同时使用的药物对其处置或消除产生影响的可能较小。但最新研究表明，多肽和蛋白质类药物可能影响其他药物的处置过程。外源性免疫蛋白（如干扰素和白介素）可能导致肝脏代谢能力的变化，类似于急性感染或炎症期间观察到的情况。细胞因子可通过抑制基因转录导致 P450 酶的下调。此外，炎症或细胞因子介导的 P450 下调还可能涉及其他机制，如改变 mRNA 的稳定性，以及激活一氧化氮合酶生成一氧化氮（酶抑制剂）。鉴于体外研究识别细胞因子介导的相互作用存在局限性，需通过体内药物相互作用研究评估治疗性蛋白质类药物对 CYP 酶和转运体的影响。

第三节 药物相互作用的临床评估与管理

一、药物相互作用风险评估与识别工具

（一）药物相互作用数据库

临床药师应积极预防和识别药物相互作用产生的潜在危害，尤其在处方（医嘱）审核、药物重整、药学监护等药学服务中针对有害的相互作用加以干预，可通过非药物替代方案预防药物相互作用，也可以对患者进行不良反应和相互作用的教育，加强患者随访，充分考虑药物治疗的长期风险效益。

临床药师还应对患者的潜在药物相互作用风险进行评估。服用两种及以上药物或天然产物时，都存在药物相互作用的风险。老年患者因慢性疾病可能服用多种药物，风险比青年人更高。此时，多种药物和天然产物叠加导致识别药物相互作用愈发困难，临床药师很难靠记忆力记住全部的药物相互作用。

很多书籍与数据库收集整理了大量药物相互作用信息，例如：药品说明书、新编药物学、Stockley's

Drug Interactions、Facts and Comparisons、Micromedex、Lexicomp 等。目前，网络数据库的普及在检索效率和便携性上均比纸质书籍更具优势。

一项研究对 7 种药物信息资源开展了横断面研究。结果显示，Lexicomp（97%）、Clinical Pharmacology（97%）和 Micromedex（93%）在每次比较中的涵盖范围得分更高。Micromedex 的总体完整性得分高于其他资源。另有研究比较了 5 种常见的药物相互作用软件，结果显示，对于 100 对潜在的精神科药物相互作用，严重程度的总体一致率为 66%，并且不同药物相互作用数据库之间的分类存在差异。

一项系统综述评估了用于识别潜在药物相互作用的电子数据库的可用性和适用性。结果显示最常用的软件是 Micromedex4 Drug-Reax，提供有关药物相互作用临床后果的信息，对潜在作用机制和不良后果发作情况（快速或延迟）以及严重程度（如轻微、中度或重度）进行分类，并给出支持这些信息的证据等级。另外，Drug Interaction Facts、Lexi-Interact 和 Pharmavista 也提供此类数据。少数将电子数据库对药物相互作用的评估与临床医生评估进行对比的研究表明，二者在检测到的药物相互作用的数量和相关性方面存在较大差异。总体而言，已发表的评估现有药物相互作用资源的证据普遍表明，Micromedex、Lexicomp 和 Facts and Comparisons 等数据库在涵盖范围上相对全面。然而，临床药师在实践中如果可能的话，应查阅不止一个药物相互作用数据库，因为不同资源之间可能在相互作用的严重程度、文献记录和处理方式上存在差异。

（二）药物相关风险工具

临床药师还可使用药物相关风险工具（drug-associated risk tool，DART）识别药物相互作用。DART 包含 27 个导致药物相关问题的风险因素，如健康状况、用药情况和依从性的问题。一项瑞士的研究显示，DART 具有良好的可行性和可靠性，问卷中各项陈述的特异性较高，但敏感性有所不同，与需要持续监测和关注药物管理的疾病状态相关的陈述敏感性较高。总体而言，询问患者的用药及相关问题，是一种简单快速的方法，可以识别出可能面临更高药物相关问题（包括药物相互作用）风险的患者，使临床药师能够针对可能受益最大的患者进行干预措施。国内也有学者将 DART 翻译为中文版，并用于老年住院患者，具有良好信效度，可有效筛查老年住院患者用药风险，为药物管理提供指导。

（三）药物相互作用的临床决策支持工具

目前很多医院的医嘱系统也具备药物相互作用报警功能，在医生录入医嘱和药师审核处方过程中以警告弹窗（中断式或非中断式），作为临床决策支持的形式，提醒临床医生潜在的相互作用。但这些临床决策支持系统（clinical decision support system，CDSS）在应用层面存在被忽视的问题。多项初步研究表明，尽管临床决策支持系统生成的大多数药物相互作用警报有用，但医生往往会忽略它们。通常 CDSS 生成警报的总体发生率为 13%，医生忽略警报的总体发生率为 90%。未来的 CDSS 在开发时还应注重用户体验，才能切实有效帮助到医生并进一步提升患者的临床安全性。

二、综合药物管理与药物重整

（一）综合药物管理评价

综合药物管理评价（comprehensive medication management review，CMMR）旨在指导药师的药物审查工作，在以患者需求为中心的前提下，提高用药适宜性，减少药源性损害，改善患者健康结局。综合药物管理（comprehensive medication management，CMM）指确保对每位患者所使用的药物（处方药、非处方药、替代药物、传统药物、维生素或营养补充剂）进行个体化评估，以判定每种药物对患者来说是否适用、针对其病情是否有效、考虑到患者的合并症及正在服用的其他药物时是否安全，以及患者能否按预期服用。应全面了解患者的药物和天然产物使用情况，特别询问患者对天然产品（如维生素、草药、补充剂）的使用情况，因为患者通常不认为这些产品可能引发药物相互作用。所有处方药和非处方药（包括近期停用的药物）均需记录。

获取全面的药物信息后，临床药师需重点关注多重用药的患者。WHO 对多重用药的定义为患者服用 5 种或以上药物。多重用药已成为全球公共卫生的重大挑战，其负面影响包括患者生活质量下降、不良事件风险增加、死亡率上升及医疗资源使用增多；同时还会降低医生的工作效能，并导致用药错误。多重用药的风险因素涉及患者自身和医疗系统两方面。研究表明，临床药师开展药学干预可以显著改善多重用药患者发生相互作用的不良后果。

一项基于综合药物管理的药物相互作用的研究表明，对老年患者药物治疗采用综合药物管理十分重要。研究共纳入 408 例使用 2 种及以上药物的老年患者，平均年龄 70. 2 岁 ±7. 8 岁，平均用药 5. 1 种 ± 2. 3 种。Beers 标准下，药物相互作用发生率为 4. 9%，常见为 3 种及以上作用于中枢神经系统的药物联用。多因素分析显示，中枢神经系统疾病、心律失常、用药数量及女性性别与药物相互作用正相关。如采用 Dumbreck 标准，药物相互作用患病率为 27. 2%，多为糖尿病患者。多因素分析表明，Charlson 合并症指数大于 1、心力衰竭及使用 6 种及以上药物与之正相关。

（二）药物重整

对多重用药患者进行药物重整，可以有效精简药品数量。药物重整是指药师在住院患者入院、转科或出院等重要环节，通过与患者沟通、查看相关资料等方式，了解患者用药情况，比较目前正在使用的所有药物与用药医嘱是否合理一致，给出用药方案调整建议，并与医疗团队共同对不适宜用药进行调整的过程。国家卫健委于 2021 年发布了《医疗机构药物重整服务规范》，文中提到针对接受多系统、多专科同时治疗的慢性病患者以及同时使用 5 种及以上药物的患者开展药物重整服务，重点关注有潜在临床意义相互作用、发生不良反应的药品，考虑是否需要调整药物治疗方案。药师应当提出用药方案调整建议，并与经治医师沟通，由医师确认后调整。

知识拓展

《医疗机构药物重整服务规范》

当前我国临床合理用药还存在不足，为进一步规范发展药学服务，提升药学服务水平，国家卫健委办公厅于 2021 年 10 月印发《医疗机构药物重整服务规范》。根据《中华人民共和国药品管理法》《医疗机构管理条例》《处方管理办法》《医疗机构药事管理规定》等法律法规、规章制度，制定本规范，旨在规范医疗机构药物重整服务，保障药物重整工作质量，适用于提供住院医疗服务的各级各类医疗机构。

三、预测未知的药品不良反应

预测未知的药品不良反应是困难的，基础药理学研究体外试验用于预测药物相互作用具有一定的意义。微粒体、肝和肾切片、分离培养的肝细胞、膜囊泡以及重组人 DNA 转染细胞都是用于确定代谢和药物转运在药物相互作用中作用的方法。遗憾的是，大多数体外方法能够评估抑制作用的可能性，但无法评估诱导作用。对于那些既会引起酶诱导又会影响多个代谢途径的抑制剂而言，体外预测结果可能与体内研究结果显著不同。此外，通过体外试验鉴定出的抑制剂，可能只在极高浓度下才会抑制 CYP 酶或转运蛋白。由于研究者并不总是能够预测药物或其代谢物在体内特定部位的浓度，所以往往很难确定这些研究结果的临床意义。预测具有临床相关性的相互作用还会受到个体患者特征的干扰，包括基础疾病状态、器官功能障碍、肥胖、环境因素以及遗传因素。

通过体外实验获得初步药动学参数后，可通过生理药代动力学（physiologically based pharmacokinetic，PBPK）模型预测药物相互作用。一旦获取药物吸收、分布、代谢、排泄的体外实验参数和人体单次给药的 PK 数据，就可建立 PBPK 模型并进行优化验证。验证成功的 PBPK 模型可豁免部分 DDI 临床试验。例如，肝炎治疗药物帕利普韦（paritaprevir）与氯吡格雷（clopidogrel），就是通过 PBPK 模型证明二者之间发生 DDI 的风险较小，因此免进行临床试验。此外，PBPK 模型的预测结果也可为进一步临床试验剂量选择和临床用药管理提供策略。PBPK 模型通过计算血浆药物浓度-时间曲线下面积、达峰浓度和组织-血浆分配系数等描述受变药（代谢被改变的药物）的体内变化过程以发现潜在的 DDI。

构建得当的 PBPK 模型相对于静态模型具有以下优势：能够研究相互作用药物对底物整个 PK 特征的影响；纳入了 DDI 的并发机制，如同时发生的诱导和抑制、抑制性代谢物的作用等；有助于深入了解不确定性和变异性的原因；可用于研究存在多种内在和外在因素时的 DDI。这些特性使得 PBPK 模型可以用于：设计最佳的临床 DDI 研究，定量预测各种临床情况下 DDI 的程度，包括多种并发的患者因素，如肾功能损害和（或）特定代谢酶或转运蛋白的遗传变异。

四、药物相互作用的临床管理

（一）药物相互作用的管理

以下原则可以用于处理药物相互作用。

1. 如果患者正在使用联合用药治疗，则判断是否能耐受，如能耐受，可能不需要改变治疗方案，但须进行监测。

2. 判断药物相互作用是否存在潜在的严重风险，如显著降低疗效或引起毒副作用。如存在，则应寻找其他治疗方案。

3. 药物的相互作用是否存在潜在的低到中等的风险？如存在，则需要监测副作用和治疗效果，或进行 TDM。

4. 老年人在药物相互作用方面面临着更大的风险，主要是由于他们联合使用多种药物及药物代谢和排泄功能受损。

5. 关注高危药物并持续监测这些药物的潜在相互作用：酶抑制剂和诱导剂（如红霉素、利福平、苯妥英钠及蛋白酶抑制剂）；治疗窗窄的药物（如华法林、地高辛、铂、苯妥英钠、茶碱及庆大霉素）。

6. 关注患者使用的中草药、非处方药及天然产物。

（二）患者教育

临床药师在向患者提供药物相互作用咨询时，应指导患者仔细阅读药品说明书，并向患者阐明药物相互作用的不同类型（如药物-药物、药物-食物、药物-疾病状态、药物-实验室检查相互作用），并解释其可能后果，包括疗效降低、不良反应、潜在的风险等。FDA 建议患者采取以下措施：①保留药品原包装以便识别。②固定单一药房获取所有药品。③记录正在使用及近期停用的处方药、非处方药及天然产物。④就诊时告知全部用药信息。

（三）药物相互作用管理的挑战

药物常能影响多个生理系统，两种联用药物往往作用于相同系统。评估药物相互作用时，常仅仅关注其主要效应而忽视次要活性。例如，某些情况下联用吩噻嗪类抗精神病药、三环类抗抑郁药和抗帕金森药，这三类药均具抗胆碱能活性。单一药物的抗胆碱效应虽弱，但三者的叠加效应可能显著。

经济发达地区医疗资源充沛，患者常就诊于多家医院或多个医生。医生根据单一处方很难全面掌握患者所有用药。因此，药师在识别和预防药物相关问题中至关重要。

患者依从性差也会影响药物相互作用。如患者未按处方要求用药，部分源于医患沟通不足，部分因多药治疗方案复杂（尤其老年患者每日多次服用5～6种药物时易混淆或遗忘）。依从性差通常导致用药不足，但某些情况下可能引发过量，如为弥补漏服剂量而加倍用药等。此外很多患者健康素养知识匮乏，存在药物滥用也会增加相互作用风险。

案例分析5－1 患者，男性，68岁，因慢性心力衰竭（NYHAⅢ级）长期服用华法林（3mg/d）、地高辛（0.125mg/d）及呋塞米（40mg/d）。近日因社区获得性肺炎入院，痰培养示肺炎链球菌感染。医师处方：阿莫西林克拉维酸钾（1.2g q8h ivgtt），同时因患者咳嗽剧烈加用复方甘草片（4片 tid po）。

1. 复方甘草片与华法林联用可能产生何种相互作用？机制是什么？应如何调整用药？
2. 地高辛与呋塞米联用时需重点关注哪些指标？
3. 若患者对阿莫西林过敏（皮疹史），可换用左氧氟沙星抗感染。请分析左氧氟沙星与华法林联用的潜在风险及监护要点。

答案解析

（赵 彬）

书网融合……

本章小结　　微课　　习题

第六章　疾病对临床用药的影响

PPT

学习目标

1. 通过本章学习，掌握肝、肾和循环障碍性疾病时临床用药的原则及剂量调整方法；熟悉疾病对药物体内过程和药物效应影响的主要方式及机制；了解疾病影响药动学、药效学的典型实例。

2. 具有能够在临床实践中，根据患者的肝、肾功能状况，合理选择药物并优化治疗策略，提高治疗效果并降低不良反应风险的能力。

3. 树立以患者健康为核心，综合考量疾病状态与合理用药，秉持职业责任感与人文关怀精神的用药观念。

疾病可使机体生理状态发生一系列改变，这些改变一方面可使药物在体内的吸收、分布、代谢和排泄等发生变化，导致药动学改变；另一方面会使某些组织器官的受体数目和功能发生变化，改变机体对相应药物的敏感性，导致药效学改变。

疾病对药物作用的影响应引起医务工作者的足够重视，它是影响临床合理用药的重要因素之一，需要通过调整给药剂量、给药间隔时间或改变给药途径，以达到预期治疗效果并避免产生严重的不良反应。微课

第一节　疾病对药动学的影响

大量循证医学证据表明，很多疾病对药物在体内的吸收、分布、代谢和排泄可产生明显的影响，特别是消化道疾病、心血管系统疾病，以及肝、肾功能障碍。

一、疾病对药物吸收的影响

多种疾病可以改变药物的吸收速率，也可以改变药物吸收的量，其中对口服药物制剂影响最大。

（一）消化道疾病

消化道疾病主要通过下列环节影响药物的吸收。

1. 改变胃排空时间　大多数药物主要在小肠吸收，胃排空时间改变将影响药物在小肠的吸收。如偏头痛、帕金森病、抑郁症、创伤、手术后和胃酸缺乏症等患者胃排空减慢，可延缓药物在小肠部位的吸收；而胃酸过多或十二指肠溃疡、甲状腺功能亢进、小肠憩室及处于焦虑兴奋状态等患者胃排空增快，有利于主要在小肠部位被动吸收的药物，如对乙酰氨基酚、地西泮、咖啡因等的吸收，而有可能不利于主要在小肠部位主动吸收的药物，如维生素 B_{12}、氟尿嘧啶等的吸收。

2. 改变肠蠕动　肠蠕动使药物与肠黏膜接触面增大，适当增加肠蠕动有助于药物在肠道内扩散和吸收。但是，肠蠕动过快则使药物在肠道内停留时间缩短，减少了药物的有效吸收时间，使难吸收药物的吸收减少，如伴有腹痛、腹泻和肠蠕动增加的急性肠炎，可使地高辛、诺氟沙星的吸收减少。相反，便秘和引起肠蠕动减慢的疾病可使地高辛等药物吸收增加。肠黏膜疾病，常可影响肠黏膜的正常吸收功

能。例如，克罗恩病可减慢甲氧苄啶和磺胺甲噁唑的吸收。营养不良的患者，胃肠道黏膜发生萎缩，也可使药物吸收受到限制。

3. 改变胃肠道分泌功能　胆汁分泌缺乏或减少的疾病，常可因脂肪消化受阻而致脂肪泻，使一些脂溶性高的药物如地高辛、脂溶性维生素等吸收减少，而对水溶性高的药物如氨苄西林等吸收无明显影响。此外，胃酸分泌多少对弱酸性、弱碱性药物被动吸收程度和速度均有很大影响。胃酸分泌多有利于弱酸性药物吸收，不利于弱碱性药物吸收，而胃酸分泌减少对弱酸性、弱碱性药物吸收的影响则相反。

（二）肝脏疾病

肝脏疾病也可影响消化道吸收功能。如门脉高压症伴有小肠黏膜水肿或结肠异常，可减慢药物在肠道内的吸收速率。当有门脉吻合或肝内血管之间形成侧支循环时，可导致口服药物直接进入体循环，降低药物原有的首过消除。此外，在慢性或严重肝病时，由于有效肝血流量降低，也可使一些口服药物肝脏首过消除减少，生物利用度提高，血药浓度上升，如利多卡因、吗啡、哌替啶、维拉帕米、普萘洛尔等。

（三）肾功能衰竭

肾功能不全患者普萘洛尔的首过消除降低，使其生物利用度增加。肾功能不全还可引起低蛋白血症，使药物与血浆蛋白结合率降低，血中游离药物浓度升高，可能增加药效或毒性；此外，脱盐、脱水也可干扰肌肉内及肠壁内的血流灌注量，使被动扩散转运的药物吸收减少或减慢。

肾功能衰竭患者常伴有恶心、呕吐、腹泻和胃肠壁水肿等肠道功能紊乱，均可影响药物吸收。此外，肾功能衰竭时，肾脏不能有效转化25-(OH)-维生素 D_3 为活化型1,25-$(OH)_2$-维生素 D_3，从而减少肠道钙的吸收。尿毒症患者胃内氨的含量增高，使胃内pH升高，会降低弱酸性药物在胃内吸收。尿毒症患者因本身钾离子平衡失调，当给这类患者服用抗酸剂尤其是含铝的抗酸剂时，将进一步减少钾的吸收。

（四）循环衰竭

心力衰竭时常使胃肠道血流量减少而减少药物的吸收，如心力衰竭时普鲁卡因胺的生物利用度明显减少。在周围循环衰竭时（如休克、肾衰等），皮下或肌注给药吸收差，必须静注。

二、疾病对药物分布的影响

药物的体内分布主要受血浆蛋白含量、体液pH、药物的脂溶性等多种因素影响。其中血浆蛋白含量及其与药物结合力的大小是决定药物在体内分布的主要因素之一，并易受多种疾病的影响。

（一）疾病改变血浆蛋白含量及与药物的结合率

慢性肝功能不全、慢性肾功能衰竭、肾病综合征、营养不良、心力衰竭或创伤及手术后均可引起血浆白蛋白减少，使药物血浆蛋白结合率降低。尤其在严重肝功能不全时更为突出，首先因肝脏蛋白合成减少，其次是肝病时血浆中脂肪酸、尿素及胆红素等内源性抑制物的蓄积，使药物与血浆白蛋白结合率下降。在肝硬化时，原来结合率高的药物，游离型明显增加，如苯妥英钠增加40%，奎尼丁增加300%。血中游离型药物增加可导致组织分布容积增大、肝脏药物代谢和肾脏药物排泄增加，只有在伴有药物消除减慢时，肝病引起的血中游离型药物浓度增高才可能造成毒副作用。临床低白蛋白血症患者在应用地西泮、氯氮䓬及泼尼松等药物时，易致毒性反应。此外，低白蛋白血症患者在临床应用苯妥英钠、华法林及洋地黄毒苷等蛋白结合率高的药物时，也可使血中游离药物浓度增高，产生毒性反应的可能性增加，此种患者用药时应谨慎，注意减量或从小剂量开始，并加强监护，更应避免使用对肝脏有毒性的药物。低白蛋白症患者，血中游离型药物浓度升高将使扩散到组织中的药量增加，血液中总血药浓度降低，对于菌血症或败血症的患者不利于药物在血液中发挥杀菌或抑菌作用。

肾脏功能衰竭患者体内酸性药物与蛋白结合率明显降低，这是因为肾病患者从尿中丢失大量蛋白质，同时小肠对氨基酸的吸收受阻，致使患者血浆蛋白浓度降低，其中主要是白蛋白浓度降低。一般肾病患者白蛋白含量仅为正常人的2/3左右，致使主要与血浆白蛋白结合的酸性药物结合率明显降低。此外，蛋白结合率低还与以下因素有关：①肾脏功能衰竭时白蛋白结构改变，与药物结合能力下降。②肾病患者代谢异常或代谢产物排泄减少，使脂肪酸、芳香酸、肽类等物质体内积聚，与药物竞争蛋白结合位点并将其置换出来。肾功能衰竭时与血浆白蛋白结合率降低的药物有苯巴比妥、苯妥英、水杨酸盐、呋塞米、华法林、甲状腺素、磺胺类、青霉素G等酸性药物。

（二）疾病改变血液pH

正常情况下，血液借助所含碳酸氢盐、血红蛋白和血浆蛋白的缓冲作用使pH保持恒定（7.4）。因疾病等异常原因可引起酸血症（$pH<7.31$）或碱血症（$pH>7.4$）。此时药物与血浆蛋白的结合将受pH影响，如地高辛与血浆蛋白在酸性环境下结合率较高，而在碱性环境下结合率降低。此外，血浆pH变化将影响弱酸、弱碱药物的解离度，改变药物脂溶性而影响扩散分布。

各种肾病可引起血液pH变化，影响药物解离度，影响药物吸收，同样影响药物分布，如肾病伴酸中毒时，水杨酸和苯巴比妥等弱酸性药物易分布到中枢组织，可能增加其中枢毒性。

（三）心、肾功能衰竭改变药物分布

严重心力衰竭时，由于组织灌流量下降，一般药物表观分布容积（V_d）值减小。如利多卡因减少约50%，普鲁卡因胺减少约25%，奎尼丁减少约30%，故治疗量应酌减，防止血药浓度增高。

尿毒症患者使用依托咪酯进行麻醉诱导时，因脂肪组织减少导致药物分布容积下降，需减量以避免血药浓度过高引发不良反应。

三、疾病对药物代谢的影响

（一）肝脏疾病的影响

肝脏是药物在体内代谢的主要器官，肝脏功能障碍时，将对机体的药物代谢产生影响。一般来说，药物代谢受影响的程度与肝脏疾病的严重程度成正比。影响药物在肝脏代谢的因素很多，如肝药酶数量及活性的改变、肝血流量、肝细胞对药物的摄取和排泄、有效肝细胞的总数、门脉血液的分流、胆道的畅通与否等。其中以肝药酶数量及活性和肝血流量变化的影响较为明显。只有当肝脏疾病明显导致上述因素变化时，体内的药物代谢才会明显受影响。

慢性肝炎和肝硬化患者，肝脏内微粒体酶合成减少，细胞色素P450含量降低，可减慢许多药物的生物转化，如慢性肝病时利多卡因、哌替啶、普萘洛尔、地西泮、苯巴比妥、氨茶碱、氢化可的松、泼尼松龙、异烟肼及利福平等药物的半衰期明显延长。临床上应注意由此引起的药效增强或毒性反应。如严重肝损伤患者使用氯霉素，骨髓抑制毒性反应增强。

某些药物经肝脏转化后活性增加，在慢性肝炎患者中应用这些药物，其药效降低，如慢性肝炎患者应用泼尼松，血液中活性的泼尼松龙浓度下降，而疗效降低。

在慢性或严重肝病时，由于有效肝血流量降低，使一些口服药物肝脏首过清除减少，血药浓度上升、生物利用度提高，如水杨酸类、利多卡因、吗啡、哌替啶、维拉帕米、普萘洛尔等。边缘性高血压及甲亢患者肝血流量随心输出量增加而增加，可加速上述药物转化；心力衰竭患者则正好相反。

肝硬化及慢性肝病等一般会使药物消除半衰期增加（表6-1）。除了肝病影响药物的生物转化外，其他因素也可通过影响肝药酶的活性而影响药物的生物转化，如肾脏疾病、遗传或环境因素、胆汁排泄、肠肝循环及其他药物相互作用等。

表 6－1 肝脏疾病对常见药物半衰期的影响

药物	给药途径	正常半衰期（平均值±标准差，h）	肝病种类	病态半衰期（平均值±标准差，h）
镇痛药				
对乙酰氨基酚	口服	2.0	肝硬化	3.3
哌替啶	静注	3.37±0.82	急性病毒性肝炎	6.99±2.74
			肝硬化	7.04±0.92
镇静催眠药				
地西泮	口服	32.7±8.9	急性病毒性肝炎	74.5±27.5
	静注	38.0±20.2	肝炎	90.0±63.6
抗惊厥药				
苯巴比妥	口服	80.0±3.0	肝硬化	130.0±15.0
心血管药				
氨茶碱	口服	1.4	肝硬化	6.7
利多卡因	静注	1.78	慢性酒精性肝病	4.93
普萘洛尔	静注	2.9±0.6	轻度慢性肝病	9.8±5.1
			重度慢性肝病	22.7±9.0
茶碱	静注	9.19±1.5	肝硬化	30.0±17.8
皮质激素类				
氢化可的松	静注	1.63	肝硬化	5.33
泼尼松龙	静注	2.92	急性肝细胞病变	4.17
抗菌药物				
氨苄西林	静注	1.31±0.15	酒精性肝硬化	1.9±0.56
氯霉素	静注	2.29	肝硬化	4.05
异烟肼	口服	3.24±0.14	慢性肝病	6.74±0.33
利福平	口服	2.8±0.22	慢性肝病	5.42±0.55

（二）肾脏疾病的影响

肾脏在体内是仅次于肝脏的药物代谢器官，现已证明细胞色素 P450 混合功能氧化酶系同样存在于肾脏中，水杨酸盐、吗啡、儿茶酚胺、5-羟色胺及胰岛素等药物均可在肾小管代谢，其代谢能力约为肝脏的 15% 左右。

肾功能不全时，多种药物的代谢过程都可能受到不同程度的影响。体内氧化代谢有时加快，还原、水解和乙酰化能力降低，导致药物生物转化障碍。如胰岛素的水解反应、磺胺异噁唑、对氨基水杨酸和异烟肼的乙酰化反应、氢化可的松的还原反应、25－(OH)－维生素 D_3 羟化反应等均减慢；肾脏疾病也可使血浆中假性胆碱酯酶及胆碱酯酶活力下降，减慢琥珀胆碱和普鲁卡因胺的降解，致使药物半衰期延长，临床上应降低用药剂量或延长给药间隔。如合并肾退行性变的糖尿病患者，对胰岛素需要量降低。尿毒症患者因维生素 D 转化为活化型受阻，妨碍钙离子吸收利用。同样，兼有尿毒症的癫痫患者，如用常规剂量苯妥英钠，因氧化代谢加速，血药浓度降低，往往不能控制癫痫发作。

肾功能不全时可影响药物在肝内的转化。如肾功能衰竭患者可能因肝脏对地西泮的代谢能力下降，导致其半衰期延长。头孢哌酮、阿托品等经肝和肾双重途径消除的药物，可因肾消除减缓而代偿性增加药物在肝脏的生物转化。

（三）其他疾病的影响

肺脏疾病也影响一些药物代谢，这种影响主要通过改变药物在肝脏的代谢而反映出来。急性低氧血症可减慢药物在肝脏代谢，慢性低氧血症则能增强药物在肝脏内代谢。慢性哮喘患者可促进泼尼松龙的肝代谢，使半衰期缩短；急性肺水肿伴有严重呼吸功能不全患者，因肝内供血减少可减慢茶碱在肝内代谢，延长半衰期。

心力衰竭患者可影响肝肾的血流量，从而使一些药物如利多卡因的清除率减少50%，使其活性代谢物的半衰期延长，易出现心脏和中枢神经的毒性反应。

甲状腺功能亢进时，一般药物代谢加速；而功能低下时，药物代谢减慢，此类患者用药时应注意调整用量。

四、疾病对药物排泄的影响

（一）肾脏疾病的影响

药物可经肾脏、胆道、乳腺、肠液、唾液、汗腺或泪腺等处排出，以肾脏途径最为重要。

1. 肾小球滤过率改变 急性肾小球肾炎及肾严重缺血时，肾小球滤过率明显降低，这将直接影响主要经肾小球滤过的药物如地高辛、一些抗高血压药、利尿药及多种抗菌药的排泄，使血药浓度和药效相应增加。血浆蛋白结合率高的药物如苯妥英钠虽主要经肝代谢后再由肾排出，但肾病综合征时，因大量蛋白丢失，游离型药物增加，经肾小球滤过排出的速度相应加快。肾病综合征时，肾小球滤过膜完整性破坏，无论结合型或游离型药物均可滤出。

2. 肾小管分泌功能改变 肾小管可主动排泌药物，这种主动排泌不受药物与血浆蛋白结合的限制。主动排泌弱酸性和弱碱性药物的分泌通道不同。但在同类排泌通道中缺乏底物特异性，即各种有机酸（包括内源性与外源性）均可通过弱酸排泌通道而排泌入肾小管腔，相互可发生竞争性抑制。临床上当肾功能障碍患者合用主动排泌的有机酸或有机碱性类药物时，应当警惕主动排泌的竞争性抑制作用，尤其是那些血药浓度治疗范围窄的药物，更应谨慎地调整剂量和给药方案。临床常用经主动排泌的有机酸类药物有头孢菌素类、噻嗪类利尿剂、磺胺类、磺酰脲类、青霉素类、非甾体抗炎药物、甲氨蝶呤、呋塞米及螺内酯等。

肾病引起酸中毒时，体内积聚的内源性有机酸可与酸性药物竞争排泌，使后者排泌减少。有机酸类利尿剂须经主动排泌机制进入肾小管管腔内发挥作用，故尿毒症患者使用利尿药，必须加大用药剂量才能发挥利尿作用。

3. 肾小管重吸收功能改变 肾小管重吸收主要按简单扩散方式进行，受尿液pH及尿流速度的影响较大。在肾小管性酸中毒时，尿液酸度升高，弱碱性药物解离增多，重吸收减少，排泄增多。在低钾性碱血症时，尿液酸度降低，弱酸性药物如巴比妥类、水杨酸类解离增多、排泄增多。

肾病患者尿浓缩功能降低，尿流速率增加，尿液稀释不但降低了药物扩散的浓度梯度，也减少药物扩散的时间。如患者长期处于尿高流速状态，将使苯巴比妥、麻黄碱、伪麻黄碱和茶碱等药物排泄增加。

肾功能不全时，磺酰脲类降糖药、别嘌醇等药物在体内产生的活性代谢物经肾排出减少而致蓄积。因此尿毒症患者口服正常剂量磺酰脲类降糖药常致低血糖反应；哌替啶的代谢产物去甲哌替啶在肾功能不全时蓄积可引起毒性反应（去甲哌替啶可因其中枢兴奋作用，而致惊厥等）。

（二）肝脏疾病的影响

肝脏疾病，尤其是肝硬化时，由于进入肝细胞的药物减少，或因肝细胞贮存及代谢药物能力降低，也可能因药物经肝细胞主动转运到胆汁的过程发生障碍，致使原从胆汁中排泄的药物部分或全部受阻。如地高辛，在健康者7天内从胆汁排出量为给药量的30%，而在肝病患者仅为8%；在胆汁淤积的患者，螺内酯的胆汁排出量也比正常人低；肝功能减退时从胆汁排出减少的药物还有四环素、红霉素及利福平等。

肝脏疾病或胆道疾病阻碍了药物经胆汁排泄，影响了胆道疾病的治疗（如胆道感染时抗菌药的应用），或使药物经胆汁排泄消除减少，致药物在体内蓄积，增加毒副作用。

胆汁排泄药物的能力对肾脏有一定的补偿功能，即在肾功能不全时，原从肾排泄的药物有些也可随胆汁排泄一部分。如同时伴有肝肾功能不全的患者，排泄药物的能力将变得更差。

第二节　疾病对药效学的影响

绝大多数药物在机体内主要通过与靶细胞上的受体相结合而产生药理效应。体内各种组织中的受体不是固定不变的，疾病可引起受体数目和功能的改变，这种改变可发生于病变状态的组织和器官，也可发生于其他组织和器官，影响临床用药效果，甚至严重危害机体生命活动。

一、疾病引起受体数目改变

临床资料和动物病理模型均证明，在多数病理状态下，药物受体的类型、数目及内源性配体浓度、活性均可以发生变化，影响药物效应。这种现象在糖尿病、高血压和支气管哮喘已有确凿的研究资料。

（一）糖尿病的胰岛素抵抗现象

糖尿病患者如每日应用超过200IU的胰岛素而没有出现明显的降糖效应者，即称为胰岛素抵抗。当体内胰岛素浓度增高时往往使胰岛素受体数下降，称受体下调。如肥胖的非胰岛素依赖型糖尿病患者由于脂肪细胞膜上受体数下降，临床上对胰岛素敏感性降低，导致胰岛素抵抗。糖尿病患者常因感染、创伤、手术或酮症酸中毒等并发症引起急性胰岛素抵抗，慢性抵抗也与胰岛素抗体的产生有关，该抗体与胰岛素结合形成复合物影响胰岛素与胰岛素受体相结合，减弱了胰岛素降血糖作用。生长激素、糖皮质激素、儿茶酚胺和胰高血糖素分泌过多，可引起组织对胰岛素反应不敏感，这也与慢性抵抗有关。

（二）高血压

高血压病的病理生理过程涉及多个环节，主要受交感神经、肾素-血管紧张素和血容量的调节，故内源性儿茶酚胺和肾素浓度对临床用药影响很大。研究证明，高血压患者β受体下调，反映心血管系统内源性儿茶酚胺增高，交感神经活性增高，使β肾上腺素受体长期暴露于高浓度儿茶酚胺递质去甲肾上腺素及肾上腺素中，致使受体下调。β受体拮抗剂普萘洛尔在治疗高血压病时，对于内源性儿茶酚胺高的患者减慢心率作用相当显著；而在体内儿茶酚胺浓度不高时，减慢心率作用就不明显。对于肾素型高血压，这方面的影响更值得重视。上述现象说明，在涉及应用内源性配体的受体拮抗药时必须考虑内源性配体的浓度对体内受体的影响，调整用药剂量。

（三）支气管哮喘

哮喘患者支气管平滑肌上的β受体数目减少，而且与腺苷酸环化酶的偶联有缺陷，而α受体的功能相对明显，因而导致支气管收缩。应用β受体激动药有时效果不佳，加用α受体拮抗药则可有良效。长期使用β_2受体激动剂能引起支气管平滑肌上的β_2受体数目减少，使药物的平喘作用减弱，产生耐受。糖皮质激素则能恢复β受体-腺苷酸环化酶-cAMP依赖性蛋白激酶系统功能。近年发现，大剂量β受体激动药不仅本身疗效不佳，而且能拮抗内源性糖皮质激素的上述调节功能，对哮喘患者不利，因而主张哮喘患者尽量不用大剂量β受体激动药。

二、疾病引起受体敏感性改变

大量临床资料表明，当心脏、肝脏和肾脏等重要脏器病变时，由于影响了血液循环、机体代谢以及内环境，会使机体组织的药物受体敏感性发生改变，影响临床用药。

（一）心脏疾病

心脏是受多种神经、体液、电解质等因素调控的脏器，器质性心脏病使心脏对许多药物敏感性发生变化。与这些变化最相关的药物是地高辛和一些抗心律失常药，因为这些药物治疗剂量和中毒剂量相差非常小。对心脏收缩功能不全的患者，使用具有负性肌力作用的药物必须非常小心，低剂量就会损害心脏功能。有这种特性的药物常用于心脏病患者，如β受体拮抗剂和钙拮抗剂，都能直接减弱心肌收缩力。心脏自律性紊乱（主要为窦房结功能紊乱）常与心肌损害相伴，并会被药物所增强。这些药物包括地高辛、β受体拮抗剂，某些钙拮抗剂如维拉帕米、地尔硫䓬，以及抗心律失常药如奎尼丁。由于上述药物能抑制心脏自律性，因此窦房结功能低下的患者应避免使用此类药物。地高辛的心脏毒性会被低钾血症和高钙血症所增强，低钾血症还能明显减弱许多抗心律失常药的效应，故在治疗心律失常时要注意电解质的平衡，同时药物的剂量要作适当调整。有严重呼吸系统疾病的患者，尤其是伴发缺氧者，能增加心脏对地高辛的敏感性，更易引发心律失常。对于肺源性心脏病，除非在伴有房颤须控制心室率时，一般不推荐使用地高辛。

心脏疾病还会改变其对其他系统药物的敏感性，使心脏兴奋性增加。尤其是心肌梗死后，使用常规剂量的氨茶碱、左旋多巴、β_2受体激动剂和三环类抗抑郁药等，都可能会引发室性早搏和心动过速。

对药物敏感性的显著改变也可能会由治疗的终止而诱发。最典型的例子是冠状动脉疾病患者长时间使用β受体拮抗剂治疗停止后，会持续数日对肾上腺素刺激有高敏性。此类患者必须缓慢的减少β受体拮抗剂的治疗剂量，并在停药后数日内避免锻炼，降低诱发心绞痛、心律失常和心肌梗死机会。

（二）肝脏疾病

严重肝病患者体内氨、甲硫醇及短链脂肪酸等代谢异常，使脑代谢处于非正常状态，大脑神经细胞对药物的敏感性增强，使中枢神经系统对临床较常用的镇静催眠药、镇痛药和麻醉药的敏感性几乎都增加，甚至可诱发肝性脑病。如严重肝病患者不能使用吗啡，患者对吗啡非常敏感，即使给予正常量的1/2～1/3，也可诱发肝昏迷和脑电图改变。严重肝病患者除了吗啡禁用外，巴比妥类药物、哌替啶、芬太尼、水合氯醛、可待因、氯丙嗪和神经安定剂也均应禁用。

肝硬化水肿和腹水患者使用过强的利尿治疗，由于过度丢失钾，使病情恶化，诱发肝昏迷，宜用保钾利尿药治疗。肝病使维生素D羟化功能损害，当原发性胆汁性肝硬化时按常规维生素D治疗往往失败，宜首选不经肝脏羟化的25-(OH)-D_3。肝细胞损伤，降低血浆假性胆碱酯酶水平，延长去极化型肌松药琥珀胆碱的作用；由于体内乙酰胆碱量增高，减弱非去极化型肌松药如泮库溴铵作用，尤其是泮库溴铵需要一个较高的初始剂量才能达到有效的肌松效果，但药物清除延迟，过高剂量的药物有产生肌松作用过度延长的危险。肝病可以抑制维生素K依赖的凝血因子合成，以及胆道阻塞引起维生素K吸收功能受损，应慎重应用口服抗凝血药。

（三）肾脏疾病

肾脏功能衰竭时，体液调控会产生紊乱，任何原因引起患者血容量减少，尤其是利尿药治疗后，患者对抗高血压药变得比较敏感，特别是对α受体拮抗剂、血管紧张素转换酶抑制剂和血管紧张素Ⅱ受体拮抗剂等较敏感。

肾脏功能衰竭引起尿毒症时，由于病理活性物质间的协同作用，引起电解质和酸碱平衡紊乱，导致机体内各种生物膜的电位及平衡机制改变，以致改变机体对药物的敏感性。由于血脑屏障有效性降低，镇静药、催眠药和阿片镇痛药对中枢神经系统的抑制效应增强。由于凝血机制改变使机体对抗凝药更敏感，使用阿司匹林和其他非甾体抗炎药更易于引起胃肠出血。由于胆碱酯酶活性降低，对胆碱酯酶抑制剂如新斯的明的作用会更加敏感。使用保钾利尿药、补钾药、血管紧张素转化酶抑制剂或血管紧张素Ⅱ受体拮抗剂易引起严重的高钾血症，致心脏毒性。由于电解质和酸碱平衡紊乱，加上肾功能不全时对地高辛排泄减少，此时使用地高辛不良反应的危险性大大增加，临床发现地高辛中毒病例中约70%患者伴有肾功能不全。

三、疾病引起受体后效应机制的改变

药物的初始作用部位是受体，但受体仅仅是信息转导的第一站，受体激活后通过一连串的生化过程最终导致效应器官（细胞）的功能变化，即受体后效应机制。疾病引起受体后效应机制改变最典型的例子是病理因素抑制强心苷受体后效应机制。强心苷正性肌力作用的受体后效应是增加兴奋时心肌细胞内 Ca^{2+} 量，并认为 Na^{+}-K^{+}-ATP 酶是强心苷受体。该受体是由 α 及 β 亚单位组成的二聚体，强心苷和酶结合过程中，α 亚单位的构象发生改变，使酶活性下降，引发受体后效应，使细胞内 Na^{+} 量增多，K^{+} 量减少，又通过 Na^{+}-Ca^{2+} 双向交换机制使细胞内 Ca^{2+} 浓度增高。心力衰竭发生的机制复杂多样，强心苷对不同病因所致的心力衰竭不仅效果不同，而且对有些病因引起的心力衰竭易发生毒性反应。

在体内条件下，治疗量地高辛抑制 Na^{+}-K^{+}-ATP 酶活性约20%，但不同病因所的致心力衰竭，其 Na^{+}-K^{+}-ATP 酶后效应机制受到抑制或损害的程度也不一致，使用强心苷的临床效果也不一样。对于甲状腺功能亢进、严重贫血所继发的高心输出量型心力衰竭、肺源性心脏病所致心力衰竭、风湿活动期引起的心力衰竭，由于存在心肌缺氧和（或）能量代谢障碍，使 Na^{+}-K^{+}-ATP 酶后效应机制受到严重影响，因而应用强心苷治疗效果较差，易引发毒性反应。而高血压、心脏瓣膜病、先天性心脏病等心脏长期负荷过重引起的心力衰竭，强心苷受体后效应机制没有受损，应用强心苷治疗效果较好。

电解质紊乱引起的低钾血症，使心肌细胞 Na^{+}-K^{+}-ATP 酶受到抑制，易促发强心苷毒性反应。尤其在心力衰竭治疗中常用噻嗪类及高效利尿药，大量利尿可引起低血钾，从而加重强心苷对心脏的毒性作用。

各种原因引起的心肌缺血，对强心苷引发的心肌延迟后除极及触发活动尤为敏感，易致心律失常，这是心肌缺血抑制 Na^{+}-K^{+}-ATP 酶及其后效应机制的综合结果。

第三节　疾病状态下的临床用药原则

一、肝脏疾病时临床用药

肝病时许多药物消除速率减慢，血药浓度升高，但一般不超过正常血药浓度的2～3倍。在受体敏感性未增加，肾排泄功能正常时，对于多数有效治疗血药浓度范围大的药物，升高的血药浓度一般不会引起临床效应和不良反应的较大变化。但对于那些有效治疗血药浓度范围窄、毒性大或对肝脏有损害的药物，使用应慎重。

肝脏疾病时临床用药要注意以下几点：①禁用或慎用损害肝脏的药物，避免肝功能的进一步损害。②慎用经肝脏代谢且不良反应多的药物，改用主要经肾脏消除的药物。③禁用或慎用可诱发肝性脑病的药物。④禁用或慎用经肝脏代谢活化后方起效的药物。⑤应注意降低剂量或延长给药间隔，从小剂量开始，小心逐渐加量。必须使用有效血药浓度范围窄、毒性大的药物或对肝脏有毒性的药物时应进行血药浓度监测（TDM）及严密的生化监护。⑥评价应用药物的益处和风险，如用药的风险大于益处，则不使用该药。

总之，对肝病患者用药，必须仔细衡量利弊，并结合用药经验和血药浓度监测来调整用药和用量，尽量选用不经肝清除又对肝无毒的药物。肝脏疾病时控制使用的药物见表 6－2。

表 6－2　肝病患者控制使用的药物

控制状况	药物	备注
禁用	镇痛药：吗啡、哌替啶、芬太尼、可待因	尤其是有肝昏迷先兆症状时，如烦躁、不安
	抗菌药物：四环素类、利福霉素、两性霉素 B、异烟肼、磺胺类	损伤肝脏，尤其禁用于有胆汁淤积患者
	解热镇痛药：对乙酰氨基酚、阿司匹林、吲哚美辛等 抗肿瘤药：丝裂霉素、氟尿嘧啶等	严重肝病时禁用
慎用	镇静药：异丙嗪、地西泮 抗菌药物：红霉素、庆大霉素	不宜久用，有肝昏迷先兆时禁用
	口服避孕药：甾体性激素	有胆汁淤积史者禁用口服避孕药
	利尿药：噻嗪类、呋塞米	特别慎用于腹水、体液过量或脱水患者

二、肾脏疾病时临床用药

（一）肾功能减退时选药用药原则

在肾功能不全时，由于患者的药动学和机体对药物的反应性发生改变，按常规使用剂量给药将导致药物在体内蓄积和药物效应过度增强，从而使药物的毒性和各种不良反应增加。肾功能不全患者用药应遵循以下原则。

1. 禁用或慎用对肾脏有损害的药物，避免肾功能的进一步损害。有些药物如四环素及皮质类固醇等，因其抗同化作用或增强异化作用使机体出现负氮平衡，可加重原有肾功能不全的氮质血症。在严重肾功能不全时，为避免毒性反应的发生，应慎用或避免使用这两类药。此外，下列两组药物也应当禁用或慎用，如必需使用时也应调整剂量，加强临床监护。①一些有直接肾毒性的药物如各种重金属盐、造影剂、顺铂、氨基糖苷类、两性霉素 B、多黏菌素等；②易引起肾免疫性损伤的药物如普鲁卡因、异烟肼、吲哚美辛、青霉素等。肾功能损伤时一些药物应按表 6－3 的参数调整剂量。

表 6－3　肾功能减退患者剂量调整表

药物	患者 $100K_r$ (h^{-1}) $100K_r = 100K' + 100\alpha \cdot CL_{cr}$		正常人 $100K$ (h^{-1})	$t_{1/2}$ (h)
	$100K'$	100α		
氨苄西林	1.1	0.59	70	1.0
头孢氨苄	3.0	0.67	70	1.0
氯霉素	20.0	0.10	30	2.3
黏菌素	8.0	0.23	31.4	2.2
地高辛	0.8	0.009	1.0	40.8
多西环素	3.0	0.00	3	23.0
红霉素	13.0	0.37	50	1.4
氟胞嘧啶	0.7	0.243	25	2.8
庆大霉素	2.0	0.28	30	2.3
卡那霉素	1.0	0.24	25	2.75

续表

药物	患者 $100K_r$ (h^{-1}) $100K_r = 100K' + 100\alpha \cdot CL_{cr}$		正常人 $100K$ (h^{-1})	$t_{1/2}$ (h)
	$100K'$	100α		
青霉素 G	3.0	1.37	140	0.5
多黏菌素 B	2.0	0.14	16	4.3
链霉素	1.0	0.26	27	2.6
磺胺嘧啶	3.0	0.05	8	8.7
磺胺甲基异噁唑	7.0	0	7	9.9
四环素	0.8	0.072	8	8.7
甲氧苄啶	2.0	0.04	6	12.0
万古霉素	0.3	0.117	12	5.8

2. 避免选用毒性较大或长期使用有可能产生毒性的药物，仅在有明确用药指征时选择使用那些在较低浓度即可生效或毒性较低的药物。如强效利尿剂中呋塞米毒性较低，尤其在肾功能衰竭时使用，增加剂量一般效应增强而不良反应较少增加。抗菌药物中可选用红霉素、青霉素、头孢菌素类（尤以第三代头孢菌素肾毒性更小）等。应选用半衰期短的药物，尽量避免选用长效制剂，有时可采用间歇疗法（如镇痛药）。

3. 选用疗效易衡量判断或毒副作用易辨认的药物，如选用抗高血压药，其剂量易通过测定血压降低程度来决定；副作用易辨认并在用药前即可预知的药物。

4. 选用经肾脏外其他途径代谢和排泄的药物，如选用经肾脏消除的药物时，应根据肾功能损害程度，调整给药方案，使用对肾功能衰竭的推荐剂量方案。

5. 必须使用有效血药浓度范围窄、毒性大、代谢产物在体内蓄积的药物，或对肾脏有毒性的药物时应进行血药浓度监测，根据血药浓度调整给药剂量。加强对患者临床症状和生化指标的监护，确定药物临床有效性和毒性。

6. 评价应用药物的益处和风险，如用药的风险大于益处，则不使用该药。

（二）肾功能减退时给药方案的调整

肾功能减退时，主要经肾排泄的药物消除能力降低，半衰期延长，如仍按常规给药，易造成蓄积而产生毒性反应。如庆大霉素正常人的 $t_{1/2}$ 为 2～3 小时，肾功能减退时 $t_{1/2}$ 为 8～10 小时。对严重肾损伤的患者应用地高辛，毒性反应发生率可高达 70%。调整给药方案，主要是改变给药间隔时间或维持量，对负荷量一般不作调整。调整公式为：

$$X_r = X_0 \cdot \frac{K_r}{K} \qquad \text{式 (6-1)}$$

$$\tau_r = \tau \cdot \frac{K}{K_r} \qquad \text{式 (6-2)}$$

公式中 τ、K 分别为正常人的给药间隔时间和消除速率常数，其中 K 值可由文献查到。X_r、τ_r、K_r 分别为肾功能减退患者应用的剂量、给药间隔时间和消除速率常数，其中 K_r 值可由患者测得或通过测定患者的肌酐清除率按下式间接推算出。

$$K_r = K' + \alpha \cdot CL_{cr} \qquad \text{式（6-3）}$$

公式中 α 为比例常数，CL_{cr}为内源性肌酐清除率，K'为肾外清除速率常数，α 和 K'均可由表6-3中查到。为计算方便可将式（6-3）等号前后均扩大100倍，即成下式：

$$100\,K_r = 100\,K' + 100\alpha \cdot CL_{cr} \qquad \text{式（6-4）}$$

例：正常人卡那霉素常用量为500mg，每12小时给药一次，现测得肾脏功能衰竭患者肌酐清除率为38ml/min，问①若剂量不变，用药间隔如何调整？②若仍按12小时给药一次，应给多大剂量？

解：已知 $X_0=500mg$，$\tau=12h$，$Cl_{cr}=38ml/min$

由表6-3中查得 $100K=25\ (h^{-1})$，即得 $K=0.25\ (h^{-1})$；$100\alpha=0.24$；$100\,K'=1.0\ (h^{-1})$。

代入公式（4）$100\,K_r = 100\,K' + 100\alpha \cdot CL_{cr}$

得：$100\,K_r = 1.0 + 0.24 \times 38 = 10.1\ (h^{-1})$

故 $K_r = 0.10\ (h^{-1})$

则①所求可由已知 K 值及所求得的 K_r 值

代入公式（6-2）$\tau_r = \tau \cdot \dfrac{K}{K_r}$

得 $\tau_r = 12 \cdot \dfrac{0.25}{0.10} = 29.64\ (h)$

②所求 X_r 可由已知 X_0、K 值及 K_r 值求得

代入公式（6-1）$X_r = X_0 \cdot \dfrac{K_r}{K}$

得 $X_r = 500 \times \dfrac{0.101}{0.25} = 202\ (mg)$

由此可得出：若肾病患者依然每次用药500mg，给药间隔必须改为每30小时一次。若仍为12小时一次，用药量应改为200mg，考虑卡那霉素耳、肾毒性较为明显，避免血药浓度波动过大，该肾脏功能衰竭患者宜每日给药2次，每次200mg。

三、循环障碍性疾病时临床用药

循环障碍性疾病包括休克、恶性高血压和充血性心力衰竭等，这些疾病的特点是组织灌流量减少。由于血流量可影响药物的吸收、分布、代谢和消除，因此这些疾病一定会改变药物的动力学，进而影响药物疗效。循环障碍性疾病时临床用药要注意以下六点。

1. 在周围循环衰竭时（心衰、休克等），口服、皮下或肌注给药吸收差，紧急用药时必须静脉注射，但静注速度要慢。

2. 严重心力衰竭由于组织灌流量下降，一般药物 V_d值减小。如利多卡因、普鲁卡因胺和奎尼丁等药 V_d值明显减小，较小的分布容积，使血液和心、肝、肾和脑等主要器官血药浓度明显升高。另外，心衰、休克患者肝肾的血流量减少，也使一些药物如利多卡因的清除率减少，使其活性代谢物的半衰期延长，易发生毒性反应。基于以上二点使用这类药物时应注意酌减剂量。

3. 心脏疾病会改变器官对药物的敏感性。如心肌梗死后，使用常规剂量的氨茶碱、左旋多巴、β_2受体激动剂和三环类抗抑郁药等，可能引发室性早搏和心动过速，使用这类药物时要小心注意，并采用较低剂量。

4. 窦房结功能低下的患者应避免使用能抑制心脏自律性的药物，如维拉帕米、地尔硫䓬和奎尼丁等药。

5. 心力衰竭患者使用具有负性肌力作用的药物必须非常小心，很低剂量就会损害心脏功能。

6. 注意心力衰竭治疗中使用噻嗪类及强效利尿药大量利尿所引起的低钾血症，注意补钾，防止低血钾加重地高辛对心脏的毒性作用。

知识拓展

合理用药的原则

1. 明确诊断，确定用药目的 明确诊断是合理用药的前提。认清疾病的性质和病情严重的程度，确定用药所要解决的问题，选择有针对性的药物和合适的剂量，制定适当的用药方案。有时在诊断明确前常常需要采取一定的对症治疗，但应注意不要因用药而妨碍对疾病的进一步检查和诊断。

2. 制定详细的用药方案 要根据初步选定拟用药物的药效学和药动学知识，全面考虑可能影响该药作用的一切因素，扬长避短，仔细制定包括用药剂量、给药途径、给药时间、给药疗程以及是否联合用药等内容的用药方案。

3. 及时完善用药方案 用药过程中既要认真执行已定的用药方案，又要随时仔细观察必要的指标和试验数据，以求判定药物的疗效和不良反应，并及时修订和完善原定的用药方案，包括在必要时采取的措施。

4. 少而精和个体化药物治疗 任何药物既有治疗作用，又有不良反应。药物的相互作用更为复杂，既可能提高疗效，也可能增加不良反应。不同患者对药物作用的敏感性可能不同，因此给药方案要强调个体化。除必要的联合用药外，原则上应持“可用可不用的药物尽量不用”的态度，少用药并非只考虑节约费用问题，主要是尽量减少药物对机体的不必要干预和影响。

思考题

答案解析

1. 请与临床药师进行一次交谈，详细了解临床上肝或肾功能不全患者的用药注意事项。

2. 列举并简要讨论可导致药动学发生明显改变的6种疾病和6种药物。

3. 参与一次临床查房和病例讨论，注意下列患者药物治疗：

（1）肝硬化水肿和腹水患者，如何应用利尿药及镇静药？

（2）肾脏功能衰竭患者如何补液及抗高血压治疗？

（3）慢性心力衰竭患者如何使用β受体拮抗剂及维拉帕米？

4. 临床收治一例慢性阻塞性肺疾病合并高血压患者，长期使用沙丁胺醇（β_2受体激动剂）控制支气管痉挛，并应用美托洛尔（β受体拮抗剂）降压治疗。近期患者出现支气管痉挛加重及运动耐量下降。请结合本章节知识分析：

（1）β_2受体激动剂长期使用可能通过何种受体机制影响药物疗效？

（2）β受体拮抗剂在此类患者中的应用存在哪些矛盾？其受体水平机制是什么？

（3）针对此类患者的药物调整策略应如何制定？

5. 阿莫西林为口服广谱青霉素，头孢克洛为第二代口服头孢菌素类药，两者均为目前应用较为广泛的抗菌药。去医院肾内科了解一位慢性肾脏功能衰竭患者，根据他（她）们的肌酐清除率，调整两药的用药剂量或用药间隔时间。

6. 去医院心内科了解心力衰竭的治疗措施，根据本章所学知识并查阅相关文献，分析治疗措施中药物选用的合理性、存在的问题及应采取的对策。

（刘　一）

书网融合……

本章小结　　微课　　习题

第七章　特殊人群的药物治疗

PPT

学习目标

1. 通过本章学习，掌握特殊人群合理用药的基本原则；熟悉妊娠期和哺乳期妇女、小儿、老年人禁用的治疗药物及小儿用药剂量常用计算方法；了解妊娠期和哺乳期妇女、小儿及老年人生理特点对药动学的影响和用药特殊性。

2. 具有开展特殊人群（妊娠期及哺乳期妇女、小儿及老年人）药物治疗的基本技能，做到临床安全合理用药。

3. 树立科学的思维方法，培养综合运用理论知识分析及解决实际问题的能力。

第一节　妊娠期和哺乳期妇女用药

一、概述

在妊娠期和哺乳期，妇女服用药物需极为小心，因为药物能通过胎盘和乳汁传递给未出生或哺乳的婴儿，可能对他们造成无意的伤害。20 世纪 60 年代，沙利度胺（也称为“反应停”）就曾被用于治疗孕早期呕吐，结果引发了广泛的畸形婴儿出生，这就是震惊世界的“反应停”事件。同时，由于涉及伦理、医疗、法律及胎儿安全等复杂因素，妊娠期和哺乳期女性的临床试验相对较少。因此，在这一时期合理用药，确保母婴安全至关重要。临床医疗团队需客观评估特定药物的利弊，不仅要考虑药物在母体内的动力学和治疗效应，还需考虑其通过胎盘或乳汁对胎儿及新生儿的影响，以及这些药物在他们体内的动力学和药效的发挥。

二、妊娠期和哺乳期妇女药动学特点

妊娠期间，为了满足胎儿的生长和发育，母体各系统会在不同阶段经历一系列生理变化，导致其生理状态与非妊娠期有显著差异（表 7－1）。同时，大量临床经验和研究已表明妊娠期药物的动力学特性也会发生显著改变。对于哺乳期妇女，某些药物可能会影响乳汁分泌和排泄，而且一些药物会通过乳汁传给婴儿，从而影响婴儿的成长发育。因此，了解妊娠期和哺乳期不同阶段的药物代谢特性，并选择安全有效的药物，适时调整用药剂量对于确保母婴健康至关重要。

表 7－1　妊娠期可能影响药动学的母体生理学改变

系统/功能	生理改变	改变程度
心血管功能	心输出量	↑30% ~50%
	心率	↑20%
	搏出量	↑10%
	全身血管阻力	↓21%
	肺血管阻力	↓34%

续表

系统/功能	生理改变	改变程度
血流量	子宫	↑950%
	肾	↑60% ~80%
	肝	↑75%
	皮肤（手）	↑600% ~700%
血液系统	血浆容量	↑50%
	红细胞	↑18% ~30%
	血浆白蛋白浓度	↓30%
	血脂	↑66%
呼吸系统	呼吸率	无变化
	潮气量	↑40%
	每分通气量	↑42%
胃肠道系统	胃张力/运动	↓
	肠运动	↓
	胆囊收缩性	↓
肾功能	肾小球滤过率	↑50%
	肌酐	↓
机体	水	↑
	脂肪	↑

（一）药物在妊娠期母体内的药动学

1. 药物吸收 在妊娠早期，常见恶心和呕吐等妊娠相关症状，以及临近分娩时胃排空时间的延长和胃内残存量的增加，都会影响口服药物的吸收，因此在这些时期避免通过胃肠道给药是较为合适的选择。此外，妊娠期间雌激素和孕激素水平的升高会导致胃酸和胃蛋白酶分泌减少，胃排空延迟，胃肠道平滑肌张力降低，小肠蠕动减缓，这些变化使得药物在胃肠道中的转运时间延长30% ~50%。例如，弱酸性药物如青霉素的吸收会因此而减缓，达到血液中的峰值时间推迟，峰浓度下降。反之，弱碱性药物如镇痛药和催眠药的吸收则会增加。

妊娠期的生理变化不仅影响胃肠道对药物的吸收，还会影响其他给药途径。例如，由于心输出量增加，吸入性药物如麻醉剂的吸收会变快并增多。皮肤和黏膜的血流也增加，使得滴鼻给药和经皮制剂（如控释贴剂、搽剂、油膏等）的吸收加快。妊娠期的硬膜外腔血管增多，使得经硬膜外腔给药的吸收加速，例如注射哌替啶后的吸收速度和血药浓度均比非妊娠期增加。然而，妊娠晚期血流动力学的改变，特别是下肢循环不佳，可能会影响皮下或肌内注射药物的吸收，尤其是在股静脉回流区进行肌内注射时。

2. 药物分布 妊娠者的血容量较妊娠前增加40% ~50%，血浆增加多于红细胞的增加，因此，血液稀释，心输出量增加。子宫、乳腺及胎体等增大，体液总量也随之增多，可平均增加8L左右，尤其是细胞外液增加显著。体液容量增大导致大部分水溶性药物的浓度被稀释，在靶器官往往达不到有效药物浓度，尤其对于分布容积较小的药物更为显著。所以，妊娠期妇女使用水溶性药物的药量应高于非妊娠期妇女。同时妊娠期脂肪储备也增加，可于孕晚期增加三千余克，脂溶性药物表观分布容积增大，故部分脂溶性药物也应于妊娠期适当增加剂量。

3. 药物代谢 肝脏是药物代谢的主要器官，妊娠期虽然肝血流量变化不大，但孕激素水平的增加可能引起药物代谢变化，如苯妥英钠的羟化代谢可能增强，这与胎盘分泌的孕酮有关。此外，妊娠期间使用西咪替丁或茶碱等药物可能降低肝脏的生物转化功能，影响肝药酶活性，容易导致药物蓄积和中毒。

4. 药物排泄 药物主要经肾脏排泄，妊娠期妇女经肾血流量随心搏出量增加而增加30%～50%，多种药物的清除率随肾滤过率及肌酐清除率的增加而增加，如注射用硫酸镁、庆大霉素、氨苄西林、地高辛和碳酸锂等。而妊娠者在妊娠晚期可能长时间处于仰卧位，肾血流量减少，药物的清除率反而降低。对于妊娠高血压综合征伴肾功能不全的妊娠者，则因药物排泄减慢和减少，反而使药物在体内蓄积，血药浓度增高，半衰期延长。

（二）药物在胎儿的药动学

1. 药物吸收 胎盘（placenta）或称胎盘屏障（placental barrier）是胎儿与母体进行物质交换的结构，由羊膜、属于子体部分的密绒毛膜和属于母体部分的底蜕膜构成，大部分药物经胎盘转运进入胎儿体内，也有少量药物经羊膜转运进入羊水中，胎儿通过吞饮羊水，使羊水中少量药物经胃肠道而被吸收，而经胎儿尿排入羊水的药物和代谢产物，也可随胎儿吞饮羊水又重吸收，形成羊水肠道循环。大部分经由胎盘-脐静脉血转运的药物，在未进入胎儿全身循环前须经过肝脏。因此在胎儿体内也存在首过效应。

2. 药物分布 大部分药物在胎儿体内分布与胎儿血液循环是一致的。胎儿肝、脑器官相对较大，血流量多。药物进入脐静脉后60%～80%的血流进入肝脏，故肝内药物分布较多。脐静脉血还可经门脉或静脉导管、进入下腔静脉而到达右心房，减少药物在肝内代谢。胎儿血脑屏障发育不健全，药物易进入中枢神经系统。胎儿血浆蛋白含量较母体为低，因此进入组织中的游离药物浓度较高。与胎儿血浆蛋白结合的药物不易通过胎盘向母体转运，延长药物在胎儿体内停留时间。整个妊娠期间，胎儿含水量随胎龄变化而不同：如胎儿期人体含水量约占体重的90%，而婴儿期人体含水量约占体重的70%。随着胎龄增加，脂肪蓄积逐渐增多，使得脂溶性药物亦随脂肪分布而扩大。

3. 药物代谢 胎儿对药物代谢的能力较成人差。胎儿肝脏线粒体酶系统功能低，分解药物的酶系统活性也不完善，对药物解毒能力极低。药物主要由胎盘转运，通常药物可从胎儿重返母体，再由母体解毒排泄。胎儿CYP酶的低表达和胎盘的有限代谢能力，一般仅为成人肝脏活性的30%～60%，使其成为药物暴露的脆弱群体。

4. 药物排泄 胎儿肾脏发育不全，肾小球滤过率低，排泄缓慢，使药物在血液内或组织内半衰期延长，消除率下降，容易引起药物的蓄积中毒，对器官发育产生损害。

（三）药物在乳腺的分泌

大多数药物是以被动扩散的方式由血液进入乳汁。扩散进入乳汁的药物量及速度与药物的脂溶性、解离度、分子量、血浆与乳汁的pH及药物在血浆和乳汁中的浓度梯度等因素有关。此外，乳腺的血流量、乳汁脂肪含量、婴儿吸吮的乳量等，对药物进入乳汁的量也有影响。通常来说，脂溶性高、分子量小、蛋白结合率低、非解离性、弱碱性药物更容易穿过血乳屏障进入乳汁。相较于血浆，乳汁中药物达峰时间延长、消除速率降低。

三、妊娠期妇女临床用药

（一）妊娠期用药特点

在妊娠期，母体用药治疗必然影响胎儿，药物可通过胎盘进入胎儿体内产生直接毒性作用，也可通过影响胎盘功能或作用于母体间接影响胎儿。药物对胎儿的毒性作用不仅能表现在各组织器官形态和结构上，也可能表现在生理功能、生化反应以及行为和生长发育等方面。

在妊娠的不同时期用药，对胎儿的影响不同。按药物对人类孕体发育的影响，可分为不敏感期（胚胎早期或着床前期）、敏感期（胚胎期或胚胎器官形成期）和低敏感期（胎儿期）三个阶段。

1. 不敏感期 指受孕后2周内（末次月经的第14～28天），卵子受精至受精卵着床于子宫内膜前的一段时期，这个时期药物对胚胎的影响是“全或无”，“全”是指有害药物全部或部分破坏胚胎细胞，致胚胎早期死亡，妊娠中止、流产或被母体吸收。“无”是指有害药物未损害胚胎或损害较少量细胞，由于此时期的细胞在功能上具有潜在的多向性，可以补偿或修复被损伤的细胞，因此不出现异常，妊娠继续，此期为药物不敏感期。即药物对胚胎要么有影响，引起孕体死亡导致流产；要么没有影响可继续怀孕，一般不会导致胎儿器官畸形。

2. 敏感期 指受精后14～56天，即停经后28～70天，胚胎各组织器官处于高度分化、迅速发育阶段，细胞分化迅速，发生一系列的形态变化，大多数器官始基在此时期形成，胚胎细胞失去多向性，开始定向发育，一旦受到有害药物的作用，不易通过细胞分化的代偿来修复，极易发生形态上的异常，导致畸形发生，故此时期又称为致畸高敏感期。另外，许多器官形成和发育不完全同步，器官对药物致畸作用的敏感期亦有所差异，如脑在受孕后的15～27天易受到药物影响，而眼在24～29天、心脏在20～29天、四肢在24～36天易受到药物影响。

3. 低敏感期 指从妊娠56～58天开始（以硬腭闭合为标志），直至分娩，此阶段绝大多数器官已分化完成，药物或致畸物对多数器官影响较弱。

在新药不断推出的今天，对尚未明确新药的致畸风险时，妊娠期妇女选药应慎重，尤其是妊娠前三个月内。但如确实病情需要，在权衡利弊之下，也不应过于顾虑而延误母体必要的治疗需求。

（二）妊娠期妇女用药的临床评价

目前已知有近百种临床使用的药物有致畸作用，药物致畸一般发生在妊娠前三个月内。表7-2列出部分具有致畸作用的药物和化学物质，没有包括病毒如风疹或水痘病毒及妊娠期妇女的病理情况如糖尿病，这些也可作为“环境”性致畸因素。

表7-2 部分已知的致畸药物和化学物质

药物和化学物质	对胎儿主要危害	药物和化学物质	对胎儿主要危害
乙醇	生长延缓，智力低下，心、肾、眼等多器官病变	苯妥英钠	颜面畸形，发育迟缓，智力低下
		卡马西平	中枢神经缺陷增加
四环素	损害胎儿骨骼、牙齿，多种先天缺陷	金刚烷胺	单心室，肺不张，骨骼肌异常
卡那霉素	听力丧失	三甲双酮	多发畸形
氯霉素	再生障碍性贫血，灰婴综合征	丙戊酸	发育迟缓，多发畸形
烷化剂（环磷酰胺、白消安、氮芥等）	多发畸形，生长迟缓	异维A酸（内服）	早期流产，多发畸形
		沙利度胺	肢体畸形，心、肾等器官缺陷
抗代谢药（氟尿嘧啶、巯嘌呤等）	多发畸形，生长迟缓	甲基汞、硫酸汞	头、眼畸形，脑瘫，智力低下等
		地塞米松	腭裂
一氧化碳	萎缩，智力低下，死胎	甲氨蝶呤	脑积水，无脑儿，腭裂
香豆素类抗凝血药	中枢神经，面部及骨骼畸形	铅	发育迟缓
己烯雌酚	女婴生殖道异常，阴道癌	锂	心血管畸形率增加
青霉胺	皮肤弹性组织变性	多氯化联苯	出生后多器官缺陷

为了更好地指导医药专家在妊娠期妇女治疗过程中的药物选择，美国 FDA 于 1979 年根据药物对胎儿的致畸危险性，就药物对妊娠期妇女的治疗获益和胎儿的潜在危险进行评估，将药物分为 5 类，分别用 A、B、C、D、X 五个字母表示，A～X 级致畸系数递增。这一分类系统是以药物对妊娠期妇女的治疗获益和对胎儿的潜在危险进行评估，并不反映药物的真正毒性大小且存在分类不清等缺陷。因此 2014 年 12 月 4 日，FDA 发布妊娠期妇女用药规则［Pregnancy and Lactation Labeling（Drugs）Final Rule，PLLR］最终版草案，并于 2015 年 6 月 30 日正式实行。新规则要求删除所有药物 A、B、C、D、X 风险分类，并规定 2001 年 6 月 30 日以后注册的药物按现行新规则对药品说明书进行修改。新规则主要由三方面内容组成，包括风险概述、临床考量和支持数据。新系统虽然能提供更为细致的妊娠期用药安全信息，但这项浩大的工程会持续数年之久，不利于医药工作者快速获取相关信息。因此，A、B、C、D、X 分类依然在国内使用，并给我们提供一定的参考。我国相关学术团体已经开始重视妊娠期和哺乳期用药安全问题并开展相关工作，一些指导原则和专家共识相继出台，如合理用药国际网络中国中心组临床安全用药组、中国药理学会药源性疾病学专业委员会和中国药学会医院药学专业委员会等 2017 年联合发布的《妊娠期和哺乳期患者用药错误防范指导原则》，中国妇幼保健协会药事管理专业委员会 2020 年发布的《妇幼专科医院高警示药品安全管理与使用专家共识》，对提高我国孕产妇和婴幼儿用药安全水平起到积极的推动作用。

（三）妊娠期妇女用药的基本原则

1. 明确诊断和适应证，权衡用药风险与获益后用药。由于妊娠期使用药物的限制性，许多药物的安全性尚未得到确认，药物对妊娠期胚胎（胎儿）以及出生后的远期影响不可得知。因此，在排除了疾病控制不佳而导致母体及胎儿风险增加的情况后，应尽量避免在妊娠期使用药物；若因疾病治疗需要，可根据明确诊断和相应药物适应证选择使用对胎儿安全的药物，能用非药物方式治疗的尽量不使用药物，以减少药物对胎儿的不良影响。

2. 选择疗效确切、安全性高的药物。首选疗效和安全性已经明确、循证证据及流行病学研究相对充分的药物，尽量避免选用新药或对胎儿安全性尚未明确的药物。

3. 结合妊娠情况分析用药。根据孕周大小及发育时期评估，如妊娠早期为胎儿器官发育的重要时期，如若母体疾病的治疗可以推迟，尽量避免用药。待至妊娠中晚期根据疾病及药物安全性选择相对适宜的药物。

4. 若病情允许，尽量单一药物、最小剂量、局部用药等，减少药物过度暴露。一般来说，能单独用药，就避免联合用药。严格掌握药物剂量和持续时间，适时停药。

5. 妊娠期妇女误服致畸或可能致畸的药物后，应根据妊娠时间、用药剂量、疗程等综合分析、评估是否应终止妊娠。

（四）妊娠期妇女慎用的治疗药物

1. 抗感染药物　抗菌药物是妊娠期间最常用的药物，抗菌治疗学的一般性原则同样适用于妊娠期。然而妊娠期的生理改变，往往影响药物的药动学过程，为使感染部位达到足够的药物浓度，剂量应进行调整。例如，青霉素和头孢菌素类在妊娠期间血药浓度较低，因而应增加剂量。子宫内药物难以到达的部位是羊水，除有少量药物经羊膜转运进入羊水中外，大部分药物必须先通过胎盘转运到胎儿，而后再由胎儿体内排泄到羊水中。因此，子宫内感染必须高剂量静脉注射抗菌药物。以下药物应慎用：①氨基糖苷类除庆大霉素属 C 类，其余多属 D 类，可以通过胎盘，使胎儿听神经损害发生率增加。妊娠各期使用卡那霉素、阿米卡星、庆大霉素等都可导致胎儿先天性耳聋、前庭损伤及肾损害。新霉素可导致胎儿骨骼发育异常，肾、肺小动脉狭窄，先天性白内障，智力障碍等。②四环素类属 D 类，妊娠早期使用四环素类药物可导致胎儿畸形，妊娠中晚期使用可导致胎儿骨及牙釉质发育不全、牙齿染黄等。动物实验结果证明，四环素可致肢体畸形、肝肾损害及死胎等后果。③喹诺酮类多属 C 类，可影响胎儿软骨发育，导致新生儿关节病变，妊娠期禁用。④磺胺类与甲氧苄啶均为叶酸合成抑制剂，磺胺单一组分没有明显的致畸风险，但复方磺胺甲噁唑在妊娠晚期应避免使用。磺胺类还可与胆红素竞争蛋白结合位点，致高胆红素血症，有引起新生儿核黄疸的可能。⑤氯霉素足月时应谨慎使用，因为其可迅速进入胎盘，在胎儿体内达到药物高峰浓度，胎肝中浓度尤高。在妊娠最后阶段使用氯霉素治疗的母亲产下的婴儿会出现灰婴综合征，因此一般认为其在妊娠期禁用。⑥灰黄霉素可能导致连体双胎畸形。如妊娠期妇女确有应用指征（如真菌性败血症危及妊娠期妇女生命），须衡量利弊后作出决定。

2. 作用于心血管系统的药物

（1）抗高血压药　妊娠期妇女中 5% ~10% 并发高血压或子痫，应进行适当治疗。常用药物有：①α 受体拮抗剂多属 C 类。妊娠期间单用哌唑嗪治疗仅有少量报道，多数与 β 受体拮抗剂联合应用，不推荐单独使用哌唑嗪。②β 受体拮抗剂多属 C 类。在妊娠期间 β 受体拮抗剂广泛应用于高血压、甲状腺功能亢进及母体、胎儿过速型心律失常。但阿替洛尔有抑制胎儿宫内生长的风险，不推荐使用。③中枢作用的降压药属 B 类。甲基多巴、可乐定由于具有一定安全范围，常用于治疗妊娠高血压。④血管扩张药属 C 类。单用肼屈嗪或与其他抗高血压药合用对妊娠高血压既安全又有效。⑤钙拮抗剂属 C 类。硝苯地平和其他二氢吡啶类药物用于治疗妊娠高血压有较好的疗效，对母亲和胎儿的安全性，尚需进一步研究。⑥利尿降压药属 C 类。噻嗪类、呋塞米及潴钾利尿药对人类均没有致畸作用，但胎儿在出生后常常出现少尿，血浆低钠、低钾、低渗。妊娠期一般不使用利尿剂降压，以防血液浓缩、有效循环血量减少和高凝倾向。⑦血管紧张素转换酶抑制剂（ACEI）属 C 或 D 类。ACEI 可使胎儿血管扩张、血压下降及胎儿循环损害，妊娠期禁止使用。⑧血管紧张素Ⅱ受体拮抗剂（ARB）属 C 或 D 类。有动物实验发现对胎儿有致畸或死胎，特别是妊娠中后期更为危险，妊娠期禁止使用。

（2）抗心律失常药和强心苷　妊娠期间发生妊娠期妇女和胎儿心律失常可能危及母亲和胎儿的生命，应进行药物治疗。慎用药物有：①地高辛属 C 类。妊娠期妇女使用治疗剂量，未发现致畸或对胎儿的毒性，妊娠期用药后需监测母体血药浓度，分娩时应连续监测是否出现心律失常，以及新生儿是否出现地高辛中毒的体征和症状。②奎尼丁属 C 类。由于有发生室性心律失常的危险，故应在心脏监测下给药。③利多卡因属 B 类。若血浆浓度过高则对新生儿有中枢抑制作用。④维拉帕米属 C 类。在母体用药后，可成功地使胎儿心律失常转复，但理论上维拉帕米可减少子宫血流量，因而应谨慎使用。⑤胺碘酮属 D 类。胺碘酮对胎儿心脏及甲状腺功能有影响，妊娠期应避免使用，仅用于对其他治疗无效而危及生命的心律失常者。用药时需监测胎儿及新生儿心电图，以及新生儿甲状腺功能。停药后计划妊娠的妇女应考虑胺碘酮及去乙基胺碘酮等具有较长半衰期的药物。

（3）抗凝血药和溶栓药　妊娠是一种高凝状态，静脉血栓栓塞是主要的并发症，发生率为 0.6/1000 ~1.8/1000，肺栓塞是妊娠期妇女死亡的最常见原因，抗凝血药常用于阻止有栓塞倾向妇女血栓栓塞的发生。慎用药物有：①香豆素类属 X 类。妊娠期使用华法林可导致胎儿发育异常，其致畸效应具有明显的时间特异性。在妊娠 6 ~9 周（器官形成期）暴露于华法林的胎儿中，约 50% 会出现典型的华法林胚胎病（warfarin embryopathy），其特征性表现为骨骼发育异常，包括鼻梁低平、点状骨骺以及特征性的手指缩短等末端发育不全。而在妊娠中晚期（特别是后三个月）继续使用华法林，则主要与胎儿中枢神经系统损害相关，临床可表现为小头畸形、脑积水、精神发育迟滞及视神经萎缩等神经发育障碍。这种时间依赖性的致畸模式与华法林干扰维生素 K 依赖性蛋白（如骨钙素和基质 Gla 蛋白）的羧化过程密切相关，不同发育阶段对维生素 K 依赖蛋白的需求差异导致了临床表现的显著不同。②肝素，属 C 类。由于肝素分子量大，不能通过胎盘，故对胎儿是安全的。妊娠期间长时间肝素治疗的主要危害作用是妊娠期妇女骨质疏松和血小板减少。在分娩当日，剂量应减少到每 12 小时 7500U 或更少，以降低过度出血的危害。同时应监测凝血酶原时间，若延长则提示有产生出血并发症的危害，应给予鱼精蛋白进行对抗。

3. 作用于神经系统药物

（1）阿片类镇痛药 以吗啡为代表的阿片类镇痛药都能通过胎盘，多属 C 类。妊娠期妇女长期应用吗啡成瘾者，其新生儿亦可出现戒断症状，临床尚未发现其对胎儿有致畸作用。

（2）解热镇痛药 全剂量阿司匹林在妊娠早期和晚期使用是有风险的，在后三个月特别是在分娩前应特别谨慎，妊娠晚期使用阿司匹林可能造成过期妊娠、产程延长、产后出血、核黄疸等后果。大量使用非甾体抗炎药可导致胎儿严重出血或死胎。

（3）麻醉药 现有循证医学证据表明，妊娠早期单次短时（通常指 <1 小时）接触现代麻醉药物（如丙泊酚、七氟烷）尚未发现明确的致畸风险，但应尽可能避免非必要的手术麻醉暴露。然而，在分娩期间使用全身麻醉药物确实可能对新生儿产生呼吸抑制等不良反应，这主要与麻醉诱导至胎儿娩出的时间间隔（建议控制在 3 分钟内）以及阿片类药物剂量相关。因此，在产科临床实践中，仍推荐优先选择椎管内麻醉（硬膜外/腰麻），仅在紧急情况下考虑全身麻醉，并需严格优化麻醉方案以缩短药物暴露时间，同时做好新生儿复苏准备。

（4）抗癫痫药 妊娠期间癫痫发作对母亲和后代都是危险的，癫痫发作可伤害胎儿，致小头畸形（microcephaly）、智力迟钝等。一般认为妊娠期间癫痫发作需适当治疗，然而几乎所有抗癫痫药，包括卡马西平、苯巴比妥、苯妥英、扑米酮和丙戊酸都可致先天性畸形，均属 D 类。

（5）苯二氮䓬类 以地西泮为代表的苯二氮䓬类属 D 类。苯二氮䓬类为亲脂性药物，可迅速通过胎盘进入胎儿体内。在妊娠早期应用苯二氮䓬类可能损害胎儿神经发育，裂唇或裂腭发生率也可能增加，但发生率较低，大约为自然发生率（0.1%）的 2～4 倍。妊娠后期重复应用苯二氮䓬类可使药物在胎儿体内蓄积，导致新生儿肌张力减退。分娩前 15 小时给予 30mg 或更大剂量的地西泮可引起新生儿呼吸抑制，肌张力减退、进食减少和抑制产热等反应。母体长期应用该类药物，也能导致新生儿戒断综合征，故应避免习惯性使用，并尽可能使用最低有效剂量。

（6）抗胆碱药 以阿托品为代表的抗胆碱药多属 C 类。阿托品易通过胎盘，对胎儿呼吸运动有影响，而对心率没有影响，未发现先天性畸形。

4. 抗组胺药 妊娠前三个月尽量避免服用抗组胺药物，大多数抗组胺药对妊娠期妇女及胎儿的影响属 B 类和 C 类。第一代抗组胺药由于其较弱的受体选择特异性、镇静及抗胆碱作用，理论上妊娠期妇女使用会有对胎儿不利的较高风险，因此一般不建议使用。

5. 降血糖药 妊娠期首选胰岛素降糖，胰岛素属 B 类，不能通过胎盘，围产期用于控制血糖，可降低糖尿病患者胎儿死亡率及畸胎率。二甲双胍属 B 类，单用或联用胰岛素与单用胰岛素相比，不良妊娠结局无增加，但二甲双胍禁用于妊娠高血压、先兆子痫、宫内发育迟缓、肝肾功能不全、心力衰竭、糖尿病酮症酸中毒和急性感染者。

6. 性激素类药 妊娠期间雄激素和雌激素均不应使用，妊娠早期应用孕激素、雌激素或雄激素常引起胎儿性发育异常、神经管或内脏畸形。甲睾酮、丙酸睾酮等可致唇裂、腭裂。长期大量应用可的松可致无脑儿畸形。

7. 抗肿瘤药 妊娠早期应用甲氨蝶呤易引起眼、颅面及脑部畸形甚至导致流产。环磷酰胺、白消安、秋水仙碱可引起胎儿肢体畸形、腭裂和外耳缺损。烷化剂氮芥类药物易引起泌尿生殖系统异常，指、趾畸形。

8. 维生素类药物 为保证胎儿生长的需要和维持母体良好的营养状况，妊娠期妇女在营养不足的情况下，应适当补充铁、钙、锌、硒、叶酸、维生素，但不应过量。过量维生素 D 可致胎儿血钙过高导致智力发育障碍，肾或肺小动脉狭窄及高血压。过量维生素 K 可引起新生儿肝损害、高胆红素血症与核黄疸。维生素 A 缺乏可引起胎儿骨骼发育异常或先天性白内障，而维生素 A 过量可致腭裂眼部畸形、先天性心脏病、神经系统畸形和泌尿生殖系统缺损。维生素 E 过量可导致胎儿大脑发育异常。维生素 B 过量使胎儿产生依赖性，也可导致四肢短小等畸形

四、哺乳期妇女临床用药

（一）哺乳期妇女用药原则

1. 明确诊断和适应证，权衡用药的风险与获益后用药。

2. 选用已有一定安全证据、对婴儿无明显损害的药物。一般可参照哺乳期用药危险性等级来选用药物：L1 ~ L5 级。L1：最安全，L2：较安全，L3：中等安全，L4：可能危险，L5：禁忌。选择通过乳汁剂量相对小的药物，尽量减少药物对婴儿的影响。目前一般认为，相对婴儿剂量（RID）小于 10% 是安全的。

知识拓展

相对婴儿剂量法

相对婴儿剂量（relative infant dose，RID）是由美国药理学家 Thomas Hale 于 1996 年首次提出的哺乳期药物安全性定量评估方法，用于衡量婴儿通过乳汁摄入药物的程度。其计算公式为：RID =（婴儿每日摄入药量/母体每日按体重用药剂量）×100%。

一般认为，RID < 10% 的药物在哺乳期使用相对安全；若 RID 超过 10%，需结合药物毒性、婴儿发育阶段及个体敏感性综合判断。RID 是制定哺乳期个体化用药方案、评估继续哺乳可行性的重要依据之一。

3. 严格掌握适应证、使用适宜的剂量、把控用药时间，选择适宜的给药途径，选择药代动力学参数（如半衰期、蛋白结合率、分子量等）相对明确的药物，分析药物代谢、清除的时间，判断哺乳的最佳时间。选用半衰期短、蛋白结合率高、口服生物利用度低或分子量高的药物进行治疗。

4. 避开体内药物浓度高峰期进行哺乳。对于半衰期短的药物，尽量选择在哺乳后服用药物；对于半衰期长、代谢慢的药物，应考虑暂停哺乳。

（二）哺乳期妇女慎用的药物

1. 镇痛药及解热镇痛药 阿片类镇痛药能在母乳中检出，但含量很低，不足以对婴儿产生影响。阿司匹林和对乙酰氨基酚可用于产后期。

2. 镇静催眠药 地西泮、氯硝西泮、劳拉西泮、奥沙西泮、咪达唑仑、硝西泮等可进入乳汁中但浓度很低，故婴儿不可能摄入高剂量的药物，但若为早产儿由乳母摄入高浓度的药物则可能产生毒性。

3. 抗癫痫药 苯妥英钠、苯巴比妥、丙戊酸等药物的乳汁与血浆浓度比值均低于 0.5，故进入婴儿体内的药量一般无临床意义。扑米酮和乙琥胺的比值则高于 0.6，应慎用。

4. 抗精神病药 锂盐可进入母乳，由于它可经胃肠道完全吸收，能引起婴儿毒性反应，可出现低体温、青紫，故哺乳期应禁忌。三环类抗抑郁药丙米嗪、去甲丙米嗪和阿米替林进入乳汁中的量很小对婴儿无明显影响，但连续应用对婴儿有害，应慎用。

5. 甲状腺激素与抗甲状腺药 乳汁中的甲状腺素不会对婴儿产生明显影响，丙硫氧嘧啶、甲巯咪唑可进入乳汁，哺乳期妇女服用此药可造成婴儿甲状腺功能减退和甲状腺肿大，使用放射性碘亦应预先停止哺乳。

6. 避孕药 进入乳汁中的孕激素和雌激素总量不足母体用量的1%，哺乳期妇女应用低剂量口服避孕药后，未发现明显毒性。但服用过高剂量的避孕药可能对婴儿有毒性，有个别病例报告男婴出现女性型乳房，女婴有阴道上皮增生。长效避孕药甲地孕酮进入婴儿体内的药量低于母亲用量的1%，目前已有报道产后早期使用有可能抑制母乳分泌。

7. 抗菌药物 大多数抗菌药物具有较高的分布容积及较低的血浆浓度，故向乳汁转运很少，因而毒性很低。氯霉素乳汁中浓度较高，乳汁与血浆比值约为0.5，氯霉素可引起新生儿骨髓抑制，故哺乳期妇女应禁用。克林霉素对婴儿有明显毒性，研究发现克林霉素在乳汁中浓度可高于血浆浓度的数倍，能引起伪膜性结肠炎，故哺乳期妇女禁用。磺胺类药物的潜在危险是诱发婴儿核黄疸，但研究证明乳汁中浓度很低。四环素的情况类似，理论上可使婴儿牙齿黄染，由于进入乳汁中的药物浓度很低，故短期应用一般不会造成危害，但若哺乳期妇女连续服用，则可能造成危害，应终止授乳。异烟肼可大量转运到乳汁中，造成婴儿肝中毒，慎用。

8. 其他药物 麦角生物碱类可进入乳汁，并影响婴儿，同时也可抑制乳汁分泌，应避免使用。抗肿瘤药物的资料较少，环磷酰胺等虽然进入乳汁中的量很少，但这些药物的远期作用也应考虑。

五、用药风险评估与分析

（一）案例1

孕妇27岁，平素月经规则，诊断：孕6周+2天，抑郁症。患者自诉：末次月经是2024年3月4日，有服用劳拉西泮片和马来酸氟伏沙明片3年用药史：2024年4月17日发现怀孕，当时已停药1个月。患者咨询临床药师：孕期服用劳拉西泮片和马来酸氟伏沙明片对胚胎的影响。

药师分析：患者4月17日主诉停药1个月，是孕1周+6天左右停药。此时为妊娠早期，此时受精卵还未形成，为不敏感期。受精卵形成两周内药物对孕体的发育毒性影响是“全或无”，“全”表现为胚胎早期死亡导致流产；“无”则为胚胎继续发育，不出现异常。在此阶段假如用药，若没有发生流产，一般认为对胎儿是没有影响的。人体血浆中游离劳拉西泮的消除半衰期为10~20小时，马来酸氟伏沙明多次服用后为17~22小时，均覆盖在“全或无”时期内。且目前，无证据表明服用的劳拉西泮和氟伏沙明与胎儿致畸有相关性

药师建议：孕妇无需过分焦虑，可继续妊娠，若出现流产症状，不要强行进行保胎。但由于在停用抗抑郁药物后，抑郁症复发率很高，若出现病情复发或妊娠期并发症时，建议孕妇到专科就诊。

后续追踪：该孕妇孕期未再服用抗抑郁药物，正常产检，在预产期内顺产1名健康女婴。

（二）案例2

孕妇32岁，平素月经规则。患者自诉：末次月经2024年2月6日；2月底至3月1日曾因病毒性感冒口服利巴韦林颗粒每日3次，每次150mg；口服酚麻美敏口服液每日3次，每次10ml；口服克拉霉素片每日3次，每次250mg，共用药3天。4月2日月经推迟28天，查孕结果显示阳性。因此，来咨询所服用的药品是否对胎儿有影响。

药师分析：4月2日按末次月经第1天进行推算是孕第58天，属于胚胎期，也是致畸的敏感期。在孕妇服用的3个药品中，利巴韦林对胎儿有致畸或明显毒性作用，其可以沉积在红细胞中，缓慢代谢，红细胞的寿命通常约为120天，用药后胚胎会有持续的风险。使用利巴韦林治疗的患者，男性应避孕至少6个月，女性建议避孕至少9个月。动物数据显示，利巴韦林有显著的胚胎损害和致畸作用，头骨、颚、眼睛、下巴、四肢、骨骼和胃肠道均可观察到畸形。一项来自美国关于利巴韦林的妊娠登记处数据收集了2003—2016年妊娠期妇女接触利巴韦林的情况，结果显示85例直接接触利巴韦林药物的妇女中，有7例妇女产下的婴儿存在身体缺陷；95例间接利巴韦林药物暴露的妇女中，有4例妇女产下的婴

儿存在身体缺陷。酚麻美敏口服液为复方制剂，含对乙酰氨基酚、右美沙芬、氯苯那敏、伪麻黄碱等组分。资料显示其中对乙酰氨基酚、右美沙芬和氯苯那敏对于孕妇使用是安全的，未发现先天性畸形发生率的增加或出现其他不良妊娠结果；伪麻黄碱的致畸风险目前未有明确的定论。国内个别指南则提到酚麻美敏混悬液禁用于孕妇，结合上述资料笔者认为偶然服用酚麻美敏混悬液无须终止妊娠。一项关于克拉霉素妊娠结果的资料显示克拉霉素与胎儿致畸性没有相关性。

药师建议：告知孕妇用药评估风险，胚胎期是胚胎大多数器官分化、发育、形成的阶段，最易受药物影响而发生严重畸形。患者用药期间处于胚胎器官致畸最敏感时期，其所用的药物利巴韦林有致畸风险，从优生优育的角度不建议继续妊娠。如果决定继续妊娠，应加强胎儿发育的监测，在胎儿发育的不同时期进行详细的超声波检查，重点关注胎儿颜面部、四肢等的发育情况。补充叶酸，定期产检。如果出现先兆流产征兆，不建议刻意保胎。让该孕妇慎重考虑是否继续妊娠。

后续跟踪：该孕妇慎重考虑后在医生建议下放弃继续妊娠。

（三）案例3

孕妇24岁，平素月经规则，诊断：孕5周+3天。患者自诉：末次月经时间为2024年6月18日；2024年7月3日同房后服用左炔诺孕酮片紧急避孕，按照左炔诺孕酮片（规格0.75mg/片）的药品使用说明书用药，房事后72小时内服第1片，隔12小时后服第2片；7月25日发现怀孕。患者咨询临床药师：服用紧急避孕药左炔诺孕酮片对胚胎有无影响，以及此胚胎能否保留。

药师分析：左炔诺孕酮片虽然属于妊娠期禁用级药物，但是患者服药时间在精子与卵子尚未结合或者刚刚结合的阶段，胚胎尚未到达器官发育的阶段，且有研究表明左炔诺孕酮紧急避孕失败不会增加胎儿先大性畸形。妊娠期并发症和不良妊娠结局的风险，也不影响后代的体格和智力发育。《紧急避孕药给药与服务指南》（Emergency Contraceptive Pills：Medical and Service Delivery Guidelines）中指出，目前尚无任何证据表明紧急避孕失败会给胎儿带来不利影响，不管是选择继续妊娠还是流产，无须针对紧急避孕药的影响做出任何举措。不过，有证据表明，仅高效激素类紧急避孕药避孕失败后不会有影响，如口服米非司酮紧急避孕失败后，自然流产率、新生儿窒息率均高于正常人群，要积极预防。

药师建议：告知患者不用过分焦虑，可继续妊娠，但应定时进行产检。

后续追踪：该孕妇正常产检并在预产期内剖宫产1名健康男婴。

第二节　小儿用药

一、概述

小于18周岁的患者被归类为儿科患者范畴。小儿时期涵盖了新生儿期、婴儿期、幼儿期、学龄前期、学龄期、少年期多个生长发育阶段。从出生至出生后28天的个体被称为新生儿；28天至12个月为婴儿；12个月至24个月为幼儿；2岁至5岁属于学龄前儿童；6岁至11岁属于学龄儿童；12岁至18岁属于青少年。

在此成长历程中，尤其是新生儿期，小儿的身体各项功能均处于尚未完全成熟的阶段。无论是从解剖结构还是生理、生化功能来看，均处于持续发育的状态，且肝肾功能与成人存在显著差异。因此，小儿在药动学和药效学上的特征也与成人有着显著不同，且这种差异还存在于不同年龄段的小儿之间。然而，由于药理学和治疗学研究中存在的伦理学风险，使得针对成人的风险－收益比研究无法直接应用于小儿，这也导致了小儿药物安全性评价的数据相对匮乏。这种信息不足曾导致了氯霉素引起的灰婴综合征（gray baby syndrome）、沙利度胺导致的海豹肢畸形以及磺胺类药物导致的核黄疸等一系列药害事件。

为保证用药安全、合理，应依据小儿身体的特殊性及药物在其体内的药动学和药效学特点选择用药。

二、小儿的生理特点及其对药动学的影响

小儿的机体结构与生理功能展现出一系列与成人截然不同的鲜明特征，这些独特的生理特性对药物在其体内的吸收、分布、代谢和排泄过程产生了深远的影响。具体而言，小儿机体的发育尚未完全成熟，其生理代谢速率、体液分布比例，以及肝肾功能等关键生理参数，均较成人有显著差异，这些差异直接影响药物在体内的动力学行为。

在吸收阶段，儿童胃肠道的生理状态，如胃酸分泌量、胃肠道蠕动速度及黏膜吸收能力，均可能影响药物的溶解速度及吸收速率。分布方面，儿童体内水分含量相对较高，脂肪组织较少，这导致药物在体内的分布容积与成人有所不同，需要调整剂量以避免药物蓄积。代谢过程中，儿童的肝脏酶系统发育尚不完全，对药物的代谢能力相对较弱，增加药物毒性反应的风险。与此同时，不同的肝药酶在儿童发育的各个阶段的表达存在差异，使相同的药物在儿科患者中呈现出不同的药效。在排泄阶段，肾小球滤过率、肾小管重吸收及分泌功能在婴幼儿及儿童早期均可能受限，影响药物及其代谢产物的排泄速率。

关于儿童各生长发育阶段的药动学特征，现有研究表明其存在显著差异，但相关研究仍较为有限。这些差异随年龄增长呈逐渐减小趋势并最终趋近于成人水平，其中在青少年阶段已与成人基本趋于一致。各阶段的具体药动学特征详见表 7－3 所示。

表 7－3　小儿不同阶段药物代谢动力学的特点

	新生儿	婴儿	幼儿	学龄前儿童	学龄儿童
胃酸	胃酸分泌较少（约为成人的 30%），胃液 pH 偏碱性（6～8）	胃酸分泌接近成人 70%，但仍低于成人水平	胃酸分泌接近成人水平，pH 接近成人，药物吸收较为稳定	胃酸分泌与成人相似，pH 稳定	胃酸分泌与成人一致，pH 稳定，药物吸收与成人相同
体液	体液占比 70%～80%（成人为 60%）	体液总量占体重比例仍较高（65%～70%），水溶性药物分布容积较大	体液总量占体重比例逐渐接近成人（60%～65%），水溶性药物分布容积减小	体液总量占体重比例接近成人（约 60%），水溶性药物分布容积与成人相似	体液总量占体重比例与成人相同（约 60%），水溶性药物分布容积与成人一致
肝脏酶活性	肝药酶活性仅 30%～50%，肝脏微粒体酶系统发育不成熟	CYP3A4 活性约为成人的 120%，但 CYP1A2 等酶仍不成熟	肝药酶活性显著增强，代谢能力增强	肝药酶活性接近成人水平，药物代谢能力接近成人	肝药酶活性与成人相当，药物代谢能力成熟

1. 小儿机体组成特点　小儿机体组织中水分的占比显著高于成人。水分在体内的百分比随着年岁的增长而逐步递减，正常成人维持在大约 60% 的水平，而新生儿高达 70%～80%，对于早产儿而言，这一比例更是可攀升至 85% 以上。值得注意的是，小儿体内过剩的水分主要聚集于细胞外液之中，鉴于小儿体液及细胞外液容量庞大的特点，水溶性药物在其体内分布容积的相应扩大直接导致了血液中药物浓度的降低，并延缓了药物的消除过程。

新生儿与婴幼儿的皮肤娇嫩，皮下密布着丰富的毛细血管，且其体表面积与体积之比约为成人的两倍，外用药物很容易通过皮肤黏膜而吸收，经皮吸收药物较成人快而多，增加了药物吸收过量引发不良反应的风险。例如，应用新霉素治疗烫伤可发生严重的听力减退等不良反应，因而对皮肤黏膜用药应予以注意。

此外，小儿体内脂肪含量的变化随着年龄的增长而逐步上升，体脂含量逐渐由新生儿时期的 12% 左右上升至青春期水平。这种体脂含量的变化对脂溶性药物的分布与再分布产生影响。由于小儿体内脂肪含量低，使脂溶性药物分布容积变小，血中游离药物浓度高而容易中毒。

新生儿及婴幼儿血浆蛋白浓度低，结合能力差，再加上新生儿体内存在许多能与血浆蛋白竞争结合

的内源性物质如激素、胆红素和游离脂肪酸等，影响药物与血浆蛋白的结合率，使血中结合型药物减少，游离药物浓度明显增加。新生儿对阿司匹林和地西泮敏感的原因可能与脑组织中游离药物浓度增加有关。特别在应用与血浆蛋白结合率较高的药物如阿司匹林，苯妥英钠、苯巴比妥等时，较易引起药效增强或中毒。

2. 小儿胃肠道 新生儿胃黏膜尚未发育成熟，胃酸分泌相对较少，因此适宜采用口服液体制剂，以避免药物溶解问题。足月儿出生时的胃肠道 pH 为 6 ~ 8。早产儿的胃肠道 pH 因胃酸分泌未完全发育而维持较高水平。这种较高的胃 pH 对某些酸不稳定药物如青霉素、阿莫西林和奈夫西林等，在早产儿体内会产生更高的血药浓度，而弱酸性药物如苯巴比妥则血药浓度较低。新生儿胃肠蠕动慢，会使口服药物达到治疗所需的血药浓度时间延长，但对生物利用度的影响不一。地高辛、磺胺类、甲氧苄啶、地西泮等主要在胃内吸收的药物，其生物利用度大于成人；而苯妥英钠、苯巴比妥等则吸收减少。新生儿胆汁分泌减少，脂肪消化能力不足，脂溶性维生素吸收较差。核黄素等主要靠肠黏膜主动转运机制吸收的药物，因转运机制尚未发育健全，吸收受到限制。

3. 小儿肾脏 新生儿的肾脏功能尚未完全成熟，肾小球滤过率和肾小管分泌功能发育不全，按体表面积计算分别为成人的 30% ~40% 和 20% ~30%，药物消除能力较差，导致血药浓度增高，半衰期延长。尿液 pH 较低，多数弱酸性药物如青霉素等经肾消除排泄慢，半衰期明显延长。肾脏的排泄功能，包括肾小球滤过、肾小管分泌和重吸收，是随着婴儿成长逐渐完善的，这一发育过程通常持续到出生后一年。如青霉素 G 的半衰期在出生 0 ~6 日者为 3 小时；7 ~13 日者为 1.7 小时；大于或等于 14 日者为 1.4 小时，至 1 ~2 个月半衰期才接近成人。故新生儿用药剂量宜少，用药间隔应适当延长。

4. 小儿肝脏 幼儿的肝功能尚处发育阶段，尤其是新生儿，其肝微粒体酶系统尚未健全，导致肝内药物代谢酶活性偏低，进而影响药物的清除率，使得药物易在体内积聚，可能引发一系列严重的不良反应。与大龄儿童及成年人相比，婴幼儿的药物代谢过程相对迟缓。早产儿的各种代谢通路成熟度往往具有很大的差别。如婴儿的硫酸酯化作用非常成熟，但是葡萄糖苷化则未发育完全。尽管较之成年人，婴儿对乙酰氨基酚代谢的葡萄糖苷化受损，但仍然能通过硫酸酯化代谢旁路弥补。导致新生婴儿发生灰婴综合征的氯霉素则是由于氯霉素通过葡萄糖苷化代谢成无活性的葡糖苷酸的过程不够充分。这一代谢通路呈现年龄相关性，需要耗时几个月到一年才能发育充分，一直到一岁清除率都在增加，故新生儿禁用此药。

鉴于新生儿肝脏在药物生物转化方面的局限性，地西泮、苯妥英钠及氨茶碱等药物的半衰期均显著延长。在药物代谢的具体机制上，如茶碱、苯巴比妥及苯妥英钠的氧化代谢，新生儿同样表现出不足。但苯巴比妥与苯妥英钠的代谢速度却快于茶碱，这背后与不同 CYP450 酶系的参与密切相关。此外，新生儿在药物生物转化途径及产物方面亦展现出与成人的显著差异，如茶碱在新生儿体内可转化为相当量的咖啡因，而在成人中并不产生此类变化。

幼儿肝脏相对较大，血流量丰富，这为微粒体酶的诱导增生提供了有利条件。另一方面，磺胺类药物与因生理性溶血产生的大量胆红素在葡萄糖醛酸结合上存在竞争关系，导致胆红素排出受阻，进而可能穿透血脑屏障，引发脑核黄疸。临床上利用苯巴比妥对肝药酶的诱导作用来加速胆红素的代谢，从而有效防治新生儿核黄疸。综上所述，在对不同阶段的患儿用药时，应充分考虑肝药酶的活性，以规避不良反应的发生。

5. 小儿水盐代谢 小儿调节水和电解质代谢的功能相对较弱，对于如泻药、利尿药等可能引起水盐代谢紊乱的药物特别敏感。小儿钙盐代谢旺盛，极易受药物影响，如苯妥英钠影响钙盐吸收，皮质激素除影响钙盐吸收外还影响骨质钙盐代谢，雄激素及蛋白同化激素可加速小儿骨骼融合，均能抑制小儿骨骼生长，影响生长高度。七岁以下儿童牙齿和骨骼生长旺盛，四环素类能与钙盐形成络合物，除了染黄牙齿之外，还易致蛀龋，并影响骨质生长。

6. 小儿内分泌与营养利用　小儿的正常生长发育依赖于内分泌系统的精准协调与全面均衡的营养供给、有效吸收及高效利用。诸多激素及抗激素类药物的使用，因其具有干扰小儿内分泌稳态，进而阻碍正常生长发育的潜在风险，需谨慎考量。尤为值得警惕的是，部分传统中药材如人参、蜂王浆等，亦能激发垂体分泌促性腺激素，促使小儿性早熟现象的发生。对使用影响食欲、营养物质吸收、利用和代谢的药物也应注意，较长时间使用这些药物将使小儿的营养缺乏，影响小儿身体和智力的正常发育。如有引起恶心影响食欲的抗胆碱药、苯丙胺等；可致腹泻副作用而影响吸收的药物，以及活性炭等吸附药，矿物油及抗菌药物等影响维生素的吸收；异烟肼影响维生素 B_6 的利用；抗叶酸药、苯妥英钠、乙胺嘧啶等影响机体叶酸代谢。

7. 小儿遗传缺陷　许多有遗传缺陷的小儿表面看来发育正常，但对某些药物的反应异常。以葡萄糖-6-磷酸脱氢酶缺乏症为例，这类患儿在面对多种药物，包括但不限于磺胺类药物、抗疟疾药物、砜类抗麻风药物、氯丙嗪、维生素 C、阿司匹林以及硝基呋喃类抗菌药时，极易引发溶血反应，并常较成人严重。如溶血发生在新生儿期，会加重本来已有的黄疸。一些遗传缺陷可影响药物生物转化，如乙酰化酶缺陷致异烟肼灭活减慢；对位羟化酶不足致苯妥英钠灭活减慢；血浆胆碱酯酶缺乏虽较少见，但当此类患儿应用琥珀胆碱时，可致呼吸肌产生持久性麻痹而发生致命性的呼吸停止；新生儿红细胞内高铁血红蛋白还原酶活性低，甚至缺乏时，一旦应用磺胺类、对乙酰氨基酚等药物即可引起高铁蛋白血症。

8. 小儿神经系统　新生儿神经系统发育不健全，尤其血脑屏障通透性高，很多药物易通过血脑屏障，使中枢神经系统受药物影响。如小儿对异丙嗪及氯丙嗪较敏感，易致昏睡；吗啡较易使新生儿呼吸中枢受抑制；长期应用抗癫痫药如苯巴比妥，其中枢抑制作用会影响小儿智力发育及性格成长；皮质激素、四环素、维生素 A、氨硫脲等可引起脑脊液压力增高，致婴儿囟门饱满隆起，甚至脑水肿。

三、小儿用药基本原则

药物治疗是儿科治疗疾病的重要组成部分，但任何药物在防治疾病中都具有两重性，即对机体有利和不利的两个方面，所以用药时必须慎重。小儿为不成熟的机体，在生长发育过程中，其解剖、免疫和生理功能变化较大，对药物的反应与成人有显著的差异。为了小儿用药安全、有效，必须了解小儿用药的指导原则及特点。

1. 明确诊断，谨慎用药　治疗之前应尽可能明确诊断，这是合理治疗的前提。根据病情决定如何用药，尤其要考虑到小儿的用药特点及剂量。如小儿支气管哮喘可以应用麻黄素、肾上腺素类药物，但对患有心脏病的小儿谨慎使用；一般儿科最常见的是感染性疾病，要根据症状、体征以及实验室资料来判断是病毒、细菌、真菌、寄生虫等不同病原体感染；即使是细菌感染，也要分析是革兰阳性球菌还是革兰阴性杆菌，以便选用不同的抗生素提高疗效。喹诺酮类药物由于对骨骼发育可能产生不良影响，这类药物应避免用于 18 岁以下患者。

小儿安全合理用药还应尽可能减少用药种类。联合用药品种过多易发生药物相互作用，从而产生不良反应或影响药效；常用含有相同成分的药物，可能造成药物超量而引起药物不良反应。如解热镇痛药不建议与复方感冒制剂联合使用，以免其中解热镇痛类药物成分相同造成药物过量。

2. 选择适宜给药途径　由于给药途径关系到药物的生物利用度和药动学，明显影响疗效，因此儿科用药选择合适的给药途径也非常重要。给药途径要根据病情的轻重缓急、用药目的及药物本身性质决定。口服和注射是临床最常用的给药途径。静脉给药作用迅速、疗效确切，对危重患者（含新生儿、婴儿），宜用静脉注射或静脉滴注。口服给药相对静脉给药更安全，对能口服或经鼻饲给药的小儿适合口服给药。口服用药时，对于婴幼儿患者，宜选用液体药物或易将药物制成液体的颗粒剂、干混悬剂等。

肠溶、缓控释制剂由于不能掰开使用，不是小儿适宜的剂型；另外，对不会吞咽整片/粒的低龄小儿也不能选择这类剂型。与成人相比，剂型规格对小儿用药的依从性影响更大，要注意根据患儿年龄选择适宜的规格剂型。一般情况下，有小儿剂型的药物不建议使用成人制剂分成等分后使用，因为分药时既会造成药物的污染，又不能保证药量的正确。除注射、口服外，舌下给药、直肠给药、经皮给药也可起到全身作用，可根据临床需要合理选用。

3. 确定小儿用药剂量与疗程 小儿给药剂量应按药品说明书推荐的用法用量或根据单位质量或单位体表面积剂量进行计算，因而较成人复杂。因此，在医师处方环节发生的小儿用药错误中，剂量错误最为常见，尤其是药物剂量小数点遗漏、小数点位置错误。用药剂量的准确对保证小儿用药安全至关重要，剂量计算必须慎重。具体剂量计算的方法将在下文进行介绍。

为获取最大的药物治疗效果，应根据药物的药动学/药效学特征确定合适的给药频次。比如，氨基糖苷类等浓度依赖性抗菌药物，其药效依赖于 AUC 或 C_{max} 与 MIC 的比值，可一日给药 1 次；而青霉素类、头孢菌素类抗菌药物属于时间依赖性抗菌药物，其疗效取决于血药浓度超过 MIC 的时间，因此应一日多次给药。除了药物因素，给药频次还应结合给药剂量、患儿身体状况（年龄、肝肾功能等）综合考虑。小儿，尤其是新生儿，药物在体内的半衰期与成人有较大差异，给药频次有时需根据患儿的年龄（日龄）选择。

4. 提高用药依从性 用药依从性是指患者对药物的接受程度，这对小儿非常重要。对于口服药尽可能选择适合不同年龄段小儿的剂型。婴儿多选用颗粒剂、口服液等，还要特别注意选择适合小儿口味、颜色及半衰期较长的药物，减少用药的次数。对于年长儿多做引导工作，尽可能让其主动接受治疗，达到提高依从性的目的。

四、小儿应慎用的治疗药物

1. 抗菌药物 鉴于新生儿的免疫系统尚处于发育初期，初次接触药物时，虽然药物过敏反应的发生率相对较低，但其反应往往较为剧烈。在应用青霉素等潜在致敏药物时，应严格进行过敏试验。此外，根据抗菌药物儿科临床合理应用指导意见，对于特定类别的抗菌药物，如氨基糖苷类、四环素类及氯霉素在新生儿中的应用需格外谨慎。氨基糖苷类可能导致第八对脑神经的损伤；四环素类则可能危害骨骼与牙齿的正常发育；而氯霉素会导致灰婴综合征。此外，由于青霉素主要从肾排泄，而新生儿肾功能和血脑屏障尚未发育完善，肾脏消除青霉素减慢，青霉素较易进入脑脊液和脑组织，使用大剂量青霉素时能引起中枢神经的刺激症状，如肌肉震颤，甚至惊厥。喹诺酮类药物可能损害人类幼年期的骨关节软骨组织，幼儿及青少年不宜选用。磺胺药在体内与胆红素竞争血浆蛋白结合位点，新生儿服用磺胺药后使血浆游离胆红素浓度升高，透过血脑屏障，沉积于大脑基底节神经细胞，导致胆红素脑病，故新生儿禁用磺胺药。

2. 镇痛药与解热镇痛药 镇痛药与麻醉药是用于缓解疼痛的主要药物，常与抗焦虑药、镇静药、抗抑郁药及治疗相关性疾病的药物合用，但应避免使用有危险的联合用药，因小儿中枢神经系统对药物敏感，要防止药物对中枢神经系统的过度抑制。儿童使用阿片类药物可有多种给药方式用于镇痛，如静脉注射、肌内注射、口服、直肠给药、黏膜给药等。非甾体解热镇痛药可用于疼痛的辅助治疗，如炎症、骨膜痛或骨痛。

3. 抗癫痫药物 由于儿童处于持续生长发育阶段，药物代谢速率不断变化，所以需要根据血药浓度监测来进行药物剂量调整。儿童使用苯妥英钠引起粉刺、牙龈增生与多毛等不良反应多见，而苯妥英钠另一常见毒性反应是癫痫发作频率增加，如果此时未检测血药浓度，则往往认为是剂量不足，再增加剂量反而使症状更显著。由于苯巴比妥、苯妥英钠存在一些副作用，二者在癫痫儿童中属于二线药物，卡马西平、丙戊酸钠为一线抗癫痫药物。

4. 糖皮质激素　糖皮质激素用于许多儿童病症，如哮喘、特异性湿疹、急性白血病、慢性肠炎、风湿性心肌炎、自发性血小板减少性紫癜、肾上腺生殖器综合征等。儿童在确实需要使用糖皮质激素时应极为谨慎，应根据疾病需控制的程度、可接受副作用的程度等考虑用药及剂量。根据糖皮质激素治疗对细支气管炎患儿长期生长发育的影响，成人使用糖皮质激素引起的副作用在儿童中均有体现，胃溃疡与骨质疏松的发生频率在儿童中较少见，精神失常较多见但常不被察觉，长期使用糖皮质激素的儿童其最严重的副作用是发育迟缓，因此临床剂量应尽可能小。

5. 铁剂　儿童贫血的根源主要在于铁元素的缺乏，这一现象在3个月至3岁的幼儿群体中尤为普遍，常表现为营养性缺铁。对此可进行为期三个月的铁剂补充（液体铁剂，每日2mg/kg）。在此过程中，铁剂的摄入会导致幼儿粪便颜色加深，孩子脱落的乳牙及正在生长的牙齿也可能出现轻微染色。儿童对铁盐耐受性很差，成年人可耐受50g之多，而婴幼儿口服1g即可引起严重中毒反应，2g以上可致死，原因是可溶性铁盐引起婴幼儿肠道黏膜的损伤，甚至严重呕吐、腹泻、胃肠出血导致失水、休克。

6. 微量元素和维生素　虽然微量元素和维生素是儿童生长发育和维持健康的重要因素，但应根据小儿身体需要服用此类药物。根据《中国儿童维生素A、维生素D临床应用专家共识》，滥用或长期过量使用相关药物也会产生毒副作用，如维生素A和维生素D过量引起的中毒。维生素D中毒的主要后果是血液中钙质堆积，可能会引起恶心和呕吐、虚弱和尿频。维生素A中毒通常由含有维生素A的制剂如鱼肝油、维生素AD胶丸等滥用引起。维生素A在人体内被酯化为脂肪酸酯，并在淋巴的乳糜微粒中运输，以棕榈酸酯的形式储存在肝脏中。中毒症状表现为前囟门隆起、脑膜刺激征等颅内压增高症、心跳加快、结膜充血、皮肤潮红等。

五、小儿用药剂量

由于儿童的年龄、体重逐年增长，体质又各不相同，用药的适宜剂量也就有较大差别。儿童剂量首先应按药品说明书推荐的儿童剂量确定。如果药品说明书中未进行儿童剂量的推荐，可参考国内外儿科权威书籍确定，比如《中华人民共和国药典临床用药须知》《实用儿科学》《中国国家处方集（儿童卷）》《英国国家处方集（儿童版）》《马丁代尔药物大典》等；或者在充分的循证基础上，参考成人剂量，结合儿童体重、体表面积、年龄等进行推算。

1. 按小儿体重计算用量　小儿剂量（每次或每日）＝药量/［kg·次（或日）］×体重（kg）

如患儿没实测体重，则可按下列公式估算其净重的千克（kg）数。

（1）6个月前体重（kg）　出生时体重（kg）＋月龄×0.6。

（2）7～12个月体重（kg）　出生时体重（kg）＋月龄×0.5。

（3）1岁以上体重（kg）　8＋年龄×2。

（4）出生时平均体重为3kg。

有条件应事后实测体重，对用药进行调整。

2. 知道成人剂量，而不知每千克体重用量时，计算如下

（1）小儿剂量　儿童年龄（岁）/20×成人剂量。

（2）婴儿剂量　婴儿月龄（月）/150×成人剂量。

（3）小儿剂量　①按体重：儿童体重（kg）/成人体重（按60kg）×成人剂量；②按体表面积：儿童体表面积（m^2）/1.7×成人剂量。

3. 体表面积可按下式计算　体表面积（m^2）＝0.035（m^2/kg）×体重（kg）＋0.1（m^2）。

上式一般限于体重在30kg以下儿童，对30kg以上者，则按体重每增加5kg，体表面积增加0.1m^2；或可参照下列数字进行药量计算：35kg为1.2m^2；40kg为1.3m^2，45kg为1.4m^2，50kg为1.5m^2。

4. 按药动学参数计算 按药动学参数来计算设计小儿给药方案是更为科学和合理的给药方法，其原理就是根据血药浓度监测计算出药物的各种药动学参数，如生物利用度（F）、分布容积（V_d）、半衰期（$t_{1/2}$）、消除速率常数（K）等，用药时再根据这些参数计算出达到有效血药浓度所需的剂量。如：

$$C = D \cdot F / rV_d \cdot K \qquad 式（7-1）$$

式中，C表示血药浓度；D表示剂量；r表示给药间隔。

虽然这种计算方法合理，但由于目前我国血药浓度监测还不普遍，使其在临床应用方面还受一定限制。

六、用药案例

（一）案例1

主诉：咳嗽、发热3天，呼吸困难加重1天。

现病史：患儿，女，一岁半，体重10千克，患者3天前开始出现咳嗽，伴有发热，体温最高达39.5℃。家长自行给予退热药和止咳药，但症状未见明显改善。1天前，患儿咳嗽加剧，家长遂带其来院就诊。

既往史：无特殊。

家族史：无特殊。

体格检查：体温39.0℃，脉搏110次/分，呼吸30次/分，血压正常。听诊双肺有湿啰音，心音有力，心率正常，腹部柔软，无明显压痛。

辅助检查：血常规检查显示中性粒细胞75%（30%~60%），白细胞21.5×10^9/L［（6~15）$\times10^9$/L］，淋巴细胞42%（40%~60%），C反应蛋白10.6mg/L（0.2~8mg/L）白细胞计数和中性粒细胞比例升高，C反应蛋白水平升高。胸片显示双肺散在斑片状阴影，符合肺炎改变。

入院诊断：根据病史、体格检查和辅助检查结果，初步诊断为轻症细菌性肺炎。

用药建议：患儿伴有发热症状，由于3岁以下幼儿因肝肾功能发育不完善，退热药应选择对乙酰氨基酚或布洛芬混悬液，同时可以辅以擦浴、冰枕等物理降温方法，布洛芬（混悬液：20mg/ml；100ml/瓶）每次5~10mg/kg，该患儿根据体重应使用剂量为50~100mg/次，每天不超过4次。根据儿童社区获得性肺炎管理指南（2024版），轻症肺炎可口服抗菌药物，不强调抗菌药物联合使用，4月龄至5岁首选阿莫西林，也可选择阿莫西林/克拉维酸（推荐7∶1和14∶1剂型）头孢羟氨苄、头孢克洛、头孢丙烯、头孢地尼等。

（二）案例2

主诉：腹泻呕吐1天，无发热。

现病史：患儿，女，一岁，10kg，腹泻呕吐1天，大便次数增多，7~8次/天，为黄色水样便，量多少不一。伴呕吐，在我院门诊治疗1天（服用口服益生菌、补液）无好转，患儿同时出现精神萎靡，反应差，食欲明显减少。

既往史：无特殊。

家族史：无特殊。

体格检查：生命体征正常，前囟眼眶稍凹陷，哭时泪少。皮肤干燥、弹性差面色欠佳、唇红，体温36.7℃，呼吸34次/分，心率129次/分，发育正常。大便中白细胞为7个/HPF，无脓细胞、寄生虫及虫卵，真菌孢子。血常规检查显示中性粒细胞73%（30%~60%），白细胞20.5×10^9/L［（6~15）$\times10^9$/L］，淋巴细胞 32%（40% ~60%）。红细胞 5.5×10^{12}/L（$3.5\sim4.0\times10^{12}$/L），血红蛋白 160g/L（110 ~ 130g/L），血清钠浓度 136mmol/L（135 ~ 145mmol/L），血浆渗透压 287mOsm/L（280 ~ 310mOsm/L）。

入院诊断：结合病史和辅助检查结果，患儿大便中白细胞超过正常范围 0 ~ 3 个/HPF，中性粒细胞和白细胞水平超过正常范围，淋巴细胞水平降低，大便中没有检测到脓细胞、寄生虫及虫卵、真菌孢子。血清钠浓度及血浆渗透压均在正常范围内，红细胞和血红蛋白浓度高于正常水平。诊断考虑为感染性腹泻、等渗性脱水。

用药建议：根据儿童急性感染性腹泻病诊疗规范治疗原则，给予蒙脱石散及补液，预防和纠正脱水、电解质紊乱和酸碱失衡。给予益生菌如双歧杆菌、乳酸杆菌等调肠道菌群，继续适量饮食，合理用药。蒙脱石和益生菌可根据年龄确定小儿用法用量，该患儿为 1 岁，每日可口服蒙脱石 1 袋，分 3 次服。口服益生菌一次 1 包，一日 3 次。补液盐可根据小儿体重确定用量为 50 ~ 75ml × 体重（kg），4 小时内口服完，密切观察患儿病情，如果 4 小时后患儿仍有脱水表现，要调整补液方案。根据进一步辅助检查结果诊断，若为黏液脓血便者应给予抗菌药物；各地致病菌和耐药情况有所不同，病原菌尚未明确时，应根据本地流行病学情况经验性选择抗菌药物；病原菌明确后，根据药敏结果和病情给予针对性抗感染治疗。霍乱弧菌引起的腹泻抗感染药物可用多西环素（8 岁以上患儿）、阿奇霉素等。小肠结肠炎耶尔森菌感染可用复方磺胺甲噁唑，益生菌与抗生素应错时分开服用，间隔 2 小时以上，以免影响益生菌疗效。

（三）案例 3

主诉：面色苍白，食欲不振，不爱活动。

现病史：患儿 13 个月，男，足月顺产，出生体重 3kg，母乳喂养，已添加少量稀粥和奶粉。近 2 个月面色逐渐苍白，食欲减退，不爱活动，不愿下地行走，有时萎靡不振。

体格检查：体温 37.1℃，心率 102 次/分，呼吸 21 次/分，体重 8.2kg。面色、睑结膜、口、甲床均苍白，两肺听诊无异常，心音有力、律齐。腹平软，肝右肋下 2.5cm，脾左肋下刚扪及，质软。血常规：红细胞 3×10^{12}/L，血红蛋白 80g/L，白细胞 10.5×10^{9}/L，中性粒细胞 42%，淋巴细胞 57%，外周血涂片示红细胞大小不等，以小细胞为主，中央淡染区扩大。

个人史：无特殊。

家族史：无特殊。

入院诊断：患儿以面色苍白为主要表现，查体重度贫血貌，门诊血常规示红细胞计数低于正常水平 $3.5\sim4.0\times10^{12}$/L，血红蛋白水平低于正常水平 110 ~ 130g/L，白细胞 10.5×10^{9}/L [(6 ~ 15) $\times10^{9}$/L]、中性粒细胞 42%（30% ~60%）、淋巴细胞 57%（40% ~60%）均在正常范围内，故患儿为重度小细胞低色素性贫血，结合日常饮食史，铁代谢检查示血清铁 8.5μmol/L（9 ~ 30μmol/L），铁蛋白 12μg/L（15 ~ 150μg/L），总铁结合力 78μg/L（增高）。鉴别诊断方面，未见黄疸、肝脾肿大等溶血征象，无特殊面容及骨骼改变，生长发育曲线处于同年龄正常范围，血红蛋白电泳未见异常条带（HbA2 2.8%，正常 <3.5%），可与地中海贫血相鉴别。故诊断为缺铁性贫血。

用药建议：补充铁剂选用可口服且易吸收的二价铁，如硫酸亚铁。为减轻胃肠反应，应在两餐之间并从小剂量开始服用。同时配合服用含维生素 C 的果汁，或胃蛋白酶合剂，以促进铁的吸收。家长要避免患儿服药时与牛奶、钙剂、含咖啡因的饮品等同服，以免影响铁剂的吸收。此外，服用铁剂期间大便发黑是正常现象，停药后可恢复正常，用药期间可通过让患儿多喝水来进行口腔护理。为增加患儿机体内铁的储存量，患儿应继续服用铁剂 6 ~ 8 周，复诊时可通过检测血清铁蛋白等指标是否达到对应年龄的正常范围（5 岁以下儿童 >12μg/L，5 岁以上儿童 >15μg/L）来判断患儿的恢复情况。

第三节　老年人用药

一、概述

我国老年人口高龄化趋势日渐明显，2039 年 60 周岁以上老年人口预计将达到 4 亿，老龄化已经成为重大的社会问题。一方面，老年人身体内各器官和组织发生衰老性改变，药物在体内的吸收、分布、代谢和排泄等过程中发生明显的变化。另一方面，我国约 42% 的老年人同时患有两种及以上疾病，50% 的老年人同时服用 3 种药物。老年人多病共患致使合并用药增多，显著增加了药物间相互作用和药物不良反应的发生率。对老年人要做到合理用药，就必须充分了解老年人的生理、生化功能的特征性变化，了解衰老和疾病对药物代谢动力学和药物效应动力学的影响。综上所述，必须充分关注老年患者用药，基于循证医学证据制定个体化给药方案，进一步积极推广于临床实践，尽早发现潜在不适当用药风险，以优化老年患者的药物治疗结局。

二、老年人生理特点及其药动学的改变

（一）老年人的生理功能变化

1. 神经系统结构与功能的改变，大脑的重量较一般正常人减轻 20% ~25% ，大脑皮质和脑回萎缩，海马、额叶和颞叶体积缩小，使脑不同部位的神经元有不同程度的减少，中枢神经元递质合成减少，各种受体数目下降，剩余受体敏感性增加。

2. 心血管系统改变，心肌收缩力减弱、心脏充盈受限制，心输出量减少；心脏收缩期延长，使心肌耗氧和能量需要增加，对应激适应性降低；血压上升，压力感受器敏感性下降，易发生直立性低血压；血管弹性减弱，外周阻力增大，血流速度减慢，为维持脑血流量不变，肾与肝血流减少。

3. 呼吸系统功能减弱，胸壁顺应性降低、肺活量降低，残气量增加，动脉血氧分压降低，对缺氧和酸碱失衡的调节能力下降，呼吸道防御功能减弱，易发生呼吸系统感染。

4. 消化系统功能减弱，胃肠排空时间延长，肠平滑肌张力下降，肠蠕动减慢，肠道主动转运吸收的维生素减少，肠表面积萎缩。内脏血流量减少，肝脏内肝微粒体氧化功能下降，细胞色素 P450 含量下降，肝药酶活性下降。

5. 肾血流灌注量降低，肾实质重量的减少，表面积与容积也减少，肾小球滤过率降低，肾小管分泌能力和重吸收能力降低，肾肌酐清除率降低，因而肾脏对药物的排泄能力下降。

6. 性腺功能降低，伴随着激素受体数量减少，因而导致对促甲状腺素、生长激素、糖皮质激素等多种激素的敏感性改变，使老年人对葡萄糖和胰岛素的耐受力均下降。

7. 老年人胸腺退变和萎缩，致使血清中胸腺激素水平逐渐下降，免疫球蛋白亦随年龄增长而下降，此外老年人自身免疫抗体出现的频率较高。

8. 骨骼会出现骨质疏松，肌腱、韧带和软骨水分减少所致的关节僵硬。

由于生理生化功能改变，使老年人用药机会和用药品种数相应增加，药物不良反应发生率较高（表 7 -4）。

表 7-4 易致老年人严重不良反应的药物

药物	不良反应	药物	不良反应
氯丙嗪	直立性低血压，低温	巴比妥类	神志模糊
西咪替丁	诱发或加重谵妄	甲基多巴	倦怠、抑郁
强心苷	行为异常，腹痛，疲乏	阿米洛利*	高钾血症，低钠血症
依他尼酸	耳聋	氨苯蝶啶*	高钾血症，低钠血症
异烟肼	肝毒性损害	阿司匹林*	加重溃疡
四环素	肾功能损害时，血尿素氮增高	氯磺丙脲*	血糖过低
吲哚美辛	再生障碍性贫血	氯噻酮*	利尿过长，失禁
哌唑嗪	尿失禁加重	呋喃妥因*	周围神经病变
西洛他唑	体液潴留，心力衰竭	喷他佐辛*	神志模糊，疗效不定

注：* 老年人尽可能不用的药物。

（二）老年人的药物吸收

临床上大多数口服药物因为年龄相关的胃肠生理学改变可以导致药物吸收的改变。药物与食物之间的相互作用，合并用药，多种疾病都会影响胃肠道功能，大多数药物吸收通过被动扩散，年龄相关的生理改变似乎对于这些药物的生物利用度影响较轻。总体来说，老年人胃肠道活动减弱，吸收能力减低，主要表现在以下方面。

1. 胃酸变化 老年人胃酸分泌减少，胃内酸度降低，胃 pH 升高，直接影响药物的解离度和脂溶度，从而影响药物吸收，对弱酸性药物如巴比妥类药物的吸收减少，对弱碱性药物吸收则可能增多。

2. 内脏血流量变化 老年人肝血流量较成年人减少，主要经肝消除的药物如普萘洛尔、利多卡因等首过效应降低，消除速率减慢，相应血药浓度升高，生物利用度升高，须适当调整给药剂量。同时会使另外一些药物如依那普利和可待因的生物利用度降低。若伴有心功能不全，则使地高辛、氢氯噻嗪等药物的吸收明显减少。

3. 胃肠功能变化 由于老年人胃肠黏膜及肌肉萎缩，消化道黏膜吸收面积可减少 30% 左右，消化液及各种消化酶减少，影响药物的崩解和溶出过程，使其达峰时间延长，峰浓度降低。受到影响的药物包括水杨酸类药物、磺胺类药物、氨苄西林等。此外，胃肠道某些主动转运系统功能降低，膜转运蛋白含量下降，老年人对需要载体参与吸收的药物均吸收减少，如铁剂、钙剂、半乳糖、葡萄糖、维生素 B_1 等。

4. 给药方式 对于肌内、皮下注射给药，可因老年人局部血液循环差、肌肉萎缩及血流减少，使药物吸收速率下降。因此，应根据具体药物在老年患者中的吸收利用进行注射部位和剂量的调整，应慎用如胰岛素、抗生素和镇痛药等药物或换用静脉注射给药。

（三）老年人的药物分布

药物的体内分布主要与血流量、血浆蛋白结合率和机体组成有关，上述因素都会随着年龄发生改变。

1. 机体组成变化 随年龄增长，人体的脂肪组织相对增加，有效组织体积逐渐减少。总体液和细胞外液与体重的比例分别减少 15% ~20% 和 35% ~40%，体内脂肪比例增加 25% ~40%。由于老年患者脂肪组织的增加，脂溶性药物如地高辛、利多卡因、巴比妥盐、甲硝唑和利福平等更易分布到周围脂肪组织中，使药物表观分布容积增大，血药浓度减小，作用时间延长，同时其消除半衰期延长，易在体内蓄积中毒。亲水性药物如水杨酸盐、青霉素、钾盐和奎宁等分布容积减小，血药浓度增加，应注意减量或延长给药间隔时间。

2. 血浆蛋白含量降低 老年人血浆蛋白的含量随年龄增长而有所降低，主要是白蛋白含量降低，尤其在营养差或病情严重、极度虚弱的情况下更为明显。血浆蛋白含量降低致使游离药物浓度增加，可能导致药物作用或毒副作用增强。因此，应用血浆蛋白结合率高的药物应特别注意，如普萘洛尔、华法林、吗啡和哌替啶等。当老年人多种药物同时使用时，药物存在竞争置换作用，容易发生毒副作用。游离药物浓度增加，也常使消除加速，药物半衰期缩短。

（四）老年人的药物代谢

肝脏是药物代谢的主要器官。肝脏富含药物Ⅰ相代谢（氧化、还原和水解）和Ⅱ相代谢（结合）所需的各种酶，其中以P450酶最为重要。大多药物经过氧化、还原、分解、结合等不同方式的结构变化，使其解毒、灭活，以利于排泄。药物的肝脏代谢依赖于肝脏灌注、容量、药物代谢酶的活性和蛋白结合率等，均会随着年龄的增长而改变。随年龄增长肝脏重量减少、有功能的肝细胞数量减少、肝血流量下降和肝药酶活性下降引起肝脏对药物生物转化功能降低。以上因素均导致肝清除率高、首过效应明显的药物在肝内转化速度减慢，药物在体内蓄积增多，易产生不良反应。

1. 肝脏高固有摄取和快速代谢药物 年龄相关的肝血流量减少可以显著降低高摄取药物代谢。老年人的肝脏血流降低20%～50%，普萘洛尔和阿米替林的肝脏清除率可以降低40%，甚至更多。口服单剂量的普萘洛尔后，老年人血药浓度显著高于年轻人。长期用药时，70岁老年人的稳态血药浓度可为40岁成年人的4倍；肝药酶活性随着年龄增长而降低，经肝药酶灭活的药物半衰期往往延长，血药浓度升高。如苯巴比妥、对乙酰氨基酚、吲哚美辛、三环类抗抑郁药等，血药浓度约增高一倍，作用时间延长。

2. 肝脏低固有摄取和缓慢代谢药物 年龄对于低摄取药物的代谢则更加复杂，受肝血流量的影响较小，受血浆的游离药物浓度和肝脏的固有清除率控制。有研究显示肝脏的质量减少和酶活性的降低，低摄取药物的总肝脏清除率会降低，这类药物包括：劳拉西泮和华法林等；总体肝脏清除率增加的包括：布洛芬、萘普生和苯妥英。老年患者肝药酶活性减弱也存在个体差异，肝药酶的活性还受营养与维生素是否缺乏等多种因素影响。值得注意的是，有些肝药酶在老年人体内活性并不降低，如乙醇脱氢酶、参与代谢异烟肼、肼屈嗪和普鲁卡因胺的乙酰化酶以及代谢苯二氮䓬类的葡萄糖醛酸转移酶等，使得这些药物在体内代谢并不减慢。

老年人肝脏代谢药物能力的降低，不能由一般的肝功能测定来预知，肝功能正常并不代表肝脏药物代谢能力正常。很多因素可以影响肝脏药物代谢，但迄今尚无令人满意的测定肝代谢功能的定量指标。

（五）老年人的药物排泄

肾脏是大多数药物及其代谢物的主要排泄器官。老年患者的药物排泄能力明显下降，随年龄增长，肾重量、肾单位数、肾小球细胞数和肾小管上皮细胞数均明显减少，残存的肾小球也可出现病理性变化，如玻璃样变、动脉硬化及间质纤维化等，导致肾血流量减少、肾小球滤过率降低、肾小管的主动分泌功能下降，排泄功能降低、同时调节酸、碱和水电解质代谢的作用减弱，肾储备下降，易受药物毒性作用的损伤。上述改变导致主要经肾脏排泄的药物清除率明显下降，血浆半衰期延长，显著增加药物蓄积中毒风险。即使无明确肾脏疾病，老年患者肾排泄功能仍伴随年龄增加而降低。老年患者应用地高辛、头孢菌素类、四环素类、阿司匹林、苯巴比妥、水杨酸盐、锂盐、西咪替丁、甲氨蝶呤等药物，半衰期均有相应延长，应相应减少剂量。此外，老年患者还需特别关注主要经肾脏排泄的活性代谢产物，如去甲哌替啶、吗啡-6-葡糖苷酸等。这些代谢产物仍具有药理活性且依赖肾脏排泄，当肾功能减退时易在体内蓄积并引发毒性反应。

临床建议通过测定肌酐清除率来评估肾功能，并据此调整给药方案，包括减少剂量或延长给药间隔，以确保用药安全。肌酐清除率计算公式，尽管对于患者个体并不是完全准确，但是可以有效计算近似值并调整剂量。Cockcroft 和 Gault 发明了一种常见的剂量计算的公式，适用于肾功能稳定，且真实体重不超过理想体重30%的患者。

$$血清肌酐清除率 = \frac{(140 - 年龄) \times 实际体重}{72 \times 血清肌酐浓度} \quad 式(7-2)$$

式中，年龄单位为岁；实际体重单位为千克；血清肌酐浓度单位为mg/ml；血清肌酐清除率单位为ml/(min·L)，女性则在这个结果上再乘以0.85。

然而，对于老年患者，血清肌酐值并不能准确反映肌酐清除率，这是由于老年人的肌肉含量明显减少，产生肌酐的数量也相应减少，进而血清肌酐值不能准确反应老年患者肌酐清除率的变化。因此，老年患者肌酐清除率公式值高估真实肾功能。

肌酐清除率在30ml/min的患者应避免使用的药物包括：秋水仙碱、格列本脲和螺内酯等。肾功能受损的老年人需要调整剂量的口服药物包括：阿昔洛韦、金刚烷胺、环丙沙星、加巴喷丁、美金刚和伐昔洛韦（表7-5）。

表7-5 吸收、分布、代谢和排泄过程受年龄影响的药物

影响因素	受影响的药物
生物利用度减低	普萘洛尔、四环素、铁剂、钙剂、半乳糖、葡萄糖、维生素 B_1、维生素 B_2、维生素 B_6、维生素 B_{12}、维生素C
血浆蛋白结合减少	磺胺类、苯妥英、地西泮、水杨酸盐、哌替啶、吗啡、利多卡因、奎尼丁、口服抗凝血药、泼尼松、甲苯磺丁脲
肝代谢减慢	多西环素、苯巴比妥、苯妥英、地西泮、氯氮䓬、哌替啶、吗啡、对乙酰氨基酚、吲哚美辛、茶碱、丙米嗪、利多卡因、奎尼丁、普萘洛尔、口服抗凝血药
肾排泄减慢	青霉素类、氨基糖苷类、四环素类、磺胺类、头孢菌素类、苯巴比妥、水杨酸盐、锂盐、地高辛、氯噻酮、西咪替丁、甲氨蝶呤

三、老年人临床用药

（一）老年人合理用药的原则

1. 在用药前，应全面评估老年人的健康状况，明确治疗目标，优先解决主要健康问题，避免不必要的多重用药，制定个体化用药方案。

2. 确定基础治疗药物，未经专家建议不应停用，主要包括具有基本替代功能的药物（如左旋甲状腺素）和防止症状与功能快速下降的药物（如治疗帕金森病的药物）。

3. 高龄患者应进行全面脏器功能评估，并评估用药剂量和种类是否合适，建议定期组织多学科会诊，根据患者病情变化及时进行处方调整。

4. 应检查患者是否接受非必要的药物治疗。如某些疗效不明确的药物，无明确适应证的药物，超常规维持剂量的药物，虽然符合用药适应证但患者受益有限的药物。

5. 老年人对药物的反应可能较为迟钝或敏感，因此应该定期监测药物反应，密切观察用药后疗效和不良反应，及时调整治疗方案，

6. 老年人常患有多种疾病，需服用多种药物，因此应特别注意药物之间的相互作用，避免产生不良后果。

7. 尊重患者意愿，识别患者治疗依从性不佳的风险因素，如药物剂型、给药方式、患者能否按计划使用等。

8. 增强与患者及照护人员的沟通，明确治疗目标和终点，确保药物治疗符合患者个体化要求。

（二）老年人临床用药评价标准

老年人临床用药评价标准是一个综合考量的体系，旨在确保老年患者的用药安全、有效和经济。老

年人临床用药评价标准涉及患者个体特征、药物选择、用药方案、监测随访以及用药教育与指导等多个方面。高龄患者用药可参考美国老年医学会 Beers 标准、中国老年人潜在不当用药判断标准及其他国家老年患者用药分级系统（FORTA）等作为老年合理用药的辅助工具，避免不合理用药及药物滥用。

1. 患者评估

（1）综合评估　医师可根据患者情况进行有针对性的评估，评估老年患者是否患有多种慢性疾病，因为共病数量与多重用药密切相关，且不同疾病之间可能存在相互作用。合并营养不良的患者可进行营养评估［推荐营养风险筛查（NRS2002）评分表、微型营养评估简版（MNASF）评分表］、合并精神心理问题进行精神评估［推荐简易智能精神状态（MMSE）评估表、老年人抑郁评估（GDS-15）量表］。

（2）用药依从性　了解患者的用药习惯、记忆力和对药物的理解程度，以确保患者能够正确、规律地服用药物。常见的用药依从性评价方法有 Morisky 服药依从性量表（MMAS-8）、药物依从性评定量表（MARS）和服药信念量表（BMQ）等。

2. 药物治疗评估

（1）疗效与安全性　优先选择疗效确切、安全性高的药物，避免使用缺乏在老年人中获益证据的药物。常用的评价方法包括药物适应性指数法（MAI）、处方优化法（POM）等。

（2）潜在不适当用药（PIM）　参考 Beers 标准等权威指南，评估药物是否为老年患者潜在不适当用药，特别是那些可能增加跌倒、认知功能损害等风险的药物。

（3）药物-药物相互作用（DDI）　评估药物之间是否存在不良相互作用，特别是当老年患者同时使用多种药物时，应特别注意避免 DDI 的发生。

3. 用药方案评估

（1）剂量与疗程　根据患者的实际情况，选择合适的药物剂量和疗程，避免剂量过大或过小导致的不良反应或治疗失败。

（2）给药途径　考虑老年患者的生理特点和药物性质，选择合适的给药途径，如口服、注射等。

（3）处方精简　在老年综合评估的基础上，定期评估患者的用药方案，去除不必要或不再获益的药物，减少多重用药的风险。

4. 监测与随访

（1）药物不良反应（ADR）监测　密切监测老年患者用药后的不良反应，及时采取措施预防和处理 ADR。

（2）定期随访　建议老年患者至少每年接受一次系统的用药咨询和评估，包括药物相关信息、实际服用药物的完整清单、患者依从性和潜在的用药问题等。

5. 用药教育与指导

（1）用药宣教　向老年患者及其家属普及用药知识，包括用药的原因、药物的疗效、不合理用药的危害、用药注意事项等。

（2）生活方式指导　结合患者的实际情况，提供针对性的生活方式指导，如饮食、运动等，以促进患者健康。

（三）老年人应慎用的治疗药物

根据治疗作用进行分类，老年人应慎用的治疗药物主要归纳如下。

1. 治疗心血管系统疾病的药物

（1）动脉粥样硬化　高脂血症老年患者应尽可能食用低脂肪和低胆固醇食物，推荐老年动脉粥样硬化性心血管疾病患者及≤75 岁具有多种心血管危险因素的老年人使用他汀类药物。老年人使用可耐受剂量他汀类药物 LDL-C 未达标时，可加用依折麦布或前蛋白转化酶枯草溶菌素 9（proprotein convertase subtilisin/kexin type 9，PCSK9）抑制剂。对 75 岁及以上老年动脉粥样硬化性心血管疾病患者一级预防，除考虑发病风险外，还需要评估生理功能状态、认知状态、多病共患、多重用药等老年综合征特点，权衡调脂治疗的风险 - 获益比决定是否使用中低剂量他汀类药物。微课

（2）高血压　老年高血压以外周血管阻力高，血浆肾素浓度低和心输出量低为特征，但是目前没有单一的药物能改善老年人的这些生理状态。老年高血压患者降压药物的选择应该考虑到老年患者的特点、高血压分级和有无并发症，以及可能出现的不良反应，遵循个体化、平稳、缓慢，小剂量起始，逐渐加量的原则。老年高血压的治疗常从利尿剂、钙离子通道阻滞剂（calcium channel blockers，CCB）、血管紧张素转换酶抑制剂（angiotensin-converting enzyme inhibitor，ACEI）、血管紧张素Ⅱ受体拮抗剂（angiotensin receptor blocker，ARB），β 受体拮抗剂中选择。α 受体拮抗剂易引起直立性低血压，特别是老年患者发生率更高，故不宜作为老年高血压治疗的一线用药。利尿剂包括噻嗪类利尿剂羟氯噻嗪、吲达帕胺，保钾利尿剂螺内酯、依普利酮、氨苯蝶啶和阿米洛利等。适合老年高血压、难治性高血压、心力衰竭合并高血压和盐敏感性高血压等患者。利尿剂的主要副作用是低钾血症、对进食较少的老年患者，应注意监测血压，大剂量长期使用噻嗪类利尿剂可能引起糖脂代谢紊乱。β 受体拮抗剂用于心肌梗死后，伴心绞痛及心功能不全的患者，如美托洛尔（25～50mg/d）、比索洛尔（2.5～5.0mg/d）。主要副作用为疲乏、心动过缓、糖脂代谢紊乱。不适用于有糖耐量异常、传导阻滞、哮喘、慢性阻塞性肺气肿的患者。总体而言，老年患者选用抗高血压药物应根据药物疗效和自身特点而定。

（3）急性冠状动脉综合征　一般来说，老年人急性冠状动脉综合征（acute coronary syndrome，ACS）的药物治疗与成年患者相似，但其出血风险更高，生理背景更复杂。硝酸酯类适用于所有年龄组的稳定型心绞痛，老年人舌下给硝酸甘油应坐着或躺下，以防止脑血流灌注不足而昏倒。β 受体拮抗剂和钙离子通道阻滞剂也可用于老年稳定型心绞痛，β 受体拮抗剂具有抗缺血作用，可在急性心肌缺血损伤时减轻心律失常的负担，不过在 ACS 急性期应谨慎用药，警惕心动过缓和心力衰竭的发生。维拉帕米和地尔硫䓬应慎用于有心脏传导系统疾病的心绞痛患者，特别是与 β 受体拮抗剂合用，应监测老年患者心脏传导系统。老年人消除维拉帕米的半衰期较年轻人长，长期服用该药应减少剂量。抗栓是所有 ACS 患者的重要治疗基础，为了减少缺血性事件的风险，老年患者建议采用阿司匹林联合 P2Y12 抑制剂双联抗血小板治疗，对于年龄较大的 ACS 患者，氯吡格雷是首选的 P2Y12 抑制剂，因其出血风险明显低于替卡格雷或普拉格雷。

（4）慢性心力衰竭　利尿剂是心衰治疗的基石，最常用的是呋塞米，噻嗪类利尿剂适用于轻度液体潴留的老年患者，但痛风是其禁忌证，应从小剂量开始，逐渐增加剂量至尿量增加，用药期间应密切观察患者症状、监测尿量及体重变化，根据情况及时调整剂量，防止血容量减少和电解质紊乱。血管紧张素受体抑制剂（ACEI 或 ARB）可改善心衰症状和减少死亡率，由于大多数血管紧张素转换酶抑制剂经肾排泄，应密切监测直立性低血压、肾功能及高钾血症等不良反应，血肌酐、血钾未达标或主动脉瓣严重狭窄患者应慎用 ACEI 或 ARB。β 受体拮抗剂是一线心衰治疗药物，老年心衰患者获益明确，但为避免心动过缓和低血压，β 受体拮抗剂的治疗特别强调个体化，不推荐支气管哮喘、二度以上房室传导阻滞或心率低于 50 次/分的患者使用 β 受体拮抗剂。

（5）急性缺血性脑卒中　大约 80% 的中风患者发生在 55 岁以上，抗血小板治疗是心脑血管病二级预防的重要环节。阿司匹林通过抗血小板聚集而预防中风，最常见的不良反应是出血，包括颅内、眼球后和消化道出血。老年、长期服用其他非甾体抗炎药、幽门螺旋杆菌感染等可显著增加阿司匹林导致的消化道损伤和出血风险。老年人应从小剂量如 75～100mg/d 开始服用，对于消化道出血风险较高的患者

可考虑应用氯吡格雷、吲哚布芬或西洛他唑进行替代。对于轻型卒中或高危 TIA 且携带 CYP2C19 等位基因功能缺失的患者，可用替格瑞洛代替氯吡格雷治疗。

（6）血栓栓塞性疾病　血栓栓塞类疾病在老年患者很常见，深静脉血栓通常无症状，但可引起肺动脉栓塞而致死，因此预防深静脉血栓对所有高危老年患者非常重要。注射类抗凝药物有普通肝素、低分子肝素，低分子肝素出血等不良反应少，但肾功能不全者慎用。口服抗凝药有维生素 K 拮抗剂华法林，直接Ⅹa 因子抑制剂利伐沙班和直接Ⅱa 因子抑制剂阿加曲班等。但由于老年人血浆蛋白含量减少，体内合成凝血因子速率仅为年轻人的 33%~50%，故对肝素和口服抗凝药非常敏感，正常成人剂量即可引起持久的血凝障碍，产生自发性出血的危险。70 岁以上老年患者需要华法林的剂量仅为 40 ~60 岁患者的 30%。老年患者使用抗凝药除适当减少剂量外，还需加强监护，防止老年患者可能发生的出血现象。

2. 治疗阻塞性气道疾病的药物　老年哮喘患者通常并发心脏病，使其治疗更加复杂。拟交感神经药和茶碱等支气管舒张剂应采用吸入给药方式，避免使用口服和其他肠道外途径给药产生较严重的心脏不良反应，增加心肌耗氧量以及加重房性和室性心动过速，引发心律失常和心绞痛。由于茶碱的治疗窗较狭窄，使用过程中需要密切监测血浆茶碱浓度，控制其血药浓度在 5 ~10mg/L。老年人哮喘患者优先推荐缓释茶碱，以避免茶碱血药浓度过高引起的毒副作用。此外，治疗过程中需要注意药物相互作用，要特别关注非呼吸系统用药的影响。例如，患有心血管疾病的老年人使用 β 受体拮抗剂，或者青光眼患者使用降眼压滴眼剂，均可诱发支气管痉挛；治疗高血压病、充血性心力衰竭、关节病等合并症的药物如阿司匹林、非甾体抗炎药、胆碱能药物等也可能会加重哮喘。

3. 治疗内分泌和代谢性疾病的药物

（1）治疗甲状腺疾病药物　甲状腺功能亢进和甲状腺功能减退的发病率常随年龄增长而增加。放射性碘疗效确切，可用于治疗老年人甲状腺功能亢进，但可能有加重老年人甲状腺功能亢进的危险。放射治疗后可用抗甲状腺药丙硫氧嘧啶、卡比马唑或甲巯咪唑迅速降低甲状腺功能。抗甲状腺药物不良反应与剂量相关，建议老年患者起始抗甲状腺药物剂量不宜过高，甲巯咪唑每日总量 5 ~20mg 口服或丙硫氧嘧啶每日总量 50 ~300mg 分次口服。也可选用 β 受体拮抗剂普萘洛尔进行治疗，能减轻甲状腺功能亢进的多种症状，如心动过速、焦虑，但在用药时应注意加强对老年患者的观察。自身免疫性甲状腺炎是最常见的甲状腺功能减退病因，含碘药物胺碘酮以及长期锂盐治疗也可诱发甲状腺功能减退。老年患者应使用较低剂量的甲状腺素替代治疗，以防止心肌缺血和心律失常加重。

（2）治疗骨质疏松药物　60 岁以上老年人患有骨质疏松症的比例很高，对明确诊断为骨质疏松的治疗，主要是防止骨质进一步丢失和减轻疼痛症状。钙制剂或维生素 D 补充剂可降低老年人各种类型骨折的风险。地舒单抗、双膦酸盐能抑制破骨活性，减少骨小梁丢失，增加骨矿物质沉积，较为有效地防止骨质疏松和骨折。但老年患者不宜应用氟化物，其具有很强的骨同化作用，但可导致胃炎、腱炎甚至关节炎。

（3）治疗非胰岛素依赖的糖尿病药物　老年人对糖代谢调节功能减退，口服降糖药容易引发低血糖。一旦发生低血糖，有可能造成严重后果，如昏迷、摔伤等。因此，所有口服降糖药用于老年患者都应从小剂量开始，逐渐增量，避免低血糖的发生。二甲双胍是国内外推荐的老年患者一线降糖药物，对于老年患者应从小剂量起始（500mg/d），逐渐增加剂量，最大剂量不应超过 2550mg/d。胰岛素治疗也可能引起低血糖反应，应加以注意。此外，不是所有患糖尿病的老年患者都需要药物治疗，对于无症状无酮症的患者，应进行饮食控制和适量运动，保持理想的体重。

4. 治疗风湿性疼痛药物　风湿性疾病是老年人常见病和高致残性疾病，可用非甾体抗炎药、皮质激素等治疗其所致关节痛，但老年患者使用这两类药物的指征应谨慎掌握。阿司匹林的血药峰浓度、达峰时间、药-时曲线下面积均随年龄而增大，非甾体抗炎药诱发的胃损害也与年龄相关。老年人使用对乙酰氨基酚和吲哚美辛时，半衰期可延长。其他解热镇痛药如布洛芬、双氯芬酸，老年人与年轻人无差别。因老年人常患有骨质疏松，再用皮质激素类药物，易引起骨折和股骨头坏死。尤其是股骨颈骨折，故应尽量少用或不用，更不能长期大剂量应用。如必须应用，须加服钙剂及维生素 D。

5. 治疗消化系统疾病的药物 便秘是老年患者常见症状，年老体弱患者粪便干结和排便次数少，需常规使用缓泻剂。老年患者在缓泻药开始使用时剂量应较低，起效后应尝试减少或停止使用缓泻药。不适用液体泻药的患者，可使用植物纤维类膨胀泻药，必要时可用渗透性泻药。如乳果糖作为一种益生元，适合合并有慢性心功能不全和肾功能不全的老年便秘患者使用；但盐类泻药（如硫酸镁等）过量应用会导致电解质紊乱，引起高镁血症等，因此建议老年人慎用。刺激性泻药如番泻叶制剂或比沙可啶，起效快、效果好，但长期应用会影响肠道水电解质平衡和维生素吸收，目前不主张老年患者长期服用，仅建议短期或间断性服用。

6. 治疗尿失禁的药物 尿失禁在老年人较为常见，分为医源性急性尿失禁和慢性尿失禁。医源性急性尿失禁通常是功能性的，医源性因素去除即可恢复；慢性尿失禁常需要药物治疗。β_3受体激动剂米拉贝隆已被批准用于膀胱过度活动症，其优点是不影响膀胱排空，不易造成急性尿潴留；可有效改善膀胱过度活动症患者尿频、急夜、尿失禁等各项症状。由于膀胱逼尿肌主要受副交感神经支配，因此抗胆碱药也可降低逼尿肌收缩、增加膀胱容量而治疗尿失禁。奥昔布宁是这些药物中最常用的，但在老年患者中常因药品不良反应如精神错乱、口干、恶心、便秘、瞳孔散大、心动过速而限制应用。

7. 治疗疼痛药物与麻醉用药 慢性疼痛是老年人多种疾病的最常见症状之一。非甾体抗炎药是临床常用的解热镇痛药，老年人应用时应采用最低的有效剂量和尽量短的疗程以减少用药风险。老年人对吗啡的镇痛作用敏感，同一剂量的效应为年轻人的 3 ~ 4 倍，作用时间延长。而抗惊厥药和抗抑郁药适合老年患者神经系统疾病引起的严重疼痛，它们既能控制疼痛又能解除抑郁症状。随年龄增长，吸入性麻醉剂肺泡气最低有效浓度降低，异氟烷肺泡气苏醒浓度也随年龄增长而降低。老年人琥珀胆碱和维库溴铵的神经肌肉阻断作用起效较慢，由于清除也减慢，老年人维库溴铵的肌松持续时间延长。

四、用药风险评估与分析

（一）案例 1

患者情况：女性 85 岁，因尿路感染到某基层医院门诊就医。医师处方给予洛美沙星片 400mg，1 次/天。患者家属咨询临床药师洛美沙星片对患者的安全性。药师通过询问病史，了解到患者同时患有糖尿病、高血压、冠心病并有陈旧性心肌梗死。

药师分析：氟喹诺酮类药物有引起 Q-T 间期延长，甚至引发尖端扭转型室性心动过速和血糖紊乱的潜在风险，其中尤以洛美沙星的 ADR 为多。该患者高龄并且患有多种心血管疾病，建议选用头孢类药物治疗尿路感染更为安全；如果一定要选用氟喹诺酮类药物，建议换用左氧氟沙星。左氧氟沙星的心脏毒性相对较小，曾有报道其单次剂量达到 1g 时也未发现引起 Q-T 间期延长的 ADR。并且左氧氟沙星在我国使用时间长，循证文献较多，安全性优于洛美沙星。

药师建议：患者家属以头孢类药物（如头孢克肟）或左氧氟沙星替换洛美沙星更为稳妥。

后续追踪：患者家属对药师的建议表示认可，最终却感到换药不方便未采纳建议。患者当日口服洛美沙星 400mg，午夜时出现胸闷、胸痛、多汗和神志不清等症状，查心电图显示，高度房室传导阻滞，后急送至上级医院救治，转入重症监护室经抢救脱离危险。

（二）案例2

患者情况： 男性82岁，体重57kg，因右肺小细胞肿瘤住院。入院后出现咳嗽、喘息、双肺偶见哮喘音症状，给予注射用硫酸特布他林0.25mg，随后给予头孢呋辛钠1.5g。头孢呋辛钠滴至约20分钟时，患者主诉胸闷、心悸、双手颤抖，喘息症状加重。立即停药，给予吸氧，静脉注射地塞米松5mg后症状缓解。医师认为患者可能是对头孢菌素类药物过敏，但又对其无发热、皮疹等典型过敏症状，并且之前多次用头孢菌素类药物均无异常现象感到困惑，希望药师予以分析与解释。

药师分析： 特布他林为选择性β_2受体激动剂，可引起手指震颤、肌肉痉挛和心悸症状，震颤和心悸可能使喘息加重。医师认为患者使用特布他林剂量仅为0.25mg，之前使用并无异常，并且未见其他采用相同治疗方案的病例出现ADR症状。药师通过询问了解到患者的ADR发生于特布他林联合应用头孢呋辛钠时，而此前多次隔日分别使用这两种药物时无异常。查阅相关资料后得知，头孢呋辛与特布他林都是主要以原型由肾脏排泄的药物，另外头孢呋辛具有单胺氧化酶抑制作用，而特布他林属于单胺类型药物。剂量较大的头孢呋辛通过竞争性抑制肾脏排泄和降低肝脏代谢的双重方式，影响特布他林的清除。加上老年患者肝、肾功能减退，造成特布他林血药浓度持续升高，从而导致胸闷、心悸、双手颤抖等ADR症状，震颤和心悸使全身无力，喘息症状加重。

后续追踪： 临床医师认为以上分析有道理，在给患者停用特布他林并密切观察的条件下恢复使用头孢呋辛钠，结果未见异常。

（三）案例3

患者情况： 女性70岁，在门诊就诊，接受抗感冒和呼吸道炎症治疗。医师给予板蓝根冲剂1袋，3次/天，清热感冒冲剂1袋，3次/天，克拉霉素250mg，2次/天。5天后，患者感觉全身肌肉酸痛，怀疑可能与所用药物有关，转而咨询药师。药师通过询问，了解到患者患有冠状动脉粥样硬化症与高脂血症，同时症服用辛伐他汀进行降脂治疗，20mg，1次/天。

药师分析： 辛伐他汀具有肌病ADR，包括肌炎和横纹肌溶解症，临床表现为肌无力、肌痛、无尿、血清肌酸激酶（CK）升高等，发生率约为1%，单用辛伐他汀也可能引起肌痛。另外，他汀类药物除普伐他汀外，其他药物均能被肝脏P450酶系统代谢。洛伐他汀、辛伐他汀和阿托伐他汀由CYP3A4代谢，氟伐他汀主要由CYP2C9代谢，小部分由CYP3A4及CYP2C8代谢。患者服用的克拉霉素是典型的CYP3A肝药酶抑制剂，可抑制他汀类药物的代谢。而辛伐他汀首过效应显著，其血药浓度容易受年龄、肝脏功能和肝药酶抑制剂的影响，因此药师认为此患者肌肉酸痛可能是辛伐他汀联用克拉霉素引起药源性肌病的前兆。药师立即与医师进行沟通，医师依照药师建议，嘱患者立即停用克拉霉素，并且告诉患者慎用大环内酯类药物。

后续追踪： 患者停用克拉霉素后肌痛症状改善，因此没有检测肌酶。

思考题

答案解析

1. 某一妊娠10周的妇女出现轻度咳嗽和流感症状，希望通过服药来缓解症状。请为她开出处方，并解释选择该药物的理由及其可能的作用机制。

2. 查阅资料，对患有糖尿病的妊娠期妇女制定合理的治疗方案（包括饮食、运动和药物）。

3. 试列出患有高血压的妊娠期妇女常使用的药物，并说明用法。

4. 试列出小儿应禁用的药物类别，并说明理由。

5. 某一2周岁的学龄前儿童患了感冒，希望服药治疗，请为他开一张处方，并说明用药依据。

6. 与儿科医生做一次交谈，了解小儿用药特点及注意事项。

7. 请查阅资料，为一老年2型糖尿病患者制定合理的治疗方案（参考老年人用药原则，方案应考虑到药物治疗和非药物治疗）。

8. 试比较老年人和小儿用药特点的异同。

（张　蕊）

书网融合……

本章小结　　微课　　习题

第八章　循证医学与药物治疗

微课

PPT

学习目标

1. 通过本章学习，掌握循证医学的概念，循证医学的实施步骤和评价方法；熟悉循证证据分类、分级及评价方法；了解循证医学的发展及其在临床药物治疗中的应用。

2. 具有对医学信息和临床研究证据进行循证评价的思维，以及运用循证医学方法解决临床实际问题的能力。

3. 树立以证据为核心的临床决策理念，以科学化、人性化的方式解决临床问题。

第一节　循证医学的基本概念

一、循证医学的产生与发展

（一）循证医学的产生

20 世纪 80 年代开端，David Sackett 运用了临床流行病学的方法和原理指导临床实践，探索基于临床问题的研究，旨在优化治疗成效，这一举措为循证医学的方法论构建及专业人才培养奠定了坚实基础。1992 年，他率先正式提出了循证医学的概念，在 JAMA 等权威期刊上发表了一系列总结性文章，此举引发了临床医学界广泛的关注与讨论。同年，英国国家卫生服务部资助成立了英国 Cochrane 中心，该中心专注于推动并协调临床随机对照试验系统评价的制作与保存工作，确保最前沿的科学成果与研究数据能够有效服务于临床诊疗、卫生政策制定及高层战略决策。随后，在 1993 年底，Lain Chalmers 创建了 Cochrane 协作网，规划领导 Cochrane 协作网生产 Cochrane 系统评价，建立临床研究数据库的工作。1994 年，随着 David L. Sackett 教授被聘为英国牛津大学教职，世界上首个循证医学中心在此诞生。该中心不仅推出了多部循证医学领域的权威著作，还携手英国医学杂志与美国内科医师学会共同创办了《循证医学杂志》（Journal of Evidence-Based Medicine），该刊物致力于广泛传播经过严格筛选与评估的国际医学研究成果，旨在促进这些宝贵知识转化为指导临床实践的有力证据，进一步推动其在临床决策与指南制定中的应用。自此，循证医学在全球范围内迅速传播开来，并赢得了医学界的高度认可。

（二）循证医学的发展

国际临床流行病学网络（INCLEN）、Cochrane 协作组织、卫生技术评估（HTA）机构及循证医学中心（CEBM）在内的多个权威组织，正不断深化合作，各展所长，聚焦于临床实践与医疗保健难题，共同探索并优化临床试验的方法论与评估标准，致力于产出并广泛传播高质量的临床证据，从而推动循证医学在广度和深度上的持续进步。循证医学的核心理念与方法，已逐步成为发达国家政府卫生决策部门制定疾病管理指南时不可或缺的信赖基石。英国、澳大利亚、荷兰、美国等国家均基于循证医学证据，构建了国家层面的临床实践指南。此外，美国和加拿大更是先后设立了循证实践中心，为应对国家重大医疗挑战、优化卫生政策与临床实践提供了坚实的科学支撑。

我国循证医学的起步可追溯至 1996 年。在国家卫生部门的支持下，原华西医科大学（现四川大学华西医学中心）成立了中国 Cochrane 中心与循证医学中心，开启了我国循证医学发展的新篇章。随后数年间，循证医学在我国迅速生根发芽，在医疗、护理等卫生保健领域内实现了广泛而深入的发展，其学术影响力日益彰显，一系列循证医学相关的学术期刊也应运而生，为学术交流与知识传播搭建了重要平台。

1999 年 3 月，中国正式获得国际 Cochrane 协作组织的认可，成为其全球网络中的第 13 个中心成员，标志着我国循证医学已步入国际舞台。此后，中国医师协会循证医学委员会的成立（2003 年）以及循证医学教育部网上合作研究中心的建立（2004 年），进一步加速了循证医学在我国的普及与深化。2008 年，教育部与卫生部联合发布的正式文件，更是将循证医学确立为临床医学专业的必修课程，此举无疑为我国循证医学的长远发展奠定了坚实的基础，确保了未来医疗人才能够系统掌握循证医学知识，为我国医疗卫生事业的进步贡献力量。

二、循证医学的概念与特点

（一）循证医学的概念

循证医学意为“遵循证据的医学”，1996 年 David Sackett 其定义为“慎重、准确和明智地应用所能获得的最佳证据来确定患者的治疗措施”。2000 年再次定义循证医学为“慎重、准确和明智地应用当前所能获得的最好的研究依据，同时结合临床医生的个人专业技能和多年临床经验，考虑患者的价值和愿望，将三者完美地结合制定出患者的治疗措施”。循证医学倡导在临床实践中将个体经验、患者需求与当前最佳的科学证据结合起来进行医疗决策。其核心思想是：医疗决策应尽量以客观证据为依据。医生开具处方、制定医疗方案或实施指南，政府机构制定医疗卫生政策等，均应将当前可获取的最优证据作为决策与管理的重要基石，确保决策的科学性与合理性。

（二）循证医学的特点

1. 实践循证医学的决策依据是“证据”及其质量　高质量的证据应该具有科学和真实的特征，即证据的生产必须针对特定问题、经过科学设计、偏倚控制、严格实施和客观分析，同时，证据还需具备可追溯性，以应对时间与实践的双重考验。

2. 实践循证医学的基础是临床医生的专业技能与经验　循证医学鼓励将医师的个性化临床实践知识（内部证据）与当前可得的最佳临床证据（外部证据）紧密结合，同时充分权衡患者的个人意愿、价值取向，并考虑具体的医疗环境与社会条件，旨在为患者量身定制最优的诊疗方案。

3. 实践循证医学的独特优势是充分考虑患者的期望或选择　循证医学提倡医生在重视疾病诊断、治疗的同时，力求从患者角度出发，去了解患者患病的过程及感受，包括其对疾病的疑虑与不安、疾病对身体与心理功能的全面影响，以及患者对治疗方案的个人期望与偏好，从而确保医疗决策更加贴近患者的实际需求与期望。

第二节　循证医学的实施步骤和证据

一、循证医学的实施步骤

循证医学的实施步骤主要包括：构建循证问题、全面检索循证证据、严格评价循证证据、转化应用循证证据和后效评价。

1. 构建循证问题　循证实践的起点在于提出与患者密切相关、具体化、结构化和可用证据回答的问题。所探讨的问题广泛涵盖了疾病的病理生理机制、流行病学概况等基础知识层面，同时也深入影响人类健康与疾病状态的生物学、心理学及社会学多维度因素，并涉及患者管理、治疗策略的选择，特别是治疗决策中需考虑的个体生物特征、心理状态及社会环境等复杂因素。以治疗领域为例，循证医学可运用 PICO 原则作为问题解构与重建的工具，即患者或问题（patient/problem）、干预（intervention）、对照（control/comparator）、结局（outcome）。循证实践能够将错综复杂的临床议题细化为一系列条理清晰、易于解答的具体问题，随后通过系统化的文献检索，对现有证据的批判性评估，并融合临床实践的实际情况，进行全面而深入的综合分析。

知识拓展

循证医学问题构建模型

针对不同的领域和专业特点，研究人员对 PICO 模型进行了拓展或改编，形成了不同的模型，以更好地适应不同研究需求。

1. SPIDER 模型（针对定性研究） 模型要素包括 sample（样本）、phenomenon of interest（感兴趣的现象）、design（设计）、evaluation（评估）、research（研究）。

2. CoCoPop 模型（针对发病率和流行趋势问题） 模型要素包括 condition（状况）、context（背景）、population（人群）。

3. PEO 模型（针对病因和风险问题） 模型要素包括 population（人群）、exposure of interest（感兴趣的暴露因素）、outcome of response（反应结局）。

---

2. 全面检索循证证据 文献检索是解决问题的关键，它要求精确界定检索关键词，制定检索策略，并选择合适的检索渠道。检索的证据包括疾病管理指南、最新系统评价、大规模多中心随机对照临床试验、随机对照临床试验、临床经济学评价、回顾性队列研究、病例报告等多种类型。检索的渠道包括但不限于 PubMed、Embase、Web of Science 数据库、Cochrane 图书馆，针对中文文献资源，知网、万方、维普等数据库也是不可或缺的检索工具。

3. 严格评价循证证据 在运用证据前，应该对检索到的证据进行评价，从而筛选最佳证据。为此，需应用循证医学对文献质量的原则和方法进行评价。文献质量的评估强调对内在真实性的评估，即是否存在各种偏倚因素及其影响程度。评价文献质量的清单和量表很多，比如 Cochrane 手册推荐采用的偏倚风险评估工具评价随机对照临床试验的偏倚风险，具体内容包括：随机分配方法、分配方案隐匿、对研究对象和治疗方案实施者采取盲法、对研究结果测量者采取盲法、结果数据的完整性、报告每个主要结局指标的数据完整性、选择性报告研究结果、其他偏倚来源等。这项评估工具对每条判断均有明确标准，可减少评估者主观因素的影响，保证评估结果有更好的可靠性。

4. 应用循证证据 研究证据并不能完全替代临床判断。医学工作者从患者的性别、年龄、疾病诊断、分期等判断患者情况是否与研究证据中的患者情况相似，在确认文献中干预措施有效时，随即评估这些措施对患者而言的可实施性。在采纳任何治疗措施前，务必详尽阐述该措施的必要性和预期疗效，同时说明若不采取该措施可能导致的后果，以及治疗过程中可能出现的并发症、不良反应及其相关成本，最终赋予患者充分自主权，以选择最适合自身的治疗方案。

5. 循证实践的后效评价 在将循证证据运用临床后，对证据运用效果进行分析评价总结，以提高临床医疗质量。临床实践实施后，后效评价是临床实践持续进步的基础，并在这一过程中不断发现问题、处理问题。

二、循证医学的证据分类、来源和分级

（一）证据的分类

1. 原始临床研究证据 原始临床研究证据指对直接在患者中进行试验研究的数据，经过系统性分析得出的结论。主要包括随机对照试验、交叉实验、队列研究、前后对照研究、病例对照研究、横断面

调查设计、非随机对照试验和叙述性研究等。

（1）随机对照试验　将符合要求的研究参与者采用随机分配的方法分配到试验组与对照组，各组分别接受预定试验措施，同时启动观测以评估其效应，运用客观的评估标准衡量试验设计的有效性与合理性。此试验方法广泛应用于临床治疗或预防效果的探索中，旨在验证新颖疗法相较于传统有效治疗或安慰剂能否增进治疗与预防成果的有效性。

（2）交叉试验　涉及两组受试者，初期分别接受不同处理措施，随后互换处理方案，最终通过对比分析各阶段结果来评估效果差异。

（3）队列研究　研究者对暴露因素不能控制，分组自然形成，并有同期对照，是群体研究中探讨病因、治疗效果、预防措施及预后状况的重要工具，需长期追踪观察健康结局，可能受失访和混杂偏倚影响。

（4）病例对照研究　一种带有对照的比较性调查方法，在患特定疾病的人群（病例组）与未患病但具可比性的人群（对照组）或不同特征病例间进行，回溯性地探寻可能与疾病发生或特征相关的暴露因素，通过比较暴露情况来确认暴露与疾病之间的关联性及关联强度。由于是回顾性研究，可能受到回忆性偏倚和选择性偏倚的影响。

（5）前后对照研究　作为一种前瞻设计，在相同受试者群体中顺序实施两种不同干预措施，比较前后效果差异，避免了对同一措施的重复测试，尤其适用于慢性疾病治疗方案的疗效比较。

（6）横断面调查设计　旨在某一特定时间点或短暂时间段内，系统地收集并分析特定人群的健康状况及相关因素的关联数据，该方法亦称现况调查，有助于了解疾病的分布特征及影响因素。

（7）非随机同期对照试验　与随机对照试验在设计与结果分析层面相似，但核心差异在于患者的分组是非随机进行。

（8）叙述性研究　基于既存的临床资料或追踪观察数据，通过叙述、描述及统计分析等方法，得出结论，包括病例分析、个案报告、专家意见及评论等内容。

2. 二次临床研究证据　二次临床研究证据指尽可能全面地收集某一问题的全部原始研究证据，并进行严格评价、整合处理、分析总结后所得出的综合结论，是对多个原始研究证据再加工后得到的更高层次的证据。二次研究证据分为：系统评价、临床实践指南、临床决策分析、临床证据手册、卫生技术评估及卫生经济学研究等。

（1）系统评价　作为一种研究方法，聚焦于特定的临床议题，通过系统化与规范化的途径检索并筛选相关研究，随后对这些研究的质量实施严谨评判，进而收集并深入分析所纳入的研究数据。

（2）临床实践指南　旨在应对特定的临床挑战，广泛搜集、整合并提炼来自不同层级的临床研究证据，以构建一套系统化的指导框架，辅助医师做出科学合理的临床决策。

（3）临床决策分析　涉及临床工作者针对个体患者的具体情况，依据国内外最前沿的医学证据，同时融入卫生经济学考虑及患者个人偏好，综合判断并确定患者的治疗方案与管理策略。

（4）临床证据手册　是由专家对各类原始及二次研究进行严格的质量评估后，进行汇总与编纂，旨在为临床医师在实践中应用科学证据提供权威且实用的指南等证据手册。

（5）卫生技术评估　是指用于疾病预防、筛查、诊断、治疗和康复及促进健康、提高生存质量和生存期的技术手段。包括对卫生技术的技术特性、安全性、有效性、经济性和社会适应性进行系统、全面地评价，为各层次决策者提供合理选择卫生技术的证据。

（6）卫生经济学研究　是应用经济学的原理和分析方法来解决卫生事业中的问题，在确保有效性与公平性的前提下，力求以最小的成本投入换取最广泛且高质量的卫生服务产出。

（二）证据的来源

1. 数据库资源证据　外文数据库种类繁多，来源包括：CENTRAL、MEDLINE、Embase 等。CEN-

TRAL 是由 Cochrane 协作网对照临床试验注册中心（Central Register of Controlled Clinical Trials，CENTRAL）进行管理，其目的是为了向 Cochrane 协作网系统评价专业组和其他制作系统评价的研究人员提供信息。信息的收集来自 Cochrane 协作网各中心、各专业组及志愿者等，通过手工检索和计算机检索，从医学杂志、会议论文集和其他来源收集随机对照试验（randomized controlled trials，RCT）或对照临床试验（controlled clinical trials，CCT）文献，并按规定的格式送到 Cochrane 协作网的对照试验资料库注册中心。MEDLINE 的数据库服务是由美国国立医学图书馆开发的，可通过 PubMed 免费检索。Embase 是由 Elsevier Science 出版公司建立的书目型数据库，以光盘数据库、国际联机数据库及网络数据库的形式为用户提供。常用的中文数据库包括知网、万方、维普、中国生物医学文献数据库（CBM）等。

2. 临床实践指南 多为医药卫生管理部门、学术团体、专业学会等针对具体临床问题，分析评价已有的科学研究证据，提出的标准或推荐意见。

3. 灰色资源 包括未正式以全文形式发表在学术期刊上的文献：一些未正式见刊的研究报告、会议论文、硕博士论文、内刊、电子出版物官方文档等。

4. 在研或未发表的临床研究 WHO 国际临床试验注册平台（International Clinical Trials Registry Platform，ICTRP），能够检索并汇集多国范围内的临床试验注册数据。The National Research Register 是英国国家卫生保健服务系统资助和关注的在研或新近完成的临床试验注册数据库。Clinical Trials 是美国国立卫生研究院依托国立医学图书馆建立的网站，收录了美国国立卫生研究院资助的临床试验信息，以及美国其他政府机构、世界范围的药品研制和开发机构的临床试验相关信息。

5. 其他证据 来源还包括和循证医学有关的网页和专业书籍等。

（三）证据的分级

根据证据质量的分级与推荐是循证医学的重要内容。1979 年，加拿大卫生部成立定期体检工作组（Canadian Task Force on the Periodic Health Examination，CTFPHE）首次提出了医学领域的证据分级和推荐强度体系，此后多个机构和组织纷纷制定了针对证据质量及推荐等级的标准化规范体系。

2004 年，由 19 个国家和国际组织组成的推荐、评估、发展和评价分级工作组（Grading of Recommendations，Assessment，Development and Evaluation，GRADE）提出了 GRADE 标准，建立了证据体的概念，旨在将现有可检索范围内各类研究证据整合为统一体，并对其整体质量进行全面评估，据此界定证据的层级。在 GRADE 的架构下，RCT 的起始质量为高，观察性研究的起始质量为低，在此基础上，需考虑可能影响证据质量的 5 个降级因素（偏倚风险、不一致性、间接性、不精确性和发表偏倚）和 3 个升级因素（大效应值、有剂量-反应关系和负偏倚）。在推荐强度级别的确立方面，除证据质量外，还应充分考虑患者偏好、资源情况和利弊平衡，高质量证据不一定是强推荐，低质量证据也不一定是弱推荐（表 8-1）。

表 8-1 GRADE 证据评价与推荐意见

证据等级	定义
高	非常有把握估计值接近真实值
中	对效应估计值有中等把握：估计值有可能接近真实值，但也有可能差别很大
低	对效应估计值的把握有限：估计值可能与真实值有很大差别
极低	对效应估计值几乎无把握：估计值与真实值可能大不相同

三、循证医学证据的系统评价方法

（一）系统评价的基本概念

系统评价（systematic reviews）是一种全新的文献综合方法，指针对某一具体临床问题（如致病机制、诊断策略、治疗方案及预后预测），系统、全面地收集全世界所有已发表和未发表的临床研究，采用临床流行病学严格评价文献的原则和方法，筛选出符合质量标准的文献，使用系统的方法进行严格评价和综合，减少偏倚，产生可靠的结果和决策提供信息。系统评价可以是定性的，也可以定量的。

（二）系统评价的方法

系统评价作为一种严谨且系统化的过程，旨在通过详尽地评估、剖析并整合多个存在争议或相互抵触的小型临床研究成果，来调和分歧、提炼见解，并据此为临床实践提供指导方针，辅助医疗决策的制定，同时为未来研究提供方向。针对不同研究问题的系统评价，基本方法和步骤相似，一般包含10个基本步骤。

1. 确定系统评价题目 系统评价的题目主要是在医疗决策中面临的决策问题。应该围绕PICOS确定临床问题，即研究对象、干预措施、对照措施、临床结局。

2. 制定系统评价方案 制定系统评价方案有助于避免针对同一题目的系统评价重复进行，同时也能提高系统评价的透明度，避免根据收集到的文献信息不合理地修改系统评价的方法和结果，导致偏倚。系统评价研究方案的主要内容包括背景、目的和方法。研究背景包括系统评价的立题依据。研究目的主要说明系统评价针对不同人群、不同对照、不同结果指标的具体目的。研究方法，即制定系统评价的具体方法和过程，包括文献的纳入和排除标准、文献的检索和筛选、文献偏倚风险的评估、数据提取和分析等。制定文献的纳入和排除标准应基于PICOS原则对系统评价问题的构建。

3. 检索文献 系统、全面地收集所有相关的文献资料是系统评价与叙述性文献综述的重要区别之一。为了避免发表偏倚和语言偏倚，应围绕要解决的问题，按照计划书中制订的检索策略（包括检索工具及每一检索工具的检索方法），采用多种渠道检索方法。除了利用文献检索的期刊工具及光盘检索工具外，还应搜集未发表的“灰色文献”资料，如会议论文或毕业论文等。

4. 筛选文献 根据拟定的纳入和排除标准，从收集到的所有文献中筛选相关资料。文献筛选过程应采用流程图展示，列出检索的文献总量、根据题目和摘要排除的文献量、获取的全文文献量、阅读全文后排除的文献量及原因分类、纳入研究数量、提供主要结局指标研究数量等。文献资料的选择包括：初筛、全文筛选和与作者联系。一篇系统评价至少由两名及以上作者完成，文献筛选、质量评价和数据提取过程中由两人独立完成，当两个人意见不统一时，则通过讨论或根据第三位研究人员的意见完成。

5. 评价文献 根据临床流行病学评价文献质量的原则和方法，对入选的文献研究质量进行评价。此评价过程涵盖了两个关键方面：首先，评估研究是否明确且恰当地提出了研究问题；其次，考察研究是否采用了各种的方法或策略来有效减少或控制偏倚。评价研究的偏倚工具很多，应依据具体研究设计的不同，灵活选用适宜的清单和量表。

6. 分析数据 数据分析包括定性或定量两种。定性分析是采用描述性的方法，将每个临床研究的特征按研究对象、干预措施、研究结果、研究质量和设计方法进行总结并列成表格，以便浏览纳入研究的情况、研究方法的严格性和不同研究间的差异，计划定量合成和结果解释。定量分析包括异质性检验、统计分析、敏感性分析三个方面。

7. 解决报告偏倚 报告偏倚一般包括发表偏倚、时滞偏倚、重复发表（二次发表）偏倚、检索偏倚、引用偏倚、语言偏倚、结局报告偏倚等。系统评价作者应确保采取多渠道检索以尽可能避免报告偏倚。尽管可以采取多种措施来减少报告偏倚，但完全消除其影响是不可能的。因此，在进行系统评价时，要保持谨慎和客观的态度，对研究结果进行多方面的验证和评估。

8. 陈述结果和制作结果摘要表格 在系统评价报告中，结果部分应条理清晰地呈现研究成果，其排序需逻辑严谨，紧密围绕系统评价的核心目标展开。可通过使用多种图表以更方便地呈现信息，如文献筛选流程图、纳入研究特征表、所有数据分析表、森林图、漏斗图、偏倚风险图、结果总结表和其他图形等。

9. 解释结果与得出结论 解释系统评价必须基于研究的结果，内容包括：总结和解释、评价证据的总体质量、证据的适用性和完整性、系统评价的局限性、与既往研究的异同等。

10. 完善和更新 定期收集新出现的原始研究，及时更新补充新的证据结论，对已经发表的系统评价，重新分析评价，使系统评价更完善。

（三）Meta 的基本概念及方法简介

Meta 分析是一种统计分析方法，它将多个独立的、可以合成的临床研究综合起来进行分析。它是文献的量化综述，是以同一课题的多项独立研究的结果为研究对象，在严格设计的基础上，运用适当的统计学方法对多个研究结果进行系统、客观、定量的综合分析。

1. Meta 分析的目的 增加统计学检验效能，通过对同类课题中多个小样本研究结果的综合，能达到增大样本量、改进和提高检验效能的目的；定量估计研究效应的平均水平，当多个同类研究的结果在程度和方向上不一致时，通过 Meta 分析可以得到研究效应的平均水平，对有争议甚至相互矛盾的研究结果得出一个较为明确的结论，而且使效应估计的更精确；评价研究结果的不一致性，由于研究水平、研究对象、试验条件、样本含量等不同，多个同类研究的质量可能有较大差异。通过 Meta 分析可以发现单个研究中存在的不确定性，考察研究间异质性的来源，估计可能存在的各种偏倚；寻找新的假说和研究思路，通过 Meta 分析可以探讨单个研究中未阐明的某些问题，发现以往研究的不足之处，提出新的研究课题和研究方向。

2. Meta 分析的基本步骤 提出问题，确定研究目标并制定研究计划；检索资料，收集文献；选择符合纳入标准的研究；对纳入研究的文献进行质量评价；提取纳入文献的数据信息，填写信息提取表，制定综合分析方案；统计分析；敏感性分析；结果的分析和讨论。

3. Meta 分析的常用统计模型 Meta 分析常用固定效应模型和随机效应模型。经异质性检验，各个独立研究的结果是同质的，可以采用固定效应模型计算合并后的综合效应；如果研究的结果不同质，但有必要计算合并后的统计量，则可采用随机效应模型；如果异质性检验的统计量在界值附近，最好同时采用上述两种模型分别进行计算后做出分析判断。

第三节　循证医学在药物治疗决策中的应用

一、循证医学在药物治疗中的应用

20 世纪 90 年代，循证医学引入药物治疗学领域，逐渐形成并不断完善循证药学的理念和方法。作为循证医学在药学界的深入拓展，循证药学（evidence-informed pharmacy，EIP）成为临床药学实践与药学基础探索中的重要决策方法。它通过体系化地搜集文献资料，并实施严谨的证据评估流程，从而汇集药物疗效、安全性及成本效益等全面信息，为临床实践与药学科研奠定坚实的参考依据。

药物治疗目的是要针对患特定疾病的特定患者，能根据复杂多变的病情，制定和实施合理的个体化药物治疗方案，以获得最佳的治疗效果并承受最低的治疗风险。在药物治疗实践过程中，医师和临床药师面临需应对海量的药物使用信息，如何正确地搜集和利用有效的文献，判断研究报告中可能的偏倚，如何去伪存真，掌握和使用正确的文献评价方法成为关键。循证医学成为临床治疗团队搜集、评价文献证据，评估其在制订治疗方案中的作用，进而指导临床药物治疗决策的关键工具。

循证医学为合理药物治疗提供更加科学的证据，为评价疾病治疗的效果提供可靠依据。循证医学倡导自觉、明确且审慎地将当前最优证据融入患者治疗决策的每一环节，同时紧密融合临床医师的专业技能、累积的实践经验，又能考虑患者的利益、权利和期望。

循证医学在药物治疗的应用过程，包括以下 4 个步骤。

1. 确定问题　循证医学的首要步骤是明确界定与药物治疗策略紧密相关的问题。这些问题往往源自临床实践中的挑战，它们超越了既有的理论框架与经验积累，亟需解答以确保患者得到恰当处理。部分问题可能尚未被当前诊疗指南所涵盖，而另一些则随着新兴证据的涌现而不断被完善、修订或补充。

2. 证据搜集　证据来源多样，其中直接证据，即临床医生或药师亲自设计并进行的临床试验数据，这种证据较为常见。更常见的是，通过广泛查阅文献来获取间接证据。这一过程要求医疗专业人员从大量的文献筛选出与问题紧密相关的多篇资料。

3. 评价证据　循证医学强调对证据进行精挑细选与深入评估。针对特定药物问题，即便无法找到直接证据，也应根据问题选择针对性最强的文献，确保研究对象、干预措施及观察指标等要素尽可能一致。同时，运用专业工具对证据的质量进行严格把关，包括其真实性、可靠性、临床相关性及适用性，最终得出明确结论。循证医学尤为重视大样本、多中心、随机化、设有对照的临床研究结果，以及严格的系统评估的文献。

4. 使用证据　证据经过严格筛选与评估后，将那些真实可靠且具有显著临床应用价值的最佳证据，直接应用于指导临床药物治疗的决策过程中，据此建立或调整药物治疗方案。对于评估结果显示质量较低的文献证据，则不予采纳；而对于那些尚存争议但具有潜在价值的治疗措施，可视为未来研究探索的方向，为持续进步提供线索。

二、循证医学在超说明书用药中的应用

药品说明书是经国家药品监督管理局核准的包含药品安全性和有效性等重要科学结论和信息，用以指导安全、合理使用药品的技术资料，通常包括药品的适应证或者功能主治、用法用量、禁忌、不良反应和注意事项等信息。由于临床医学具有很强的实践性，临床诊疗实际需求、实际使用与药品说明书之间的不匹配导致超说明书用药（off-label drug use，OLDU）在临床上普遍存在，尤其是在新型抗肿瘤药物和儿科用药领域。新型抗肿瘤药物因其针对特定靶点、作用机制复杂，常需探索性治疗以寻找最佳治疗方案；而儿科用药则因儿童生理特点与成人差异显著，现有药品说明书往往难以全面覆盖所有年龄段儿童的用药需求。

2021 年 8 月 20 日通过的《中华人民共和国医师法》首次将超说明书用药写入该法第二十九条："医师应当坚持安全有效、经济合理的用药原则，遵循药品临床应用指导原则、临床诊疗指南和药品说明书等合理用药。在尚无有效或者更好治疗手段等特殊情况下，医师取得患者明确知情同意后，可以采用药品说明书中未明确但具有循证医学证据的药品用法实施治疗。"超说明书用药的循证评价就是对药品使用中的适应证、给药剂量、适用人群或给药途径不在药品监督管理部门批准的说明书之内的用法进行有效性、安全性及证据质量的评估，并把其最佳证据呈现给医师、药师、护师、医院管理人员、政府部门医疗政策制定者、药企等相关人员。

在进行超说明书用药的循证评价时，可查阅的资料包括美国食品药品管理局、欧洲药品管理局及日本医药品医疗器械综合机构等国际权威监管机构核准的药品说明书。此外，Micromedex 这一专业数据库以及各类数据库的文献资源也提供了宝贵的参考信息。为了确保评价的科学性与严谨性，所检索到的文献均需经过严格的质量评估。随后，基于这些通过筛选的临床研究资料，进一步开展药物疗效与安全性的评价，以此为基础，为超说明书用药的实践提供更为坚实的数据支撑与理论指导。

第四节　循证医学的局限性和展望

一、循证医学的局限性

尽管循证医学强调基于高质量证据制定治疗方案，但现实医疗环境复杂多变，循证医学的证据往往难以覆盖所有个体差异和特殊情况。此外，循证医学的实施还受到资源、成本、伦理以及患者依从性等多方面因素的制约。

循证医学的适用范围存在限制，特别是在处理涉及社会、自然或环境等多因素交织的复杂健康问题时尤为困难。同时，由于研究结果多基于特定人群与条件下获得，其结论的普适性可能受限，难以直接应用于更广泛的病患群体或多样化的医疗场景。

循证医学在建立、产生、总结、传播利用有效的医疗证据体系过程中，需要花费一定的资源。尽管从长远来看，循证医学会降低整体医疗费用，但在具体患者的阶段性治疗过程中，并不能保证每个案例都能实现成本效益的最大化。

鉴于原始研究文献的背景差异与质量参差不齐，即便采用严谨的证据评估机制，循证医学实践所得出的结论仍可能受到多种偏倚的影响。当前，系统评价被视为提供治疗性干预最佳证据的有效手段，但受限于资料获取的全面性，仍有可能引入偏倚。

尽管循证医学的结论为临床实践提供了坚实的科学依据，但在实际操作层面，医生的传统诊疗模式与患者的治疗依从性均可能成为影响治疗效果的关键因素。这些因素的存在，可能在一定程度上削弱循证医学证据在临床实践中的有效应用与影响力。

二、循证医学的展望

近年来，循证医学的研究领域经历了显著扩张，其影响力已远远超越临床医学的范畴，逐步渗透至预防医学、药品研发与评价、卫生经济学、医学教育、卫生技术评估、卫生管理、文献信息资源检索以及卫生政策制定等多个维度。

在证据收集与利用方面，循证医学正迈向更加实时、精准与个性化的新阶段。通过整合全球医疗数据资源，并借助先进的算法与模型，循证医学能够高效产出高质量的证据体系，为临床决策提供坚实支撑。这一证据体系不仅涵盖传统随机对照试验的成果，还广泛吸纳真实世界数据、患者自我报告及基于遗传学与生物标志物的个性化信息，确保了证据的广泛性与深度。

在政府决策层面，循证医学已成为不可或缺的辅助工具。它被广泛应用于国家基本药物目录制定、医保目录调整、临床实践指南与路径规划、药物经济学评估、药物上市后再评价及安全性监测等关键环节，有效提升了政策制定的科学性与合理性。

同时，循证医学的教育理念已深入医学教育体系之中，成为医学生、住院医师、继续医学教育及研究生教育的重要组成部分。此外，其知识边界还不断拓展至公共卫生、药学、护理等医疗卫生相关领域，促进了跨学科合作与知识融合。

展望未来，随着系统评价方法学的日益成熟及临床治疗团队循证用药理念的深化，循证医学在药物治疗领域的应用前景将更加广阔。它不仅将推动药物治疗的精准化与个性化，还将推动医学科学向更高层次的创新与突破发展，为医学新时代的到来开启大门。

思考题

答案解析

针对 A 药的超说明书的使用情况，如何进行循证评价，请设计实施步骤。

（徐 珽 郑寒蕊）

书网融合……

本章小结 微课 习题

第九章　药物经济学与药物治疗

PPT

学习目标

1. 通过本章学习，掌握药物经济学的概念、研究方法和步骤；熟悉药物经济学的作用和常用的药物经济学模型；了解药物经济学的产生和发展、服务对象和应用药物经济学的必要性。

2. 具有药物经济学的思维能力，能够将药物经济学的理论与方法应用于实际问题，进行综合分析和评价。

3. 树立医疗资源公平与效率平衡的理念，重视医疗资源的最优配置。

第一节　药物经济学概述

一、药物经济学的产生与发展

药物经济学（pharmacoeconomics）作为现代应用经济学的一个分支，萌芽可追溯到 20 世纪 60 年代的美国。20 世纪 50 年代末期，美国公共医疗体系面临着严峻挑战——医疗保健开支急剧膨胀，给政府财政与社会保障体系带来了沉重压力。1978 年，美国明尼苏达大学的 McGhan、Rowland 及 Bootman 等学者，在美国权威的《医院药学杂志》（American Journal of Hospital Pharmacy）上率先引入了成本-效益评估与成本-效果分析的前沿理念，为药物经济学的理论构建奠定了坚实的基础。随后，在 1987 年，“药物经济学”这一术语在 Townsend 教授发表的《上市后药物研究和开发》（Post-marketing Drug Research and Development）中出现。1989 年，第一本专业期刊 Pharmacoeconomics 在美国创刊，并于 1992 年正式出版，这标志着药物经济学作为一门独立学科形成。随着药物经济学理论体系的逐步完善，澳大利亚、加拿大、英国、美国、荷兰、法国等多个国家的学术界、制药企业及政府机构开始就卫生经济评估的实施策略达成共识，并相继制定了各自的药物经济学评价指南。1992 年，澳大利亚政府率先要求新药入选药品报销目录时需提交药物经济学评估结果，此举进一步推动了药物经济学在全球卫生保健系统和社会决策中的应用。1995 年，国际药物经济学与结果研究学会（The International Society for Pharmacoeconomics and Outcomes Research，ISPOR）成立，该学会汇聚了来自世界各地的学者、政策制定者、医药行业代表等，共同致力于推动药物经济学理论体系的完善与实践应用的深化，药物经济学的理念和方法逐渐在全球范围内得到了广泛的传播，这一学科的重要性逐渐显现，成为各国卫生保健系统和社会决策中不可或缺的工具。

药物经济学于 20 世纪 80 年代引入我国，首篇药物经济学研究发表于 1993 年。2002 年复旦大学成立了药物经济学研究与评估中心，2006 年《中国药物经济学》杂志的正式出版，以及 2008 年中国药学会药物经济学专业委员会的成立，为我国药物经济学的发展提供了重要的学术平台和组织保障。2011 年，《中国药物经济学评价指南（2011 版）》正式发布，该指南为我国药物经济学评价工作提供了科学、规范、可操作的指导原则。随后，主编团队不断完善和充实指南的内容，在 2015 年和 2020 年分别出版了第二版和第三版指南，随着这三版指南的相继问世，我国药物经济学评价工作逐渐形成了一套科学、规范、系统的体系，为政府决策、医保支付、药品定价、临床合理用药等提供了强有力的技术支持和参考依据。

随着医药卫生体制改革的不断深入，我国对药物经济学解决医药卫生领域现实问题的重要作用认识程度不断提升，药物经济学正日益广泛地渗透至药品目录甄选、药品价格协商谈判及临床用药合理性评估等多个关键环节。展望未来，伴随着医疗改革的不断深化和健康中国战略的推进，药物经济学将在我国医疗卫生事业中发挥更加重要的作用。它不仅将助力构建更加科学、合理的药品价格形成机制，促进医药产业高质量发展，还将为人民群众提供更加安全、有效、经济的基本医疗卫生服务，为实现全民健康覆盖目标贡献力量。

二、药物经济学的概念和作用

（一）药物经济学的概念

药物经济学是一门将经济学原理和方法具体应用于药品领域的跨学科研究，结合了医学、药学与经济学的特点，属于卫生经济学的一个分支。药物经济学不仅识别、衡量和比较药物产品及服务的成本与效果，还详细描述了药物在研发、生产、销售、储存、定价以及最终使用过程中的经济关系。

具体而言，药物经济学运用比较分析手段，深入探究不同药物或治疗方案的成本与效益、效用或效果间的权衡，辅助决策者在特定情境下做出更具成本效益的决策，即确保治疗效果达标的同时，实现资源消耗的最小化。此过程全面考量了直接成本（如药品与治疗费用）及间接成本（如因病造成的生产损失），并兼顾患者生活质量等非财务维度，因此，理想的药物经济学方案并非单纯成本最低或效果最优，而是二者间的最优平衡点。

药物经济学评价是药物经济学研究的最基本内容，其涉及的问题包括治疗选择的经济性（如针对某疾病，何种药物或联合用药方案最经济）、预防措施的经济性对比、基本药物目录的筛选、医保报销范围的划定、企业药物研发与生产的经济导向。不同视角与立场下的评价可能产生多样结论，其冲突解决则需依据科学论证。药物经济学还聚焦于在保障药物安全有效的基础上，最大化资源配置与利用效率，探索提升药物资源利用率的路径。这要求全面审视药物研发、生产、流通至使用的全生命周期，通过技术创新与管理升级，实现药物资源的优化配置与高效利用。

（二）药物经济学的作用

1. 为临床医疗决策提供依据 在医疗资源有限的背景下，药物经济学通过对不同治疗方案的成本、临床效果进行综合评估，帮助临床医生制定出既经济又高效的治疗方案。这不仅有助于最大化人群的健康效益，还促进了医疗资源的合理分配。

2. 为药品定价提供依据 在药品定价这一敏感而复杂的问题上，药物经济学同样发挥了重要作用。通过对新药和已上市同类药品的经济学评价研究，制药企业可以更加准确地把握市场需求和竞争态势，从而制定出更加合理的价格策略。这不仅有助于保障制药企业的合理利润，还能够促进药品市场的健康发展。同时，政府及医保机构也能据此设定合理的报销标准与支付比例，兼顾患者权益与医疗成本控制。

3. 为政策制定提供依据 药物经济学研究为卫生政策的制定提供了重要的经济参考。它通过对药品价值的深入分析，为政策制定者提供了更为全面评估框架。例如，在药品纳入医疗保险目录的决策中，药物经济学尤为关键，它通过综合评估药品的安全性、有效性与经济性，为平衡三者关系及实现科学决策提供了有力支持。

4. 促进合理用药 药物经济学通过对比分析不同药品的性价比，揭示了药品间的经济差异。这种差异不仅体现在价格上，更体现在治疗效果、不良反应及长期成本等多个方面。因此，药物经济学的研究成果能够引导医生和患者更加理性地选择药品，避免过度医疗和药物滥用现象的发生。同时，它还有助于推动医疗机构建立更加完善的药品管理制度，确保药品使用的合理性和经济性。

5. 促进卫生保健的可及性和公平性 在资源有限的环境中，如何确保所有人都能够获得基本的卫生保健服务是一个重要的挑战。药物经济学通过促进具有经济效益的治疗方案或干预措施的应用，有助于改善患者对药物的可及性。药物经济学还有助于推动医疗资源的均衡分配，减少地区之间、人群之间的医疗差距，从而保障卫生保健的公平性。

第二节 药物经济学的方法和步骤

一、药物经济学的研究方法和模型

（一）药物经济学研究方法

常用的药物经济学评价方法包括最小成本分析（cost minimization analysis，CMA）、成本-效果分析（cost-effectiveness analysis，CEA）、成本-效益分析（cost-benefit analysis，CBA）、成本-效用分析（cost-utility analysis，CUA）。

1. 最小成本分析 在临床效果完全相同的情况下，比较何种药物治疗（包括其他医疗干预方案）的成本最小。目标是确定哪种干预措施能够以最低的成本达到预期的健康结果。使用方法简单，但只能在有明确证据表明干预措施导致相同结果的情况下使用，应用范围较局限。

2. 成本-效果分析 以特定的临床治疗目的或临床效果为指标，比较不同治疗方案单位治疗效果的成本。成本以货币表示，效果一般指临床治疗或干预结果的定量表示，比如血压改善、治愈率、生命年延长等，可使用中间指标，也可以使用终点指标。终点指标能直接反映患者最终是否得益，因此药物经济学研究通常优先采用终点指标。通过计算不同治疗方案每增加一个单位治疗效果所需的成本（即成本效果比），帮助决策者直观地比较不同方案的经济效率。由于效果指标来源于临床干预的各种测量结果，不同疾病的不同干预方案所得到的测量结果不具有可比性，因此成本-效果分析不能进行不同临床效果之间的比较，只能用于相同疾病或相同健康产出的两个或两个以上的与药物相关干预方案（也包括非药物的其他干预方案）之间的比较。

3. 成本-效益分析 比较某一治疗方案或干预项目所耗费的全部资源成本的价值和由此产生结果效益的一种方法，成本和结果均以货币单位进行测量与评估。成本-效益分析通过计算“净效益”（即效益减去成本）或“效益成本比”（即效益与成本的比值），为决策者提供了一个清晰的经济效益视角。成本-效益分析方法的适用范围较为广泛：既可对单一方案的经济性做出判断，也可对多个备选方案的经济性进行评价与比较；既可以对同一疾病的不同备选方案的经济性进行比较，也可以对不同疾病的备选方案的经济性进行比较；既可以对结果相近或类似的方案进行比选，也可以对结果完全不同的方案进行比选，还可以用于医疗领域项目与非医疗领域项目之间的经济性比较，从而为医药卫生项目和非医药卫生项目之间的资金分配决策提供依据。但在医药领域，如健康状况的改善，疼痛的减少等指标难以用货币进行衡量。

4. 成本-效用分析 效用指个体在不确定条件下对某个特定的健康状态的偏好或愿望的定量描述，其对治疗结果的评价采用的不是单一的临床指标而是包括患者的主观倾向性或意愿的综合指标。常用的效用评价指标包括质量调整生命年（quality-adjusted life-years，QALY）和伤残调整生命年（disability adjusted life year，DALY）。

知识拓展

QALYs的计算

QALYs结合了生存时间和生存质量两个维度，通过给不同健康状态赋予不同的效用值（通常在0到1之间，其中1代表完全健康，0代表死亡），并将这些效用值与在该状态下的生存时间相乘，从而得到一个综合的健康结果度量。它的计算可以通过患者在某个健康状态下生存的时间（以年为单位）乘以患者在该段时间内的健康状态效用。

QALYs的测量方法分为直接测量和间接测量法。直接测量分为标准博弈法、时间权衡法等测量个体最直观的感受。间接测量法则通过构建多属性效用量表及相应的效用转换体系将问卷中的问题换算为个体的健康效用值。

为了进行成本-效用分析，需要对效用指标进行准确的测量和评估。该方法既适用于医疗领域内针对同种疾病的不同干预方案或具有相同健康效果产出指标的干预方案之间的经济性评价和比较，也适用于不同疾病的不同干预方案或具有不同健康效果产出指标的干预方案之间的经济性评价和比较。通过这种方法，决策者可以更加全面地考虑治疗方案的长期影响和社会价值。

（二）药物经济学研究模型

药物经济学评价中的模型可以模拟不同疾病的自然转归过程和干预措施对该疾病转归过程的影响，重点关注干预措施和重要临床事件引起的健康产出变化和资源消耗情况，是进行药物经济学评价的重要工具。常用的模型包括决策树模型、马尔可夫模型、离散事件模型等。

1. 决策树模型　决策树是不同治疗方案及其可能结果的简单、直观的表示。它绘制出可能发生的决策和事件的序列，每个分支代表患者可能采取的基于概率的不同路径。适用于结果和路径相对简单且可以完全映射的短期决策。包括决策节点（在治疗或策略之间做出选择的点）、机遇节点（某个具体的方案）、结果节点（决策产出值的末端终点）。

2. 马尔可夫模型　一种动态模型，用于模拟现实环境中患者健康状态的连续变化。例如，患者可以在“健康”“生病”或“死亡”等健康状态之间循环，这些健康状态应该是互斥的，即患者在同一时间内只能处于其中一种状态。需要确定每个时间段（周期）分配从一种状态过渡到另一种状态的概率。适用于长期随访的慢性疾病，患者可以随着时间的推移在各种健康状态之间移动。微课

3. 离散事件模型　应用于跟踪个体患者或实体的系列事件，以精确刻画每个个体所经历事件的时序与顺序。该模型不仅能够模拟个体患者层面的变异性，即患者因其独特属性（诸如年龄、病情严重度及并存疾病等）而在治疗反应上展现的差异，还促进了高度细致与个性化的场景构建。此特性使得离散选择模型成为复杂且动态变化的医疗保健系统建模的优选工具。通过模拟现实世界中的多变性和不确定性因素，该模型为预测医疗保健结果提供了更为精准的依据，进而为临床决策提供了强有力的数据支持。

在构建药物经济学的模型时，需要认识到这些模型基于一系列假设和大量的数据（疾病进展、患者依从性、药物疗效等）。这些假设作为模型构建不可或缺的简化策略，虽然促进了模型的可行性，却也无可避免地引入了预测结果的不确定性。为简化分析流程，模型常采用一系列假设来抽象复杂的现实情境。例如，假定疾病进展遵循某种线性轨迹或特定概率分布，这些假设虽简化了模型构建与计算过程，但也存在与实际情况偏离的风险。实际上，疾病的演变过程深受多重因素的交互影响，展现出比模型假设更为错综复杂的动态特性。同时，在模型建立的时候需审慎挑选能全面反映疾病各维度特征的变量。然而，由于疾病的复杂性和多样性，辨识哪些变量为核心驱动因素，哪些为次要或可忽略因素，成为一

项既关键又极具挑战性的任务。变量选择中的这种不确定性，可能会削弱模型捕捉疾病真实动态的能力，进而对预测精度产生不利影响。

尽管药物经济学模型在疾病管理策略制定与医疗决策优化中扮演了重要角色，但其预测精准度仍受到数据质量、变量选择精准度及模型假设合理性等多重因素的共同制约。因此，在应用此类模型时，应秉持审慎原则，深刻认识其内在局限性，并结合具体情境进行详尽分析与综合评判，以确保决策的科学性与有效性。

二、药物经济学评价的研究步骤

药物经济学作为一门应用经济学原理于医药卫生领域的学科，其核心目标在于通过严谨的定量分析手段，全面而系统地评估不同药物或治疗方案的经济性，从而为政策制定者、医疗机构、医疗保险机构及患者个人提供科学的决策依据。药物经济学评价研究主要包括以下八个步骤。

1. 确定研究的问题和目的 首先明确定义研究问题，这可能涉及比较不同药物、治疗策略或保健干预措施的成本和结果。这一过程要求研究者不仅要明确所要探讨的具体医学领域或疾病状态，还需具体说明研究的焦点是围绕何种药物、治疗策略或保健干预措施的成本与效果开展的。这可能涉及比较不同药物在治疗同一种疾病时的经济性，或者评估某一创新治疗策略相较于传统方法在改善患者健康状况方面的经济性。

2. 明确研究的视角 明确研究的视角是确保研究结果具有针对性和实用性的关键。药物经济学评价可以从全社会、医疗服务提供者、保险机构和患者等不同角度进行。不同的利益相关者对药物经济学评价的关注点往往不同。

3. 选择备选方案 在选择要进行药物经济学评价的药物或干预措施时，需要基于当前医学实践与研究成果，筛选出具有潜在经济价值与临床意义的备选方案。这些方案可能包括新开发的药物、新型治疗技术或是对现有治疗策略的改进。常见的比较是将新药与已建立的标准治疗方案或安慰剂进行对比分析。在选择备选方案时，必须确保这些方案是实际可行的，并且在研究设计上具有可比性，即各方案之间应在关键变量（如疾病严重程度、患者特征等）上保持均衡，以便准确评估不同方案的经济性的差异。

4. 选择适宜的评价指标和评价方法 评价时所用的评价方法和评价指标应与所要解决的问题相适宜。药物经济学常用评价方法成本-效益分析法、成本-效果分析法、成本-效用分析法分别适用于收益以货币、临床效果指标和效用计量的不同方案，最小成本分析则仅适用于收益相同或相当的干预方案间的比较。不同的评价方法和指标类型具有不同的特点和适用条件，因此所要解决的问题不同，所选用的评价方法和指标类型也应随之而异。

5. 识别并计量成本和收益 成本和收益的识别要基于所确定的研究与评价立场和观点，即使同一干预方案，因采用的评价视角不同成本也可能不一样。一般来说，成本分为直接医疗成本、直接非医疗成本、间接成本和隐形成本。直接医疗成本是与就医过程联系在一起的卫生资源耗费，包括诊断、检查检验、药品费用等。直接非医疗成本是指患者因寻求医疗服务而直接消耗的医疗资源以外的资源，如交通费、食宿费、营养食品费等。间接成本包括由于疾病、伤残或死亡造成的患者和其家庭的劳动时间及生产率损失。隐性成本是指因疾病或实施预防、诊断等医疗服务所引起的疼痛、忧虑、紧张等生理上和精神上的痛苦及不适。

6. 比较成本和收益 运用所选择的评价指标和方法求算经济评价指标值。这一过程可能涉及复杂的计算和分析，有时还需要借助模型来模拟真实世界中的决策过程和健康结果，并依据具体情况对所得结果加以必要的论述和分析。

7. 不确定性分析　药物经济学结果受客观因素、主观因素的影响存在着程度不同的不确定性，预测数据与实际发生的数据之间很可能存在偏差，可能导致评价结果的偏倚。通常采用敏感分析来揭示评价结论的稳健性与潜在偏差。敏感性分析包括确定性敏感性分析和概率性敏感性分析。确定性敏感性分析是指改变一个或多个参数的值，分析对这些参数研究结果的影响，常用方法包括单因素敏感性分析、多因素敏感性分析、阈值分析、情境分析。概率性敏感分析通过给每个参数设置特定的概率分布，并对各不确定性参数的概率分布进行随机取值，考察选定变量在一定分布范围内同时变化时对评价结果的影响，一般使用蒙特卡洛模拟进行。

8. 报告研究结果　研究报告应详尽阐述研究目的、方法论、分析过程及结论，同时披露数据来源、收集方法、研究特色与局限性，以便读者全面理解研究背景、条件限制及结论的适用范围，促进研究成果的科学评估与应用。

第三节　药物经济学在药物治疗中的应用

一、药物经济学在合理用药中的作用

合理用药的内涵中包括安全、有效、经济、适当四个基本要素。安全是合理用药的首要条件。有效是指药物在规定的剂量和用法下，能够达到预期的治疗效果。经济是指药物的使用应当考虑成本效益，即在保证治疗效果的前提下，尽可能降低患者的经济负担。这要求医师在选药时要综合评估药物的性价比、治疗周期及给药方式，为患者制定经济合理的治疗计划。适宜性则指治疗方案需紧密贴合患者的实际状况与个性化需求。

而不合理用药无论是由此产生的健康损伤对医疗资源的进一步消耗，还是因治疗无效带来的药物资源浪费，都会最终使得有限的药物资源未能充分发挥作用。如何实现有限医疗的优化配置，这正是药物经济学期望解决的问题，不是选择价格最低的治疗方案，而是在同时考虑安全性及有效性的前提下选择最经济的治疗方案。药物经济学评价涉及以下四个方面。

1. 多种治疗方案的选择　对于同一种疾病，可能存在多种治疗方案，每种方案在疗效、安全性、患者接受度等方面都可能有所不同。药物经济学评价会综合考虑这些因素，通过比较不同方案的成本-效果比、成本-效益比或成本-效用比等指标，旨在筛选出最具经济性的治疗方案。

2. 不同剂型和给药途径　同种药物的不同剂型和给药方式可能影响其药代动力学特性，进而影响疗效与安全性。药物经济学评价会考虑这些差异，评估哪种剂型和给药途径在保证疗效的同时，能够降低治疗成本或提高患者的生活质量。

3. 不同厂家药物的价格差异　受生产工艺、成本结构及市场竞争等因素影响，同种药物来自不同厂家的价格往往有所差异。药物经济学评估将结合药物的疗效、安全性，以及价格差异，评估各厂家产品的经济性，同时兼顾药物的可及性和医保政策的影响。

4. 同类药物不同品种的比较　针对治疗同一疾病、药理作用相似但品种不同的药物，药物经济学将全面审视它们的疗效、安全性、副作用、患者偏好及成本等因素，通过系统评估与比较，为决策者提供性价比最优的药物选择建议。

另外，在应用药物经济学原理制定治疗方案时，必须充分考虑患者的具体病情、经济状况及个人偏好，确保所选方案既能有效治疗疾病，又符合患者的实际情况与支付能力。对于某些支付能力较强的患者，支付意愿可能高于社会平均水平，可能会选择花费较高的方案。

二、药物经济学在临床路径用药中的作用

临床路径作为一种革新性管理模式，旨在优化医疗质量并降低成本。该模式通过确立诊疗流程的规范化、标准化与科学化，促进了治疗方案的个性化和合理性，特别是强化了药物使用的合理性监管，从而实现了医疗质量的精细化提升。其严谨的程序与标准化操作不仅有效监督并指导了药物的恰当应用，还推动了医疗服务品质的提高。

药物经济学的核心理念与临床路径的精髓高度契合，两者均倡导在路径规划时兼顾诊疗流程的规范性与经济效率，力求在成本效益的微妙平衡中，确保治疗效果的稳固实现。在临床路径的实践中，药物的选择是至关重要的步骤。药物经济学通过深入分析不同药物在疗效与成本之间的权衡，为医疗机构提供了科学决策的支持框架，引导其筛选出既经济又高效的治疗药物。此举不仅有效削减了医疗支出，还促进了患者治疗效果的提升，降低了并发症风险，进而增强了整体医疗服务的品质。而且，通过对多种治疗方案经济性的综合评估，医疗机构能够更清晰地洞察医疗服务的质量与效率状况，为医疗制度的持续优化与革新提供了有力支撑。这一过程不仅促进了医疗资源的合理配置，还推动了医疗体系向更加高效、可持续的方向发展。

由此可见，药物经济学在辅助临床路径药物管理策略的制定上发挥着关键作用，它通过科学分析，为临床用药提供了经济合理的指导，进而促进了医保支付体系的公正构建、透明度提升及运作效率增强。这一融合不仅有效减轻了医保基金的运行压力，降低了潜在风险，还为其长期稳健发展奠定了坚实基础。

第四节 药物经济学的挑战和展望

一、药物经济学的局限性

1. 数据不完整或不准确 药物经济学分析在很大程度上依赖于关于药物成本、医疗资源利用和患者结果的高质量数据的可用性。但针对药物成本、医疗资源分布及患者长期疗效的高质量数据往往难以全面获得，这极大地制约了对治疗成本及效益的全面分析。例如，药物经济学评价的很多数据来自临床随机对照试验，但它却难以全面反映真实世界中的患者行为差异、共病状况及多样化的医疗实践对治疗效果的潜在影响。

2. 适用性有限 药物经济学研究的显著局限在于其情境特异性。在特定社会经济背景或医疗保健系统下得出的结论，在跨越不同国家或地区时，常因医疗资源分配、服务定价及患者获取途径的差异而遭遇适用难题，特别是高收入与低或中等收入国家之间的鸿沟，以及各国报销政策、医疗实践及药品定价机制的多样性，进一步阻碍了研究成果的直接应用。

3. 短期视角的局限与长期效益的忽视 许多药物经济学研究受限于数据的可获得性，往往聚焦于治疗的短期成本与临床结果，而忽略了慢性疾病管理或预防性干预在更长时间跨度内可能带来的显著成本节约与健康改善。这种短期导向不仅可能掩盖了某些疗法在长期内展现出的优越性，还可能导致对药物副作用或长期并发症的忽视。

4. 成本与效用评估的主观性难题 在药物经济学中，成本和效益的量化往往依赖于一系列主观性较强的指标，如QALYs。这些指标虽然旨在综合评估治疗对患者生活质量的改善，但其背后隐藏着对生命质量赋值的主观性，这种赋值在不同个体、群体乃至文化之间可能存在显著差异。

5. 伦理和社会因素 药物经济学评估在追求成本效益最优化的同时，往往未能充分考虑公平分配、

弱势群体治疗可及性等伦理问题，这可能导致医疗资源分配的不均衡，损害社会整体福祉。因此，将伦理视角融入药物经济学研究，关注治疗决策的公平性、包容性，是提升研究伦理维度与社会责任感的关键步骤。

6. 技术革新对药物经济学分析的影响 医疗与制药技术的迅猛进步，新药、新技术的不断涌现，不仅快速重塑治疗格局，也使得基于历史数据的药物经济学评价可能迅速过时。同时，药品价格会因市场情况、专利到期或生产工艺变化而波动，使得药物经济学评价难以适应快速变化的市场环境。

二、药物经济学的展望

在医疗保健领域的决策制定与政策规划中，药物经济学的核心地位日渐显著，这一趋势深刻根植于经济性评估的不断精细化、个性化医疗技术的飞速发展，以及对打造高效且可持续医疗保健体系的迫切愿景之中。它是多种因素相互交织、共同驱动的结果。首先，技术创新犹如强力引擎，极大地加速了医疗服务个性化步伐，促使治疗方案更加精准地贴合患者个体化需求；其次，在医疗卫生体系改革的浪潮之下，优化资源分配与提高效率成为核心诉求，药物经济学在此过程中担当了关键角色；此外，社会对于健康保障的持续追求与不懈努力，为药物经济学的蓬勃发展注入了源源不断的活力，并开辟了更为广阔的研究与实践领域。

在政策领域，药物经济学将继续发挥其不可替代的作用，紧密携手政策制定者、医疗服务供给方及患者利益团体，共同推动医疗政策的科学化制定与高效执行。积极促进与政策制定者、医疗服务提供者及患者权益团体的紧密合作，共同推动医疗政策的科学制定与有效实施。同时，增强药物经济学研究成果的公众可及性，以简洁明了的方式向广大民众普及相关知识，是提升医疗决策透明度、促进公众参与医疗政策讨论的关键所在。

随着跨学科合作的深化与拓展，药物经济学特别是与公共卫生、经济学及社会科学领域的紧密结合。这种跨界的合作模式，不仅将拓宽药物经济学的研究视野，还将赋予其更加敏锐的洞察力和综合分析能力，进而实现对医疗干预措施价值的全方位、深层次及多维度的评估。另外，在医疗技术创新日新月异的时代背景下，大数据、人工智能等尖端技术的飞速发展，为药物经济学研究注入了新的活力，提供了创新的研究工具与方法论，极大地加速了学科的发展速度，并开辟了多样化的应用路径。

思考题

答案解析

治疗某疾病的 A 药和 B 药的人均总成本分别是 7500 元和 6500 元，临床有效率分别为 72% 和 68%，计算它们的成本-效果比。

（徐 珽 郑寒蕊）

书网融合……

本章小结　　微课　　习题

第十章　精准医学和个体化用药

PPT

学习目标

1. 通过本章学习，掌握精准医学、个体化用药、遗传药理学和药物基因组学的概念，以及基因多态性对药物代谢酶（DMEs）、药物转运体（ABC 及 SLC 家族）和药物作用靶向机制研究；熟悉药物基因组学在临床用药中的应用及研究方法；了解精准医学的发展历程及未来趋势。

2. 具备分析基因多态性与药物反应关系的能力，能够根据患者基因特征制定个体化用药方案，确保临床用药的安全性和有效性。

3. 培养以循证医学为基础的精准医疗思维，树立以患者为中心的精准医疗理念，提升医疗服务的个性化与精准化水平。

第一节　概　述

一、概念

在临床医学中使用正常治疗量的同一药物，在给药方案相同的条件下，多数患者可以达到相似的治疗效果，这是药物防治疾病的主要依据。但是由于患者之间的个体差异，使得不同的患者对同一种药物有不同的反应。药效的个体差异是临床药物治疗中一个亟待解决的重要问题。近年来，随着人类基因组测序完成，生物芯片、蛋白质技术的发展，分子影像等生物医学分析工具和技术的进步，生物信息学等大数据分析工具的出现，医学界迎来了一个新的时代——精准医学（precision medicine）。精准医学是以前沿的医学生物学技术，包括大数据、基因组、分子影像、分子病理为依托，结合患者的临床疾病信息、生活环境、生活方式，实现精准的疾病分类及诊断，制定具有个性化的疾病预防和治疗方案。精准医学是一种以患者为中心的医学模式，涵盖了精准诊断和精准治疗，旨在通过深度分析个体差异，实现从“千人一方”的标准化治疗转向“因人而异”的个性化医疗。而个体化用药（individualized medicine）作为精准医学的重要组成部分，强调根据患者疾病病因、遗传背景、药物代谢能力、生活方式等相关因素，制定个体化治疗方案，以达到最佳的治疗效果，减少或避免药物不良反应。药物效应除受到药物相互作用、疾病轻重程度、致病原、肝肾功能、年龄、并发症等因素影响之外，基因变异是导致药效个体差异的一个重要内在因素，也经常是决定性因素。遗传因素是造成个体差异的重要原因，基因又是遗传差异的主要物质。基因支持着生命的基本构造和性能，储存着生命的种族、血型、生长、凋亡过程等的全部信息。环境和遗传的互相依赖，演绎着生命的繁衍、细胞分裂和蛋白质合成等重要生理过程。

二、起源与发展

早在 19 世纪后半叶，研究发现许多药物进入体内后需经过生物转化再排出体外。英国学者 Archibald Edward Garrod 是第一个将人类疾病、生化代谢与遗传学联系在一起的科学家。他提出遗传变异对体内药物转化起决定性作用的理论，同时指出体内代谢酶参与了外源性物质在体内的转化过程。1908 年，其对尿黑酸尿症产生的系统阐述奠定了精准医学的基础，后人因此称其为“精准医学之父”。1930年，Garrod进一步提出缺损基因的遗传可引起体内特异性代谢酶的缺失，从而导致“先天性代谢缺陷”。随后，在20世纪50年代，大量独立、不相关的特异性药物反应的相关研究进一步证明了遗传多态性可引起不同个体在服用药物时的药理学及毒理学的不同效应，从而引起药物治疗效果的差异。为了更系统对遗传多态性与药物效应及毒性的关系进行研究，遗传药理学的概念被提出。

遗传药理学（pharmacogenetics）是一门旨在拓宽药物疗效，研究药物与人类基因相互作用以及调控药物治疗过程中有关的各种因素，以深入了解药物在人体内作用机制的学科。在遗传药理学的发展过程中，具有里程碑意义的事件有：①在二战期间，发现一些美国非裔士兵在摄入安全剂量的抗疟药伯氨喹后得了溶血病。1956年，美国科学家Carson等发现这些士兵体内缺乏葡萄糖-6-磷酸脱氢酶（G-6-PD），G-6-PD可保护红细胞免受某些化学毒物的破坏。在缺乏G-6-PD的人群中，服用治疗剂量的伯氨喹即会破坏红细胞并且造成溶血性贫血，而携带G-6-PD人群仅在服用中毒剂量时才会发生溶血反应。②1957年，Genest和Kalow证实机体对肌松药琥珀胆碱的异常反应是由于血清胆碱酯酶的低亲和力变异所致，而不是胆碱酯酶的含量不足引起。这种酶活性的差异引起琥珀胆碱给药后不能被快速灭活，药物肌肉松弛作用被延长。③1960年，美国科学家Evans根据代谢物乙酰异烟肼与原型药异烟肼的比值大小，对人群中*N*-乙酰转移酶的遗传差异进行慢、快乙酰化代谢者以区分。相比于快速乙酰化型个体，慢速乙酰化型个体的血药浓度会更高，药效持续时间更长。此三个事件后，遗传多态性对于药物效应与毒性的影响逐步受到关注，遗传药理学这一学科逐渐兴起并被广泛接受。

药物遗传学的主要研究内容是异常药物反应的遗传基础。在引起药物反应个体差异的多种因素（包括生理状态、性别、年龄、遗传、环境因素等）中，遗传因素起主要作用。遗传因素引起的异常药物反应实质上就是遗传缺陷对药物在机体内代谢过程或对药物效应的影响。因此，有必要深入了解遗传变异对药物反应的影响及其分子基础，并据此预测对药物异常反应的个体，从而进行有效的防治。对药物遗传学的研究，已揭示了许多药物异常反应的遗传基础和生化本质，这对于指导临床医生正确掌握用药的个体化原则，防止各种与遗传有关的药物反应都具有指导价值。随着分子生物学的发展和研究的深入，人们发现药物反应个体差异并不都是由单个基因决定的，而是由多个不同基因编码的蛋白在药物代谢、分布、起效等几个方面相互作用产生的综合结果。

20世纪90年代正式启动的人类基因组计划的顺利进展和巨大成功，促使Genset和Abbott共同发起了药物基因组计划（pharmacogenomics），为从基因水平研究药物反应的个体差异提供了理论和技术上的支持，并由此产生了新的学科，即从基因水平准确地解释遗传因素与药物效应关系。事实上，遗传药理学和药物基因组学是一个学科范畴，都是研究药物效应的个体差异的基因学本质，前者侧重于研究影响药物效应的备选基因的多态性，而后者则侧重于研究包括有关用药的整个基因组的基因多态性。药物基因组学开启了个体化治疗的大门：①确认某些基因特性的患者采用某种治疗方案更容易获益，可以指导药物选择和剂量调整以达到理想疗效。如对人类表皮生长因子受体2（HER2）基因过表达者接受曲妥珠单抗治疗更有效；依据BCR-ABL融合基因选择伊马替尼治疗；通过检测肿瘤患者KRAS、EGFR、BRCA1/2和TP53等基因突变，选择对应的抗肿瘤靶向药物的个体化治疗方案。②根据代谢酶、转运体、药物作用受体或靶点的基因多态性情况，指导合适的用药剂量。如通过CYP2C19基因分型来制定氯吡格雷、奥美拉唑的个体化给药剂量；根据CYP2C9和维生素K环氧化物还原酶（VKORC1）基因多态性来决定华法林的给药剂量。③确认某些基因型患者接受某种药物治疗更容易发生严重不良事件。如存在人类白细胞抗原-B*1502（HLA-B*1502）等位基因的患者使用卡马西平或苯妥英钠后，出现重症多形性红斑和中毒性表皮坏死松解症等严重皮肤反应的危险显著升高；存在UGT1A1*28和UGT1A1*6纯合突变者接受伊替立康治疗时应考虑调整剂量，他们更容易发生迟发型腹泻和粒细胞减少等不良反应。④检测病毒耐药性并选择合适的药物。如对于乙型肝炎患者进行基因检测，对常见的耐药位点I169T，V173L，L180M，A181T/V，T184G，S202I/G，M204I/V，N236T，M25V 进行分析，有助于医师选择更合理的药物治疗方案。

精准医学作为一种全新的医疗模式，是对医学更深入的理解，核心目标是要实现“在合适的时间，给合适的患者，以合适的疗法”，以期达到治疗效果最大化和副作用最小化的个体化治疗医疗模式。除了在癌症研究与治疗中广泛开展外，已经逐步应用于糖尿病、心血管疾病、阿尔茨海默病、罕见病等更多疾病的研究和临床决策指导。同时，随着基因组学、转录组学、蛋白质组学、微生物组学等多组学技术的发展，疾病分子分型从基于单组学分析向整合多组学联合分析的更精准分型阶段发展。对于医药工作者来说，药物基因组学不是以发现人体基因组基因为主要目的，而是以药物效应和安全性为目标，研究各种基因突变与药效及安全性的关系，是研究基因序列变异及其对药物不同反应的科学。因此，药物基因组学是研究高效、特效药物的重要途径，可为患者或者特定人群寻找合适的药物。药物基因组学强调个体化，因人制宜，有重要的理论意义和广阔的应用前景。

三、研究内容

遗传因素同时影响着药物在不同个体中药动学与药效学性质，包括机体对于体内药物的处置与反应。药物的体内过程一般是：吸收进入血液；通过血液运输（与血浆蛋白结合等）进行分布；分布在靶组织的药物与受体结合产生药效；通过药物代谢酶进行生物转化（即代谢）；最后由肝、肾等排泄（即消除）。在这过程中所涉及的一系列药物代谢酶、转运蛋白、受体和其他药物作用靶点的基因多态性，都是引起药物疗效和毒性个体差异的原因，对临床个体化用药产生影响。在药动学方面，药物在体内的代谢过程由各种酶来参与完成，代谢酶多态性影响药物的代谢消除或代谢活化；转运蛋白影响药物有效浓度，其多态性可影响药物的肠道吸收、分布（血脑屏障）、消除（肝胆管）；药物与血浆蛋白的结合，是决定药物分布和作用的另一个重要因素，酸性糖蛋白、血红蛋白、脂蛋白、球蛋白等都能与一些药物结合，进而影响药物的转运，药物的体内处置与药物疗效和不良反应密切相关。从药效学上看，多数药物的作用靶点是蛋白质（包括受体、酶、离子通道等），它们都是基因表达的产物。药物作用靶点的多态性表现为一定比例的个体在蛋白质靶点的数量、结构、功能等方面存在变异，导致药物作用靶组织、靶蛋白对药物亲和力及药物活性发挥等方面出现差异，最终引起药物的疗效差异。蛋白质表达量和结构功能变异的直接或间接影响也可能是药物产生副作用的根本原因。

目前常用的研究方法主要分为表型分型方法和基因分型方法。①表型分型：该法通过检测个体的代谢能力来间接分析其基因变异，分型结果可直观地将个体区分为快代谢型、中等代谢型或慢代谢型等。选择某个或者混合的药物代谢酶的特定底物作为探针药物，给予受试者一定时间后收集生物标本，定量检测探针药物、代谢物代谢率或其他代谢分型指标，其分型结果可直观地反映受试者体内药物代谢酶催化活性、确认药物代谢途径，预测药物-药物相互作用、分析药物代谢表型、优化临床用药方案。②基因分型：该法通过提取受试者 DNA 直接分析基因变异情况，可以快速、准确地发现有药物代谢或受体活性异常的个体。对于中低通量下准确的基因分型信息，Taqman 探针和 Sanger 测序等主流技术较为常用；对于高通量的全基因组分型分析，最常用方法为基因芯片如 Illumina 芯片和 Axiom 芯片。基因分型的技术复杂多变，如 Axiom 芯片需要对 DNA 定量后进行 PCR 扩增，而 Illumina 芯片不需要进行 PCR 反应；但均采用寡核苷酸探针退火，利用特异荧光基团判定基因型。与表型分型相比，基因分型的优点是测定结果可靠，不受患者身体状况及同时服用的药物为酶抑制剂或诱导剂的影响。

个体化药物治疗的发展离不开评价药物体内过程、疗效及安全性的实验技术支撑，特别是随着人工智能、材料学、影像学、生物学等学科与药学的交叉融合，为精准医学的快速发展带来了新的契机。近年来，在国内外学者努力下，许多与药物个体化治疗相关的新技术新方法不断涌现，未来有望应用于临床患者的个体化用药方案制定，包括通过影像学技术（PET/CT）、分子成像探针等从细胞分子在体实时动态地监测疾病进展以及治疗疗效，在体高通量药物筛选技术和个体化来源的细胞和类器官等。

第二节 药物代谢酶基因多态性对临床用药的影响

一、概述

药物代谢酶（drug metabolic enzymes，DMEs）是催化药物进入机体后发生一系列结构变化、极性改变、活性改变等生物转化过程的酶。DMEs介导的药物代谢过程对于药物的效应和安全性具有重要影响。DMEs的遗传多态性是药物代谢个体差异的主要原因，该种差异会导致药物对机体产生毒副作用或者使其疗效发生明显变化。在临床用药过程中，药物代谢酶基因多态性研究具有前瞻性指导意义。DMEs根据其催化的代谢过程一般可以分为一相（Ⅰ相）代谢酶和二相（Ⅱ相）代谢酶。Ⅰ相代谢酶催化的Ⅰ相代谢是在药物分子上引入新的基团或去除原有小基团的官能团反应，包括氧化、还原和水解等反应。Ⅱ相代谢酶催化的Ⅱ相代谢又称为结合反应，是药物或Ⅰ相代谢产物与体内某些内源性小分子结合的反应，如葡萄糖醛酸结合、磺酸化、甲基化、乙酰化、谷胱甘肽结合等反应。

药物代谢酶基因多态性的分子机制多种多样，包括拼接部位突变造成的缺陷、微卫星核苷酸序列重复、基因重复、点突变并产生提前的终止密码、氨基酸置换导致蛋白稳定性或催化能力变化、基因缺失等。药物代谢酶基因多态性决定了不同的代谢表型，导致机体药物代谢酶活性明显变化，不同个体药物代谢可以分为四种主要代谢表型：弱代谢型（poor metabolizers，PMs）；中间代谢型（intermedia metabolizers，IMs）；泛代谢型（extensive metabolizers，EMs）和超快代谢型（ultrarapid metabolizers，UMs）。中间代谢型和泛代谢型通常是具有正常功能蛋白的代谢表型；超强代谢型由于代谢太快可能需要加大剂量才能达到治疗效果；弱代谢型由于代谢相对较慢而药物滞留时间长，可能导致更严重的药物副作用，甚至引发药物过量而死亡。

二、药物代谢酶的基因多态性

肝脏是机体药物代谢的主要场所，表达了丰富的药物代谢酶。在肝脏药物代谢过程中，超过50%的代谢反应由细胞色素P450酶（CYP450酶）催化完成。CYP450酶是最为重要的药物代谢酶，下面列举了在药物代谢中发挥最为显著作用的几个CYP450酶。

（一）CYP1A2

CYP1A2基因位于15号染色体，长约7.8kb，包含7个外显子和6个内含子，相对分子质量58294Da，是一种由515个蛋白质残基组成的酶。人体内CYP1A2的主要表达部位为肝脏。目前，CYP1A2已确认存在超过40种等位基因（*1B～*21），研究比较广泛的单核苷酸多态性（single nucleotide polymorphisms，SNPs）有CYP1A2*1C（-3860G>A），CYP1A2*1D（-2467缺失T），CYP1A2*1E（-739T>G）和CYP1A2*1F（-163C>A）。由于可以降低酶的表达水平，在吸烟人群中，CYP1A2*1C可以降低香烟对CYP1A2活性的诱导；而CYP1A2*1F则可以增强一些诱导剂对CYP1A2活性的影响。不同种族人群中，等位基因的突变频率并不相同，在日本人群中，CYP1A2*1C突变频率为23%，在中国人群中则为22%；CYP1A2*1K突变频率在埃塞俄比亚人群中为3%，在沙特阿拉伯人群中为3.6%，在西班牙人群中则为0.5%。CYP1A2的表达和活性存在非常大的个体差异（40～130倍），在人类肝脏中CYP1A2的mRNA和蛋白表达的差异有15～40倍。这些个体差异有可能影响药物代谢，并与药物疗效、安全性相关。基因多态性会引起酶活性的差异，研究较多的且存在潜在预测价值的 CYP1A2 * 1C 和 CYP1A2 * 1F 基因多态性可引起酶活性变化，在成年人临床用药中时常表现出较显著的影响。

CYP1A2 是人类药物代谢酶重要的亚家族之一，参与临床上 8% ~10% 的药物代谢，CYP1A2 的表达和活性个体差异在 10 ~200 倍，大约35% 的 CYP1A2 活性变异可通过基因多态性解释，而超过40% 的变异由非遗传和遗传因素共同作用。CYP1A2 主要参与茶碱、普萘洛尔、黄曲霉毒素、阿米替林、氯米帕明、氯氮平、丙米嗪、奥氮平、对乙酰氨基酚，*S*-华法林、阿戈美拉汀、来氟米特等药物代谢。阿戈美拉汀是一种新型抗抑郁药物，口服后 90% 经肝脏 CYP1A2 迅速代谢，对 55 例中国汉族男性健康志愿者进行药动学研究，观察到其个体药动学差异非常大，其中 $AUC_{(0\sim t)}$ 相差 557 倍，而 C_{max} 相差 367. 6 倍。来氟米特是一种抗风湿药，在体内需要在 CYP1A2 和 CYP2C19 的作用下转化为活性物质 A771726 而发挥作用，在临床上患者常因使用来氟米特诱发的不良事件而放弃治疗。研究发现，CYP1A2 * 1F 基因型和不良事件的发生有重要关系，C/C 基因型携带者来氟米特不良事件的发生率是 C/A 和 A/A 基因型携带者的 9. 7 倍（95% CI = 2. 276 ~ 41. 403，$P = 0.002$），而携带一个或多个 C 等位基因者与非携带者相比，因毒副作用导致停用风险增加了 2. 29 倍（95% CI = 2. 24 ~ 2. 34，$P = 0.016$）。

（二）CYP2C9

CYP2C9 基因位于人染色体 10q24. 2，全长约 50. 71kb，有 9 个外显子和 8 个内含子。CYP2C9 主要在人肝微粒体中表达，是代谢华法林等香豆素类抗凝血药物的关键代谢酶。2013 年，北京医院蔡剑平和温州医科大学胡国新研究团队收集 2127 份中国汉族人群血样来分析 CYP2C9 基因多态性，建立了全世界最大的等位基因频率数据库。该研究中共发现了 37 种新的突变位点，其中有 21 种突变位点可以改变所编码的氨基酸序列，并且已经被人类细胞色素 P450 等位基因命名委员会命名为新等位基因 CYP2C9 * 36 ~ * 56。同时，Dai 等人在 800 例使用华法林患者中发现了新等位基因 CYP2C9 * 59 和 CYP2C9 * 60。此外，Luo 等人在一例华法林敏感患者的第 7 号外显子上发现 1009C > A 突变，造成 P337T 氨基酸改变，该突变位点被命名为 CYP2C9 * 58。在各个基因型中以野生型 CYP2C9 * 1 和突变型 CYP2C9 * 2 和 CYP2C9 * 3 最为常见，其他突变型除 CYP2C9 * 13 外，均仅在单一民族中发现，相关研究较少，目前研究最多的是 CYP2C9 * 2 和 CYP2C9 * 3。CYP2C9 * 2 突变是 3 号外显子上发生 C430 > T 的突变，造成 Arg144 > Cys144 氨基酸置换，CYP2C9 * 3 突变是在 7 号外显子上发生 A1075 > C 突变，造成 Ile359 > Leu359 氨基酸置换。与 CYP2C9 * 1（野生型）相比，CYP2C9 * 2 和 CYP2C9 * 3 降低了多种底物的固有清除率，并且降低的程度具有底物依赖性。

CYP2C9 参与人体内多种药物的代谢，临床使用的药物约 16% 通过其代谢，包括抗糖尿病药、抗凝血药、抗惊厥药、利尿药、抗高血压药、抗抑郁药、抗菌药、非类固醇类抗炎药、抗肿瘤药等。目前明确研究证实的药物有：甲苯磺丁脲、格列本脲、格列美脲、苯妥英、华法林、双香豆素、硝苄香豆素、苯丙香豆素、氯沙坦、厄贝沙坦、托拉塞米、米替林、氟西汀、磺胺甲基异噁唑、性激素孕酮、睾丸酮、依布洛芬、苯洛芬、氟比洛芬、吡罗昔康、替罗昔康、环磷酰胺、异环磷酰胺等。以华法林为例，该药物常以消旋混合物形式用于抗凝治疗，*S*-对映体的抗凝活性要比 *R*-对映体强 3 ~5 倍。CYP2C9 介导 *S*-华法林的羟基化代谢。CYP2C9 * 2 和 CYP2C9 * 3 变异者对 *S*-华法林的清除率比正常人要高 5. 5 倍和 27 倍，需要更长时间才能达到稳态浓度，同时出血的危险也大大增加。CYP2C9 * 3 杂合子患者所需华法林的平均剂量为野生型 CYP2C9 * 1 纯合子的 60%，而 CYP2C9 * 3 纯合子患者的剂量仅为野生型 CYP2C9 * 1 纯合子的 10%。CYP2C9 * 2 同样存在类似现象，所用剂量在杂合子和突变纯合子中分别较野生型纯合子降低 15% ~20% 和 40%。而且，携带 CYP2C9 * 2 和 CYP2C9 * 3 的患者应用华法林时发生出血并发症等不良反应的风险显著高于野生型纯合子患者。

（三）CYP2C19

CYP2C19 酶又称 *S*-美芬妥英羟化酶，主要存在于肝微粒体中，位于染色体 10q24，由 490 个氨基酸组成，分子量为 55.933kd，包含 9 个外显子和 5 个内含子。CYP2C19 除了野生型等位基因 CYP2C19 *1 外，存在 CYP2C19 *2 ~ CYP2C19 *28 等多个突变等位基因，其中 CYP2C19 *2 和 CYP2C19 *3 为 CYP2C19 基因的主要突变体。CYP2C19 *2 是由于外显子 5 第 681 位碱基发生 G > A 突变，形成一个异常剪切位点，使得在转录时外显子 5 起始端丢失 40 个碱基对，从而在核糖体翻译时丢失了第 215 ~ 227 位氨基酸，导致第 215 位氨基酸起始阅读框架发生移动，由此在第 215 位氨基酸下游第 20 个氨基酸处提前产生 1 个终止密码子，使得蛋白质合成过早被终止，导致这一段的蛋白质丧失了催化活性；CYP2C19 *3 是由于外显子 4 第 636 位碱基发生 G > A 突变，提前产生的终止密码子使得蛋白合成也提前终止，最终导致酶催化活性降低。CYP2C19 可催化体内包括氧化-还原作用、环氧作用、*N*-脱羟基作用、*O*-脱羟基作用、*S*-氧化和羟基化作用等多种反应。CYP2C19 基因多态性是引起同一药物在不同个体间和种族间表现出不同代谢能力的主要原因之一。中国人群中较常见的等位基因型是 *2、*3、*17，其中 *2、*3 可引起 CYP2C19 酶活降低；中国人群中的弱代谢者 99% 为 *2、*3 型等位基因；*17 可引起 CYP2C19 酶活增强。

CYP2C19 基因的遗传变异导致 CYP2C19 酶活性的个体差异。CYP2C19UM 患者应用常规剂量的氯吡格雷后体内生成的活性代谢产物增多，对血小板的抑制作用升高，抗血小板功能增强，出血风险增大；而 CYP2C19PM 患者应用常规剂量的氯吡格雷后体内生成的活性代谢产物减少，对血小板的抑制作用下降，抗血小板功能减弱，血栓风险增大；UM 个体的基因型可为 CYP2C19 *17/ *17 纯合型或 CYP2C19 *1/ *17 杂合型；EM 个体的基因型可为 CYP2C19 *1/ *1 纯合型；IM 个体的基因型可为 CYP2C19 *1/ *2、CYP2C19 *1/ *3、CYP2C19 *2/ *17 或 CYP2C19 *3/ *17 杂合型；PM 个体的基因型可为 CYP2C19 *2/ *3、CYP2C19 *2/ *2 和 CYP2C19 *3/ *3 杂合型或纯合型。

CYP2C19 参与约 5% 药物的代谢，其基因多态性决定了其活性的个体间差异。CYP2C19 基因突变导致的慢代谢表型在亚洲人中出现的频率最高（15%），而在白色人种只有 2% ~5%。CYP2C19 多态性影响的药物很多，包括氯吡格雷、普拉格雷、西歌普兰、伏立康唑、质子泵抑制剂（如奥美拉唑、拉索拉唑）等。相反，CYP2C19 *17(-806C > T) 突变显著升高了 CYP2C19 的转录活性，是一种超快速代谢的基因表型。CYP2C19 *17 在白色人种（21%）和非洲人（16%）中较常见，而在东亚人中少见（2.7%）。临床上已经发现 CYP2C19 *17 可以明显降低奥美拉唑、美芬妥英、依他普仑、伏立康唑等体内暴露量。

（四）CYP2D6

CYP2D6 基因位于 22 号染色体 13 区 1 带（22q13.1），包含三个高度同源序列，依次为 CYP2D8、CYP2D7 和 CYP2D6，全长 38kb。CYP2D6 基因全长约 7kb，包含 9 个外显子和 8 个内含子。人类 CYP2D6 酶主要在肝脏表达，在中枢神经系统中也有表达，其次在心肌和小肠也有表达。cDNA 共由 1521 个碱基组成，编码 497 个氨基酸，相对分子量为 5.1×10^4Da。CYP2D8 与 CYP2D7 均为假基因，虽然结构与 CYP2D6 相似，但不翻译表达。CYP2D8 与功能基因 CYP2D6 相比无论在侧翼区，还是内含子或外显子区段都存在置换、缺失、插入等情况；而 CYP2D7 与 CYP2D6 相比仅第一外显子区存在差别，即 CYP2D7 中插入了一个胸腺嘧啶，从而使得开放阅读框发生移框。另外，在 CYP2D7 和 CYP2D6 的 3′下游区存在几乎相同的 3.4kb 片段，但 CYP2D7 下游的 3.4kb 片段被一段长约 1.6kb 的序列所隔开，正是如此常导致 CYP2D6 基因的缺失、多复制等现象。CYP2D6 等位基因的分布频率在不同人种、不同民族间存在明显差别。在东亚人群中，CYP2D6 *1、*2、*5 和 *10 分布频率最大，其中 *10 近 50%，显著高于西方人群与非洲人群。

CYP2D6 等位基因通过纯或杂合形成的二倍体基因型决定了代谢表型，同样可分为：PMs、IMs、EMs 和 UMs。以 CYP2D6 为主要消除途径（>60%）的药物，因代谢型而体现出来的曲线下面积（AUC）或清除率差异是导致药物反应个体差异的重要原因，特别是 PMs 与 EMs，UMs 与 EMs 之间表现最为显著。代谢表型和临床药效的相关性研究显示，CYP2D6 PMs 中 β 受体拮抗剂的血药浓度与 EMs 相比显著增加，呈现出更强的受体拮抗作用，同时剂量依赖性不良反应的发生率也明显增多，如心动过缓。另外，抗精神病药物在 PMs 中的不良反应发生率也会增加。经 CYP2D6 代谢而产生活性的前体药，在 PMs 中的疗效与 EMs 相比明显减弱，如抗癌药物他莫昔芬。

CYP2D6 代谢的药物，包括抗抑郁药、抗精神病药、抗糖尿病药、抗癫痫药、抗真菌药、抗组胺药、抗肿瘤药、心血管类药物等，目前明确研究证实的药物有：托莫西、他莫昔芬、可待因、曲马多、氢可酮、美沙酮、羟考酮、昂丹司琼、托烷司琼、氟伏沙明、阿米替林、去甲替林、氯丙咪嗪、地昔帕明、多塞平、丙咪嗪曲、丙米嗪、替洛利生、利格鲁司他、奥利替丁、匹莫齐特、丁苯喹嗪、文拉法辛、沃替西汀、阿立哌唑、利培酮、阿莫沙平、苯丙胺、阿立哌唑、依匹哌唑、卡维地络、西维美林、氯氮平、丁苯那嗪、右美沙芬、多奈呱齐、氟卡尼、吉非替尼、氟哌啶醇、伊潘立酮、拉贝洛尔、洛非西丁、美克洛嗪、美托洛尔、米拉贝隆、米氮平、奈必洛尔、奋乃静、普罗帕酮、普萘洛尔、丙替林、索罗辛、硫利达嗪、噻吗洛尔、缬苯那嗪、珠氯噻醇、达非那新、多拉司琼、度洛西汀、非索罗定、氟班色林、氟西汀、加兰他敏、哌甲酯、莫达非尼、帕洛诺司琼、奎尼丁、奎宁、舍曲林、特比萘芬、托特罗。美托洛尔是一种选择性 β_1 受体拮抗剂，可降低休息和运动时的心率，减少心排出量，降低血压，减慢房室传导使窦性心律减少。影响美托洛尔的遗传因素主要是药物代谢酶（CYP2D6）及其作用靶点 β_1 肾上腺素受体（ADRB1）的功能性基因多态位点。根据不同 CYP2D6 表型，EM 酶活性正常，无需调整用药剂量；IMs 酶活性降低，应使用 50% 常规剂量；而对于 PMs，酶活性基本丧失，血药浓度显著提高，不良反应发生率增加，应使用 25% 常规剂量或改用其他 β 受体拮抗剂如比索洛尔、卡维地洛等。

（五）CYP3A4/5

CYP3A 是肝脏 CYP450 蛋白的主体，代谢约 50% 的临床用药。其中 CYP3A4 是肝脏和胃肠道中主要的 P450 代谢酶，是人类肝脏中含量最为丰富的 P450 形式。CYP3A4 基因位于人第 7 号染色体上，包括 13 个外显子和 12 个内含子。迄今为止，共鉴定出了 26 个等位基因突变体及一系列亚突变体。CYP3A4 *1B是第一个被报道的等位基因突变，其发生频率在白种人群中为 2% ~9%，非洲人群中为 35% ~67%，中国人群中则未发现。CYP3A4 *2 是外显子 7 上 T15713 > C 的碱基突变，导致第 222 位上的 Ser（S）变为 Pro（P），在白种人中的突变频率为 2.7%，而在非洲人和中国人中则缺乏此突变型。CYP3A4 *4 是中国人中最主要的突变体，突变频率约为 3.43%。CYP3A4 *4 是外显子 5 上发生的一个 A13871 > G 的碱基改变，导致第 118 位 Ile（I）变为 Val（V）。该突变使 CYP3A4 酶活性的降低，造成慢代谢的发生。CYP3A4 *1B 是位于 5′启动子区的发生的 A-392 > G 的碱基突变，该突变体可以导致酶活性的减弱。CYP3A4 *1B 的突变频率在非裔美国人中为 54.6%，在美国白种人中则为 3.6%。CYP3A4 *1G是内含子 10 上在 82266 位上的 G > A 碱基突变。CYP3A4 *1G 在日本人中的突变频率为 24.9%，中国人中的突变频率为 22.1%。其他主要突变体还有 CYP3A4 *5 和 CYP3A4 *6。

CYP3A4 代谢许多临床药物、内源性化合物和环境污染物，约有 38 个类别，150 余种药物是其底物，包括多种抗生素、抗真菌药、抗病毒药、抗精神病药、抗心律失常药和抗动脉粥样硬化药等，研究证明下列药物是其底物：普唑仑、阿米替林、氯氮平、阿托伐他汀、丁丙诺啡、地西泮、卡马西平、氯米帕明、氯硝西泮、右美沙芬、大环内酯类抗生素、芬太尼、丙米嗪、咪达唑仑、奥美拉唑、奎尼丁、利托那韦、舍曲林、辛伐他汀、曲唑酮、华法林、他莫昔芬、兰索拉唑、异环磷酰胺、环孢素、利多卡因、依托泊苷。CYP3A4 基因多态性导致其代谢表型的差异，也是造成药物间相互作用的重要原因。以调血脂药辛伐他汀为例，CYP3A4 * 1 * 4 突变体的总胆固醇和甘油三酯的降低量显著高于 CYP3A4 * 1 * 1。同样，在另一种降血脂药阿托伐他汀的应用中，血清中总胆固醇的降低量在 CYP3A4 * 1 * 1、CYP3A4 * 1 * 1G 和 CYP3A4 * 1G * 1G 不同基因型的个体中分别为 16.8% ± 3.3%、17.8% ± 3.8%、20.9% ± 5.0%。* 1G * 1G 突变型的个体中酶活性降低，药物代谢减少，使阿托伐他汀的降脂效果更明显。

三、药物代谢酶基因多态性与临床用药 微课

药物代谢酶基因多态性是引起药物应用中产生个体间差异的重要影响因素。药物代谢酶基因型的改变可能导致其表型变化。不同基因型的代谢表型需要通过基因测序与酶学动力学研究来确定，即明确基因序列以及其编码的代谢酶的代谢活性，即比较次等位基因编码的变异体蛋白与野生型酶的米氏常数（K_m）和酶最大反应速率（V_{max}）。随着遗传药理学研究的逐步深入，发现不同个体药物代谢酶遗传背景的差异将会造成药物疗效和不良反应的显著个体差异。药物基因组学已成为指导临床个体化用药、评估严重药物不良反应发生风险、指导新药研发和评价新药的重要工具，部分上市的新药仅限于特定基因型的适应证患者。美国 FDA 已批准在 140 余种药物的药品标签中增加药物基因组信息，涉及的药物基因组生物标记物有 42 个。基于药物代谢酶基因多态性的研究与检测，有助于临床前瞻性地设计和调整给药方案，从而推进精准个体化给药的实践。药物代谢酶基因检测过程一般包括核酸提取和靶标检测两个阶段。DNA 提取用酚-三氯甲烷提取法和盐析法等均可；RNA 提取用异硫氰酸胍结合酚-三氯甲烷提取法。用于靶标检测的方法包括 PCR-直接测序法、PCR-焦磷酸测序法、荧光定量 PCR 法、PCR-基因芯片法、PCR-电泳分析、PCR-高分辨率熔解曲线法、等位基因特异性 PCR 法、PCR-限制性片段长度多态性方法、原位杂交（ISH）等多种方法。常见药物代谢酶基因遗传变异检测结果对临床用药的指导建议见表 10-1。

表 10-1　常见药物代谢酶基因变异检测与临床用药指导

检测项目	用药指导
CYP2C9 * 3 多态性检测	将 CYP2C9 和 VKORC1 基因型代入华法林剂量计算公式计算初始用药剂量；减少携带 CYP2C9 * 3 的个体塞来昔布的用药剂量；适当增加携带 CYP2C9 * 3 等位基因的高血压患者洛沙坦的用药剂量
CYP2C19 * 2 和 * 3 多态性检测	增加 PM 基因型个体氯吡格雷的剂量，或选用其他不经 CYP2C19 代谢的抗血小板药物如替格瑞洛等；PM 基因型个体阿米替林的起始剂量降低至常规剂量的 50% 并严密监测血药浓度；PM 基因型患者应用伏立康唑时容易出现毒副作用，建议适当减少剂量
CYP2D6 * 10 多态性检测	携带 CYP2D6 * 10 等位基因的患者他莫昔芬的疗效欠佳推荐替代内分泌治疗，此外阿米替林的起始剂量应降至常规用药剂量的 25%
CYP3A5 * 3 多态性检测	减少 CYP3A5 * 3/ * 3 基因型患者他克莫司的用药剂量，以避免发生不良反应。可将 CYP3A5 * 3 基因型代入公式计算他克莫司的起始剂量
CYP4F2 * 3 多态性检测	降低 CYP4F2 * 3 纯合子基因型患者华法林及香豆素类抗凝药（醋硝香豆素、苯丙香豆素）的用药剂量
慢型 NAT1/NAT2 基因型检测	NAT1/NAT2 慢代谢型基因型患者反复给予异烟肼后易出现蓄积中毒，引起周围神经炎，应引起注意
DPYD * 2A 等位基因检测	携带 DPYD * 2A 等位基因的患者应慎用 5-FU、卡培他滨和替加氟，或降低用药剂量，以避免毒性反应
TPMT 多态性检测	降低低酶活性基因型患者巯嘌呤（MP）的用药剂量，杂合子起始剂量为常规剂量的 30% ~70%，携带两个突变等位基因的个体用药剂量为常规用药剂量的 1/10，或 1 周 3 次给予常规剂量的药物，或换用其他药物，以避免产生严重的造血系统毒性反应；携带 TPMT 活性极高基因型的患者 MP 治疗可能无效。携带 TPMT 突变等位基因的儿童患者建议用卡铂而不用顺铂，以避免引起耳毒性
UGT1A1 多态性检测	UGT1A1 * 28（6/7）和（7/7）基因型个体应用伊立替康时应选用剂量较低的化疗方案，以避免引起严重腹泻；携带 UGT1A1 * 6 等位基因的患者 4 级中性粒细胞减少症的发生风险增加，应谨慎使用
LDH2 * 2 多态性检测	带 ALDH2 * 2 等位基因的心绞痛患者应尽可能改用其他急救药物，避免硝酸甘油含服无效

第三节　药物转运体基因多态性对临床用药的影响

跨细胞膜转运是药物体内过程的重要环节，主要分为被动扩散与载体转运两类。载体转运又分为主动转运和易化扩散，其中主动转运是指药物不依赖膜两侧浓度差的跨膜转运，但这一过程必须依靠转运体（transporter）介导并消耗能量。转运体是细胞膜上的功能性蛋白，通过参与溶质的摄入和泵出，进而利于药物在细胞间定向转运。转运体分布在许多屏障组织，如肠道、肝脏、血脑屏障、肾脏、胎盘、睾丸和淋巴细胞等，因此对血浆、组织液，甚至细胞内药物的分布都发挥着一定的作用。目前，药物处置过程中由药物代谢酶催化的反应被称作Ⅰ相或Ⅱ相反应，而转运体介导的药物处置过程则构成了Ⅲ相反应。

转运蛋白的功能可受到外部因素的调节，如药物之间的相互作用等，亦可受到内部因素的影响，如遗传因素、病理生理条件等。其中遗传因素较为重要，转运蛋白编码基因的单核苷酸多态性（single nucleotide polymorphism，SNP）位点突变可能会导致转运蛋白的表达方式和转运效率发生改变，直接干预药物在体内的分布和代谢过程，或影响药物在作用靶器官中的浓度。根据转运方向及特点，人类基因命名委员会对药物转运体作了标准化命名：ATP 结合盒家族（ATP-binding cassette，ABC）和溶质载体超家族（solute carrier，SLC）。

一、ABC 转运体家族的分类及基因多态性概述

ABC 转运体家族成员众多，它们通过高度保守的 ATP 结合域与 ATP 结合并水解，产生的能量用于驱动底物分子穿越细胞膜。大部分外排转运体属于 ABC 转运体家族，可以影响多种细胞和组织内化合物的浓度。这些转运体使底物能够逆浓度梯度进行主动转运，在阻止外源性物质的侵入中发挥了重要的屏障作用。ABC 家族转运体的基因多态性及药动学影响如表 10-2 所示。

（一）ABCB1

ABCB1 也称 P-糖蛋白（P-glycoprotein，P-gp）或多药耐药蛋白 1（multidrug 1，MDR1），属于 ABC 转运蛋白 B 亚家族中的一员。ABCB1 是人体内多处表达的重要糖蛋白，广泛分布于正常肝细胞膜胆管面、肾脏近曲小管上皮细胞以及肠道黏膜上皮细胞刷状缘，对药物处置的影响表现为减少药物肠道吸收，增加药物胆道、肾脏排泄。此外，ABCB1 还分布于血液组织屏障和肿瘤细胞。

研究表明，*ABCB1* 的遗传多态性可显著影响药物处置，是药物浓度存在个体差异的重要影响因素之一。其中，1236*C*>*T*（*rs*1128503）、2677*G*>*T/A*（*rs*2032582）和 3435*C*>*T*（*rs*1045642）是研究较多的关键突变。Hoffmeyer 等人在 188 名健康的白种人群发现 15 个 *ABCB1* 的基因突变。此外，3435*C*>*T* 的发生频率存在显著的种族差异，在非裔黑种人群为 11%～21%，亚洲人群为 41%～47%，白种人群为 52%～57%。

肠、肾 *ABCB1* 多态性对药物处置的影响尤为显著，常导致药物清除率下降及药效学改变。具体而言，*T/T*2677*T/T*3435 受试者的地高辛肾脏清除率比 *G/G*2677*C/C*3435 受试者低近 32%。此外，3435*C*>*T* 突变纯合子患者肠道 P-gp 的表达水平显著降低，地高辛血浆水平显著提高。

ABCB1 基因型也是影响抗癫痫药卡马西平血药浓度的关键因素之一。*ABCB1* *G*2677*T/A* 多态性与卡马西平体内处置具有显著相关性，在单剂量口服卡马西平后，*ABCB1* 2677*T/T* 型患者血药浓度显著高于 *G/G* 型，提示 *T/T* 型患者可适当减少服药剂量。

（二）ABCC2

ABCC2 又名多药耐药相关蛋白（multi-drug resistance-associated protein2，MRP2）。ABCC2 是 ABC

转运体家族中的重要成员，主要分布于肾小管近曲小管细胞的管腔膜和肝细胞膜，也见于肠道、胆囊上皮细胞、胎盘及血脑屏障的内皮细胞等极性细胞的顶膜。ABCC2 主要转运阴离子药物结合物，如葡糖醛酸盐类、硫酸盐类和谷胱甘肽结合物。此外，ABCC2 也可转运许多非结合类药物与抗癌药物，如顺铂、长春碱、喜树碱衍生物等。

多种 ABCC2 基因突变对药物代谢有显著影响，目前已知有 457 个 SNPs。其中，多态性位点如 *G1249A*、*C3972T*、*C24T*、*G1549A* 及 *G1774T* 研究广泛。尤其是 *C24T* 变异，被证实能够致霉酚酸和甲氨蝶呤的药物稳态水平及峰浓度的提升，间接加剧了毒性反应。Rau 等人的研究特别指出携带 *ABCC2 24T* 突变的女性患者在接受甲氨蝶呤治疗后，由于短时间内的血浆药物暴露量较非携带者高出两倍，因此伴随叶酸治疗解毒需求激增近十倍的风险。这一发现在另一独立汉族白血病患儿群体中得到验证，强调了 *ABCC2 24T* 突变增强甲氨蝶呤毒性的关键角色。

肝脏内 ABCC2 的缺失与常染色体隐性遗传疾病 Dubin-Johnson 综合征（Dubin - Johnson syndrome，DJS）有关。研究发现 DJS 患者 *ABCC2* 基因上核苷酸的置换可以影响 ABCC2 的表达或功能。除了能引起 DJS 的一些突变外，*ABCC2* 基因上还发现了许多不引起 DJS 的 SNPs，ABCC2 可能参与了霉酚酸和环孢素之间的相互作用。考虑到 ABCC2 在排泄过程中的重要性，推测认为这些多态性有可能造成转运和排泄活性的个体差异。

（三）ABCG2

ABCG2 是 ABC 转运体 G 亚家族的重要成员，也称乳腺癌耐药蛋白（breast cancer resistance protein，BCRP）。ABCG2 是 ABC 家族中唯一的半转运蛋白，其结构与其他 ABC 家族转运蛋白不同，仅由一个跨膜结构域和一个核苷酸结合结构域组成。因此，ABCG2 可能通过形成同源二聚体或低聚体，在Ⅱ相结合物转运中发挥重要作用，对维生素、抗反转录病毒核苷和氟喹诺酮类等药物进行转运。在人体正常组织中，ABCG2 表达于胎盘、结肠、小肠和肝脏。

ABCG2 也具有多个 SNPs，目前已发现 40 多个相关编码基因多态性。其中，最为常见的是：34*G*＞*A*、376*C*＞*T*、421*C*＞4、1291*T*＞*C*。34*G*＞*A* 影响到 BCRP 蛋白在 Lewis 肺癌细胞血浆侧膜上的定位而使酶活性降低；376*C*＞*T* 则导致编码提前终止，产生无活性的蛋白；421*C*＞4 与 BCRP 蛋白表达降低、ATP 酶活性下降有关，该突变显著提高了包括呋喃妥因、舒尼替尼、磺胺吡啶在内多种药物的血药浓度；1291*T*＞*C* 变异对转运蛋白活性的影响表现为中等程度，其表现为不能转运抗癌药物甲氨蝶呤，但能够介导内源性底物血卟啉的泵出，由此也证明基因变异的影响具有底物特异性和选择性

值得注意的是，421*C*＞*A* 突变作为研究热点，在中国人中的发生频率高达 29.0%～34.2%。该突变涉及编码氨基酸序列中第 141 位谷氨酰胺被赖氨酸所取代，使得 ABCG2 表达减少，引起药物外排及 ATP 酶活性降低，影响托泊替苷等口服化疗药的药动学过程。具体而言，这一替换导致化疗药在细胞内的累积浓度增加。例如，在成人急性髓细胞白血病患者中，ABCG2 的表达量与化疗药物在细胞内累积浓度的降低呈现正相关。然而，这种敏感性的提升也伴随着潜在的药物毒性增强风险，因此检测肿瘤组织中的 ABCG2 的表达量对于临床合理选择化疗药、评价化疗效果具有重要意义。

表 10－2　ABC 家族转运体的基因多态性及药动学影响

<table>
<tr><th>转运体</th><th>基因突变体</th><th>药物</th><th>药动学影响</th></tr>
<tr><td rowspan="3">ABCB1</td><td>T/T2677T/T3435</td><td rowspan="2">地高辛</td><td rowspan="2">肾脏清除率降低
血浆水平显著提高</td></tr>
<tr><td>3435C＞T</td></tr>
<tr><td>2677T/T</td><td>卡马西平</td><td>血浆水平显著提高</td></tr>
</table>

续表

转运体	基因突变体	药物	药动学影响
ABCC2	C-24T	霉酚酸	C_{max}和C_{ss}降低
		甲氨蝶呤	C_{max}和AUC升高
ABCG2	421C>4	呋喃妥因、舒尼替尼、磺胺吡啶	血浆水平显著提高
		化疗药	血浆水平显著提高

二、SLC转运体家族的分类及基因多态性概述

SLC超家族的大部分成员为摄取性转运体，有助于化合物进入细胞内。其广泛参与调控多种化合物，有助于内源性关键分子如葡萄糖、小分子碳水化合物、氨基酸、短肽和核苷酸的摄取及胆汁酸的重吸收。SLC转运体并不直接依赖ATP水解供能，其转运的驱动力来自原发性主动转运系统产生的电化学梯度，而进行继发性或三次主动转运。此外，它们还能在细胞膜两侧底物浓度梯度或电位差的自然驱动下介导底物的易化扩散。SLC超家族转运体的基因多态性及药动学影响如表10－3所示。

（一）OCT

有机阳离子转运体（organic cation transporter，OCT）主要包含OCT1、OCT2、OCT3 3种亚型，由*SLC22A*基因编码。OCT1主要分布在肝脏，OCT2主要分布在肾小管上皮细胞基底膜外侧，而OCT3在肝脏、大脑、心脏、胎盘等组织广泛分布，主要介导包括内源性物质、药物、毒性物质等阳离子化合物。

OCT1在人体中主要负责在细胞膜上转运有机阳离子，且这些物质相对分子量不大。经由OCT1转运的常见内源性物质包括皮质酮、雌二醇、前列腺素E_2等；而经其转运的常见药物包括组胺受体拮抗剂西咪替丁、雷尼替丁和法莫替丁，抗抑郁药物舍曲林，双胍类降糖药等。此外，部分不经OCT1转运的药物仍对其有抑制效应，如非甾体类抗炎药吲哚美辛、双氯芬酸和吡罗昔康。

OCT2参与了包括药物在内的一系列内、外源性物质由血液经主动分泌进入肾小管腔，并进一步被排泄这一生理过程。在这一过程中，位于近曲小管细胞基底外侧膜上的OCT2以异化扩散的方式将呈阳离子状态的内、外源性物质转运进入小管细胞。可以被OCT2转运的内源性物质包括去甲肾上腺素、5-羟色胺、组胺、多巴胺和肌苷等。经由OCT2转运的药物与OCT1存在着很大的交叉性，包括二甲双胍、苯乙双胍、美金刚、西咪替丁、雷尼替丁、法莫替丁等，但OCT2还转运奎宁等其他药物。OCT2的抑制剂包括可卡因、地昔帕明、丙米嗪、格帕沙星、普鲁卡因胺、奎尼丁、甲氧苄啶、维拉帕米等。

OCT在药物代谢中发挥重要作用，其中OCT1和OCT2的基因多态性显著影响药物的药动学。二甲双胍作为2型糖尿病治疗的基石药物，其药动学受OCT基因多态性的调控尤为明显。Shu等发现OCT1的*Arg*61*Cys*、*Gly*401*Ser*、*Met*420*Del*和*Gly*465*Arg*变异导致二甲双胍的AUC和C_{max}显著升高，同时体内的V/F降低。OCT2多态性则通过减少二甲双胍的肾脏清除，导致其血浆浓度升高。例如，OCT2的$c.596C>T$、$c.602C>T$和$c.808G>T$变异体与对照基因型相比，致使二甲双胍的C_{max}和AUC更高，而肾脏清除率较低。肾脏OCT对于有机阳离子药物的经肾排泄具有重要作用，其基因多态性与药效学影响正逐渐成为研究热点。

（二）OAT

有机阴离子转运体（organic anion transporter，OAT）属于溶质载体超家族 SLC22，主要介导许多有机阴离子药物的分泌和重吸收过程。OAT1 和 OAT3 主要分布于近曲肾小管细胞的外侧基底膜，负责从血液中摄取药物进入细胞。OAT3 也存在于大脑毛细血管内侧，参与介导药物在血脑屏障的选择性转运。OAT4 仅存在于人的肾脏、胎盘和肾上腺，并且参与尿酸等物质的重吸收。OAT3 更倾向于结合亲脂性的大分子底物，尤其是葡萄糖醛酸偶联物。

OAT1 由 *SLC22A6* 基因编码，存在 8 个基因突变点，其中 *424G > T* 和 *7319A > G* 是首次报道的。*SLC22A6* 的 6 个非同义突变，包括 *Arg50His*、*Pro104Leu*、*Ile226Thr*、*Arg256Trp*、*Arg293Trp* 和 *Arg454Gln*，与抗病毒药物阿德福韦的排泄相关。其中 *Arg50His* 突变的个体体内阿德福韦、西多福韦和替诺福韦浓度明显高于野生型，提示该突变可能增加这些抗病毒药物的毒副作用。OAT2 由 *SLC22A7* 基因编码，同样发现 8 个基因突变点并首次报告了 *4207T > C* 和 *5838G > A* 两个新突变点。但 *SLC22A7* 的基因多态性与 OAT2 蛋白的表达和活性之间没有明显关联，尚需进行更多功能研究。

与其他 OAT 不同，OAT4 仅在人的肾脏、胎盘和肾上腺中表达，因此其基因变异对药物清除的影响更为显著。在 OAT4 常见的两种变体中，*rs*11231809-*AA* 变体携带者的托拉塞米肾清除率降低。但关于其他 OATs 成员如 OAT5（*SLC22A19*）、OAT6（*SLC22A20*）、OAT10（*SLC22A13*）等的基因多态性和药物转运之间的关系尚缺乏深入研究。

（三）OATP

有机阴离子转运多肽（organic anion transporting polypeptides，OATP）是 SLC 超家族中的一员，属于摄入型转运体，介导多种内源物质及临床常用药物的吸收转运过程。目前，OATP 超家族由 6 个家族 11 个成员组成，其中 OATP1B1 和 OATP1B3 是最重要的成员之一，编码的基因分别为 *SLCO1B1* 和 *SLCO1B3*。由于药物通过 OATP1B1 和 OATP1B3 的摄取进入肝脏后才能被肝内代谢，因此转运体介导的摄取速率是药物总清除率的一个决定因素。它们的底物众多，很多在结构上不相关的药物会经由其转运，其中包括临床上常用药物，如他汀类、沙坦类、列奈类药物等。

SLCO1B1 是 SLC 超家族中研究最广泛的基因，如 *c*.521*T* > *C* 和 *c*.388*A* > *G* 等。其中，*c*.521*T* > *C* 影响最大，相关突变对通过肝脏 HMG-CoA 还原酶代谢的他汀类药物有显著影响。*SLCO1B1* *1*B*/ *1*B* 基因型患者体内洛伐他汀酸的 AUC_{0-24} 仅为野生型的 68%。因此，美国食品药品管理局已调整辛伐他汀的用药建议。此外，国内研究也表明，*c*.521*T* > *C* 基因型不仅影响他汀类药物的转运，还涉及口服降糖药的代谢。袁钊等研究发现，基因 *c*.388*A* > *G* 的突变显著影响了瑞格列奈的药代动力学，表现为 AUC 的减少和清除率的增加，进一步证实了 OATP1B1 基因多态性在药物代谢中的广泛作用。

SLCO1B3 的氨基酸序列与 SLCO1B1 高度相似，不同位点突变对药物转运的影响有较大差异。例如，*SLCO1B3 c*.1564*G* > *T* 的基因型能够显著减少磺溴酞钠、E3S、E17βG、胆酰牛磺酸、八肽胆囊收缩素、脱氢表雄酮硫酸盐 6 种底物的转运活性。但 *c*.334*T* > *G* 和 *c*.699*G* > *A* 与野生型相比，对以上 6 种底物的转运活性没有差异。*c*.699*G* > *A*、*c*.1559*A* > *C* 和 *c*.1679*T* > *C* 基因型会减少 OATP1B3 对罗舒伐他汀的摄取，但对于阿托伐他汀的摄取没有影响。

表 10-3 SLC 超家族转运体的基因多态性及药动学影响

转运体	基因突变体	药物	药动学影响
OCT1	*Arg61Cys*	二甲双胍	AUC 和 C_{max} 显著升高，同时体内的 *V/F* 降低
	Gly401Ser		
	Met420Del		
	Gly465Arg		
OCT2	*c.596C>T*	二甲双胍	C_{max}、AUC 和肾脏 CL 降低
	c.602C>T		
	c.808G>T		
OAT1	*Arg50His*	抗病毒药物	C_{max}、AUC 增高
OAT4	*rs11231809-AA*	托拉塞米	V_d 和 CL 降低
OATP1B1	*c.521T>C*	洛伐他汀酸	CL 降低，C_{max} 升高
	c.388A>G	瑞格列奈	AUC 降低和 CL 增加
OATP1B3	*699G>A*	睾酮、甲氨蝶呤	转运效率降低
	c.334T>G *c.699G>A*	他克莫司	C_{max} 升高

三、基于转运体基因多态性指导临床用药

随着遗传药理学的深入研究，人们发现遗传背景不同的个体间药物疗效和毒副作用差异较大。2016年，美国临床药物基因组学应用委员会（Clinical Pharmacogenetics Implementation Consortium，CPIC）更新了 33 个药物的药物基因组学应用指南，其中包括基于 *SLCO1B1* 基因多态性调整辛伐他汀的用药策略。具体而言，特定的 *SLCO1B1* 基因型变异可以增加患者发生肌病的风险，具有中等或高肌病风险的人群使用辛伐他汀时，应考虑开具较低剂量或者改用普伐他汀或瑞舒伐他汀。这些替代药物可能通过不同的转运机制进入肝细胞，从而降低肌病的风险。对于所有使用他汀类药物的患者，需要定期进行肌酸激酶监测，有助于及时发现潜在的肌病风险。综上所述，根据患者的 *SLCO1B1* 基因型调整辛伐他汀的用药方案，并结合常规的肌酸激酶监测，可以显著降低患者发生肌病的风险，提高药物治疗的安全性和有效性。

药物基因组学与治疗药物监测（therapeutic drug monitoring，TDM）的结合能显著提升治疗的精确性。基于基因组学的测试可以为患者设定更合适的初始剂量，并通过 TDM 监控调整，从而实现疗效最大化和副作用最小化。Manvizhi 等的研究案例揭示了这一策略的重要性，肾移植后患者接受他克莫司治疗，尽管初始剂量 5.5mg/d 设定合理，但 TDM 结果显示药物浓度持续偏高，谷浓度 30ng/ml。经过连续 4 次剂量下调，谷浓度仍持续高于推荐治疗浓度范围。经过基因检测发现，患者携带 *ABCB1* 2677*T/T* 突变导致了他克莫司在体内过度蓄积。因此，在治疗开始时或早期进行药物基因组学检测非常重要，以便及时调整治疗方案并避免不必要的药物蓄积，从而提升治疗效果并减少副作用。

精准医学的推进使个体化药物治疗成为可能，药物转运体的基因多态性在这一领域具有重要作用。TDM 与药物基因组学的结合可以更准确地调整治疗方案，但临床应用仍面临挑战。药物基因组学、药物代谢学和临床药理学等多学科协同研究，是提升个体化用药效果的关键。目前，高特异性、高通量的基因检测技术已不再是障碍，但药物基因组学检测项目在临床推广受限于医保覆盖和试剂注册问题。同时，针对生物标志物的证据水平仍需加强，通过荟萃分析等方法提高研究的可靠性和应用性，以推动药物基因组学的临床价值评估。

知识拓展

治疗药物监测

治疗药物监测（TDM）是通过定量分析患者体液（如血浆、血清、唾液等）中的药物浓度，结合药动学（PK）和药效学（PD）参数，优化个体化给药方案的技术。开展TDM的主要临床指征：患者存在个体差异、药物存在治疗窗窄、药物毒性反应难以判断、药物暴露受多种因素影响。

20世纪80年代起，国内医院逐渐开展了TDM工作，近30年TDM已发展为临床药物治疗方案设计和个体化给药不可或缺的重要手段。TDM的临床意义在于能够优化药物治疗方案，为临床用药提供试验依据，提高药物疗效、降低毒副作用，确定患者是否按照医嘱服药，提高用药依从性，同时通过合理用药最大化节省药物治疗费用等。

第四节　药物作用靶点基因多态性对临床用药的影响

遗传背景不同的个体间存在药物疗效和毒副作用的差异，通常比同一个体不同阶段或同卵双胞胎之间大很多，这揭示了遗传因素在药效上的影响力，超越了年龄、性别、体重、健康状况及药物相互作用等其他因素。这种个体间在药物反应上的差异，主要是由于遗传多态性影响了基因编码的生物大分子，如转运蛋白、药物代谢酶和药物作用靶点等，导致它们在氨基酸序列和功能上的不同。这些差异将影响细胞外液中药物浓度及药物到达靶细胞受体部位的浓度，但药物在体内真正发挥效应是与药物作用靶点结合后才开始的，因此药物作用靶点的基因多态性对临床用药的影响不容忽视。本章节主要简述药物作用靶点及其基因多态性，以及药物作用靶点基因多态性在个体化用药中的应用。

一、药物作用靶点概述

药物作用靶点或受体是药物与生物体内特定分子结构发生特异性相互作用的关键位点，具有高度识别能力的功能性蛋白质，它们能够选择性地与生物活性物质——配体结合。这种结合不仅触发了细胞内的信号转导过程，而且启动了一系列的生理和药理效应。配体是药物效应研究中的一个关键概念，作为与受体特异性结合的活性物质，其在生命科学的多个领域中都得到了广泛的应用。

受体的概念最初在药物效应研究中被提出，但很快便在生命科学的各个领域中发挥了重要作用。当药物、毒物等外源性活性物质进入体内后，它们会经历代谢动力学过程，并与靶器官的受体发生相互作用，引发一系列复杂的生物效应，最终导致药理或毒理作用。受体在这些外源性活性物质的效应中起着核心作用，而神经递质、激素、体内代谢物、抗体等内源性活性物质也通过受体发挥其生理或病理功能。因此，受体已成为药理学及相关学科，如分子生物学、细胞生物学、神经生物学、酶学、生理学、病理学等领域中备受关注的研究焦点，受体主要分为以下四大类。

1. G蛋白偶联受体（G protein-coupled receptors，GPCR）　这类受体具有7个跨膜结构域，这些结构域将受体分割为膜外N端（N-terminus）、膜内C端（C-terminus）、3个膜外环（loop）和3个膜内环。GPCR的膜外区域经常带有糖基化修饰，而膜外环内嵌有两个保守半胱氨酸残基，它们可以通过形成二硫键稳定受体的空间结构。此类受体通过与不同的G蛋白偶联，将细胞外信号传递给细胞内信号通路，最终产生生物效应。例如，肾上腺素受体、β受体、组胺受体等均属于GPCR。与G蛋白偶联受体相关的疾病为数众多，并且大约40%的上市药物都以G蛋白偶联受体作为靶点。

2. 配体门控离子通道受体（ligand-gated ion channel receptor）　这类受体由单一肽链往返4次穿

透细胞形成一个亚单位，由4～5个亚单位组成穿透细胞膜的离子通道，这类通道在其细胞内或外的特定配体（ligand）与膜受体结合时发生反应，引起门通道蛋白的一种成分发生构型变化，结果使“门”打开。典型代表如NMDA受体、GABA受体、甘氨酸受体、谷氨酸受体、天冬氨酸受体等。

3. 受体酪氨酸激酶（receptor tyrosine kinase，RTK） 这类受体是最大的一类酶联受体，它既是受体又是酶，由细胞外、跨膜及细胞内三部分组成。细胞外侧与配体结合后，通过酪氨酸激酶活性区域促进自身酪氨酸残基的磷酸化，进而激活胞内蛋白激酶，将细胞外信息传递到细胞内。已发现50多种不同的RTK，如表皮生长因子受体、血小板衍生生长因子受体、巨噬细胞集落刺激因子受体、胰岛素和胰岛素样生长因子-1受体、神经生长因子受体、成纤维细胞生长因子受体、血管内皮生长因子受体、肝细胞生长因子受体等。

4. 细胞内受体（intracellular receptor） 细胞内受体也称为基因激活受体，是可溶性的DNA结合蛋白。其位于胞质溶胶或核基质中，主要与脂溶性小分子信号物质相互作用，以调控基因表达。它们的配体主要是一些激素。如类固醇激素受体、甲状腺素受体、维生素D受体、维生素A受体和蜕化素受体等。还有一些细胞内受体的配体尚未明确，这些被称为“孤儿受体”。

二、药物作用靶点基因多态性对药效的影响及机制

绝大多数受体的化学本质是蛋白质，是相应基因表达的产物。人群中，表达受体的结构基因或影响其表达的调节基因通常存在基因多态性，导致受体在数量、结构和功能上出现变异，这可能影响受体介导的药理或生理效应。近年来，药物效应发生过程中（药效学阶段）的基因多态性受到广泛关注，其中受体基因多态性是主要原因，成为药理学和药物基因组学研究的前沿之一。

受体作为基因表达的产物，其基因在进化过程中常展现结构多态性。受体种类繁多且分布广泛，导致受体基因多态性在不同个体中十分常见。这些多态性可发生在基因和蛋白质两个水平，包括基因缺失、异常剪接和点突变等。结构基因外显子上的突变会引起受体蛋白多态性，但这种多态性并不一定具备功能意义。只有当基因变异对受体功能产生影响时，才可能对药物效应产生显著影响。受体的基因多态性可能通过以下几方面影响药物效应的差异。

1. 受体与药物的亲和力 受体上的识别配体结合域可因突变发生氨基酸变异，改变受体与药物的亲和力。例如，胰岛素受体的某些多态性会降低其与胰岛素的亲和力，阿片受体的氨基酸改变也可能影响药物的结合。

2. 受体的稳定性和调节 某些氨基酸对受体蛋白的三维结构至关重要，其变异可能导致受体的稳定性下降。例如，雄激素受体的变异可能降低其稳定性，导致治疗效果不佳。受体的调节机制包括脱敏和增敏，调节基因上的多态性可能影响受体的数量和功能，进而影响药物效应。

3. 受体与信号转导系统的偶合或靶基因的结合 膜受体需要与细胞内信号转导系统偶合以介导药理效应。受体基因中的功能域多态性可能改变药物敏感性。例如，某些酪氨酸激酶受体的变体会改变其激酶活性，从而影响疾病的发生。

4. 受体之间的相互调节 受体的相互调节可能影响药物效应。例如，某些细胞内激素受体的遗传变异可能影响其他受体的表达。疾病状态下的受体功能变化也会导致药物效应的个体差异，如糖尿病中的胰岛素受体多态性与糖尿病易感性相关。

三、药物靶点基因多态性与个体化临床用药实例

1. 血管紧张素转换酶 血管紧张素转换酶（angiotensin converting enzyme，ACE）是肾素-血管紧张素系统的关键酶，也是ACE抑制剂（ACEI）的作用靶点。ACE基因位于17号染色体17q23，其内含子

16 存在 288bp 的 Alu 插入（insertion）/缺失（deletion）多态性导致三种基因型：Ⅱ（插入纯合子）、ID（插入缺失杂合子）和 DD（缺失纯合子），白种人、黑种人和亚洲人群中 D 等位基因频率分别为 56.2%、60.3%和 39.0%。

ACE I/D 多态性可影响血浆 ACE 的水平，DD 基因型个体血浆 ACE 的活性升高，依那普利治疗后 ACE 活性下降更明显，DD 基因型患者服用依那普利和赖诺普利后心功能改善程度优于 D 和 I 基因型患者；I 基因型患者应用赖诺普利或卡托普利时肾功能下降更明显，在初治的高血压患者中，DD 型患者福辛普利的降压疗效增强；在高血压合并左心室肥大和舒张期充盈障碍的患者中，为取得最佳疗效，建议临床上在选择 ACEI 类药物进行治疗前对 ACE I/D 多态性进行检测，以指导选择合适的 ACEI 类药物。

2. β 肾上腺素受体 β 肾上腺素受体（adrenoceptor beta 1，ADRB1）为肾上腺素受体的一个亚家族，属于 G 蛋白偶联受体超家族。该类受体通过与 Gs 蛋白偶联调节细胞内 cAMP 和 L 型 Ca^{2+} 通道的开放频率，是受体激动剂和受体拮抗剂的作用靶点。ADRB1 *Gly389Arg*（*rs*1801253）多态性导致位点 *Arg*389 和 *Gly*389 两种类型的受体，其中 *Arg*389 型受体与 G 蛋白偶联效率高于 *Gly*389 型受体，*Arg*389 纯合子高血压患者应用美托洛尔后血压下降的程度是 *Gly389Arg* 杂合子基因型个体的 3 倍；*Arg*389 纯合子基因型心衰患者应用 β 受体拮抗剂（如卡维地洛或美托洛尔）治疗后左室射血分数改善情况更佳。建议临床医师在应用前进行 ADRB1 多态性检测，并根据其基因型调整用药剂量，以提高疗效，减少不良反应的发生。

3. 多巴胺受体 多巴胺受体是典型抗精神病药物的主要靶点。多巴胺受体（dopamine receptor，DR）分为 5 种亚型：D1、D2、D3、D4 和 D5。其中 D2 和 D3 的药物基因组学研究最多。D2 受体编码基因为 *DRD*2，其编码区的 *Ser*311*Cys* 和-141-*C* 插入/缺失两个 SNP 与抗精神病疗效相关，-141-*C* 缺失变异导致受体蛋白表达降低而 311*Cys* 导致受体功能减弱，因而皆可造成 D2 受体对抗精神病药物的反应下降。药物副作用也与基因多态性有关。迟发性运动障碍（TD）是精神病治疗中最严重的锥体外系副作用。*DRD*2 的-141-*C* 缺失变异导致受体蛋白表达降低、功能减弱，与 TD 的发生存在负相关性，有研究表明每段等位基因的缺失将患 TD 的风险降低 0.2。多巴胺受体 D3 编码基因为 *DRD*3，*DRD*3 多态性与抗精神病药物长期治疗的副作用有关。在有典型的轻度 TD 患者中，*DRD*3 基因上的 9 位丝氨酸/甘氨酸突变纯合子为 22%～24%，而无 TD 表现的患者中，*DRD*3 基因上的 9 位丝氨酸/甘氨酸突变纯合子则为 4%～6%。说明突变型纯合子的患老更易发生 TD，这项研究结果有助于未来选择适合的抗精神病药物（如氯氮平、奥氮平、喹硫平、利培酮等）以及制定合理的用药计划，为患者提供更个性化的治疗方案。

4. 5-羟色胺受体 5-羟色胺（5-hydroxytryptamine，5-HT）作为神经递质与 5-羟色胺受体（5-HTR）结合发挥正常的生理功能。5-HTR 分为 7 大类 14 个亚型，介导包括情感调节在内的多种生理功能，其中 5-HT1AR、5-HT2AR、5-HT2CR、5-HT3R、5-HT6R、5-HT7R 与抑郁症关系密切。5-羟色胺受体 5-HT1AR 与 5-羟色胺再摄取抑制剂（SSRI）增加抗抑郁作用有关，其调控基因多态性可以解释抗抑郁药物及其他抗精神病药物的个体差异。5-HT2AR 调控基因可能与不良反应如迟发性运动障碍相关。研究表明 5-HT2AR 的-1438*A*＞*G* 多态性影响西酞普兰治疗重症抑郁症的效果，*G* 等位基因纯合子型患者的疗效比其他基因型患者更好。

5. 维生素 K 环氧化物还原酶 维生素 K 环氧化物还原酶（vitamin K epoxide reductase，VKOR）是华法林的主要作用靶点，能够催化环氧化维生素 K 生成还原性维生素 K。VKOR 由维生素 K 环氧化物还原酶复合体亚单位 1（VKORC1）基因编码，研究表明，除了 CYP2C9 代谢酶的基因多态性会影响华法林的个体化维持剂量之外，VKORC1 基因的多态性也在个体间华法林剂量需求的差异中扮演关键角色。不同于 CYP2C9，VKORC1 的基因多态性通常不会改变蛋白质的结构，而是调节酶的表达水平。目前发现，VKORC1 的-1639*G*＞*A* 多态性突变位点与华法林抗凝疗效密切相关，不同基因型患者所需华法林剂量差异明显。-1639*A* 等位基因的转录水平要低于 *G*，因此所需剂量低。*G* 在欧洲人中出现频率要高于

A，而东亚人正好相反，这正是东亚人所需香豆素类抗凝药的剂量显著低于欧洲人的原因。

6. 锚蛋白重复和激酶域1 锚蛋白重复和激酶域1（ankyrin repeat and kinase domain containing 1, ANKK1）为丝氨酸/苏氨酸蛋白激酶家族成员，位于11号染色体11q23.2。ANKK1外显子8上的*SNP rSI*800497（*c*2317*G*>*A*，*Glu*713*LS*）又称*DRD*2 *Taq*1*A*多态性，携带该多态位点*T*等位基因可使纹状体*DRD*2的密度下降。静坐不能是抗精神病药主要锥体外系不良反应之一，携带*DRD*2 *rs*1800497 *A*等位基因的患者在应用第二代抗精神病药治疗期间静坐不能不良反应的发生率显著高于该位点*GG*基因型患者。

7. 过氧化物酶体增殖物激活受体 过氧化物酶体增殖物激活受体（peroxisome proliferators-activated receptors, PPAR）是一类由配体激活的核转录因子，分为PPARα、PPARβ（或δ）和PPARγ三种亚型，这些受体都能被脂肪酸及其衍生物在不同程度上激活，从而参与调控脂质的代谢过程。在这些亚型中，PPARγ主要在脂肪组织和免疫系统中表达，并且相较于其他两种亚型，它对脂肪特异性过氧化物酶体增殖物反应元件的结合亲和力更高。人PPARγ基因位于3p25.2，全长大于183kb，含有14个外显子。

常见的多态性位点包括*C*34*G*、*C*1431*T*，其中*C*34*G*多态性位点导致PPARγ第12位氨基酸发生脯氨酸（Pro）→丙氨酸（Ala）多态性改变，影响受体蛋白构象，降低PPARγ转录活性，从而影响药效。研究表明，34*CG*杂合子患者使用罗格列酮后血浆葡萄糖水平和糖化血红蛋白水平的降低幅度要比34*CC*野生型纯合子患者显著，携带*G*等位基因的患者使用罗格列酮治疗更为有效。

药物靶点基因多态性以多种可能机制影响药物效应，对各种与药物反应有关的受体来说，尽管利用基因检测技术发现其中不少具有基因多态性，但有待于进一步的分子生物学和药效学研究来阐明这些多态性是否会影响个体对药物的敏感性和（或）其影响药物效应的详细机制，毕竟受体的遗传药理学和与受体有关的药物基因组学才起步不久。对于药理受体的基因多态性，其中有些已被明确与药物效应的个体差异有关，但多数多态性在药物效应个体差异中的功能意义还未明。值得注意的是，这些多态性一般与一种或几种疾病的发病相关联，提示药物疗效间的个体差异。蛋白质组学和药物基因组学的发展将有助于阐明药物与受体的作用关系和体内途径，使受体基因多态性的检测应用到临床的个体化医疗成为可能。

第五节　个体化用药的新进展

一、个体化用药概述

在临床实践中，不同患者对同一种药物的反应往往存在差异，这种差异主要是由生理、病理和遗传等多因素的影响造成的。这些因素会影响药物在体内的药动学（药物的吸收、分布、代谢、排泄过程）和药效学（药物的作用机制和效应），导致药物反应的个体差异。由于药物反应的个体差异，医疗工作者在药物治疗过程中越来越重视这一临床现状。因此，研究针对不同患者的个体化用药方案已经成为临床药物治疗的一个重要方向。这种研究的目标是根据患者的个体特征（如基因型、代谢类型、病情状态等），选择和调整最适合的药物及其剂量，以达到最好的治疗效果，同时减少不良反应和治疗成本。2004年，国际人类基因组联合会宣布了人类基因组的精确序列，碱基对错误率不超过十万分之一，为实现真正意义上的个体化用药奠定了基础。2005年3月，FDA颁布了“药物基因组学资料呈递指南”，规定药厂在提交新药申请时，必须同时提供该药的药物基因组学资料，以推进个体化用药进程。美国和欧盟先后开展了多项关于药物基因组学与临床合理用药的研究，并针对新药研发中的药物基因组学制定了相关指导原则和规范。截至 2020 年 4 月已有 280 余种药物经 FDA 批准增加了药物基因组学标志物标签，用于不同基因型的临床患者在应用药物前对疗效和毒性进行预测。遗传药理学与药物基因组学知识库（PharmGKB）自 2005 年设立至今，也已标注 700 余条药物基因组学的注释信息。2015 年国家卫计委发布《药物代谢酶和药物作用靶点基因检测技术指南（试行）》，随后国家科技部设立了精准医学专项，整合全国资源，建立精准医学集成应用示范，更为重要的是建立适合中国人药物基因检测目录和生物标志物。

个体化用药的概念是随着基因组学、药物基因组学等生命科学领域的发展而逐渐提出和完善的。目前人们对个体化用药的认识是运用遗传药理学、药物基因组学以及血药浓度监测等手段和技术根据患者的遗传信息，在合适的时间，选择合适的药物和剂量给予合适的患者。而更广泛的个体化药物治疗则可以理解为根据患者的个体因素选择最佳的药物治疗方案，包括患者的生理病理特点、合并用药、环境因素及遗传特点等。

二、个体化用药方案的制定

（一）基因组学驱动的个体化用药方案制定

根据个体基因变异给予个体化药物治疗，不仅能对某一特定患者给予最合适的药物，而且可在治疗开始就给予最安全、最有效的药物剂量，以提高疗效、减少毒副作用、缩短病程、降低治疗成本。目前发现在美国临床应用最多的、分属 19 个系统、55 个类别的 200 个药物中，发生不良反应的最多有 27 个药物，其中有 16 个所导致的不良反应与至少一种酶的基因变异有关；此外，相关部门还分析鉴定出 22 种药酶、约 250 个等位基因参与了上述药物不良反应。由此可见，在应用基因组学理论的基础上来解决上述问题，才可以实现真正意义上的“量体裁衣”。与某一个药物个体化治疗相关的基因可能包括：①影响不同个体体内生理过程差异的基因。②与药物代谢酶及转运蛋白的相关基因；③与药物作用靶点相关的基因。④与病理过程相关的基因。

（二）药物基因组学与个体化用药相结合的应用

1. 抗高血压药 如 β 受体拮抗剂美托洛尔、普萘洛尔等药物主要由 CYP2D6 代谢，CYP2D6 基因多态性可产生一系列变异使酶功能增加或酶功能缺失，进而影响这些药物的药动学。比如低代谢型患者的血药浓度可数倍于高代谢型患者的血药浓度，但 CYP2D6 基因型是否会显著影响血压反应或者 β 受体拮抗剂相关的心血管风险仍不清楚。β_1 肾上腺素受体（ADRB1）可被所有 β 受体拮抗剂拮抗。在 ADRB1 编码基因 389 位和 49 位存在两处突变，野生型患者服用美托洛尔后的降压效果明显比突变型好。β_2 肾上腺素受体（ADRB2），作为与 ADRB1 起类似作用的 G 蛋白偶联受体，可被卡维地洛、拉贝洛尔等非选择性 β 受体拮抗剂拮抗。在 ADRB2 编码基因 16 和 27 位是最常见的突变，与 ADRB1 不同的是 ADRB2 基因型与 β 受体拮抗剂治疗患者的差异风险特征无关。G 蛋白偶联受体激酶 5（GRK5），在细胞中弱化来自 β_1 或 β_2 肾上腺素受体的信号。该编码基因 41 位突变体可通过模仿 β 受体拮抗剂的作用来增加 GRK5 的功能。

2. 血管扩张药 硝酸异山梨酯是一种硝酸类血管扩张剂，常用于治疗心绞痛，充血性心力衰竭等。其主要通过乙酰化进行代谢，乙酰化速度快的患者可减少该药物在体内的暴露量，而乙酰化慢的患者则会增加该药物的生物利用度。可通过检查 NAT2 基因中的遗传变异来调整给药策略以提高疗效和安全性。

3. 降脂药 他汀类药物通过抑制胆固醇合成中的关键酶从而降低血液中胆固醇水平，同时可抑制胆固醇和甘油三酯的合成和分泌，是广泛用于预防和治疗冠状动脉疾病的一线药物，其治疗效果在不同患者之间存在较大差异。基因位点的变异包括载脂蛋白 E（APOE）、羟甲基戊二酰辅酶 A 还原酶、低密度脂蛋白受体（LDLR）及他汀类药物代谢酶（CYPs），这些对药物效应具有影响。不同基因型患者服用阿托伐他汀后外周血单核细胞内 SREBF1 和 SCAP mRNA 的表达作用不一致，导致基因转录水平和甘油三酯含量也不同。他汀类药物具有导致肌肉损伤的风险，其中辛伐他汀的风险随着剂量依赖性增加，该药物使用与广泛的肌肉相关症状相关，从轻度肌肉酸痛到危及生命的横纹肌溶解，部分肌病相关风险与 SLCO1B1 基因的遗传变异有关。SLCO1B1 编码 OATP1B1 转运蛋白，介导肝脏对他汀类药物的吸收，纯合子患者该蛋白功能明显降低，使得辛伐他汀在患者循环中显著积累，从而增加不良反应的风险。

4. 抗凝血药 华法林作为临床使用最广泛的抗凝药物之一，用于预防深静脉血栓形成、心房颤动、复发性中风等疾病。华法林与其他具有类似作用机制的香豆素类药物一样，是维生素 K 环氧化物还原酶（VKORC1）的抑制剂，导致可用作凝血蛋白辅助因子的维生素 K 减少。华法林以 *R* 和 *S* 立体异构体的混合形式给药，*S*-华法林效力相较 *R*-华法林高 3～5 倍，*S*-华法林主要由 CYP2C9 代谢，而 *R*-华法林主要通过 CYP3A4 代谢。VKORC1 编码区中的非同义变异会导致患者对华法林产生耐药性，从而患者需要更高剂量才能获得治疗性抗凝。华法林耐药性变异在很大程度上解释了非洲、欧洲和亚洲人群之间华法林剂量需求的差异。此外，携带 CYP2C9 *2 和 *3 变异的患者对 *S*-华法林的清除率分别降低约 40% 和 75%，因此，与 CYP2C9 *1/*1 基因型相比，CYP2C9 *1/*2 基因型患者的华法林剂量需求约低 20%，CYP2C9 *1/*3 基因型患者的华法林剂量需求低 35%，以防止过度抗凝和出血。氯吡格雷作为口服抗血小板药物，是一种前体药物，经过两步代谢形成活性形式，不可逆地抑制血小板活化，多种 CYP 酶参与了该药物的活化。其中，CYP2C19 参与了两个步骤，在氯吡格雷的生物活化过程中起着至关重要的作用。而编码 CYP2C19 的基因具有高度多态性，其中 *1 表示与正常酶功能相关的等位基因，*2 和 *3 表示与无酶功能相关的等位基因。而 CYP2C19 *17 变异与转录活性增加有关，携带 CYP2C19 *17 的患者与氯吡格雷反应增强和出血风险增加显著相关。

5. 急性淋巴细胞性白血病（acute lymphoblastic leukemia，ALL） ALL 的化疗方案均包括 6-巯基嘌呤（mercaptopurine，6-MP）、6-硫代鸟嘌呤或者硫唑嘌呤。代谢 6-MP 的四种酶有黄嘌呤氧化酶、次黄嘌呤-鸟嘌呤磷酸核苷转移酶、硫嘌呤甲基转移酶（thiopurine methyltransferase，TPMT）、和核苷酸焦磷酸酶 15（nudix hydrolase 15，NUDT15）。因 TPMT 基因位点突变而导致该酶代谢活性降低的患者可发生严重毒性反应，NUDT15 缺乏同样与 6-MP 不耐受有关。因而建议对患者的 TPMT 和 NUDT15 基因型进行检测确认，考虑对 TPMT 缺乏症患者进行基因分型或表型分析，对严重骨髓抑制患者进行 NUDT15 缺乏症基因分型分析，进而调整药物剂量或者采用替代疗法。

6. 阿尔兹海默病（alzheimer disease，AD） 阿尔茨海默病是老年人痴呆最常见的病因之一。最新数据表明，到 2050 年，全球痴呆的患病率将翻三倍。阿尔兹海默病的风险 60%～80% 取决于遗传因素，目前已确定了 40 多个与阿尔兹海默病相关的遗传风险位点，例如，与脂质代谢相关的载脂蛋白（apolipoprotein E，apoE）基因、与突触功能/内吞作用相关的 PICALM（phosphatidylinositol-binding clathrin assembly protein）基因、与炎性反应相关的 CD33（myeloid cell surface antigen CD33）基因等。其中 apoE 等位基因与该疾病的关联性最强，研究发现，大于 80% 的 apoE 4 阴性患者在接受他克林治疗 30 周后病情明显好转，而 60% 的 apoE 4 阳性患者则恶化。

7. 靶向抗肿瘤药物 肿瘤分为良性肿瘤和恶性肿瘤，恶性肿瘤也被称为癌症，是目前危害人类健康最严重的一类疾病，居我国疾病死亡率首位。恶性肿瘤治疗复杂，化疗副作用大，常出现耐药、肿瘤复发转移等，同时费用也较高，且疗效不乐观。

2022 年中国新发肺癌病例约 87.1 万，新增肺癌死亡病例约 76.7 万，分别占所有恶性肿瘤发病和死亡病例的 18.1% 和 23.9%。最先发现和研究最广泛的是表皮生长因子（epidermal growth factor receptor,

EGFR），是一种跨膜受体酪氨酸激酶。EGFR 激活突变可放大下游磷酸化级联信号，从而增加细胞增殖和存活率，约占非小细胞肺癌（non-small cell lung cancer，NSCLC）诊断的 10%～15%。EGFR 基因外显子 19 缺失和外显子 24 L858R 点突变是最常见的 EGFR 致敏突变，约占 NSCLC 突变的 90%，并导致酪氨酸激酶抑制剂（tyrosine kinase inhibitors，TKI）的高度敏感性。该基因位点突变评估已成为常规治疗标准，据此判定是否适合使用吉非替尼、厄洛替尼、阿法替尼等药物。虽然大多数 EGFR 突变的患者可从 TKI 中受益，但是许多患者在开始治疗后一年内出现了疾病进展，此外，获得性耐药会降低 TKI 的长期疗效。

乳腺癌是女性中最常见的肿瘤，其发病率随着年龄增长而增加，尽管治疗已取得了巨大进步，但仍然是癌症死亡的第二大常见原因。目前根据癌细胞表面或细胞内的蛋白质分类，如激素受体阳性、ERBB2 阳性（HER2 阳性）及三阴性乳腺癌。不同类型的乳腺癌对不同的药物反应不同，如激素受体阳性乳腺癌患者最好使用抗雌激素药物治疗，高表达 ERBB2 阳性的乳腺癌患者建议使用曲妥珠单抗（赫赛汀）治疗。而三阴性乳腺癌患者由于没有可用的靶向治疗方案，标准治疗仍然是化疗。但基于三阴性乳腺癌基因表达研究，体内外及临床实验已发现了几个潜在靶点，主要包括 DNA 修复和损伤、生长和血管生成、PI3K 通路等。

随着个体化医疗的不断进展，肿瘤患者有了众多优于化疗的全新治疗选择。靶向药物已经从最初的针对单癌种单靶点的治疗进阶到了针对特定基因不限癌种的广谱抗癌时代。“篮子试验”是指将相同基因突变的多个肿瘤类型作为研究对象，而不是肿瘤的发生部位和病理类型，打破了肿瘤形态特征和部位的框架。通常纳入具有相同基因和分子变异的不同组织学类型肿瘤患者，用同一种药物治疗不同的组织学部位肿瘤，类似于“异病同治”。其本质就是探索一种试验药物治疗相同基因突变的多癌种肿瘤的安全性和有效性。间变性淋巴瘤激酶（anaplastic lymphoma kinase，ALK）基因突变不但是非小细胞肺癌的驱动基因，也是其他恶性肿瘤包括肺癌、淋巴瘤、肾癌、神经母细胞瘤等的驱动基因，抑制 ALK 的三磷酸腺苷（adenosine triphosphate，ATP）竞争性的多靶点蛋白激酶抑制剂克唑替尼就可以针对其他肿瘤进行治疗。除了 ALK 之外，EGFR、HER2、BRAF 等基因都可能在不同的肿瘤中发挥驱动的作用。其中，BRAF 突变可以在多发性骨髓瘤、黑色素瘤、卵巢癌、结肠癌、甲状腺癌、绒毛膜癌、胃肠肿瘤、肺癌等多个癌种中被检出。同时，肿瘤又是一个多基因的复杂性疾病，一种肿瘤往往具有多个驱动基因，把这些不同的靶基因聚拢在一起同时检测，然后根据不同的靶基因分配不同的精准靶药物。“伞式研究”能使个体获得全面有效的精准治疗。比如，针对肺癌进行鼠类肉瘤毒癌基因（kirsten rat sarcoma viral oncogene，KRAS）、EGFR、ALK 等靶基因的同时检测。“篮子试验”的优点是使得某些非常罕见的肿瘤因为带有相同的基因突变类型而得到了治疗的机会。但也因入组的受试者患有的瘤种不同，“篮子试验”无法选择一个共同的对照组，通常为单臂自对照研究。而试验结果可有助于人们了解肿瘤的发病机制，进而找到合适的治疗方法。作为“篮子试验”的补充，“伞式研究”可以在同一肿瘤中同时研究多种试验药物。“伞式研究”将传统定义的某种肿瘤根据生物标志物或基因突变类型，进一步分成亚组进行试验。“篮子试验”是不同的病（癌症）因为相同的基因突变而使用了相同的治疗方法，“伞式研究”就是相同的病（癌症）因为基因突变的不同而使用了不同的治疗方法。“平台试验”则是研究治疗一种疾病的多种靶向疗法，也称为多臂、多阶段（muti-arm，multi-stage，MAMS）设计，试验使用同一对照组对几种不同的干预措施（治疗药物或方法）进行评估。随着生物检测水平的进步和精密医学的发展，生物标志物导向的临床试验正在日益兴起，开展这类创新性试验，加速药物基因组学的研究，将有助于快速走向精准医学。

三、药物治疗监测在个体化用药中的应用

治疗药物监测（therapeutic drug monitoring，TDM）是指通过测定患者血液、尿液、唾液等样本中的药物或者其代谢物的浓度，利用定量药物模型，以药物治疗窗为基准，指定适合患者的个体化给药方案，其核心是实现个体化用药。通过药物基因组学研究，实现临床个体化用药，是治疗药物浓度监测的进一步延伸和充实。未来的临床药物治疗模式应当以遗传药理学、药物基因组学为导向，结合血药浓度监测来指导特定药物对特定患者的合理使用。

（一）联合药物基因组学应用分析

在药动学原理基础上进行的血药浓度监测是个体化用药指导最常见且重要的手段之一。但是如果一般情况、疾病诊断、药物使用、血药浓度相同而疗效有差异时，用传统的药动学原理无法解释时，则需考虑药物基因组学。通过药物基因组学对患者进行基因分析，明确不同人群中的基因差异，制订初步给药方案，随后通过血药浓度监测对相应给药方案进行调整与修正，将药物基因组学与血药浓度监测手段进行有机整合，促进真正的“个体化用药”。

（二）检测时机与方式

传统 TDM 需给药后一段时间进行采集血样进行检测，此时患者已然出现不良反应或者药效不佳的情况。但如果利用某一类药物代谢酶的基因型试剂盒或者基因芯片对患者在给药前便进行了检测，就可以提前了解患者的代谢能力，进而选择合适的药物剂量。同时，采用唾液、发根或黏膜刮片等样本进行基因分析，结果稳定且特异，改善患者用药依从性。

通过药物基因组学研究实现临床用药个体化，目的在于更好地完善和发展“个体化用药”这一主题。药物基因组学的应用，弥补了以往只根据血药浓度监测进行个体化给药的不足，也为以往无法解释的药效学现象找到了答案，为临床个体化用药开辟了一条新的方向。无需多疑，虽然个体化用药在临床实践中仍有许多问题：血药浓度与基因检测是否可以结合，如何结合，国内有关基因检测成本效果的研究数据有限，我国药物基因检测领域处于发展阶段，相关指南及法规尚不完善，部分药物基因检测尚未纳入医保，临床药师缺乏个体化治疗的相关知识等，导致个体化用药目前的研究成果和研究方法仍不足以广泛应用于临床。但随着技术的飞速发展，将药物基因组学与血药浓度监测进行有机整合，指导特定药物对特定患者的合理使用，不仅可对某一特定患者给予最合适与最安全的剂量，而且在治疗过程中可维持稳定的、合适的治疗浓度，提高疗效、缩短病程、减少不良反应、降低治疗成本，促进真正的个体化用药目标的实现。

答案解析

思考题

1. 药物代谢酶基因多态性研究在临床用药的意义有哪些？
2. 药物代谢酶基因多态性影响药物反应的机制有哪些？
3. 药物代谢酶基因多态性与临床药物不良反应的表现有哪些？
4. 以他汀类药物为例，请简述 *SLCO1B1* 基因多态性如何指导临床用药？
5. 与二甲双胍个体化用药最为相关的转运体基因多态性有哪些？请举例说明临床应用的效果与不足。
6. 药物作用靶点基因多态性是如何影响药物效应的？

7. 血管紧张素转换酶（ACE）基因多态性如何影响ACE抑制剂的疗效？
8. 5-羟色胺受体基因多态性在抗抑郁药物疗效中的作用是什么？
9. 个体化用药在临床中的应用面临哪些挑战？
10. 如何利用药物基因组学来优化个体化药物治疗方案？
11. 个体化用药在肿瘤治疗中的最新进展是什么？其疗效如何与传统疗法比较？

（师少军）

书网融合……

本章小结　　微课　　习题

第十一章　抗菌药物的合理使用

PPT

学习目标

1. 通过本章学习，掌握抗菌药物临床应用基本原则、制定抗菌药物给药方案的基本原则、抗菌药物药代动力学/药效学基本参数、常见耐药菌感染的药物选择；熟悉常见手术预防用药选择、抗菌药物根据PK/PD原则的分类、常见耐药菌感染的药物特点；了解特殊人群的用药原则、抗菌药物在不同组织的分布、抗菌药物根据PK/PD原则给药方案优化的原则、细菌常见的耐药机制。

2. 具有感染性疾病预防、治疗的药物选择、给药方案制定的能力，做到抗菌药物的临床合理使用。

3. 树立科学的世界观，培养严谨求实的科学态度，树立药学服务意识，关爱患者，促进抗菌药物临床合理使用，遏制细菌耐药发展。

感染性疾病涉及人体各个器官，及时、准确的诊断和治疗，对患者预后至关重要，也对防止耐药菌产生和传播具有深远的意义。抗菌药物是治疗感染性疾病的关键手段，在临床广泛使用。然而，不合理的抗菌药物使用，能增加医院感染的风险，导致耐药菌株迅速扩散，这不仅限制了治疗选择，还增加了治疗成本和患者的病死率。合理的抗菌药物使用不仅有助于提高临床治疗效果，还能降低医疗成本。

第一节　抗菌药物临床应用的基本原则

合理使用抗菌药物指在明确指征下选用适当的抗菌药物，采用合适的剂量及疗程，使感染部位抗菌药物浓度足够抑制致病微生物的生长或杀灭致病微生物，但又保持在对人体细胞产生毒性的浓度之下，以求达到清除病原微生物、控制感染，又不引发不良反应的目的。抗菌药物临床应用遵循以下基本原则。

一、抗菌药物预防性应用的基本原则

（一）非手术患者抗菌药物的预防性应用

1. 预防用药目的　预防特定病原菌所致的或特定人群可能发生的感染。

2. 预防用药基本原则

（1）用于尚无细菌感染征象但暴露于致病菌感染的高危人群。

（2）预防用药适应证和抗菌药物选择应基于循证医学证据。

（3）应针对一种或两种最可能细菌的感染进行预防用药，不宜盲目地选用广谱抗菌药或多药联合预防多种细菌多部位感染。

（4）应限于针对某一段特定时间内可能发生的感染，而非任何时间可能发生的感染。

（5）应积极纠正导致感染风险增加的原发疾病或基础状况。可以治愈或纠正者，预防用药价值较大；原发疾病不能治愈或纠正者，药物预防效果有限，应权衡利弊决定是否预防用药。

（6）以下情况原则上不应预防使用抗菌药物：普通感冒及麻疹、水痘等病毒性疾病；昏迷、休克、中毒、心力衰竭、绝大多数肿瘤、应用肾上腺皮质激素等患者；留置导尿管、留置深静脉导管以及建立人工气道（包括气管插管或气管切口）患者。

3. 对某些细菌性感染的预防用药指征与方案　在某些细菌性感染的高危人群中，有指征的预防性使用抗菌药物，预防用药对象和推荐预防方案如表 11－1 所示。此外，严重中性粒细胞缺乏（ANC≤0.1×10^9/L）持续时间超过 7 天的高危患者和实体器官移植及造血干细胞移植的患者，在某些情况下也有预防用抗菌药物的指征，但由于涉及患者基础疾病、免疫功能状态、免疫抑制剂等药物治疗史等诸多复杂因素，其预防用药指征及方案需参阅相关专题文献。

表 11－1　抗菌药物在预防非手术患者某些特定感染中的应用

预防感染种类	预防用药对象	抗菌药物选择
风湿热复发	①风湿性心脏病儿童患者 ②经常发生链球菌咽峡炎或风湿热的儿童及成人	苄星青霉素、青霉素 V
感染性心内膜炎	心内膜炎高危患者，在接受牙科或口腔操作前	阿莫西林或氨苄西林、青霉素过敏者用克林霉素
流行性脑脊髓膜炎	流脑流行时： ①托儿所、部队、学校中的密切接触者 ②患者家庭中的儿童	利福平（妊娠期妇女不用）、环丙沙星（限成人）、头孢曲松
流感嗜血杆菌脑膜炎	①患者家庭中未经免疫接种的≤4 岁儿童 ②有发病者的幼托机构中≤2 岁未经免疫的儿童 ③幼托机构在 60 天内发生 2 例以上患者，且入托对象未接种疫苗时，应对入托对象和全部工作人员预防用药	利福平（妊娠期妇女不用）
脾切除后/功能无脾者菌血症	①脾切除后儿童	定期接种肺炎链球菌、B 型流感嗜血杆菌疫苗和四价脑膜炎奈瑟菌疫苗 5 岁以下儿童：每日阿莫西林或青霉素 V 口服，直到满 5 岁 5 岁以上儿童：每日青霉素口服，至少 1 年
	②患镰状细胞贫血和地中海贫血的儿童（属于功能无脾）	根据年龄定期接种肺炎链球菌、B 型流感嗜血杆菌疫苗和四价脑膜炎奈瑟菌疫苗 5 岁以下儿童：每日青霉素 V 口服，直到满 5 岁 5 岁以上儿童：每日青霉素口服，有建议至少用药至 18 岁 出现发热时可予阿莫西林/克拉维酸或头孢呋辛 青霉素过敏者可予磺胺甲噁唑/甲氧苄啶（SMZ/TMP）或克拉霉素
新生儿淋病奈瑟菌或衣原体眼炎	每例新生儿	四环素或红霉素眼药水滴眼
肺孢子菌病	①艾滋病患者 CD_4 细胞计数＜200/mm^3 者 ②造血干细胞移植、实体器官移植受者、CAR－T 清淋者	SMZ/TMP
百日咳	主要为与百日咳患者密切接触的幼儿和年老体弱者	红霉素
新生儿 B 组溶血性链球菌（GBS）感染	①妊娠期妇女有 GBS 菌尿症 ②妊娠 35～37 周阴道和肛拭培养筛查有 GBS 寄殖 ③妊娠期妇女有以下情况之一者：＜37 周早产；羊膜早破≥18 小时；围产期发热，体温 38℃以上者；以往出生的新生儿有该菌感染史者	青霉素 G、氨苄西林 青霉素过敏但发生过敏性休克危险性小者：头孢唑林 青霉素过敏，有发生过敏性休克危险性者：克林霉素或红霉素

续表

预防感染种类	预防用药对象	抗菌药物选择
实验室相关感染	实验室工作者不慎暴露于布鲁菌： 高危者（接触量多） 低危者（接触量少） 妊娠期妇女	多西环素 + 利福平 每周2次血清试验，转阳时开始用药，方案同上 SMZ/TMP ± 利福平
	实验室工作者暴露于鼠疫耶尔森菌	多西环素或 SMZ/TMP

（二）围手术期患者抗菌药物的预防性应用

1. 预防用药目的 主要是预防手术部位感染，包括浅表切口感染、深部切口感染和手术所涉及的器官/腔隙感染，但不包括与手术无直接关系的、术后可能发生的其他部位感染。

2. 预防用药原则 围手术期抗菌药物预防用药，应根据手术切口类别（表11－2）、手术创伤程度、可能的污染细菌种类、手术持续时间、感染发生机会和后果严重程度、抗菌药物预防效果的循证医学证据、对细菌耐药性的影响和经济学评估等因素，综合考虑决定是否预防用抗菌药物。但抗菌药物的预防性应用并不能代替严格的消毒、灭菌技术和精细的无菌操作，也不能代替术中保温和血糖控制等其他预防措施。

（1）清洁手术（Ⅰ类切口） 手术脏器为人体无菌部位，局部无炎症、无损伤，也不涉及呼吸道、消化道、泌尿生殖道等人体与外界相通的器官。手术部位无污染，通常不需预防用抗菌药物。但在下列情况时可考虑预防用药：①手术范围大、手术时间长、污染机会增加；②手术涉及重要脏器，一旦发生感染将造成严重后果者，如头颅手术、心脏手术等；③异物植入手术，如人工心脏瓣膜植入、永久性心脏起搏器放置、人工关节置换等；④有感染高危因素如高龄、糖尿病、免疫功能低下（尤其是接受器官移植者）、营养不良等患者。

（2）清洁-污染手术（Ⅱ类切口） 手术部位存在大量人体寄殖菌群，手术时可能污染手术部位引致感染，故此类手术通常需预防用抗菌药物。

（3）污染手术（Ⅲ类切口） 已造成手术部位严重污染的手术。此类手术需预防用抗菌药物。

（4）污秽-感染手术（Ⅳ类切口） 在手术前即已开始治疗性应用抗菌药物，术中、术后继续，此不属预防应用范畴。

表11－2 手术切口类别

切口类别	定义
Ⅰ类切口（清洁手术）	手术不涉及炎症区，不涉及呼吸道、消化道、泌尿生殖道等人体与外界相通的器官
Ⅱ类切口（清洁-污染手术）	上、下呼吸道，上、下消化道，泌尿生殖道手术，或经以上器官的手术，如经口咽部手术、胆道手术、子宫全切除术、经直肠前列腺手术，以及开放性骨折或创伤手术等
Ⅲ类切口（污染手术）	造成手术部位严重污染的手术，包括：手术涉及急性炎症但未化脓区域；胃肠道内容物有明显溢出污染；新鲜开放性创伤但未经及时扩创；无菌技术有明显缺陷，如开胸、心脏按压者
Ⅳ类切口（污秽-感染手术）	有失活组织的陈旧创伤手术；已有临床感染或脏器穿孔的手术

3. 抗菌药物品种选择

（1）根据手术切口类别、可能的污染菌种类及其对抗菌药物敏感性、药物能否在手术部位达到有效浓度等综合考虑。

（2）选用对可能的污染菌针对性强、有充分的预防有效的循证医学证据、安全、使用方便及价格适当的品种。有循证医学证据的第一代头孢菌素主要为头孢唑啉，第二代头孢菌素主要为头孢呋辛。

（3）应尽量选择单一抗菌药物预防用药，避免不必要的联合使用。预防用药应针对手术路径中可能存在的污染菌。如心血管、头颈、胸腹壁、四肢软组织手术和骨科手术等经皮肤的手术，通常选择针对金黄色葡萄球菌的抗菌药物。结肠、直肠和盆腔手术，应选用针对肠道革兰阴性菌和脆弱拟杆菌等厌氧菌的抗菌药物。

（4）头孢菌素过敏者，针对革兰阳性菌可用万古霉素、去甲万古霉素、克林霉素；针对革兰阴性杆菌可用氨曲南、磷霉素或氨基糖苷类。

（5）对某些手术部位感染会引起严重后果者，如人工心脏瓣膜置换术、人工关节置换术等，若术前发现有耐甲氧西林金黄色葡萄球菌（MRSA）定植的可能或者该机构 MRSA 发生率高，可选用万古霉素、去甲万古霉素预防感染，但应严格控制用药持续时间。

（6）不应随意选用广谱抗菌药物作为围手术期预防用药。鉴于国内大肠埃希菌对氟喹诺酮类药物耐药率高，应严格控制氟喹诺酮类药物作为外科围手术期预防用药。

常见围手术期预防用抗菌药物的品种选择如表 11－3 所示。

表 11－3　抗菌药物在围手术期预防应用的品种选择

手术名称	切口类别	可能的污染菌	抗菌药物选择
脑外科手术（清洁，无植入物）	Ⅰ	金黄色葡萄球菌，凝固酶阴性葡萄球菌	第一、二代头孢菌素，MRSA 感染高发医疗机构的高危患者可用（去甲）万古霉素
脑外科手术（经鼻窦、鼻腔、口咽部手术）	Ⅱ	金黄色葡萄球菌，链球菌属，口咽部厌氧菌（如消化链球菌）	第一、二代头孢菌素 ± 甲硝唑，或克林霉素 + 庆大霉素
脑脊液分流	Ⅰ	金黄色葡萄球菌，凝固酶阴性葡萄球菌	第一、二代头孢菌素，MRSA 感染高发医疗机构的高危患者可用（去甲）万古霉素
脊髓手术	Ⅰ	金黄色葡萄球菌，凝固酶阴性葡萄球菌	第一、二代头孢菌素
眼科手术（如白内障、青光眼或角膜移植、泪囊手术、眼穿通伤）	Ⅰ、Ⅱ	金黄色葡萄球菌，凝固酶阴性葡萄球菌	局部应用妥布霉素或左氧氟沙星等
头颈部手术（恶性肿瘤，不经口咽部黏膜）	Ⅰ	金黄色葡萄球菌，凝固酶阴性葡萄球菌	第一、二代头孢菌素
头颈部手术（经口咽部黏膜）	Ⅱ	金黄色葡萄球菌，链球菌属，口咽部厌氧菌（如消化链球菌）	第一、二代头孢菌素 ± 甲硝唑，或克林霉素 + 庆大霉素
颌面外科（下颌骨折切开复位或内固定，面部整形术有移植物手术，正颌手术）	Ⅰ	金黄色葡萄球菌，凝固酶阴性葡萄球菌	第一、二代头孢菌素
耳鼻喉科（复杂性鼻中隔鼻成形术，包括移植）	Ⅱ	金黄色葡萄球菌，凝固酶阴性葡萄球菌	第一、二代头孢菌素
乳腺手术（乳腺癌、乳房成形术，有植入物如乳房重建术）	Ⅰ	金黄色葡萄球菌，凝固酶阴性葡萄球菌，链球菌属	第一、二代头孢菌素
胸外科手术（食管、肺）	Ⅱ	金黄色葡萄球菌，凝固酶阴性葡萄球菌，肺炎链球菌，革兰阴性杆菌	第一、二代头孢菌素
心血管手术（腹主动脉重建、下肢手术切口涉及腹股沟、任何血管手术植入人工假体或异物，心脏手术、安装永久性心脏起搏器）	Ⅰ	金黄色葡萄球菌，凝固酶阴性葡萄球菌	第一、二代头孢菌素，MRSA 感染高发医疗机构的高危患者可用（去甲）万古霉素

续表

手术名称	切口类别	可能的污染菌	抗菌药物选择
肝、胆系统及胰腺手术	Ⅱ、Ⅲ	革兰阴性杆菌，厌氧菌（如脆弱拟杆菌）	第一、二代头孢菌素或头孢曲松 ± 甲硝唑，或头霉素类
胃、十二指肠、小肠手术	Ⅱ、Ⅲ	革兰阴性杆菌，链球菌属，口咽部厌氧菌（如消化链球菌）	第一、二代头孢菌素，或头霉素类
结肠、直肠、阑尾手术	Ⅱ、Ⅲ	革兰阴性杆菌，厌氧菌（如脆弱拟杆菌）	第一、二代头孢菌素 ± 甲硝唑，或头霉素类，或头孢曲松 ± 甲硝唑
经直肠前列腺活检	Ⅱ	革兰阴性杆菌	氟喹诺酮类
泌尿外科手术：进入泌尿道或经阴道的手术（经尿道膀胱肿瘤或前列腺切除术、异体植入及取出，切开造口、支架的植入及取出）及经皮肾镜手术	Ⅱ	革兰阴性杆菌	第一、二代头孢菌素，或氟喹诺酮类
泌尿外科手术：涉及肠道的手术	Ⅱ	革兰阴性杆菌，厌氧菌	第一、二代头孢菌素，或氨基糖苷类 + 甲硝唑
有假体植入的泌尿系统手术	Ⅱ	葡萄球菌属，革兰阴性杆菌	第一、二代头孢菌素 + 氨基糖苷类，或万古霉素
经阴道或经腹腔子宫切除术	Ⅱ	革兰阴性杆菌，肠球菌属，B 组链球菌，厌氧菌	第一、二代头孢菌素（经阴道手术加用甲硝唑，或头霉素类）
腹腔镜子宫肌瘤剔除术（使用举宫器）	Ⅱ	革兰阴性杆菌，肠球菌属，B 组链球菌，厌氧菌	第一、二代头孢菌素 ± 甲硝唑，或头霉素类
羊膜早破或剖宫产术	Ⅱ	革兰阴性杆菌，肠球菌属，B 组链球菌，厌氧菌	第一、二代头孢菌素 ± 甲硝唑
人工流产-刮宫术、引产术	Ⅱ	革兰阴性杆菌，肠球菌属，链球菌，厌氧菌（如脆弱拟杆菌）	第一、二代头孢菌素 ± 甲硝唑，或多西环素
会阴撕裂修补术	Ⅱ、Ⅲ	革兰阴性杆菌，肠球菌属，链球菌属，厌氧菌（如脆弱拟杆菌）	第一、二代头孢菌素 ± 甲硝唑
皮瓣转移术（游离或带蒂）或植皮术	Ⅱ	金黄色葡萄球菌，凝固酶阴性葡萄球菌，链球菌属，革兰阴性菌	第一、二代头孢菌素
关节置换成形术、截骨、骨内固定术、腔隙植骨术、脊柱术（应用或不用植入物、内固定物）	Ⅰ	金黄色葡萄球菌，凝固酶阴性葡萄球菌，链球菌属	第一、二代头孢菌素，MRSA 感染高发医疗机构的高危患者可用（去甲）万古霉素
外固定架植入术	Ⅱ	金黄色葡萄球菌，凝固酶阴性葡萄球菌，链球菌属	第一、二代头孢菌素
截肢术	Ⅰ、Ⅱ	金黄色葡萄球菌，凝固酶阴性葡萄球菌，链球菌属，革兰阴性菌，厌氧菌	第一、二代头孢菌素 ± 甲硝唑
开放骨折内固定术	Ⅱ	金黄色葡萄球菌，凝固酶阴性葡萄球菌，链球菌属，革兰阴性菌，厌氧菌	第一、二代头孢菌素 ± 甲硝唑

4. 给药方案

（1）给药方法　给药途径大部分为静脉输注，仅有少数为口服给药。

静脉输注应在皮肤、黏膜切开前 0.5～1 小时内或麻醉开始时给药，在输注完毕后开始手术，保证手术部位暴露时局部组织中抗菌药物已达到足以杀灭手术过程中沾染细菌的药物浓度。万古霉素或氟喹诺酮类等由于需输注较长时间，应在手术前 1～2 小时开始给药。

（2）预防用药维持时间　抗菌药物的有效覆盖时间应包括整个手术过程。手术时间较短（<2 小时）的清洁手术术前给药一次即可。如手术时间超过 3 小时或超过所用药物半衰期的 2 倍以上，或成人出血量超过 1500ml，术中应追加一次。清洁手术的预防用药时间不超过 24 小时，心脏手术可视情况延

长至48小时。清洁-污染手术和污染手术的预防用药时间亦为24小时，污染手术必要时延长至48小时。过度延长用药时间并不能进一步提高预防效果，且预防用药时间超过48小时，耐药菌感染机会增加。

（三）侵入性诊疗操作患者抗菌药物的预防应用

随着放射介入和内镜诊疗等微创技术的快速发展和普及，我国亟待规范诊疗操作患者的抗菌药物预防应用。根据现有的循证医学证据、国际有关指南推荐和国内专家的意见，对部分常见特殊诊疗操作的预防用药提出了建议，见表11－4。

表11－4　特殊诊疗操作抗菌药物预防应用的建议

诊疗操作名称	预防用药建议	推荐药物
血管（包括冠状动脉）造影术、成形术、支架植入术及导管内溶栓术	不推荐常规预防用药。对于7天内再次行血管介入手术者、需要留置导管或导管鞘超过24小时者，则应预防用药	第一代头孢菌素
主动脉内支架植入术	高危患者建议使用1次	第一代头孢菌素
下腔静脉滤器植入术	不推荐预防用药	
先天性心脏病封堵术	建议使用1次	第一代头孢菌素
心脏射频消融术	建议使用1次	第一代头孢菌素
血管畸形、动脉瘤、血管栓塞术	通常不推荐，除非存在皮肤坏死	第一代头孢菌素
脾动脉、肾动脉栓塞术	建议使用，用药时间不超过24小时	第一代头孢菌素
肝动脉化疗栓塞（TACE）	建议使用，用药时间不超过24小时	第一、二代头孢菌素±甲硝唑
肾、肺或其他（除肝外）肿瘤化疗栓塞	不推荐预防用药	
子宫肌瘤-子宫动脉栓塞术	不推荐预防用药	
食管静脉曲张硬化治疗	建议使用，用药时间不超过24小时	第一、二代头孢菌素 头孢菌素过敏患者可考虑氟喹诺酮类
经颈静脉肝内门腔静脉分流术（TIPS）	建议使用，用药时间不超过24小时	氨苄西林/舒巴坦或阿莫西林/克拉维酸
肿瘤的物理消融术（包括射频、微波和冷冻等）	不推荐预防用药	
经皮椎间盘摘除术及臭氧、激光消融术	建议使用	第一、二代头孢菌素
经内镜逆行胰胆管造影（ERCP）	建议使用1次	第二代头孢菌素或头孢曲松
经皮肝穿刺胆道引流或支架植入术	建议使用	第一、二代头孢菌素，或头霉素类
内镜黏膜下剥离术（ESD）	一般不推荐预防用药；如为感染高危切除（大面积切除，术中穿孔等）建议用药时间不超过24小时	第一、二代头孢菌素
经皮内镜胃造瘘置管	建议使用，用药时间不超过24小时	第一、二代头孢菌素
输尿管镜和膀胱镜检查，尿动力学检查；震波碎石术	术前尿液检查无菌者，通常不需预防用药。但对于高龄、免疫缺陷状态、存在解剖异常等高危因素者，可予预防用药	氟喹诺酮类，或SMZ/TMP，或第一、二代头孢菌素，或氨基糖苷类
腹膜透析管植入术	建议使用1次	第一代头孢菌素
隧道式血管导管或药盒置入术	不推荐预防用药	
淋巴管造影术	建议使用1次	第一代头孢菌素

二、抗菌药物治疗性应用的基本原则

（一）诊断为细菌性感染者方有指征应用抗菌药物

根据患者的症状、体征、实验室检查或放射、超声等影像学结果，诊断为细菌、真菌感染者方有指征应用抗菌药物；由结核分枝杆菌、非结核分枝杆菌、支原体、衣原体、螺旋体、立克次体及部分原虫等病原微生物所致的感染亦有指征应用抗菌药物。缺乏细菌及上述病原微生物感染的临床或实验室证据，诊断不能成立者，以及病毒性感染者，均无应用抗菌药物指征。

（二）尽早查明感染病原，根据病原种类及药物敏感试验结果选用抗菌药物

抗菌药物品种的选用，原则上应根据病原菌种类及病原菌对抗菌药物敏感性，即细菌药物敏感试验（以下简称药敏试验）的结果而定。因此有条件的医疗机构，对临床诊断为细菌性感染的患者应在开始抗菌治疗前，及时留取相应合格标本（尤其血液等无菌部位标本）送病原学检测，以尽早明确病原菌和药敏结果，并据此调整抗菌药物治疗方案。

（三）抗菌药物的经验治疗

对于临床诊断为细菌性感染的患者，在未获知细菌培养及药敏结果前，或无法获取培养标本时，可根据患者的感染部位、基础疾病、发病情况、发病场所、既往抗菌药物用药史及其治疗反应等推测可能的病原体，并结合当地细菌耐药性监测数据，先给予抗菌药物经验治疗。待获知病原学检测及药敏结果后，结合先前的治疗反应调整用药方案；对培养结果阴性的患者，应根据经验治疗的效果和患者情况采取进一步诊疗措施。

（四）按照药物的抗菌作用及其体内过程特点选择用药

根据各种抗菌药物的药效学和人体药动学特点不同，按临床适应证正确选用抗菌药物。

（五）综合患者病情、病原菌种类及抗菌药物特点制定抗菌治疗方案

根据病原菌、感染部位、感染严重程度和患者的生理、病理情况及抗菌药物药效学和药动学证据制定抗菌治疗方案，包括抗菌药物的选用品种、剂量、给药次数、给药途径、疗程及联合用药等。在制定治疗方案时应考虑以下方面。

1. 品种选择 根据病原菌种类及药敏试验结果尽可能选择针对性强、窄谱、安全、价格适当的抗菌药物。进行经验治疗者可根据可能的病原菌及当地耐药状况选用抗菌药物。

2. 给药剂量 一般按各种抗菌药物的治疗剂量范围给药。治疗重症感染（如血流感染、感染性心内膜炎等）和抗菌药物不易达到的部位的感染（如中枢神经系统感染等），抗菌药物剂量宜较大（治疗剂量范围高限）；而治疗单纯性下尿路感染时，由于多数药物尿药浓度远高于血药浓度，则可应用较小剂量（治疗剂量范围低限）。

3. 给药途径 对于轻、中度感染的大多数患者，应予口服治疗，选取口服吸收良好的抗菌药物品种，不必采用静脉或肌内注射给药。仅在下列情况下可先予以注射给药：①不能口服或不能耐受口服给药的患者（如吞咽困难者）；②患者存在明显可能影响口服药物吸收的情况（如呕吐、严重腹泻、胃肠道病变或肠道吸收功能障碍等）；③所选药物有合适抗菌谱，但无口服剂型；④需在感染组织或体液中迅速达到高药物浓度以达杀菌作用者（如感染性心内膜炎、化脓性脑膜炎等）；⑤感染严重、病情进展迅速，需给予紧急治疗的情况（如血流感染、重症肺炎患者等）；⑥患者对口服治疗的依从性差。肌内注射给药时难以使用较大剂量，其吸收也受药动学等众多因素影响，因此只适用于不能口服给药的轻、中度感染者，不宜用于重症感染者。

接受注射用药的感染患者经初始注射治疗病情好转并能口服时，应及早转为口服给药。

抗菌药物的局部应用宜尽量避免：皮肤黏膜局部应用抗菌药物后，很少被吸收，在感染部位不能达到有效浓度，反而易导致耐药菌产生，因此治疗全身性感染或脏器感染时应避免局部应用抗菌药物。抗菌药物的局部应用只限于少数情况：①全身给药后在感染部位难以达到有效治疗浓度时加用局部给药作为辅助治疗（如治疗中枢神经系统感染时某些药物可同时鞘内给药，包裹性厚壁脓肿脓腔内注入抗菌药

物等）；②眼部及耳部感染的局部用药等；③某些皮肤表层及口腔、阴道等黏膜表面的感染可采用抗菌药物局部应用或外用，但应避免将主要供全身应用的品种作局部用药。局部用药宜采用刺激性小、不易吸收、不易导致耐药性和过敏反应的抗菌药物。青霉素类、头孢菌素类等较易产生过敏反应的药物不可局部应用。氨基糖苷类等耳毒性药不可局部滴耳。

4. 给药次数　为保证药物在体内能发挥最大药效，杀灭感染灶病原菌，应根据药动学和药效学相结合的原则给药。青霉素类、头孢菌素类和其他β-内酰胺类、红霉素、克林霉素等时间依赖性抗菌药，应一日多次给药。氟喹诺酮类和氨基糖苷类等浓度依赖性抗菌药可一日给药一次。

5. 疗程　抗菌药物疗程因感染不同而异，一般宜用至体温正常、症状消退后72～96小时，有局部病灶者需用药至感染灶控制或完全消散。但血流感染、感染性心内膜炎、化脓性脑膜炎、伤寒、布鲁菌病、骨髓炎、B组链球菌咽炎和扁桃体炎、侵袭性真菌病、结核病等需较长的疗程方能彻底治愈，并减少或防止复发。

6. 抗菌药物的联合应用　单一药物可有效治疗的感染不需联合用药，仅在下列情况时有指征联合用药。

（1）病原菌尚未查明的严重感染，包括免疫缺陷者的严重感染。

（2）单一抗菌药物不能控制的严重感染，需氧菌及厌氧菌混合感染，2种及2种以上复数菌感染，以及多重耐药菌或泛耐药菌感染。

（3）需长疗程治疗，但病原菌易对某些抗菌药物产生耐药性的感染，如某些侵袭性真菌病；或病原菌含有不同生长特点的菌群，需要应用不同抗菌机制的药物联合使用，如结核和非结核分枝杆菌。

（4）毒性较大的抗菌药物，联合用药时剂量可适当减少，但需有临床资料证明其同样有效。如两性霉素B与氟胞嘧啶联合治疗隐球菌脑膜炎时，前者的剂量可适当减少，以减少其毒性反应。

联合用药时宜选用具有协同或相加作用的药物联合，如青霉素类、头孢菌素类或其他β-内酰胺类与氨基糖苷类联合。联合用药通常采用2种药物联合，3种及3种以上药物联合仅适用于个别情况，如结核病的治疗。此外必须注意联合用药后药物不良反应亦可能增多。

三、抗菌药物在特殊病理、生理状况患者中应用的基本原则

（一）肾功能减退患者抗菌药物的应用

1. 基本原则　许多抗菌药物在人体内主要经肾排出，某些抗菌药物具有肾毒性，肾功能减退的感染患者应用抗菌药物的原则如下。

（1）尽量避免使用肾毒性抗菌药物，确有应用指征时，严密监测肾功能情况。

（2）根据感染的严重程度、病原菌种类及药敏试验结果等选用无肾毒性或肾毒性较低的抗菌药物。

（3）使用主要经肾排泄的药物，须根据患者肾功能减退程度以及抗菌药物在人体内清除途径调整给药剂量及方法。

2. 抗菌药物的选用及给药方案调整　根据抗菌药物体内过程特点及其肾毒性，肾功能减退时抗菌药物的选用有以下情况。

（1）主要由肝胆系统排泄，或经肾脏和肝胆系统同时排出的抗菌药物用于肾功能减退者，维持原治疗量或剂量略减。

（2）主要经肾排泄，药物本身并无肾毒性，或仅有轻度肾毒性的抗菌药物，肾功能减退者可应用，可按照肾功能减退程度（以内生肌酐清除率为准）调整给药方案。

（3）肾毒性抗菌药物避免用于肾功能减退者，如确有指征使用该类药物时，宜进行血药浓度监测，据此调整给药方案，达到个体化给药，疗程中需严密监测患者肾功能。

（4）接受肾脏替代治疗患者应根据腹膜透析、血液透析和血液滤过对药物的清除情况调整给药方案。

（二）肝功能减退患者抗菌药物的应用

肝功能减退时，抗菌药物的选用及剂量调整需要考虑肝功能减退对该类药物体内过程的影响程度，以及肝功能减退时该类药物及其代谢物发生毒性反应的可能性。由于药物在肝脏代谢过程复杂，不少药物的体内代谢过程尚未完全阐明，根据现有资料，肝功能减退时抗菌药物的应用有以下情况。

1. 药物主要经肝脏或有相当量经肝脏清除或代谢，肝功能减退时清除减少，并可导致毒性反应的发生，肝功能减退患者应避免使用此类药物，如氯霉素、利福平、红霉素酯化物等。

2. 药物主要由肝脏清除，肝功能减退时清除明显减少，但并无明显毒性反应发生，肝病时仍可正常应用，但需谨慎，必要时减量给药，治疗过程中需严密监测肝功能。红霉素等大环内酯类（不包括酯化物）、克林霉素、林可霉素等属于此类。

3. 药物经肝、肾两途径清除，肝功能减退者药物清除减少，血药浓度升高，同时伴有肾功能减退的患者血药浓度升高尤为明显，但药物本身的毒性不大。严重肝病患者，尤其肝、肾功能同时减退的患者在使用此类药物时需减量应用。经肾、肝两途径排出的青霉素类、头孢菌素类等均属此种情况。

4. 药物主要由肾排泄，肝功能减退者不需调整剂量。氨基糖苷类、糖肽类抗菌药物等属此类。

（三）老年患者抗菌药物的应用

由于老年人组织器官呈生理性退行性变，免疫功能下降，一旦罹患感染，在应用抗菌药物时需注意以下事项。

1. 老年人肾功能呈生理性减退，按一般常用量接受主要经肾排出的抗菌药物时，由于药物自肾排出减少，可导致药物在体内积蓄，血药浓度增高，易发生药物不良反应。因此老年患者，尤其是高龄患者接受主要自肾排出的抗菌药物时，可按轻度肾功能减退减量给药。青霉素类、头孢菌素类和其他β-内酰胺类的大多数品种即属此类情况。

2. 老年患者宜选用毒性低并具杀菌作用的抗菌药物，无用药禁忌者可首选青霉素类、头孢菌素类等β-内酰胺类抗菌药物。氨基糖苷类具有肾、耳毒性，应尽可能避免应用。万古霉素、去甲万古霉素、替考拉宁等药物应在有明确应用指征时慎用，必要时进行血药浓度监测，并据此调整剂量，使给药方案个体化，以达到用药安全、有效的目的。

（四）新生儿患者抗菌药物的应用

新生儿期一些重要器官尚未完全发育成熟，在此期间其生长发育随日龄增加而迅速变化，因此新生儿感染使用抗菌药物时需注意以下事项。

1. 新生儿期肝、肾均未发育成熟，肝代谢酶的产生不足或缺乏，肾清除功能较差，因此新生儿感染时应避免应用毒性大的抗菌药物，包括主要经肾排泄的氨基糖苷类、万古霉素、去甲万古霉素等，以及主要经肝代谢的氯霉素等。确有应用指征时，需进行血药浓度监测，据此调整给药方案，个体化给药，以使治疗安全有效。

2. 新生儿期避免应用可能发生严重不良反应的抗菌药物。可影响新生儿生长发育的四环素类、喹诺酮类应避免应用，可导致脑性核黄疸及溶血性贫血的磺胺类药和呋喃类药应避免应用。

3. 新生儿期由于肾功能尚不完善，主要经肾排出的青霉素类、头孢菌素类等β-内酰胺类药物需减量应用，以防止药物在体内蓄积导致严重中枢神经系统毒性反应的发生。

4. 新生儿的组织器官日益成熟，抗菌药物在新生儿的药动学亦随日龄增长而变化，因此使用抗菌药物时应按日龄调整给药方案。

（五）小儿患者抗菌药物的应用

1. 氨基糖苷类 该类药物有明显耳、肾毒性，小儿患者应避免应用。临床有明确应用指征且又无其他毒性低的抗菌药物可供选用时，方可选用该类药物，并在治疗过程中严密观察不良反应。有条件者应进行血药浓度监测，根据结果个体化给药。

2. 糖肽类 该类药有一定肾、耳毒性，小儿患者仅在有明确指征时方可选用。在治疗过程中应严密观察不良反应，有条件者应进行血药浓度监测，根据结果个体化给药。

3. 四环素类 该类药可导致牙齿黄染及牙釉质发育不良，不可用于8岁以下小儿。

4. 喹诺酮类 该类药对骨骼发育可能产生不良影响，避免用于18岁以下未成年人。

（六）妊娠期和哺乳期患者抗菌药物的应用

1979年，美国食品药品管理局（FDA）根据动物实验和临床用药经验对胎儿致畸相关的影响，建立了五级风险分类法，将药物分为A、B、C、D、X五类，即五字母分级系统，协助医生为妊娠期妇女提供安全的药物处方。2015年，FDA制定了新的妊娠/哺乳期用药规则，希望妊娠/哺乳期女性及相关医务人员能够更加及时、有效地获取最新的药品信息，以指导妊娠期处方决策。新规则要求：药品生产商需在其药品说明书中提供妊娠期、哺乳期妇女药物风险及获益的详细相关信息。新修订的说明书将删除妊娠期用药五字母分级系统，针对妊娠期妇女、胎儿及乳儿提供更多的有效信息，包括药物是否泌入乳汁、是否影响婴儿等。

1. 妊娠期患者抗菌药物的应用 妊娠期患者抗菌药物的应用需考虑药物对母体和胎儿两方面的影响。

（1）对胎儿有致畸或明显毒性作用者，如利巴韦林，妊娠期患者禁用。

（2）对母体和胎儿均有毒性作用者，如氨基糖苷类、四环素类等，妊娠期患者避免应用；但在有明确应用指征，经权衡利弊，用药时患者的受益大于可能的风险时，也可在严密观察下慎用。氨基糖苷类等抗菌药物有条件时应进行血药浓度监测。

（3）药物毒性低，对胎儿及母体均无明显影响，也无致畸作用者，妊娠期患者感染时可选用。如青霉素类、头孢菌素类等β-内酰胺类抗菌药物。

2. 哺乳期患者抗菌药物的应用 哺乳期患者接受抗菌药物后，某些药物可自乳汁分泌，通常母乳中药物含量不高，不超过哺乳期患者每日用药量的1%；少数药物乳汁中分泌量较高，如氟喹诺酮类、四环素类、大环内酯类、氯霉素、磺胺甲噁唑、甲氧苄啶、甲硝唑等。青霉素类、头孢菌素类等β-内酰胺类和氨基糖苷类等在乳汁中含量低。然而无论乳汁中药物浓度如何，均存在对乳儿潜在的影响，并可能出现不良反应，如氨基糖苷类可导致乳儿听力减退，氯霉素可致乳儿骨髓抑制，磺胺甲噁唑等可致核黄疸和溶血性贫血，四环素类可致乳齿黄染，青霉素类可致过敏反应等。因此治疗哺乳期患者时应避免用氨基糖苷类、喹诺酮类、四环素类、氯霉素、磺胺药等。哺乳期患者应用任何抗菌药物时，均宜暂停哺乳。

知识拓展

β-内酰胺类皮肤试验 微课

为进一步规范β-内酰胺类抗菌药物皮肤试验的使用和判读，促进抗菌药物合理使用，国家卫健委在2021年发布了《β-内酰胺类抗菌药物皮肤试验指导原则（2021年版）》，推荐在使用青霉素类药物前，需常规做皮肤试验，阴性者方可使用；不推荐在使用头孢菌素类药物前常规进行皮肤试验。

第二节 抗菌药物的药动学/药效学与合理用药

抗菌药物的药代动力学（pharmacokinetics，PK）主要用于研究抗菌药物在体内的动力学过程，包括吸收、分布、代谢和排泄四个阶段，以及人体在不同生理或病理状态下对这一过程的影响。抗菌药物的药效学（pharmacodynamics，PD）主要用于描述抗菌药物抑制或杀灭病原微生物的能力及动力学过程。PK 过程是指一定剂量的药物在血液、体液和组织中达到杀灭细菌或抑制细菌生长的浓度，并维持一定的时间所涉及的一系列体内过程；PD 的含义是指在感染部位发挥治疗作用同样要求药物达到相应浓度和维持足够时间，PD 研究了药物剂量对药物治疗临床疾病效果的影响。PK/PD 则旨在研究某一药物剂量相应的时间-效应过程。应用 PK/PD 参数优化抗菌药物治疗方案，不仅可以提高临床疗效，还可以减少病原菌对这些抗菌药物耐药性的产生。

一、抗菌药物的药动学参数

药代动力学是应用动力学原理与数学模式定量描述与概括药物通过各种途径（如静脉注射、静脉滴注、口服给药等）进入体内的吸收（absorption）、分布（distribution）、代谢（metabo1ism）和排泄（e-1imination），即 ADME 过程中药物浓度随时间变化的动态规律的一门科学。

利用 PK 模型可以描述药物的吸收、分布、代谢和排泄过程，应用相关 PK 软件计算 PK 参数，了解药物的体内过程对制定合理的给药方案、减少不良反应及评估药物相互作用有重要意义。

1. 吸收 药物从给药部位进入血循环的过程称为吸收。影响药物吸收的因素包括药物解离度和脂溶性、胃排空时间、肠蠕动功能、血流量及首过效应等。与吸收相关的 PK 参数有生物利用度、达峰时间（T_{max}）和血药峰浓度（C_{max}）等。

药物联用会影响胃肠道的吸收，如口服喹诺酮类和四环素类等与含 Al^{3+}、Fe^{2+} 和 Ca^{2+} 等阳离子药物合用易形成难溶性螯合物，使上述药物的吸收大大减少。

2. 分布 药物从给药部位进入血循环后，通过各种生理屏障向组织转运称为分布。抗菌药物在感染部位的浓度决定了抗菌药物的疗效及抗菌活性的持续时间。药物对组织的穿透力与药物的脂溶性、相对分子质量、分子结构和血清蛋白结合率等有关。与分布有关的 PK 参数有表观分布容积（apparent volume of distribution，V_d）和蛋白结合率（protein binding，PB）。常用抗菌药物在某些组织的分布见表 11-5、表 11-6、表 11-7。

表 11-5 常用抗菌药物的肺泡上皮衬液浓度/血药浓度

药物	肺上皮衬液浓度/血药浓度	药物	肺上皮衬液浓度/血药浓度
庆大霉素	0.32	多黏菌素 E	0~9.87
妥布霉素	0.12~1.53	左氧氟沙星	0.78~1.30
头孢吡肟	1.00	莫西沙星	0.88~1.13
头孢他啶	0.21~0.42	磷霉素	0.53~0.63
厄他培南	0.32	替加环素	8.54
美罗培南	0.20~0.41	依拉环素	6.44
哌拉西林	0.39~0.63	阿维巴坦	0.32~0.35
氨苄西林	0.87~0.88	舒巴坦	0.34~0.37

表 11－6　常用抗菌药物的血脑屏障穿透性分类

穿透性高（>50%）	穿透性中等（5%～50%）	穿透性低（<5%）	不能穿透
氯霉素、磺胺嘧啶、甲硝唑、氟康唑、伏立康唑、氟胞嘧啶、利奈唑胺、环丙沙星、莫西沙星	磺胺甲噁唑/甲氧苄啶、氨苄西林、哌拉西林、青霉素、头孢吡肟、头孢唑肟、头孢他啶、头孢噻肟、头孢曲松、头孢呋辛、氨曲南、头孢哌酮、亚胺培南、美罗培南、氧氟沙星、左氧氟沙星、万古霉素、去甲万古霉素、利福平、乙胺丁醇、氨基糖苷类、舒巴坦、阿维巴坦、磷霉素	苯唑西林、头孢唑啉、头孢西丁、多黏菌素、替加环素、达托霉素、两性霉素 B	替考拉宁、克林霉素、红霉素、克拉霉素、阿奇霉素、罗红霉素、伊曲康唑、棘白菌素

注：为脑脊液药物浓度的曲线下面积与血清药物浓度的曲线下面积的比值。

表 11－7　常用抗菌药物在腹水浓度/血药浓度

≥50%		20%～50%
青霉素	替加环素	头孢呋辛
哌拉西林-他唑巴坦	亚胺培南-西司他丁	厄他培南
替卡西林-克拉维酸	美罗培南	氨曲南
头孢唑林	环丙沙星	
头孢吡肟	莫西沙星	
头孢噻肟	甲硝唑	
头孢他啶	万古霉素	
头孢西丁		

只有药物的游离型分子才能从血液向组织转运，并在作用部位发挥作用。一般将抗菌药物的 PB > 70%、30%～70%和<30%分别称为高、中和低 PB。常用抗菌药物的 PB 见表 11－8。高 PB 抗菌药物的 PK 参数在低蛋白血症时可能会发生显著变化，如头孢曲松、厄他培南、达托霉素及替考拉宁等在低蛋白血症患者中的 V_d 可能增加，游离型药物增加，药物清除也会增加。

表 11－8　常用抗菌药物的蛋白结合率

高（>70%）	中（70%～30%）	低（<30%）
伊曲康唑（99.8%）	磺胺甲噁唑（68%）	乙胺丁醇（20%～30%）
泊沙康唑（>97%）	青霉素 G（65%）	亚胺培南（20%）
卡泊芬净（97%）	万古霉素（30%～60%）	阿莫西林（17%～20%）
替考拉宁（90%～95%）	伏立康唑（58%）	甲硝唑（<20%）
达托霉素（90%～93%）	左氧氟沙星（50%）	头孢吡肟（16%～19%）
多西环素（93%）	克拉霉素（42%～50%）	头孢他啶（17%）
两性霉素 B（90%）	头孢呋辛（33%～50%）	氟康唑（11%～12%）
头孢哌酮（90%）	莫西沙星（30%～50%）	阿米卡星（<11%）
头孢曲松（85%～95%）	头孢噻肟（40%）	异烟肼（<10%）
厄他培南（85%～95%）	环丙沙星（20%～40%）	多黏菌素 B 或 E（<10%）
利福平（80%）	利奈唑胺（31%）	美罗培南（2%）
替加环素（71%～89%）	哌拉西林（30%）	磷霉素（0）

3. 代谢　药物进入机体后，经酶转化变成代谢产物，这个过程称为代谢。肝微粒体细胞色素 P450 酶（CYP450）系统是促进药物生物转化的主要酶系（即肝药酶）。影响酶活性的因素有遗传多态性、年龄、疾病和营养等，个体差异较大。经 CYP450 代谢的抗菌药物有红霉素、克拉霉素、酮康唑、伏立康唑、伊曲康唑、泊沙康唑、艾沙康唑、环丙沙星及异烟肼等。对 CYP450 有诱导作用的抗菌药物有利福

平等。对 CYP450 有抑制作用的抗菌药物有氯霉素、磺胺嘧啶、甲硝唑、大环内酯类、氟喹诺酮类、磺胺甲噁唑/甲氧苄啶、异烟肼、伊曲康唑、伏立康唑、泊沙康唑、酮康唑等。

4. 排泄 药物经体内代谢后，以原型或代谢物经尿液或肠道排出体外。大多数抗菌药物主要经肾脏排泄，部分抗菌药物通过肝肾双通道排泄，表 11-9 为常见抗菌药物的排泄途径。肾脏疾病时因肾小球滤过或肾小管功能受损，主要影响经肾脏排泄抗菌药物的消除。同样，肝脏疾病也可减弱对主要经肝脏代谢的药物的清除。与代谢和排泄有关的参数主要有消除半衰期（$T_{1/2\beta}$）和清除率（CL）。

表 11-9 常见抗菌药物的消除途径

清除途径	代表药物
主要经肝脏清除	氯霉素、利福平、大环内酯类、克林霉素、林可霉素、异烟肼、两性霉素 B、四环素类、磺胺类、酮康唑、伊曲康唑、伏立康唑、泊沙康唑、艾沙康唑、卡泊芬净、甲硝唑等
经肝、肾双途径清除	美洛西林、哌拉西林、头孢哌酮、头孢曲松、头孢噻肟、氨曲南、环丙沙星、莫西沙星等
主要经肾脏清除	氨基糖苷类、糖肽类、头孢唑林、头孢他啶、多黏菌素、羧苄西林、左氧氟沙星、亚胺培南、美罗培南

二、抗菌药物的药效学参数

抗菌药物的药效学主要研究药物对病原微生物的作用，反映药物的抗微生物效应和临床疗效。通过对抗菌药物药效学的研究，可以确定抗菌药物对致病菌的抑制或杀灭效果，相关的指标包括最低抑菌浓度、最低杀菌浓度、最低有效浓度、防耐药突变浓度、抗生素后效应、异质性耐药、联合抑菌指数等。

1. 最低抑菌浓度（minimum inhibitory concentration，MIC） 是抗菌药物对病原微生物抗菌活性的主要定量参数，是指在体外培养基中抑制细菌生长所需的最低药物浓度。常用的测定方法有琼脂稀释法、微量/常量肉汤稀释法及 E-test 试验等。

2. 最低杀菌浓度（minimum bactericidal concentration，MBC） 是指可杀死 99.9%（Δlog10 CFU≥3）的病原微生物所需的最低药物浓度。MBC 与 MIC 值比较接近时说明该药可能为杀菌剂。

3. 抗真菌药物最低有效浓度（minimum effective concentration，MEC） 在棘白菌素抗真菌药物的抗丝状真菌药敏试验中，与自然生长的菌丝形态对照，能使菌丝形成小的、圆形的、致密的形态所需的最低抗真菌药物浓度。用以定量描述棘白菌素类对丝状真菌的抗真菌活性。

4. 防耐药突变浓度（mutant prevention concentration，MPC） 是指防止耐药突变菌株被选择性富集扩增所需的最低抗菌药物浓度。细菌耐药突变的自然发生频率为 10^{-7} ~ 10^{-8}，故需在接种菌量为 10^{10}CFU 的琼脂平板上测定。当抗菌药物浓度≥MPC 时，可同时抑制敏感菌株和单次耐药突变菌株的生长，此时病原菌必须同时发生 2 次或更多次耐药突变才能继续生长。MPC 值可判断抗菌药物防细菌耐药突变能力。

5. 耐药突变选择窗（mutant selection window，MSW） 是指细菌 MPC 与 MIC 之间的浓度范围，在此范围内，耐药突变菌株更易被选择性富集。常以选择指数（selection index，SI）表示，SI = MPC/MIC，SI 越大表示 MSW 越宽，越易选择出耐药突变株。当治疗药物浓度高于 MPC 时，在保证疗效的同时也能防止耐药突变；药物浓度如果在突变选择窗内，即使抑制了敏感菌生长，临床治疗可能成功，但也可能导致耐药突变。

6. 抗生素后效应（post-antibiotic effect，PAE） PAE 是抗菌药物药效动力学的一个重要指标，是指抗菌药物与细菌短暂接触后，细菌受到非致死性损伤的效应。具体测定方法：将细菌短暂暴露于抗菌药物后，清除所有抗菌药物，测定细菌在恢复对数生长期与空白药物对照组比较，数量增加 10 倍所需的时间差。PAE 的发生机制可能与作用在靶位的抗菌药物未解离而持续发挥作用，或是在抗菌药物打击下细菌生理功能缓慢恢复有关。PAE 的大小反映抗菌药物作用后细菌恢复再生长延迟相的长短，亦反映抗菌药物作用于细菌后的持续抑制作用，故又称持续效应。PAE 在不同抗菌药物和不同细菌中差异较大，且受抗菌药物浓度和作用时间等的影响。对于革兰阳性菌，几乎所有抗菌药物都有一定的 PAE；对于革兰阴性菌，干扰蛋白和核酸合成的抗菌药物都有较长的 PAE，这些药物包括氨基糖苷类、喹诺酮类、四环素类、氯霉素类及利福平等，多数 β-内酰胺类对革兰阴性菌表现为短 PAE 或无 PAE，而碳青霉烯类对革兰阴性菌有较长的 PAE。

抗真菌后效应（post-antifungal effect，PAFE）：与抗细菌药物的 PAE 相对应，指抗真菌药物与真菌短暂接触，当药物浓度低于 MIC（或 MEC）或药物清除后，真菌生长仍然持续受到抑制的效应。PAE 与 PAFE 的研究方法有形态学方法、活菌菌落计数法及生物发光法等。

7. 杀菌曲线（time-kill curve） 抗菌药物的时效曲线。测定方法是将不同浓度（如 1/2、1、2、4、8、16、64 倍 MIC）的抗菌药物加入终浓度约 5×10^5 CFU/ml 的细菌悬液中，在不同时间点（如 0、2、4、6、8、12、24 小时）取菌药混合物对菌落进行计数。以菌落计数（logCFU/ml）的对数为纵坐标，药物作用时间为横坐标绘制出的药物作用时间-细菌浓度曲线，称为杀菌曲线。

浓度依赖性抗菌药物在较高浓度范围内，随着抗菌药物浓度的增加，杀菌速度和能力增大，且 PAE 可能延长。非浓度依赖性（或称时间依赖性）抗菌药物的特征是一旦浓度达到一个阈值，即使再增加药物浓度，其杀菌速度和能力仍保持相对稳定。这种杀菌活性的饱和状态通常出现在 MIC 的 4～5 倍。

8. 异质性耐药（hetero-resistance） 是指细菌耐药性在群体内的变化，同一分离株的不同亚群对特定抗菌药物表现出不同的敏感性，有一小部分亚群科逃逸抗菌药物的“杀伤”继续生长繁殖，即为异质性耐药菌。若异质性耐药株在抗菌药物压力下持续被选择，就可出现耐药基因突变成为耐药菌，导致临床治疗失败。如纸片扩散法测定金黄色葡萄球菌对红霉素的体外药敏，抑菌圈内仍有菌落生长，表明存在异质性耐药（图 11-1）。

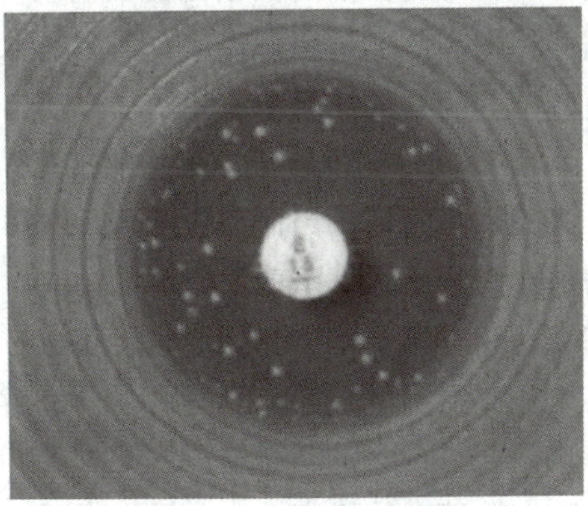

图 11-1 异质性耐药

9. 抗菌药物折点 折点是药敏试验中用来判断病原菌对抗菌药物的敏感、中介或耐药的界值。根据试验方法的不同，折点可用浓度（mg/L 或 μg/ml）或抑菌圈直径（mm）表示。通常情况下，所有药敏试验均需依据折点将实验结果解释为敏感、中介或耐药。“折点”有多种解释。

（1）流行病学折点（epidemiological cutoff，ecoff） 也称作野生型折点，指用于区分野生株菌群、获得性或选择性耐药菌群的 MIC 界值，有时也称为微生物学折点。

（2）临床折点 用于区分预后良好的感染病原菌和治疗失败的感染病原菌，临床折点来源于感染患者的前瞻性临床研究。

（3）PK/PD 折点 也称作 PK/PD 靶值，来源于感染动物模型，并依据抗菌药物的 PK/PD 参数，通过蒙特卡洛模拟，计算在不同 MIC 浓度下的达标概率（PTA），以 PTA 等于 90% 时的 MIC 值作为 PK/PD 界值。

10. 剂量依赖性敏感（susceptible-dose dependent，SDD） 在药敏试验中，当菌株的药敏试验结果位于 SDD 区间时，意味着该菌株的抗菌药物治疗成功率取决于药物的用药方案。对体外药敏试验结果为 SDD 的菌株如要达到临床疗效，有必要使用一个相对高于折点规定的参考药物的剂量（可通过使用增加剂量或高频率给药等方式实现）。当药物有多个批准的使用剂量时，建议对 SDD 的菌株治疗采用最大允许剂量，以保证达到最高的达标概率，同时需要参照说明书和器官功能进行剂量调整。

11. 联合抑菌指数（fractional inhibitory concentration index，FICI） 临床治疗重度细菌感染时常需要联合应用两种有协同或相加作用的抗菌药物。体外联合药敏试验通常以棋盘法设计，采用微量稀释法测定，计算 FICI。$FICI = MIC_{A药联用}/MIC_{A药单用} + MIC_{B药联用}/MIC_{B药单用}$。当 FICI≤0.5 时提示协同效应，0.5 < FICI < 1 为部分协同效应，1 为相加效应，1 < FICI < 4 为无关效应，FICI≥4 为拮抗效应。

三、抗菌药物 PK/PD 的分类依据与特点

抗菌药物 PK/PD 是将药物浓度与时间和抗菌活性结合起来，阐明抗菌药物在特定剂量或给药方案下血液或组织浓度抑菌或杀菌效果的时间过程。因此，基于 PK/PD 原理制定的抗菌治疗方案，可使抗菌药物在人体内达到最大杀菌活性和最佳临床疗效和安全性，并减少细菌耐药性的发生和发展。目前，抗菌药物 PK/PD 理论已应用于指导抗菌新药临床初始给药方案的确定、药敏试验折点的制定及再评价，以及指导临床抗菌治疗给药方案进一步优化。

（一）抗细菌药物 PK/PD 的分类与相关参数

抗细菌药物按照 PK/PD 的特点分为以下三类，常用抗菌药物最佳 PK/PD 参数和靶值见表 11－10。

1. 浓度依赖性 该类药物对致病菌的杀菌效应和临床疗效取决于 C_{max}，而与作用时间关系不密切，即血药 C_{max} 越高，清除致病菌的作用越迅速、越强。氨基糖苷类、喹诺酮类、达托霉素、多黏菌素、硝基咪唑类等属于浓度依赖性抗菌药物。评估此类药物的 PK/PD 参数主要有 C_{max}/MIC 或 AUC_{0-24}/MIC。因此，提高此类抗菌药物疗效的策略主要是提高血药 C_{max}，一般推荐日剂量单次给药方案，但对于治疗窗较窄的药物需注意不能使药物浓度超过最低毒性剂量。

2. 时间依赖性 该类药物的抗菌效应与临床疗效主要与药物和细菌接触时间密切相关，而与浓度升高关系不密切，当血药浓度高于致病菌 MIC 的 4～5 倍以上时，其杀菌效能几乎达到饱和状态，继续增加血药浓度，其杀菌效应不再增加。大多数 PAE 或 $T_{1/2\beta}$ 较短的 β-内酰胺类、林可霉素、部分大环内酯类药物等属于此类。评估此类药物的 PK/PD 参数主要有 %T > MIC。对于时间依赖性抗菌药物应以提高 %T > MIC 来增加临床疗效，一般推荐日剂量分多次给药和（或）延长滴注时间的给药方案，部分 β-内酰胺类药物的延长输注方案见表 11－11。延长滴注时间优化 β-内酰胺类的给药方案需要关注抗菌药物在输液中的稳定性，对于不稳定的时间依赖性抗菌药物可以考虑增加给药频次。

3. 时间依赖性且抗菌作用时间较长 该类药物虽然为时间依赖性，但由于 PAE 或 $T_{1/2\beta}$ 较长，使其抗菌作用持续时间延长。替加环素、利奈唑胺、阿奇霉素、四环素类、糖肽类等属于此类。评估此类药物的 PK/PD 参数主要为 AUC_{0-24}/MIC。一般推荐日剂量分 2 次给药方案。

表 11－10 常用抗菌药物最佳 PK/PD 参数和靶值[a]

药物	PK/PD 参数	临床前研究有效的 PK/PD 目标值	临床有效的 PK/PD 目标值	临床产生毒性的 PK/PD 目标值
阿米卡星	C_{max}/MIC AUC_{0-24}/MIC	AUC_{0-24}/MIC：80～100	C_{max}/MIC≥8～10	C_{min} > 5mg/L（肾毒性、耳毒性）
碳青霉烯类	%T > MIC	40% T > MIC	50%～100% T > MIC	C_{min} > 44.5mg/L（基于美罗培南导致肾毒性和神经毒性）
头孢菌素类	%T > MIC	60%～70% T > MIC	45%～100% T > MIC	C_{min} > 20mg/L（基于头孢吡肟的神经毒性）
青霉素类	%T > MIC	40% T > MIC	50%～100% T > MIC	C_{min} > 361mg/L（基于哌拉西林的肾毒性和神经毒性）
达托霉素	AUC_{0-24}/MIC	AUC_{0-24}/MIC≥517	AUC_{0-24}/MIC≥666	C_{min} > 24mg/L（肌酸激酶升高）

续表

药物	PK/PD 参数	临床前研究有效的 PK/PD 目标值	临床有效的 PK/PD 目标值	临床产生毒性的 PK/PD 目标值
氟喹诺酮类	$AUC_{0\sim24}$/MIC	$AUC_{0\sim24}$/MIC≥100 C_{max}/MIC≥8	$AUC_{0\sim24}$/MIC≥125～250 C_{max}/MIC≥12	不明
替考拉宁	$AUC_{0\sim24}$/MIC	$AUC_{0\sim24}$/MIC≥610	C_{min}≥10mg/L	不明
万古霉素	$AUC_{0\sim24}$/MIC	$AUC_{0\sim24}$/MIC：86～460	$AUC_{0\sim24}$/MIC≥400 C_{min}>10～20mg/L	$AUC_{0\sim24}$>700（mg·h)/L C_{min}>20mg/L（肾毒性）
利奈唑胺	$AUC_{0\sim24}$/MIC	$AUC_{0\sim24}$/MIC≥100	$AUC_{0\sim24}$/MIC：80～120 ≥85%T>MIC	$AUC_{0\sim24}$>300mg/L C_{min}>7mg/L（血液系统毒性）
多黏菌素 E	$AUC_{0\sim24}$/MIC	$AUC_{0\sim24}$/MIC：6.6～13.7 $AUC_{0\sim24}$/MIC：3.5～17.6	无数据	C_{min}>2.4mg/L（肾毒性）
多黏菌素 B	$AUC_{0\sim24}$/MIC	$AUC_{0\sim24}$/MIC：3.7～28.0	无数据	$AUC_{0\sim24}$>100（mg·h)/L（肾毒性）

注：a. 所有数值均为游离药物浓度。

表 11－11　部分β-内酰胺类药物的延长输注方案

药物	常规剂量和给药间隔	严重和耐药菌感染时的剂量和给药间隔
氨苄西林-舒巴坦	1.5～3.0g，1次/6小时	3.0g，1次/4小时
哌拉西林-他唑巴坦	3.375g，1次/6小时	3.375g，1次/4小时，静脉滴注4小时 4.5g，1次/6小时，静脉滴注4小时
头孢吡肟	2.0g，1次/8小时	2.0g负荷量30分钟，此后6.0g持续静脉滴注
头孢他啶	1.0～2.0g，1次/8小时	2.0g负荷量30分钟，此后6.0g持续静脉滴注
亚胺培南	0.25～0.50g，1次/6～8小时	1.0g，1次/6～8小时
美罗培南	1.0g，1次/8小时	2.0g，1次/8小时，静脉滴注3小时

（二）抗真菌药物 PK/PD 的分类与相关参数

根据化学结构，抗真菌药主要分为多烯类、唑类、棘白菌素类和嘧啶类。抗真菌药物 PK/PD 的分类定义同抗细菌药物，仅 PAE 在抗真菌药物中称为 PAFE。根据 PK/PD 参数分类如下，常用抗真菌药物 PK/PD 参数和靶值见表 11－12。

1. 浓度依赖性且具有长 PAFE 的药物　该类药物的杀菌效应在很大范围内随药物浓度的增高而增加，浓度越高，杀菌速度越快且作用越强。评估此类药物的 PK/PD 参数主要有 $AUC_{0\sim24}$/MIC 或 C_{max}/MIC。代表药物有两性霉素及其脂质制剂和棘白菌素类药物，如卡泊芬净、米卡芬净及阿尼芬净等。

2. 时间依赖性　该类药物杀真菌的效应主要与药物接触真菌时间的长短有关，与浓度关系不密切。杀菌速率在一定浓度时达到饱和，在此以后，浓度的增加不再产生疗效的相应增加。评估此类药物的 PK/PD 参数主要有%T>MIC。代表药物有氟胞嘧啶。

3. 时间依赖性且 PAFE 较长的药物　该类药物的特点虽为时间依赖性，但因 PAFE 较长，使其抗菌作用持续时间延长。评估此类药物的 PK/PD 参数主要有 $AUC_{0\sim24}$/MIC，代表药物有三唑类。

表 11－12　常用抗真菌药物 PK/PD 参数和靶值[a]

药物	PK/PD 参数	PK/PD 靶值
两性霉素 B 脱氧胆酸盐	C_{max}/MIC $AUC_{0\sim24}$/MIC	C_{max}/MIC：4～10 或 $AUC_{0\sim24}$/MIC>100
两性霉素 B 脂质体	C_{max}/MIC $AUC_{0\sim24}$/MIC	C_{max}/MIC>40 或 $AUC_{0\sim24}$/MIC>100

续表

药物	PK/PD 参数	PK/PD 靶值
三唑类	$AUC_{0\sim24}$/MIC	$AUC_{0\sim24}$/MIC > 25
棘白菌素类	C_{max}/MIC $AUC_{0\sim24}$/MIC	C_{max}/MIC > 10（游离药物） 或 $AUC_{0\sim24}$/MIC > 20
氟胞嘧啶	%T > MIC	%T > MIC：20% ~40%

注：a. 所有数值均为游离药物浓度。

第三节　常见耐药菌感染的药物治疗

一、耐甲氧西林金黄色葡萄球菌的药物治疗

1961 年耐甲氧西林金黄色葡萄球菌（MRSA）首次在住院患者的分离株中鉴定出来，自 20 世纪 90 年代以来，在社区中广泛传播，已成为引起医院和社区感染的主要病原体，主要引起血流感染、肺炎、皮肤和软组织感染、骨和关节感染、心内膜炎等疾病。MRSA 定植会增加感染风险，在 50% ~80% 的病例中，感染菌株与定植菌株是一致的，因此对 MRSA 定植和感染的患者进行筛查，并进一步采取接触隔离措施，是感染防控工作中的重要挑战。相比于甲氧西林敏感金黄色葡萄球菌（MSSA）感染者，MRSA 感染者的死亡率更高、住院时间更长且医疗费更多。

（一）MRSA 的定义和流行病学

美国临床实验室标准化委员会（CLSI）将 MRSA 定义为对苯唑西林最低抑菌浓度（MIC）≥4μg/ml 的金黄色葡萄球菌（CLSI 等实验室筛选标准已修订为头孢西丁）。欧洲药敏试验委员会（EUCAST）定义为苯唑西林 MIC > 2μg/ml 的金黄色葡萄球菌大多对甲氧西林耐药。所有 MRSA 分离株都携带 *mecA* 或相关变异型 *mecC*，缺乏 *mec* 则非耐甲氧西林菌株。MRSA 对几乎所有 β-内酰胺类抗菌药物耐药。包括青霉素类、头孢菌素类（头孢洛林和头孢比罗等第五代头孢菌素类除外）和碳青霉烯类。

2019 年全球耐药菌感染直接导致的死亡人数中，耐甲氧西林金黄色葡萄球菌位居第 2 位。从全国细菌耐药监测网数据来看，MRSA 检出率近年呈现缓慢下降趋势，自 2014 年的 36% 逐步下降至 2022 年的 28.9%。根据 CHINET 网站数据，2023 年金黄色葡萄球菌位居所有临床分离菌种的第四位，居革兰阳性菌首位。

成人 MRSA 感染的危险因素包括：①过去 12 个月的医疗暴露：近期住院史、长期护理院入住史、近期手术史、血透；②患者危险因素：近期与 MRSA 定植或感染者有过密切接触、HIV 感染、静脉毒品注射、无家可归、男男性行为者、前 6 个月内使用过抗菌药物。

（二）耐药机制

MRSA 耐药机制复杂，包括由染色体介导的固有耐药，通过质粒转移介导的获得性耐药、基因表达调控有关的耐药和主动外排系统活性增强导致的耐药等。

1. *mecA* 基因　MRSA 对甲氧西林耐药由 *mecA* 介导并通过葡萄球菌盒染色体 *mec*（SCCmec 的移动遗传元件的水平转移获得）基因 *mecA* 编码青霉素结合蛋白 2a（PBP2a），这是一种负责交联细菌细胞壁中肽聚糖的酶。PBP2a 对 β-内酰胺类药物的亲和力较低，导致对几乎所有 β-内酰胺类抗菌药物耐药。

2. *fem* 基因　*fem* 基因参与 MRSA 对甲氧西林的耐药表达过程，与 MRSA 的耐药程度相关。*femA*/*femB* 缺失可导致甲氧西林耐药性完全丢失，而 *femC* 和 *femD* 缺失主要降低了 MRSA 菌株的基础耐药水平。

3. 主动外排系统　MRSA 具有多种主动外排系统，如多药外排泵（如 NorA 和 QacA），它们可以将多种抗生素从细菌细胞内部输出到外部，降低细胞内抗菌药物的浓度，从而引起细菌多重耐药。

4. *vanA* 基因　MRSA 通过质粒转移获得 *vanA* 基因簇，使细胞壁增厚、肽聚糖交联减少，PBP2 产量增加、PBP4 含量降低等，阻碍万古霉素与肽聚糖前体上的靶位结合，从而产生万古霉素高水平耐药。

（三）治疗药物分类

1. 糖肽类　万古霉素、去甲万古霉素和替考拉宁。

（1）万古霉素（vancomycin）　是糖肽类抗生素的代表，是治疗 MRSA 感染的经典药物。万古霉素和去甲万古霉素通过抑制细胞壁的合成、改变细菌细胞膜的通透性和阻碍细菌 RNA 的合成，从而发挥抗菌作用。万古霉素主要对革兰阳性菌有效，包括葡萄球菌属、链球菌属、肠球菌属、棒状杆菌属等，但对单核增多性李斯特菌（*Listeria monocytogenes*）和放线菌属（Actinomyces）的活性降低；对革兰阴性菌无效。口服可用于艰难梭菌引起的腹泻。

万古霉素广泛分布于各种组织和体液中，分布容积为 0.4～1L/kg，蛋白结合率 55%。万古霉素难以进入脑脊液，脑脊液分布约为血清的 7%～14%，但当出现脑膜炎时，渗透作用可增强。肺组织与血清浓度之比约为 0.25。万古霉素主要经肾脏以原型药物消除。

在治疗金黄色葡萄球菌引起的严重感染时，推荐根据患者实际体重给予万古霉素负荷剂量 20～35mg/kg，取 250mg 的整倍数，但不超过 3000mg。在这个范围内，危重患者使用较高剂量（25mg/kg），而接受肾脏替代治疗、肥胖或持续输注万古霉素的患者使用较低剂量（20mg/kg）。对于大多数肾功能正常的患者，万古霉素的维持剂量通常为一次 15～20mg/kg（根据实际体重给药，取 250mg 的整倍数），每 8～12 小时 1 次。静脉注射万古霉素应稀释至≤5mg/ml 的浓度，并以 10～15mg/min 的速度输注（即经≥1 小时输注 1000mg）。若患者出现输注反应，即在万古霉素输注期间或输注后立即出现组胺介导的潮红，则需要减慢输注速度（包括考虑 24 小时持续输注）或减少剂量。

对于万古霉素的使用≥3 天、肾功能不全、合并使用肾毒性药物、肾功能不稳定、血流动力学不稳定、肥胖、老年或接受肾脏替代治疗的患者，建议进行万古霉素血药浓度监测。稳态谷浓度推荐范围 10～20mg/L。万古霉素治疗的最佳 PK/PD 疗效目标是 AUC/MIC 为 400～600(mg・h)/L。对于 MIC≥2μg/ml 的 MRSA 感染患者，应考虑其他治疗药物，因为 AUC 指导的给药以 MIC＝1μg/ml 为前提以达到 AUC/MIC 目标。

对于间歇输注万古霉素的金黄色葡萄球菌严重感染患者，有 2 种基于血药浓度的方法来确定维持给药：$AUC_{0\sim24}$指导的给药与谷浓度指导的给药。稳态谷浓度在 15～20mg/L 的患者通常能达到 AUC≥400(mg・h)/L，但可能会超过 AUC 目标上限 600(mg・h)/L，使急性肾损伤（acute kidney injury，AKI）的风险增加。一项回顾性研究纳入了 1280 例应用万古霉素的患者，比较了 AUC 指导给药与谷浓度指导监测时的肾毒性发生率，结果显示，AUC 指导给药时 AKI 发生率较低。可以使用基于贝叶斯法的 AUC 计算器，根据检测的万古霉素血药浓度计算 AUC 值。

万古霉素的不良反应包括皮疹（由输注反应或真正的万古霉素过敏引起）、静脉炎、肾毒性和耳毒性。

（2）替考拉宁（teicoplanin）　是从放线菌中提取的糖肽类抗生素，抗菌谱、抗菌活性及结构与万古霉素相似，亲脂性强、半衰期长（70～100 小时），可每日 1 次给药。替考拉宁口服不吸收，可静脉或肌内注射，蛋白结合率高（90%～95%），绝大部分以原型经肾脏排出。替考拉宁组织穿透性能好，尤其是在皮肤、骨、肾脏、支气管、肺和肾上腺也能达到很高的浓度，但不能透过血脑屏障，可用于 MRSA 引起的皮肤与软组织感染、肺炎、骨关节感染、心内膜炎、腹膜炎及脓毒症。起效较慢，需要给予负荷剂量，肾功能正常患者不同类型感染的替考拉宁推荐剂量见表 11－13。替考拉宁的耐受性好于万古霉素，肾毒性和红人综合征等不良反应的发生率低于万古霉素。

表 11－13　替考拉宁不同适应证的推荐剂量

适应证	负荷剂量		维持剂量	
	给药方案	第 3～5 天目标谷浓度（mg/L）	给药方案	维持治疗中的目标谷浓度（mg/L）
复杂性皮肤软组织感染肺炎 复杂性尿路感染	6mg/kg，1 次/12h，共 3 次	＞15	6mg/kg，1 次/1d	＞15
骨和关节感染	12mg/kg，1 次/12h，共 3～5 次	＞20	12mg/kg，1 次/1d	＞20
心内膜炎	12mg/kg，1 次/12h，共 3～5 次	30～40	12mg/kg，1 次/1d	＞30

2. 环脂肽类　达托霉素（daptomycin）该药的亲脂性尾部与细菌细胞膜结合并插入其中，形成离子传导通道，从而破坏革兰阳性菌的细胞膜功能完整性，导致细胞内钾外释，膜去极化，随后细胞死亡。对革兰阳性菌具有体外杀菌活性，如葡萄球菌属、肠球菌属、链球菌、棒状杆菌属有效，也对 MRSA 和耐万古霉素肠球菌（vancomycin-resistant *Enterococcus*，VRE）耐药的病原体有效，但对单核李斯特菌和放线菌属的活性降低。对革兰阴性菌无活性。CLSI 定义达托霉素的金黄色葡萄球菌敏感性折点为≤1mg/L，粪肠球菌（*E. faecalis*）折点为≤2mg/L，屎肠球菌（*E. faecium*）折点为≤4mg/L。

达托霉素的蛋白结合率高（90%～95%），主要分布于血管腔内，分布容积低，为 0.1L/kg。皮肤软组织分布良好，中枢神经渗透性差，易被肺泡表面活性物质灭活，不能用于肺炎的治疗。该药主要通过肾脏排泄（约 54%），成人消除半衰期 8～9 小时。对金黄色葡萄球菌和肠球菌的生物膜有一定的活性。

达托霉素是浓度依赖性杀菌剂，有较长的抗生素后效应（4.8～10.8 小时）。AUC/MIC 是预测其药效的最佳 PK/PD 指标。说明书中推荐的剂量：用于复杂性皮肤和软组织感染的成人剂量：一次 4mg/kg，每 24 小时 1 次，血流感染及伴发的右心心内膜炎成人剂量：一次 6mg/kg，每 24 小时 1 次。对于肌酐清除率≥30ml/min 的患者，应每 24 小时给药 1 次，对于肌酐清除率＜30ml/min 的患者，应每 48 小时给药 1 次。但越来越多的临床经验显示，在治疗金黄色葡萄球菌所致心内膜炎或复杂性菌血症、骨和关节感染（包括假体植入物相关感染）等严重感染时，使用＞6mg/kg 的剂量能增加临床治疗成功率。

体外和体内研究表明，达托霉素与其他抗菌药物联合可增强杀菌能力和预防达托霉素耐药。有证据支持的达托霉素联用药物包括：磷霉素、利福平、头孢菌素、庆大霉素、复方磺胺甲噁唑、替加环素、利福平、夫西地酸和利奈唑胺。

达托霉素的主要严重不良反应包括肌肉毒性（如肌病/横纹肌溶解）和嗜酸性粒细胞性肺炎。若患者出现症状性肌病且肌酸磷酸激酶（CPK）≥5 倍正常上限（或≥1000U/L），或无症状且 CPK≥10 倍 ULN（或≥2000U/L），则应停用达托霉素。

3. 噁唑烷酮类　利奈唑胺、特地唑胺、康替唑胺、利奈唑胺，可抑制细菌 50S 核糖体上蛋白合成的启动，从而发挥抗菌活性。该药还可抑制细菌毒素的生成，如 Panton-Valentine 杀白细胞素、α-溶血素和中毒性休克综合征毒素-1。抗菌谱包括葡萄球菌属、链球菌、肠球菌、芽孢杆菌、棒状杆菌、单核增多性李斯特菌、诺卡菌、分枝杆菌等。

利奈唑胺口服吸收良好，生物利用度接近 100%，口服给药 0.5～2.0 小时后即可达到最大血药浓度（C_{max}），因此静脉转口服给药时无须调整剂量。蛋白结合率低（31%），能充分进入身体大部分隔室中，包括骨、肺泡和脑脊液。分布容积近似于体内总水量（30～50L）。利奈唑胺的总体组织分布稳定，不受脓毒症、外周血管疾病或肥胖的影响。该药经肝脏氧化代谢生成两种无活性产物，主要经尿液排出，消除半衰期为 4 小时。

利奈唑胺属于时间依赖性抗菌药物，AUC/MIC 为最佳 PK/PD 指标。利奈唑胺被批准用于院内获得性肺炎、社区获得性肺炎、复杂性皮肤和皮肤软组织感染（包括未并发骨髓炎的糖尿病足部感染）、非复杂性皮肤和皮肤软组织感染、万古霉素耐药的屎肠球菌感染（包括伴发的菌血症）。常用剂量是一次 600mg，每 12 小时 1 次。利奈唑胺最主要的不良反应包括胃肠道症状、骨髓抑制（如血小板减少、贫血、白细胞减少）、神经病变（周围神经和视神经），以及乳酸酸中毒。利奈唑胺引起的骨髓抑制通常是可逆的，但周围神经病变和视神经病变是不可逆的或仅部分可逆。

特地唑胺的口服生物利用度也很高（约 91%），静脉和口服给药之间不需要调整剂量。蛋白结合率较高（70% ~90%），该药分布广泛，分布容积为 67 ~80L。该药经肝脏转化为无活性的硫酸盐结合物而消除，仅 <3% 的药物以原型经粪便和尿液排出，半衰期 12 小时。批准的适应证为：常用剂量一次 200mg，每 24 小时 1 次。该药可引起骨髓抑制和神经病变，该药发生乳酸酸中毒或 5-羟色胺综合征的风险可能与利奈唑胺相似。

康替唑胺目前只有口服制剂，静脉制剂尚未上市。蛋白结合率 90%，分布容积 0. 61L/kg，经肝脏代谢为无活性物质，通过尿液和粪便排出，半衰期为 2. 6 小时。批准的适应证为：复杂性皮肤和软组织感染，常用剂量一次 800mg，每 12 小时 1 次。该药的骨髓抑制、乳酸酸中毒和 5-羟色胺综合征的发生率较利奈唑胺低。

4. 第 5 代头孢菌素头孢比罗（ceftobiprole）　也翻译为头孢吡普，是我国已上市的唯一第五代头孢菌素，由于其对 PBP2a 的亲和力，该药对 MRSA 具有杀菌作用。该药蛋白结合率 16%，分布容积 18L，其前体药物经血浆酯酶迅速代谢为有活性的头孢比罗，活性药物在体内代谢为无活性物质。89% 经尿液排泄（83% 为活性药物，5% 为非活性代谢物，<1% 为未改变的前药），半衰期 3. 3 小时。批准的适应证为医院获得性肺炎和社区获得性肺炎。常用剂量一次 500mg，每 8 小时 1 次，每次静脉输注 2 小时，肾功能不全时需要调整给药剂量。

5. 四环素衍生物替加环素（tigecycline）、奥马环素（omadacycline）　四环素类衍生物通过与病原菌核糖体 30S 亚单位结合，阻止氨酰基-tRNA 与 mRNA-核糖体复合物上的受体部位结合，抑制细菌蛋白合成，达到抑制细菌的作用。这两个药物不受四环素两个主要耐药机制的影响，即核糖体保护蛋白和众多主动外排泵的耐药机制，因此对四环素耐药的病原体仍可保持活性。

替加环素的蛋白结合率 71% ~89%，组织分布容积大（7 ~9L/kg），组织浓度高，血清浓度较低，因此慎用于血流感染。该药在体内不能广泛代谢，总剂量的 59% 经胆汁/粪便排泄，33% 经尿液排泄（原型占总剂量 22%），多剂量使用后半衰期 42. 4 小时。替加环素批准的适应证包括 MRSA 导致的复杂性腹腔内感染、复杂性皮肤及软组织感染。说明书推荐剂量为一次 50mg，每 12 小时 1 次，首剂负荷 100mg。常见不良反应为恶心、腹泻等消化道症状，严重不良反应包括总胆红素、凝血酶原时间和氨基转移酶升高，低纤维蛋白原血症、胰腺炎。胎儿、婴幼儿及儿童牙齿发育阶段使用本药，可能导致永久性牙齿损伤如变色（棕黄色），所以不推荐妊娠期及哺乳期妇女和 8 岁以下儿童使用。

奥马环素被批准用于 MRSA 导致的复杂性皮肤及软组织感染。该药有静脉和口服制剂，口服生物利用度 34. 5%，蛋白结合率 20%，分布容积 190L，在体内几乎不代谢，75% ~84% 通过粪便排泄，14. 4% ~27% 通过尿液排泄，半衰期 16 小时。静脉维持剂量一次 100mg，每日 1 次，首剂负荷 200mg；口服维持剂量一次 300mg，每日 1 次。

6. 利福平（rifampicin）　该药为利福霉素类半合成广谱抗菌药，对多种病原微生物均有抗菌活性，对部分 MRSA 具有较强的杀菌活性，在细胞内可达较高浓度且能够穿透生物膜。利福平属于肝药酶诱导剂与 P-糖蛋白诱导剂，临床应用时应该注意药物之间的相互作用。临床可用于 MRSA 引起的骨关节感染、皮肤及软组织感染的治疗。因单独使用利福平容易快速出现耐药，故该药主要作为 MRSA 感染的联合用药。利福平有较强的肝毒性，肝功能不全患者使用时应注意减量，肝功能严重不全、胆道阻塞患者禁用。利福平可透过胎盘，3个月以内妊娠期妇女禁用，3个月以上妊娠期妇女慎用。同时利福平也可分布到乳汁中，哺乳期妇女应该慎用。

7. 复方磺胺甲噁唑（SMZ/TMP） 复方磺胺甲噁唑是由磺胺甲噁唑（SMZ）和甲氧苄啶（TMP）组成的复方制剂，通过双重机制（SMZ抑制二氢蝶酸合成酶，TMP抑制二氢叶酸还原酶）协同阻断细菌四氢叶酸合成通路，从而抑制DNA合成。虽然TMP和SMZ单独使用时是弱杀菌剂，但SMZ/TMP复方制剂对很多细菌有高度杀菌活性。大多数社区获得性MRSA菌株对SMZ敏感。SMZ/TMP生物利用度均为85%，在体内广泛分布，包括脑脊液、阴道分泌物、痰液、中耳液、支气管分泌物、胎盘和母乳，主要经尿液排泄，半衰期均为10～12小时。门诊治疗MRSA引起的皮肤及软组织感染的主要选择药物之一，常见不良反应为胃肠道症状（恶心、呕吐）、皮疹、高钾血症。葡萄糖-6-磷酸脱氢酶缺乏症的患者可发生溶血。TMP可减少肾小管的肌酐分泌，这可导致血清肌酐增加，但并不反映肾小球滤过率真正下降。

8. 夫西地酸（fusidic acid） 该药与延伸因子G（EF-G）结合，阻止EF-G二磷酸鸟苷复合物的释放，从而使蛋白质合成停滞，发挥抑菌作用。口服生物利用度91%，蛋白结合率97%～99%，体内分布广泛，在脓液、痰液、软组织、心脏、骨组织、滑液、死骨片、烧伤痂、脑脓肿和眼内均能达到抑菌浓度，主要经肝脏代谢，几乎完全由胆汁排出，消除半衰期为5～6小时。对多数MRSA菌株敏感，但容易产生耐药性，临床上一般不用于严重的MRSA感染，局部用于治疗MRSA引起的皮肤软组织感染。肝功能不全和黄疸患者慎用。夫西地酸全身给药和他汀类药物同时使用可能会增加肌病，包括横纹肌溶解的风险（包括死亡）。如果必须使用夫西地酸治疗，在夫西地酸治疗期间应停止使用他汀类药物。

（四）不同部位MRSA感染的药物推荐

由于MRSA感染的疾病严重程度和病死率均高于MSSA，在MRSA高度流行的医院或科室及高风险患者，疑似重度MRSA感染，应先经验性选择抗MRSA药物治疗，再根据药敏试验结果调整到相应敏感的药物。不同部位的MRSA感染，根据疾病的严重程度不同，选择合适的药物、剂量、疗程和给药途径。

1. 皮肤和软组织感染

（1）脓疱病和脓肿 金黄色葡萄球菌是引发脓疱病、疖和痈的主要病原菌，大多来自社区感染。单纯的脓疱病可考虑使用外用防腐剂，如1%过氧化氢乳膏，将夫西地酸或莫匹罗星作为二线治疗选择，防止耐药性的发展。MRSA引起的脓肿，切口引流是首选。对于直径<5cm、已切开引流，且无全身症状、无免疫抑制、无中性粒细胞减少的患者，不建议常规使用抗菌药物。对于严重或广泛病变（如多部位感染）、合并免疫抑制、幼年或老年患者、难以引流部位的脓肿（如面部、手、生殖器）、相关化脓性静脉炎、单纯切开引流无效的脓肿，建议全身用抗菌药物治疗。

（2）蜂窝织炎和皮肤软组织感染 对于疑似MRSA感染的蜂窝织炎或者皮肤软组织感染的门诊患者，建议进行经验性抗社区获得性MRSA治疗，可以选择口服复方磺胺甲噁唑、多西环素或者利奈唑胺。对于复杂性皮肤软组织感染（定义为有深部软组织感染、手术或创伤创面感染、巨大脓肿、蜂窝织炎、感染溃疡和烧伤）的住院患者，应给予手术清创和广谱抗菌药物治疗，在获得培养结果前经验治疗需覆盖MRSA，可选择万古霉素、去甲万古霉素、替考拉宁、利奈唑胺或达托霉素静脉注射，也可选择利奈唑胺口服。当上述药物禁忌或不可获取时，根据药敏可选择敏感的替加环素作为替代。对于轻症的皮肤和软组织MRSA感染，当药敏结果敏感时，可选择克林霉素、复方磺胺甲噁唑、多西环素、米诺环素作为口服降阶梯治疗。

2. 泌尿道感染 对于MRSA引起的单纯泌尿道感染，建议根据体外药敏试验结果选用呋喃妥因、复方甲噁唑等口服药物治疗。对于MRSA引起的复杂泌尿道感染，建议全身应用糖肽类药物治疗。达托霉素可作为替代治疗选择。替加环素、利奈唑胺等药物原型经尿液排泄较少，在尿液中不能达到有效的浓度，不建议应用。

3. 骨和关节感染　骨和关节感染需要多学科的综合治疗，应尽可能实施手术清创和引流。抗菌药物最佳给药途径应根据患者的个体情况进行选择。静脉给药包括糖肽类（万古霉素、替考拉宁）、达托霉素、利奈唑胺，可联用利福平一次600mg，每日1次；或一次300～450mg，每日2次口服（尤其合并血流感染、有植入物的情况下）。口服序贯方案根据体外药敏结果，选择利福平联合复方磺胺甲噁唑、多西环素/米诺环素、克林霉素或氟喹诺酮类药物。化脓性关节炎建议疗程3～4周、骨髓炎1～3月、植入物相关感染3～6月，如存在慢性感染或未施行清创术者可能需要更长的疗程，脊柱植入物感染可能需要长期口服治疗。对于植入物不稳定，出现迟发感染，应该在恰当时机去除植入物。

4. 血流感染和心内膜炎

（1）血流感染　非复杂性血流感染，定义为细菌血培养阳性，并符合如下条件：可排除心内膜炎；无植入假体；起始治疗2～4天后血培养转阴；起始有效治疗72小时内发热得到控制；无迁徙病灶。推荐万古霉素或达托霉素作为一线治疗；当一线治疗存在禁忌时，可选用替考拉宁、利奈唑胺作为替代方案。疗程至少2周。复杂性血流感染，建议疗程4～6周。

（2）感染性心内膜炎（infective endocarditis，IE）　自体瓣膜心内膜炎（native valve endocarditis，NVE）推荐万古霉素30～60mg/(kg·d)，疗程4～6周；人工瓣膜心内膜炎（prosthetic valve endocarditis，PVE）在万古霉素的基础上增加利福平和庆大霉素，疗程至少6周。达托霉素可作为万古霉素的替代药物。给药方法为10mg/kg、每日1剂，需与头孢洛林1800mg/d或磷霉素（β-内酰胺类过敏者）8～12g/d联用，以增加活性并避免耐药发生。

如果NVE赘生物直径>10cm、治疗2周内发生≥1次血栓事件、严重瓣膜关闭不全、瓣膜穿孔或破裂、失代偿性心力衰竭、瓣周或心肌脓肿、新发传导阻滞及持续发热或血流感染等，推荐进行瓣膜置换术。PVE推荐早期评估瓣膜置换术。

5. 肺部感染　对于严重的社区获得性肺炎的住院患者，在获知痰和（或）血培养结果前，推荐经验治疗覆盖MRSA。严重的社区获得性肺炎定义为肺炎伴以下任一情况：①需入住重症监护病房；②有坏死或空洞浸润；③伴有脓胸。

对于MRSA肺炎，常规推荐静脉应用万古霉素、去甲万古霉素、替考拉宁、利奈唑胺和头孢比罗进行治疗。坏死性肺炎，当体外药敏敏感时，可联合克林霉素或利福平来减少毒素的侵袭。由于达托霉素可被肺表面活性物质灭活，不建议使用。根据感染的严重程度，疗程通常为7～21天。

6. 中枢神经系统感染　首选万古霉素静脉滴注，可联合利福平；利奈唑胺静脉或口服、复方磺胺甲噁唑静脉注射作为替代治疗。对于中枢神经系统分流装置感染，建议拔除分流装置，且直至脑脊液多次培养阴性后方可再次置入分流装置。脑脓肿、硬膜外脓肿应进行脓肿部位清创或引流。

二、多重耐药革兰阴性菌感染的药物治疗

抗微生物药物耐药性（antimicrobial-resistant，AMR）是最紧迫的全球健康威胁之一，2019年约有127万人直接死于AMR病原体感染，排名前五的细菌是：大肠埃希菌、金黄色葡萄球菌、肺炎克雷伯菌、肺炎链球菌、鲍曼不动杆菌。2024年WHO更新的细菌优先病原体名单中，关键优先级的革兰阴性菌包括：第三代头孢菌素耐药肠杆菌目细菌、碳青霉烯类耐药肠杆菌目细菌、碳青霉烯类耐药鲍曼不动杆菌。多重耐药菌感染患者的死亡率、医疗费用支出均明显高于敏感菌感染的患者。2024年9月26日举行的第79届联合国大会（UNGA）第二次抗微生物药物耐药性高级别会议上，全球各国领导人批准了一项政治宣言（political declaration），承诺设定一系列明确的目标和行动，包括到2030年将每年估计

的495万与AMR相关的死亡人数减少10%，确保到2030年至少60%的国家实现“抗微生物耐药性国家行动计划”。我国国家卫生健康委等13部门联合制定了《遏制微生物耐药国家行动计划（2022—2025年）》，确立了预防为主、防治结合、综合施策的原则，聚焦微生物耐药存在的突出问题，创新体制机制和工作模式。到2025年，在微生物耐药国家治理体系、公众健康素养、专业人员防控能力、抗微生物药物合理应用、科技研究和国际交流合作等方面，均取得明显进步。从多个方面保障遏制微生物耐药工作的有效落实和可持续。

本部分将重点介绍产超广谱β-内酰胺酶肠杆菌目细菌（extended-spectrum beta-lactamase enterobacterales，ESBL-E）、碳青霉烯类耐药肠杆菌目细菌（carbapenem-resistant enterobacteriales，CRE）、碳青霉烯类耐药鲍曼不动杆菌（carbapenem-resistant acinetobacter baumannii，CRAB）感染的药物治疗相关内容。

（一）产超广谱β-内酰胺酶肠杆菌目细菌感染的药物治疗

ESBL是由质粒介导的能水解氧亚氨基β-内酰胺类抗菌药物的一类β-内酰胺酶。对β-内酰胺类抗生素具有广泛水解活性，包括青霉素类、氧亚氨基头孢菌素和单环β-内酰胺类氨曲南，通常不能水解头霉素类和碳青霉烯类，其活性可被β-内酰胺酶抑制剂如克拉维酸、舒巴坦、他唑巴坦、阿维巴坦、韦博巴坦、瑞来巴坦等所抑制。自从1983年德国首次报道发现ESBL以来，其检出率不断上升。根据2023年CHINET数据，大肠埃希菌产ESBL（以头孢噻肟或头孢曲松耐药率作为替代）检出率是51.7%，肺炎克雷伯菌产ESBL检出率是42.5%，奇异变形杆菌产ESBL检出率是36.6%。产ESBL的细菌耐药性较强，容易导致院内感染和耐药菌株的扩散，是医院感染的主要病原菌之一。

1. ESBL种类 β-内酰胺酶是耐药细菌产生的可催化水解青霉素、头孢菌素等β-内酰胺类抗菌药物分子中内酰胺键的一类失活酶，目前发现的有4000多种。β-内酰胺酶可根据其分子结构（Ambler分类）或功能（Bush-Jacoby-Medeiros分类，Bush分类）进行分类（表11－14）。

表11－14 β内酰胺酶分型

Ambler分类	Bush分类	代表酶型	底物	酶活中心
A类	2a	葡萄球菌酶	青霉素类	丝氨酸
	2b	TEM-1、TEM-2、SHV-1	青霉素类、窄谱头孢菌素类	
	2be	TEM-10、SHV-2、CTX-M、GES-1	广谱青霉素、头孢菌素类	
	2br	TEM-30、SHV-72	青霉素类	
	2c	PSE（CARB）	青霉素类、羧苄西林	
	2e	CepA	广谱头孢菌素类	
	2f	KPC、SME，NMC-A、GFS-2	青霉素类、头孢菌素类、碳青霉烯类	
B类	B1 3a	IMP-1、NDM-1 VIM-1	亚胺培南、青霉素类、头孢菌素类（氨曲南除外）	锌离子
	B2 3b	CphA、Sfh-I	碳青霉烯类	
	B3 3a	L1	头孢菌素类、碳青霉烯类	
	B3 3c	FEZ-1	头孢菌素类、碳青霉烯类	
C类		AmpC	青霉素和头孢菌素类（四代头孢菌素除外）	丝氨酸
D类	2d	OXA-23、OXA-24、OXA-48	青霉素类、氯唑西林、某些头孢菌素类和碳青霉烯类	丝氨酸

主要的ESBL酶型包括CTX-M型、TEM型、SHV型β-内酰胺酶。大多数TEM型β-内酰胺酶都是ESBL，其中部分并非ESBL，例如TEM-1和TEM-2，其仅能水解青霉素类和窄谱头孢菌素类，目前已

发现超过220种TEM型酶。SHV型β-内酰胺酶最常见的类型包括SHV-2、SHV-5、SHV-7和SHV-12。部分如SHV-1并非ESBL，其能水解青霉素类和窄谱头孢菌素类。目前发现超过190种SHV型β-内酰胺酶。CTX-M型β-内酰胺酶由于可移动遗传元件（mobile genetic elements）捕获了CTX-M基因，并将其在复制子间及细胞间快速有效地传播，使其成为最常见的ESBL类型，目前已发现160多种CTX-M型酶。

2. 感染ESBL-E的高危因素 ESBL-E感染的常见危险因素包括高龄、反复应用抗菌药物史、留置导管（包括中心静脉/动脉置管、经皮胃或空肠造瘘管、导尿管等）、有结石或梗阻（如胆道、泌尿道）、既往曾有ESBL-E感染、反复住院、曾入住过ICU史、高龄、合并基础疾病（糖尿病、血液病、肿瘤、自身免疫病等）、呼吸机辅助通气、住院时间>20天、长期应用激素等。

3. 主要治疗药物简介

（1）碳青霉烯类 碳青霉烯类是对ESBL-E感染疗效最肯定的抗菌药物，常用药物品种包括亚胺培南/西司他丁、厄他培南、美罗培南、帕尼培南/倍他米隆、比阿培南等。ESBL-E感染患者出现急性或进展性器官功能不全、血流动力学改变和需要机械通气支持等重度感染时，首选碳青霉烯类药物。对可能ESBL-E的院内感染如呼吸机相关肺炎、泌尿道感染和血流感染，也均可经验性使用碳青霉烯类抗菌药物治疗。亚胺培南/西司他丁和美罗培南主要用于重度感染，厄他培南可作为轻、中度社区获得性呼吸道、泌尿道和腹腔感染的经验性治疗。

（2）β-内酰胺类/β-内酰胺酶抑制剂复合制剂 对ESBL-E敏感性良好，有较好临床疗效的药物包括：哌拉西林/他唑巴坦、头孢哌酮/舒巴坦、头孢他啶/阿维巴坦等。其中哌拉西林/他唑巴坦和头孢哌酮/舒巴坦是主要治疗药物，可用于无脓毒性休克时ESBL-E所致的轻、中度感染。新型β-内酰胺酶抑制剂（阿维巴坦）对ESBL有抑制作用外，临床主要用来治疗碳青霉烯耐药肺炎克雷伯菌的感染，不建议首选头孢他定/阿维巴坦治疗ESBL-E感染。

（3）头霉素类及氧头孢烯类 对于ESBL-E具有良好的抗菌作用，可用作轻症感染的治疗选择。临床常用药物包括头孢美唑、头孢米诺、头孢西丁和拉氧头孢等，由于肠杆菌染色体介导或质粒携带的AmpC酶可水解头霉素类抗菌药物，因此在使用此类药物抗感染治疗过程中，如临床观察到疗效不满意，尽管体外药敏试验显示敏感，也应果断调整治疗方案，避免治疗失败。

（4）喹诺酮类 临床常用药物包括环丙沙星、左氧氟沙星和莫西沙星。如体外药敏试验显示敏感，可用于治疗ESBL-E引起的轻、中度的尿路感染和腹腔感染，也可用于重症感染的联合用药。

（5）氨基糖苷类 常用药物有阿米卡星、依替米星、异帕米星、妥布霉素等，对包括ESBL-E的革兰阴性菌有较好的抗菌活性，但因这类药物主要分布在细胞外液，尿中浓度高，在支气管分泌物、胆汁及组织浓度不高，限制了该类药物的治疗范围，可作为ESBL-E尿路感染轻症的用药。

（6）新型四环素衍生物类 目前已在我国上市的品种有替加环素、依拉环素，体外显示对ESBL-E具有良好的抗菌活性，临床主要用来治疗除铜绿假单胞菌感染以外的广泛耐药革兰阴性菌感染，体内组织分布广泛，可以用来作为对一线药物不能耐受患者的ESBL-E治疗选择。由于该类药物血液、脑脊液、尿液浓度不高，一般不建议作为血流、中枢神经系统和尿路感染的治疗选择。

（7）其他抗菌药物 呋喃妥因、复方磺胺甲噁唑、阿莫西林/克拉维酸仅可用来治疗ESBL-E所致的单纯下尿路感染。

（二）碳青霉烯类耐药革兰阴性菌的药物治疗

碳青霉烯类耐药革兰阴性菌（carbapenem-resistant gram-negative bacilli，CRGNB）在世界范围内广泛传播已成为全球面临的公共卫生问题。近十余年CRGNB检出率呈现明显上升趋势，碳青霉烯类耐药肺炎克雷伯菌（CRKP）检出率从2005年的3%上升至2021年的23.1%，碳青霉烯类耐药鲍曼不动杆菌（CRAB）检出率从31.0%上升至71.5%。虽然碳青霉烯类耐药铜绿假单胞菌（CRPA）检出率从36.8%下降至23.0%，但是仍然维持较高水平。2024年WHO发布的细菌重点病原体清单中，“关键优先级”病原体包括碳青霉烯类耐药肠杆菌目细菌、碳青霉烯类耐药鲍曼不动杆菌；而碳青霉烯类耐药铜绿假单胞菌被列为“高度优先级”病原体。

1. CRGNB的耐药机制及流行病学 碳青霉烯类耐药革兰阴性菌耐药机制主要包括产抗菌药物灭活酶（如β-内酰胺酶中的碳青霉烯酶）、外排泵高表达、膜孔蛋白缺失、药物作用靶点活性改变等，其中产碳青霉烯酶是最常见的耐药机制。我国流行的碳青霉烯酶中，肺炎克雷伯菌最常见产肺炎克雷伯菌碳青霉烯酶（Klebsiella pneumoniae carbapenemase，KPC）；大肠埃希菌最常见产新德里金属β-内酰胺酶（New Delhi metallo-beta-lactamase，NDM）；鲍曼不动杆菌最常见产OXA-23碳青霉烯酶。

开展CRGNB菌株的最低抑菌浓度测定、快速检测碳青霉烯酶基因型或表型、联合药敏测定，可指导CRGNB感染的精准抗菌治疗。确定CRGNB感染后，应根据药敏特征来选择或调整抗菌药物方案。

2. CRGNB主要治疗药物简介

（1）新型β-内酰胺酶抑制剂复方制剂 我国目前已上市的新型β-内酰胺酶抑制剂复方制剂为头孢他啶/阿维巴坦（4∶1）、亚胺培南/西司他丁/瑞来巴坦（2∶2∶1）、舒巴坦/度洛巴坦（1∶1）。阿维巴坦、瑞来巴坦、度洛巴坦均为二氮杂二环辛烷，是非β-内酰胺类的β-内酰胺酶抑制剂，与靶点的丝氨酸残基可逆性结合，可抑制A、C和D类β-内酰胺酶，不能抑制B类β-内酰胺酶。阿维巴坦对OXA-10、OXA-48型β-内酰胺酶有活性，但对OXA-23型没有活性；瑞来巴坦对OXA-48、OXA-23型β-内酰胺酶均无活性，因此阿维巴坦和瑞来巴坦可用于CRKP的感染，但不用于CRAB的感染。度洛巴坦对OXA型β-内酰胺酶均有活性，目前首选用于CRAB的感染。该类药体内分布广，血药浓度高，根据碳青霉烯酶的类型，可单药或与其他药物联合使用于CRGNB不同部位的感染，如血流感染、肺部感染、中枢神经系统感染、腹腔感染、尿路感染等。

（2）多黏菌素类 多黏菌素属阳离子多肽类抗菌药物，我国上市品种有硫酸多黏菌素B（polymyxin B sulfate）、硫酸黏菌素（polymyxin E sulfate）和多黏菌素E甲磺酸盐（colistimethate sodium，CMS）。主要作用于革兰阴性菌，对大肠埃希菌、肺炎克雷伯菌、铜绿假单胞菌、鲍曼不动杆菌有抗菌活性。硫酸多黏菌素B和硫酸黏菌素均为活性药物，进入体内直接发挥抗菌作用，主要经非肾途径消除，临床上不用于尿路感染。而多黏菌素E甲磺酸盐是前体药物，本身无活性，需要转换为多黏菌素E（碱基活性成分colistin base activity，CBA）才能发挥作用。多黏菌素E甲磺酸盐60%～70%经肾排泄，在尿液中转换为多黏菌素E适用于尿路感染。临床使用中，需注意剂量的换算，硫酸多黏菌素B 1mg＝1万U，硫酸黏菌素1mg＝2.27万U，多黏菌素E甲磺酸盐100万U≈33mg CBA。多黏菌素类对CRGNB的作用不依赖于碳青霉烯酶的类型，临床可用于不同部位的感染，如血流感染、肺部感染、中枢神经系统感染、腹腔感染等，主要不良反应为肾毒性和神经毒性。

（3）新型四环素衍生物类 替加环素、依拉环素，体外显示对CRE、CRAB具有良好的抗菌活性，体内组织分布广泛，对CRGNB的作用不依赖于碳青霉烯酶的类型，可作为除铜绿假单胞菌外CRGNB的治疗选择。奥马环素由于体外对CRE、CRAB的MIC高，一般不用于CRGNB的治疗。由于该类药物血液、脑脊液、尿液浓度不高，一般不建议作为血流、中枢神经系统和尿路感染的治疗选择。

（4）其他抗菌药物 根据体外药敏情况，可选择碳青霉烯类、氨基糖苷类、磷霉素、复方磺胺甲噁唑等。

3. CRE和CRAB的药物治疗选择和常用剂量推荐

（1）CRE药物治疗选择 对厄他培南耐药，美罗培南敏感的CRE尿路感染，可以使用大剂量美罗培南延长输注的方式进行治疗。对于尿路以外的CRE感染，产KPC酶的CRE，选择头孢他啶/阿维巴坦、亚胺培南/西司他丁/瑞来巴坦治疗；产 OXA-48 型酶的 CRE，选择头孢他啶/阿维巴坦治疗；产金属酶的 CRE，选择头孢他啶/阿维巴坦联合氨曲南治疗。当新型 β-内酰胺酶抑制剂复方制剂使用存在禁忌、不能耐受或不可获得的情况下，根据体外药敏，可选择多黏菌素类、新型四环素衍生物类、氨基糖苷类、磷霉素等药物联合治疗。

（2）CRAB 的药物治疗选择　CRAB 感染可选择舒巴坦/度洛巴坦联合碳青霉烯类或者大剂量含舒巴坦制剂联合多黏菌素、新型四环素衍生物类、氨基糖苷类、磷霉素等药物。

（3）CRGNB 治疗药物常用剂量推荐　CRGNB 治疗药物肝肾功能正常者的常用剂量推荐见表 11－15。肾功能不全的患者，主要经肾脏排泄的药物（如 β-内酰胺类、氨基糖苷类、磷霉素）需要减少给药剂量；肾功能亢进的患者，上述药物可能需要增加给药剂量。时间依赖性抗菌药物延长药物输注时间有助于达到临床的 PK/PD 靶值。肝功能不全的患者，替加环素、依拉环素需要减少给药剂量。有条件的医疗机构，可以开展治疗药物监测，促进精准药物治疗。

表 11－15　CRGNB 治疗药物肝肾功能正常者的常用剂量推荐

药物	推荐剂量
头孢他啶/阿维巴坦	2.5g/次，1 次/8h，输注时间 3h
亚胺培南/西司他丁/瑞来巴坦	1.25g/次，1 次/6h，输注时间 0.5h
舒巴坦/度洛巴坦	2g/次，1 次/6h，输注时间 3h
氨曲南	2g/次，1 次/8h，输注时间 3h（通过 Y 管与头孢他啶/阿维巴坦同时输注）
硫酸多黏菌素 B	负荷剂量 2.0～2.5mg/kg［相当于（2.0～2.5）万 U/(kg·次)］，维持剂量 1.25～1.50mg/(kg·次)［相当于（1.25～1.50）万 U/(kg·次)］，1 次/12h
多黏菌素 E 甲磺酸盐	0.5～1h 内输注负荷剂量 300mg CBA（约 900 万 U），并在 12～24h 后给予第 1 次维持剂量，每日维持剂量为 300～360mg CBA［(900～1090)万 U］，1 次/12h
硫酸黏菌素	100～150 万 U/d，分 2～3 次
替加环素	负荷剂量 200mg，维持剂量 100mg/次，1 次/12h
依拉环素	1mg/(kg·次)，1 次/12h
阿米卡星	15mg/(kg·次)，每日 1 次
磷霉素	300mg/(kg·d)，分 2～3 次
美罗培南	2g/次，1 次/8h，输注时间 3h
亚胺培南-西司他丁	0.5g/次，1 次/6h，输注时间 3h

案例分析 11－1　患者，男性，23 岁，因“右下后牙食物嵌塞，肿痛一年”就诊，X 线片显示近中低位阻生。决定行拔牙术。患者有风湿性心脏病，口服泼尼松 10mg qd 治疗。

（1）该患者是否需要预防性抗菌药物治疗？

（2）如需要预防用药，推荐的药物、剂量和主要注意事项是什么？

案例分析 11－2　患者，女性，19 岁，因“咳嗽伴发热 3 天”至某院急诊就诊，查血常规：WBC 20.19×10^9/L，N% 92.9%，CRP 97mg/L，PCT 0.07ng/ml，肝肾功能正常。肺部 CT 显示右下肺叶大片实变，诊断为社区获得性肺炎。患者既往体健。医生给予头孢呋辛 3g＋0.9%氯化钠注射液 100ml qd 静脉滴注，多西环素 0.1g bid 口服。

（1）该患者社区获得性肺炎的抗菌药物选择是否正确，说明理由。

（2）该患者的抗菌药物给药剂量和间隔是否正确，说明理由。

答案解析

案例分析11－3 患者，男，89岁，体重64kg，因“咳嗽咳痰、反复高热3天”入院，最高体温38.6℃，WBC 12.1×10^9/L，N% 88%，PLT 155×10^9/L，CRP 145mg/L，PCT 1.51ng/ml，Scr 65μmol/L，eGFR 62ml/min，TB 12mmol/L，ALT 30U/L，AST 21U/L，肺部CT显示双肺多发实变，氧合指数250mmHg。在院外使用头孢曲松2g＋0.9%氯化钠注射液100ml qd静脉滴注，效果不佳。以社区获得性肺炎收入院。患者10余年口服二甲双胍0.5g bid、格列美脲2mg qd，血糖控制可。入院后痰培养肺炎克雷伯菌（4＋），药敏显示ESBL＋。

请结合患者的情况，制定给药方案，并简述理由。

（陈璋璋）

书网融合……

本章小结　　微课　　习题

第十二章　呼吸系统疾病药物治疗

微课

PPT

学习目标

1. 通过本章学习，掌握上、下呼吸道感染、支气管哮喘、慢性阻塞性肺疾病、肺结核等疾病的基本概念、治疗原则及主要治疗药物；熟悉上述疾病的临床表现及发病机制；了解相关疾病的治疗新进展。

2. 具有开展呼吸系统疾病药物治疗的基本技能，做到临床安全合理用药。

3. 树立科学的思维方法，严谨求实，培养综合运用理论知识分析及解决实际问题的能力。

第一节　急性上呼吸道感染

一、概述

急性上呼吸道感染（acute upper respiratory tract infection，AURTI）简称上感，由各种病毒和（或）细菌引起的主要侵犯鼻、咽或喉部急性炎症的总称。通常病情较轻、病程短、有自限性，预后良好。但发病率高，有时影响工作和生活，甚至伴有严重并发症，对有基础疾病、老弱病残孕等特殊人群，应积极防治。

二、病因和机制

上感有70%～80%由病毒引起，包括鼻病毒、冠状病毒、腺病毒、流感和副流感病毒、呼吸道合胞病毒、埃可病毒、柯萨奇病毒等。另有20%～30%由细菌引起，细菌可直接引起感染或继发于病毒感染之后。

各种导致全身或呼吸道局部防御功能降低的原因，如受凉、淋雨、气候突变、过度疲劳等可使原已存在于上呼吸道的或从外界侵入的病毒或细菌迅速繁殖，从而诱发本病。老幼体弱，免疫功能低下或患有慢性呼吸道疾病的患者，如鼻窦炎、扁桃体炎者更易发病。

三、临床表现

普通感冒起病较急，主要表现为鼻部症状，如喷嚏、鼻塞、流清水样鼻涕、流泪等卡他症状，严重可出现发热、头痛、全身乏力等症状。也可表现为咳嗽、咽干、咽痒或烧灼感甚至鼻后滴漏感。后几种表现与病毒诱发的炎症介质导致的上呼吸道传入神经高敏状态有关。2～3天后鼻涕变稠，可伴咽痛、头痛、流泪、味觉迟钝、呼吸不畅、声嘶等，有时可由于咽鼓管炎致听力减退。流行性感冒除了咳嗽症状外，发热、肌痛等全身症状亦是常见表现。

普通感冒为自限性疾病，一般预后良好；流行性感冒也有自限性，但在婴幼儿、老年人和存在心肺基础疾病的患者容易并发肺炎等严重并发症而导致死亡。

四、治疗原则

病毒感染为最常见病因，以休息、适当补充水分，对症治疗，保持室内空气流通等为主，无需积极抗病毒治疗和使用抗菌药物。对确诊或高度疑似流行性感冒，存在并发症者，可给予抗病毒治疗并及时隔离。

五、治疗药物介绍

（一）对症治疗

1. 减充血剂 该类药物可使肿胀的鼻黏膜和鼻窦的血管收缩，有助于缓解感冒引起的鼻塞、流涕和打喷嚏等症状，一般连用不超过7日。伪麻黄碱能选择性收缩上呼吸道血管，对血压的影响小，是普通感冒最常用的减充血剂。

2. 抗组胺药 通常首选一代抗组胺药如氯苯那敏和苯海拉明等，该类药物能穿过血脑屏障，与中枢组胺受体结合，具有一定程度的抗胆碱作用，有助于减少分泌物、减轻打喷嚏、流涕、咳嗽等症状。二代抗组胺药尽管不引起嗜睡和镇静，但因其无抗胆碱作用，因此不能镇咳。

3. 镇咳药 对于咳嗽症状较为明显者，可给予右美沙芬、可待因等镇咳药。

4. 解热镇痛药 主要针对普通感冒患者的发热、头痛和全身酸痛等症状。该类药物如对乙酰氨基酚、布洛芬等。对乙酰氨基酚在感冒药中常用，但应注意对乙酰氨基酚超量使用可能造成肝损伤甚至肝坏死。

（二）病因治疗

1. 抗病毒药物 抗病毒药奥司他韦、扎那米韦、帕拉米韦可抑制神经氨酸酶，阻止病毒由被感染细胞释放和入侵临近细胞，减少病毒在体内复制。利巴韦林可干扰病毒的三磷酸鸟苷合成，具有广谱抗病毒活性。

2. 抗菌药物 抗菌药物常用的有β-内酰胺类、喹诺酮类、大环内酯类等。

六、用药方案与药学监护要点

1. 对症治疗 对有鼻后滴漏和咽干的患者可予伪麻黄碱治疗以减轻鼻部充血，必要时加用解热镇痛药。干咳难以忍受可选用含右美沙芬一类的中枢性镇咳药。

目前市场上的感冒药多为复方制剂，含有上述各类药物以及其他药物中的两种或两种以上成分，尽管品种繁多，但其组方成分大同小异，因此复方抗感冒药应只选其中一种，如同时服用两种以上药物，可导致重复、超量用药，使药物不良反应发生率增加。

儿童发热应慎用阿司匹林等水杨酸类药物，因为后者可诱发 Reye 综合征并导致患儿死亡。妊娠期妇女、哺乳期妇女应慎用感冒药物。肝肾功能不全、血小板减少、有出血症状和有溃疡病穿孔史者应慎用含对乙酰氨基酚、阿司匹林、布洛芬等成分的感冒药物。从事驾驶、高空作业或操作精密仪器等行业工作者应慎用含有马来酸氯苯那敏、苯海拉明的感冒药物。甲状腺功能亢进、糖尿病、缺血性心脏病及前列腺肥大的患者，慎用含伪麻黄碱的感冒药物，未控制的严重高血压或心脏病及同时服用单胺氧化酶抑制剂的患者，禁用含伪麻黄碱的感冒药物。

2. 抗菌药物治疗 普通感冒无需使用抗菌药物。有白细胞升高、咽部脓苔、咳黄痰、流脓涕等细菌感染证据，可根据当地流行病学数据选用口服青霉素类、一代头孢、大环内酯类、喹诺酮类等药物。

3. 抗病毒治疗 对于无发热、免疫功能正常、发病不超过2日的患者一般无需应用抗病毒药物。免疫缺陷患者可早期使用。确认或高度怀疑流感，且有发生并发症高危因素的患者，应在发病后48小时内给予抗病毒治疗。如果发病48小时后样本流感病毒检测阳性，仍可使用抗病毒药物。神经氨酸酶抑制剂奥司他韦、扎那米韦毒性低，耐受性好，目前治疗流感最常用。金刚烷胺、金刚乙胺副作用大，耐药严重，临床基本不用。

4. 支持治疗和预防并发症　注意休息、多饮水、增加营养，饮食应易于消化。重症患者在治疗原发病同时，还应注意防治并发症，纠正水、电解质和酸碱平衡紊乱，并进行有效的器官功能支持。

由于感冒是一种自限性疾病，因此普通感冒用药不应超过 7 日，如果 1 周后感冒症状仍未明显好转或消失，应及时去医院就诊。

七、具体案例分析

××医院门诊处方单（笺）

姓名：××	性别：男　年龄：45 岁		临床诊断：病毒性感冒
过敏试验/过敏史：	开单科室：急诊内科		处方号：×××
药品名称	规格	用法用量	数量
酚麻美敏片	20 片	每次 1 片，每日 2 次，口服	1 盒
复方甲氧那明胶囊	60 片	每次 2 片，每日 3 次，口服	1 瓶
医师签名：	审核/调配签名：		核对/发药签名：

用药分析：重复用药。

1. 酚麻美敏片为复方制剂，每片含有对乙酰氨基酚 325mg、盐酸伪麻黄碱 30mg、氢溴酸右美沙芬 15mg、马来酸氯苯那敏 2mg。复方甲氧那明胶囊同样也为复方制剂，每粒胶囊中含盐酸甲氧那明 12.5mg，那可丁 7mg，氨茶碱 25mg，马来酸氯苯那敏 2mg。2 种药物合用导致马来酸氯苯那敏的剂量偏大，可引起嗜睡、疲劳、乏力等症状，对老年人和驾驶车、船或操作危险的机器工作者影响较大。

2. 同时合用外周镇咳药那可丁和中枢性镇咳药右美沙芬也可能过度抑制咳嗽反应，导致排痰困难，加重呼吸道阻塞。

3. 建议医生调整药物，避免重复用药。

第二节　肺部感染性疾病

一、概述

肺炎（pneumonia）指终末气道、肺泡和肺间质的炎症。感染是肺炎最常见的病因，其他可有理化因素、免疫损伤、过敏及药物所致。一般未表明特定病因的肺炎即指感染性的肺炎。

肺炎可按解剖、病因或患病环境加以分类。按解剖分类为大叶性肺炎、小叶性肺炎、间质性肺炎。按病因分为细菌性肺炎、非典型病原体所致肺炎、病毒性肺炎、肺真菌病、其他病原体所致肺炎以及理化因素所致肺炎；按患病环境分为社区获得性肺炎和医院获得性肺炎。经验性治疗多按患病环境分类。

二、病因和机制

细菌、非典型病原体、病毒、真菌、其他病原体如立克次体、弓形体、寄生虫等均可导致肺炎，理化因素如放射性损伤、胃酸吸入、吸入有害气体等也可导致肺炎。通常所说的肺炎不包括理化因素所致的肺炎。

正常的呼吸道免疫防御机制（支气管内黏液-纤毛运载系统、肺泡巨噬细胞等细胞防御的完整性等）使下呼吸道免除于细菌等致病菌感染。是否发生肺炎取决于病原体和宿主因素两方面。如果病原体数量多、毒力强和（或）宿主呼吸道局部和全身免疫防御系统损害，即可发生肺炎。

1. 宿主防御功能减弱 免疫应答受损（如HIV感染或高龄）或防御机制出现功能障碍（吸烟或被动吸烟、慢性阻塞性肺疾病或误吸）会导致患者呼吸道感染的易感性大大提高。在社区获得性肺炎中，上呼吸道感染、受凉、疲劳、醉酒等都是常见诱因；儿童和老人是肺炎的好发人群。在医院获得性肺炎中，人工气道、机械通气可破坏呼吸道的局部和防御功能。

2. 病原体侵入下呼吸道 社区获得性肺炎，病原体可通过下列途径侵入：①空气吸入，咳嗽、喷嚏、说话时的飞沫等，使携带病原体的飞沫进入呼吸道；②血行播散；③邻近感染部位蔓延；④上呼吸道定植菌的误吸。医院获得性肺炎，病原体常常是误吸的胃肠道的定植菌（胃食管反流）和（或）通过人工气道吸入环境中的致病菌引起。

三、临床表现

肺炎的症状轻重取决于病原体和宿主的状态。咳嗽咳痰是肺炎的常见症状，原有呼吸道症状加重，并出现脓痰、血痰，伴或不伴胸痛也是肺炎的临床表现。多数患者会有发热。早期肺部体征可无明显异常。重症可有呼吸频率增加或呼吸困难，甚至发绀。肺实变时可有叩诊浊音，常可闻及支气管呼吸音或湿性啰音。

四、治疗原则

1. 抗感染治疗 肺炎治疗的关键环节包括经验治疗和目标治疗。经验治疗主要根据本地区、本单位的流行病学资料，选择可能覆盖病原体的抗生素；目标治疗则根据病原学的培养结果或病理结果，选择体外试验敏感的抗菌药物。此外，还应该根据患者的年龄、有无基础疾病、住院时间长短和肺炎的严重程度等，选择抗菌药物和给药途径。重症肺炎一般主张抗菌药物应当广谱、强效、足量、联合治疗，然后再根据病原学培养的结果调整抗菌药物或降阶梯治疗。

2. 支持治疗 患者应卧床休息，注意补充足够蛋白质、热量、维生素及液体量，必要时给氧。剧烈胸痛者，可酌情使用少量镇痛药。禁用抑制呼吸的镇静药。

3. 并发症的处理 经抗菌药物处理后，高热常24小时内消退，或数日内逐渐下降。若体温反复或3日后仍不降，需要找寻其他原因，如有无脓胸、心包炎、关节炎等。伴发胸腔积液者应酌情取胸液检查及培养以确定其性质。

五、治疗药物介绍

肺部感染常用的抗感染药物见表12－1。

表12－1 常见感染性肺疾病的治疗药物分类

药物分类	代表药物	作用和作用机制
β-内酰胺类	青霉素类 头孢菌素类 碳青霉烯类	作用于细菌菌体内的青霉素结合蛋白，抑制细菌细胞壁合成，菌体因失去渗透屏障而膨胀裂解，属繁殖期杀菌剂
多肽类	万古霉素 去甲万古霉素 替考拉宁 多黏菌素类	前三种与细胞壁前体肽聚糖结合，阻断细胞壁合成，仅对革兰阳性菌包括耐甲氧西林金黄色葡萄球菌有强大抗菌活性；多黏菌素与敏感细菌外膜脂多糖结合，使胞浆膜的渗透性增加。由于革兰阳性菌外面有一层厚的细胞壁，阻止药物进入细菌体内，故多黏菌素对革兰阳性菌无作用
氨基糖苷类	庆大霉素 阿米卡星	直接作用于细菌30S核糖体亚单位、使细菌发生读码错误，造成错误的蛋白质插入细胞膜，导致细胞膜的渗透性发生改变。主要对革兰阴性菌有效

续表

药物分类	代表药物	作用和作用机制
大环内酯类	红霉素 罗红霉素 克拉霉素 阿奇霉素	通过阻断50S核糖体中肽酰转移酶的活性来抑制细菌蛋白质合成，属于快速抑菌剂。主要用于治疗需氧革兰阳性球菌和阴性球菌、某些厌氧菌以及军团菌、支原体、衣原体等感染
四环素类	四环素 多西环素 米诺环素 替加环素 奥马环素	与细菌核糖体30S亚基的A位置结合，抑制肽链的增长和影响细菌蛋白质的合成。除对革兰阳性菌、革兰阴性菌以及厌氧菌有抑制作用外，多数立克次体属、支原体属、衣原体属、非典型分枝杆菌属、螺旋体也对本品敏感
喹诺酮类	环丙沙星 左氧氟沙星 莫西沙星 奈诺沙星	抑制DNA回旋酶和拓扑异构酶Ⅳ，也能抑制细菌RNA和蛋白质的合成，广谱杀菌剂，对革兰阳性菌、革兰阴性菌、军团菌、支原体、衣原体、厌氧菌及结核杆菌都有效
抗病毒药	利巴韦林 更昔洛韦 奥司他韦	抑制病毒RNA或DNA合成

六、用药方案及药学监护要点

（一）靶向治疗

当有明确的病原学诊断时，可针对特定细菌选择能覆盖该病原菌的抗菌药物，但由于细菌耐药性的变迁，选择用药仍然需参考当地流行病学数据以及具体病例的细菌培养和药敏试验结果（表12－2）。

表12－2 常见肺部感染性疾病的病原菌及用药推荐

病原菌	用药推荐	备注
肺炎链球菌	首选青霉素G；青霉素过敏或感染耐青霉素菌株者选择呼吸喹诺酮类、头孢噻肟或头孢曲松	
	感染MDR菌株者可选万古霉素、替考拉宁、利奈唑胺等	必要时TDM
葡萄球菌	苯唑西林/氟氯西林、联合氨基糖苷类如阿米卡星等；阿莫西林、氨苄西林与酶抑制剂组成的复方制剂	MSSA对青霉素G的耐药率已高达90%
	万古霉素、替考拉宁、利奈唑胺和康替唑胺等	MRSA
支原体	大环内酯类如罗红霉素、阿奇霉素等；呼吸喹诺酮类、四环素类	
衣原体	四环素类如多西环素，大环内酯类，呼吸喹诺酮类	
军团菌	大环内酯类；喹诺酮类；以及四环素类；另外复方磺胺甲噁唑及利福平也被证实对军团菌有效	
念珠菌	氟康唑、伊曲康唑、伏立康唑、泊沙康唑、两性霉素、卡泊芬净、米卡芬净等	
曲霉病	伏立康唑首选，艾沙康唑、泊沙康唑、两性霉素也有效；棘白菌素类联合伏立康唑或艾沙康唑可作为耐药、难治或进展型IPA的补救治疗	
隐球菌	氟康唑等唑类抗真菌药物以及两性霉素	
肺孢子菌	首选复方磺胺甲噁唑，棘白菌素类可用于联合治疗	
病毒	利巴韦林，广谱抗病毒活性，包括呼吸道合胞病毒、腺病毒、副流感病毒和流感病毒	
	阿昔洛韦，抗DNA病毒药，广谱、强效、起效快，用于疱疹病毒、水痘病毒感染，免疫缺陷者应尽早应用	
	更昔洛韦，抑制DNA合成，用于巨细胞病毒感染	
	奥司他韦，抗RNA病毒药，神经氨酸酶抑制剂，对甲、乙型流感病毒均有很好的抑制作用	

（二）经验治疗

1. 成人社区获得性肺炎（community acquired pneumonia，CAP）的经验治疗 由于我国幅员辽阔，CAP 病原学流行病学分布和抗菌药物耐药率并不完全一致，因此表 12－3 的经验性治疗建议仅为参考原则，应结合病情严重程度、治疗场所、年龄、基础疾病等选择。

表 12－3 不同人群 CAP 患者初始经验性抗感染治疗建议

不同人群	常见病原体	初始经验性治疗的抗菌药物选择
门诊治疗（推荐口服给药）		
无基础疾病青壮年	肺炎链球菌、肺炎支原体、流感嗜血杆菌、肺炎衣原体、流感病毒、腺病毒、卡他莫拉菌等	氨基青霉素、青霉素类/酶抑制剂复合物；一、二代头孢；多西环素或米诺环素；呼吸喹诺酮类；大环内酯类
老年人或有基础疾病患者	肺炎链球菌、流感嗜血杆菌、肺炎克雷伯等肠杆菌科细菌、肺炎衣原体、流感病毒、呼吸道合胞病毒、卡他莫拉菌等	青霉素类/酶抑制剂复合物；二、三代头孢菌素（口服）；呼吸喹诺酮类；青霉素类/酶抑制剂复合物、二代头孢、三代头孢联合多西环素、米诺环素或大环内酯类
需入院治疗（非 ICU）可选择静脉或口服给药		
无基础疾病青壮年	肺炎链球菌、流感嗜血杆菌、卡他莫拉菌、金黄色葡萄球菌、肺炎支原体、流感病毒、肺炎衣原体、其他呼吸道病毒等	青霉素 G、氨基青霉素、青霉素类/酶抑制剂复合物；二、三代头孢菌素、头霉素类、氧头孢烯类；上述药物单用或联合大环内酯类；呼吸喹诺酮类；大环内酯类
有基础疾病或老年人	肺炎链球菌、流感嗜血杆菌、肺炎克雷伯等肠杆菌科菌、流感病毒、呼吸合胞病毒、卡他莫拉菌、厌氧菌、军团菌	青霉素类/酶抑制剂复合物；三代头孢菌素或其酶抑制剂复合物、头霉素类、氧头孢烯类；上述药物单用或联合大环内酯类；呼吸喹诺酮类

2. 医院获得性肺炎（hospital acquired pneumonia，HAP）与呼吸机相关性肺炎（ventilator associated pneumonia，VAP）的经验治疗 HAP 和 VAP 应尽早进行抗菌药物的经验性治疗，并正确评估多重耐药菌感染的风险（前 90 日内曾静脉使用抗菌药物，住院 5 日以上发生的 VAP，病情危重合并感染性休克，发生 VAP 前有 ARDS，接受持续肾脏替代治疗等）。应根据病情严重程度、所在医疗机构常见的病原菌、耐药情况及患者耐药危险因素等选择药物，同时还要考虑患者基础疾病、器官功能状态、既往用药史、药物特点等（图 12－1、图 12－2）。

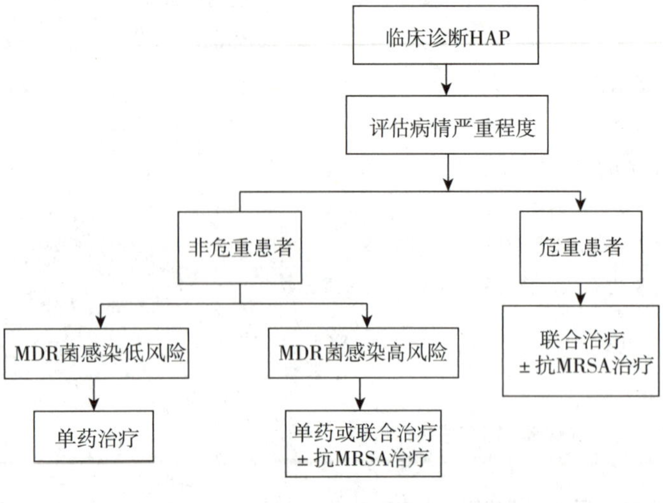

图 12－1 HAP 经验性抗菌治疗推荐

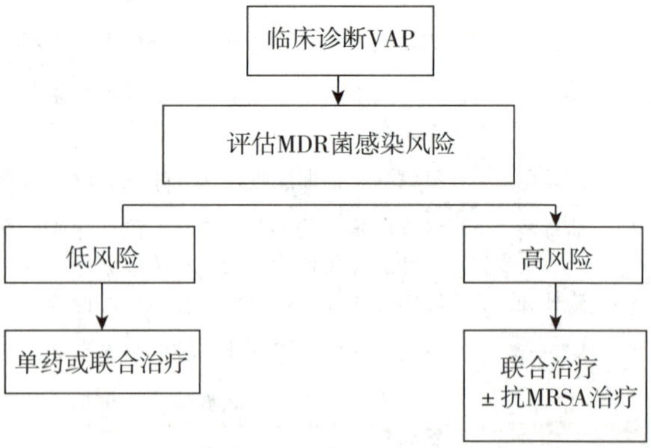

图 12－2 VAP 经验性抗菌治疗推荐

呼吸道存在 MRSA 定植或住在 MRSA 分离率高的医疗机构，建议经验性覆盖 MRSA。对于具有 MDR 铜绿假单胞菌和其他 MDR 革兰阴性杆菌感染的危险因素或死亡风险较高的 HAP/VAP 患者，建议联合使用两种不同类别的抗菌药物；对于非危重、无 MDR 感染危险因素的 HAP/VAP 患者，经验治疗时可以单药。多黏菌素和替加环素一般仅用于有 XDR 革兰阴性菌感染风险的患者。在伴有脓毒症的 HAP/

VAP 患者，需要根据抗菌药物的理化特性、PK/PD 和器官（特别是肾脏和肝脏）功能障碍程度调整药物的负荷剂量与维持剂量（表 12－4）。

表 12－4　HAP（非 VAP）的初始经验性抗感染治疗建议

非危重患者		危重患者[a]
MDR 菌感染低风险	MDR 菌感染高风险	
单药治疗	单药或联合治疗[b,c]	联合治疗[b,c]
抗铜绿假单胞菌青霉素类（哌拉西林等） 或 β-内酰胺酶抑制剂合剂 或第三、四代头孢菌素 或氧头孢烯类 或喹诺酮类	抗铜绿假单胞菌 β-内酰胺酶抑制剂合剂 或抗铜绿假单胞菌头孢菌素 或抗铜绿假单胞菌碳青霉烯类	抗铜绿假单胞菌 β-内酰胺酶抑制剂合剂 或抗铜绿假单胞菌碳青霉烯类
	以上药物单药或联合下列中的一种： 抗铜绿假单胞菌喹诺酮类 或氨基糖苷类	以上药物联合下列中的一种： 抗铜绿假单胞菌喹诺酮类 或氨基糖苷类
		有 XDR 阴性菌感染风险时可联合下列药物： 多黏菌素或替加环素
	有 MRSA 感染风险时可联合： 糖肽类或利奈唑胺	有 MRSA 感染风险时可联合： 糖肽类或利奈唑胺

注：MDR. 多重耐药；XDR. 广泛耐药；a. 危重患者包括需要机械通气和感染性休克患者；b. 通常不采用 2 种 β-内酰胺类药物联合治疗；c. 氨基糖苷类药物仅用于联合治疗

3. 疗程　一般为 7 日或以上。经验性治疗 48～72 小时应进行疗效评估，有病原学结果后尽早转为目标治疗或降阶梯治疗。具体疗程需结合患者感染的严重程度、致病菌种类和耐药性及临床疗效等因素决定。如果初始反应好，无肺气肿、空洞、坏死性肺炎且免疫功能正常者，疗程为 7～8 日。重症以及有并发症者需延长疗程。

（三）药学监护要点

1. 酶诱导或抑制作用　大环内酯类、四环素类、磺胺药、氟喹诺酮类等有酶抑制作用，可提高某些药物如地高辛、氨茶碱等药物的血药浓度，出现副作用。唑类抗真菌药物的酶抑制作用更多，如伏立康唑 80% 通过 CYP450 氧化酶如 CYP2C19、CYP3A4 和 CYP2C9 代谢，已经明确对近 400 种药物都有抑制作用。而利福平有酶诱导作用，可降低许多经肝药酶代谢的药物的血药浓度。

2. 不良反应　万古霉素、一代头孢、氨基糖苷类等有肾毒性的药物合用时，耳肾毒性会叠加。氨基糖苷类、多黏菌素等与麻醉剂合用会使肌肉麻痹甚至呼吸抑制发生的风险增加。

七、具体案例分析

患者，男，61 岁。1 周前受凉后出现间断咳嗽，痰少，伴间断发热，体温最高达 39.2℃，咳嗽剧烈时感胸闷，头孢唑啉 1.0g 静滴 q8h 治疗 3 天后，症状无明显改善。

查体：双肺闻及散在湿啰音。

辅助检查：（D2）血常规 WBC 15.3×10^9/L，N% 89.7%；CRP 89mg/L；肌酐 263μmol/L。（D2）胸部 CT：右肺上叶及两肺下叶多发感染性病变。（D5）一般细菌涂片：找到 G＋球菌；痰培养＋药敏：阴性。（D7）肺部 CT：①右肺上叶病灶较前无变化；②右肺中叶及左肺下叶病灶范围较前增大。（D10）血常规 WBC 8.1×10^9/L，N% 56.8%。

临床诊断：肺部感染。

主要用药医嘱：

0.9%氯化钠注射液100ml+哌拉西林他唑巴坦4.5g 静滴 q12h D1~D6；

莫西沙星0.4g 静滴 qd D2~D6；

0.9%氯化钠注射液250ml+万古霉素1g 静滴 qd D7~D14；

莫西沙星0.4g 静滴 qd D15~D20；

氨溴索15mg 静注 bid D7~D14。

用药分析：患者社区起病，考虑CAP。其中肺炎球菌是CAP最常见的病原菌。选用头孢唑啉可覆盖肺炎球菌，但患者疗效不佳。住院后选择哌拉西林他唑巴坦联合莫西沙星，既可覆盖革兰阴性菌，又可覆盖肺炎衣原体等，用药后肺部CT提示仍然疗效不佳，考虑耐甲氧西林金黄色葡萄球菌感染，改用万古霉素。由于患者肌酐263μmol/L，万古霉素需调整剂量，并在72小时后测血药谷浓度。

给予万古霉素后患者病情逐渐缓解，感染控制，至患者好转出院。

第三节 支气管哮喘

一、概述

支气管哮喘（bronchial asthma，asthma）简称哮喘，是一种以慢性气道炎症和气道高反应性为特征的异质性疾病。临床表现为反复发作的喘息、气急、胸闷或咳嗽等症状，常在夜间及凌晨发作或加重，同时伴有可变的呼气气流受限，其呼吸道症状可随时间变化，且严重程度可变。

哮喘是世界上最常见的慢性疾病之一，在不同国家的发病率占人群的1%~29%。我国20岁以上成人哮喘的患病率为4.2%，患病人数达4570万。目前全世界每年由哮喘导致的死亡人数约35万，多与哮喘长期控制不佳或发作时治疗不及时相关，其中大部分可预防。

二、病因和机制

（一）病因

哮喘是一种具有多基因遗传倾向的疾病，其发病有家族聚集现象，亲缘关系越近，患病率越高。目前已有多个哮喘易感基因如*TSLP*、*ORMDL3*等被鉴定，具有哮喘易感基因的人群发病与否受环境因素影响较大。

环境因素包括变应原因素、食物、药物以及非变应原性因素等，常见诱因见表12-5。

表12-5 支气管哮喘的常见诱因

类别	变应原或诱因
急性上呼吸道感染	病毒、细菌、支原体等
室内变应原	尘螨、家养宠物、霉菌、蟑螂等
室外变应原	花粉、草粉等
职业性变应原	油漆、饲料、活性染料等
食物	鱼、虾、蛋类、牛奶等
药物	阿司匹林、抗生素等
非变应原因素	寒冷、运动、精神紧张、焦虑、过劳、烟雾（包括香烟、厨房油烟、污染空气等）、刺激性食物等

（二）发病机制

哮喘的发病机制尚未完全阐明，目前可概括为气道免疫-炎症机制、神经调节机制及其相互作用（图 12－3）。

1. 气道免疫-炎症机制

（1）气道炎症形成机制 气道慢性炎症反应是由多种炎症细胞、炎症介质和细胞因子共同参与相互作用的结果。当患者受到变应原刺激后，淋巴细胞合成 IgE，IgE 结合于肥大细胞表面，机体处于致敏状态；当变应原再次进入体内，与细胞表面的 IgE 交联，使肥大细胞释放组胺、白三烯等一系列炎症递质，从而使呼吸道平滑肌收缩、黏膜血管通透性增加及各种炎性细胞浸润。

（2）气道高反应性（airway hyperresponsiveness，AHR） 指气道对各种刺激因子如变应原、理化因素、运动、药物等呈现的高敏感状态，表现为患者接触这些刺激因子时气道出现过强或过早的收缩反应。AHR 是哮喘基本特征，有症状的哮喘患者几乎都存在 AHR。目前认为气道慢性炎症是导致 AHR 的重要机制之一。

2. 神经调节机制 神经因素是哮喘发病的重要环节之一。β 受体功能低下、迷走神经张力亢进、胆碱能神经乙酰胆碱释放增多都与哮喘发作有关。非肾上腺素能非胆碱能神经系统释放的神经介质平衡失调也可引起支气管平滑肌收缩。

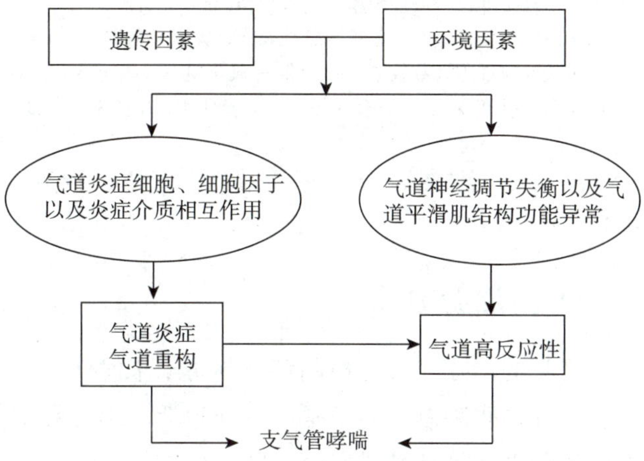

图 12－3 哮喘发病机制示意图

三、临床表现

（一）症状和体征

典型症状为发作性伴有哮鸣音的呼气性呼吸困难，可伴有气促、胸闷或咳嗽。症状可在数分钟内发作，并持续数小时至数天，可自行缓解或治疗后缓解。夜间及凌晨发作或加重是哮喘的重要临床特征。运动时出现的哮喘为运动性哮喘。咳嗽为唯一症状的不典型哮喘为咳嗽变异性哮喘（cough variant asthma，CVA）。哮喘的具体表现形式在不同时间表现多样。

发作时在双肺可闻及散在或弥漫性、以呼气相为主的哮鸣音，呼气相延长。但非常严重的哮喘发作，哮鸣音反而减弱甚至消失，是病情危重的表现。非发作期体检可无异常。

（二）哮喘的分期及控制水平分级

根据临床表现，哮喘可分为急性发作期、慢性持续期和临床控制期。

1. 急性发作期 指喘息、气急、胸闷或咳嗽等症状突然发生或症状加重，伴有呼气流量降低，常因解除变应原等刺激物或治疗不当所致。哮喘急性发作时病情轻重不一，病情加重可在数小时或数天内出现，偶尔也可在数分钟内危及生命。根据哮喘急性发作时严重程度，可分为轻度、中度、重度和危重 4 级。

2. 慢性持续期 患者虽没有哮喘急性发作，但在相当长的时间内仍有不同频度和程度的喘息、咳嗽、胸闷等症状，可伴有肺通气功能的下降。目前对慢性持续期哮喘严重性评估的方法为哮喘控制水平，包括了目前临床控制评估和未来风险评估。具体见表 12－6。

表 12-6 哮喘控制水平的分级

A：哮喘症状控制		哮喘症状控制水平		
		良好控制	部分控制	未控制
过去四周，患者存在：		无	存在 1~2 项	存在 3~4 项
日间哮喘症状 >2 次/周	是□ 否□			
夜间因哮喘憋醒	是□ 否□			
使用缓解药次数 >2 次/周	是□ 否□			
哮喘引起的活动受限	是□ 否□			
B：未来风险评估（急性发作风险，进展为持续气流受限，出现药物不良反应）				
与未来不良事件风险增加的相关因素包括： 临床控制不佳；过去一年频繁急性发作；曾因严重哮喘住院；第一秒用力呼气量（forced expiratory volume in one second，FEV_1）低；血嗜酸性粒细胞计数较高；呼出气一氧化氮（fractional exhaled nitric oxide，FeNO）升高；烟草暴露；肥胖；短效 β_2 受体激动剂（SABA）使用率高；ICS 使用不足；频繁使用口服激素、长期高剂量 ICS 使用				

3. 临床控制期 指患者无喘息、气急、胸闷、咳嗽等症状 4 周以上，近 1 年内无急性发作，肺功能正常。

四、治疗原则

哮喘的治疗目标是控制症状预防未来发作的风险，即在使用最小有效剂量药物治疗的基础上，能使患者活动不受限制，与正常人一样生活、学习和工作。目前哮喘不能根治，但长期规范化治疗可使大多数哮喘患者达到良好或完全的临床控制。

应去除引起哮喘发作的危险因素，评估病情，急性发作时根据病情严重程度选择合适的治疗药物，尽快缓解气道痉挛，预防进一步恶化及防治并发症。慢性持续期时，应根据患者哮喘控制水平制定治疗策略，选择合适的治疗方案，并定期调整，维持患者控制水平。

五、治疗药物介绍

哮喘治疗药物大致可分为缓解药物和控制药物。缓解药物能迅速解除支气管平滑肌痉挛，缓解气喘症状，通常按需使用。控制性药物通过抑制气道炎症，使哮喘维持临床控制，需要长期使用（表 12-7）。

表 12-7 哮喘治疗药物分类

缓解药物	控制药物
短效 β_2 受体激动剂（SABA）	吸入型糖皮质激素（ICS）
短效吸入型抗胆碱能药物（SAMA）	复方制剂（如 ICS/LABA，ICS/LABA/LAMA）
ICS + 福莫特罗	白三烯调节剂
短效茶碱	长效 β_2 受体激动剂（LABA，不单独使用）
全身用糖皮质激素	缓释茶碱
	抗 IgE 抗体
	抗 IL-5 抗体/抗 IL-5R 抗体
	抗 IL-4R 抗体
	抗 TSLP 抗体

1. 糖皮质激素 是目前控制哮喘最有效的药物。激素作用于气道炎症形成过程中的多个环节，如抑制嗜酸粒细胞等炎症细胞在气道的聚集、抑制炎症介质的生成和释放等，从而有效抑制气道炎症。糖皮质激素的给药方式分为吸入、口服和静脉用药。吸入型糖皮质激素是目前哮喘长期治疗的首选药物，

口服和静脉的全身给药方式能帮助缓解哮喘急性发作，预防复发。除了轻度急性发作外，哮喘急性发作时都应当使用全身性糖皮质激素，并且尽量在哮喘发作 1 小时内给予。尤其是在初始 SABA 治疗无效、口服糖皮质激素效果不佳的情况下。

（1）吸入给药　常用药物有倍氯米松（beclomethasone）、布地奈德（budesonide）、氟替卡松（fluticasone）、莫米松（momethasone）等。通常需规律吸入 1～2 周以上方起效。吸入剂量根据病情而定。由于药物直接作用于呼吸道，故所需剂量较小。且吸入后通过消化道和呼吸道进入血液的药物又大部分被肝脏灭活，因此全身不良反应少。但吸入给药方式可能会出现口咽部念珠菌感染、声音嘶哑，所以吸药后应使用清水漱口。长期吸入较大剂量 ICS（>1000μg/d）还应注意预防全身性不良反应如骨质疏松等。虽然激素剂量提高后疗效可能会提高，但采用中、低剂量的 ICS 与长效 β_2受体激动剂、白三烯调节剂、缓释茶碱联用，不仅疗效优于仅提高激素剂量，而且也减少了激素的不良反应。

（2）口服给药　适用于吸入激素无效或需要短期加强治疗的患者。一般使用半衰期较短的激素，如泼尼松、泼尼松龙或甲泼尼龙等。推荐剂量：泼尼松龙 30～60mg/d，症状缓解后逐渐减量至≤10mg/d，然后停用或改用吸入剂。对于难治性哮喘，应确定最低维持剂量，长期口服治疗。并采用每天或隔天清晨顿服给药的方式，以减少外源性糖皮质激素对下丘脑-垂体-肾上腺轴的抑制作用。

（3）静脉给药　重度或危重哮喘急性发作时，应及早静脉给予激素。可选择琥珀酸氢化可的松 100～400mg/d 或甲泼尼龙 80～160mg/d。无激素依赖倾向者，可在短期（3～5 天）内停药；有激素依赖倾向者应延长给药时间，症状缓解后逐渐减量，并改口服及吸入剂维持。

2. β_2受体激动剂　通过对气道平滑肌的 β_2受体激动作用，舒张气道平滑肌，缓解哮喘症状。分为短效 β_2受体激动剂（SABA，维持 4～6 小时）和长效 β_2受体激动剂（LABA，维持 10～12 小时），LABA 又可分为快速起效（数分钟起效）和缓慢起效（30 分钟起效）2 种（表 12－8）。

表 12－8　β_2受体激动剂的分类

起效时间	维持时间	
	短效	长效
速效	沙丁胺醇吸入剂 特布他林吸入剂	福莫特罗吸入剂
慢效	沙丁胺醇口服剂 特布他林口服剂	沙美特罗吸入剂

（1）短效 β_2受体激动剂　为治疗哮喘急性发作的首选药物。常用药物沙丁胺醇（salbutamol）和特布他林（terbutaline）等。有吸入、口服、静脉和贴剂四种制剂，首选吸入。SABA 应按需间歇使用，不宜长期单一用药。主要不良反应有心悸、骨骼肌震颤、低钾血症等。

（2）长效 β_2受体激动剂　LABA 不能单独用于哮喘的治疗，与 ICS 联用是目前最常用的哮喘控制性药物。这类 β_2受体激动剂分子结构中具有较长的侧链，舒张支气管平滑肌的作用可维持 12 小时以上。常用的有沙美特罗（salmeterol）和福莫特罗（formoterol）。沙美特罗给药后 30 分钟起效，推荐剂量 50μg，每天 2 次吸入；福莫特罗给药后 3～5 分钟起效，推荐剂量 4.5～9μg，每天 2 次吸入。

3. 白三烯调节剂　包括半胱氨酰白三烯受体拮抗剂和 5-脂氧化酶抑制剂，调节白三烯的生物活性而发挥抗炎作用，同时舒张支气管平滑肌，是目前除 ICS 外唯一可单独应用的长效控制药，可作为轻度哮喘 ICS 的替代治疗药物和中、重度哮喘的联合治疗药物。尤其适用于阿司匹林哮喘、运动性哮喘和伴有过敏性鼻炎哮喘患者的治疗。但作用不如 ICS，也不能取代激素。联合治疗时可以帮助减少吸入激素的剂量，并可提高吸入激素治疗的临床疗效。国内应用的主要是半胱氨酰白三烯受体拮抗剂，扎鲁司特 20mg，每天 2 次；孟鲁司特 10mg，每天 1 次。

4. 茶碱类药物 通过抑制磷酸二酯酶，提高平滑肌细胞内的环磷腺苷（cAMP）浓度，拮抗腺苷受体，舒张支气管平滑肌，并具有强心、利尿、扩张冠脉、兴奋呼吸中枢和呼吸肌等作用。

口服用于轻、中度哮喘急性发作以及哮喘的维持治疗。常用剂量每日 6～10mg/kg。口服缓释茶碱后昼夜血药浓度平稳，尤适用于夜间哮喘症状的控制。常与 ICS 等联用。

静脉主要用于重症和危重症哮喘，但在疗效和安全性方面不及 SABA。氨茶碱首剂负荷剂量为 4～6mg/kg，注射速度不宜超过 0.25mg/(kg·min)，维持剂量 0.6～0.8mg/(kg·h)。每日最大用量一般不超过 1.0g（包括口服和静脉总剂量）。

茶碱的"治疗窗"窄，代谢个体差异大，发热、妊娠、心衰及合并使用西咪替丁、喹诺酮类、大环内酯类药物均可影响茶碱代谢。浓度高时可引起心律失常、血压下降甚至死亡。有条件应监测血药浓度，使范围在 6～15mg/L。多索茶碱的作用与茶碱相同，但不良反应较轻。双羟丙茶碱作用较弱，不良反应也少。

5. 抗胆碱药 通过阻断节后迷走神经传出支，降低迷走神经张力而起到舒张支气管作用。但其舒张支气管作用弱于 β_2 受体激动剂，起效也较慢，但长期应用不易产生耐药，对老年人疗效不低于年轻人。分为短效抗胆碱药（SAMA，维持 4～6 小时）和长效抗胆碱药（LAMA，维持 24 小时）。SAMA 常用异丙托溴铵（ipratropine bromide），有气雾剂和雾化溶液两种剂型。气雾剂常用剂量为 20～40μg，每天 3～4 次；雾化溶液 50～125μg，每天 3～4 次。SAMA 主要用于哮喘急性发作，多与 β_2 受体激动剂联合应用。少数患者有口干、口苦等不良反应。LAMA 常用噻托溴铵（tiotropium bromide），是选择性 M_1、M_3 受体拮抗剂，作用更强，持续时间可达 24 小时。LAMA 主要用于哮喘合并慢性阻塞性肺疾病以及慢性阻塞性肺疾病患者的长期治疗。早期妊娠期妇女和患有青光眼或前列腺肥大的患者应慎用。

6. 生物制剂 近年来，随着不同种类生物制剂的问世，生物制剂治疗重度哮喘初步显示出一定的临床疗效，为重度哮喘的治疗展现新的前景。目前，治疗重度哮喘的生物制剂共有 4 大类（表 12－9）。

（1）抗 IgE 抗体（omalizumab） 一种人源化的重组鼠抗人 IgE 单克隆抗体，结合游离 IgE 并抑制 IgE，从而抑制 IgE 介导的信号通路。主要用于吸入高剂量 ICS＋LABA 不能缓解且血清 IgE 水平增高的重度哮喘。

（2）抗 IL-5/IL-5Rα 单抗治疗 IL-5 是促进嗜酸性粒细胞增多、在肺内聚集和活化的重要细胞因子。抗 IL-5/IL-5Rα 单抗拮抗 IL-5 与受体结合，可减少患者体内嗜酸粒细胞浸润，减少哮喘急性加重和改善患者生活质量。

（3）抗 IL-4Rα 单抗 IL-4 与 IL-4Ra 受体亚链相互作用并刺激 IgE 和气道重塑介质的产生。

（4）抗 TSLP 单抗（Tezepelumab） 靶向结合循环中 TSLP，可阻断诱导 T2 型炎症的关键上皮细胞因子 TSLP，TSLP 可触发下游促炎通路的复杂级联反应，可以为所有重度哮喘患者带来获益，不受 EOS 表型影响。

表 12－9 不同生物制剂治疗重度哮喘对比

项目＼生物制剂	奥马珠单抗（IgE）	美泊利单抗（IL-5）	本瑞利珠单抗（IL-5Rα）	度普利尤单抗（IL-4Rα）	Tezepelumab（TSLP）
适应证	过敏性哮喘	嗜酸粒细胞性重度哮喘	嗜酸粒细胞性重度哮喘	嗜酸粒细胞性/OCS 依赖的中重度哮喘	重度哮喘
年急性发作率（%）	降低 28～70	降低 28～70	降低 28～70	降低 28～70	降低 28～70
肺功能改善（Pre-BD FEV_1）（ml）	94	98～114	112～159	140～220	130～260
OCS 减量	未报道	23% 患者减量超过 90%	平均降低 75%，37% 患者减量超过 90%	平均降低 70% 的使用量	未报道

注：IgE. 免疫球蛋白 E；IL-5. 白细胞介素 5；IL-5Rα. 白细胞介素 5 受体 α；IL-4Rα. 白细胞介素 4 受体 α；IL-4. 白细胞介素 4；IL-13. 白细胞介素 13；Pre-BD FEV_1. 使用支气管舒张剂前第 1 秒用力呼气容积；EOS. 嗜酸粒细胞；FeNO. 呼出气一氧化氮；FEV_1% pred. 第 1 秒用力呼气容积占预计值百分比；TSLP. 胸腺基质淋巴细胞生成素；OCS. 口服糖皮质激素。

六、用药方案及药学监护要点

（一）急性发作期

哮喘急性发作的治疗取决于发作的严重程度以及对治疗的反应。治疗的目的是尽快缓解症状、解除气流受限和低氧血症，同时还需要制定长期治疗方案以预防再次急性发作。

1. 轻度 可重复吸入 SABA，在第 1 小时每 20 分钟吸入 1 ~2 喷。随后根据治疗反应，可调整为每 3 ~4小时 1 ~2 喷。同时增加控制性药物 ICS 的剂量，增加的 ICS 剂量至少是基础使用剂量的两倍。如果控制性药物使用的是布地奈德/福莫特罗，则可以直接增加该药 1 ~2 吸，但每天不要超过 8 吸。

2. 中度 可持续雾化吸入 SABA，联合雾化吸入短效抗胆碱药、激素混悬液，也可联合静脉茶碱类药物。如果疗效欠佳，应尽早口服激素，同时吸氧。

3. 重度至危重度 持续雾化吸入 SABA，联合雾化吸入短效抗胆碱药、激素混悬液以及静脉茶碱类药物，吸氧。尽早静脉应用激素，待病情得到控制和缓解后改为口服给药。注意水电解质平衡，纠正酸碱失衡，预防呼吸道感染。

（二）慢性持续期

慢性持续期的治疗应在评估和监测患者哮喘控制水平的基础上，定期根据长期治疗方案作出调整，以维持控制水平。哮喘长期治疗方案分为 5 级，见表 12 –10。哮喘药物的选择既要考虑疗效及安全，也要考虑患者实际状况如经济收入和当地医疗资源等。要为每个初诊患者制定哮喘防治计划，定期随访、监测，进行用药教育等。

表 12 –10 成人哮喘长期治疗方案

治疗方案	第 1 级	第 2 级	第 3 级	第 4 级	第 5 级
推荐选择控制治疗方案	按需低剂量 ICS/福莫特罗	按需低剂量 ICS/福莫特罗	低剂量 ICS/福莫特罗维持	中剂量 ICS/福莫特罗维持	附加 LAMA，评估表型，考虑高剂量 ICS/福莫特罗维持；± 抗 IgE 抗体、抗 IL-5/IL-5Rα 抗体、抗 IL-4R 或抗 TSLP 抗体
替代选择控制性药物	按需使用 SABA 时即联合低剂量 ICS	低剂量 ICS 维持	低剂量 ICS/福莫特罗维持	中高剂量 ICS/福莫特罗维持	附加 LAMA，评估表型，考虑高剂量 ICS/福莫特罗维持；± 抗 IgE 抗体、抗 IL-5/IL-5Rα 抗体、抗 IL-4R 或抗 TSLP 抗体
其他选择控制性药物		按需使用 SABA 时即联合低剂量 ICS，或每日 LTRA	中等剂量 ICS，或添加 LTRA	添加 LAMA 或 LTRA，或转为高剂量 ICS	添加阿奇霉素或 LTRA。作为最后治疗手段，考虑添加低剂量 OCS，但需考虑副作用
首选缓解药物	按需使用低剂量 ICS/福莫特罗				
其他缓解药物	按需使用 SABA（但需要和 ICS 同时使用）或按需 ICS/SABA				

注：ICS. 吸入型糖皮质激素；LABA. 长效 β_2 受体激动剂；SABA. 短效 β_2 受体激动剂；LAMA. 长效抗胆碱药；TSLP. 胸腺基质淋巴细胞生成素；LTRA. 白三烯受体拮抗剂。

如果使用该级方案哮喘未控制，应升级直至达到哮喘控制。一旦哮喘控制并能够维持至少 3 个月以上，可考虑降级治疗。建议减量方案：通常为首先减少激素用量（口服或吸入），再减少使用次数（由每日 2 次减至每日 1 次），然后再减去与激素合用的控制性药物，以最低剂量 ICS 维持治疗直至停药。通常初诊或哮喘发作后 2 ~4 周回访，以后每 1 ~3 个月回访 1 次。

对于成人哮喘的初始治疗，应根据患者具体情况选择合适的级别，或在两相邻级别之间建议选择高级别，以保证初始治疗的成功率（表 12 –11）。

表 12-11 初始哮喘治疗：成人和青少年的推荐选择

存在症状	首选初始治疗
所有患者	不推荐仅用 SABA 治疗
哮喘症状不频繁，少于每月 2 次	按需低剂量 ICS + 福莫特罗 使用 SABA 时同时使用 ICS
每月 2 次或 2 次以上，但少于每周 4~5 天	按需低剂量 ICS + 福莫特罗 低剂量 ICS 维持，且按需使用 SABA
大多数日子有哮喘症状：或每周 1 次或 1 次以上因哮喘憋醒且肺功能低下	中等剂量 ICS + 福莫特罗维持治疗 中/高剂量 ICS + LABA 作为维持治疗
初始表现为重度未控制的哮喘，也可能需要短期口服糖皮质激素	附加 LAMA 评估表型，考虑 ± 生物制剂 考虑高剂量 ICS + 福莫特罗或高剂量 ICS + LABA

七、具体案例分析

患者，男，52 岁，因反复咳嗽、胸闷 20 余年就诊，患者曾不规则服用茶碱、沙丁胺醇药物，1 年前曾经使用激素吸入治疗，效果不佳自行停用。既往有吸烟史 30 来年，现已戒除 1 年。

查体：神清，呼吸稍促，R 25 次/分，口唇无发绀，两肺呼吸音清，可闻及广泛的哮鸣音，P 90 次/分，下肢无浮肿。

辅检：血气分析 pH 7.36，PaO_2 73mmHg，$PaCO_2$ 43mmHg；胸片轻度肺气肿；心超未见异常。肺功能 FEV_1% 53.88%，FEV_1值 0.94，为预计 32.7%；支气管舒张试验后 FEV_1值 1.19，改善 27.4%，绝对值增加 250ml。

诊断：支气管哮喘。

此次治疗前哮喘控制水平评估：日间症状：每天有发作；有活动受限；使用沙丁胺醇气雾剂 >2 次/周；肺功能 FEV_1 <预计值 80%。

药物治疗：布地奈德/福莫特罗吸入粉雾剂 160/4.5μg 2 吸干粉吸入 bid。

1 月后随访，患者无胸闷、咳嗽发作，未使用沙丁胺醇气雾剂，有一般体力活动受限，两肺无哮鸣音闻及。复查肺功能 FEV_1% 49.26%，FEV_1 值 1.07，为预计值 37.9%；支气管舒张试验后 FEV_1 值 1.39，改善 29.4%，绝对值增加 320ml。

用药分析：患者治疗前哮喘控制水平评估，日间哮喘症状 >2 次/周，使用缓解药次数 >2 次/周，有哮喘引起的活动受限，哮喘未控制。根据初始哮喘治疗的推荐选择，患者大多数日子有哮喘症状，应该选择中剂量 ICS + 福莫特罗或者中/高剂量 ICS + LABA 维持治疗，所以调整用药，给予布地奈德/福莫特罗吸入粉雾剂 2 吸 bid 治疗。患者用药 1 月后随访，无胸闷咳嗽发作，无哮鸣音，FEV_1增加，治疗有效，继续使用布地奈德/福莫特罗吸入粉雾剂。

第四节 慢性阻塞性肺疾病

一、概述

慢性阻塞性肺疾病（chronic obstructive pulmonary disease，COPD）简称慢阻肺，是一种异质性疾病，以因气道（支气管炎、细支气管炎）和（或）肺泡异常（肺气肿）所致的慢性呼吸道症状（呼吸困难、咳嗽、咳痰、急性加重），引起的持续进行性加重的气流受限为特征。不可逆气流受限是诊断慢阻肺病的关键。在吸入支气管舒张剂后，第一秒用力呼气容积（FEV_1）占用力肺活量（FVC）之比值（FEV_1/FVC）<70%表明存在持续气流受限。

慢阻肺与慢性支气管炎和肺气肿（emphysema）有密切关系。慢性支气管炎是指在除外慢性咳嗽的其他已知原因后，患者每年咳嗽、咳痰3个月以上并连续2年者。肺气肿是指肺部终末细支气管远端气腔出现异常持久的扩张，并伴有肺泡和细支气管的破坏，而无明显的肺纤维化。当这两类患者肺功能检查出现持续气流受限时，则能诊断为慢阻肺；如没有持续气流受限，则不能诊断慢阻肺。

慢阻肺是一种严重危害人类健康的常见病、多发病。2018年“中国成人肺部健康研究”对10个省市50991名成年人调查结果显示，我国20岁及以上成年人的慢阻肺患病率为8.6%，40岁及以上则高达13.7%，估算我国慢阻肺患者人数近1亿。由于慢阻肺规范化诊疗的推行，2019年我国慢阻肺死亡率显著下降，年龄标准化死亡率和伤残调整寿命年（disability and adjusted life years，DALY）率相较1990年分别降低了70.1%和69.5%，但发病率和患病率分别增加了61.2%和67.8%，慢阻肺的早期防治和规范诊疗任务依然艰巨。

二、病因和机制

（一）病因

与慢性支气管炎相似，可能是多种环境因素与机体自身因素长期相互作用的结果。

吸烟是最重要的环境发病因素，多数COPD患者现在或既往均有吸烟史，并且病情越重患者吸烟概率越高（图12-4）。除此以外，职业粉尘和化学物质、室内外空气污染、感染等可能会上调肺部对香烟烟雾的炎症反应。遗传因素如遗传性α-1抗胰蛋白酶缺乏（AATD）发展为肺气肿的概率高于正常人。

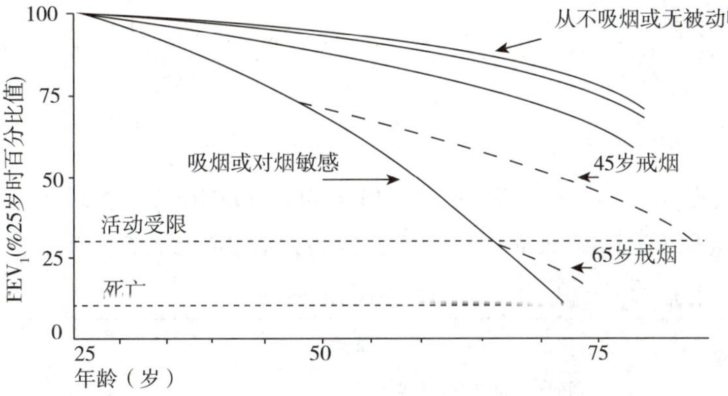

图12-4　吸烟者每年FEV_1下降示意图（戒烟后FEV1下降同正常人）

（二）发病机制

1. 炎症机制　气道、肺实质和肺血管的慢性炎症是慢阻肺的特征性改变，中性粒细胞的活化和聚集是慢阻肺炎症过程的一个重要环节，通过释放多种生物活性物质，引起慢性黏液高分泌状态并破坏肺实质。

2. 蛋白酶-抗蛋白酶失衡机制　蛋白水解酶对组织有损伤、破坏作用；抗蛋白酶对弹性蛋白酶等多种蛋白酶有抑制功能。蛋白酶及抗蛋白酶失衡可致组织结构破坏，从而产生肺气肿。许多理化因素的刺激可导致蛋白酶产生增多或活性增强，抗蛋白酶产生减少或活性降低。

3. 氧化应激机制　慢阻肺患者的氧化应激增加。氧化物主要有超氧阴离子、次氯酸、H_2O_2和一氧化氮等。可直接作用并破坏许多生化大分子、细胞外基质；引起蛋白酶-抗蛋白酶失衡；促进炎症反应等。

4. 其他机制 如异常肺发育、感染相关、儿童期哮喘、营养不良等都有可能参与慢阻肺的发生发展。

三、临床表现

（一）症状和体征

起病缓慢，病程较长，早期可以没有明显症状。

症状：①慢性咳嗽常为首发症状，随病程发展可终身不愈。②咳痰多为白色黏液或浆液性泡沫性痰。合并感染时痰量增多，可有脓痰。③气短或呼吸困难早期仅在劳力时出现，之后逐渐加重，以致在日常活动甚至休息时也感到气短，是慢阻肺最重要的症状。④喘息和胸闷为非特异性症状，部分患者出现。⑤可有体重下降，食欲减退等。

体征：①视诊胸廓前后径增大，肋间隙增宽，剑突下胸骨下角增宽，称为桶状胸。②触诊双侧语颤减弱。③叩诊肺部过清音，心浊音界缩小，肺下界和肝浊音界下降。④听诊两肺呼吸音减弱，呼气期延长，部分患者可闻及湿性啰音和（或）干啰音。

（二）分期和分级

目前通常将慢阻肺的病程分为稳定期和急性加重期。

1. 稳定期病情严重程度评估

（1）肺功能评估　使用 GOLD 分级，根据 FEV_1 下降程度，分为 1～4 级（表 12－12）。

表 12－12　COPD 患者气流受限严重程度的肺功能分级

肺功能分级	肺功能 FEV_1 占预计值的百分比（%pred）
GOLD 1 级：轻度	≥80
GOLD 2 级：中度	50～<80
GOLD 3 级：重度	30～<50
GOLD 4 级：极重度	<30

（2）症状评估　采用改良版英国医学研究委员会呼吸问卷（mMRC），将呼吸困难严重程度分为 0～4 级，采用慢阻肺评估测试（COPD assessment test，CAT）问卷评估慢阻肺患者的健康损害程度（表 12－13）。

表 12－13　mMRC 问卷

mMRC 分级	呼吸困难症状
0 级	剧烈活动时出现呼吸困难
1 级	平地快步行走或爬缓坡时出现呼吸困难
2 级	由于呼吸困难，平地行走时比同龄人慢或需要停下来休息
3 级	平地行走 100m 左右或数分钟后即需要停下来喘气
4 级	因严重呼吸困难而不能离开家，或在穿衣脱衣时即出现呼吸困难

（3）急性加重风险评估　上一年发生≥2 次急性加重史者，或≥1 次的需要住院治疗的急性加重，均提示以后急性加重的风险增加。

依据上述症状、肺功能分级和急性加重风险等，即可对稳定期慢阻肺患者的病情严重程度作出综合评估（表 12－14），并依据评估结果选择稳定期的主要治疗药物。

表 12－14　稳定期慢阻肺患者病情严重程度的综合性评估分组

患者综合评估分组	特征	上一年中度急性加重次数	mMRC 分级或 CAT 评分	首选治疗药物
A 组	低风险，症状少	≤1 次（无住院）	0～1 级或＜10	一种支气管扩张剂
B 组	低风险，症状多	≤1 次（无住院）	≥2 级或≥10	LAMA＋LABA
E 组	高风险	≥2 次或≥1 次住院	不考虑症状评分	LAMA＋LABA±ICS（血 EOS≥300 个/μl）

注：症状少、高风险的 C 组患者和症状多、高风险的 D 组合并为 E 组，以突出急性加重高风险临床相关性；LABA. 长效 β_2 受体激动剂；LAMA. 长效抗胆碱能药物；ICS. 吸入糖皮质激素；EOS. 嗜酸性粒细胞。

2. 急性加重期病情严重程度评估　慢阻肺急性加重是指 14 天内，出现以呼吸困难和（或）咳嗽、咳痰增加为特征的事件，可伴有呼吸急促和（或）心动过速、通常与感染、污染或其他气道损伤因素引起的局部和全身炎症增加有关。

根据临床征象将慢阻肺急性加重分为 3 级。通常 AECOPD 分为：①轻度：无呼吸衰竭；②中度：有呼吸衰竭，$PaCO_2$增加到 50～60mmHg；③重度：有呼吸衰竭、意识状态改变，$PaCO_2$＞60mmHg 或存在酸中毒（pH≤7.25）。

四、治疗原则

慢阻肺的管理目标有减轻当前症状，包括缓解症状、改善运动耐量和改善健康状况；降低未来风险：包括防止疾病进展、防止和治疗急性加重和减少病死率。

1. 去除诱因，控制职业性或环境污染　教育和劝导患者戒烟，吸烟是 COPD 的最主要原因，戒烟是临床干预的基础；因职业或环境粉尘、刺激性气体所致者，应脱离污染环境。由感染、气胸、胸腔积液等引起急性加重者，应积极治疗。

2. 评估病情，解痉平喘，防治缺氧　根据患者不同分期及病情轻重选择相应的支气管扩张剂、糖皮质激素等平喘，改善通气，必要时低流量吸氧或家庭氧疗。

3. 治疗合并症　慢阻肺常与其他疾病合并存在，最常见的是心血管疾病、抑郁和骨质疏松，这些合并症对疾病的进展影响显著，对住院率和病死率也有影响。

4. 教育与管理患者　通过教育与管理提高患者和有关人员对慢阻肺的认识及自身处理疾病的能力，更好地配合管理，加强预防措施，减少反复加重，维持病情稳定，提高生命质量。

五、治疗药物介绍

COPD 的药物治疗是用来改善症状，降低急性加重的频率及严重程度，改善运动耐量及健康状况。目前为止，没有确切的临床证据表明现有的任何药物可改变肺功能的长期下降趋势。因此，药物治疗应个体化，重点在控制症状，改善生活质量。

稳定期药物治疗是长期管理的核心内容，如没有出现明显的药物不良反应或病情恶化，则应在同一水平维持长期的规律药物治疗。

治疗慢阻肺的常用药物有支气管扩张药和糖皮质激素等，具体见表 12－15。多为吸入药物，吸入方法的正确掌握和良好的依从性是疗效的保障，应根据患者病情和吸气功能状态选择合适的吸入药物和吸入装置。

表 12-15 国内 COPD 稳定期常用吸入治疗药物

药物类型	常用药物	吸入剂类型	起效时间（min）	维持时间（h）	雾化制剂
		$β_2$受体激动剂			
SABA	沙丁胺醇	pMDI	1~3	4~6	√
	特布他林	pMDI	1~3	4~6	√
LABA	茚达特罗	DPI	<5	24	
	福莫特罗	DPI	1~3	12	
	沙美特罗	DPI，pMDI	15~30	12	
		抗胆碱药物			
SAMA	异丙托溴铵	pMDI	5~15	6~8	
LAMA	噻托溴铵	DPI，SMI	<30	24	
	格隆溴铵	DPI	<5	24	
	乌美溴铵	DPI	5~15	24	
		联合用药			
SABA+SAMA	沙丁胺醇/异丙托溴铵	pMDI	1~3	6~8	
LABA+LAMA	福莫特罗/格隆溴铵	pMDI	<5	12	
	维兰特罗/乌镁溴铵	DPI	5~15	24	
	茚达特罗/格隆溴铵	DPI	<5	24	
LABA+ICS	福莫特罗/布地奈德	DPI	1~3	12	
	沙美特罗/氟替卡松	DPI，pMDI	15~30	12	
	福莫特罗/倍氯米松	pMDI	1~3	12	
	维兰特罗/氟替卡松	DPI	16~17	24	
LABA/LAMA/ICS	布地奈德/福莫特罗/格隆溴铵	pMDI	<5	12	
	氟替卡松/维兰特罗/乌镁溴铵	DPI	6~10	24	
	倍氯米松/福莫特罗/格隆溴铵	pMDI	<5	12	

注：pMDI. 压力定量气雾剂；DPI. 干粉吸入剂；SMI. 软雾吸入剂。

（一）支气管舒张剂

1. $β_2$受体激动剂 分为短效$β_2$受体激动剂和长效$β_2$受体激动剂两种类型。SABA 主要用于缓解症状，按需使用。沙丁胺醇和特布他林为短效定量雾化吸入剂，数分钟内起效，15~30 分钟达到峰值，疗效持续 4~6 小时。通常耐受性良好，少数患者敏感性高，可能出现震颤、心动过速、神经过敏等副作用。

2. 抗胆碱能药物 分为短效抗胆碱药和长效抗胆碱药两种类型。通过阻断 M_1 和 M_3 胆碱受体、扩张气道平滑肌，发挥舒张支气管效应。稳定期 COPD 患者应用抗胆碱能药物的支气管舒张效果不次于吸入型$β_2$受体激动剂。

SAMA 如异丙托溴铵气雾剂，15 分钟内起效，30~90 分钟达最大效果，可维持 6~8 小时。LAMA 如噻托溴铵，作用时间长达 24 小时。在减少急性加重及住院频率方面优于 LABA，长期使用可以改善患者症状及健康状态，也可以减少急性加重及住院频率。

不良反应少见，主要是口干、咳嗽、局部刺激等；闭角型青光眼和尿潴留、心率加快少见。由于吸入剂主要集中于肺部，特异性作用于大气道，最大限度减少了对痰液黏稠度的影响，所以基本不存在气道分泌物干燥的问题。此外，由于极性较大，肺吸收和全身副作用少，也不易透过血脑屏障，可以减少精神错乱及其他神经系统副作用的发生。

3. 茶碱类 可解除气道平滑肌痉挛，在我国使用比较广泛。缓控释型茶碱口服对治疗稳定期慢阻肺有一定效果，低剂量茶碱在减少急性加重方面有争议。

4. 联合支气管舒张剂　联合不同作用机制及作用时间的药物可以增强支气管舒张作用，减少不良反应。已有研究证实 SABA 联合 SAMA 对肺功能和症状的改善优于单药治疗。LABA 和 LAMA 联合治疗也可更好改善肺功能和症状，降低疾病进展风险。

（二）ICS 及联合吸入药物

由于单独使用 ICS 不能阻止 FEV_1 的降低趋势，也不能改变慢阻肺的病死率，因此不推荐稳定期慢阻肺患者单用 ICS 治疗，也不推荐长期口服糖皮质激素。新近临床研究显示 ICS + LABA + LAMA 三联方案较 ICS + LABA 在减少急性加重、改善肺功能、降低全因病死率方面更具优势。

主要不良反应有肺炎发病率增加，口腔念珠菌感染，喉部刺激、咳嗽、声嘶等。因此，用药后应及时漱口。反复发生肺炎者不推荐使用 ICS。

（三）其他药物

1. 祛痰药及抗氧化剂　可促进黏液溶解，有利于气道引流通畅。既祛痰又抗氧化的药物有 *N*-乙酰半胱氨酸（*N*-acetyl cysteine，NAC）、羧甲司坦、福多司坦和氨溴索等。已有研究表明长期使用 NAC（1200mg/d）可以减少慢阻肺急性加重风险。如慢阻肺患者有气道黏液高分泌，推荐起始治疗加用祛痰剂。

2. 磷酸二酯酶（phosphodiesterase，PDE）抑制剂　通过抑制细胞内环腺苷酸降解来减轻炎症。如罗氟司特可使慢阻肺患者中重度急性加重发生风险下降。

3. 免疫调节剂　常见呼吸道感染病原菌裂解成分生产的免疫调节药物，可降低慢阻肺急性加重的严重程度和频率。

六、用药方案及药学监护要点

（一）稳定期的管理

1. 初始治疗　适用人群为初次确诊的慢阻肺患者或既往诊断过但从未规律使用吸入药物治疗过的患者（图 12－5）。初始治疗 3 个月后随访肺功能。

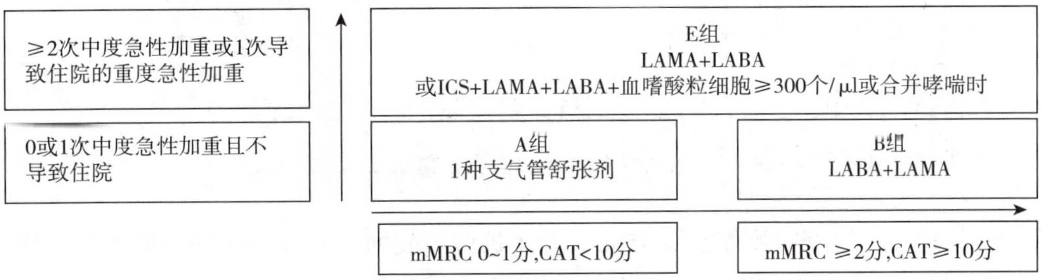

图 12－5　慢性阻塞性肺疾病稳定期患者初始治疗药物推荐

（1）A 组患者（少症状少急性加重）　推荐使用 1 种支气管舒张剂（短效或长效）治疗。

（2）B 组患者（多症状少急性加重）　推荐使用双长效支气管舒张剂（LABA + LAMA）联合治疗。

（3）E 组患者（频繁急性加重）　推荐使用 LABA + LAMA 联合治疗，但对于血 EOS≥300 个/μl 或合并哮喘的患者，考虑采用三联（ICS + LABA + LAMA）起始治疗。

2. 复诊治疗　复诊应遵循“回顾-评估-调整”的长期随访和管理原则。首先回顾患者对治疗的反应，重点关注呼吸困难和急性加重是否改善（图 12－6）；其次评估吸入技术、用药依从性、合并症和其他非药物治疗的实施情况；最后识别任何可影响治疗效果的因素并加以调整，考虑升级或降级治疗药物或更换吸入装置，然后重复以上“回顾-评估-调整”的随访管理流程（图 12－7）。

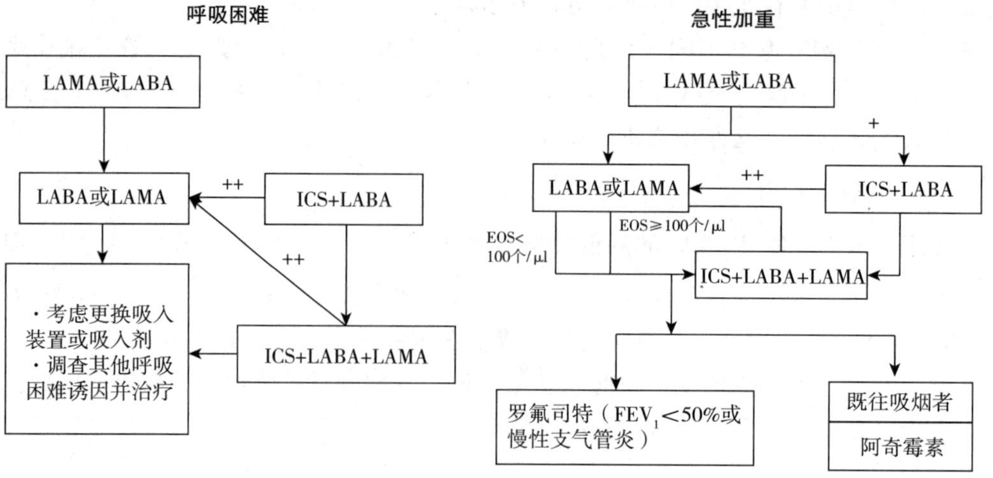

1.如果初始治疗理想，维持原方案；
2.如果不理想：
（1）考虑患者的主要治疗目标，即“可治疗特征”（呼吸困难/急性加重）；
（2）如果二者都需要治疗，则按照急性加重路径调整治疗方案；
（3）根据患者目前的治疗方案，遵循治疗路径调整；
（4）评估治疗、调整和回顾；
（5）这一治疗方案的维持不依赖于ABE分组；
· 如果EOS≥300个/μl，或≥100个/μl且≥2次中度急性加重或1次住院
·· 如果发生肺炎、存在初始禁忌证或对ICS无有效应答，则降级或更换ICS

图 12－6　慢阻肺稳定期患者复诊治疗药物调整流程图

注：LAMA 长效抗胆碱能药物；LABA 长效 β_2 受体激动剂；EOS 血嗜酸粒细胞；ICS 吸入糖皮质激素；FEV_1 第 1 秒用力呼气容积

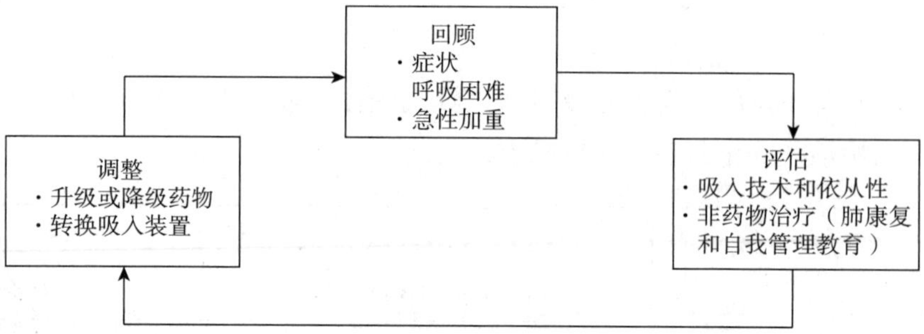

图 12－7　慢阻肺稳定期患者复诊随访及管理流程图

评估后，若治疗效果较好，则维持原方案。若症状持续或加重，或新出现急性加重，则应调整治疗药物。复诊时重复“回顾-评估-调整”的管理流程。一般调整用药后 3 个月再次复查肺功能，病情稳定则 6～12 个月复查肺功能。

3. 中医中药治疗　某些中药有祛痰、舒张支气管和免疫调节作用，辨证施治，可缓解临床症状、改善肺功能和免疫功能。

4. 非药物治疗　包括健康宣教、减少危险因素暴露，如戒烟、疫苗接种、体力活动和肺康复、氧疗、无创通气、外科治疗等。

（二）急性加重期的药物治疗

慢阻肺急性加重（AECOPD）的治疗目标为恢复至急性加重前状态，协助患者自我监测与管理，早期识别并降低未来再次急性加重的发作风险。

常用的三类药物是支气管扩张剂、糖皮质激素以及抗菌药物。

1. 支气管扩张剂　急性加重期一般不推荐吸入长效支气管扩张剂，可增加短效支气管扩张剂的剂量和（或）次数，也可联用 SABA 和（或）SAMA。对于增加剂量或次数不能改善者，可雾化吸入 SABA，或 SABA + SAMA。

2. 糖皮质激素　可缩短康复时间，改善肺功能（FEV_1）和氧合，降低早期反复住院和治疗失败的风险，缩短住院时间。口服糖皮质激素与静脉应用激素疗效相当。推荐口服泼尼松 30 ~ 40mg/d，也可静脉给予甲泼尼龙 40 ~ 80mg，每日 1 次，连续 5 ~ 7 日。临床上还可单独雾化吸入布地奈德混悬液代替口服激素治疗，雾化吸入布地奈德 4 ~ 8mg 与全身应用泼尼松龙 40mg 疗效相当。通常外周血嗜酸粒细胞增高的 AECOPD 患者对糖皮质激素治疗的反应更好。

3. 抗菌药物　治疗指征：①呼吸困难加重、痰量增加和脓性痰 3 个症状同时出现；②患者仅出现上述 3 种症状中的 2 种但包括痰液变脓；③需要有创或无创机械通气。应用何种抗菌药物主要以患者是否有预后不良的危险因素以及是否有铜绿假单胞菌感染的危险因素两方面决定。疗程一般 5 ~ 7 日，严重感染、合并肺炎等应适当延长疗程至 10 ~ 14 日。

4. 其他治疗措施　适当补充液体和电解质；注意营养治疗；痰液引流；治疗伴随疾病及并发症等。抗病毒药物和呼吸兴奋剂一般不建议使用。

七、具体案例分析

患者，男，71 岁。因呼吸急促症状加剧 1 月余来院就诊。患者大约 1 月前开始，每晚散步回来都会上气不接下气，并有轻微干咳、乏力、鼻塞，无痰。无发热、胸闷、头晕心悸等其他症状。自服三九感冒灵一周，鼻塞乏力好转，但咳嗽症状加重。

既往 3 年前确诊为慢阻肺，一直使用噻托溴铵；1 年前诊断患有前列腺增生；有吸烟史 30 年，已戒烟 3 年。无饮酒史。

查体：T 38.5℃，P 80bpm，R 23bpm，BP 135/80mmHg。神清，精神一般，颈软，无抵抗，心律齐，未闻及明显杂音，双肺呼吸音弱，散在干啰音，腹软，全腹无压痛及反跳痛，双下肢不肿。

辅助检查：血常规 WBC 5.3×10^9/L，N% 65.7%；CRP 19mg/L。胸部 CT：双肺透亮度增加，肺纹理增多、增粗、紊乱。肺功能基线检查：FEV_1 1.6L（预计值的 65%），FVC 2.9L（预计值的 78%），FEV_1/FVC 55%。动脉血气：pH 7.35，PaO_2 80mmHg，$PaCO_2$ 45mmHg。

临床诊断：1. 慢阻肺；2. 良性前列腺增生。

主要用药医嘱：

茚达特罗/格隆溴铵吸入剂 160μg 干粉吸入 qd；

坦索罗辛缓释胶囊 0.2mg 口服 qd；

用药分析：患者 71 岁，诊断慢阻肺 3 年，已戒烟。平时可以仅用一种 LAMA 噻托溴铵，应属于少症状少急性加重的 A 组患者。近 1 月来患者咳嗽、喘息症状加重，肺功能基线检查：FEV_1 1.6L（预计值的 65%），FEV_1/FVC 55%。肺功能 GOLD 2 级，mMRC 分级 0 ~ 1 级。血常规基本正常范围，动脉血气基本正常范围，可以在原基础上只加用一种 LABA。患者手口协调可，吸气通畅，可以选用茚达特罗/格隆溴铵吸入剂。告知患者注意观察排尿情况，如有排尿困难加重，请即时就诊。

第五节　肺结核

一、概述

肺结核（pulmonary tuberculosis）是由结核杆菌引起，发生在肺组织、气管、支气管和胸膜，占各器官结核病总数的 80% ~90%。其他脏器的结核菌感染均称肺外结核。

结核病是严重危害公众健康的全球性公共卫生问题。全球每年新发病例约 1000 万人，每年约 150 万人死于结核病，有三分之一的人（约 20 亿）曾受到结核分枝杆菌的感染。世界卫生组织（World Health Organization，WHO）2023 年全球结核病报告显示，2020—2022 年全球结核病发病率增加了 3.9%，2015—2022 年，结核病发病率的累计下降比例仅为 8.7%。

我国是全球第二大结核病高负担国家，肺结核报告发病数位居法定报告甲、乙类传染病第二位。2020 年全球新发结核病患者约 987 万，128 万人死于结核病，其中我国新发患者数约为 88.9 万，仅次于印度，居世界第二位。同时，我国耐药结核病负担沉重，2019 年 WHO 估计全球新发 46.5 万例利福平耐药结核病患者，其中 13% 来源于中国，排名全球第二。

二、病因和机制

（一）病因

1. 结核杆菌 结核病的病原菌为结核分枝杆菌复合群，包括结核分枝杆菌（*Mycobacterium tubercuosis*，MTB）、牛分枝杆菌、非洲分枝杆菌和田鼠分枝杆菌。人肺结核的致病菌 90% 以上为结核分枝杆菌。结核分枝杆菌繁殖缓慢，培养时间一般 2 ~8 周。此杆菌在氧张力高的环境繁殖迅速，如肺尖、肾实质、骨骺端，因此这些部位也是结核的好发部位。

2. 感染途径 通过活动性呼吸道疾病患者咽喉和肺部产生的飞沫传播。带菌飞沫能在空气中飘浮相当长的时间，健康人吸入可引起感染。带菌痰液如在地上，干燥后随尘土被吸入亦可致病。消化道、泌尿生殖道和皮肤等其他途径传播现已少见。

3. 易感人群 影响机体对结核分枝杆菌自然抵抗力的因素除遗传因素外，还包括生活贫困、居住拥挤、营养不良等社会因素。免疫系统不完善的婴幼儿，老年人、HIV 感染者、免疫抑制剂使用者等，都是结核病的易感人群。

（二）发病机制

结核菌感染后是否发病，取决于结核分枝杆菌的毒力和肺泡内巨噬细胞固有的吞噬杀菌能力。

1. 原发感染 首次吸入含结核分枝杆菌的气溶胶后，人体通过细胞介导的免疫系统对结核分枝杆菌产生特异性免疫，使原发病灶、肺门淋巴结和播散到全身各器官的结核分枝杆菌停止繁殖，原发病灶炎症迅速吸收或留下少量钙化灶，肿大的肺门淋巴结逐渐缩小、纤维化和钙化，结核分枝杆菌大部分被消灭，这是原发感染最常见的良性过程。但仍然有少量结核分枝杆菌没有被消灭，长期处于休眠期，成为继发性结核病的来源之一。

如果结核杆菌在首次入侵人体时能够存活下来，在肺泡巨噬细胞外生长繁殖，这部分肺组织即出现炎症病变，即原发病灶。原发病灶继续扩大，可直接或经血流播散到邻近组织器官，发生结核病。

2. 结核病免疫和迟发性变态反应 结核病主要的免疫保护机制是细胞免疫，体液免疫不重要。结核分枝杆菌感染人体后，巨噬细胞大量分泌白介素-1、白介素-6 和肿瘤坏死因子 TNF-α 等，使淋巴细胞、单核细胞聚集到结核分枝杆菌入侵部位，逐渐形成结核肉芽肿，限制并杀灭结核分枝杆菌。T 淋巴细胞在淋巴因子作用下分化为第一类和第二类辅助性 T 细胞（Th1 和 Th2），Th1 又促进巨噬细胞功能和免疫保护力。T 细胞与巨噬细胞相互协调，对完善免疫保护作用十分重要。

3. 继发性结核 主要有两种方式：原发性结核感染时遗留下来的处于休眠期的结核分枝杆菌，重新活动，此为内源性复发；大约有 10% 的原发性结核感染会复发。另一种是受到结核分枝杆菌的再感染，称为外源性重染。

三、临床表现

（一）症状

1. 呼吸系统症状 咳嗽、咳痰两周以上或痰中带血是肺结核的常见可疑症状。

有空洞形成时，痰量增多，若合并其他细菌感染，痰可呈脓性。病变发生在气管、支气管多有刺激性咳嗽。结核累及胸膜时可表现为刺激性咳嗽、胸痛。

2. 全身症状 发热为最常见症状，多为午后潮热，部分患者有乏力、盗汗、食欲减退和体重减轻等。育龄女性患者可有月经不调。

（二）体征

体征多寡不一，取决于病变性质和范围。早期病变范围较小时，可没有任何体征；渗出病变范围大或干酪样坏死时，可有肺实变体征。结核性胸膜炎有胸腔积液时，患侧胸廓饱满，气管向健侧移位，叩诊浊音至实音，听诊呼吸音减弱至消失。支气管结核可有局限性哮鸣音。

四、治疗原则

早期、规律、全程、适量、联合。整个化疗方案分为强化和巩固两个阶段。化学治疗的主要作用是迅速杀死结核分枝杆菌、防止耐药菌产生、灭菌以尽可能地减少复发。化疗成功的关键在于对肺结核患者实施有效治疗管理，即目前推行的在医务人员直接面视下督导化疗（directly observed treatment short-course，DOTS），确保肺结核患者在全疗程中规律、联合、足量和不间断地实施规范化疗，减少耐药性的产生，最终获得治愈。

结核分枝杆菌根据其代谢状态分为A、B、C、D 4个菌群。A菌群快速繁殖，占结核分枝杆菌菌群的绝大部分，多位于巨噬细胞外和肺空洞干酪液化部分；B菌群处于半静止状态，多位于巨噬细胞内酸性环境和空洞壁坏死组织中；C菌群也处于半静止状态，但可有突然间歇性短暂生长繁殖，许多特点尚不清楚；D菌群处于休眠状态，不繁殖，数量很少。通常大多数抗结核药物可作用于A群，异烟肼和利福平具有早期杀菌作用，能在治疗的48小时内迅速起效，使菌群数量减少，痰菌阴转。抗结核药物对B菌群和C菌群的作用相对较差，而对D菌群无作用。

五、治疗药物介绍

成人常用的抗结核药物及其不良反应见表12-16。

1. 异烟肼（isoniazid，INH，H） 早期杀菌活性最强，对巨噬细胞内外的结核分枝杆菌均具有杀菌作用。单用适用于各型结核病的预防，与其他抗结核药联合，适用于各型结核病的治疗。口服后吸收较迅速、完全，分布于全身组织和体液中。主要在肝脏经乙酰化代谢成无活性产物，其中有的具有肝毒性。乙酰化速度取决于遗传因素，目前认为慢乙酰化个体易发生药物性肝损伤。成人每日剂量300mg顿服，儿童每日5~10mg/kg，最大剂量每日不超过300mg，空腹服用为宜。结核性脑膜炎和血行播散型肺结核的用药剂量可加大。常见不良反应除肝炎外，还有周围神经病变，可每日服用维生素B_6 25mg。

2. 利福平（rifampicin，RFP，R） 有早期杀菌作用，可穿透细胞膜，破坏持续存在的细胞内病原菌。对巨噬细胞内外的结核分枝杆菌均有快速杀菌作用，特别对半静止状态的菌群有活性。与INH联用可显著缩短抗结核疗程。空腹服用吸收较完全，主要经胆汁排泄，有肝肠循环。利福平及其代谢物为橘红色，服后大小便、眼泪等为橘红色是正常现象。成人剂量为每日8~10mg/kg，体重在50kg及以下者为450mg，50kg以上者为600mg，顿服。儿童每日10～20mg/kg。常见不良反应有肝炎；间歇治疗时常出现血小板下降、急性肾功能不全和流感样综合征。妊娠3个月以内忌用，超过3个月应慎用。

3. 吡嗪酰胺（pyrazinamide，PZA，Z） 对巨噬细胞内和组织坏死时，处于酸性环境中的半静止状态的结核菌效果最强。在治疗的前2个月吡嗪酰胺对病灶细菌的清除效果最好，延长疗程不增加疗效。是短期治疗方案的必要成分，在治疗时间小于6个月的方案中必须使用吡嗪酰胺。成人用药为1.5g/d，儿童每日30～40mg/kg。常见不良反应为高尿酸血症、肝损害、食欲不振、恶心等。

4. 乙胺丁醇（ethambutol，EMB，E） 低浓度时抑菌，高浓度时杀菌。对快速繁殖菌有中度疗效。不能清除菌株，主要与其他药联用以阻止耐药菌的出现。最重要的不良反应是视神经炎。仅用于视力正常和有能力报告视力变化的患者。治疗前推荐应用Snellen图测视力，治疗中密切观察，如果发生视觉症状应立即停药。鉴于儿童无症状判断能力，故不推荐用于小于6岁的儿童。肾功能减退者慎用。

5. 链霉素（streptomycin，SM，S） 对细胞外碱性环境中的快速繁殖结核分枝杆菌有杀菌作用。肌内注射，每日0.75g，每周5次；间歇用药每次0.75～1.0g，每周2～3次。不良反应主要有耳毒性、前庭功能损害和肾毒性。儿童、老人、妊娠期妇女、听力障碍和肾功能不良者慎用或不用。

6. 其他药物 除了上述5种常用的抗结核药物外，还有一些药物对结核分枝杆菌有效或可能有效，主要用于耐药结核病治疗，如阿米卡星、卷曲霉素、氟喹诺酮类、乙硫异烟胺、丙硫异烟胺、对氨基水杨酸（PAS）等，阿莫西林/克拉维酸、氨硫脲等对结核菌的疗效还不确切。

表12－16 常用抗结核药物成人剂量和主要不良反应

药物	缩写	每日剂量（g）	间歇疗法一日量（g）	主要不良反应
异烟肼	H，INH	0.3	0.3～0.6	周围神经炎，偶有肝功能损害
利福平	R，RFP	0.45～0.6＊	0.6～0.9	肝功能损害，过敏反应
利福喷丁	RFT		0.45～0.6	肝功能损害，过敏反应
链霉素	S，SM	0.75～1.0Δ	0.75～1.0	听力障碍、眩晕、肾功能损害
吡嗪酰胺	Z，PZA	1.5～2.0	2～3	高尿酸血症、肝损害、胃肠道反应、关节痛
乙胺丁醇	E，EMB	0.75～1.0＊＊	1.5～2.0	视神经炎
对氨基水杨酸钠	P，PAS	8～12＊＊＊	10～12	胃肠不适，肝功能损害
乙硫异烟胺	Eto	0.5～1.0		肝肾毒性，光敏反应
丙硫异烟胺	Pro	0.5～1.0	0.5～1.0	胃肠不适，肝功能损害
阿米卡星	Am	0.4～0.6		听力障碍、眩晕、肾功能损害
卡那霉素	K，Km	0.75～1.0	0.75～1.0	听力障碍、眩晕、肾功能损害
卷曲霉素	Cp，CPM	0.75～1.0	0.75～1.0	听力障碍、眩晕、肾功能损害
氧氟沙星	Ofx	0.6～0.8		肝肾毒性，光敏反应
左氧氟沙星	Lfx	0.6～0.75		肝肾毒性，光敏反应
莫西沙星	Mfx	0.4		
环丝氨酸	Cs	0.5～1.0		惊厥、焦虑
固定复合剂				
卫非特	Rifater	4～5片/顿服	同H、R、Z	
卫非宁	Riflnah	3片/顿服	同H、R	

注：＊体重＜50kg用0.45g，＞50kg用0.6g；S、Z、Th用量也按体重调节；Δ60岁以上老年人每次用0.75g；＊＊前2个月25mg/kg；＊＊＊每日分2次服用（其他药物为每日1次）。

六、用药方案及药学监护要点

（一）标准化学治疗方案

为合理使用抗结核药物，在全面考虑化疗方案的疗效、不良反应、治疗费用、患者接受性和药源供应等条件下，目前将经国内外严格对照研究证实的化疗方案作为标准方案。

初治活动性肺结核（含涂阳和涂阴）的治疗：有下列情况之一者定其为初治：①尚未开始抗结核治疗的患者；②正进行标准化疗方案而未满疗程的患者；③不规则化疗 <1 个月的患者。

1. 每日用药方案 2HRZE/4HR　①强化期：异烟肼、利福平、吡嗪酰胺和乙胺丁醇，顿服，2 个月。②巩固期：异烟肼、利福平，顿服，4 个月。

2. 间歇用药方案 $2H_3R_3Z_3E_3/4H_3R_3$　①强化期：异烟肼、利福平、吡嗪酰胺和乙胺丁醇，隔日 1 次或每周 3 次，2 个月。②巩固期：异烟肼、利福平，隔日 1 次或每周 3 次，4 个月。

复治肺结核治疗方案：结核病不合理或不规律抗结核治疗≥1 个月，以及初治失败或复发的肺结核患者。所有复治肺结核患者应根据药敏结果制定个体化给药方案。分为利福平敏感肺结核和利福平耐药肺结核两大类。利福平敏感或耐药性未知者，按照初治标准化方案治疗，耐药者纳入耐药方案治疗。

（二）利福平耐药治疗方案

治疗方案分长程治疗方案和短程治疗方案，如患者适合短程治疗方案，优先选择短程治疗方案。

1. 长程治疗方案　是指至少由 4 种有效抗结核药物组成的 18～20 个月治疗方案，分为标准化或个体化治疗方案。根据有效性与安全性，将长程治疗方案中使用的抗结核药物划分为 ABC 三组（表 12－17）。

表 12－17　利福平耐药长程治疗方案药物剂量表

组别	药物（缩写）	剂量（体重分级）		
		<50kg（mg/d）	≥50kg（mg/d）	最大剂量（mg/d）
A 组	左氧氟沙星（Lfx）/莫西沙星（Mfx）＊	400～750/400	500～1000/400	1000/400
	贝达喹啉（Bdq）	前 2 周 400mg/d；之后 200mg 每周 3 次（周一三五），用 22 周		400
	利奈唑胺（Lzd）	300	300～600	600
B 组	氯法齐明（Cfz）	100	100	100
	环丝氨酸（Cs）	500	750	750
C 组	乙胺丁醇（E）	750	1000	1500
	德拉马尼（Dlm）	100mg，每日 2 次		
	吡嗪酰胺（Z）	1500	1750	2000
	亚胺培南/西司他丁（Ipm-Cln）＊＊ 美罗培南（Mpm）＊＊	1000mg，每日 2 次 1000mg，每日 2 次		
	阿米卡星（Am） 链霉素（S） 卷曲霉素（Cm）＊＊＊	400 750 750	400～600 750 750	800 750 750
	丙硫异烟胺（Pto）	600	600～800	800
	对氨基水杨酸（PAS）	8000	10000	12000

注：＊左氧氟沙星与莫西沙星为同一类药物，组成方案时只能选择一种；＊＊亚胺培南/西司他汀或美罗培南应与阿莫西林/克拉维酸（Amx/Clv）（125mg，每日 2 次）合用，视为一种药物；＊＊＊卷曲霉素作为可选的药物。

治疗方案制定原则：

（1）方案包括所有A组药物和至少一种B组药物；当A组药物只能选用1～2种时，则选择所有B组药物；当A组和B组药物不能组成方案时可以添加C组药物。

（2）综合考虑患者的既往用药史和药敏试验结果。利福平、异烟肼、氟喹诺酮类以及二线注射剂药敏结果相对可靠，乙胺丁醇、链霉素和其他二线药物敏感性试验的可靠性相对不高，要根据患者的既往用药史、治疗效果等情况制定方案。

（3）口服药物优先于注射剂。

（4）考虑群体耐药性水平、药物耐受性以及潜在的药物间相互作用。

（5）主动监测和合理处理药品不良反应，减少治疗中断的危险性。

推荐的标准化治疗方案如下，如不能适用，可根据上述原则制定个体化治疗方案。

（1）氟喹诺酮类敏感　推荐标准化治疗方案：6Lfx（Mfx）Bdq Lzd（Cs）Cfz/12Lfx（Mfx）Cfz Lzd（Cs）。

在不能获得Bdq Lzd药物的情况下，且二线注射剂敏感，如果患者不接受短程治疗方案，可推荐标准化治疗方案：6Lfx（Mfx）Cfz Cs Am（Cm）Z（E，Pto）/14Lfx（Mfx）Cfz Cs Z（E，Pto）

（2）氟喹诺酮类耐药　推荐标准化治疗方案：6Bdq Lzd Cfz Cs/14 Lzd Cfz Cs

2. 短程治疗方案　固定组合的标准化方案4～6 Am Mfx Pto Cfz Z H（高剂量）E/5 Mfx Cfz Z E。

治疗分强化期和继续期，如果治疗4个月末痰培养阳性，强化期可延长到6个月；如果治疗6个月末痰培养阳性，判定为失败，转入个体化治疗方案进行治疗（表12－18）。

表12－18　利福平耐药短程治疗方案药物剂量表

药物（缩写）	剂量（体重分级）		
	<30kg（mg/d）	30～50kg（mg/d）	>50kg（mg/d）
莫西沙星（Mfx）	400	600	800
氯法齐明（Cfz）	50	100	100
乙胺丁醇（E）	750	750	1000
吡嗪酰胺（Z）	1000	1500	2000
异烟肼（高剂量）（H）	300	400	600
丙硫异烟胺（Pto）	300	500	700
阿米卡星（Am）	400	400～600	600～800

适用人群：未接受或接受短程治疗方案中的二线药物不超过1个月，并且对氟喹诺酮类和二线注射剂敏感的利福平耐药患者，同时排除以下患者：①对短程方案中的任何药物不能耐受或存在药物毒性风险（如药物间的相互作用）；②妊娠；③血行播散性结核病、脑膜或中枢神经系统结核病，或合并HIV的肺外结核病。

（三）其他治疗

咯血、气胸、肺部继发感染是肺结核的常见并发症。少量咯血时一般无需特殊处理，以安慰患者、消除紧张、卧床休息为主，可用氨基己酸、氨甲苯酸、酚磺乙胺等药物止血。中、大量咯血应积极止血，保持气道通畅，注意防止窒息和出血性休克。可用垂体后叶素收缩小动脉，减少肺循环血量而达到止血效果，但高血压、冠状动脉粥样硬化性心脏病、心力衰竭患者和妊娠期妇女禁用。对支气管动脉破坏造成的大咯血可采用支气管动脉栓塞法。

结核毒性症状严重时可使用糖皮质激素，但必须保证在有效抗结核药物治疗的情况下，使用剂量依病情而定，一般可用泼尼松20mg，每日1次口服，以后每周递减5mg，使用4~8周。

有自发性气胸时根据病情采取保守疗法或肋间插管水封瓶引流，必要时负压吸引。有肺部继发感染时，根据当地流行病学资料选择合适的抗菌药物治疗。

经合理化学治疗后无效、多重耐药的厚壁空洞、大块干酪灶、结核性脓胸、支气管胸膜瘘和大咯血保守治疗无效者可行手术治疗。

七、具体案例分析

患者，女，65岁。因“发现肝硬化1年半，活动后喘气3月余”入院。

患者1年半前因服用他汀类药物导致横纹肌溶解就诊，住院期间查血常规 PLT 91 $\times 10^9$/L；肝功能 ALT 1023U/L，AST 1387U/L，TBil 33.4μmol/L，DBil 12.0μmol/L，ALB 21.7g/L；全腹CT肝硬化、脾大、腹水、门脉高压，予以护肝、降酶等对症支持治疗，好转出院。1年前查自身免疫性肝炎组合：抗核抗体 核颗粒型1∶100↑，抗核抗体 核均质型1∶100↑；风湿全套：抗核抗体 核颗粒型1∶100↑，抗核抗体 核均质型1∶100↑；抗心磷脂抗体IgA型93.7 CU↑；免疫球蛋白G4 3.36g/L↑，铜蓝蛋白、丙肝抗体未见异常，未行治疗。3月前患者无明显诱因出现活动后喘气，稍活动即感喘气，伴乏力、腹胀不适，进食后腹胀加重，无明显腹痛，无恶心呕吐等不适。查血常规 PLT 53 $\times 10^9$/L；肝功能 ALT 46U/L，AST 91U/L，TBil 50.8μmol/L，ALP 215U/L，ALB 27.6g/L；腹部彩超示：1. 肝左叶类结节样回声（4.3cm×3.9cm）；2. 肝实质弥漫性病变；3. 脾静脉扩张；4. 双侧胸腔积液。门诊以“肝硬化”收入。

既往否认糖尿病、高血压、哮喘、结核病史，否认外伤、手术及输血史，否则食物及药物过敏史，否认血吸虫病史，否认嗜烟酒史。

查体：T 37.0℃，P 86bpm，R 20bpm，BP 144/86mmHg。神清，步入病房。全身皮肤巩膜无黄染，颈部可见两枚蜘蛛痣，双肺呼吸音低，未闻及干湿啰音，心律齐，HR 86bpm，未闻及病理性杂音。腹软无压痛，肝脾未及，移动性浊音阴性，双肾区无压痛及叩击痛，双下肢无水肿。

入院诊断：1. 肝硬化原因待查；2. 胸腔积液；3. 低蛋白血症；4. 脾功能亢进；5. 肝功能不全。

入院后完善相关检查，胸水常规示李凡他试验弱阳性，有核细胞计数4600 $\times 10^6$/L；结核分枝杆菌及利福平耐药快速检测：结核分枝杆菌核酸未检出，利福平耐药基因未检出；血及胸水T-SPOT均强阳性，考虑结核可能性大。给予莫西沙星+乙胺丁醇，观察一周后出院，院外继续用药。

出院诊断：1. 肝硬化失代偿期；2. 结核性胸膜炎；3. 自身免疫性肝炎（可能）；4. 脾功能亢进。

用药分析：患者老年女性，活动后喘气入院。完善相关检查后考虑结核可能性大，可以采用初治活动性肺结核治疗方案。每日用药方案2HRZE/4HR：①强化期：异烟肼、利福平、吡嗪酰胺和乙胺丁醇，顿服，2个月。②巩固期：异烟肼、利福平，顿服，4个月。肝硬化失代偿期，自身免疫性肝炎可能，氨基转移酶、胆红素均超出正常值范围，Child-Pugh评分C级。而常规四联方案中，异烟肼、利福平、吡嗪酰胺均有肝损害的常见不良反应，因此不适用于该患者的长期治疗，改用乙胺丁醇+莫西沙星的二联方案，该方案相对标准化学治疗方案仅两药联用，结核治疗效果相对较弱，但肝脏副作用最小。患者还需要继续随访观察，必要时延长抗结核治疗时间。

案例分析 12-1 患者，男性，65 岁。因“反复咳嗽咳痰 6 年，加重伴气喘 4 月，间断发热 20 天”入院。患者 6 年前受凉后出现咳嗽咳黄白痰，当地医院诊断为“慢阻肺、肺大疱”；4 月前感染后咳嗽症状加重，伴气喘，出院后长期家庭氧疗，仍有气喘；20 天前出现发热，最高 38.5℃，给予利奈唑胺、亚胺培南/西司他丁等抗感染效果不佳，120 送来我院就诊，指氧饱和度 70%（不吸氧）。

既往 20 余年前有“肺结核”病史，静脉滴注链霉素 1 月后未继续治疗。否认高血压、糖尿病病史，否认肝炎病史，否认食物药物过敏史。有吸烟史 20 年，平均 40 支/日，戒烟 20 年。

基础肺功能：吸入沙丁胺醇后 FEV_1 为预计值的 63%。

入院血气分析：pH 7.435，$PaCO_2$ 36.4mmHg，PaO_2 47.6mmHg，HCO_3^- 24.4mmol/L，SPO_2 85.8%（吸氧 2L/min）。

血常规：白细胞 4.26×10^9/L，中性粒细胞 60.3%，红细胞 4.48×10^{12}/L，血小板 117.0×10^9/L。

入院诊断：Ⅰ型呼吸衰竭，慢阻肺伴有急性加重，间质肺，重症肺炎。

1. 入院后给予患者莫西沙星抗感染，请分析用药选择是否合理？

2. 患者平时使用噻托溴铵维持治疗，此次入院后又加用吸入异丙托溴铵雾化，请问是否合适？

3. 肺结核疗程一般至少多久？如果此次急性加重与肺结核有关，应该给予哪种抗结核治疗方案？

答案解析

4. 患者咳嗽咳痰、气喘好转出院，出院继续使用一种支气管扩张剂还是两至三种？

（汪 震）

书网融合……

本章小结 微课 习题

第十三章 心血管系统疾病药物治疗

PPT

学习目标

1. 通过本章学习，掌握高血压病、心绞痛、心肌梗死、心力衰竭、心律失常、高脂蛋白血症的处理原则和用药方案；熟悉常见心血管疾病主要临床表现和鉴别诊断；了解常见心血管疾病药物治疗新进展和其他治疗措施。

2. 具有开展心血管系统疾病药物治疗的技能，处理常见药物不良反应的能力，做到临床安全合理用药。

3. 树立科学的世界观，培养严谨求实的科学态度和临床思维，关爱患者。

心血管疾病是严重危害人民健康的常见疾病，在我国，心血管疾病所致死亡在死因顺位中均居首位。近30多年来，随着心血管疾病发病机制和危险因素的阐明，新的诊疗技术和治疗药物不断用于临床。根据循证医学原则，正确选择防治各种心血管疾病的有效药物及其他治疗方法，延缓心血管疾病发生发展过程中的"心血管事件链"的进展，是心血管疾病治疗的重要原则。

第一节 高血压病

一、概述

基于目前医学发展水平和检查手段，能够发现导致血压升高的确切病因，称之为继发性高血压；反之，不能发现导致血压升高的确切病因，则称为原发性高血压。当导致继发性高血压的原发病治愈后，血压也会随之下降或恢复正常。

高血压（hypertension）定义为在未使用降压药物的情况下，诊室血压收缩压（systolic blood pressure，SBP）≥140mmHg 和（或）舒张压（diastolic blood pressure，DBP）≥90mmHg；或家庭血压≥135/85mmHg；或24小时动态血压≥130/80mmHg，白天血压≥135/85mmHg，夜间血压≥120/70mmHg。SBP≥140mmHg 而 DBP<90mmHg 为单纯收缩期高血压。患者既往有高血压史，目前正在使用降压药物，血压虽然低于140/90mmHg，仍应诊断为高血压。

根据《中国心血管健康与疾病报告2023》，2020—2022年在31个省、自治区、直辖市共262个监测点对298438人进行了调查，初步结果显示，18岁及以上居民高血压患病率为31.6%，男性（36.8%）高于女性（26.3%），农村（33.7%）高于城市（29.1%）。随着年龄的增长，高血压患病率呈现快速升高的趋势。

目前临床对高血压病通常用抗高血压药（antihypertensive drugs）又称降压药（hypotensive drugs）来治疗。合理使用抗高血压药，不仅可以降低过高的血压，改善症状，而且可以延缓血压持续升高引起的心、脑、肾等重要脏器的病理变化过程，降低高血压并发症所致的病死、病残率，并防止其发生，从而延长患者寿命。

二、临床表现和并发症

（一）症状

大多数起病缓慢且渐进，通常缺乏特殊的临床表现。约1/5患者无症状，仅在测量血压时或发生心、脑、肾等并发症时才被发现。一般常见症状有头晕、头痛、疲劳及心悸等，呈轻度持续性，多数症状可自行缓解，在紧张或劳累后加重。也可出现视物模糊、鼻出血等较重症状。高血压患者可以同时合并其他原因的头痛，往往与血压水平无关，如精神焦虑性头痛、偏头痛、青光眼等。如果突然发生严重头晕与眩晕，要注意可能是短暂性脑缺血发作或者过度降压、直立性低血压所致，这在高血压合并动脉粥样硬化、心功能减退者容易发生。高血压患者还可以出现受累器官的症状，如胸闷、气短、心绞痛、多尿等。另外，有些症状可能是降压药不良反应所致。

（二）体征

血压随季节、昼夜、情绪等因素有较大波动。冬季血压较高，夏季较低；血压有明显昼夜波动，一般夜间血压较低，清晨起床活动后血压迅速升高，形成清晨血压高峰。高血压患者的体征通常不明显。周围血管搏动、血管杂音、心脏杂音等是重点检查的项目。血管杂音往往表示管腔内血流紊乱，与管腔大小、血流速度、血液黏度等因素有关，提示存在血管狭窄、不完全性阻塞或者代偿性血流量增多、加快，如肾血管性高血压、大动脉炎、主动脉狭窄、粥样斑块阻塞等。肾动脉狭窄的血管杂音，常向腹两侧传导，大多具有舒张期成分。心脏听诊可有主动脉瓣区第二心音亢进、收缩期杂音或收缩早期喀喇音。有些体征常提示继发性高血压可能，如腰部肿块提示多囊肾或嗜铬细胞瘤；股动脉搏动延迟出现或缺如，并且下肢血压明显低于上肢，提示主动脉缩窄；向心性肥胖、多毛，提示库欣综合征可能。

（三）恶性或急进型高血压

少数患者病情急骤发展，舒张压持续≥130mmHg，并有头痛、视物模糊、眼底出血、渗出和乳头水肿，肾脏损害突出，持续蛋白尿、血尿与管型尿。病情进展迅速，如不及时有效降压治疗，预后很差，常死于肾功能衰竭、脑卒中或心力衰竭。病理上以肾小动脉纤维样坏死为特征。发病机制尚不清楚。

（四）并发症

1. 高血压危象因紧张、疲劳、寒冷、嗜铬细胞瘤发作、突然停服降压药等诱因引起血压急剧上升，影响重要脏器血液供应而产生危急症状。在高血压早期与晚期均可发生。危象发生时，出现头痛、烦躁、眩晕、恶心、呕吐、心悸、气急及视物模糊等严重症状，以及伴有动脉痉挛（椎基底动脉、颈内动脉、视网膜动脉、冠状动脉等）累及相应的靶器官缺血症状。

2. 高血压不仅会导致缺血性脑卒中、颅内出血和短暂性脑缺血发作（transient ischemic attack，TIA）等急性脑血管事件，而且也是慢性、无症状脑损伤的主要危险因素，最终可能导致痴呆。长期高血压会对脑血管损伤产生累积效应，包括动脉粥样硬化、白质病变、无症状脑梗死、微梗死、微出血和脑萎缩。

3. 高血压可导致视网膜病变，如出血、微动脉瘤、硬性渗出物和棉絮斑、视盘水肿和（或）黄斑水肿。特定的高血压患者应进行眼底镜检查，特别是患有高血压急症、疑似恶性高血压或合并糖尿病的患者。

4. 长期高血压可导致主动脉夹层，其特点是主动脉壁破裂，血液进入主动脉中层，并沿主动脉延伸；表现为突发剧烈而持续的胸痛或腰背部疼痛，夹层破裂可引起猝死，是严重的心血管急症。

5. 其他　慢性心力衰竭和肾功能衰竭等。

三、高血压分类与心血管危险分层

坐位安静休息至少5分钟后，测量上臂血压，上臂应置于心脏水平。推荐使用经过准确性验证的上臂式电子血压计，不建议使用水银血压计。使用标准规格的袖带，臂围大者（>32cm）应使用大袖带，臂围小者（<24cm）应使用小袖带。首次测量时应测量两上臂血压，以血压读数较高的一侧作为测量的上臂。测量血压时，应相隔30~60秒重复测量一次，取2次读数的平均值。如果SBP或DBP的2次读数相差10mmHg以上，应再测量一次，取3次读数的平均值。老年人、糖尿病或出现直立性低血压患者，应该加测站立位血压。站立位血压在卧位或坐位改为站立位后1分钟和3分钟测量。在测量血压的同时，应测定脉率。

一旦诊断为高血压，必需鉴别是原发性还是继发性。原发性高血压患者需做有关实验室检查，评估靶器官损害和相关危险因素。根据诊室血压升高水平，将高血压可分为1级、2级和3级（表13-1）。

表13-1　基于诊室血压的血压分类和高血压分级（mmHg）

分类	收缩压		舒张压
正常血压	<120	和	<80
正常高值	120~139	和（或）	80~89
高血压	≥140	和（或）	≥90
1级高血压（轻度）	140~159	和（或）	90~99
2级高血压（中度）	160~179	和（或）	100~109
3级高血压（重度）	≥180	和（或）	≥110
单纯收缩期高血压	≥140	和	<90
单纯舒张期高血压	<140	和	≥90

注：当收缩压和舒张压分属于不同级别时，以较高的分级为准。

高血压是影响心血管事件发生和预后的最重要的独立危险因素，但当合并血压升高以外的危险因素时，心血管风险会进一步升高。因此，除血压水平外，还需要综合考虑血压之外的心血管危险因素，进行心血管风险评估并分层。存在靶器官损害、临床并发症或糖尿病、慢性肾脏病（CKD）等合并症时，心血管风险进一步升高。高血压患者的心血管危险分层有利于更准确地确定启动降压治疗的时机和目标，优化降压治疗方案，进行综合管理。根据血压水平、心血管危险因素、靶器官损害、临床并发症以及糖尿病和CKD等合并症进行心血管风险分层，分为低危、中危、高危和很高危4个层次（表13-2、表13-3）。

表13-2　心血管风险水平分层

心血管危险因素和疾病史	血压（mmHg）			
	收缩压130~139和（或）舒张压85~89	收缩压140~159和（或）舒张压90~99	收缩压160~179和（或）舒张压100~109	收缩压≥180和（或）舒张压≥110
无	低危	低危	中危	高危
1~2个其他危险因素	低危	中危	中-高危	很高危
≥3个其他危险因素，靶器官损害，CKD 3期，或无并发症的糖尿病	中-高危	高危	高危	很高危
临床并发症，CKD≥4期，或有并发症的糖尿病	高-很高危	很高危	很高危	很高危

注：CKD为慢性肾脏病。

表 13－3 影响高血压患者心血管预后的重要因素

危险因素
·高血压（1～3 级） ·男性＞55 岁；女性＞65 岁 ·吸烟或被动吸烟 ·糖耐量受损（2 小时血糖 7.8～11.0mmol/L）和（或）空腹血糖异常（6.1～6.9mmol/L） ·血脂异常（总胆固醇≥5.2mmol/L 或 LDL－C≥3.4mmol/L 或 HDL－C≤1.0mmol/L） ·早发心血管疾病家族史（一级亲属发病年龄＜50 岁） ·腹型肥胖（腰围：男性≥90cm，女性≥85cm）或肥胖（体重指数≥28kg/m²） ·高同型半胱氨酸血症 ·高尿酸血症（血尿酸：男性≥420μmol/L，女性≥360μmol/L） ·心率增快（静息心率＞80 次/分）
靶器官损害
·左心室肥厚：心电图 Sokolow－Lyon 电压＞3.8mV 或 Cornell 乘积＞244mV·ms，或超声心动图 LVMI 男≥109g/m²，女≥105g/m² ·颈动脉超声 IMT≥0.9mm 或动脉粥样斑块 ·cfPWV≥10m/s 或 baPWV≥18m/s ·ABI＜0.9 ·eGFR 30～59mL/(min·1.73m²）或血清肌酐轻度升高（男性 115～133μmol/L，女性 107～124μmol/L） ·微量白蛋白尿：尿白蛋白与肌酐比值 30～300mg/g 或白蛋白排泄率 30～300mg/24h
临床并发症与合并症
·脑血管病：脑出血，缺血性脑卒中，短暂性脑缺血发作 ·心脏疾病：心肌梗死史，心绞痛，冠状动脉血运重建，慢性心力衰竭，房颤 ·肾脏疾病：糖尿病肾病，肾功能受损，包括：eGFR＜30ml/(min·1.73m²）；或血肌酐升高（男性≥133μmol/L，女性≥124μmol/L）；或蛋白尿（≥300mg/24h） ·外周动脉疾病 ·视网膜病变：眼底出血或渗出，视盘水肿 ·糖尿病

注：LDL－C. 低密度脂蛋白胆固醇；HDL－C. 高密度脂蛋白胆固醇；LVMI. 左心室质量指数；IMT. 内膜中层厚度；cfPWV. 颈股动脉脉搏波传导速度；baPWV. 肱－踝动脉脉搏波传导速度；ABI. 踝/臂血压指数；eGFR. 估算的肾小球滤过率。

四、辅助检查

（一）常规检查

常规检查的项目是尿常规、血糖、血胆固醇、血甘油三酯、肾功能、血尿酸和心电图。这些检查有助于发现相关的危险因素和靶器官损害。部分患者根据需要和条件可以进一步检查眼底、超声心动图、血电解质、低密度脂蛋白胆固醇与高密度脂蛋白胆固醇。

（二）特殊检查

如果为了更进一步了解高血压患者病理生理状况和靶器官结构与功能变化，可以有目的地选择一些特殊检查，如 24 小时动态血压监测（ABPM），踝/臂血压比值，心率变异，颈动脉内膜中层厚度（IMT），动脉弹性功能测定，血浆肾素活性（PRA）等。24 小时动态血压监测有助于判断血压升高严重程度，了解血压昼夜节律，指导降压治疗以及评价降压药物疗效。

五、处理原则 微课 1

（一）诊室血压目标

1. 心血管风险高危/很高危的高血压患者以及有合并症的高血压患者，在可耐受的条件下，推荐诊室血压目标为＜130/80mmHg。

2. 无合并症的一般高血压患者，推荐降至＜140/90mmHg，如能耐受，应进一步降至＜130/80mmHg。

3. 老年高血压患者，65～79 岁老年人推荐降压目标＜140/90mmHg，如能耐受，可降至＜130/80mmHg；80 岁及以上高龄老年人降压目标＜150/90mmHg，如能耐受，可降至＜140/90mmHg。

（二）一般治疗原则

原发性高血压目前尚无根治方法，降压治疗虽然不能根治高血压，但也不仅仅是对症治疗。降压治疗的根本目标是降低发生心脑肾及血管并发症和死亡的总危险。所有高血压患者均应进行治疗性生活方式干预。一般治疗原则如下。

1. 控制体重及适度运动　①减轻体重：使 BMI＜24；腰围：男性＜90cm；女性＜85cm。体重降低对改善胰岛素抵抗、糖尿病、高脂血症和左心室肥厚均有益。②适度运动：运动有利于减轻体重和改善胰岛素抵抗，提高心血管适应调节能力，稳定血压水平。可根据年龄及身体状况选择慢跑或步行，每次最少连续运动 10 分钟，每天最少 30 分钟，每周运动 4～7 天。

2. 合理膳食　①减少钠盐摄入：建议钠的摄入量首先减少 30%，并进一步降低至 2g/d；②补充钙和钾盐：多食含钾和钙盐丰富的水果、蔬菜和牛奶；③减少脂肪摄入：膳食中脂肪量应控制在总热量的 25%以下；④辣味饮食：有研究表明，适量食用辣味食物可能对血压调节有益。

3. 戒烟戒酒　建议所有吸烟者戒烟，尽量避免使用电子烟，以减少隐蔽性高血压，降低心血管疾病和全因死亡风险。大量饮酒可诱发心脑血管事件，任何类型的酒精对人体都无益处，使健康损失最小化的饮酒量为零，建议正常高值血压及高血压患者不应饮酒。

4. 保持愉快心情　长期精神压力和心情抑郁是引起高血压和其他一些慢性病的重要原因之一，而这种精神状态又常使人们采取不健康的生活方式，如酗酒、吸烟等，并降低对治疗的依从性；正确处理人与人、人与社会间关系，积极参加社会和集体活动，保持良好心态。可以考虑通过认知行为治疗、正念、瑜伽、深呼吸练习等多种方法来减轻精神压力。

5. 健康睡眠　高血压患者应保持健康睡眠，改善睡眠障碍。

（三）药物治疗原则

1. 降压药物应用指征　启动降压药物治疗的时机主要取决于心血管风险，而非仅依据血压水平。血压水平≥160/100mmHg 的高血压患者，应立即启动降压药物治疗。血压水平 140～159/90～99mmHg 的高血压患者，心血管风险为中危及以上者应立即启动降压药物治疗。低危者应首先进行生活方式干预 4～12 周，如血压仍不达标，应尽早启动降压药物治疗。血压水平 130～139/85～89mmHg 的正常高值人群，心血管风险为高危和很高危者应立即启动降压药物治疗。低危和中危者，目前没有证据显示可以从降压药物治疗中获益，应持续进行生活方式干预。

2. 降压药物应用的基本原则　降压药物的应用应遵循以下原则。

（1）降低风险　建议选择有证据支持可降低心血管疾病发病和死亡风险的降压药。

（2）起始剂量　一般患者采用常规剂量；老年人及高龄老年人，有心、脑、肾疾病的很高危患者，初始治疗时通常应采用较小的有效治疗剂量。根据需要，可考虑逐渐增加至足剂量。

（3）优先应用长效制剂　首选每日服药 1 次可有效控制 24 小时血压的长效药物，具有减少血压波动、维持血压节律的优势，更有利于预防心脑血管并发症。

（4）联合用药　对血压≥160/100mmHg、高于目标血压 20/10mmHg 的心血管高危/很高危患者，或单药治疗未达标的高血压患者应进行联合降压治疗。1 级高血压患者也可考虑起始小剂量联合治疗。联合治疗包括自由联合或单片复方制剂（single-pill combination，SPC）。SPC 有利于提高依从性，可优先推荐。

（5）个体化治疗　患者的体质各有差异，高血压的发病原因不同。根据患者并发症的不同和药物疗效及耐受性，以及患者个人意愿或长期承受能力，选择适合患者个体的降压药物。

（6）服药时间　一般高血压患者通常应在早晨服用降压药。除非明确需要控制夜间血压升高，不应常规推荐睡前服用降压药。

（7）药物经济学　高血压是终生治疗，需要考虑成本-效益比。

六、药物治疗方案

（一）降压药物分类

目前常用降压药物有以下几类，即利尿药（diuretic agent）、β受体拮抗药（β-receptor blocker）、钙离子通道阻滞剂（calcium channel blocker，CCB）、血管紧张素转化酶抑制药（angio-tensin converting enzyme inhibitor，ACEI）、血管紧张素Ⅱ受体拮抗药（angiotensin receptor blocker，ARB）和血管紧张素受体脑啡肽酶抑制剂（angiotensin receptor-neprilysin inhibitor，ARNI）（表13－4）。

表13－4　常用的降压药物

口服降压药	消除半衰期（h）	剂量（起始剂量～足量）（mg/d）	每天服药次数	主要不良反应
二氢吡啶CCB				踝部水肿，头痛，潮红
硝苯地平	5	10～30	2～3	
硝苯地平缓释片	—	20～40	2	
硝苯地平控释片	—	30～60	1	
氨氯地平	30～50	2.5～10	1	
左氨氯地平	35～50	2.5～5	1	
非洛地平	10～25	2.5～10	2	
非洛地平缓释片	—	2.5～10	1	
拉西地平	13～19	2～8	1	
尼卡地平	8.6	40～80	2	
尼群地平	10～22	20～60	2～3	
贝尼地平	1～2	2～8	1	
乐卡地平	8～10	10～20	1	
马尼地平	5～7	5～20	1	
西尼地平	5.2	5～10	1	
巴尼地平	9.4～11	10～15	1	
非二氢吡啶CCB				房室传导阻滞，心功能抑制
维拉帕米	3～7	80～480	2～3	
维拉帕米缓释片	—	120～480	1～2	
地尔硫䓬片	3～5	90～180	3	
地尔硫䓬缓释胶囊	5～7	90～180	1～2	
ACEI				咳嗽，血钾升高，血管神经性水肿
卡托普利	3	25～300	2～3	
依那普利	11	2.5～40	2	
贝那普利	22	5～40	1～2	
赖诺普利	12.6	2.5～40	1	
雷米普利	13～17	1.25～20	1	
福辛普利	11.5	10～40	1	

续表

口服降压药	消除半衰期（h）	剂量（起始剂量～足量）（mg/d）	每天服药次数	主要不良反应
西拉普利	9	1.25～5	1	
培哚普利	30～120	2～8	1	
咪哒普利	8	2.5～10	1	
ARB				血钾升高，血管性神经水肿（罕见）
氯沙坦钾	6～9	25～100	1	
缬沙坦	9	80～160	1	
厄贝沙坦	11～15	150～300	1	
替米沙坦	24	20～80	1	
坎地沙坦酯	9.5～11.2	4～32	1	
奥美沙坦酯	13	20～40	1	
阿利沙坦酯	10	240	1	
美阿沙坦钾	11	40～80	1	
阿齐沙坦	12.8～13.2	20～40	1	
噻嗪类利尿剂				血钾降低，血钠降低，血尿酸升高
氢氯噻嗪	15	6.25～25	1	
氯噻酮	35～50	12.5～25	1	
吲达帕胺	18（14～24）	1.25～2.5	1	
吲达帕胺缓释片	—	1.5	1	
袢利尿剂				血钾降低
呋塞米	1，肾功能受损10以上	20～80	2～3	
托拉塞米	3.5，肾功能受损4.9	5～10	1	
保钾利尿剂				血钾增高
阿米洛利	6～9	5～10	1～2	
氨苯蝶啶	1.5～2	25～100	2	
β受体拮抗剂				支气管痉挛，心功能抑制
非选择性				
普萘洛尔	2～3	20～90	2～3	
选择性				
美托洛尔平片	3～5	50～100	2	
美托洛尔缓释片	以恒定速度释放约20	47.5～190	1	
比索洛尔	10～12	2.5～10	1	
阿替洛尔	6～7	12.5～50	1～2	
倍他洛尔	16～20	5～20	1	
α、β受体拮抗剂				直立性低血压，支气管痉挛
拉贝洛尔	6～8	200～600	2	
卡维地洛	6～10	12.5～50	2	
阿罗洛尔	10	10～30	1～2	
贝凡洛尔	约10	100～200	2	
血管紧张素受体脑啡肽酶抑制剂				低血压、高钾血症、血管神经性水肿（极少见）

续表

口服降压药	消除半衰期（h）	剂量（起始剂量～足量）（mg/d）	每天服药次数	主要不良反应
沙库巴曲缬沙坦钠	11.5/9.9	200～400	1	
沙库巴曲阿利沙坦钙	11.5/10	240～480	1	
α 受体拮抗剂				直立性低血压
多沙唑嗪	22	0.5～8	1	
多沙唑嗪缓释片	—	1～16	1	
哌唑嗪	2～3	1～10	2～3	
特拉唑嗪	12	1～20	1～2	
盐皮质激素受体拮抗剂				
螺内酯	19（12～25）	20～60	1～3	血钾增高，男性乳房发育
依普利酮	4～6	25～100	1～2	血钾增高
非奈利酮	2～3	10～20	1	血钾增高
直接肾素抑制剂				腹泻、高血钾
阿利吉仑	40（34～41）	150～300	1	
中枢作用药物				
利血平	45～168	0.125～0.5	1～2	鼻充血，心动过缓，消化性溃疡
可乐定	12（6～24）	0.1～0.8	2～3	低血压，口干，嗜睡
可乐定贴片	12.7（6～23）	0.25	1/周	皮肤过敏
甲基多巴	2	250～1000	2～3	肝功能损害，免疫失调
直接血管扩张药				
米诺地尔	2.8～4.2	5～100	1	多毛症
肼屈嗪	3～7	25～100	2	狼疮综合征

（二）降压药物特点

1. 钙离子通道阻滞剂（CCB）

（1）分类　又称钙离子拮抗药，根据药物核心分子结构和作用于 L 型钙通道不同的亚单位，钙离子拮抗药分为二氢吡啶类和非二氢吡啶类，前者以硝苯地平为代表，后者有维拉帕米和地尔硫䓬；根据药物作用持续时间，钙离子拮抗药又可分为短效和长效，长效钙拮抗药包括半衰期长的药物，如氨氯地平；脂溶性膜控型药物，如拉西地平和乐卡地平；缓释或控释制剂，如非洛地平缓释片、硝苯地平控释片。

（2）降压机制　主要通过阻滞细胞外 Ca^{2+} 经电压依赖 L 型钙通道进入血管平滑肌细胞内，减弱兴奋-收缩耦联，降低阻力血管的收缩反应性；钙离子通道阻滞剂还能减轻血管紧张素Ⅱ（AⅡ）和 α_1 受体的缩血管效应，减少肾小管对钠重吸收。

（3）降压特点　降压起效迅速，降压作用相对较强，短期治疗一般能降低血压 10%～15%；疗效与剂量呈正相关关系，疗效的个体差异性较小；与其他类型降压药物联合治疗能明显增强降压作用；对血脂、血糖等代谢无明显影响，长期控制血压的能力和服药依从性较好。

（4）适应证　对老年患者有较好的降压疗效；可用于合并糖尿病、冠心病或外周血管病患者；长期治疗时还具有抗动脉粥样硬化作用；高钠摄入不影响降压疗效；非甾体抗炎药物不干扰降压作用；在嗜酒的患者也有显著降压作用。

（5）主要不良反应和禁忌证　治疗初始阶段有反射性交感活性增强，引起心率增快、面部潮红、头痛、下肢水肿等，尤其使用短效制剂时；非二氢吡啶类抑制心肌收缩及自律性和传导性，不宜在心力衰竭、窦房结功能低下或心脏传导阻滞患者中应用。

2. 血管紧张素转化酶抑制药（ACEI）

（1）分类　根据化学结构分为巯基、羧基和磷酰基三类，常用的有卡托普利、依那普利、贝那普利、培哚普利和福辛普利等。

（2）降压机制　主要通过抑制血液和组织的ACE，使血管紧张素Ⅱ生成减少，同时抑制激肽酶使缓激肽降解减少。

（3）降压特点　起效缓慢，逐渐增强，在3～4周时达最大作用；限制钠盐摄入或联合使用利尿药可使其起效迅速和作用增强；具有改善胰岛素抵抗和减少尿蛋白作用。

（4）适应证　适合各种程度高血压治疗，对于伴有肥胖、糖尿病和心脏、肾脏靶器官受损的高血压患者具有相对较好的疗效，特别适用于伴有心力衰竭、心肌梗死后、糖耐量减退或糖尿病肾病的高血压患者。

（5）主要不良反应和禁忌证　刺激性干咳和血管性水肿，干咳发生率10%～20%，可能与体内缓激肽增多有关，停用后可消失；高钾血症、妊娠期妇女和双侧肾动脉狭窄患者禁用；血肌酐超过265.2μmol/L者使用时需谨慎。

3. 血管紧张素Ⅱ受体拮抗药（ARB）

（1）常用药物　氯沙坦、缬沙坦、替米沙坦、坎地沙坦和奥美沙坦。

（2）降压机制　主要通过拮抗组织中血管紧张素Ⅱ受体亚型AT1，从而阻断血管紧张素Ⅱ介导的水钠潴留、血管收缩与重构作用；近年来，注意到拮抗AT1负反馈引起的血管紧张素Ⅱ增加，可激活另一受体亚型AT2，能进一步拮抗AT1的生物学效应。

（3）降压特点　降压作用起效缓慢，但持久而平稳，一般在6～8周时才达最大作用，作用持续时间能达到24小时以上；各种不同ARB之间在降压强度上存在差异；低盐饮食或与利尿剂联合使用能明显增强疗效；多数ARB随剂量增大降压作用增强，治疗剂量窗较宽。

（4）适应证　同ACEI，在高血压治疗领域内，与ACEI并列作为目前推荐的常用降压药中的一类。

（5）主要不良反应和禁忌证　ARB最大的特点是直接与药物有关的不良反应很少，不引起刺激性干咳，持续治疗的依从性高。

4. 利尿剂

（1）分类　有噻嗪类利尿药、袢利尿药和保钾利尿药，其中噻嗪类利尿药使用最多，常用如氢氯噻嗪。

（2）降压机制　主要通过排钠利尿，减少细胞外容量，降低外周血管阻力。

（3）降压特点　起效较缓慢但作用持久；能增强其他降压药的疗效。

（4）适应证　适用于轻、中度高血压，在盐敏感性高血压、合并肥胖或糖尿病、更年期女性和老年人高血压有较强降压效应。

（5）主要不良反应　水电解质紊乱如低血钾和影响血脂、血糖和血尿酸代谢，往往发生在大剂量时，因此现在推荐使用小剂量，以氢氯噻嗪为例，每天剂量不超过25mg，痛风患者禁用；保钾利尿药可引起高血钾，不宜与ACEI和ARB合用，肾功能不全者禁用。

5. β受体拮抗剂

（1）分类　有选择性（β_1）、非选择性（β_1与β_2）和兼有α受体拮抗三类，常用的有美托洛尔、比索洛尔、阿替洛尔、卡维地洛、拉贝洛尔。

（2）降压机制　主要通过抑制过度激活的交感神经活性、抑制心肌收缩力、减慢心率发挥降压作用。

（3）降压特点　起效较迅速、作用强，但持续时间各种β受体拮抗药有差异；不仅降低静息血压，而且也能抑制应激和运动状态下血压急剧升高。

（4）适应证　各种不同严重程度高血压，尤其是心率较快的中青年患者或合并心绞痛患者，对老年人高血压疗效相对较差。

（5）主要不良反应和禁忌证　主要有心动过缓、乏力、四肢发冷；较高剂量突然停药可导致停药综合征；可增加气道阻力；急性心力衰竭、支气管哮喘、病态窦房结综合征、房室传导阻滞和外周血管病患者禁用；虽然糖尿病不是β受体拮抗药的禁忌证，但它增加胰岛素抵抗，还可能掩盖和延长降糖治疗过程中的低血糖症，使用时应加以注意，如果必须使用，应使用高度选择性β_1受体拮抗药。

6. 血管紧张素受体脑啡肽酶抑制剂（ARNI）　ARNI 抑制脑啡肽酶对利钠肽的降解，发挥利尿、利钠和扩血管、抗交感神经的效应，其血管紧张素受体拮抗作用可避免脑啡肽酶被抑制后对 RAS 的代偿激活，起到协同降压作用。ARNI 在联合治疗中可与 CCB、β受体拮抗剂、利尿剂联用，但不能与 ACEI、ARB（相同成分的 ARB 除外）、阿利吉仑联用。如果从 ACEI 转换成 ARNI，必须在停止 ACEI 治疗至少 36 小时（相当于大多数 ACEI 的 2～3 个消除半衰期）之后才能开始应用，以降低发生潜在的血管性水肿的风险，同时又不易导致心力衰竭恶化或血压明显波动。

除了上述几大类主要的降压药物外，还有一些药物，包括交感神经抑制药，如利血平（reserpine）、可乐定（clonidine）；直接血管扩张药，如肼屈嗪（Hydralazine）；α_1受体拮抗药，如哌唑嗪（prazosin）、特拉唑嗪（terazosin）、多沙唑嗪（doxazosin）曾多年用于临床并有一定的降压疗效，但因副作用较多，目前不主张单独使用，但在复方制剂或联合治疗时还仍在使用。此外胰高血糖素样肽 1（glucagon like peptide-1，GLP-1）受体激动剂（GLP-1 receptor agonist，GLP-1RA）及钠-葡萄糖协同转运蛋白 2 抑制剂（sodium-glucose co-transporter2 inhibitor，SGLT2i）的相关研究及荟萃分析显示具有一定幅度的减重、降压作用。对于具有使用上述药物适应证的高血压患者，可以酌情与降压药联合使用。

（三）降压治疗方案

1. 常见降压药物作用特点及选择　常用临床降压药物均可作为初始治疗药物，应根据特殊人群的类型、并发症选择针对性的药物，进行个体化治疗。常用降压药种类的临床选择见表 13－5。

表 13－5　常用降压药种类的临床选择

分类	适应证	禁忌证	
		绝对禁忌证	相对禁忌证
二氢吡啶类 CCB	老年高血压 周围血管病 单纯收缩期高血压 稳定性心绞痛 颈动脉粥样硬化 冠状动脉粥样硬化	无	快速型心律失常 心力衰竭
非二氢吡啶类 CCB	心绞痛 颈动脉粥样硬化 室上性快速心律失常	二度至三度房室传导阻滞 心力衰竭	

续表

分类	适应证	禁忌证	
		绝对禁忌证	相对禁忌证
ACEI	心力衰竭	妊娠	
	冠心病	高血钾	
	左心室肥厚	双侧肾动脉重度狭窄	
	左心室功能不全		
	心房颤动预防		
	颈动脉粥样硬化		
	非糖尿病肾病		
	糖尿病肾病		
	蛋白尿/微量白蛋白尿		
	代谢综合征		
ARB	糖尿病肾病	妊娠	
	蛋白尿/微量白蛋白尿	高血钾	
	冠心病	双侧肾动脉重度狭窄	
	心力衰竭		
	左心室肥厚		
	心房颤动预防		
	ACEI 引起的咳嗽		
	代谢综合征		
ARNI	心力衰竭	妊娠	中度肝功能损害
	心肌梗死后	高血钾	
	左心室肥厚	双侧肾动脉重度狭窄	
	慢性肾脏病	重度肾功能损害	
	老年高血压		
噻嗪类利尿剂	心力衰竭	痛风	妊娠
	老年高血压		
	高龄老年高血压		
	单纯收缩期高血压		
袢利尿剂	肾功能不全		
	心力衰竭		
盐皮质激素受体拮抗剂	心力衰竭	肾功能衰竭	
	心肌梗死后	高血钾	
β 受体拮抗剂	心绞痛	二至三度心脏传导阻滞	慢性阻塞性肺疾病
	心肌梗死后	哮喘	周围血管病
	快速性心律失常		糖耐量低减
	慢性心力衰竭		运动员
α 受体拮抗剂	前列腺增生	直立性低血压	心力衰竭
	高脂血症		

注：CCB. 钙离子通道阻滞剂；ACEI. 血管紧张素转换酶抑制药；ARB. 血管紧张素受体拮抗药；ARNI. 血管紧张素受体脑啡肽酶抑制剂。

2. 降压药物联合使用　应根据血压水平和心血管风险选择初始单药或联合治疗。对血压≥160/

100mmHg、高于目标血压20/10mmHg的高危患者，或单药治疗未达标的高血压患者应进行联合降压治疗，包括自由联合或SPC。对血压≥140/90mmHg的患者，也可起始小剂量联合治疗。

（1）联合用药的意义　联合应用降压药物已成为降压治疗的基本方法，为了达到目标血压水平，大部分高血压患者需要使用2种或2种以上降压药物。

（2）联合用药的适应证　2级以上高血压（≥160/100mmHg）、高于目标血压20/10mmHg的心血管风险高危/很高危的患者，初始治疗即可应用2种降压药。1级高血压患者，也可考虑初始小剂量联合降压药治疗。如不能达到目标血压，可在原有小剂量药物治疗基础上加量，也可加用第3种甚至第4种降压药。

（3）联合用药的方法　两药联合时，降压作用机制应具有互补性，具有相加的降压作用，并可互相抵消或减轻不良反应。如在应用ACEI或ARB的基础上加用小剂量噻嗪类利尿药，降压效果可以达到甚至超过将原有的ACEI或ARB剂量翻倍的降压幅度。同样，加用二氢吡啶类钙离子通道阻滞剂也有相似效果。

（4）两种药物的联合方案　①ACEI或ARB+噻嗪类利尿剂，ACEI和ARB可使血钾水平略有上升，能拮抗噻嗪类利尿剂长期应用所致的低血钾等不良反应。ACEI或ARB+噻嗪类利尿剂合用有协同作用，有利于增强降压效果。②二氢吡啶类CCB+ACEI或ARB，CCB具有直接扩张动脉血管的作用，ACEI或ARB既扩张小动脉、又扩张小静脉，两药合用有协同降压作用。二氢吡啶类CCB常见的不良反应为踝部水肿，可被ACEI或ARB减轻或抵消。③二氢吡啶类CCB+噻嗪类利尿剂，可降低高血压患者脑卒中发生的风险。④二氢吡啶类CCB+β受体拮抗剂，二氢吡啶类CCB具有扩张血管和轻度增加心率的作用，可抵消β受体拮抗剂收缩血管和减慢心率的作用。两药联合可使不良反应减轻。

（5）多种药物的联合方案　①三药联合的方案，在上述两药联合方案中加上另一种降压药便构成三药联合方案，其中二氢吡啶类CCB+ACEI（或ARB）+噻嗪类利尿剂组成的联合方案最为常用。②四种药联合的方案，主要适用于难治性高血压患者，可以在上述三药联合基础上加用第4种药物，β受体拮抗剂、醛固酮受体拮抗剂、氨苯蝶啶、可乐定或α受体拮抗剂等。

（6）单片复方制剂（single-pillcombination，SPC）　联合降压治疗有效的实现方式。通常由不同作用机制的两种或两种以上的降压药组成。与随机组方的联合降压治疗相比，其优点是使用方便，可改善治疗依从性与降压疗效。应用时注意其相应组分的禁忌证和可能的不良反应。新型SPC一般由不同作用机制的2种或3种降压药组成，多数每天口服1次，使用方便，可改善依从性。目前，我国上市的新型的单片复方制剂主要包括：ACEI+噻嗪类利尿剂，ARB+噻嗪类利尿剂，二氢吡啶类CCB+ARB，二氢吡啶类CCB+ACEI，二氢吡啶类CCB+β受体拮抗剂，噻嗪类利尿剂+保钾利尿剂等。我国传统的SPC包括复方利血平（复方降压片）、复方利血平氨苯蝶啶片、珍菊降压片等，以当时常用的利血平、氢氯噻嗪、盐酸双肼屈嗪或可乐定等为主要成分。此类复方制剂目前仍较广泛使用。

选择单药或联合用药方案见图13-1。

3. 特殊人群的降压治疗

（1）合并冠心病　推荐血压<140/90mmHg作为合并冠心病的高血压患者的降压目标，如能耐受，可将血压降至<130/80mmHg。高血压合并稳定性冠心病患者，CCB、RAS抑制剂、β受体拮抗剂均有充分的证据可以应用。高血压合并心肌梗死患者，β受体拮抗剂和RAS抑制剂在心肌梗死后长期服用可以明显改善远期预后，没有禁忌证者应早期使用。

（2）合并心力衰竭　对于高血压合并心力衰竭患者，推荐的降压治疗目标为<130/80mmHg。高血压合并射血分数降低的心力衰竭（HFrEF）患者，降压治疗首先推荐ARNI或ACEI（不能耐受者可以使用ARB）、β受体拮抗剂、MRA、SGLT2i及袢利尿剂。高血压合并射血分数保留的心力衰竭（HFpEF）

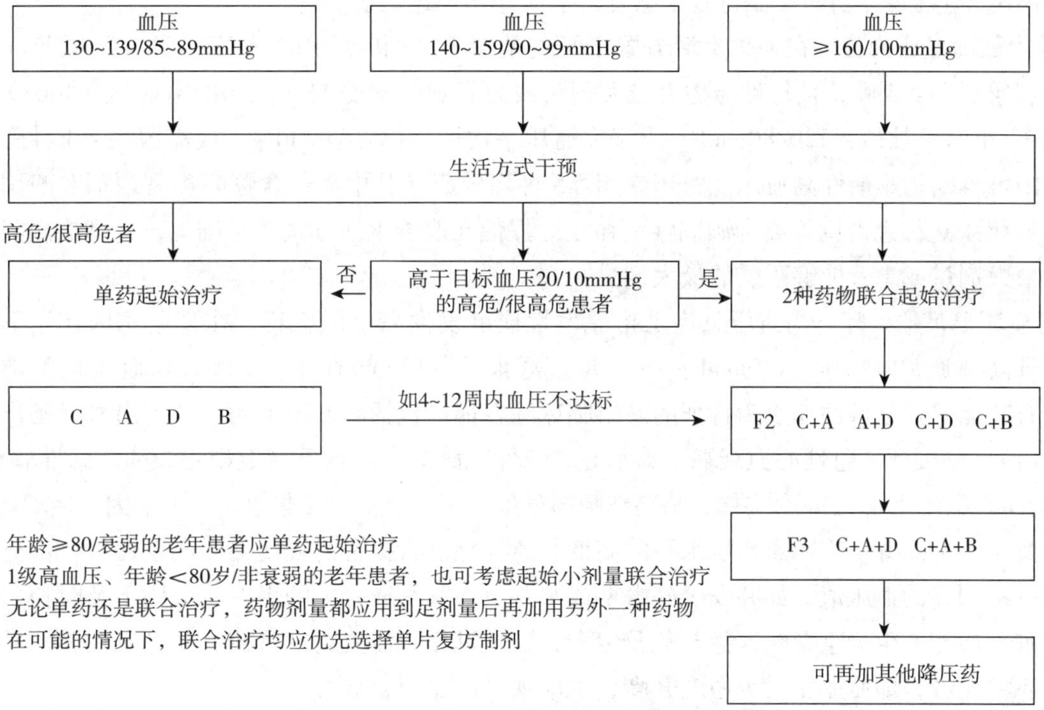

图 13－1　选择单药或联合治疗的流程图

A. 血管紧张素转化酶抑制药（ACEI）或血管紧张素受体拮抗药（ARB）或血管紧张素受体脑啡肽酶抑制剂（ARNI）；B. β受体拮抗剂；C. 钙离子通道阻滞剂；D. 利尿剂；F2. 2 种药物的单片复方制剂；F3. 3 种药物的单片复方制剂

患者，降压治疗首先推荐 SGLT2i、利尿剂、ARNI 或 ARB、MRA。

（3）合并糖尿病　糖尿病患者血压控制目标为＜130/80mmHg。老年或伴严重冠心病的糖尿病患者，可放宽至 140/90mmHg。常用降压药均可用于糖尿病合并高血压的治疗；联合使用降压药时，应以 ACEI 或 ARB 为基础。推荐高血压合并糖尿病患者使用 SGLT2i 和 GLP-1RA 以降低心肾事件风险，同时具有一定降压作用。

（4）合并慢性肾衰竭　无蛋白尿的 CKD 患者，在收缩压≥140mmHg 和（或）舒张压≥90mmHg 时启动降压药物治疗，血压控制目标为＜140/90mmHg，如耐受，可降到 130/80mmHg。有蛋白尿的 CKD 患者，在收缩压≥130mmHg 和（或）舒张压≥80mmHg 时启动降压药物治疗，血压控制目标为＜130/80mmHg。无论是否合并糖尿病，有蛋白尿的 CKD 患者初始降压治疗应包括一种 ACEI 或 ARB。

（5）老年人　多危险因素、靶器官损害和心血管病，血压控制较困难，常需多种药物联合；自小剂量开始，密切观察，避免直立性低血压；利尿药、CCB、ACEI 或 ARB，均可作初始或联合药物治疗；合并前列腺肥大者优选 α 受体拮抗剂。

（6）儿童和青少年高血压　儿童高血压的药物治疗原则是从小剂量、单一用药开始，同时兼顾个体化，视疗效和血压水平变化调整治疗方案和治疗时限，必要时联合用药。儿童用药选择主要参考药品说明书。目前，我国经国家药品监督管理局批准的药品说明书中标注明确儿童用法推荐的降压药品种有限，具体如下：①ACEI，卡托普利和福辛普利；②利尿剂，氨苯蝶啶、氯噻酮、氢氯噻嗪和呋塞米；③肾上腺能受体拮抗剂，普萘洛尔、阿替洛尔和哌唑嗪；④ARB ，氯沙坦。

（7）妊娠高血压　当诊室血压≥140/90mmHg 时，应启动降压治疗。降压治疗时，血压水平不低于 110/70mmHg。常用的口服降压药有拉贝洛尔、硝苯地平和甲基多巴，必要时可使用小剂量噻嗪类利尿剂。常用的静脉降压药有拉贝洛尔、乌拉地尔、尼卡地平、酚妥拉明、硝酸甘油等。妊娠期间避免使用

ACEI 和 ARB，有妊娠计划的慢性高血压患者，也应停用上述药物。

4. 顽固性高血压治疗 在强化生活方式干预的情况下，同时服用 3 种不同类型降压药（其中需包含噻嗪类利尿剂）≥4 周，且每种药物为最大剂量或患者最大耐受剂量，如诊室血压≥140/90mmHg 和动态血压 24 小时平均值≥130/80mmHg 或家庭血压平均值≥135/85mmHg，或需服用≥4 种降压药血压才达标，则可诊断为难治性高血压。对于使用≥5 种降压药（其中需包含噻嗪类利尿剂和醛固酮受体拮抗剂）血压仍未达标患者则诊断为顽固性高血压。提倡在改善生活方式的基础上，合理应用降压药以及使用药物最大剂量或患者能够耐受的最大剂量。

5. 高血压急症的治疗 高血压急症是指原发性或继发性高血压患者，在某些诱因作用下，血压突然和显著升高［通常收缩压＞180mmHg 和（或）舒张压＞120mmHg］，并伴有高血压相关靶器官损害或器官原有功能受损进行性加重为特征的一组临床综合征。包括高血压脑病、颅内出血（脑出血和蛛网膜下腔出血）、脑梗死、急性心力衰竭、肺水肿、急性冠脉综合征（不稳定型心绞痛、急性非 ST 段抬高和 ST 段抬高心肌梗死）、主动脉夹层、嗜铬细胞瘤危象、使用毒品（安非他明、可卡因、迷幻药等）、围手术期高血压、子痫等。应注意血压水平的高低与急性靶器官损害的程度并非成正比。一部分高血压急症并不伴有特别高的血压值，如并发于妊娠期或某些急性肾小球肾炎的患者，血压不及时控制在合理范围内会对脏器功能产生严重影响，甚至危及生命，处理过程中需要高度重视。并发急性肺水肿、主动脉夹层、心肌梗死者，即使血压仅为中度升高，也应视为高血压急症。

（1）治疗原则 ①患者的靶器官损害呈急性进行性，病情变化快，此类临床危急症患者应加强监护治疗并持续观察病情变化。去除或纠正引起血压升高的诱因及病因。酌情使用有效的镇静药以消除患者恐惧心理。②升高的血压是导致靶器官损害的直接原因并可能促进靶器官功能的进一步损害，因此早期快速、安全地控制降压对高血压急症患者意义重大。需要注意的是，血压下降过快以及降幅过大可能导致器官灌注不足并导致进一步的器官功能损害，因此降压治疗的幅度和速度应根据患者临床特征及高血压急症的类型个体化制定，以保证充足的器官灌注为底限。③降压时需充分考虑患者的年龄、病程、血压升高的程度及速度、靶器官损害和合并的临床状况，因人而异地制定个体化方案。在不影响组织脏器灌注基础上的控制性降压，渐进地将血压调控至适宜水平。血压升高速度越快，降压速度需相对迅速；血压升高的病程越长，降压的速度需相对缓慢。最大限度地防止或减轻心、脑、肾等靶器官损害。避免不受控制的过快降压以免导致相关并发症。④一般情况下，初始阶段（数分钟到 1 小时内）血压控制的目标为平均动脉压（平均动脉压＝舒张压＋1/3 脉压）的降低幅度不超过治疗前水平的 25%。在随后的 2～6 小时内将血压降至较安全水平，一般为 160/100mmHg 左右。如果情况稳定，在其后 24～48 小时逐步降低血压达到正常水平。⑤经过初始静脉用药血压趋于平稳，受累的靶器官功能得到改善，可以开始口服药物，静脉用药逐渐减量至停用。

（2）高血压急症的药物选择 根据受累的靶器官功能及肝肾功能状态进行药物选择。需要考虑药物对心排血量、靶器官灌注等血流动力学的影响，以及对肝肾功能的影响和不良反应等。理想的药物应能预期降压的强度和速度，保护靶器官功能，并且方便进行调节。不同靶器官受损的高血压急症降压的幅度及速度不同，降压的目标还要考虑靶器官特殊治疗的要求。①高血压合并急性缺血性脑卒中后在 24 小时内血压升高的患者应谨慎处理，先处理紧张焦虑、疼痛、恶心、呕吐及颅内压升高等情况。对于未进行静脉溶栓及血管内治疗的急性缺血性脑卒中患者，建议收缩压≥200mmHg 和（或）舒张压≥110mmHg 开始降压治疗。对于拟进行静脉溶栓及血管内治疗的急性缺血性脑卒中患者，建议在治疗前控制血压≤180/100mmHg，选用乌拉地尔、拉贝洛尔、尼卡地平等静脉药物。②高血压合并急性出血性脑卒中：应先综合评估患者的血压，分析血压升高的原因，再根据血压情况决定是否进行降压治疗。建议急性期将收缩压控制在 130～140mmHg。早期积极降压是安全的，但改善预后的有效性还有待进一步验证。在降压治疗期间应严密观察血压的变化。③高血压合并急性冠脉综合征、急性左心衰需要尽快将血压降至可以改善心脏供血、降低心肌氧耗量、降低阻力负荷、改善心功能的水平。④高血压合并主动脉夹层病情进展迅速，死亡率可在数小时内迅速升高，因此通常建议该类患者降压治疗的速度和幅度更大，应该迅速降压至维持组织脏器基本灌注的最低血压水平，初始 1 小时血压控制目标收缩压为 100～120mmHg。常需要联合使用降压药，并要重视足量β受体拮抗剂的使用。β受体拮抗剂不适用时，可考虑加用非二氢吡啶类 CCB 控制血压，兼顾控制心率及抑制心肌收缩力。⑤重度子痫前期或子痫、儿茶酚胺危象初始 1 小时血压控制目标收缩压 <140mmHg。

（3）常用药物　①硝普钠：直接扩张动和静脉，降低前、后负荷。起效快，作用强。开始以 20μg/min 静脉滴注，严密监测血压，根据需要渐增剂量，使血压控制在满意水平：停药后 3～5 分钟作用消失。由于该药遇光易分解，故应避光输注；副作用轻微，如恶心、呕吐、肌肉颤动，长期大量应用可发生硫氰酸盐中毒，尤其在肾功能受损时。②硝酸甘油：以扩张静脉及冠状动脉血管为主，轻度扩张动脉，减轻心脏前、后负荷，增加冠状动脉供血，故特别适合伴有急性左心衰竭、急性冠状动脉功能不全及手术过程中的高血压；以 5～10μg/min 开始静脉滴注，后渐增剂量，停药后数分钟作用消失；不良反应有心悸、面红、头痛等，多可耐受。③尼卡地平：二氢吡啶类钙离子通道阻滞剂，作用迅速，持续时间较短，降压作用同时改善脑血流量。开始时从每分钟 0.5μg/kg 静脉滴注，逐步增加剂量到每分钟 6μg/kg。尼卡地平主要用于高血压危象或急性脑血管病时高血压急症。不良作用有心动过速、面部潮红等。④乌拉地尔：能够降低外周血管阻力，减轻心脏负担。开始时 25mg 静脉滴注，2 分钟后可重复给药 25mg，总量可达 100mg，待基础舒张压降低 20% 和（或）舒张压 <100mmHg 后静脉滴注 2mg/min，血压达标后维持给药速度为 5～60mg/h。⑤艾司洛尔：β受体拮抗药，可迅速降低心率和血压。开始时 250～500μg/kg 静脉滴注，逐步减少剂量到每分钟 50～300μg/kg。不良反应有低血压、恶心等。⑥其他：地尔硫䓬、拉贝洛尔和等临床均较少应用。

案例分子 13-1　患者，男性，49 岁，血压进行性升高伴心慌、气急，夜间端坐，视力减退半年。查体：血压 190/120 mmHg，心率 100 次/分，眼底有出血，视盘水肿，尿蛋白（++），肌酐 138.7μmol/L。该患者高血压分级及心血管风险水平分层如何？该患者首选降压方案是什么？

答案解析

第二节　冠状动脉粥样硬化性心脏病

冠状动脉粥样硬化性心脏病（coronary atherosclerotic heart disease）指冠状动脉粥样硬化使血管腔狭窄或阻塞，和（或）因冠状动脉功能性改变（痉挛）导致心肌缺血缺氧或坏死而引起的心脏病，统称冠状动脉性心脏病（coronary heart disease，CHD），简称冠心病，亦称缺血性心脏病（ischemic heart disease）。冠状动脉粥样硬化性心脏病是动脉粥样硬化导致器官病变的最常见类型，也是严重危害人类健康的常见病。

一、临床表现和分型

（一）冠心病分型

1. 慢性冠脉综合征（chronic coronary syndrome，CCS）　CCS 是冠心病的一种稳定状态，涵盖了多种临床表现和病理生理机制。根据最新的国际指南，慢性冠脉综合征的分型如下所示。

（1）稳定型心绞痛　稳定型心绞痛（stable angina pectoris，SAP）即稳定型劳力性心绞痛，亦称普通型心绞痛，是最常见的心绞痛。指由心肌缺血引起的典型心绞痛发作，其临床表现在 1～3 个月内相对稳定，即每日和每周疼痛发作次数大致相同，诱发疼痛的劳力和情绪激动程度相同，每次发作疼痛的性质和疼痛部位无改变，疼痛时限相仿，服用硝酸甘油后也在相近时间内产生疗效。

（2）无症状性心肌缺血　无典型心绞痛症状，但有心肌缺血客观证据（心电活动、心肌血流灌注及心肌代谢等异常）的冠心病，亦称无症状性冠心病。其心肌缺血的心电图表现可见于静息时，或在增加心肌负荷时才出现，常被动态心电图记录所发现，又被称为无症状性心肌缺血（silent myocardial ischemia，SMI）。这些患者经冠状动脉造影或尸检，几乎均证实冠状动脉有明显狭窄病变。

（3）缺血性心肌病（ICM）　ICM 属于冠心病的一种特殊类型或晚期阶段，是指由于长期心肌缺血导致心肌局限性或弥漫性纤维化，从而产生心脏收缩和（或）舒张功能受损，引起心脏扩大或僵硬、充血性心力衰竭、心律失常等一系列临床表现的综合征。

2. 急性冠脉综合征（acute coronary syndromes，ACS）　ACS 指冠心病中急性发病的临床类型，包括 ST 段抬高心肌梗死（ST-segment elevation myocardial infarction，STEMI）、非 ST 段抬高心肌梗死（non-ST segment elevation myocardial infarction，NSTEMI）及不稳定型心绞痛（unstable angina，UA）。近年有将前者称为 ST 段抬高 ACS，约占 1/4（包括小部分变异型心绞痛），将后两者合称为非 ST 段抬高 ACS（NSTE-ACS）。

（1）ST 段抬高心肌梗死　若冠状动脉管腔急性完全闭塞，血供完全停止，导致所供血区域心室壁心肌透壁性坏死，临床上表现为典型的 STEMI，即传统的 Q 波性心肌梗死。

（2）不稳定型心绞痛　UA 指介于稳定型心绞痛和急性心肌梗死（acute myocardial infarction，AMI）之间的临床状态，包括除稳定型劳力性心绞痛以外的初发型，恶化型劳力性心绞痛和各型自发性心绞痛。UA 是在粥样硬化病变的基础上，发生了冠状动脉内膜下出血、斑块破裂、斑块糜烂、破损处血小板与纤维蛋白凝集形成血栓、冠状动脉痉挛以及远端小血管栓塞，引起了急性或亚急性心肌供氧减少，是 ACS 中的常见类型。

（3）非 ST 段抬高心肌梗死　若 UA 伴有血清心肌坏死标志物水平明显升高，此时可确诊 NSTEMI。UA 和 NSTEMI 是紧密相连的两种情况，两者的主要差别在于缺血是否严重到心肌损伤所产生的心肌坏死标志物足以被检测到。

（二）典型症状和体征

1. 症状　与心肌缺血相关的胸部不适（心绞痛）通常从以下四方面描述。

（1）部位　心肌缺血引起的胸部不适通常位于胸骨体之后，可波及心前区，右手掌大小范围，常放射至左肩、左臂内侧达无名指和小指，或至颈、咽或下颌部。

（2）性质　胸痛常压迫、发闷、紧缩或胸口沉重感，有时被描述胸部扼制或胸骨后烧灼感，但不像针刺或刀扎样锐性痛。可伴有呼吸困难，也可伴有非特异性症状如乏力或虚弱感、头晕、恶心、坐立不安或濒死感。呼吸困难可能为稳定型冠心病（stable coronary artery disease，SCAD）的唯一临床表现，有时与肺部疾病引起的气短难以鉴别。胸痛发作时，患者往往被迫停止正在进行的活动，直至症状缓解。

（3）持续时间　通常持续数分钟至 10 余分钟，大多数情况下 3～5 分钟，很少超过 30 分钟，若症状仅持续数秒，则很可能与心绞痛无关。

（4）诱因　与劳累或情绪激动相关是心绞痛的重要特征。当负荷增加如走坡路、逆风行走、饱餐后或天气变冷时，心绞痛常被诱发。疼痛多发生于劳累或激动的当时，而不是劳累之后。含服硝酸酯类药物常可在数分钟内使心绞痛缓解。

提示 ACS 的典型胸痛特征包括：①胸痛为压迫性、紧缩性、烧灼感、刀割样或沉重感；②无法解释的上腹痛或腹胀；③放射至颈部、下颌、肩部、背部、左臂或双上臂；④“烧心”，胸部不适伴恶心和（或）呕吐；⑤伴持续性气短或呼吸困难；⑥伴无力、眩晕、头晕或意识丧失；⑦伴大汗。

2. 体征　心绞痛通常无特异性体征。胸痛发作时常见心率增快、血压升高、表情焦虑、皮肤冷或出汗，有可能出现第三、四心音和轻度的二尖瓣关闭不全，但均无特异性。

3. 心电图　心电图对 STEMI 的诊断有特殊价值：①至少两个相邻导联 J 点后新出现 ST 段弓背向上抬高，伴或不伴病理性 Q 波、R 波减低；②新出现的完全左束支传导阻滞；③超急性期 T 波改变。当原有左束支传导阻滞患者发生心肌梗死时，心电图诊断困难，需结合临床情况仔细判断。NSTE-ACS 和稳定型冠心病可出现各种类型的心电图，单次心电图对 NSTE-ACS 诊断价值有限，宜连续、动态记录。

4. 生物学标记物　心肌肌钙蛋白 I/T（cardiac troponin I/T，cTnI/T）是用于 AMI 诊断的特异性高、敏感性好的生物学标记物，cTn > 99th 正常参考值上限提示心肌损伤，有诊断意义，但应注意非冠脉事件的 cTn 升高。高敏感方法检测的 cTn 称为高敏肌钙蛋白（high-sensitivity cardiac troponin，hs-cTn）。有条件时，首选 hs-cTn 检测，如果结果未见增高（阴性），应间隔 1 ~ 2 小时再次采血检测，并与首次结果比较，若增高超过 20%，应考虑急性心肌损伤的诊断。若初始两次检测结果仍不能明确诊断而临床提示 ACS 的可能，则在 3 ~ 6 小时后重复检测。若不能检测 cTnI/T，应用肌酸激酶同工酶（creatine kinase-MB，CK-MB）质量检测来替代，后者还可评价溶栓治疗效果以及在 AMI 早期 cTn（hs-cTn）水平增高阶段评价有无再梗死或梗死病灶扩大。

二、治疗原则

UA 和 NSTEMI 治疗原则为迅速缓解症状：避免发生心肌梗死和死亡；改善预后和提高患者生活质量。AMI 治疗原则为：①尽快再灌注缺血心肌，防止梗死范围扩大，缩小心肌缺血范围；②及时处理恶性心律失常、心力衰竭、休克及各种并发症，防止猝死；③保护和维持心功能，提高患者的生活质量。ACS 急救措施包括发生疑似急性缺血性胸痛症状时应立即停止活动，休息，并尽早向急救中心呼救。无禁忌证的 ACS 患者应立即舌下含服硝酸甘油 0.3 ~ 0.6mg，每 5 分钟重复 1 次，总量不超过 1.5mg。对于 STEMI 患者，采用溶栓或经皮冠状动脉介入治疗（percutaneouscoronary intervention，PCI）尽早开通梗死相关动脉，可明显降低死亡率，减少并发症，改善患者的预后。

SCAD 的治疗原则为缓解症状、改善预后、阻止病情进展。包括调整生活方式、控制危险因素、循证药物治疗、血运重建、患者教育等。

三、药物治疗

（一）治疗药物分类

1. 溶栓药物　溶栓药物依据其化学结构的改进分为以下三个研发阶段。

第一代溶栓药物以链激酶（streptokinase，SK）和尿激酶（urokinase，UK）为代表。SK 可促使游离的纤溶酶原转变为纤溶酶溶解纤维蛋白，特点是溶栓能力强，缺点为特异性差，易发生出血、过敏等不良反应。常用剂量为尿激酶 150 万 ~ 200 万 U + 5% 葡萄糖溶液 100ml，30 分钟内静脉滴注；链激酶皮试阴性后，用 150 万 U + 5% 葡萄糖溶液 100ml，60 分钟内静脉滴注。

第二代溶栓药物以组织型纤溶酶原激活物（t-PA）为代表，包括重组人组织型纤溶酶原激活物（rtPA）、尿激酶原（pro-UK）等，此类药物常与抗凝药物联用，溶栓能力较第一代溶栓药物进一步提高，且特异性好，不良反应少。阿替普酶目前国内采用 50mg 给药方法，即 8mg 静脉注射，随后 42mg 静脉滴注，共 90 分钟。用药前需肝素 5000U 静脉注射，继之 700 ~ 1000U/h 静脉持续滴注 48 小时，随后皮下注射7500U，每12小时1次，连用2～3天或低分子量肝素5000U，皮下注射每12小时1次，连用1周。

第三代溶栓药物在特异性溶栓方面进一步改进，代表药物包括瑞替普酶（r-PA）、替奈普酶（TNK-tPA）等，特点为溶栓开通快速、有效率高、半衰期长等。瑞替普酶用法常10MU溶于注射用水5～10ml内，静脉推注时间大于2分钟，30分钟后再重复上述剂量1次。

2. 抗栓药物

（1）抗血小板药物　①TXA_2抑制剂，如阿司匹林，通过抑制环氧合酶和血栓烷A_2（thromboxan A_2，TXA_2）的合成发挥抗血小板聚集的作用，所有患者如无用药禁忌证均应服用。②$P2Y_{12}$受体拮抗剂，如氯吡格雷和替格瑞洛。氯吡格雷为无活性前体药物，需经肝脏活化后通过选择性不可逆地抑制血小板ADP受体而阻断$P2Y_{12}$依赖激活的血小板膜糖蛋白（glycoprotein，GP）Ⅱb/Ⅲa复合物，有效减少ADP介导的血小板激活力聚集。替格瑞洛为新型$P2Y_{12}$受体拮抗剂，替格瑞洛为非前体药，无须经肝脏代谢激活即可直接起效，直接作用于血小板ADP受体。③GPI Ⅰb/Ⅲa受体拮抗剂。为强效抗血小板聚集药物，主要通过拮抗血小板表面的GP Ⅱb/Ⅲa受体，抑制其与纤维蛋白原交联，从而抑制血小板的聚集。此类药物包括阿昔单抗、替罗非班等。④吲哚布芬通过抑制ADP、5-羟色胺、血小板因子4、β-凝血球蛋白等的释放而起抗血小板聚集的作用。

（2）抗凝药物　普通肝素、低分子量肝素、磺达肝癸钠、华法林、比伐芦定、新型口服抗凝药物等可用于不同类型冠心病抗凝、溶栓的辅助治疗和血栓高危患者的预防。①普通肝素：为常用抗凝药物，主要通过激活抗凝血酶Ⅲ（antithrombinⅢ，ATⅢ）而发挥抗凝作用。在使用中需要监测活化部分凝血酶原时间（activated partial thromboplastin time，APTT）。②低分子量肝素（low molecular weight heparin，LMWH）：是从普通肝素中衍生出的小分子复合物，可以皮下注射，无须监测APTT，使用方便，其疗效等于或优于普通肝素。临床常用制剂包括达肝素、依诺肝素和那屈肝素。③直接凝血酶抑制剂：不依赖于ATⅢ，直接抑制溶解状态或与血栓结合的凝血酶发挥抗凝作用。临床常用制剂包括水蛭素、水蛭素衍生物（比伐芦定）和合成的凝血酶抑制剂（阿加曲班）。比伐芦定是凝血酶直接、特异、可逆性的抑制剂，无论凝血酶是处于血液循环中，还是与血栓结合，比伐芦定均可直接抑制其活性，其作用特点是短暂、可逆的。④磺达肝癸钠；是一种人工合成的、活化因子Ⅹ选择性抑制剂，通过选择性结合于ATⅢ，磺达肝癸钠增强了ATⅢ对因子Ⅹa原来的中和活性。对因子Ⅹa的中和作用阻断了凝血级联反应，并抑制了凝血酶的形成和血栓的增大。磺达肝癸钠不能灭活凝血酶（活化因子Ⅱ），并对血小板没有作用。⑤口服抗凝制剂：包括间接凝血酶抑制剂华法林和直接口服抗凝药物如Ⅱ因子抑制剂达比加群，Ⅹ因子抑制剂利伐沙班、阿哌沙班等。

3. 改善缺血、减轻症状的药物　应与预防心肌梗死和死亡的药物联合使用，主要包括β受体拮抗剂、硝酸酯类药物、钙离子通道阻滞剂，还包括曲美他嗪、尼可地尔和伊伐布雷定。β受体拮抗剂能够抑制心脏β肾上腺素受体，从而减慢心率，减弱心肌收缩力，降低血压，减少心肌耗氧量和心绞痛发作，增加运动耐量。硝酸酯类药物为内皮依赖性血管扩张剂，能够减少心肌耗氧量，改善心肌灌注，缓解心绞痛症状。CCB通过改善冠状动脉血流和减少心肌耗氧量发挥缓解心绞痛的作用，对变异性心绞痛或以冠状动脉痉挛为主的心绞痛，CCB是一线治疗药物。曲美他嗪通过调节心肌能源底物，抑制脂肪酸氧化，优化心肌能量代谢，改善心肌缺血及左心功能，缓解心绞痛。尼可地尔是一种钾离子通道开放剂，其冠状动脉扩张作用与ATP敏感性钾离子通道开放及鸟苷酸环化酶有关。

伊伐布雷定通过选择性抑制窦房结起搏电流达到减慢心率的作用，从而延长心脏舒张期改善冠状动脉灌注、降低心肌氧耗，对心肌收缩力和血压无影响。

4. 调脂药物　他汀类药物以降低血清、肝脏、主动脉中的TC、VLDL-C、LDL-C水平为主，具有降血脂、保护血管内皮细胞功能、稳定粥样斑块等作用。其他调脂药物包括：贝特类药物、缓释烟酸、胆固醇吸收抑制剂依折麦布、PCSK9 抑制剂等。

5. 其他药物

（1）ACEI 和 ARB　除有效降压外，ACEI 和 ARB 还具有心肾保护作用，可减少各类心血管事件的发生。

（2）醛固酮受体拮抗剂　包括对 STEMI 后左室射血分数（left ventricular ejection fraction，LVEF）≤40%、有心功能不全或糖尿病、无明显肾功能不全［血清肌酐：男性≤221μmol/L(2.5mg/dl)，女性≤177μmol/L(2.0mg/dl)；血钾≤5mmol/L］的患者，应给予醛固酮受体拮抗剂。

（3）洋地黄制剂　AMI 发生后 24 小时内一般不使用洋地黄制剂。对于 AMI 合并左心衰竭的患者 24 小时后常规服用洋地黄制剂是否有益也一直存在争议。目前一般认为，AMI 恢复期在 ACEI 和利尿药治疗下仍存在充血性心力衰竭的患者，可使用地高辛。对于 AMI 左心衰竭并发快速心房颤动的患者，使用洋地黄制剂较为适合。

（二）治疗药物的选用

1. 急性冠脉综合征　ACS 指冠状动脉内不稳定的动脉粥样斑块破裂或糜烂引起血栓形成所致的心脏急性缺血综合征，即急性心肌缺血引起的一组临床症状，包括 STEMI 与 NSTEMI（Q 波与非 Q 波）以及 UA。由于 NSTEMI 和 UA 有时在临床上难以鉴别，而治疗上并不需要严格区别，故合并一个概念被提出。

（1）溶栓治疗　对于 STEMI，溶栓治疗具有快速、简便、经济、易操作的特点，对于不能开展急诊 PCI 的基层医院或急诊 PCI 禁忌的患者可首选静脉溶栓。

溶栓的适应证为：①2 个或 2 个以上相邻导联 ST 段抬高，或提示 STEMI 病史伴左束支传导阻滞，起病时间＜12 小时，年龄＜75 岁可选择溶栓治疗，对前壁心肌梗死，低血压（收缩压＜100mmHg）或心率增快（100 次/分）患者治疗意义更大。②ST 段抬高，年龄＞75 岁，对此类患者，无论是否采取溶栓治疗，AMI 死亡的危险性均很大，建议对于 75 岁及以上高龄患者，TNK-tPA 剂量减半使用。③ST 段抬高，发病时间 12～24 小时，溶栓治疗获益不大，但在有进行性缺血性胸痛和广泛 ST 段抬高并经过选择的患者中，仍可考虑溶栓治疗。④高危心肌梗死，就诊时收缩压＞180mmHg 和（或）舒张压＞110mmHg，此类患者颅内出血的危险性较大，应认真权衡溶栓治疗的益处与出血性脑卒中的危险性。对此类患者应首先镇痛、降低血压（如静脉滴注硝酸甘油、应用 β 受体拮抗剂等），将血压降至 150/90mmHg 时再行溶栓治疗，但是否能降低颅内出血的危险性尚未得到证实。对此类患者若有条件应考虑直接行经皮冠状动脉腔内成形术（percutaneous transluminal coronary angioplasty，PTCA）或支架置入术。⑤虽有 ST 段抬高，但起病时间＞24 小时，缺血性胸痛已消失或仅有 ST 段压低者不主张采取溶栓治疗。

溶栓禁忌证为：①既往任何时间发生过颅内出血或未知区域脑卒中；②近 6 个月发生过缺血性脑卒中；③中枢神经系统损伤、肿瘤或动静脉畸形；④近期有严重创伤/手术/头部损伤（近 2 个月内）；⑤近1 个月内有胃肠道出血；⑥已知原因的出血性疾病（月经除外）；⑦主动脉夹层；⑧24 小时内接受非可压迫性穿刺术（如肝肾活检、腰椎穿刺）。对于 NSTE-ACS 的患者，溶栓为禁忌证。

溶栓是否再通可根据冠状动脉造影直接判断，亦可间接判断，指标为：①胸痛迅速缓解（2 小时内基本消失）；②ST 段迅速下降，2 小时内下降＞30%；③心肌酶学检测峰值前移，CK-MB 峰值＜14 时；④出现再灌注心律失常，此为再灌注损伤的表现，主要为非阵发性室性心动过速。具备上述 2 项（除外 2、3 项组合）或 2 项以上者可判定为再通。再通后 1 周内再闭塞，若无禁忌可再次溶栓，但链激酶不能重复应用，可改用其他溶栓剂。

（2）抗栓治疗　抗血小板治疗，阿司匹林为首选抗血小板药物，所有患者如无禁忌证，均应立即口服水溶性阿司匹林或嚼服肠溶阿司匹林300mg，继以75～100mg/d长期维持；在阿司匹林基础上，联合应用一种$P2Y_{12}$受体拮抗剂至少12个月，除非有极高出血风险等禁忌；$P2Y_{12}$受体拮抗剂首选替格瑞洛（180mg负荷量，以后90mg/次，每天2次）；不能使用替格瑞洛的患者，应用氯吡格雷（300～600mg负荷量，以后75mg/次，每天1次）；接受溶栓治疗的患者，应尽早在阿司匹林基础上联用替格瑞洛或氯吡格雷；在有效的双联抗血小板及抗凝治疗情况下，冠状动脉造影前不常规应用GPⅡb/Ⅲa受体拮抗剂，而仅在出现无复流或血栓并发症等紧急情况下才考虑使用。

抗凝治疗：确诊为ACS时，应尽快启动肠道外抗凝治疗，并与抗血小板治疗联合进行，但应警惕并观察出血风险；如果患者在早期接受介入性治疗，建议选用普通肝素或比伐芦定，比伐芦定使用剂量为静脉注射0.75mg/kg，继而1.75mg/(kg·h）静脉滴注维持4小时。对于接受静脉溶栓治疗的患者，至少接受48小时抗凝治疗，至多8天或至血运重建，如果患者拟行非介入治疗，宜先选用磺达肝癸钠或低分子量肝素。

（3）抗缺血治疗　可舌下或静脉使用硝酸酯类药物缓解心绞痛，如患者有反复心绞痛发作，难以控制的高血压或心力衰竭，静脉使用硝酸酯类药物，硝酸甘油10～50μg/min，静脉滴注，注意监测血压。

存在持续缺血症状的ACS患者，如无禁忌证，早期（24小时内）应用β受体拮抗剂，并建议继续长期使用，争取达到静息目标心率55～60次/分，除非患者心功能处于Killip分级Ⅲ级或以上。持续或反复缺血发作，并且存在β受体拮抗剂禁忌的ACS患者，二氢吡啶类CCB应作为初始治疗，但除外临床有严重左心室功能障碍、心源性休克、P-R间期>0.24秒或二、三度房室传导阻滞而未置入心脏起搏器的患者。在应用β受体拮抗剂和硝酸酯类药物后患者仍然存在心绞痛症状或难以控制的高血压，可加用长效二氢吡啶类CCB；可疑或证实血管痉挛性心绞痛的患者，可考虑使用CCB和硝酸酯类药物，避免使用β受体拮抗剂。在β受体拮抗剂治疗时，短效硝苯地平不能用于ACS患者。尼可地尔用于对硝酸酯类药物不能耐受的ACS患者。所有LVEF<40%的患者，以及高血压、糖尿病或稳定的慢性肾脏病患者，如无禁忌证，应开始并长期持续使用ACEI，ACEI不耐受的LVEF<40%的心力衰竭或心肌梗死患者，使用ARB，心肌梗死后正在接受治疗剂量的ACEI和β受体拮抗剂且合并LVEF<40%、糖尿病或心力衰竭的患者，如无明显肾功能不全（男性血清肌酐>212.5μmol/L或女性血清肌酐>170μmol/L）或高钾血症（K^+>5.0mmol/L)，使用醛固酮受体拮抗剂。

（4）他汀类药物　他汀类药物除了能降低TC、LDL-C、TG水平和升高HDL-C水平外，还能稳定斑块，减轻斑块炎症，改善内皮功能。因此应该及早应用，长期维持。由于亚洲其他国家和我国研究结果均显示PCI术前使用负荷量他汀类药物不优于常规剂量，因此不建议PCI术前使用负荷量他汀类药物；但是对于所有无禁忌证的STEMI患者入院后应尽早开始他汀类药物治疗，且无须考虑胆固醇水平。他汀类药物治疗的益处不仅见于胆固醇水平升高患者，也见于胆固醇水平正常的冠心病患者。所有心肌梗死后患者都应使用他汀类药物，将LDL-C水平控制在1.8mmol/L（70mg/dl）以下，对于基础LDL-C在1.8～3.5mmol/L的患者应将其降低50%以上，在已达到他汀类药物最大耐受剂量的情况下，如果LDL-C仍未达标，如高危患者LDL-C>1.8mmolL（70mg/dl)，应加用其他调脂药物，其中他汀类药物仍为一线药物，可联合依折麦布，两者联合治疗后仍有较高水平的LDL-C者，可考虑应用PCSK9抑制剂；若ACS患者存在他汀类药物应用禁忌，可单独用PCSK9抑制剂或PCSK9抑制剂联合依折麦布。

2. 稳定型心绞痛

（1）缓解症状、改善缺血的药物　主要包括β受体拮抗剂、硝酸酯类药物和钙离子通道阻滞剂，应与预防心肌梗死和死亡的药物联合使用，只要无禁忌证，β受体拮抗剂应作为SCAD患者的初始治疗药物。目前更倾向于选择性β受体拮抗剂，如琥珀酸美托洛尔、比索洛尔。建议初始选择β受体拮抗剂，并逐步增加至维持剂量，当β受体拮抗剂禁忌或出现难以接受的不良反应时，建议使用CCB或长效硝酸酯类药物。当起始使用β受体拮抗剂效果不佳时，建议CCB或长效硝酸酯类与β受体拮抗剂联用。对既往心肌梗死史，或合并LVEF下降的慢性心力衰竭的SCAD患者，建议调整β受体拮抗剂剂量以使静息心率控制在55~60次/分（在患者可耐受的情况下）。心肌缺血面积较大（10%）且无症状的患者应考虑采用β受体拮抗剂。SCAD患者缓解急性心绞痛症状时可舌下含服硝酸甘油或硝酸甘油喷雾，如舌下含服硝酸甘油0.3~0.6mg，每5分钟含服1次直至症状缓解，15分钟内含服最大剂量不超过1.5mg。心绞痛发作时，长效硝酸酯类不适用于心绞痛急性发作，而适用于慢性长期治疗。每天用药时应注意给予足够的无药间期（8~10小时），以减少耐药性的发生。当使用β受体拮抗剂禁忌、效果不佳或出现不良反应时，可使用伊伐布雷定/尼可地尔缓解症状。曲美他嗪可考虑用作二线药物。

（2）抗血小板药物　抗血小板药物在预防缺血性事件中起着重要作用。建议所有SCAD患者每天服用小剂量阿司匹林，若不能耐受阿司匹林，建议每日服用氯吡格雷。既往1~3年前有心肌梗死史且合并高缺血风险的患者，可考虑采用阿司匹林联合替格瑞洛（60mg、2次/天）治疗，最长至36个月。药物洗脱支架（drug eluting stent，DES）置入后接受6个月双联抗血小板治疗（dual-anti platelet-therapy，DAPT），经药物涂层球囊治疗的SCAD患者，考虑6个月DAPT，能耐受DAPT且无出血并发症，其出血风险低而血栓风险高，可考虑DAPT（氯吡格雷+阿司匹林）>6个月且≤30个月，高出血风险患者，DES置入后可考虑缩短DAPT（<6个月）。替格瑞洛可考虑用于择期PCI的特定高风险患者（如支架内血栓史或左主干支架置入），高出血风险、需接受不能推迟的非心脏外科手术或同时接受口服抗凝剂治疗者，DES置入后可给予1~3个月DAPT。对应用3个月DAPT仍需担心安全问题的SCAD患者，可考虑DAPT 1个月。

（3）调脂药物　已有大量证据表明缺血风险的下降和LDL-C的降幅有关。SCAD患者如无禁忌，依据其血脂基线水平首选起始剂量中等强度的他汀类调脂药物，根据个体调脂疗效和耐受情况，适当调整剂量，以LDL-C为首要干预靶点，目标值LDL-C<1.8mmo/L。若LDL-C水平不达标，可与其他调脂药物（如依折麦布10mg、1次/天）联合应用。如果LDL-C基线值较高，现有调脂药物标准治疗3个月后难以降至基本目标值，可考虑将LDL-C至少降低50%作为替代目标。

（4）β受体拮抗剂　对心肌梗死后患者，β受体拮抗剂能显著降低30%死亡和再发梗死风险。对合并慢性心力衰竭的SCAD患者，琥珀酸美托洛尔、比索洛尔和卡维地洛与ACEI、利尿药伴/不伴洋地黄同时应用，能显著降低死亡风险，改善患者生活质量。除非禁忌，对所有SCAD左心室收缩功能障碍（LVEF≤40%）并伴有心力衰竭或心肌梗死史的患者使用β受体拮抗剂，并长期使用（如琥珀酸美托洛尔、比索洛尔或卡维地洛）。

（5）ACEI或ARB　ACEI能使无心力衰竭的稳定型心绞痛患者或高危冠心病患者的主要终点事件（心血管死亡、心肌梗死、卒中等）风险降低。对SCAD患者，尤其是合并高血压、LVEF≤40%、糖尿病或慢性肾病的高危患者，只要无禁忌证，均可考虑使用ACEI或ARB。

3. 冠心病二级预防常用药物　冠心病二级预防用药应遵从“ABCDE”方案，防止已诊断的冠心病患者原有冠状动脉病变加重，降低相关死亡率。A：ACEI、抗血小板治疗（antiplatelet therapy，如用阿司匹林及$P2Y_{12}$受体拮抗剂等）及抗心绞痛治疗（anti-angina therapy，如用硝酸酯类药物及非二氢吡啶类CCB；B：β受体拮抗剂（B blocker）与控制血压（blood pressure control）；C：戒烟（cigarette quitting）与控制血脂（cholesterol lowering）；D：合理饮食（diet）与控制糖尿病（diabetes control）；E：运动（exercise）与教育（education）。

案例分析 13-2 患者，女性，66 岁，PCI 术后 2 年，消化道溃疡史，既往服用阿司匹林诉胃部不适。目前长期用药：氯吡格雷 75mg qd、琥珀酸美托洛尔 47.5mg qd、阿托伐他汀 20mg qd、单硝酸异山梨酯 40mg qd。因近日经常胃痛、反酸、嗳气再次就诊，其可选择的护胃药有哪些？

答案解析

第三节 心力衰竭

心力衰竭（heart failure，HF）是多种原因导致心脏结构和（或）功能的异常改变，使心室收缩和（或）舒张功能发生障碍，从而引起的一组复杂临床综合征，主要表现为呼吸困难、疲乏和液体潴留（肺淤血、体循环淤血及外周水肿）等。

一、心力衰竭的类型

1. 左心衰竭、右心衰竭和全心衰竭 左心衰竭指左心室代偿功能不全而发生的心力衰竭，临床上较为常见，以肺循环淤血为特征；单纯的右心衰竭主要见于肺源性心脏病及某些先天性心脏病，以体循环淤血为主要表现；左心衰竭后由于肺动脉压增高，使右心负荷加重，长时间后，右心衰竭也继之出现，即为全心衰竭。

2. 急性和慢性心力衰竭 急性心力衰竭系因急性的严重心肌损害或突然加重的负荷，使心功能正常的心脏或处于代偿期的心脏在短时间内发生衰竭或慢性心衰急剧恶化，临床上以急性左心衰竭常见，表现为急性肺水肿或心源性休克；慢性心力衰竭有一个缓慢的发展过程，一般均有代偿性心脏扩大或肥厚及其他代偿机制参与。

3. 收缩性和舒张性心力衰竭 心脏收缩功能障碍，心排血量下降，导致器官组织灌注不足，并有阻塞性充血的表现即为收缩性心力衰竭，也是临床上最常见的心力衰竭。因舒张功能障碍而致左室充盈压增高，使肺静脉回流受阻，而导致肺循环淤血，严重的舒张期心力衰竭见于原发性限制型心肌病、原发性肥厚型心肌病等。

二、心力衰竭的发展阶段与心功能分级

1. 心力衰竭的发展阶段 心衰的发生和进展可分为四个阶段，具体如下。

（1）A 阶段（有心衰风险） 有心衰风险的患者（如有高血压、冠心病、糖尿病、代谢综合征、肥胖、心脏毒性药物使用史、携带心肌病致病基因或有心肌病家族史）；无心衰症状或体征、心脏结构异常/功能下降、心肌牵拉/损伤标志物（利钠肽或肌钙蛋白）异常。

（2）B 阶段（临床前心衰） 无心衰症状和体征的患者，但有以下证据之一：①心脏结构改变或功能下降：左心室或右心室收缩功能降低，LVEF 降低，应变降低，心肌肥厚，心脏扩大，室壁运动异常，心脏瓣膜病；②心室充盈压升高：通过无创心脏影像学检查（如多普勒超声心动图）或有创血流动力学测量得出；③有心衰危险因素和利钠肽水平升高，或肌钙蛋白水平持续升高，需排除其他可导致上述标志物升高的情况（如 ACS、慢性肾脏病、肺栓塞、心肌炎、心包炎等）。

（3）C 阶段（症状性心衰） 当前或既往有心衰症状和（或）体征的器质性心脏病患者。

（4）D 阶段（晚期心衰） 日常生活中存在明显心衰症状、经过优化药物治疗后病情可能短期稳定但仍需反复住院的心衰患者。

2. 心功能分级 纽约心脏协会（New York Heart Association，NYHA）心功能分级按诱发心衰症状的活动程度将心功能分为四级，具体如下。

（1）Ⅰ级 活动不受限。日常体力活动不引起明显的气促、疲乏或心悸。

（2）Ⅱ级 活动轻度受限。休息时无症状，日常活动可引起明显的气促、疲乏或心悸。

（3）Ⅲ级 活动明显受限。休息时可无症状，轻于日常活动即引起明显的气促、疲乏、心悸。

（4）Ⅳ级 休息时也有症状，任何体力活动均会引起不适。如无需静脉给药，可在室内或床边活动者为Ⅳa 级；不能下床并需静脉给药支持者为Ⅳb 级。

本节重点讨论急性心衰和慢性心衰的药物治疗。

三、急性心力衰竭

（一）概述

急性心力衰竭（acute heart failure，AHF），是心脏在短时间内发生心肌收缩力明显降低，或心室负荷加重，引起急性心排血量下降和肺静脉压突然升高，造成的组织器官灌注不足和急性淤血综合征。以下几种病理情况是导致急性心力衰竭的常见病因，包括：①急性弥漫性心肌损害，如大面积的心肌梗死，急性心肌炎等；②急性机械性阻塞，如严重二尖瓣狭窄、主动脉瓣狭窄和急进性高血压等；③急性容量负荷过度，如急性心肌梗死、感染性心内膜炎等；④急性心室舒张受限，如急性心包压塞、快速的异位心律等。此外，急性心力衰竭也可由慢性心脏病过程中某些诱因促发下导致病情突然恶化所致，如严重感染、血压骤升、快速性心律失常、静脉输液过快或过量等。

（二）临床表现和分级

突发严重呼吸困难，呼吸频率常达每分钟 30 ~ 40 次，强迫坐位、面色灰白、发绀、大汗、烦躁，同时频繁咳嗽，咳粉红色泡沫状痰。严重者可因脑缺氧而致神志模糊。发病开始可有一过性血压升高，病情如不缓解，血压可持续下降直至休克。听诊时两肺满布湿性啰音和哮鸣音，心尖部第一心音减弱，频率快，同时有舒张早期第三心音而构成奔马律，肺动脉瓣第二心音亢进。胸部 X 线片显示：早期间质水肿时，上肺静脉充盈、肺门血管影模糊、小叶间隔增厚；肺水肿时表现为蝶形肺门；严重肺水肿时，为弥漫满肺的大片阴影。重症患者采用漂浮导管行床边血流动力学监测，肺毛细血管楔压随病情加重而增高，心脏指数则相反。

急性心衰的临床表现是以肺淤血、体循环淤血以及组织器官低灌注为特征的各种症状及体征，主要分为以下四种：急性失代偿性心衰、急性肺水肿、心源性休克和孤立性右心室衰竭。

原心功能正常患者出现原因不明的疲乏或运动耐量明显减低，以及心率增加 15 ~ 20 次/分，可能是左心功能降低的最早期征兆。呼吸困难是最主要的表现，根据病情严重程度表现为劳力性呼吸困难、夜间阵发性呼吸困难、端坐呼吸等。

1. 急性失代偿性心衰 是急性心衰最常见的形式，与急性肺水肿表型不同，急性失代偿性心力衰竭起病更缓慢，主要变化是进行性液体潴留，导致全身淤血。

2. 急性肺水肿 包括突发呼吸困难伴端坐呼吸、心尖部常可闻及奔马律、两肺满布湿啰音和哮鸣音、呼吸衰竭（低氧高碳酸血症）、呼吸频率 >25 次/分。

3. 心源性休克 在血容量充足的情况下存在低灌注的临床表现，例如四肢湿冷、少尿［尿量 $<0.5ml/(kg \cdot h)$］、意识状态改变、脉压变小、代谢性酸中毒（$pH<7.35$）和血清乳酸升高（$>2mmol/L$）。

4. 孤立性右心室衰竭 与右心室和心房压力增加以及体循环淤血有关。

（三）诊断要点

1. 临床诊断 根据典型症状与体征，一般不难作出诊断。在临床上常需与其他引起急性呼吸困难的疾病相鉴别，如支气管哮喘等。在心尖部闻及奔马律有利于肺水肿的诊断，X线胸片、超声心动图等无创检查结果对诊断及病因的识别有一定帮助。对重症患者，鉴别诊断比较困难的患者，可以考虑进行有创血流动力学检查以明确诊断。

2. 辅助检查

（1）胸部影像学检查 对疑似、急性、新发的心衰患者应行胸部影像学检查，以识别/排除肺部疾病或其他引起呼吸困难的疾病，提供肺淤血/水肿和心脏增大的信息，但胸部影像学检查结果正常并不能除外心衰。

（2）心电图 所有心衰和怀疑心衰患者均应行心电图检查，明确心律、心率、QRS形态和宽度及是否存在频发房性或室性早搏、心房颤动（房颤）或左心室肥厚等。怀疑存在心律失常或无症状性心肌缺血时应行24小时动态心电图检查。

（3）超声心动图 可直接观察心室壁运动的情况，测定左心室射血分数，评价左心室收缩功能；同时可通过二尖瓣血流频谱，评价左心室舒张功能；对舒张性心力衰竭的诊断有重要作用。对血流动力学不稳定的急性心力衰竭患者，推荐立即进行超声心动图检查；对心脏结构和功能不明或临床怀疑有变化的患者，推荐在48小时内进行超声心动图检查。

（4）动脉血气分析 视临床情况而定，不能通过指脉氧仪监测氧合情况、需要明确酸碱状态和动脉 CO_2 分压（$PaCO_2$）情况时可进行检测，尤其是伴有急性肺水肿或有COPD者。心源性休克患者应行动脉血气分析。

（5）其他检查 近年来，应用B型利钠肽（brain natriuretic peptide，BNP）或N末端B型利钠肽原（N-terminal pro-BNP，NT-proBNP）测定辅助诊断心力衰竭取得一定进展。

（四）治疗原则

1. 迅速缓解症状 急性左心衰为内科急症，死亡率高，治疗中首先应尽快采取各种措施缓解症状，改善血流动力学状态，包括降低左房压和（或）左室充盈压，增加左室心搏量，减少循环血容量，减少肺泡内液体渗入，保证气体交换等。肺淤血、体循环淤血及水肿明显者应严格限制饮水量和静脉输液速度。不合并明显低血容量因素（如大出血、严重脱水、大汗淋漓等）者，每日摄入液体量一般宜在1500ml以内，不要超过2000ml。保持每日出入量负平衡约500ml，严重水肿者水负平衡为1000～2000ml/d，甚至可达3000～5000ml/d，以减少水钠潴留，缓解症状。3～5天后，如肺循环和体循环淤血明显消退，应减少水负平衡量，逐渐过渡到出入量大体平衡。在负平衡下应注意防止发生低血容量、低钾血症和低钠血症等。

2. 病因治疗 大面积急性心肌梗死所致左心衰或心源性休克，应考虑及时进行静脉溶栓、经皮冠脉介入治疗等血运重建措施，挽救濒死心肌，改善缺血状态，对心功能恢复具有重要的意义。对腱索断裂、室间隔穿孔等机械原因造成的急性心力衰竭，外科手术治疗纠正病因是获得良好治疗效果的根本，但也是在药物治疗使病情得到一定控制时方有条件进行。

3. 消除诱因 如控制液体摄入量，限制钠盐摄入，积极纠正快速心律失常、电解质紊乱和感染等。

4. 抢救步骤

（1）一般处理 调整体位。静息时呼吸困难明显者，应半卧位或端坐位，双腿下垂以减少回心血量，降低心脏前负荷。

（2）吸氧 无低氧血症的患者不应常规吸氧。当经皮血氧饱和度（SpO_2）$<90\%$ 或动脉血氧分压（PaO_2）$<60mmHg$ 时应给予氧疗，使患者 $SpO_2 \geq 95\%$，伴慢性阻塞性肺疾病（chronic obstructive pulmonary disease，COPD）者 SpO_2 >90%（Ⅰ，C），氧疗方案如下。

1）鼻导管给氧　本方法简便易行，患者感觉舒适，低氧流量（1～2L/min）开始，若无 CO_2 潴留，可采用高流量给氧（6～8L/min）。

2）面罩给氧　适用于伴呼吸性碱中毒的患者，给氧浓度较鼻导管给氧高，可达50%～70%，给氧效果好于鼻导管给氧。

3）机械通气　适用于前述给氧方式后氧分压仍<60mmHg者，可使用呼吸机给氧，增加肺泡内压，可有效缓解肺水肿的症状，减少并发症的发生。①无创呼吸机辅助通气。有呼吸窘迫者（呼吸频率>25次/分，SpO_2 <90%）应尽快给予无创通气（Ⅱa，B）。可采用持续气道正压通气和压力支持通气2种模式。②气道插管和人工机械通气。适用于呼吸衰竭导致低氧血症（PaO_2 <60mmHg）、动脉血二氧化碳分压（$PaCO_2$）>50mmHg和酸中毒（pH<7.35），经无创通气治疗不能改善者（Ⅰ，C）。由于肺水肿患者多神志清楚，自主呼吸能力强，需要通气时间短，因此多数患者可选择无创面罩机械通气，常用工作模式有面罩呼吸机持续加压（CPAP）和双水平气道正压通气（BiPAP）。后者由于在改善缺氧和减少呼吸肌做功方面优于CPAP，应为首选。但如合并严重基础肺部疾患，有较多呼吸道分泌物，心电不稳定，治疗后氧分压仍小于60mmHg者仍应考虑人工气道机械通气治疗。

（3）镇静　阿片类药物如吗啡可缓解焦虑和呼吸困难（Ⅱb，B），急性肺水肿患者可谨慎使用。应密切观察疗效和呼吸抑制的不良反应。伴明显和持续低血压、休克、意识障碍、COPD等患者禁用。对吗啡有禁忌者可用哌替啶50～100mg或罂粟碱30～60mg肌内注射。苯二氮䓬类药物是较为安全的抗焦虑和镇静剂。

（4）药物治疗　根据患者不同的病因、临床表现类型、血流动力学指标等，合理选用吗啡、利尿药、血管扩张药、正性肌力药等药物治疗。

（五）药物治疗

1. 利尿剂　利尿药不仅可以减轻水肿，同时可减轻心脏前负荷和降低左室充盈压，缓解症状非常迅速，有液体潴留证据的急性心衰患者均应使用利尿剂（Ⅰ，B）。首选静脉袢利尿剂，应及早应用。既往没有接受过利尿剂治疗的患者，宜先静脉注射呋塞米20～40mg（或等剂量其他袢利尿剂，如托拉塞米10～20mg）。呋塞米除利尿作用外，还有静脉扩张作用，可较快缓解肺淤血症状，20～40mg静注，于2分钟内推完，10分钟内起效，可持续3～4小时，4小时后可重复1次。如果长期使用口服袢利尿剂治疗，最初静脉剂量应加倍。推荐每日静脉注射2～3次或连续输注，如果反应不足则增大剂量。当治疗后2小时尿钠含量>50～70mmol或在起初的6小时内尿量>100～150ml/h，则可认为利尿剂反应良好。同时注意低血容量及电解质紊乱问题。

2. 血管扩张药　以硝酸甘油、硝普钠或重组人脑利钠肽（recombinant human brain natriuretic peptide，rhBNP）静脉滴注。收缩压>90mmHg的患者可考虑使用，尤其适用于血压>110mmHg的急性心衰患者，可考虑作为起始治疗（Ⅱb，B）；收缩压<90mmHg或症状性低血压时禁用。

（1）硝酸甘油　扩张小静脉，降低回心血量，使左心室舒张末期压力（LVEDP）及肺血管压降低，患者对本药的耐受量个体差异很大，可先以10μg/min开始，然后每10分钟调整1次，每次增加5～10μg，以收缩压达到90～100mmHg为度。适用于急性心力衰竭合并高血压、冠心病心肌缺血、明显二尖瓣反流的患者（Ⅱa，B）。紧急时亦可选择舌下含服硝酸甘油。

（2）硝普钠　为动、静脉血管扩张剂，静注后2～5分钟起效，起始剂量0.2～0.3μg/（kg·min）滴入，根据血压逐步增加剂量，最大量可用至5μg/（kg·min），每5～10分钟增加5～10μg/（kg·min）。最大副作用为低血压，故使用中，尤其在增加剂量后应密切监测血压，如发现血压低于90mmHg，应立即减慢滴速或暂停滴注；硝普钠含有氰化物，故使用时间应≤72小时，停药应逐渐减量，并加用口服血管扩张药，以避免反跳现象。适用于严重心力衰竭、前后负荷增加及伴肺淤血或肺水肿的患者，特别是高血压危象、急性主动脉瓣反流、急性二尖瓣反流和急性室间隔穿孔合并急性心力衰竭等需快速减轻前、后负荷的疾病（Ⅱb，B）。

（3）rhBNP 具有扩张动静脉、排钠、利尿、抑制 RAAS 和交感活性的作用，该药对于急性心力衰竭患者安全，可明显改善患者血流动力学和呼吸困难的相关症状。适用于急性失代偿性心衰（Ⅱa，B）。不用负荷剂量或静脉缓推负荷剂量 1.5～2μg/kg，之后使用维持剂量 0.0075～0.01μg/(kg·min)，根据血压调整用量。

3. 正性肌力药 适用于左心室收缩功能不全、低血压（收缩压<90mmHg）和心输出量低导致组织器官低灌注的患者（Ⅱb，C）。除非有低血压、低灌注证据，否则不推荐常规使用。舒张性心力衰竭时不宜用此类药物。

（1）多巴胺 为拟交感神经类药，其作用随剂量大小有所不同。多巴胺小剂量<3μg/(kg·min)可激动多巴胺受体，扩张肾动脉；较大剂量 3～5μg/(kg·min) 可激动心脏 β_1 受体，发挥正性肌力作用。但大剂量>5μg/(kg·min) 静注时，激动心脏 β_1 受体、外周血管 α 受体，因可兴奋 α 受体而增加左室后负荷和肺动脉压而对患者有害。对心排血量低下、体循环血管阻力低下的心力衰竭及合并低血压、心源性休克的心力衰竭患者，可作为首选。但其缺点为增加心肌氧耗、可诱发室性心律失常及心绞痛，对冠心病患者有不利的影响。

（2）多巴酚丁胺 该药是多巴胺的衍生物，可增加心输出量，起始剂量为 2～3μg/(kg·min)，维持剂量 2～20μg/(kg·min)：可激动 β_1 受体，一般持续用药时间不超过 3～7 天，可根据尿量和血流动力学监测结果调整剂量，最高可用至 20μg/(kg·min)。主要不良反应包括有心律失常、恶心、头痛，不明确的胸痛或呼吸短促。

（3）3 型磷酸二酯酶抑制剂 抑制环磷酸腺苷（cAMP）降解，升高细胞内 cAMP 浓度，增强心肌收缩力，同时有直接扩张血管的作用，主要药物为米力农和奥普力农。米力农负荷量 25～75μg/kg 静脉注射，继以 0.375～0.75μg/(kg·min) 静脉滴注维持；奥普力农负荷量 10μg/kg 静脉注射，继以 0.1～0.3μg/(kg·min) 静脉滴注维持，必要时可以增加至 0.4μg/(kg·min)。一般用药时间不超过 3 小时。

（4）钙离子增敏剂 代表药物为左西孟旦，其与肌钙蛋白 C 结合产生正性肌力作用，不影响心室舒张，还具有扩张血管的作用。正在应用 β 受体拮抗剂的患者不推荐应用多巴胺、多巴酚丁胺，可使用左西孟旦。负荷量 6～12μg/kg 静脉注射，继以 0.05～0.2μg/(kg·min) 静脉滴注维持 24 小时，低血压时不推荐予以负荷剂量。

4. 血管收缩药 如去甲肾上腺素、肾上腺素等，适用于应用正性肌力药物后仍合并明显低血压状态者，以升高血压，维持重要脏器灌注（Ⅱb，B）。去甲肾上腺素 0.2～1.0μg/(kg·min) 静脉滴注维持；肾上腺素 0.05～0.5μg/(kg·min) 静脉滴注维持。

由于这些药物会引起左心室后负荷增大，因此需要考虑与正性肌力药物联合使用，特别是对于晚期心力衰竭患者和心源性休克患者。心源性休克患者可考虑使用血管升压药，最好选择去甲肾上腺素，以增加血压和重要器官灌注压。当器官灌注恢复和（或）循环淤血减轻时应尽快停用。

5. 洋地黄类 通过抑制 Na^+/K^+-ATP 酶，产生正性肌力作用，增强副交感神经活性，减慢房室传导。可轻度增加心输出量、降低左心室充盈压和改善症状。主要适应证是房颤伴快速心室率（>110 次/分）的急性心衰患者（Ⅱa，C）。急性心肌梗死后 24 小时内应尽量避免使用。使用剂量为 0.25～0.5mg 地高辛或 0.2～0.4mg 去乙酰毛花苷缓慢静脉注射，2～4 小时后可再用 0.25mg 地高辛或 0.2mg 去乙酰毛花苷。

（六）非药物治疗

1. 机械通气

（1）无创呼吸机辅助通气　有呼吸窘迫者（呼吸频率>25次/分，SpO_2<90%）应尽快给予无创通气（Ⅱa，B）。可采用持续气道正压通气和压力支持通气2种模式。无创通气可减轻症状，且可降低气管内插管的概率。

（2）气道插管和人工机械通气　适用于呼吸衰竭导致低氧血症（PaO_2<60mmHg）、$PaCO_2$>50mmHg和酸中毒（pH<7.35），经无创通气治疗不能改善者（Ⅰ，C）。

2. 机械循环辅助　对于心源性休克或者药物治疗无效的急性心力衰竭患者可以考虑短期（数天至数周）使用机械循环辅助（mechanical circulatory support，MCS），过渡治疗。主动脉内球囊反搏：可有效改善心肌灌注，降低心肌耗氧量，增加心输出量。经皮心室辅助装置和体外膜肺氧合可作为暴发性心肌炎、急重症心力衰竭或心源性休克的过渡治疗，以便进一步评估是否需要接受心脏移植或长期MCS治疗（Ⅱa，B）。

3. 超滤治疗和肾脏替代治疗　高容量负荷如肺水肿或严重外周水肿，且存在利尿剂抵抗的患者可考虑超滤治疗（Ⅱa，B）。难治性容量负荷过重合并以下情况时可考虑肾脏替代治疗：液体复苏后仍然少尿；血钾>6.5mmol/L；pH<7.2；血尿素氮>25mmol/L，血肌酐>300mmol/L（Ⅱa，C）。

（七）根据分型制定用药方案

1. 急性左心衰竭

（1）干暖　最轻的状态，机体容量状态和外周组织灌注尚可，只要调整口服药物即可。

（2）干冷　机体处于低血容量状态、出现外周组织低灌注，首先适当扩容，如低灌注仍无法纠正可给予正性肌力药物。

（3）湿暖　分为血管型和心脏型两种，前者由液体血管内再分布引起，高血压为主要表现，首选血管扩张药，其次为利尿剂；后者由液体潴留引起，淤血为主要表现，首选利尿剂，其次为血管扩张药，如利尿剂抵抗可行超滤治疗。

（4）湿冷　最危重的状态，提示机体容量负荷重且外周组织灌注差，如收缩压≥90mmHg，则给予血管扩张药、利尿剂，若治疗效果欠佳可考虑使用正性肌力药物；如收缩压<90mmHg，则首选正性肌力药物，若无效可考虑使用血管收缩药，当低灌注纠正后再使用利尿剂。对药物治疗无反应的患者，可行MCS治疗。

2. 急性右心衰竭　治疗中最关键的是容量管理，在治疗初期应确定患者的容量状态。怀疑血容量不足谨慎静脉补液，避免中心静脉压>12~15mmHg；淤血则静脉用利尿剂，维持尿量3~5L/d。维持脏器灌注，使用血管扩张药与正性肌力药，使肺毛细血管楔压<18~22mmHg，心脏指数>2.2L/(min·m^2)；血管收缩药，使平均动脉压>60~65mmHg。

主要根据血流动力学评估结果选择药物。血管扩张剂（硝酸酯类药物和硝普钠）适用于左心收缩和（或）舒张功能不全发展导致的右心衰竭患者；对于肺高血压导致的右心衰竭，硝酸酯类药物和硝普钠不能选择性地扩张肺动脉，反而降低主动脉及外周动脉血压而加重右心缺血、缺氧，增加肺动脉阻力，加剧心力衰竭，应避免使用。若患者存在肺动脉高压时，可应用吸入性肺动脉扩张剂。

四、慢性心力衰竭 微课2

（一）概述

慢性心力衰竭（chronic heart failure，CHF）是临床极为常见的危重症，是各种器质性心脏病的终末阶段，也是最主要的死亡原因。随着我国人口老龄化程度的加深，以及人们生活习惯的改变，发病率也呈上升趋势。

（二）临床表现

临床上左心衰竭最为常见，单纯右心衰竭较少见。左心衰竭后继发右心衰竭而致全心衰竭者，以及由于严重广泛心肌疾病同时波及左、右心而发生全心衰竭者临床上更为多见。

1. 左心衰竭 以肺淤血及心排出量降低表现为主。由于心排出量减少，导致肺循环淤血，出现呼吸困难：表现为劳力性呼吸困难、阵发性夜间呼吸困难、端坐呼吸、急性肺水肿等；夜间阵发性呼吸困难又称为心性哮喘。急性肺水肿是左心衰竭最严重的表现，为极端呼吸困难、面色苍白、烦躁不安、皮肤湿冷、冷汗淋漓、频频咳嗽、咳粉红色泡沫血痰，严重者可合并心源性休克。轻度肺淤血表现为咳嗽、咳痰、咯血等。其他尚有乏力、少尿、头晕、心悸等与心排出量减少、组织灌注不足有关。主要体征除了基础心脏病原有体征外，可有心脏扩大，肺部湿性啰音，严重时两肺满布湿啰音及哮鸣音，肺动脉瓣区第二心音（P2）亢进及舒张期奔马律。

2. 右心衰竭 以体循环淤血为主。可有恶心、呕吐、腹胀和食欲不振等，与肝脏及胃肠道淤血有关；以及继发于左心衰竭的劳力性呼吸困难。单纯右心衰竭主要见于肺部疾患、肺栓塞或先天性心脏病继发肺动脉高压者。主要体征有体位性水肿；肝肿大和触痛、颈静脉怒张、肝颈静脉反流征阳性；晚期可出现腹水，常与心原性肝硬化有关。

3. 全心衰竭 同时具有左、右心力衰竭的表现。一旦右心衰竭出现，与左心衰竭有关的呼吸困难等肺淤血症状常减轻。

（三）辅助检查

1. X 线检查 ①心影大小及外形为心脏病的病因诊断提供重要的参考资料，根据心脏扩大的程度和动态改变也间接反映心脏功能状态；②肺淤血的有无及其程度直接反映心功能状态。早期主要表现为肺门血管影增强，上肺血管影增多与下肺纹理密度相仿，甚至多于下肺；右下肺动脉影增宽，进一步出现间质性肺水肿可使肺野模糊，KerleyB 线是在肺野外侧清晰可见的水平线状影，是慢性肺淤血的特征性表现；急性肺泡性肺水肿时肺门呈蝴蝶状，肺野可见大片融合的阴影。

2. 超声心动图 比 X 线可更准确地提供各心腔大小变化、心瓣膜结构及功能情况是评估心脏结构和功能的首选方法。

3. 放射性核素检查 放射性核素心血池显影，除有助于判断心室腔大小外，以收缩末期和舒张末期的心室影像的差别计算 EF 值，同时还可通过记录放射活性-时间曲线计算左心室最大充盈速率以反映心脏舒张功能。

4. BNP 或 N 末端 B 型利钠肽原（NT-proBNP） 血浆利钠肽检测推荐用于心力衰竭筛查、诊断和鉴别诊断，病情严重程度及预后评估。

5. 其他 心-肺吸氧运动试验和有创性血流动力学检查等。6 分钟步行试验用于评估患者的运动耐量。心肺运动试验适用于临床症状稳定 2 周以上的慢性心力衰竭患者。有创血流动力学检查包括右心导管和肺动脉导管检查。

（四）诊断要点

心力衰竭的诊断是综合病因、病史、症状、体征及客观检查而作出的。首先应有明确的器质性心脏病的诊断。症状体征是诊断心力衰竭的重要依据。疲乏、无力等由于心排血量减少的症状无特异性，诊断价值不大，而左心衰竭的肺淤血引起不同程度的呼吸困难，右心衰竭的体循环淤血引起的颈静脉怒张、肝大、水肿等是诊断心力衰竭的重要依据。此外，应注意与支气管哮喘，心包积液、缩窄性心包炎和肝硬化所致下肢水肿和腹水相鉴别。

（五）治疗原则

1. 一般治疗原则

（1）积极治疗原发病 由于心力衰竭是各种器质性心脏病发展的终末阶段，故及时进行原发病治疗甚为重要，如高血压、糖尿病及甲状腺功能亢进的药物治疗，冠心病的介入治疗，风湿性心脏瓣膜病及先天性心血管病的介入或手术治疗等。

（2）去除诱因 如控制感染、纠正心律失常等。

（3）调整生活方式 避免过度劳累及情绪激动，是减轻心脏负荷的重要方法，待症状好转后适当活动，以避免下肢静脉血栓形成；控制水钠摄入有利于减轻水肿，限钠（<3g/d）有助于减轻和控制NYHA心功能Ⅲ/Ⅳ级心力衰竭患者的淤血症状和体征（Ⅱa，C）。慢性心力衰竭急性发作伴有容量负荷过重且无低钠血症的患者，应限制钠摄入<2g/d；对于轻中度症状的患者常规限制液体并无益处，但对严重低钠血症（血钠<130mmol/L）患者水摄入量应<2L/d。其他如戒烟、限酒及控制体重均对心力衰竭的防治有利。对临床心力衰竭患者，除缓解症状外，还应达到以下目的：①提高运动耐量，改善生活质量；②阻止或延缓心肌损害进一步加重；③降低死亡率。

2. 药物治疗原则 神经内分泌紊乱在心室重塑和心力衰竭的发生发展中扮演最重要的角色。体内循环或组织中儿茶酚胺、血管紧张素、醛固酮、内皮素、血管加压素等水平增高，加重血流动力学紊乱，且对心肌细胞有直接毒性作用，并刺激心肌纤维化，进一步损害心脏结构和功能；故神经内分泌拮抗剂是治疗心力衰竭的基石，可预防进一步心血管事件的发生；强心药物增强心肌收缩力；利尿药减轻心脏前、后负荷，减少血容量，在改善症状、降低心力衰竭住院率、提高生活质量方面至关重要，临床须根据患者具体情况选用药物。

（六）治疗药物分类

1. 利尿剂 利尿剂是心力衰竭治疗中最常用的药物，通过排钠排水减轻心脏的容量负荷，对缓解淤血症状，减轻水肿有十分显著的效果。常用的利尿剂如下。

（1）噻嗪类利尿剂 以氢氯噻嗪为代表，作用于肾远曲小管，抑制钠的再吸收，为中效利尿药，轻度心力衰竭可首选此药；25mg，1～2次/天为起始剂量，噻嗪类利尿药可抑制尿酸的排泄，引起高尿酸血症，长期大剂量应用还可干扰糖及胆固醇代谢，应注意监测。

（2）袢利尿剂 以呋塞米（速尿）为代表，作用于髓袢的升支，在排钠的同时也排钾，为强效利尿药。口服用20mg，2～4小时达高峰。低血钾是这类利尿药的主要副作用，必须注意补钾。

有明显液体潴留的患者，首选袢利尿剂，最常用呋塞米；托拉塞米、布美他尼的口服生物利用度更高，部分患者的反应性可能更好。托伐普坦对顽固性水肿或低钠血症者疗效更优，推荐用于常规利尿剂治疗效果不佳、有低钠血症或有肾功能损害倾向患者。

呋塞米起始剂量20～40mg，1～2次/天，每日常用剂量20～80mg；布美他尼起始剂量0.5～1mg，1～2次/天，每日常用剂量1～4mg；托拉塞米起始剂量10mg，1次/天，每日常用剂量10～40mg。

（3）保钾利尿药 ①螺内酯：作用于肾远曲小管，干扰醛固酮的作用，使钾离子吸收增加，同时排钠利尿，但利尿效果不强；②氨苯蝶啶：直接作用于肾远曲小管，排钠保钾，利尿作用不强。常与排钾利尿药合用，起到保钾作用，不与血管紧张素转换酶抑制药/血管紧张素Ⅱ受体拮抗剂类联用时起始剂量50mg，1次/天，每日常用剂量200mg，联用时则剂量均减半，最大剂量200mg/d；③阿米洛利作用机制与氨苯蝶啶相似，利尿作用较强而保钾作用较弱，不与ACEI/ARB类联用时起始剂量5mg，1次/天，每日常用剂量10～20mg，联用时则剂量均减半，最大剂量20mg/d。一般与排钾利尿药联合应用时，发生高血钾的可能性较小。电解质紊乱是长期使用利尿药最容易出现的副作用，特别是高血钾或低血钾均可导致严重后果，应注意监测。

根据患者淤血症状和体征、血压及肾功能选择起始剂量，根据患者对利尿剂的反应调整剂量，体重每日减轻0.5～1.0kg为宜。需注意的是，血管紧张素受体脑啡肽酶抑制剂、盐皮质激素受体拮抗剂和钠-葡萄糖共转运蛋白2抑制剂具有利尿作用，在血容量正常或低血容量患者中，应用这些药物时可考虑减少或停用利尿剂。

2. 肾素-血管紧张素-醛固酮系统（renin-angiotensin-aldosterone system，RAAS）抑制剂

（1）ARNI　有ARB和脑啡肽酶抑制剂的双重作用，后者可升高利钠肽、缓激肽和肾上腺髓质素及其他内源性血管活性肽的水平，其代表药物是沙库巴曲缬沙坦。对NYHA心功能Ⅱ/Ⅲ级的射血分数降低的心力衰竭（heart failure with reduced ejection fraction，HFrEF）患者，推荐使用ARNI降低心衰的发病率及死亡率（Ⅰ，A）；对NYHA心功能Ⅱ/Ⅲ级、接受ACEI/ARB治疗仍有症状的HFrEF患者，推荐使用ARNI替代ACEI/ARB，以进一步降低心衰发病率及死亡率（Ⅰ，B）。

（2）ACEI　通过对RAAS抑制发挥扩管作用改善心力衰竭时的血流动力学、减轻淤血症状外，更重要的是降低心衰患者代偿性神经-体液的不利影响，限制心肌、小血管的重塑，以达到维护心肌的功能，推迟充血性心力衰竭的进展，降低远期死亡率的目的。目前已有大规模临床试验证实ACEI、ARB药物可明显减少心血管事件的发生，已被列为心衰治疗的必选药物。ACEI目前种类很多，有卡托普利、贝那普利、培哚普利、咪达普利和赖诺普利等。NYHA心功能Ⅱ～Ⅳ级的HFrEF患者，如果不能使用ARNI，应使用ACEI，以降低心衰住院和死亡风险，除非有禁忌证或不能耐受。

（3）ARB　其阻断RAAS的效应与ACEI相同甚至更完全，但缺少抑制缓激肽降解作用，其治疗心力衰竭的临床对照研究的经验尚不及ACEI。当心力衰竭患者NYHA心功能Ⅱ～Ⅳ级因ACEI引起的干咳不能耐受或不能使用ARNI者可改用ARB，如坎地沙坦、氯沙坦、缬沙坦等。其副作用除无干咳外其他均同ACEI。

（4）MRA　螺内酯等抗醛固酮制剂作为保钾利尿药，在心力衰竭治疗中的应用已有较长的历史。作用于肾远曲小管，干扰醛固酮的作用，使钾离子吸收增加，同时排钠利尿，但利尿效果不强。在与噻嗪类或袢利尿药合用时能加强利尿并减少钾的丢失。研究证实，在使用ACEI/ARB、β受体阻滞剂的基础上加用MRA，可使NYHA心功能Ⅱ～Ⅳ级的HFrEF患者获益，降低全因死亡、心血管死亡、猝死和心衰住院风险。有症状的HFrEF患者推荐使用MRA，以降低心衰住院和死亡风险（Ⅰ，A）。对近期有肾功能不全，血肌酐升高或高钾血症患者不宜使用。

3. β受体拮抗药　临床试验已证实HFrEF患者，无论是否合并冠心病、糖尿病，或在老年、女性和不同种族的HFrEF患者中，长期应用β受体拮抗剂（琥珀酸美托洛尔、比索洛尔及卡维地洛），均可改善症状和生活质量，降低死亡、住院、猝死风险。进一步的研究是β受体拮抗药的选择问题，美托洛尔、比索洛尔等选择性拮抗β_1受体无血管扩张作用，琥珀酸美托洛尔起始剂量11.875～23.75mg，1次/天，目标剂量190mg，1次/天、酒石酸美托洛尔起始剂量6.25mg，2次/天，目标剂量50～100mg，2次/天、比索洛尔起始剂量1.25mg，1次/天，目标剂量10mg，1次/天；卡维地洛作为新的非选择性并有扩张血管作用的β受体拮抗药，用于心力衰竭治疗，大规模临床试验结果均显示可显著降低死亡率。起始剂量3.125mg，2次/天，目标剂量25mg，2次/天。由于β受体拮抗药确实具有负性肌力作用，临床应用仍应十分慎重。β受体拮抗药的禁忌证为支气管痉挛性疾病、心动过缓<50次/分、二度及二度以上房室传导阻滞但未植入心脏起搏器、心源性休克、病态窦房结综合征、低血压（收缩压<90mmHg）。

4. 钠-葡萄糖协同转运蛋白2抑制剂（sodium-glucose co-transporter 2 inhibitors，SGLT2i）　对于已经接受指南推荐的标准抗心力衰竭治疗、NYHA心功能Ⅱ～Ⅳ级、LVEF≤40%的HFrEF患者，使

用达格列净或恩格列净能降低心力衰竭加重（因心力衰竭住院或急诊静脉注射治疗）或心血管死亡风险。

有症状的 HFrEF 患者应使用 SGLT2i，以降低心力衰竭加重和心血管死亡风险。SGLT2i 可能增加泌尿生殖系统感染的风险，应定期评估患者尿路感染的症状和体征，并及时治疗。与利尿剂、RASI 合用时可能会导致过度利尿、脱水、症状性低血压和肾前性肾功能衰竭，因此需定期监测液体平衡和肾功能，并调整利尿剂的剂量。可能引起或掩盖已有的酮症酸中毒，为避免酮症酸中毒的潜在风险，建议糖尿病患者在计划手术前暂停用药。与一些治疗糖尿病的药物合用时，特别是胰岛素和磺酰脲类衍生物可能会引起低血糖，建议调整糖尿病治疗策略。

使用期间需定期监测肾功能和血糖水平，注意泌尿生殖系统感染、容量状态、酮症酸中毒症状，必要时调整治疗方案。有低血压、已知药物过敏史或不良反应、妊娠期和哺乳期妇女均不宜使用 SGLT2i；eGFR < 20ml/(min · 1.73m^2) 不宜使用恩格列净；eGFR < 25ml/(min · 1.73m^2) 不宜使用达格列净。达格列净、恩格列净的推荐剂量均为每日 10mg。收缩压 < 100mmHg 的患者起始剂量可为 2.5 ~ 5mg。

5. 洋地黄类药物 适用于各种原因引起的心力衰竭，尤其伴心脏扩大、快速室上性心律失常者。对于已使用指南指导的药物治疗（guidline directed medicine treatment，GDMT）后仍有症状的 HFrEF 患者，可使用地高辛以增加心肌收缩力、减缓房室传导（Ⅱa，B）。推荐剂量为 0.125 ~ 0.25mg/d，使用期间需监测血药浓度（维持在 0.5 ~ 0.9μg/L，不应高于 1.2μg/L）、肾功能和电解质。

洋地黄应用的安全窗小，其中毒量为有效治疗量的 2 倍。低钾、低镁、肾功能减退、心肌缺氧及严重心肌病变等更易出现中毒，此时可有恶心、呕吐等胃肠道症状，头痛、黄绿视等神经症状，以及各种心律失常。洋地黄血药浓度测定可供参考，一旦怀疑洋地黄中毒，立即停用洋地黄及排钾利尿药，密切观察，若为快速心律失常应补充钾盐、镁盐，选用利多卡因 50 ~ 100mg 稀释后静注，必要时重复，禁忌电复律；缓慢心律失常可用阿托品 1 ~ 2mg 静脉滴注。

6. 可溶性鸟苷酸环化酶（solubleguanylatecyclasestimulator，sGC）刺激剂 维立西呱是一种新型口服 sGC 刺激剂，可直接结合并刺激 sGC 或可通过与内源性 NO 协同作用，在心力衰竭患者 NO 生成相对不足的情况下，增加 sGC 对内源性 NO 的敏感性，使环磷酸鸟苷（cGMP）合成增加。对于近期发生过心力衰竭加重事件的有症状的心力衰竭患者（LVEF < 45%），可在 GDMT 基础上加用维立西呱，以降低心血管死亡和心衰住院风险。

7. 伊伐布雷定 伊伐布雷定通过特异性抑制心脏窦房结起搏电流（If），减慢心率。伊伐布雷定使心血管死亡和心力衰竭恶化住院的相对风险降低，患者左心室功能和生活质量均显著改善。起始剂量 2.5 ~ 5mg，2 次/天，治疗 2 周后，根据静息心率调整剂量，每次剂量增加 2.5mg，使患者的静息心率控制在需根据心率调整在 55 ~ 60 次/分左右，最大剂量 7.5mg，2 次/天。

有症状的窦性心律 HFrEF 患者，合并以下情况之一可加用伊伐布雷定：①β 受体拮抗剂已达到目标剂量或最大耐受剂量，心率仍≥70 次/分；②心率≥70 次/分，对 β 受体拮抗剂禁忌或不能耐受者。

8. 其他药物 某些中药、能量代谢类药物、ω-3 多不饱和脂肪酸等也被认为临床有效，但对于改善心力衰竭患者结局的有效性尚不确定。

（七）用药方案

1. HFrEF 患者的治疗（LVEF≤40%） 推荐 ARNI/ACEI/ARB、β 受体拮抗剂、MRA、SGLT2i 四联疗法作为 HFrEF 患者的基础治疗方案，除非药物禁忌或不耐受。

对有淤血症状和（或）体征的心力衰竭患者应先使用利尿剂以减轻液体潴留。当患者处于淤血状态时，ARNI/ACEI/ARB、MRA 和 SGLT2i 的耐受性更好；若患者无明显水肿而静息心率较快时，β 受体拮抗剂耐受性会更好。推荐不同机制药物联合起始治疗，逐渐滴定至各自的目标剂量或最大耐受剂量。

患者应注意避免使用可导致心力衰竭恶化的药物，如非二氢吡啶类钙离子通道阻滞剂、Ⅰc类抗心律失常药和决奈达隆、噻唑烷二酮类、DPP-4抑制剂沙格列汀和阿格列汀、非甾体抗炎药等。

四联治疗后心衰加重，NYHA心功能Ⅱ~Ⅳ级，可加用维立西呱；治疗后心衰症状依旧存在，可使用地高辛；若治疗后窦性心律，心率≥70次/分，β受体拮抗剂禁忌或不能耐受者，可加用伊伐布雷定。

2. 射血分数改善的心力衰竭（heart failure with improved ejection fraction，HFimpEF）的治疗 基线LVEF≤40%，第2次测量LVEF>40%并较基线增加≥10%，指南指导的药物治疗（guidline directed medicine treatment，GDMT）可使HFrEF患者的LVEF完全正常或部分正常，使用GDMT后LVEF从<40%恢复至≥50%的扩张型心肌病患者停药后，40%患者在6个月内出现心力衰竭复发因此，建议治疗后的HFimpEF患者，无论有无症状，应继续使用GDMT预防心力衰竭和左心室功能障碍复发（Ⅰ，B）。

3. 射血分数轻度降低的心力衰竭（heart failure with mildly reduced ejection fraction，HFmrEF）的治疗 基线LVEF为41%~49%，HFmrEF可能包括LVEF从<40%提高或从>50%下降至此区间的患者。推荐在HFmrEF患者中应用SGLT2i降低心力衰竭住院和心血管死亡的风险（Ⅰ，A）。推荐在有淤血表现的HFmrEF患者中使用利尿剂来减轻症状和体征（Ⅰ，C）。对目前或既往有症状的HFmrEF患者，可考虑应用ACEI/ARB、ARNI、β受体拮抗剂、MRA降低心力衰竭住院风险和心血管死亡（Ⅱb，B）。

4. 射血分数保留的心力衰竭（heart failure with preserved ejection fraction，HFpEF）的治疗 HFpEF患者（LVEF≥50%）的治疗主要应用利尿剂、SGLT2i，以及针对心血管基础疾病、合并症和心血管疾病危险因素采取综合性治疗手段。HFpEF患者应使用SGLT2i，除非有禁忌证或不能耐受，以降低心力衰竭住院和心血管死亡风险。推荐有液体潴留的HFpEF患者使用利尿剂。除非有适应证，否则不推荐常规使用β受体拮抗剂、伊伐布雷定、外源性硝酸盐和5型磷酸二酯酶抑制剂（Ⅲ，B）。

临床研究未能证实ACEI/ARB/ARNI降低HFpEF患者病死率和心力衰竭住院风险。基于ARB和ARNI在HFpEF中的研究，可以在部分LVEF介于45%~57%的HFpEF患者中使用这两种药物，降低心力衰竭住院风险。可考虑在一些特定HFpEF患者中（LVEF<55%~60%，BNP升高或1年内因心衰住院）使用MRA以降低住院风险（Ⅱb，B）。

案例13-3 患者刘某，67岁，有高血压病史11年，近期出现劳累后呼吸困难、乏力，夜间需高枕卧位休息，诊断为高血压合并慢性心力衰竭（NYHAⅡ~Ⅲ级），EF值38%。请制定一个针对该患者的综合药物治疗方案，并详细解释在选择特定药物时需要考虑哪些因素。

答案解析

第四节 心律失常

心律失常（cardiac arrhythmia）是指心脏冲动的频率、节律、起源部位、传导速度或激动次序的异常。

一、病因和发病机制

心律失常的发生机制包括冲动形成异常和（或）冲动传导异常。

（一）冲动形成异常

1. 自律性升高 正常情况下窦房结自律性最高，规律地发放冲动，其他组织的自律性均被抑制，形成正常窦性心律；当窦房结自律性过高、过低或冲动发放不规律时，则形成窦性心动过速、过缓、不齐，甚至窦性停搏等窦性心律失常；若其他心肌细胞自律性超过窦房结，则形成异位心律失常，如期前收缩、室上性或室性心动过速、心房扑动或颤动等。

2. 触发活动　触发活动（triggered activity）是指心房、心室与希氏束-浦肯野纤维在动作电位后产生除极活动，被称为后除极（after depolarization）；后除极若发生于动作电位第 2 相或第 3 相时，称为早期后除极（early after depolarization），是由于钙离子内流所触发；若发生于动作电位第 4 相时，称为延迟后除极（delayed after depolarization），是细胞内钙离子过多诱发钠离子内流所致。后除极所致的触发活动是形成快速性心律失常的常见机制。常见于低血钾、高血钙、洋地黄中毒及儿茶酚胺浓度增高时。

（二）冲动传导异常

1. 折返激动　折返（reentry）是快速心律失常最常见的发生机制。产生折返的基本条件包括：①心脏两个或多个部位的传导性与不应期各不相同，相互连接形成一个闭合环；②其中一条通道发生单向传导阻滞；③另一通道传导缓慢，使原先发生阻滞的通道有足够时间恢复兴奋性；④原先阻滞的通道再次激动，从而完成一次折返激动。冲动在环内反复循环，产生持续而快速的心律失常。

2. 传导阻滞　当冲动下传适逢心肌的相对不应期或绝对不应期时，则冲动传导延缓或中断，此为不完全或完全性传导阻滞；此不应期若为生理性不应期，则为生理性传导阻滞；若为病理性延长的不应期，则为病理性传导阻滞。

二、分类

按心律失常发生机制、发生部位及心率快慢可有不同的分类方法。

1. 按心律失常发生机制分类

（1）窦性心律失常　①窦性心动过速；②窦性心动过缓；③窦性心律不齐；④窦性停搏。

（2）异位心律

1）被动性异位节律　①逸搏（房性、房室交界区性、室性）；②逸搏心律（房性、房室交界区性、室性）。

2）主动性异位节律　①期前收缩（房性、房室交界区性、室性）；②阵发性心动过速（房性、房室交界区性、房室折返性、室性）；③心房扑动、心房颤动；④心室扑动、心室颤动。

（3）传导异常　①窦房传导阻滞；②房内传导阻滞；③房室传导阻滞；④束支或分支阻滞（左、右束支及左束支分支传导阻滞）或室内阻滞；⑤房室间传导途径异常预激综合征。

2. 按心律失常发生时心率的快慢分类　可分为快速性心律失常与缓慢性心律失常两大类。

3. 按心律失常发生部位分类　可分为室上性（窦性、房性、房室交界性）和室性心律失常。

三、诊断要点

1. 病史　心律失常的诊断应从详尽采集病史入手，病史通常能提供对诊断有用的线索：①心律失常的存在及其类型；②心律失常的诱发因素，烟、酒、咖啡、运动及精神刺激等；③心律失常发作的频繁程度、起止方式；④心律失常对患者造成的影响，产生症状或存在潜在预后意义；⑤心律失常对药物和非药物方法如体位、呼吸、活动等的反应。

2. 体格检查　①心率与节律；②心音强度变化；③一般状态等。

3. 心电图检查　是诊断心律失常最重要的一项无创伤性检查技术，包括一般心电图检查和动态心电图检查。记录 12 导联心电图并进行系统分析：①心房与心室节律是否规则；②P-R 间期是否恒定；③P 波与 QRS 波群形态是否正常；④P 波与 QRS 波群的相互关系等。

4. 临床心电生理检查 患者接受电生理检查，大多基于以下三个方面的原因。①诊断性应用：确立心律失常及其类型的诊断，了解心律失常的起源部位与发生机制；②治疗性应用：以电刺激终止心动过速发作或评价某项治疗措施能否防止电刺激诱发的心动过速；植入性电装置能否正确识别与终止电诱发的心动过速；通过电极导管，以不同种类的能量（射频、冷冻、超声等）消融参与心动过速形成的心肌，以达到治愈心动过速的目的；③判断预后：通过电刺激确定患者是否易于诱发室性心动过速、有无发生心脏性猝死的危险。

5. 其他 运动试验等。

四、治疗原则

抗心律失常的治疗主要有抗心律失常药物治疗和非药物治疗。非药物治疗包括兴奋迷走神经、心脏电复律术、人工心脏起搏、射频消融和外科手术等方法。不同的心律失常所选择的治疗方法不同，即便同一种心律失常，病因不同，治疗原则也不同。

1. 明确病因 要明确基础心脏病及其严重程度，对于无明显器质性心脏病且无症状的偶发期前收缩、一度及二度Ⅰ型房室阻滞等，一般不需要抗心律失常治疗；频发期前收缩且症状明显者，尤其对于器质性心脏病如心肌梗死伴室性期前收缩、阵发性室速等需积极选用抗心律失常药物。

2. 消除诱因 有些心律失常仅靠消除诱因和进行病因治疗就可以达到治疗目的，如低血钾、药物中毒等，及时纠正低血钾及停用所用药物，可能使心律失常消失。对症状明显、持续发作和威胁生命的心律失常，应积极治疗。

3. 合理治疗 通过去除病因或诱因仍不能消除的心律失常，伴有明显临床症状者，需根据心律失常类型和药物作用特点选药。在抗心律失常治疗中，应注意药物对心功能的影响和其致心律失常作用（arrhythmogenic effect）等。致心律失常作用是指在抗心律失常药物应用过程中所导致的新的心律失常，或使原有心律失常加重；故在治疗中应密切观察，及时调整治疗方案，进行合理治疗。对于反复发作的某些心律失常如阵发性室上性心动过速，药物疗效差时，则选用介入方法，以达根治目的。

五、药物治疗方案

（一）治疗药物分类

1. 抗心律失常药物 抗心律失常药物，通过影响心脏细胞的电流而发挥作用。其主要是以药物的电生理效应作为分类依据的，共分为4大类。

（1）Ⅰ类为钠通道阻滞药 分为3个亚类：①ⅠA类：通过减慢动作电位0相上升速度（V_{max}），延长动作电位时程（action potential duration，APD），包括奎尼丁（quinidine）、普鲁卡因胺（procainamide）等，对房性、室性心律失常以及正道、旁道折返性心律失常均有效，但因其副作用较大，目前极少应用；②ⅠB类：不减慢V_{max}和缩短APD，包括利多卡因、美西律（mexiletine）、苯妥英钠（phenytoin sodium）等，主要对室性心律失常有效；③ⅠC类：减慢V_{max}，轻度延长APD，包括普罗帕酮、莫雷西嗪（moracizine）等，其作用与ⅠA类雷同，对房性、室性及正道、旁道均有效。

（2）Ⅱ类为β受体拮抗药 主要对室上性心律失常有效，对交感神经兴奋所致的室性心律失常亦有效。

（3）Ⅲ类为动作电位延迟药 包括胺碘酮（amiodarone）、索他洛尔（sotalol）等。胺碘酮是目前临床应用较多的广谱抗心律失常药，尤其合并心肌梗死或心衰患者可选用。

（4）Ⅳ类为钙离子通道阻滞药 通过抑制钙内流发挥抗心律失常作用，包括维拉帕米、地尔硫䓬等，对室上性心律失常疗效较好。

以上药物可以通过阻断心肌动作电位的不同阶段的离子移动来降低传导速度和（或）自律性，或者可以延长不应期从而减缓或者终止心律失常引起的电活动。但是他们也会加重现有的心律失常或者引起新的心率失常。

2. 房颤患者脑卒中预防　除了抗心律失常药物，心律失常中最常见的房颤会增加脑卒中风险。因为心房的紊乱去极化会导致心房无法完全收缩，泵血的效率会降低，使得血液在心房内停滞，增加血栓形成的风险。若形成血栓，血栓被心脏泵出，可能到达大脑，形成心源性栓塞脑卒中。在脑卒中高风险的人群中，需要抗栓药物的使用。由于单药抗血小板药物治疗并不能降低房颤患者的脑卒中风险，而双联抗血小板药物治疗虽可降低一定的房颤患者卒中风险，但显著增加大出血风险，所以不推荐抗血小板药物用于房颤相关脑卒中的预防。所以房颤患者脑卒中预防的一线用药是抗凝药物。通常使用口服抗凝药物（oral anticoagulant，OAC）。口服抗凝药物包括两种，一种为非维生素 K 拮抗剂口服抗凝药（non-vitaminK antagonist oral anticoagulant，NOAC），包括阿哌沙班、利伐沙班、艾多沙班和达比加群；另一种为维生素 K 拮抗剂口服抗凝药，包括华法林。

（二）药物应用方案

1. 抗心律失常药物

（1）节律控制　在 21 世纪初，AFFIRM、RACE、CHF-AF 等研究均未显示节律控制策略可改善房颤患者预后，所以之前指南中并不强调对节律的控制。但是 2020 年的 EAST-AFNET4 研究和其他大规模观察性研究都显示相对于只控制室率而言，同时控制新诊断房颤节律可以降低主要不良结局事件，包括心血管死亡、缺血性脑卒中、心力衰竭或 ACS 住院。抗心律失常药物对减少房颤反复发作、长期维持窦性心律具有中等程度的有效性，但相关的不良反应相对常见。长期应用抗心律失常药物维持窦性心律应重视其安全性及相关不良反应，在抗心律失常药物选择和应用上应强调安全性第一、有效性第二的原则。常用的药物有普罗帕酮、胺碘酮、决奈达隆、索他洛尔、氟卡尼和多非利特。

（2）室率控制　根据 2023 年《心房颤动诊断和治疗中国指南》中提出，房颤患者的初始心室率控制目标可设定为静息心率 <110 次/分，若患者症状仍持续，则考虑进行更严格的心室率控制，即 80 次/分。

（3）药物治疗方案

1）室性心律失常　室性期前收缩（premature ventricular beats），也称室性早搏，是一种最常见的心律失常。首先应对患者室性期前收缩的类型、症状及其原有心脏病变做全面的了解；然后，根据不同的临床状况决定是否给予治疗，采取何种方法治疗以及确定治疗的终点。①无器质性心脏病者：室性期前收缩多为功能性的，如果为偶发或无症状者可不处理，频发且症状明显者，可选用 β 受体拮抗药，或 I B 类美西律，I C 类普罗帕酮、莫雷西嗪等。②器质性心脏病者：除积极治疗原发病外，基础心率缓慢伴室性期前收缩，可选用阿托品对抗迷走神经作用，亦可选用氨茶碱（aminophycline）以对抗腺苷作用，使基础心率增快后，室性期前收缩可能消失；基础心率较快伴频发室性期前收缩者，常有交感神经兴奋性增强，可优先选用 β 受体拮抗药，尤其合并心绞痛或心肌梗死者，可降低猝死发生率；亦可选用胺碘酮。其他尚有美西律、普罗帕酮、莫雷西嗪等，其剂量均为口服 100 ~ 200mg，3 ~ 4 次/天，期前收缩控制后渐减量，100 ~ 300mg/d。③心功能差者：可选用低剂量胺碘酮。

室性心动过速（ventricular tachycardia）简称室速，常发生于各种器质性心脏病患者。最常见为冠心病，特别是曾有心肌梗死的患者。其次是心肌病、心力衰竭、二尖瓣脱垂、心瓣膜病等，其他病因包括代谢障碍、电解质紊乱、长 Q-T 综合征等。室速偶可发生在无器质性心脏病者。目前对于室速的治疗，一般遵循的原则是：有器质性心脏病或有明确诱因应首先给予针对性治疗；无器质性心脏病患者发生非持续性短暂室速，如无症状或血流动力学影响，处理的原则与室性期前收缩相同；持续性室速发作，无论有无器质性心脏病，应给予治疗。如果是单形性室速：①发作时首选利多卡因静注 1 ~ 2mg/kg，必要时3～5分钟可重复，总量半小时内不超过300mg；亦可选用普罗帕酮静注；②合并心力衰竭或心肌梗死时首选胺碘酮；若病情危急，药物无效，应尽早选用直流同步电复律，电功率选择150～200J；③若为洋地黄中毒者，需补充钾盐、镁盐，同时选用苯妥英钠或利多卡因，禁忌电复律，因电击致心肌损伤，对洋地黄更敏感，导致室扑、室颤。如果是尖端扭转型室速：临床发作前多有先兆，以心悸、头晕开始，继之黑视（发作时间<4秒），若发作时间较长（>10秒），则出现晕厥，甚至抽搐。①发作时补充钾盐、镁盐，必要时静脉注射硫酸镁，若无效选用异丙基肾上腺素，用量0.5mg/500ml，缓慢静脉滴注，通过增快心率，使心肌复极缩短，复极均一；②对于冠心病、老年人应慎用，必要时联合应用利多卡因，禁用延迟复极药物；③先天性Q-T间期延长综合征者应避免紧张、噪声等，坚持服用β受体拮抗药，若有晕厥史者，加用苯妥英钠0.3g/d，后者可减弱星状神经节传出功能；④若反复发作，药物无效者，可行左侧胸1～5交感神经节切除术。一般不主张电复律，因其具有反复发作，自动终止倾向，且往往伴低钾、传导阻滞，而电击造成心肌损伤，可使病情恶化。⑤但若恶化室扑、室颤，可电击除颤。最后是预防复发：若室速有复发倾向时，应根据情况适当选用抗心律失常药物，一般选择转复心律时所用的同类药物。

心室扑动与心室颤动（ventricular flutter and ventricular fibrillation）常见于缺血性心脏病；此外，抗心律失常药物，特别是引起Q-T间期延长与尖端扭转的药物，严重缺氧、缺血、预激综合征合并房颤与极快的心室率、电击伤等亦可引起。心室扑动与颤动为致命性心律失常。

临床表现为突然意识丧失、心跳停止、抽搐等，此时需紧急非同步电复律，电功率选择300J；原发室扑与室颤对电除颤一般反应较好，必要时可静脉注射利多卡因，后者可保持心脏电生理稳定性，协助电除颤；若为细颤波，可静脉注射肾上腺素，使细颤变粗颤，再次行非同步电复律；也可用多巴胺或多巴丁胺等选择性作用较强的药物代替肾上腺素。

一旦复律成功，应持续静脉滴注利多卡因或胺碘酮，降低室颤阈值。其他治疗包括维持有效循环和呼吸功能，维持水、电解质和酸碱平衡，防治脑水肿、急性肾衰竭和继发感染等。

室内阻滞多见于器质性心脏病，冠心病在室内阻滞中居第2位，由于冠状动脉供血不足，束支缺血受损所致。病毒性心肌炎、风湿性心脏病、房间隔缺损、心脏手术等均可引起室内阻滞。右束支阻滞亦可见于部分正常人，室内阻滞本身不需特殊处理，主要治疗原发病。对于双分支病变伴有晕厥史者，经治疗不能恢复时，宜早期安装人工心脏起搏器。

2）室上性心律失常　窦性心律失常：包括窦性心动过速、窦性心动过缓和病态窦房结综合征（sick sinus syndrome，SSS，简称病窦综合征）。

窦性心动过速可见于健康人吸烟、饮茶或咖啡、饮酒、体力活动及情绪激动时；某些病理状态，如发热、甲状腺功能亢进、贫血、休克、心肌缺血、充血性心力衰竭以及应用肾上腺素、阿托品等药物亦可引起窦性心动过速；窦性心动过速的治疗应针对病因和去除诱发因素，如治疗心力衰竭、纠正贫血、控制甲状腺功能亢进等。必要时可使用β受体拮抗药或非二氢吡啶类钙离子通道阻滞药如地尔硫䓬等。

窦性心动过缓常见于健康的青年人、运动员与睡眠状态；其他原因如颅内疾患、严重缺氧、低温、甲状腺功能减退、阻塞性黄疸，以及应用拟胆碱药物、胺碘酮、β受体拮抗药、非二氢吡啶类的钙离子通道阻滞药或洋地黄等药物；窦房结病变和急性下壁心肌梗死亦常发生窦性心动过缓。无症状的窦性心动过缓通常无需治疗。如因心率过慢，出现心排血量不足症状，可应用阿托品、麻黄碱或异丙肾上腺素等药物，但长期应用往往效果不确定，易发生严重副作用，故应考虑心脏起搏治疗。

病窦综合征是由窦房结病变导致功能减退，产生多种心律失常的综合表现。它是一种缓慢进展的疾病，常见于各种器质性心脏病、手术、创伤等引起的窦房结局部及周围缺血、变性、坏死、纤维化等，更多见于特发性窦房结退行性变；其临床表现主要脑、心、肾等重要脏器供血不足，如头晕、失眠、记忆力减退、黑矇等，严重者出现心源性晕厥，称阿-斯综合征（Adams-Stroke syndrome），甚至猝死。对于病态窦房结综合征，可选用阿托品、茶碱或β_1受体激动药等药物；阿托品主要是通过拮抗心脏M受体，取消迷走神经对心脏的支配作用，使交感神经支配占优势，从而加快心率。茶碱是腺苷抑制药，麻黄碱或异丙肾上腺素则主要是直接激动心脏β_1受体，均可使心率加快。但频发窦性停搏、窦房阻滞，或反复发作的阿-斯综合征，经一般治疗无效时，或房扑、房颤其心室率极缓慢时，尤其伴有晕厥史者，宜选用起搏治疗；部分阿-斯综合征起搏治疗后，其室上性心律失常停止发作；若仍有发作，可选用抗心律失常药物。

房性心律失常包括房性期前收缩、房性心动过速。

房性期前收缩（atrial premature beats）也称房性早搏，简称房早。偶发者一般不需药物治疗。频发或持续存在者更常见于器质性心脏病，如二尖瓣狭窄、心肌炎、心肌病、肺心病、冠心病等；频发房性期前收缩尤其多源性者常为房颤先兆，对此应进行药物治疗。可选用镇静药、β受体拮抗药、钙离子通道阻滞药或洋地黄类。

房性心动过速（atrial tachycardia）简称房速。根据发生机制与心电图表现的不同，可分为自律性房性心动过速（automatic atrial tachycardia）、折返性房性心动过速（reentrant atrial tachycardia）与紊乱性房性心动过速（chaotic atrial tachycardia）三种。自律性与折返性房性心动过速常可伴有房室传导阻滞，被称为伴有房室阻滞的阵发性房性心动过速（paroxysmal atrial tachycardia with AV lock，PAT with block）。①自律性房性心动过速：大多数伴有房室传导阻滞的阵发性房性心动过速因自律性增高引起。心肌梗死、慢性肺部疾病、大量饮酒以及各种代谢障碍均可为致病原因。洋地黄中毒特别在低血钾时易发生这种心律失常。房性心动过速合并房室传导阻滞时，心室率通常不太快，不会招致严重的血流动力学障碍，因而无需紧急处理。假如心室率达140次/分以上，由洋地黄中毒所致，或临床上有严重充血性心力衰竭或休克征象，应进行紧急治疗。其处理方法如下。洋地黄引起者：立即停用洋地黄；如血钾不升高，首选氯化钾口服（半小时内服用完5g，如仍未恢复窦性心律，2小时后再口服2.5g）或静脉滴注氯化钾（每小时10～20mmol，总量不超过40 mmol），同时进行心电图监测，以避免出现高血钾（T波高尖）；已有高血钾或不能应用氯化钾者，可选用利多卡因、β受体拮抗药。心室率不快者，仅需停用洋地黄。非洋地黄引起者：积极寻找病因，针对病因治疗；洋地黄、β受体拮抗药、非二氢吡啶类钙离子通道阻滞药可用于减慢心室率；如未能转复窦性心律，可加用ⅠA、ⅠC或Ⅲ类抗心律失常药；少数持续快速自律性房速，若药物治疗无效时，亦可考虑作射频消融。②折返性房性心动过速：本型较为少见，折返发生于手术瘢痕，解剖缺陷的邻近部位。本型心律失常的处理可参照阵发性室上性心动过速。③紊乱性房性心动过速：本型亦称多源性房性心动过速（multifocal atrial tachycardia）。常发生于患慢性阻塞性肺疾病或充血性心力衰竭的老年人，亦见于洋地黄中毒与低血钾患者。治疗应针对原发疾病。肺部疾病患者应给予充足供氧、控制感染，停用氨茶碱、去甲肾上腺素、异丙肾上腺素、麻黄碱等药物。维拉帕米与胺碘酮可能有效。补充钾盐与镁盐可抑制心动过速发作。

房扑与房颤：房扑（atrial flutter）与房颤（atrial fibrillation）无论在病因、发病机制、临床意义及处理等方面均相似，绝大多数由器质性心脏病引起。临床表现为心室率与心房率快慢不一，心音强弱不等。房颤是常见的快速心律失常，其发生率仅次于期前收缩。

对其治疗包括：①病因治疗，如甲亢性心脏病及二尖瓣狭窄，必须于甲亢控制或二尖瓣狭窄已解除后，方考虑房颤的处理，否则房颤不易纠正或纠正后亦难以维持。②转复房颤，对于较年轻、房颤时间在1年内、左房内径<50mm、心胸比<55%，其窦房结功能良好（未用洋地黄时心室率在80次/分左右）者，基本病因去除后可行复律治疗。复律方法可选用：毛花苷C 0.4mg稀释后缓慢静注，必要时2小时后重复应用0.2mg，一旦转复，改用地高辛片0.125～0.25mg/d，维持一段时间，以防复发。对于

伴有器质性心脏病尤其心力衰竭者更为适合；多数房颤经该药治疗后，可在24～48小时内自行转复，对仍未能转复者，可应用抗心律失常药物或电复律；若合并预激综合征，尤其QRS波增宽型（旁道下传）者，则禁止使用洋地黄、β受体拮抗药与钙离子通道阻滞药，因这些药物均可加快旁道传导，诱发室颤。慢性房颤发作频繁或伴有明显症状者，可口服胺碘酮，以减少发作次数与持续时间，用量为0.6g/d，连用7～14天，一旦转复，减0.2g/d维持；副作用有角膜微粒沉积、干扰甲状腺功能、肺间质纤维化，Q-T间期延长致尖端扭转型室速等。奎尼丁虽可有效转复房颤，但因诱发致命性室性心律失常，目前已基本不用。普罗帕酮等药物可致室性心律失常，对有严重器质性心脏病患者不宜使用。药物复律无效时，可选用电复律（cardioversion）。电复律是转复房扑、房颤疗效最好的一种方法，对于房扑转复成功率几乎达100%，且需电能量小，50～75J即可转复；对房颤转复成功率达95%左右，电能量需150～200J。电复律前几日亦应给予抗心律失常药，以防复律后房颤复发。一旦转复，继续药物维持。③控制心室率：慢性房颤经复律与维持窦性心律治疗无效者，称为永久性房颤。对其治疗以控制心室率为主，可选地高辛0.125～0.25mg长期服用，控制心室率于休息时70次/分左右，轻微活动后不超过90次/分；若控制不满意，可加用β受体拮抗药或钙离子通道阻滞药。

3）房室交界性心律失常　交界性期前收缩与交界性心律：交界性期前收缩一般不需治疗，交界性逸搏及逸搏心律本身是一种生理性代偿机制，可见于迷走神经对窦房结抑制作用，或洋地黄中毒等。

持续存在的交界性心律多见于器质性心脏病引起的窦房结功能衰竭，常是病窦综合征的一种表现。对其治疗，主要是病因治疗及其原发心律失常的治疗，必要时可起搏治疗。非阵发性交界速最常见的病因为洋地黄中毒，亦见于下壁心肌梗死、心肌炎、急性风湿热或心瓣膜手术，由于此类心律失常多能自行消失，故可动态观察；除病因治疗外，对洋地黄中毒者，可给予钾盐、利多卡因或苯妥英钠；对其他原因引起者，亦可选用ⅠA、ⅠC与Ⅲ类抗心律失常药物。

阵发性室上性心动过速90%以上为房室结折返（AVNRT）或房室折返性心动过速（AVRT）2种类型，患者常无明显器质性心脏病，发作时可有心悸、头晕等，严重者可有血流动力学影响，甚至晕厥。对其处理，主要是控制发作及预防复发。由于房室结是其折返环路的必需部分，故对减慢房室结传导有效的药物和方法对此均有效。①机械刺激：反射性迷走神经兴奋，使PSVT转复。如刺激咽喉、压迫眼球等方法。②药物治疗：对于反复发作者，可选用毛花苷C、升压药物、三磷酸腺苷（ATP）等，通过不同机制，反射性迷走神经兴奋，使心律转复；若仍无效可选用抗心律失常药物普罗帕酮、维拉帕米、普萘洛尔、胺碘酮等；预激合并旁道下传的室上性心动过速，禁用毛花苷C、普萘洛尔及维拉帕米。③电治疗：发作期经食管心房调搏超速或亚超速抑制，可使大部分患者心律转复；预激合并房扑、房颤或室上性心动过速，且出现明显血流动力学影响时，可紧急行电复律；射频电流导管消融术（radiofrequency catheter ablation，RFCA）是目前治疗PSVT的一种安全、有效的根治措施，它利用可控制的高频电流（频率在100kHz～1.5MHz）所产生的热度使组织产生凝固性坏死，从而阻断折返途径的通道，彻底治愈。主要用于折返机制参与的心动过速。近年来，该方法在临床已广泛开展，其成功率已达95%以上。

房室传导阻滞：常见于器质性心脏病，亦见于原发传导束退化症（Lenegre病）、手术损伤、高血钾、洋地黄中毒等。一度及二度Ⅰ型可见于正常人，迷走神经张力增高者，临床常无症状；二度Ⅱ型房室阻滞可有头晕、乏力、气促，甚至晕厥，出现阿-斯综合征；症状轻重与房室间传导比例有关。治疗有以下三方面。①病因治疗：解除迷走神经张力过高，若急性心肌炎、心脏手术损伤或急性心肌梗死引起的二度Ⅱ型以上者，必要时选用糖皮质激素：地塞米松10mg/d，短期应用。②增快心率：促进传导药物：阿托品对His束以上的传导阻滞有一定作用，必要时2mg/500ml静脉滴注；异丙肾上腺素0.5mg/500ml缓慢滴注，严密监护心率，调整用量，使心室率维持在50次/分左右。③起搏治疗：适用于二度Ⅱ型及三度房室阻滞，尤其对于器质性心脏病，原发传导系统退行性变等，起搏治疗是目前治疗房室阻滞最有效的方法。

2. 房颤患者的卒中预防的抗凝治疗

（1）中风风险评估 房颤患者应用 OAC 需权衡其获益与出血风险，是否需要抗凝应在医患讨论后共同决策。一般来说，对于抗凝治疗，一般会评估患者的凝血风险和出血风险，从而确定患者哪一个风险更大。若凝血风险大于出血风险，则选择使用抗凝治疗；若出血风险大于凝血风险，则会暂停或推迟抗凝治疗。对于需要卒中预防的房颤患者，2023 年《心房颤动诊断和治疗中国指南》指出：鉴于脑卒中具有高致残率和致死率，而大多数出血患者并无长期后遗症，因此，即便是高出血风险的患者，抗凝治疗仍可取得临床净获益，不应以出血风险高低作为是否进行抗凝治疗的依据，只有一些绝对禁忌证可以决定不使用 OAC。这些绝对禁忌证包括：严重活动性出血、与出血相关的合并疾病［如严重血小板减少（血小板数量 $<50\times10^9/L$）、血友病等］，或近期发生的高危出血，如颅内出血等。根据 2023 年《心房颤动诊断和治疗中国指南》，其他高出血风险的患者，比如 HAS-BLED 出血评分≥3 分的患者，仍可以从抗凝治疗中显著获益，所以不作为 OAC 的禁忌证，其意义在于提醒临床工作者关注并纠正患者的可改变危险因素，对高出血风险的患者需加强监测和随访。综上所述，一般使用患者的凝血风险也就是脑卒中风险作为是否使用 OAC 主要评判指标。

对于脑卒中风险，CHA_2DS_2-VASc 评分是目前应用最广泛的脑卒中风险评估工具。其中 C 代表充血性心力衰竭，H 代表高血压，A 代表年龄，D 代表糖尿病，S 代表脑卒中，V 代表血管疾病，Sc 代表性别（女性）。其中需要注意的是：观察性研究显示，“女性”不是脑卒中的独立危险因素，而是一项危险调节因素。具体来说女性 CHA_2DS_2-VASc 评分 1 分和男性 CHA_2DS_2-VASc 评分 0 分的脑卒中风险相当，而在除性别外的其他危险因素积分相同时，女性房颤患者的脑卒中风险高于男性。

多项研究显示亚洲房颤患者脑卒中风险增加的年龄阈值更低，所以 2023 年《心房颤动诊断和治疗中国指南》采用适合中国人群的 CHA_2DS_2-VASc-60 评分（表 13－6），将年龄 60～64 岁的患者增加为 1 分，年龄≥65 岁的患者增加为 2 分，未来再根据新的研究证据决定是否将年龄 55～59 岁列为需抗凝治疗的更低的年龄阈值。

表 13－6 CHA_2DS_2-VASc-60 评分

项目	危险因素	说明	分值
C	充血性心力衰竭	包括收缩性和舒张性的心力衰竭	1
H	高血压	高血压病史，或目前血压≥140/90mmHg	1
A	年龄≥65 岁	亚洲房颤患者≥65 岁	2
D	糖尿病	包括Ⅰ型和Ⅱ型糖尿病	1
S	脑卒中	既往脑卒中、短暂性脑缺血发作或体循环栓塞；包括缺血性和出血性脑卒中	2
V	血管疾病	包括影像证实的冠心病或心肌梗死病史、外周动脉疾病（外周动脉狭窄≥50%或行血运重建）、主动脉斑块	1
A	年龄 60～64 岁	亚洲房颤患者 60～64 岁	1
Sc	性别（女性）	卒中风险的修正因素，但不是独立危险因素	1

根据 2023 年《心房颤动诊断和治疗中国指南》，推荐 CHA_2DS_2-VASc-60 评分≥2 分的男性或≥3 分的女性房颤患者应使用 OAC；CHA_2DS_2-VASc-60 评分为 1 分的男性和 2 分的女性，在权衡预期的脑卒中风险、出血风险和患者的意愿后，也应当考虑使用 OAC。CHA_2DS_2-VASc-60 评分为 0 分的男性和 1 分的女性不应以预防脑卒中为目的使用 OAC。脑卒中的危险因素是动态变化的，研究显示，约 16% 的低脑卒中风险的患者在 1 年后会进展为中高脑卒中风险人群，故对于 CHA_2DS_2-VASc-60 评分 0 分的男性或 1 分的女性房颤患者，需应至少每年重新评估一次脑卒中风险，以及时调整抗凝策略。房颤脑卒中

风险评估及抗凝治疗推荐见表13-7。

表13-7 房颤脑卒中风险评估及抗凝治疗

建议	推荐等级	证据级别
建议使用 CHA_2DS_2-VASc-60 评分评估患者的血栓栓塞风险	Ⅰ	B
CHA_2DS_2-VASc-60 评分≥2分的男性或≥3分的女性房颤患者应使用OAC	Ⅰ	B
CHA_2DS_2-VASc-60 评分为1分的男性和2分的女性，在结合临床净获益和患者的意愿后应考虑使用OAC	Ⅱa	B
CHA_2DS_2-VASc-60 评分为0分的男性和1分的女性不应以预防脑卒中为目的使用OAC	Ⅲ	C
CHA_2DS_2-VASc-60 评分0~1分的男性或1~2分的女性房颤患者应至少每年重新评估一次血栓栓塞风险	Ⅰ	C

（2）OAC药物使用　患者经过上述中风评估，被建议使用抗栓药物后，需要选择了解OAC药物的优劣为患者提供合理的选择。根据2023年《心房颤动诊断和治疗中国指南》推荐，在两者药物都可以使用时，OAC是首选NOAC（ⅠA类证据）。主要是由于在与华法林对照的Ⅲ期临床试验中，NOAC预防缺血性脑卒中及体循环栓塞的疗效均不劣于或优于华法林，且颅内出血风险显著降低。其次华法林除有效治疗窗窄外，还存在起效较慢、半衰期长的特点，且易受其他多种因素的影响（包括遗传、药物和食物等），所以其剂量调整较复杂，需要高要求的患者教育和高频次的随访。但是由于NOAC并非适用所有有中风风险的房颤患者，2019年AHA/ACC/HRS房颤指南中提出中度至重度二尖瓣狭窄或者植入机械心脏瓣膜的患者，无论 CHA_2DS_2-VASc-60 评分高低，均应使用华法林，因为RE-ALIGN和INVICTUS研究中显示华法林在这类人群中优于NOAC。

1）NOAC　目前已上市的NOAC共有4种，包括直接抑制凝血酶的达比加群，以及抑制Ⅹa因子的利伐沙班、阿哌沙班和艾多沙班。NOAC选择应考虑其生物利用度、代谢途径、潜在的药物相互作用、药物消除半衰期以及是否存在拮抗剂等因素。其推荐剂量可见表13-8。

表13-8 NOAC推荐剂量

项目	达比加群	利伐沙班	阿哌沙班	艾多沙班
标准剂量	150mg bid	20mg qd	5mg bid	60mg qd
低剂量	110mg bid	15mg qd	2.5mg bid	30mg qd
低剂量或更低剂量标准	年龄≥80岁；合用维拉帕米；出血风险高；CrCl 30~50ml/min	CrCl 15~50ml/min	CrCl 15~29ml/min或如下3条中满足2条：年龄≥80岁、体重≤60kg、血肌酐≥133μmol/L	满足如下任何一条：CrCl 30~50ml/min；体重≤60kg；合用决奈达隆等P-糖蛋白抑制剂

同时在使用NOAC时，不同NOAC的药物代谢特点各不相同，与抗心律失常药物合用时，应注意抗心律失常药物对NOAC血药浓度的影响，进行合理的药物种类选择及剂量调整，如地高辛对NOAC的血药浓度基本无影响，任何NOAC都可以和地高辛合用；但是决奈达隆基本会影响所有的NOAC，甚至达比加群和利伐沙班在使用决奈达隆的患者中需要禁用。NOAC与抗心律失常药物合用的剂量调整具体可见2023年《心房颤动诊断和治疗中国指南》。

2）华法林　其抗凝作用为竞争性地抑制维生素K环氧化物还原酶复合物C1亚基（vitamin K epoxide reductase complex subunit 1，VKORC1）从而降低维生素K环氧化物的再生，导致活性凝血因子Ⅱ、Ⅶ、Ⅸ、Ⅹ、蛋白C和蛋白S的消耗。在没有禁忌证的情况下，华法林可以使用于所有房颤患者，其可使房颤患者的脑卒中风险降低64%。

不同患者服用华法林的初始剂量差异很大，影响因素包括年龄、种族、体重、性别、伴随用药和伴随疾病等临床因素，还有VKORC1和肝药酶CYP2C9基因型等遗传因素，因为华法林主要通过CYP2C9

代谢。若已知患者的 VKORC1 和（或）CYP2C9 基因型，在选择初始剂量时可参考表 13－9。如若不知患者上述基因的基因型，通常初始剂量为 2～5mg，每日一次。

表 13－9　基于 VKORC1 和/或 CYP2C9 基因型的日剂量范围

VKORC1	CYP2C9					
	*1/*1	*1/*2	*1/*3	*2/*2	*2/*3	*3/*3
GG	5～7mg	5～7mg	3～4mg	3～4mg	3～4mg	0.5～2mg
AG	5～7mg	3～4mg	3～4mg	0.5～2mg	0.5～2mg	0.5～2mg
AA	3～4mg	3～4mg	0.5～2mg	0.5～2mg	0.5～2mg	0.5～2mg

华法林的治疗窗较窄，且容易受多种因素影响。患者应定期监测国际标准化比率（international normalized ration，INR）并调整剂量，以维持 INR 在治疗目标（2.0～3.0）之内，若患者有高凝风险，比如植入二尖瓣侧倾碟瓣和双叶机械瓣的患者或者植入笼球瓣或者笼碟瓣的患者，则需要更高的 INR 目标（2.5～3.5）之内。

华法林可以和多种药物发生药物相互作用。首先因为其主要经过 CYP2C9 代谢，所以 CYP2C9 的诱导剂会降低华法林的血药浓度，血液更容易凝结，INR 降低，比如利福平、卡马西平、苯妥英等。同时 CYP2C9 的抑制剂会升高 INR，比如胺碘酮、唑类抗真菌药、甲硝唑等。如果房颤患者开始使用胺碘酮拮抗心律失常，则华法林剂量需要降低 30%～50%。华法林也经过 CYP1A2、CYP2C19 和 CYP3A4 代谢，虽然通常对 INR 值影响较小，但也需要密切监测。其次，与一些药物的药理学相互作用不会影响 INR 值，但是会增加出血风险，比如非载体抗炎药、抗血小板药物、其他抗凝药物、选择性 5-羟色胺再摄取抑制剂（selective serotonin reuptake inhibitors，SSRI）和 5-羟色胺和去甲肾上腺素再摄取抑制剂（serotonin and norepinephrine reuptake inhibitors，SNRI）。还有一些药物会增加血栓风险，比如雌激素等，如果可能需要停止使用。

第五节　血脂异常

一、概述

血脂是血浆中甘油三酯（triglyceride，TG）、胆固醇和类脂的总称，由于脂质不溶或微溶于水，在血浆中必须与载脂蛋白质组成球形大分子复合物形成脂蛋白，血浆脂蛋白主要有乳糜微粒（chylomicron，CM）、极低密度脂蛋白（very low-density lipoprotein，VLDL）、低密度脂蛋白（low-density lipoprotein，LDL）、中间密度脂蛋白（intermediate-density lipoprotein，IDL）和高密度脂蛋白（high-density lipoprotein，HDL）。载脂蛋白（apolipoprotein，Apo）是脂蛋白中的蛋白质，可分为 A、B、C、D、E 五类，它们不仅是脂蛋白重要组成成分，而且还与特异性受体结合，促进脂蛋白的合成与代谢。

血脂异常是指血浆中脂质的量和质的异常，血脂异常实际上表现为脂蛋白异常血症。血脂异常多数是遗传因素与环境因素相互作用的结果（原发性），少数为全身性疾病所致（继发性）。血脂异常可作为代谢综合征的组分之一，与多种疾病如肥胖症、2 型糖尿病、高血压、冠心病、脑卒中等密切相关。长期血脂异常可导致动脉粥样硬化、增加心脑血管病的发病率和死亡率。随着生活水平提高和生活方式改变，我国血脂异常的患病率逐年升高。防治血脂异常对延长寿命、提高生活质量具有重要意义。

（一）脂蛋白

人体脂蛋白有两条代谢途径：外源性代谢途径指饮食摄入的胆固醇和 TG 在小肠中合成 CM 及其代

谢过程；内源性代谢途径是指由肝脏合成的VLDL转变为IDL和LDL，以及LDL被肝脏或其他器官代谢的过程。此外，机体还存在胆固醇逆转运途径。

1. 乳糜微粒 颗粒最大，密度最低，富含TG。食物中的脂类在肠壁中合成TG、胆固醇和磷脂，与同时合成的ApoA和ApoB等载脂蛋白结合形成CM。其作用是将外源TG运送至肝外组织供利用。由于颗粒大，不能进入动脉壁，一般不致动脉粥样硬化，但易诱发急性胰腺炎。

2. 极低密度脂蛋白 VLDL颗粒比CM小，密度约为1，也富含TG，但所含胆固醇、磷脂和Apo比例增大。VLDL的主要功能是把内源性TG运送到体内肝外组织，也向外周组织间接或直接提供胆固醇。目前多认为VLDL水平升高是冠心病的危险因素。

3. 低密度脂蛋白 LDL颗粒比VLDL小，密度比VLDL高，胆固醇所占比例特别大，ApoB占其Apo含量的95%。LDL的主要功能是将胆固醇转运到肝外组织，为导致动脉粥样硬化的重要脂蛋白。经过氧化或其他化学修饰后的LDL，具有更强的致动脉粥样硬化作用。

4. 高密度脂蛋白 HDL颗粒最小，密度最高，蛋白质和脂肪含量约各占一半，载脂蛋白以ApoAⅠ和ApoAⅡ为主。HDL的生理功能是将肝外组织包括动脉壁在内的胆固醇转运到肝脏进行代谢，这一过程称为胆固醇的逆转运，可能是HDL抗动脉粥样硬化作用的主要机制。

5. 脂蛋白（a） 脂蛋白（a）[lipoprotein(a)，Lp(a)] 由LDL样颗粒和Apo(a）组成，两者以二硫键共价结合，是一类独立的由肝脏合成的脂蛋白。目前，绝大多数研究支持Lp(a）是动脉粥样硬化性心血管疾病（atherosclerotic cardiovascular disease，ASCVD）和钙化性主动脉瓣狭窄的独立危险因素。

（二）血脂

1. 胆固醇 总胆固醇（total cholesterol，TC）是指血液中各脂蛋白所含胆固醇之总和。食物中的胆固醇（外源性）主要为游离胆固醇，在小肠腔内与磷脂、胆酸结合成微粒，在肠黏膜吸收后与长链脂肪酸结合形成胆固醇酯。大部分胆固醇酯形成CM，少量组成VLDL，经淋巴系统进入体循环；内源性胆固醇在肝和小肠黏膜由乙酸合成而来，葡萄糖、氨基酸、脂肪酸代谢产生的乙酰辅酶A是合成胆固醇的基质，其合成过程受3-羟基-3-甲基戊二酰辅酶A还原酶催化。循环中胆固醇的去路包括构成细胞膜，生成类固醇激素、维生素D、胆酸盐，储存于组织等。未被吸收的胆固醇在小肠下段转化为类固醇随粪便排出。排入肠腔的胆固醇和胆酸盐可再吸收经肠肝循环回收肝脏再利用。

2. 甘油三酯 外源性TG来自食物，消化、吸收后成为CM的主要成分。内源性TG主要由小肠和肝脏合成，构成脂蛋白（主要是VLDL）后进入血浆。血浆中的TG是机体恒定的能量来源，它在脂蛋白酯酶（lipoprotein lipase，LPL）作用下分解为游离脂肪酸（free fatty acid，FFA）供肌细胞氧化或储存于脂肪组织。脂肪组织中的脂肪又可被脂肪酶水解为FFA和甘油，进入循环后供其他组织利用。

3. 低密度脂蛋白胆固醇 LDL颗粒中胆固醇占比约为50%，低密度脂蛋白胆固醇（low-density lipoprotein cholesterol，LDL-C）浓度基本能反映血液LDL颗粒水平。LDL-C是ASCVD的致病性危险因素，是调脂治疗的首要干预靶点。

4. 高密度脂蛋白胆固醇 HDL中胆固醇含量比较稳定，故目前多通过检测其所含胆固醇的量，间接了解血中HDL水平。通常情况下血清高密度脂蛋白胆固醇（high-density lipoprotein cholesterol，HDL-C）水平与ASCVD发病风险呈负相关。

二、分类

（一）血脂异常病因分类

1. 原发性（遗传性）血脂异常 原发性血脂异常是指无明确可引起血脂异常的继发因素，如疾病、药物等，所致的血脂异常。原发性血脂异常大多是由于单一基因或多个基因突变所致，具有家族聚集性，有明显的遗传倾向，特别是单一基因突变者，故临床上又称为遗传性或家族性高脂血症。家族性高胆固醇血症（familial hypercholesterolemia，FH）属于单基因、常染色体遗传性胆固醇代谢异常，多为显性遗传，隐性遗传罕见。FH 基因型可分为杂合子型 FH（heterozygous FH，HeFH）、纯合子型 FH（homozygous FH，HoFH）、复合杂合子型和双重杂合子型 FH 4 种类型，以 HeFH 为多见。

2. 继发性（获得性）血脂异常　继发性血脂异常通常是指由导致血清脂质和脂蛋白代谢改变的潜在的系统性疾病、代谢状态改变、不健康饮食以及某些药物引起的血脂异常。继发性血脂异常与原发性血脂异常可能产生相似的后果。

如摄取富含饱和脂肪酸和胆固醇的饮食可引起胆固醇水平升高，酒精过量可导致高 TG 血症。药物可引起继发性血脂异常，如糖皮质激素、雌激素、维 A 酸、环孢素、抗抑郁药物、血管内皮生长因子抑制剂、芳香化酶抑制剂等。引起血脂异常的疾病主要有肥胖、糖尿病、肾病综合征、甲状腺功能减退症、肾功能衰竭、肝脏疾病、系统性红斑狼疮、糖原累积症、骨髓瘤、脂肪萎缩症、急性卟啉病、多囊卵巢综合征等。

（二）血脂异常临床分类

从实用角度出发，血脂异常可进行简易的临床分类，分为高胆固醇血症、高甘油三酯血症、混合性高脂血症和低 HDL-C 血症。

三、诊断

（一）临床表现

血脂异常可见于不同年龄、性别的人群，某些家族性血脂异常可发生于婴幼儿。异常脂质在真皮内沉积可引起黄色瘤，多表现为两眼睑内眦扁平黄色斑块。在血管内沉积可引起动脉粥样硬化以及继发的冠心病、脑血管病及周围血管病。血脂异常是心血管疾病的主要危险因素之一，其中 TC、TG、LDL、VLDL 升高，HDL 降低尤为重要。

（二）辅助检查

血脂异常是通过实验室检查而发现、诊断及分型的（表 13-10）。

表 13-10　血脂水平分层标准（mmol/L）

分层	TC	LDL-C	HDL-C	TG
合适范围	<5.2	<3.4	—	<1.70
临界升高	≥5.2 且<6.2	≥3.4 且<4.1	—	≥1.7 且<2.3
升高	≥6.2	≥4.1	—	≥2.3
降低	—	—	<1.0	—

（三）诊断要点

详细询问病史，包括个人饮食和生活习惯、有无引起继发性血脂异常的相关疾病、引起血脂异常的药物应用史以及家族史。体格检查须全面、系统，并注意有无黄色瘤、角膜环和脂血症眼底改变等。血脂检查的重点对象包括：①已有冠心病、脑血管病或周围动脉粥样硬化病者；②有高血压、糖尿病、肥胖、吸烟者；③有冠心病或动脉粥样硬化家族史者，尤其是直系亲属中有早发冠心病或其他动脉粥样硬化证据者；④有皮肤黄色瘤及跟腱增厚者；⑤有家族性高脂血症者。对于普通人群，建议<40 岁成年人每 2~5 年进行 1 次血脂检测（包括 TC、LDL-C、HDL-C 和 TG），≥40 岁成年人每年至少应进行 1 次血脂检测。对于缺血性心血管疾病及其高危人群，则应每 3~6 个月测量一次，ASCVD 高危人群接受的血脂检测中，应至少包括 1 次 Lp(a) 的检测。首次发现血脂异常时应在 2~4 周内再予复查。

四、治疗原则

（一）一般原则

1. 生活方式的调整 如控制饮食和适当锻炼；戒烟限酒限盐。

2. 医学营养治疗 为治疗血脂异常的基础，需长期坚持。根据患者血脂异常的程度、分型以及性别、年龄和劳动强度等制订食谱。高胆固醇血症要求采用低饱和脂肪酸、低胆固醇饮食，增加不饱和脂肪酸；外源性高甘油三酯血症要求改为严格的低脂肪饮食，脂肪摄入量<30%总热量；内源性高甘油三酯血症要注意限制总热量及糖类，减轻体重，并增加多不饱和脂肪酸。

3. 继发性血脂异常 应以治疗原发病为主，如糖尿病、甲状腺功能减退症经过控制后，血脂有可能恢复正常。但是原发性和继发性血脂异常可能同时存在，如原发病经过治疗一段时期后，血脂异常仍然存在，考虑同时有原发性血脂异常，需给予相应治疗。

4. 采取综合性的治疗措施 治疗性生活方式改变为首要的基本的治疗措施，药物治疗需严格掌握指征，必要时考虑血浆净化疗法或外科治疗，基因治疗尚在探索之中。

5. 治疗目的 防治 ASCVD，积极采用降脂药物进行治疗，降低 LDL-C 和其他含 ApoB 的脂蛋白水平对 ASCVD 的一级预防和降低心血管事件复发风险均具有重要意义。

（二）药物治疗原则

1. LDL-C 是防治 ASCVD 的首要干预靶点，非 HDL-C 为次要干预靶点。

2. 根据个体的 ASCVD 风险确定相应的 LDL-C 及非 HDL-C 目标值。

3. 降 LDL-C 治疗以中等剂量他汀类药物为初始治疗。

4. 他汀类药物治疗后 LDL-C 未达标时应考虑联合胆固醇吸收抑制剂和（或）前蛋白转化酶枯草溶菌素 9（proprotein convertase subtilisin/kexin 9，PCSK9）抑制剂。

5. 他汀类药物治疗后 TG 仍升高的高危 ASCVD 患者可联合高纯度二十碳五烯酸（EPA）或高纯度 ω-3 脂肪酸（EPA 和 DHA）或贝特类药物以降低 ASCVD 风险。

6. 降脂治疗中监测 对采取饮食控制等非药物治疗者，开始的 3～6 个月应复查血脂水平，如血脂控制达到建议目标值，则继续非药物治疗，但仍需每 6 个月至 1 年复查1 次，长期达标者可每年复查 1 次。首次服用降脂药物者，应在用药 4～6 周内复查血脂、肝酶和肌酸激酶（creatine kinase，CK）如血脂参数能达到目标值，且无药物不良反应，逐步改为每 3～6 个月复查 1 次。如治疗 1～3 个月后，血脂仍未达到目标值，需及时调整降脂药物剂量或种类或联合应用不同作用机制的降脂药物。每当调整降脂药物种类或剂量时，都应在治疗 4～6 周内复查。

五、药物治疗

LDL-C 是防治 ASCVD 的首要干预靶点，非 HDL-C 为次要干预靶点。根据个体的 ASCVD 风险确定相应的 LDL-C 及非 HDL-C 目标值。主要降胆固醇的药物包括他汀类药物、胆固醇吸收抑制剂、PCSK9 抑制剂、普罗布考、胆酸螯合剂及其他降脂药；主要降 TG 的药物包括贝特类药物、ω-3 脂肪酸、烟酸及其同类物。

1. 3-羟基-3-甲基戊二酰辅酶 A（HMG-CoA）还原酶抑制剂 亦称他汀类，是一类以降低胆固醇为主的调脂药物。HMG-CoA 还原酶是肝脏合成胆固醇的限速酶，该酶受抑制后，肝脏合成胆固醇显著减少，反馈性上调肝细胞表面 LDL 受体数目，使循环中 LDL 和 VLDL 残粒被肝细胞摄取增多，血浆胆固醇和 LDL-C 下降。他汀类药物能显著降低血清 TC、LDL-C 和 ApoB 水平，也能轻度降低血清 TG 水平和升高 HDL-C 水平。还具有改善内皮功能、稳定斑块、抗脂质过氧化等作用，在减少心血管事件方面独具优势。适用于高胆固醇血症、混合型高脂血症和 ASCVD 的防治。可使 TG 水平降低 7% ~30%，HDL-C 水平升高 5% ~15%。任何一种他汀类药物剂量增倍时，LDL-C 水平进一步降低幅度仅约为 6%。其不良反应主要包括肝功能异常、肌痛、肌酶升高、肌炎、横纹肌溶解症等。

血脂康虽被归入降脂中药，但其降脂机制与他汀类药物类似，主要成分为 13 种天然复合他汀，可显著降低冠心病患者总死亡率、冠心病死亡率以及心血管事件发生率，不良反应少。

2. 苯氧芳酸类 亦称贝特类，该类药物通过增强 LPL 活性，激活高选择性过氧化物酶增殖物激活受体 α（PPARα）和激活 LPL，促进 VLDL 中的 TG 水解，减少肝内 VLDL 和 TG 的合成和分泌，导致血浆 VLDL 和 TG 减少。主要降低 TG，轻度降低胆固醇和升高 HDL-C。

3. 烟酸类 属 B 族维生素，当用量超过其作为维生素作用的剂量时，可有明显降脂作用。是脂肪组织中的脂酶抑制剂，可抑制脂肪分解，抑制肝脏合成 VLDL 和 LDL，使 TG 和 TC 水平下降，可升高 HDL-C 和 ApoA Ⅰ水平。不良反应有颜面潮红、皮肤瘙痒、皮疹、肝脏损害、高尿酸血症、高血糖、棘皮症和消化道不适等。

4. 胆酸螯合剂 为阴离子交换树脂，在肠道内不溶于水，与胆酸结合形成络合物排出体外，故能阻止胆酸及胆固醇的重吸收。肝中胆固醇水平下降后，上调肝细胞表面 LDL 受体数目，加速 LDL 分解，使 LDL-C 和胆固醇降低。不良反应常见有胃肠道不适、便秘、影响某些药物的吸收。绝对禁忌证为异常 β 脂蛋白血症和血清 TG >4.5mmol/L。

5. 胆固醇吸收抑制剂 胆固醇吸收抑制剂依折麦布主要在小肠和肝脏与葡萄糖苷酸结合，然后由胆汁及肾脏排出。此药几乎不经细胞色素 P450 酶系代谢，很少与其他药物相互影响；常规剂量口服时其生物利用度不受食物影响。初步研究显示，该药能使小肠吸收胆固醇的数量降低 50% 以上。胆固醇吸收抑制剂与他汀类药物联用时，可使 LDL-C 水平进一步降低。胆固醇吸收抑制剂不良反应轻微，且多为一过性，主要表现为头痛和消化道症状。与他汀类药物联用时可发生肝酶增高和肌痛等不良反应，禁用于妊娠期和哺乳期妇女。

6. 普罗布考 降脂作用弱，但具有较强的抗氧化作用；有较高的脂溶性，能结合到脂蛋白之中；从而抑制 LDL 的氧化修饰，进而抑制动脉粥样硬化斑块的形成，并使病变消退。目前主要联合其他降脂药物用于治疗 FH 患者，以减轻皮肤黄色瘤的发生及严重程度。成年人常用剂量 0.5g，2 次/天。常见不良反应为胃肠道反应，也可引起头晕、头痛、失眠、皮疹等，极为少见的严重不良反应为 Q-T 间期延长。

7. 高纯度 ω-3 脂肪酸 ω-3 多不饱和脂肪酸（ω-3 脂肪酸）指主要含二十碳五烯酸（eicosapentaenoic acid，EPA）和（或）二十二碳六烯酸（docosahexaenoic acid，DHA）的鱼油制剂。二十碳五烯酸乙酯（icosapent ethyl，IPE）为乙酯化的 EPA。ω-3 脂肪酸通过减少 TG 合成与分泌 TG 掺入 VLDL、和增强 TG 从 VLDL 颗粒中清除来降低血清 TG 浓度。高纯度 ω-3 脂肪酸临床主要用于治疗高 TG 血症，降低 TG 的临床终点研究结果存在较大差异。

8. 前蛋白转化酶枯草溶菌素 9 抑制剂 PCSK9 是肝脏合成的分泌型丝氨酸蛋白酶，可与 LDLR 结合并使其降解，从而减少 LDLR 对血清 LDL-C 的清除。通过抑制 PCSK9，可阻止 LDLR 降解，促进 LDL-C 的清除，使 LDL-C 水平明显降低。其安全性和耐受性好。常见不良反应为注射部位疼痛或肿块、疲劳感、恶心以及肌肉疼痛等。

六、治疗药物的选用

（一）高胆固醇血症

1. 他汀类 他汀类药物适用于高胆固醇血症、混合型高脂血症和 ASCVD 的防治。冠心病、脑血管疾病、周围动脉粥样硬化、黄色瘤等疾病均为血脂代谢异常所引起，故他汀类药物是目前临床应用最广的预防上述疾病的药物。中等强度降胆固醇的他汀类药物每日剂量可降低 LDL-C 25% ~50%，如阿托伐他汀 10 ~20mg/d，瑞舒伐他汀 5 ~10mg/d 等；高强度降胆固醇的他汀类药物每日剂量可降低 LDL-C ≥50%，如阿托伐他汀 40 ~80mg/d，瑞舒伐他汀 20mg/d 等。他汀类是治疗各种原因所致高胆固醇血症的首选药物，如能耐受，应长期服用。一般情况下副作用较少见，目前常用他汀类药物中，横纹肌溶解和持续肝功能异常非常罕见。但与其他调脂药物合用时，应特别警惕。此类药物不宜用于妊娠期及哺乳期妇女，以及儿童。吉非贝齐与他汀类药物联用发生肌病风险相对较高，建议尽量避免二者联用。

2. 胆固醇吸收抑制剂 依折麦布 10mg/d，可晨服或晚上服用，与他汀类联用可使其调脂作用进一步增强，也可发生氨基转移酶增高和肌痛等不良反应。在 ASCVD 患者中，与使用高强度他汀类药物比较，中等强度他汀类药物联合依折麦布有更高的 LDL-C 达标率和更好的耐受性，ASCVD 事件有降低趋势。另一种胆固醇吸收抑制剂海博麦布是近年上市的国产新药，其作用机制、用法和降脂疗效等与依折麦布相似。

3. 普罗布考 主要适用于 FH 患者，偶有肝功能损伤、肌酶一过性升高。常用剂量为 0.5g/次，2 次/天口服。室性心律失常、Q-T 间期延长、血钾过低者禁用。

4. 胆酸螯合剂 包括考来替泊、考来烯胺和考来维仑，临床用法为考来烯胺 5g/次，3 次/天；考来替泊 5g/次，3 次/天；考来维仑 1.875g/次，2 次/天。其副作用主要是便秘，近年来微粒型制剂副作用少，易被患者接受；目前该类药物临床极少选用。绝对禁忌证为异常 β 脂蛋白血症和血清 TG > 4.5mmol/L。

5. PCSK9 抑制剂 主要有 PCSK9 单抗和 PCSK9 小干扰 RNA，可使 LDL-C 水平明显降低。目前上市的 2 种全人源单抗常规用法是依洛尤单抗 140mg 或阿利西尤单抗 75mg，每两周 1 次皮下注射，安全性和耐受性好，最常见的副作用包括注射部位发痒和流感样症状。英克司兰钠是 PCSK9 小干扰 RNA，注射一剂疗效可维持半年，属超长效 PCSK9 抑制剂，增加患者治疗的依从性为其主要优势。

在无 ASCVD 的人群中，当生活方式干预 3 个月后不能达到降脂目标时，应考虑加用降脂药物。他汀类药物是降胆固醇治疗的基础，推荐起始使用常规剂量或中等强度他汀类药物。当 LDL-C 不能达标时，可联合使用非他汀类降脂药物，如胆固醇吸收抑制剂和（或）PCSK9。中等强度他汀类药物联合非他汀类药物可替代高强度他汀类药物，疗效和安全性更好。对于超高危患者，当基线 LDL-C 较高，预计他汀类药物联合胆固醇吸收抑制剂不能使 LDL-C 达标时，可考虑直接采用他汀类药物联合 PCSK9 抑制剂，以保证患者 LDL-C 早期快速达标。

（二）高甘油三酯血症

TG 升高与 ASCVD 风险增加有关。LDL-C 达标后，TG 仍高的患者，为进一步降低 ASCVD 风险，应同时降 TG 治疗。此外，严重高 TG 的患者，降低 TG 可减少胰腺炎发生风险。

1. 贝特类 高甘油三酯血症或以 TG 升高为主的混合型血脂异常首选贝特类，如非诺贝特 100mg，3 次/天，微粒型非诺贝特 200mg，1 次/天；吉非贝齐 600mg，2 次/天；苯扎贝特 200mg，3 次/天；均饭后服用。对于 TG 升高合并低 HDL-C 血症患者，提示可改善心血管预后。

2. 高纯度 ω-3 脂肪酸 有轻度降低 TG 和升高 HDL-C 作用。在他汀类药物基础上联合高纯度 IPE 或 EPA 可显著降低 ASCVD 风险。

3. 烟酸类 烟酸常用量由每次 0.1g 渐增加到 1.0g，3 次/天。其同类药物有阿昔莫司，为人工合成的烟酸衍生物，每次 0.25g，2 ~3 次/天，适用于 TG 明显升高、HDL-C 明显降低者，但一般不单独应用，可与他汀类联用。烟酸类药物大剂量时具有降低 TC、LDL-C 和 TG 以及升高 HDL-C 的作用。烟酸缓释片 0.375 ~1.000g，1 次/天；阿昔莫司 0.25 ~0.50g，2 次/天。烟酸类药物的临床研究结果均为阴性，已不推荐作为预防 ASCVD 的降 TG 药物。2 项关于烟酸类药物的大型 RCT 均未显示心血管获益，且不良反应增加。

TG≥5.6mmol/L 时，可采用贝特类药物、ω-3 脂肪酸或烟酸类药物治疗，以降低胰腺炎风险。控制不佳时可采用贝特类药物、大剂量（2～4g/d）高纯度 ω-3 脂肪酸、烟酸类药物之间的两两或以上联合；ASCVD 患者及高危人群接受中等剂量他汀类药物治疗后如 TG≥2.3mmol/L，应优先考虑加用大剂量 IPE 2g，2 次/天，其次可考虑给予其他 ω-3 脂肪酸，或非诺贝特、苯扎贝特进一步降低 ASCVD 风险。

（三）混合型血脂异常

对于此类型患者，需根据胆固醇和 TG 水平高低，决定治疗方案。联合应用降脂药物是治疗混合型高脂血症的主要策略。混合型高脂血症的常用联合药物治疗方案包括他汀类药物和（或）PCSK9 抑制剂与 ω-3 脂肪酸或非诺贝特联合，他汀类药物、贝特类药物与 ω-3 脂肪酸多种药物联合等。

1. 对于 TG 1.7～5.6mmol/L 的混合型高脂血症患者　应首先启动以中等强度他汀类药物为基础的降胆固醇治疗方案，并优先确保 LDL-C 达标。若他汀类药物使用达最大耐受剂量，LDL-C 仍未达标，则建议联合使用胆固醇吸收抑制剂和（或）PCSK9 抑制剂；若 LDL-C 已达标，而 TG 仍高于 1.7mmol/L，应考虑添加处方级 ω-3 脂肪酸，若 TG 高于 2.3mmol/L，则可考虑使用贝特类药物。对于 TG 超过 5.6mmol/L 的患者应立即采取措施控制 TG，以降低胰腺炎风险，可采用贝特类药物联用处方级 ω-3 脂肪酸或烟酸类药物的方案。

2. 合并有糖尿病的家族性混合型高脂血症患者　不宜使用烟酸降血脂，因为烟酸可能加重糖尿病。他汀联合非诺贝特适用于混合型高脂血症患者，特别是糖尿病或代谢综合征伴血脂异常的患者。胆酸分离剂因为会加重高甘油三酯血症，因而不适用于这类患者的治疗。

（四）低高密度脂蛋白血症

对于该类患者，首要目标是降低 LDL-C 并达目标值；单纯低 HDL-C 时，以增加体力活动为主，必要时可考虑采用烟酸、他汀类或贝特类等升高 HDL-C 的药物，但主要是针对合并冠心病或冠心病等危症者。另外应治疗引起 HDL-C 水平降低的原发疾病，如肾病综合征、糖尿病等。低 HDL-C 是ASCVD的独立危险因素，但通过药物治疗升高 HDL-C 并未能降低 ASCVD 风险，因此目前认为 HDL-C 不是血脂干预靶点。

为了提高血脂达标率，少部分患者需要联合应用调脂药物，其中多由他汀类与其他调脂药物联用。如小剂量他汀类与依折麦布联用，其降脂达标率提高，副作用不增加，患者耐受性良好。他汀类与小剂量烟酸缓释剂联用，可明显提高 HDL-C，但个别患者因面部潮红不能耐受，同时有增加肌病和肝毒性可能（烟酸增加他汀类药物的利用度）。他汀类与胆酸螯合剂联用，可增加各自的降 LDL-C 作用，但由于后者服用不方便，故此联合仅用于其他治疗无效患者。他汀可与多不饱和脂肪酸联合，用于混合型高脂血症的治疗。一般情况下他汀类与贝特类不联合应用，因其副作用有可能明显增加。

（五）特殊人群

1. 高血压患者　应根据危险分层确定高血压个体相应的 LDL-C 目标值。归为 ASCVD 中危及以上患者，应予以积极降胆固醇治疗，LDL-C 至少应 <2.6mmol/L。

2. 糖尿病患者　糖尿病患者的血脂异常特点为 TG 升高，HDL-C 降低，LDL-C 正常或轻度升高。其降脂目标如下。

（1）糖尿病合并 ASCVD　LDL-C <1.4mmol/L，且降低幅度 >50%。

（2）ASCVD 风险为高危的糖尿病患者　LDL-C <1.8mmol/L，且降低幅度 >50%。

（3）ASCVD 风险为低、中危的糖尿病患者 LDL-C <2.6mmol/L。

建议 ASCVD 风险为高危的糖尿病患者选择中等强度他汀类药物作为基础降脂治疗，如果 LDL-C 不达标，需联用胆固醇吸收抑制剂或 PCSK9 抑制剂；如果 LDL-C 达标后仍有 TG 升高或非 HDL-C 不达标，考虑联用二十碳五烯酸乙酯或其他 ω-3 脂肪酸或贝特类药物。

3. 慢性肾脏病患者 CKD 患者的血脂特点为 TG 升高明显而 HDL-C 降低及 sdLDL 颗粒明显增加，Lp(a) 水平明显升高。

轻中度肾功能不全患者，他汀类药物治疗能显著降低其 ASCVD 风险，重度肾功能不全患者中，他汀类药物干预研究未能显示效果；CKD 患者是他汀类药物引起肌病的高危人群，发病风险与他汀类药物剂量密切相关，故应避免大剂量应用。贝特类药物可升高肌酐水平，在中重度 CKD 患者中与他汀类药物联用时，可能增加肌病风险，联合用药时应依据肾小球滤过率调整剂量。

4. 脑卒中患者 对于缺血性脑卒中患者，目前中等剂量他汀类药物，降低 LDL-C 的获益远大于有潜在出血性脑卒中的风险。存在出血性脑卒中高风险或有出血性脑卒中病史的患者应个体化评估降脂治疗的获益与风险，LDL-C 目标值不宜过低。

对于单纯动脉粥样硬化性缺血性脑卒中或短暂性脑缺血发作患者，建议 LDL-C <1.8mmol/L；非 HDL-C <2.6mmol/L。对于动脉粥样硬化性缺血性脑卒中或 TIA 患者，推荐他汀类药物作为首选治疗。经他汀类药物治疗后 LDL-C 不达标者可加用胆固醇吸收抑制剂；经他汀类药物联合胆固醇吸收抑制剂治疗后 LDL-C 不达标者可加用 PCSK9 抑制剂。在合并脑卒中病史的急性冠状动脉综合征（acute coronary syndromes，ACS）患者中，他汀类药物基础上联合胆固醇吸收抑制剂较单用他汀类药物相比，显著降低缺血性脑卒中再发风险。

5. 老年人 75 岁以上老年人 ≥75 岁的 ASCVD 患者可与 <75 岁患者采取同样的降脂原则。降脂药物剂量的选择需要个体化，起始剂量不宜太大，应根据治疗效果调整降脂药物剂量并监测肝肾功能和 CK。对高龄老年人他汀类药物治疗的靶目标不作特别推荐。

对于≥75 岁合并 ASCVD 的患者建议进行降脂治疗；对于≥75 岁 ASCVD 高危人群，需考虑共病、衰弱、预期寿命及患者意愿，如获益超过风险，建议启动他汀类药物治疗进行一级预防；启动胆固醇吸收抑制剂治疗进行一级预防。如存在潜在药物相互作用或肾功能损害，建议从低剂量他汀类药物开始，中等剂量不能达标者可考虑联合胆固醇吸收抑制剂或 PCSK9 抑制剂治疗。

6. 妊娠 药物选择非常有限，高胆固醇血症患者通常不建议使用他汀类药物，胆固醇吸收抑制剂和 PCSK9 抑制剂也没有证据；妊娠合并 ACS 患者可考虑使用胆酸螯合剂，FH 合并 ASCVD 可考虑使用脂蛋白分离治疗；严重高甘油三酯血症（>5.6mmol/L）患者可考虑使用高纯度 ω-3 脂肪酸，可谨慎使用贝特类药物。

案例 13-4 患者，男性，75 岁，体重 82kg，因“冠状动脉粥样硬化、高脂血症”入院治疗。入院时低密度脂蛋白：4.55mmol/L，予硫酸氢氯吡格雷片 75mg，每日一次，阿托伐他汀钙片 20mg，每晚一次，服药 3 天后诉双腿酸痛，查生化：肌酸激酶 3644U/L，ALT 49U/L，AST 169U/L。后逐渐加重至全身酸痛，第 5 天时复查生化：肌酸激酶 6248U/L，ALT 77U/L，AST 143U/L，低密度脂蛋白 1.96mmol/L。

1. 患者入院治疗后为何出现肌肉酸痛？
2. 针对此种药品不良反应的治疗措施有哪些？

答案解析

答案解析

思考题

1. 不同类型的抗心律失常药物在治疗心律失常时的作用机制有何不同？请列举各类代表药物及其适用情况。

2. 房颤患者在抗心律失常治疗的同时，为什么还需要抗凝治疗？如何选择合适的抗凝药物？

（李　琴　张　蔚　周　琰）

书网融合……

本章小结　　微课1　　微课2　　习题

第十四章 消化系统疾病药物治疗

PPT

学习目标

1. 通过本章学习，掌握胃食管反流病、消化性溃疡、炎症性肠病、肝硬化、胰腺炎药物治疗；熟悉胃食管反流病、消化性溃疡、炎症性肠病、肝硬化、胰腺炎等疾病临床表现；了解胃食管反流病、消化性溃疡、炎症性肠病、肝硬化、胰腺炎病因及发病机制。

2. 具备针对常见消化系统疾病制定合理用药方案，并实施药学监护的能力。

3. 树立终身学习观念，不断完善知识结构，培养严谨求实的科学态度、创新意识和批判性思维。

第一节 胃食管反流病

一、概述

胃食管反流病（gastroesophageal reflux disease，GERD）是由胃十二指肠内容物反流至食管引起不适症状和（或）并发症的一种慢性疾病，反流和烧心是最常见的症状，反流也可引起口腔、气道等食管邻近的组织损害，出现食管外症状。根据反流是否导致食管黏膜糜烂、溃疡，分为反流性食管炎（reflux esophagitis，RE）和非糜烂性反流病（nonerosive reflux disease，NERD），其中 NERD 最为常见。GERD 是世界范围的常见病，欧美国家 GERD 患病率为 10%~20%，我国患病率较欧美国家低，但呈逐年上升趋势，GERD 的患病率随年龄增长而增加。

二、病因和发病机制

多种病理生理改变造成食管的防御能力下降、损害因素增加，反流至食管的胃十二指肠内容物（胃酸、胃蛋白酶、胆盐、胰酶等）损伤食管黏膜。

1. 抗反流屏障结构与功能异常 贲门切除术后、食管裂孔疝、腹内压增高（妊娠、肥胖、腹水、便秘等）可导致食管下括约肌（lower esophagus sphincter，LES）结构受损；某些激素（如缩胆囊素、胰高血糖素、血管活性肠肽等）、食物（如高脂肪、巧克力等）、药物（如钙离子通道阻滞剂、地西泮）等均可引起 LES 功能障碍或一过性松弛延长。

2. 食管清除作用降低 多见于导致食管蠕动异常或唾液分泌减少的疾病，如干燥综合征等。食管裂孔疝患者不仅 LES 结构发生改变，食管对反流物的清除作用相应降低，从而导致 GERD。

3. 食管黏膜防御功能减退 食管黏膜表面的黏液层、上皮细胞、细胞间连接以及黏膜组织的血液供应等共同组成食管黏膜的防御屏障。长期吸烟、饮酒、进食刺激性食物或药物可损伤食管黏膜的防御屏障。当防御屏障受到损伤时，即使正常的胃食管反流也可致食管炎。

三、临床表现

1. 食管症状

（1）典型症状　反流和烧心是 GERD 最常见的典型症状；反流是指胃十二指肠内容物在无恶心和未用力的情况下涌入咽部或口腔的感觉，含酸味时或仅为酸水时称为反酸。烧心是指胸骨后或剑突下灼烧感，常由胸骨下段向上延伸。反流和烧心常发生于餐后 1 小时，卧位、弯腰或腹内压增高时可加重，部分患者也可发生于夜间睡眠时。

（2）非典型症状　胸痛、上腹痛、上腹部灼烧感、嗳气等为 GERD 的不典型症状；胸痛由反流物刺激食管引起，发生在胸骨后。严重时可为剧烈刺痛，酷似心绞痛，可伴有或不伴有烧心和反流。注意胸痛患者需先排除心源性胸痛后再进行 GERD 的评估。上腹痛、上腹部灼烧感、嗳气等见于部分患者，可能是由于消化道功能紊乱所致，症状呈间歇性。

2. 食管外症状　部分患者还可表现为慢性咳嗽、声音嘶哑、咽喉部异物感、反流性咽喉炎、哮喘、肺间质纤维化和牙蚀症等食管外症状。对于病因不明、反复发作的上述疾病患者，特别是伴有烧心和反流症状时，要注意是否存在 GERD。

3. 并发症　GERD 的并发症包括 Barrett 食管、食管狭窄和上消化道出血等。

四、治疗原则

GERD 的治疗总目的是促进黏膜愈合、控制症状、预防复发和避免并发症。目前的治疗方式主要如下。

1. 生活方式干预　调整生活方式是治疗 GERD 的基础，应贯穿于整个治疗过程。睡时可抬高床头、睡前 2～3 小时不再进食、戒烟、戒酒、避免食用诱发反流症状的食物（如咖啡、茶、碳酸饮料等），超重和肥胖患者进行减重和合理运动等。

2. 药物治疗　药物是治疗 GERD 最主要的方法，包括抑酸药、抗酸药、促胃肠动力药和黏膜保护剂等。药物治疗旨在抑制酸分泌，降低反流物的酸度，减少其对食管黏膜的刺激，增强 LES 张力，从而减少胃内容物反流，降低反流损害，以达到缓解症状、治愈炎症、预防并发症和防止复发的目标。

3. 内镜或手术治疗　①内镜治疗：主要包括内镜下射频消融术、经口无切口胃底折叠术、经口内镜下贲门缩窄术、抗反流黏膜切除术等。对于 GERD 诊断明确、抑酸药物治疗有效、不愿长期服药或出现药物相关不良反应而无法耐受者，可选择内镜抗反流治疗。②手术治疗：以胃底折叠术为主，部分医疗机构开展了磁环括约肌增强术。对于采用正规内科药物治疗无效或反复出血，严重的反流性食管裂孔疝、合并反复肺炎、Barrett 食管可疑恶变者，可以选择外科抗反流手术。

五、药物治疗方案

（一）治疗药物分类及作用机制

1. 质子泵抑制剂（proton pump inhibitors，PPI）　此类药物为前体药物，在酸性的壁细胞分泌小管内，转化为次磺酸和亚磺酰胺。后者与 H^+-K^+-ATP 酶不可逆性结合，使酶失活，从而抑制胃酸的分泌。H^+-K^+-ATP 酶是胃酸分泌的最后环节，M 胆碱受体、H_2受体和胃泌素受体兴奋最终都是通过激活 H^+-K^+-ATP 酶而增加胃酸分泌，PPI 对各种因素引起的胃酸分泌均有抑制作用。质子泵抑制剂体内活性代谢产物与质子泵的结合牢固不可逆，抑制胃酸分泌的作用强大（可使胃酸分泌减少 80%～95%）而持久（24～48 小时），尽管它们的血浆半衰期仅为 0.5～2 小时。PPI 对食物刺激引起的壁细胞泌酸抑制作用最有效，长时间禁食后壁细胞中 H^+-K^+-ATP 酶最多，故 PPI 应在早餐前 30～60 分钟服用，推荐起始使用质子泵抑制剂的标准剂量，见表 14－1。长期应用 PPI 可能发生某些不良反应，如小肠细菌过度生长、机会性感染、骨质疏松相关骨折、慢性肾病、某些维生素和矿物质缺乏及痴呆等。目前并未明确 PPI 与这些不良结局之间的直接因果关系，合理使用 PPI 的益处大于理论风险。本类药物对肝药酶有一定抑制作用，与华法林、地西泮、苯妥英钠等药合用，可使上述药物体内代谢速率减慢。泮托拉唑和雷贝拉唑两药对肝脏 CYP450 酶的亲和力弱于奥美拉唑和兰索拉唑，对其他药物代谢的影响大大降低。 微课

2. 钾离子竞争性阻滞剂（potassium-competitive acid blockers，P-CAB） P-CAB 是一种新型抑酸药，代表药物伏诺拉生，作用机制为与钾离子竞争性方式可逆性抑制 H^+-K^+-ATP 酶活性，抑制胃酸分泌；具有起效快、持续时间长、夜间作用确切等优势，而 P-CAB 在愈合食管黏膜和缓解反流症状等方面的疗效不亚于 PPI，但长期临床疗效和安全性有待验证。

表 14－1 质子泵抑制剂口服的标准剂量

质子泵抑制剂	标准治疗剂量/日	低维持剂量/日
奥美拉唑	20mg	10mg
兰索拉唑	30mg	15mg
泮托拉唑	40mg	20mg
雷贝拉唑	20mg	10mg
艾司奥美拉唑	20mg[a] 或 40mg[b]	20mg
艾普拉唑	5mg[a] 或 10mg[b]	5mg

注：a. 非胃食管反流；b. 反流性食管炎。

3. 组胺 H_2 受体拮抗剂 H_2 受体拮抗剂通过竞争性拮抗胃壁细胞基底膜的 H_2 受体，对基础胃酸分泌的抑制作用强，对进食、胃泌素及迷走神经兴奋等诱导的胃酸分泌也有抑制作用，尤其能减少夜间胃酸分泌。该类药物抑酸时间持续较短，且患者容易产生耐受性，适合于轻、中度患者。临床常用的药物有西咪替丁、雷尼替丁、法莫替丁和尼扎替丁等，一般采用常规剂量，分次服用。H_2 受体拮抗剂不良反应以腹泻、便秘、眩晕、乏力、肌肉痛、皮疹、皮肤干燥、脱发为主。西咪替丁是肝药酶抑制剂，可抑制苯二氮䓬类、华法林、苯妥英钠、普萘洛尔、茶碱、奎尼丁等药物在体内转化，使上述药物血药浓度升高。

4. 促胃肠动力药 促胃肠动力药通过促进胃肠平滑肌的协调运动，加快胃肠道排空，从而减少胃内容物反流。促动力药常作为辅助药物，当抑酸药物治疗效果不佳时，可考虑联合促胃肠动力药，特别适用于伴有胃排空延缓的患者。促胃肠动力药物主要有以下几种：包括多巴胺 D_2 受体拮抗剂如甲氧氯普胺、多潘立酮、伊托必利；5-羟色胺受体激动剂如西沙必利、莫沙必利等。促动力药物存在一定的不良反应，如腹痛、腹泻、口干等消化系统以及心悸、心电图 Q-T 间期延长等心血管系统不良反应，多潘立酮亦可使血催乳素水平升高，引起非哺乳期泌乳等。

5. 抗酸剂 抗酸剂可直接快速中和胃酸，降低胃内容物酸度，有助于快速缓解反流、烧心等症状，但对 RE 的愈合几乎无作用，不推荐长期使用。临床上常用的抗酸剂有氢氧化铝、铝碳酸镁等。

6. 黏膜保护剂 主要包括硫糖铝、枸橼酸铋钾，此类药物可在受损黏膜表面形成保护膜以隔绝有害物质的侵袭，从而有利于受损黏膜的愈合。但药物持续时间较短，不能充分治愈食管炎及预防 GERD 并发症。

（二）药物应用方案

1. 初始治疗 PPI 和 P-CAB 均为 GERD 初始治疗的首选药物。对于初始治疗者，PPI 的疗程为 8 周，单剂量 PPI 无效者可改用双倍剂量，合并食管裂孔疝的患者往往需要双倍剂量 PPI，在使用双倍剂

量 PPI 时，应分别在早餐前和晚餐前分两次服用；P-CAB 的疗程≥4 周；若一种抑酸药物无效可尝试更换另一种抑酸药物。GERD 患者如单用抑酸药物效果不理想，可考虑联合使用促动力药。

2. 维持治疗　维持治疗包括按需治疗和长期维持治疗。初始治疗有效的 NERD 和轻度食管炎患者可按需治疗，仅在出现症状时用药，症状缓解后即停药；对于停药后症状很快复发、重度食管炎、食管狭窄、Barrett 食管患者通常需要长期维持治疗。PPI、P-CAB 及组胺 H_2受体拮抗剂均可用于维持治疗，PPI 为首选药物。维持治疗的剂量因人而异，以调整至患者无症状的最低剂量为宜。

3. 夜间酸突破的治疗　夜间酸突破是指在服用 PPI 的情况下，夜间胃内 pH <4 的时间大于 1 小时，治疗方法可在 PPI 的基础上睡前加用组胺 H_2受体拮抗剂、调整 PPI 用量、使用 P-CAB 或使用长半衰期的 PPI。

4. 难治性 GERD 的治疗　难治性 GERD 是指双倍剂量 PPI 治疗 8～12 周后烧心或反酸等症状无明显改善。引起难治性 GERD 的原因很多，未纠正不良生活方式、服药不遵医嘱、抑酸不充分、食管裂孔疝、食管高敏感、精神心理因素均可能是症状缓解不佳的原因。难治性 GERD 患者首先需根据其服药依从性，优化 PPI 的使用（换用另一种 PPI）或换用 P-CAB 治疗。若上述策略仍无效，应该进一步完善内镜、食管测压和食管阻抗-pH 监测等检查，并根据检查结果调整治疗策略。对合并焦虑、抑郁的患者可在常规药物治疗基础上加用神经调节剂，帮助症状控制。

六、建议

GERD 患者临床症状多样，个体差异性较大，多数患者症状反复，病程迁延。因此，对 GERD 的诊疗在遵循规范化的同时，特别强调个体化的原则，必要时有针对性地选择辅助检查，以更好指导治疗。

案例 14-1　患者，男性，50 岁。胸骨后疼痛 6 个月。半年来反复出现胸骨后灼烧样疼痛，伴反酸、咳嗽，凌晨发作明显。胸部 X 线片、心电图、肌电图均未见异常，诊断为胃食管反流病，简述该患者胃食管反流病的治疗原则。

答案解析

第二节　消化性溃疡

一、概述

消化性溃疡（peptic ulcer，PU），指在各种致病因子的作用下，消化道黏膜发生炎症反应与坏死、脱落，形成破损，溃疡的黏膜坏死缺损穿透黏膜肌层，严重者可达固有肌层或更深。PU 可发生在食管、胃或十二指肠，也可发生于胃-空肠吻合口附近或含有胃黏膜的麦克尔憩室内。因为胃溃疡（gastric ulcer，GU）和十二指肠溃疡（duodenal ulcer，DU）最常见，故一般所谓的消化性溃疡是指 GU 和 DU。PU 是全球常见病，但在不同国家和地区其发病率有较大差异，一般认为人群中约 10% 在其一生中患过消化性溃疡。本病可见于任何年龄，以 20～50 岁居多，男性多于女性，临床上十二指肠溃疡多于胃溃疡，两者之比约为 3∶1。

二、病因和发病机制

目前认为，PU 的发病机制主要与胃、十二指肠黏膜的损伤因素和黏膜自身防御-修复因素之间失衡有关。这种失平衡可能是由于侵袭因素增强、亦可能是防御/修复因素减弱，或两者兼有。

1. 损伤因素增强

（1）胃酸和胃蛋白酶分泌增加　胃蛋白酶在消化性溃疡形成的“自身消化”过程中起主要作用，胃蛋白酶原的激活和胃蛋白酶活性维持依赖于胃酸（$pH<4.0$），因此抑制胃酸可同时降低胃蛋白酶的活性。

刺激胃酸分泌增多、胃蛋白酶活力增强的因素有：壁细胞数量增多、壁细胞对刺激物的敏感性增强、胃酸分泌的自身抑制反馈机制缺陷、迷走神经张力增高等。

（2）幽门螺旋杆菌（*Helicobacter pylori*，*H. pylori*）感染　*H. pylori* 感染是消化性溃疡形成的重要病因。*H. pylori* 一旦定植于胃黏膜，可通过破坏黏液层、削弱屏障功能；诱发黏膜炎症、抑制黏膜修复功能；引起高胃泌素血症、刺激胃酸分泌等，加强对黏膜的损伤。

（3）长期服用非甾体抗炎药（NSAIDs）　长期服用 NSAIDs 是引起消化性溃疡的另一个重要因素。弱酸性药物 NSAID 在胃肠道黏膜上皮细胞中释放大量氢离子，损伤胃肠道黏膜并激活局部炎症反应；同时 NSAID 可抑制 COX-1，减少内源性前列腺素的合成，削弱胃黏膜的保护屏障，加重黏膜损伤，促进糜烂、溃疡形成。与非选择性 NSAIDs 相比，选择性 COX-2 抑制剂（如塞来昔布）对黏膜损害较轻。

2. 黏膜防御与修复异常　正常胃十二指肠黏膜具有一系列防御和修复机制，包括黏液-碳酸氢盐屏障、黏膜血流、上皮再生能力、前列腺素及表皮生长因子等，这些因素可形成屏障、阻止氢离子反弥散、增加黏膜血流、促进黏膜上皮再生修复、调节胃酸分泌等。防御功能受损、修复能力下降，对溃疡的发生和转归都具有影响。

3. 应激和心理因素　急性应激可引起消化性溃疡已是共识，但在慢性溃疡中的致病作用尚有争议。长期精神紧张、焦虑或情绪波动的人易患消化性溃疡；十二指肠溃疡愈合后在遭受精神应激时复发风险增加；灾难性事件如地震、海啸发生后，溃疡发病率上升；提示心理因素对消化性溃疡特别是十二指肠溃疡的发生也有明显影响。应激和心理因素可通过迷走神经机制影响胃十二指肠分泌、运动和黏膜血流的调控。

4. 其他因素　遗传因素、胃十二指肠运动异常、吸烟、饮酒、不规律饮食、药物如糖皮质激素等也是消化性溃疡的易感因素。

三、临床表现

1. 症状　PU 症状常为非特异性，典型者可表现为慢性、节律性、周期性的上腹部疼痛。胃溃疡疼痛多位于上腹，或在剑突下。胃或十二指肠后壁溃疡，特别是穿透性溃疡时疼痛可放射至背部。消化性溃疡的疼痛发作多与进食相关，十二指肠溃疡疼痛常发生在空腹时，胃溃疡疼痛多在餐后半小时发生。部分未经治疗的 PU 患者的病变可自行愈合，但若致病因素（如 *H. pylori* 感染或服用 NSAIDs）持续存在，症状会反复发作。

除上腹疼痛外，还有唾液分泌增多、胃灼热感、反胃、嗳酸、嗳气、恶心和呕吐等胃肠道症状。溃疡发作期中、上腹部可有局限性压痛，程度不重，压痛部位多与溃疡的位置基本相符。

2. 主要并发症　消化性溃疡的主要并发症包括上消化道出血、穿孔、幽门梗阻和癌变等。上消化道出血是消化性溃疡特别是 NSAIDs 相关溃疡的最常见并发症。溃疡加深至穿透浆膜层、胃十二指肠壁而发生穿孔，是消化性溃疡最严重的并发症之一，多见于老年患者。幽门梗阻目前已减少，可能与临床上早发现、早治疗、*H. pylori* 根除及 PPI 应用有关。有关消化性溃疡与癌变的相关性，目前认为，十二指肠溃疡发生癌变的风险很小，而胃溃疡是否发生恶变尚无定论。

四、治疗原则

PU治疗目的在于除去病因（根除*H. pylori*、尽可能停服阿司匹林或其他NSAIDs、戒烟等），消除症状，愈合溃疡，防止溃疡复发和避免并发症。

1. 一般治疗 生活规律，避免过度的精神压力和劳累，尽量避免使用NSAIDs、糖皮质激素等易致溃疡药物，提倡规律进食，不暴饮暴食，溃疡活动期应避免辛辣食物、咖啡、浓茶和酒等饮料，吸烟者应尽可能戒除。

2. 药物治疗 抑酸治疗是缓解消化性溃疡症状、愈合溃疡的最主要措施，黏膜保护剂用于PU的治疗，有助于提高黏膜愈合质量，合并*H. pylori*感染的消化性溃疡均应进行*H. pylori*根除治疗。

3. 内镜及手术治疗

（1）内镜治疗 消化道出血的内镜下治疗包括溃疡表面喷洒蛋白胶、出血部位注射1∶10000肾上腺素、出血点钳夹和热凝固术等，有时采取2种以上内镜治疗联合应用。结合PPI持续静脉滴注对消化性溃疡活动性出血的止血成功率达95%以上。

（2）手术治疗 适应证为：①并发消化道大出血经药物、内镜及血管介入治疗无效时；②急性穿孔、慢性穿透性溃疡；③瘢痕性幽门梗阻、内镜治疗无效；④GU疑有癌变。

五、药物治疗方案

1. 活动期溃疡的治疗

（1）抑制胃酸分泌 溃疡愈合与药物24小时内抑制胃酸时间、抑酸程度和疗程均密切相关。PPI可抑制壁细胞分泌H^+的最后环节H^+-K^+-ATP酶，可有效抑制胃酸分泌，是治疗消化性溃疡的首选药物。推荐标准剂量质子泵抑制剂，每日1次，早餐前0.5小时服药。治疗胃溃疡建议疗程为6~8周，十二指肠溃疡疗程为4~6周。若溃疡未能完全愈合，应检查患者依从性并仔细询问其既往病史。尽管尚无可靠证据，但溃疡愈合不充分时，通常建议采用双倍标准剂量PPI再治疗6~8周，以弥补PPI被快速代谢的不足；不同的PPI的相对效力也各不相同，可考虑交替使用不同种类的PPI。

P-CAB通过竞争性阻滞钾离子与H^+-K^+-ATP酶结合达到抑酸作用，不仅起效迅速，还可将胃内的pH稳定在较高水平。P-CAB在促进胃溃疡和十二指肠溃疡愈合的效果与PPI相当。

组胺H_2受体拮抗剂可以部分抑制基础和餐后胃酸分泌，促进十二指肠溃疡愈合，但对上消化道出血等并发症的疗效有限。

（2）抗*H. pylori*感染治疗 合并*H. pylori*感染的消化性溃疡患者均应进行*H. pylori*根除治疗，根除*H. pylori*可显著降低溃疡的复发率。推荐含铋剂的四联疗法作为根除*H. pylori*的经验性治疗方案，高剂量双联疗法亦可作为初次和再次治疗方案。除PPI和铋剂，推荐的抗生素组合见表14-2。实施建议：①含四环素和甲硝唑的铋剂四联方案在某些患者中会引起明显不良反应，建议使用前与患者充分沟通。②在克拉霉素、左氧氟沙星和甲硝唑多耐药地区，或对大环内酯类、喹诺酮类和硝基咪唑类抗生素均有既往用药史的患者，推测可能存在难以根除的情况时，可酌情使用含呋喃唑酮的铋剂四联方案，推荐的抗生素组合包括阿莫西林1.0g、2次/天联合呋喃唑酮100mg、2次/天；四环素500mg、3~4次/天联合呋喃唑酮100mg、2次/天。含P-CAB的铋剂四联疗法也作为*H. pylori*根除治疗的可选方案，P-CAB的用法为伏诺拉生20mg、2次/天。高剂量双联疗法是指含双倍标准剂量PPI和≥3g/d阿莫西林（分≥3次）给予方案，疗程为14天。

表 14-2 铋剂四联方案中推荐的抗生素组合

抗生素组合	抗生素 1	抗生素 2
组合 1	阿莫西林 1.0g、2 次/天	克拉霉素 500mg、2 次/天
组合 2	阿莫西林 1.0g、2 次/天	左氧氟沙星 500mg、1 次/天或 200mg、2 次/天
组合 3	四环素 500mg、3~4 次/天	甲硝唑 400mg、3~4 次/天
组合 4	阿莫西林 1.0g、2 次/天	甲硝唑 400mg、3~4 次/天
组合 5	阿莫西林 1.0g、2 次/天	四环素 500mg、3~4 次/天

注：铋剂四联方案中，标准剂量质子泵抑制剂包括奥美拉唑 20mg、艾司奥美拉唑 20mg、雷贝拉唑 10mg、兰索拉唑 30mg、泮托拉唑 40mg、艾普拉唑 5mg，餐前 0.5 小时口服。不同铋剂的用法略有区别，如枸橼酸铋钾 220mg、2 次/天，餐前 0.5 小时口服。推荐疗程为 14 天。

（3）黏膜保护治疗　黏膜保护剂主要包括弱碱性抗酸剂和铋剂，该类药物不被用于消化性溃疡的一线治疗，但在无法获得 PPI 或 P-CAB 时，其仍可用于消化性溃疡的治疗，或与 PPI 联合应用于消化性溃疡的治疗。弱碱性抗酸剂包括铝碳酸镁、磷酸铝、氢氧化铝凝胶、硫糖铝等，其抗溃疡机制主要与其黏附、覆盖在溃疡面上阻止胃酸及胃蛋白酶侵袭溃疡面和促进内源性 PGs 合成等有关。铋剂除了有与弱碱性抗酸剂相似的作用外，还有较强抗 *H. pylori* 作用，目前主要用于根除 *H. pylori* 的联合治疗。短期服用铋剂者除黑色便外，很少出现其他不良反应；但为避免铋在体内过量积蓄，目前较少应用于消化性溃疡的治疗。

（4）NSAIDs 相关性溃疡的治疗　尽量暂停或减少 NSAIDs 剂量，如果病情需要继续服用，尽可能选用对胃肠道黏膜损害较小的 NSAIDs，或高选择性 COX-2 抑制剂如塞来昔布。药物治疗应首选 PPI，能显著改善患者的胃肠道症状，预防消化道出血，并能促进溃疡愈合。胃黏膜保护剂对 NSAID 引起的溃疡有一定的治疗作用，可作为辅助药物与 PPI 合用。

2. 维持治疗　药物维持治疗是减少溃疡复发和并发症的重要方法。对 *H. pylori* 感染阴性、*H. pylori* 感染阳性未能根除、根除 *H. pylori* 后仍反复发作、必须长期服用 NSAIDs 者、有明显出血、穿孔等并发症者应给予维持治疗，常用 PPI 或 H_2受体拮抗剂。

六、建议

长期服用 NSAIDs 药物的患者，应密切注意是否存在出血、梗阻、穿透病变的症状或体征，NSAIDs 相关性溃疡并发症的风险等级及预防建议，具体见表 14-3。

表 14-3 NSAID 相关性溃疡并发症的风险等级及预防建议

风险等级	危险因素*	预防建议
高风险	1. 曾有特别是近期发生溃疡并发症 2. 存在≥2 个危险因素	停用 NSAIDs 和阿司匹林，如不能停用，则优先使用选择性 COX-2 抑制剂 + PPI
中风险	存在 1~2 个危险因素	单独选用选择性 COX-2 抑制剂/非选择性 NSAIDs + PPI
低风险	无危险因素	可以应用非选择性 NSAID

注：*危险因素：①年龄 > 65 岁；②高剂量 NSAIDs 和阿司匹林治疗，或联用两种以上的 NSAIDs；③有溃疡病史但无并发症；④合并应用 NSAIDs 和阿司匹林、抗凝剂或糖皮质激素。

案例 14-2　患者，男性，60 岁，反复上腹痛，疼痛以夜间及饥饿时明显，内镜检查发现十二指肠部位有 1 处小溃疡，活检显示 *H. pylori* 感染，请给出治疗方案。

答案解析

第三节 炎症性肠病

一、概述

炎症性肠病（inflammatory bowel disease，IBD）是一组病因未明的慢性非特异性肠道炎症性疾病，主要包括溃疡性结肠炎（ulcerative colitis，UC）和克罗恩病（crohn disease，CD）。IBD 的发病率有明显的地域差异及种族差异，以北美、北欧最高；同一地域的白人明显高于黑人、犹太人明显高于非犹太人；近几十年来 IBD 在亚洲和世界范围发病率有持续增高趋势。我国流行病学资料显示黑龙江省大庆市 IBD 的标化发病率为 1.77/10 万，广东省中山市 IBD 的标化发病率为 3.14/10 万。可以看出 IBD 在我国仍属少见病，但近 20 余年来其患病人数呈快速上升趋势。

二、病因和发病机制

IBD 的病因和发病机制尚未明确。目前研究认为与环境因素、遗传易感性及肠道微生态等多因素相互作用导致机体免疫失衡有关。

1. 环境因素 近几十年来，IBD 的发病率持续增高，这一现象首先出现在社会经济较发达的地区如北美、欧洲，之后在日本和南美，提示环境因素的变化在 IBD 发病中起重要作用。对此研究界提出一种假说：随着环境条件的改善，人们与致病菌的接触减少，儿童期肠黏膜缺乏足够的微生物刺激，针对病原菌不能产生有效的“免疫耐受”，以致其后对肠道抗原刺激产生异常免疫调节。

2. 遗传因素 IBD 具有遗传倾向，患者一级亲属的发病率显著高于普通人群，单卵双胞胎发病率显著高于双卵双胞胎。研究发现欧美国家在 IBD 家族，位于第 16 号染色体上的基因 *CARD*15/*NOD*2、第 5 号染色体上的基因 *OCTN* 和第 10 号染色体上的基因 *GLD*5 突变与 IBD 有关。但亚洲国家的研究未发现 *NOD*2 基因突变与 IBD 的关系。目前认为，IBD 不仅是多基因病，而且也是遗传异质性疾病（不同人由不同基因引起），患者可在一定的环境因素作用下由于遗传易感而发病。

3. 肠道微生态 微生物在 IBD 发病中的作用一直受到重视，但至今尚未找到某一特异微生物病原体与 IBD 有直接关系。使用转基因或敲除基因方法造成免疫缺陷的 IBD 动物模型，必须在肠道微生物存在的前提下才能发生炎症反应，说明肠道微生物在 IBD 的发生和发展中起重要作用。

4. 免疫失衡 肠道黏膜免疫反应的激活是导致 IBD 肠道炎症发生、发展和转归过程的直接原因。各种因素引起的 Th1、Th2 及 Th17 炎症通路激活，炎症因子（如 TNF-α、IFN-γ、IL-1β、IL-6、IL-12 等）分泌增多、炎症因子/抗炎因子失衡，导致肠道黏膜持续炎症，屏障功能损伤。

目前对 IBD 病因和发病机制的认识可以概括为，在遗传易感性基础上，感染和（或）环境因素的刺激下，肠道黏膜出现免疫调节失衡，对肠内抗原呈高敏反应，最终导致肠黏膜的慢性、持续性炎症及组织损伤。

（一）溃疡性结肠炎

溃疡性结肠炎（UC）是一类目前病因尚未完全明确的肠道慢性炎症性疾病，主要表现为反复发作或迁延不愈的肠道黏膜慢性炎症病变，由直肠黏膜受累起始，可倒灌累及近端结肠。UC 最常发生于青壮年期，根据我国资料统计，发病高峰年龄为 20～49 岁，性别差异不明显（男女比约为 1.0：1～1.3：1）。

1. 临床表现

（1）消化系统表现 持续或反复发作的腹泻、黏液脓血便及腹痛是 UC 的主要症状。大便次数及便血的程度与病情轻重有关，轻者排便 2～3 次/天，便血少或无；重者排便 >10 次/天，明显黏液脓血便，甚至大量便血。多有轻、中度腹痛，常有里急后重感，便后腹痛缓解。轻者可无腹痛或腹部不适，重者如并发中毒性巨结肠或炎症波及腹膜，可有持续剧烈腹痛。也可有腹胀，严重病例有食欲减退、恶心、呕吐等症状。多为亚急性起病，病程多在4～6周以上。

（2）全身反应　一般出现在中、重型患者，中、重型患者活动期可出现低度至中度发热，高热多提示有并发症或见于重症且起病急者。重症或病情持续活动可出现乏力、体重下降、贫血、低蛋白血症、水与电解质紊乱等表现。

（3）肠外表现　包括关节损伤（如外周关节炎、脊柱关节炎等）、皮肤黏膜表现（如口腔溃疡、结节性红斑和坏疽性脓皮病）、眼部病变（如虹膜炎、巩膜炎、葡萄膜炎等）、肝胆疾病（如脂肪肝、原发性肝硬化性胆管炎、胆石症等）及血栓栓塞性疾病等。

（4）并发症　包括中毒性巨结肠、肠穿孔、下消化道大出血、上皮内瘤变以及癌变等。

（5）临床分型

1）临床类型　UC临床类型可分为初发型和慢性复发型。初发型指无既往病史且首次发作；慢性复发型指临床缓解期再次出现症状，临床上最常见。

2）病变范围　分为直肠型、左半结肠型（病变范围在结肠脾曲以远）及广泛结肠型（病变累及结肠脾曲以近乃至全结肠）。

3）疾病活动性的严重程度　UC病情分为活动期和缓解期，活动期UC按严重程度分为轻、中、重度，临床上多用改良Truelove和Witts疾病严重程度分型标准，见表14－4。

表14－4　改良Truelove和Witts疾病严重程度分型

严重程度分型	血便次数（次/天）	脉搏（次/分）	体温（℃）	血红蛋白（g/L）	红细胞沉降率（mm/h）	C反应蛋白（mg/L）
轻度	<4	<90	<37.5	>115	<20	正常
中度	4～6	≤90	≤37.8	≥105	≤30	≤30
重度	≥6	>90	>37.8	<105	>30	>30

2. 治疗原则　UC的治疗目标为活动期诱导临床缓解、血清及粪便炎性标志物正常化，并力争达到内镜下黏膜愈合；缓解期维持治疗，以求实现长期维持无激素临床缓解、炎性标志物正常和黏膜愈合，防治并发症，从而最终改善远期结局，避免残疾，维持与健康相关的生活质量。

（1）一般治疗　对活动期患者应充分休息，以减少精神和体力负担。急性活动期可给予流质或半流质饮食，病情好转后改为富营养、易消化的少渣饮食，不宜过于辛辣。部分患者发病可能与牛乳过敏或不耐受有关，应注意询问有关病史并限制乳制品摄入。注意饮食卫生，避免肠道感染性疾病。

（2）药物治疗　UC的药物治疗分为活动期治疗和维持治疗。

1）活动期治疗　目前认为IBD的病因主要与肠道免疫异常有关，故药物治疗以调节免疫反应、抑制炎症反应为主。

2）缓解期的维持治疗　UC是一种慢性疾病，容易复发，达到临床症状缓解、炎性指标正常、内镜下黏膜愈合后，多数患者仍建议长期维持治疗。糖皮质激素不作为维持治疗药物，维持治疗药物的选择视诱导缓解时用药情况而定。

3）对症治疗　重症患者应住院治疗，及时纠正水、电解质紊乱，贫血患者可输血，低蛋白血症者应补充白蛋白。病情严重者应禁食，并予全胃肠外营养治疗。对腹痛、腹泻的对症治疗，要权衡利弊，使用抗胆碱能药物或止泻药如地芬诺酯（苯乙哌啶）或洛哌丁胺时应慎重。在重症患者应禁用，有诱发中毒性巨结肠炎的风险。一般病例无使用抗菌药物指征，但对重度活动有继发感染者，应积极抗感染治疗。

（3）手术治疗　UC的手术指征包括针对肠道并发症（出血、穿孔、狭窄、癌变等）的绝对手术指征和针对内科治疗效果不佳的相对手术指征。急性重症溃疡性结肠炎经内科治疗 3~5 天后效果不佳者，推荐手术治疗。

3. 药物治疗方案

（1）常用药物分类及治疗机制

1）氨基水杨酸制剂 是治疗 UC 的常用药物，包括柳氮磺吡啶（sulfasalazine，SASP）和其他各种不同类型的 5-氨基水杨酸（5-aminosalicylic acid，5-ASA）制剂，见表 14-5。SASP 口服后大部分到达结肠，经肠菌分解为 5-ASA 与磺胺吡啶，前者是主要有效成分，其滞留在结肠内与肠上皮接触而发挥抗炎作用。其作用机制尚未完全清楚，可能是通过花生四烯酸代谢的一个或多个步骤，抑制前列腺素合成；清除氧自由基而减轻炎症反应；抑制免疫细胞的免疫反应等。SASP 的不良反应分为两类，一类是剂量相关的不良反应如恶心、呕吐、食欲减退、头痛、可逆性男性不育等，餐后服用可减少消化道反应；另一类为特异性过敏反应，主要有皮疹、粒细胞减少、自身免疫性溶血、再生障碍性贫血等，服药期间必须定期复查血常规和肝功能，多饮水，定期检查尿液。

5-ASA 的作用机制与 SASP 相似，直接口服在小肠近段大部分被吸收，到达结肠内的剂量不足，目前已有多种 5-ASA 的特殊制剂，使其能到达远端回肠和结肠发挥药效，这类制剂有美沙拉秦、奥沙拉秦和巴柳氮。5-ASA 新型制剂疗效与 SASP 相似，但不良反应发生率和严重程度明显降低。该类药物适用于轻、中型患者或重型经糖皮质激素治疗已有缓解者的维持治疗。

表 14-5 氨基水杨酸制剂用药方案

药品名称	结构特点	释放特点	制剂	推荐剂量[a]
柳氮磺吡啶	5-氨基水杨酸与磺胺吡啶的偶氮化合物	结肠释放	口服：片剂	3~4g/d，分次口服
5-氨基水杨酸前体药				
巴柳氮	5-氨基水杨酸与 P-氨基苯甲酰 β 丙氨酸偶氮化合物	肠释放	口服：片剂、胶囊剂、颗粒剂	4~6g/d，分次口服
奥沙拉秦	两分子 5-氨基水杨酸的偶氮化合物	结肠释放	口服：片剂、胶囊剂	2~4g/d，分次口服
5-氨基水杨酸				
美沙拉秦	甲基丙烯酸酯控释 pH 依赖	pH 依赖药物，释放部位为回肠末端和结肠	口服：颗粒剂、片剂	2~4g/d，分次口服或顿服
	乙基纤维素半透膜控释时间依赖	纤维素膜控释时间依赖药物，释放部位为远段空肠、回肠、结肠	局部：栓剂、灌肠剂、泡沫剂、凝胶剂	

注：[a]以 5-氨基水杨酸含量折算，柳氮磺吡啶、巴柳氮、奥沙拉秦 1g 分别相当于美沙拉秦的 0.40g、0.36g 和 1.00g。

2）糖皮质激素 糖皮质激素具有显著的抗炎、免疫抑制作用，从多个环节减轻 UC 的炎性病变。适用于氨基水杨酸类药物疗效不佳的轻、中型患者，尤其在重度急性发作期和暴发型溃疡性结肠炎时应作为首选药物。糖皮质激素只用于活动期的诱导缓解，症状控制后应予减量至停药，不宜长期使用。常用药物有氢化可的松、泼尼松、地塞米松和甲泼尼龙等。

3）免疫抑制剂 IBD 的发生与免疫调节异常密切相关，免疫抑制剂通过作用于免疫反应的某个环节抑制肠道的炎症反应，有效控制病情。适用于激素依赖或无效及激素诱导缓解后的维持治疗。常用药物有硫唑嘌呤、6-巯基嘌呤、甲氨蝶呤、环孢素和他克莫司。这类药物起效慢、毒副作用大，治疗过程中应严密监测血常规、肝肾功能的变化。

4）生物制剂 用于 UC 治疗的生物制剂包括抗 TNF-α 单克隆抗体如英夫利昔单抗（infliximab，IFX）和阿达木单抗（adalimumab，ADA）、抗人 $\alpha_4\beta_7$ 整合素单抗维得利珠单抗（vedolizumab，VDZ）、抗 IL-12/IL-23 单抗乌司奴单抗（ustekinumab）。IFX 是最早被批准用于治疗 IBD 的生物制剂，可与多种免疫细胞产生的 TNF-α 结合，抑制炎症反应，促进炎性细胞凋亡，发挥抗炎作用。维得利珠单抗为一种新型的肠道选择性生物制剂，作为一种人源化的抗整合素 $\alpha_4\beta_7$ 单克隆抗体，选择性抑制整合素与黏膜地址素细胞黏附分子-1（MAdCAM-1）相互作用，抑制记忆淋巴细胞穿过内皮迁移至胃肠道的炎症组织。这类药物用于激素和免疫抑制剂治疗无效或激素依赖者或不能耐受上述药物治疗者。

（2）药物应用方案

1）活动期的治疗

①轻中度 UC：口服 5-ASA 是轻度活动性 UC 的一线治疗方案，疗效与剂量呈正比。对于轻度活动性 UC，可采用至少 2g/d 的 5-ASA 口服诱导缓解，但对于临床应答欠佳者，可优化剂量（3～4g/d）提高疗效。每天 1 次给药与分次给药的疗效差异无统计学意义，且顿服 5-ASA 可提高患者依从性。轻度活动性直肠型 UC 建议应用 5-ASA 直肠给药诱导缓解，剂量 1g/d。对于轻中度左半结肠型活动性 UC，建议口服 5-ASA 联合灌肠治疗，灌肠药物包括 5-ASA、局部糖皮质激素制剂及中药等。对于使用足量足疗程 5-ASA 未能达到缓解的轻中度活动性 UC 患者，不建议改用其他 5-ASA 制剂，不同制剂疗效无显著差异。对于轻中度活动性 UC 和中度活动性 UC，若足量 5-ASA 治疗无效（一般 2～4 周），建议更换为口服全身糖皮质激素或升级生物制剂来诱导缓解，对于 5-ASA 无效或不耐受特别是合并机会感染的轻中度活动性 UC 患者，可考虑选择性白细胞吸附治疗或中药治疗。选择性白细胞吸附治疗是通过吸附性血液净化器体外去除血液中的粒细胞和单核细胞。

②中重度 UC：①住院重度活动性 UC 患者初始治疗推荐足量静脉或口服糖皮质激素治疗，可选择注射用甲泼尼龙琥珀酸钠 40～60mg/d，或者琥珀酸氢化可的松 300～400mg/d，剂量增加不会增加疗效，但剂量不足会降低疗效。门诊中重度 UC 患者可推荐口服糖皮质激素治疗，按泼尼松 0.75～1.00mg/(kg・d)（其他类型全身作用糖皮激素的剂量按相当于上述泼尼松剂量折算）给药，达到症状缓解后开始逐渐缓慢减量至停药，注意快速减量会导致早期复发。当患者经相当于泼尼松剂量达 0.75～1.00mg/(kg・d) 治疗超过 4 周且排除感染，疾病仍处于活动期时，则可判定为激素无效。对于激素虽能维持缓解，但激素治疗 3 个月后仍不能减量至 10mg/d 或在停用激素后 3 个月复发时，则判定为激素依赖。对于糖皮质激素依赖的中重度活动性 UC 患者可联合硫唑嘌呤类药物以帮助激素减停，或换用 IFX、VDZ 治疗。②对传统治疗（氨基水杨酸、糖皮质激素、免疫调节剂）应答不佳或不能耐受的中重度活动性 UC，建议使用 IFX 或 VDZ 诱导缓解。③抗 TNF-α 单抗可作为中重度活动性 UC 初始诱导缓解治疗的方案选择，具体为 IFX 5mg/kg 在第 0、2、6 周诱导缓解治疗，后续每隔 8 周行长期维持治疗。抗 TNF-α 单抗联合硫唑嘌呤治疗增加无激素缓解率和黏膜愈合率。④生物制剂无效的中重度活动性 UC 患者可考虑 JAK 抑制剂诱导缓解。乌帕替尼是一种每日口服 1 次的选择性 JAK1 抑制剂，用于治疗对一种或多种抗 TNF 制剂应答不佳或不耐受或禁忌的中重度活动性成人 UC 患者。

2）维持治疗　激素不能作为维持治疗药物，维持治疗药物的选择视诱导缓解时用药情况而定。①由氨基水杨酸制剂或激素诱导缓解后以氨基水杨酸制剂维持。对于轻度活动性直肠型 UC，5-ASA 诱导缓解后建议选择≥0.5～1.0g/d 美沙拉秦栓或≥2g/d 美沙拉秦口服（不超过 4.0g/d）维持治疗；对于轻度活动性左半结肠型 UC，5-ASA 诱导缓解后建议≥1～2g/d 美沙拉秦灌肠液或栓，和（或）≥2g/d 美沙拉秦口服（不超过 4.0g/d）维持治疗；对于轻度活动性全结肠 UC，5-ASA 诱导缓解后建议≥2g/d 美沙拉秦口服维持治疗。②对于激素无效或依赖的轻中度活动性 UC，可使用免疫调节剂（硫唑嘌呤、沙利度胺等）、生物制剂（IFX、VDZ）以及小分子药物乌帕替尼等。③对于中重度活动性 UC 患者，生物制剂或小分子药物诱导缓解后，建议使用同一种生物制剂进行维持。氨基水杨酸制剂维持治疗的疗程为 3～5年或长期维持。对硫唑嘌呤类药物和生物制剂维持治疗的疗程未达成共识，视患者具体情况而定。

（二）克罗恩病

克罗恩病（CD）是一种病因尚不十分清楚的胃肠道慢性炎性肉芽肿性疾病，病变多见于末段回肠和邻近结肠，但从口腔至肛门各段消化道均可受累，呈节段性或跳跃式分布。CD 最常发生于青年期，发病高峰年龄为 18～35 岁，男性略多于女性。

1. 临床表现

（1）症状　起病大多隐匿、缓慢，从发病早期出现症状至确诊有时需数月至数年。病程呈慢性、长短不等的活动期与缓解期交替，迁延不愈。少数急性起病，可表现为急腹症，部分患者被误诊为急性阑尾炎。临床表现多样，消化道表现主要有腹泻和腹痛，可有血便；全身性表现主要有体质量减轻、发热、食欲不振、疲劳、贫血和维生素缺乏等，青少年患者可见生长发育迟缓；肠外表现与 UC 相似。其中腹泻、腹痛、体质量减轻是 CD 的常见症状。

（2）并发症　常见的有瘘管（肛周脓肿、肛周瘘管、肛裂等），较少见的有消化道大出血、肠穿孔，病程长者可发生癌变。

2. 治疗原则　CD 患者治疗原则是诱导疾病缓解、维持缓解；近期目标为临床症状缓解、血清/粪便炎性指标正常；远期目标为临床症状缓解、血清/粪便炎性指标正常、内镜下黏膜愈合。

（1）一般治疗　必须要求患者戒烟。CD 患者营养不良常见，注意监测患者的体质量和 BMI，铁、钙和维生素（特别是维生素 D、维生素 B_{12}）等物质的缺乏，并给予相应处理。对重症患者应予营养支持，首选肠内营养，不足时辅以肠外营养。

（2）药物治疗　CD 的药物治疗分为活动期治疗和维持治疗。

1）活动期的治疗　活动期的治疗主要是控制炎症反应，方案的选择建立在对患者进行全面评估的基础上，治疗过程应根据患者对治疗的反应和对药物的耐受情况随时调整治疗方案。常用药物为糖皮质激素、免疫抑制剂、生物制剂及小分子药物等。

2）维持治疗　绝大多数 CD 患者诱导缓解治疗后需维持治疗。糖皮质激素依赖是维持治疗的绝对指征，其他情况包括重度 CD 诱导缓解后、频繁复发、存在高危因素，均应维持治疗。糖皮质激素不应用于 CD 的维持治疗。

（3）手术治疗　因手术后复发率高，因此手术适应证主要是针对并发症，包括肠梗阻、腹腔脓肿、急性穿孔、不能控制的大量出血及癌变。以及内科治疗效果不佳和（或）药物不良反应已严重影响生命质量者，可考虑外科手术。对于有复发危险因素的 CD 患者，建议术后积极预防性治疗，免疫抑制剂、生物制剂均可用于术后复发的预防。

3. 药物治疗方案

（1）活动期的治疗

1）轻度活动期 CD　可考虑使用局部或系统性糖皮质激素进行诱导缓解。推荐使用剂量为泼尼松 0.75～1.00mg/(kg·d)，或相当剂量的糖皮质激素，如甲泼尼龙或氢化可的松，通常用药 2～4 周开始逐渐减量，每周减量泼尼松 2.5～5.0mg，逐渐在 3 个月内减停，以其他药物维持治疗，实现从诱导缓解到维持缓解的过渡。病变局限于回盲部者，可考虑应用局部作用的激素布地奈德，与全身糖皮质激素相比，回肠释放剂型的布地奈德仅约 10% 进入血液循环，减少了糖皮质激素的全身不良反应。对于伴有进展高危因素或传统治疗失败的轻度活动期 CD 患者，可考虑使用生物制剂进行诱导缓解治疗。

2）中重度活动期 CD　系统性糖皮质激素是中重度活动性 CD 的常用药物，糖皮质激素用法用量参照上述轻度活动性 CD 的治疗。生物制剂包括抗 TNF-α 单克隆抗体 IFX 及 ADA、阻断淋巴细胞向肠道炎症部位迁移的 VDZ、抗 IL-12/IL-23 单抗乌司奴单抗均被证实对传统治疗无效的活动性 CD 有效，可用于中重度 CD 的诱导缓解治疗。IFX 用于 CD 诱导缓解治疗，如无制衡因素，建议联合使用硫唑嘌呤或甲氨蝶呤。选择性 JAK 抑制剂乌帕替尼可用于抗 TNF 治疗失败的中重度活动性 CD 患者的诱导缓解。

3）全肠内营养　对于常规药物治疗欠佳或不能耐受者，特别是儿童及青少年患者，全肠内营养对控制症状、降低炎症反应有帮助。

4）抗菌药物　不推荐抗菌药物常规用于诱导或维持 CD 缓解。但对于并发感染如合并腹腔脓肿或肛周脓肿者，在充分引流的前提下推荐使用抗菌药物。

（2）维持治疗　糖皮质激素不应用于 CD 的维持治疗。硫嘌呤类药物可用于 CD 的维持治疗，硫嘌呤类药物用于糖皮质激素依赖的患者或与生物制剂联用以减少免疫原性。使用硫嘌呤类药物可能会引起恶心、过敏反应、流感样症状、胰腺炎、肝毒性、骨髓抑制、淋巴瘤风险增加，用药期间需严密监测不良反应，建议定期复查血常规、肝功能等，特别注意有无骨髓抑制。硫嘌呤类药物治疗无效或不能耐受者可考虑换用甲氨蝶呤。使用甲氨蝶呤也需要监测药物不良反应，包括定期监测血常规、肝功能。早期比较常见的不良反应是消化道症状，叶酸可减轻消化道症状、可常规同时使用。注意妊娠为甲氨蝶呤的禁忌证，用药期间及停药数月内避免妊娠。使用生物制剂诱导缓解的 CD 患者，建议继续使用同种生物制剂维持治疗。使用选择性 JAK 抑制剂诱导缓解的 CD 患者，建议继续使用同种药物维持治疗。

4. 建议

（1）接受硫嘌呤类药物治疗的 CD 患者，治疗前可考虑进行 NUDT15 基因型检测，有条件的单位可在治疗中监测 6-硫鸟嘌呤核苷酸浓度指导药物剂量调整。接受 IFX 治疗的 CD 患者，建议进行治疗药物监测。

（2）CD 患者应常规进行营养评估与营养检测，并根据结果制定个体化的营养支持方案。

案例 14-3　患者，男性，38 岁。左下腹疼痛 3 个月。伴腹泻，大便为黄稀便，时有黏液血便，每日 4 次。查体：体温 36.8℃，脉搏 76 次/分，呼吸 20 次/分，血压 125/78mmHg。双肺呼吸音清，未闻及干、湿啰音，心律齐，腹软，左下腹轻微压痛，无反跳痛。结肠镜检查：直肠、乙状结肠黏膜弥漫性充血、水肿，细颗粒样改变，多发糜烂及浅溃疡，诊断为溃疡性结肠炎，简述该疾病的常用药物分类及治疗机制。

答案解析

第四节　肝硬化

一、概述

肝硬化（liver cirrhosis）是由多种病因引起的以弥漫性肝细胞变性坏死、肝细胞异常再生、肝内血管新生、肝脏纤维组织大量增生和假小叶形成为组织学特征的慢性进展性疾病。肝硬化以肝功能减退和门静脉高压为特征性表现，失代偿期可出现食管胃底静脉曲张出血、自发性细菌性腹膜炎、肝性脑病、肝肾综合征、肝硬化心肌病、肝肺综合征、门静脉血栓和原发性肝癌等多种并发症。在我国肝硬化是消化系统常见病，也是后果严重的疾病，年发病率为 17/10 万，男性多于女性，城市男性 50～60 岁肝硬化患者的病死率高达 112/10 万。

二、病因

1. 病毒性肝炎　慢性乙型、丙型、丁型肝炎，在急性感染后 80% 以上会转为慢性，20% 若持续感染有可能发展成肝硬化，病毒的持续存在引起的肝实质慢性炎症性损伤是演变为肝硬化的主要原因。急性或亚急性肝炎如有大量肝细胞坏死和纤维化可以直接演变为肝硬化。现阶段我国肝硬化病因仍以乙型肝炎病毒感染为主，随着国内乙型肝炎疫苗的普遍接种和抗病毒药物的广泛使用，我国乙型肝炎肝硬化患者逐渐减少。

2. 慢性酒精性肝病 在欧美国家慢性酒精性肝炎是肝硬化最常见的原因，我国也有升高趋势，酒精性肝病已成为晚期肝硬化的第二大病因。

3. 非酒精性脂肪肝病 随着我国肥胖和代谢综合征的人数增加，非酒精性脂肪肝是仅次于上述两种病因的最常见的肝硬化前期病变。肥胖、2 型糖尿病、高脂血症、代谢综合征、营养不良等单独或共同成为非酒精性脂肪肝病的易感因素。

4. 长期胆汁淤积 任何原因引起的肝内、外胆道梗阻，持续的胆汁淤积，高浓度的胆酸和胆红素对肝细胞的毒性作用可致肝细胞变性坏死、纤维化，进而发展为肝硬化。根据胆汁淤积的原因可分为原发性胆汁性肝硬化和继发性胆汁性肝硬化。

5. 药物或毒物 长期服用对肝脏有损害的药物如甲氨蝶呤、异烟肼等或长期反复接触含砷杀虫剂、四氯化碳等，均可引起药物性或中毒性肝炎，进而演变为肝硬化。

6. 肝脏血液循环障碍 慢性充血性心力衰竭、慢性缩窄性心包炎和各种原因引起的肝静脉阻塞综合征、肝窦阻塞综合征致肝内长期淤血、缺氧、引起肝细胞坏死、肝纤维化，演变为肝硬化。

7. 遗传和代谢性疾病 由于遗传或先天性酶缺陷，如血色病、肝豆状核变性、半乳糖血症、α_1-抗胰蛋白酶缺乏症等导致有些代谢物沉积于肝脏，引起肝细胞坏死和结缔组织增生。

8. 其他病因 其他可能的病因还包括寄生虫感染、自身免疫性肝炎、肉芽肿性肝损伤、营养不良等。5% ~10% 的肝硬化病史不详、病因不明，称为隐源性肝硬化。

大多数肝硬化只有一个病因，也有多个病因同时作用，如 HBV、HCV 重叠感染，乙型肝炎患者长期饮酒等。此外，在主要病因的基础上，一些协同因素可以促进肝硬化的发展，如肥胖、胰岛素抵抗及某些药物等。

三、发病机制

虽然各种原因引起的肝硬化发病机制不尽相同，但肝脏都会经历慢性炎症、肝细胞变性坏死、弥漫性纤维化和结节形成等相互关联的病理过程；此外，血管新生也在肝硬化发生和发展过程中起重要作用。肝细胞变性坏死是肝硬化的起始阶段，多种病因所致的肝细胞变性坏死均可诱导肝细胞再生，但若病因持续存在，异常再生的肝细胞难以恢复正常的肝小叶结构，形成无规则的结节。炎症或其他损伤等致病因素使位于窦周隙的肝星状细胞活化、增殖并分泌大量的细胞外基质，包括胶原、非胶原糖蛋白和氨基多糖类；细胞外基质明显增加且沉积在窦周隙，导致肝纤维化。肝纤维化继续进展，汇管区纤维组织向肝小叶中央静脉延伸扩展，再生结节被纤维间隔包绕或残留肝小叶被重新分割，改建成假小叶。肝内血管增殖使肝窦内皮细胞窗也变小，数量减少，肝窦内皮细胞间的缝隙消失，基底膜形成，称为肝窦毛细血管化。肝窦变狭窄、血流受阻，肝窦内物质穿过肝窦壁到肝细胞的转运受阻，造成肝细胞缺氧和养料供给障碍，肝细胞表面绒毛变平，肝细胞功能减退、变性，加重肝细胞坏死。肝内血液循环障碍，门静脉回流受阻，进一步促进肝内外血管增殖。如此病变不断进展，肝脏逐渐变形、变硬，功能进一步减退，形成肝硬化。

四、临床表现

肝硬化病程发展缓慢，起病常隐匿，早期可无特异性症状、体征，根据病程进展可将肝硬化分为代偿期和失代偿期。

1. 代偿期肝硬化 大部分患者无症状或症状较轻，可有食欲不振、消瘦、乏力、恶心、腹胀、上腹不适、右上腹隐痛、消化不良等非特异性症状，多呈间歇性，常于精神紧张、劳累或伴随其他疾病而出现。肝功能检查可在正常范围或仅有轻度异常。

2. 失代偿期肝硬化 症状较明显，主要表现为肝功能减退和门静脉高压两大症候群。

（1）肝功能减退 消化吸收不良（食欲减退、恶心、厌食、腹胀等）、营养不良和肌少症、黄疸、出血和贫血（鼻腔、牙龈出血、皮肤黏膜紫斑、消化道出血）、内分泌失调（男性有性功能减退、男性乳房发育，女性常有闭经）、低蛋白血症等。

（2）门静脉高压 食管胃底静脉曲张、腹腔积液、脾大等。

（3）并发症 腹腔积液、消化道出血（食管胃底静脉曲张出血）、自发性腹膜炎、肝性脑病 、肝肾综合征等。

五、治疗原则

1. 一般治疗 去除病因，严格禁酒，避免应用有肝损害的药物。不宜进行重体力活动及高强度体育锻炼，失代偿期或有并发症患者应多卧床休息。保持情绪稳定，减轻心理压力。饮食以高蛋白、低脂、维生素丰富且易消化的食物为宜，调味不宜过于辛辣。对已有食管胃底静脉曲张者，避免进食粗糙、坚硬性食物。

2. 药物治疗 肝硬化诊断明确后，应尽早开始综合治疗。通过病因控制，尤其是乙型、丙型肝炎患者进行抗病毒治疗和酒精性肝硬化患者戒酒，可逆转部分患者的肝纤维化和肝硬化，或使部分失代偿期肝硬化患者向代偿期逆转。保护肝细胞功能、抑制肝脏炎症、纤维化、血管新生是肝硬化临床治疗的重要策略。对于代偿期的治疗旨在保护肝功能，延缓肝功能失代偿、预防肝细胞肝癌；对于失代偿期的治疗则以改善肝功能，预防、缓解或治疗并发症，减少对肝移植的需求为目标。

3. 肝移植 肝移植是对终末期肝硬化治疗的最佳选择。当失代偿期肝硬化患者发生食管胃底静脉曲张出血、顽固性腹水、肝肾综合征、肝性脑病反复发作、慢加急性肝衰竭或出现原发性肝癌时，应该纳入肝移植评估。

六、药物治疗方案

（一）常用药物分类及治疗机制

1. 抗肝炎病毒药物 抗病毒治疗的主要对象为慢性乙型肝炎和丙型肝炎，目前抗病毒药物对乙型肝炎只能达到抑制病毒的目的，对丙型肝炎可达到根治作用。临床上治疗慢性乙型肝炎病毒药物主要有恩替卡韦、替诺福韦、干扰素等；特异性靶向抗丙型肝炎病毒药物，包括 NS5B 聚合酶抑制药索磷布韦、NS5A 抑制药维帕他韦等。抗病毒药物可以逆转病毒性肝炎所致的肝纤维化，甚至早期肝硬化。

2. 保护肝细胞、抗肝纤维化药物

（1）还原型谷胱甘肽 可以提高细胞膜稳定性，保护肝细胞膜，增加酶和肝脏活性，通过清除自由基促进肝脏解毒和修复活性。

（2）水飞蓟素制剂 具有强的抗氧化作用，保护肝细胞免受自由基破坏，对酒精、四氯化碳及其他肝毒素造成的肝损害具有保护作用；同时可促进蛋白质合成，有利于肝脏细胞再生或使受损的肝脏细胞自行修复。

（3）多烯磷脂酰胆碱 化学结构上与重要的内源性磷脂一致，它们以完整的分子与肝细胞膜及细胞器膜相结合，这些磷脂分子尚可分泌入胆汁。通过直接影响膜结构使受损的肝功能和酶活力恢复正常，调节肝脏的能量平衡，促进肝组织再生，还具有将中性脂肪和胆固醇转化成容易代谢的形式，稳定胆汁的作用。

（4）熊去氧胆酸　抑制肠道吸收胆固醇、降低胆固醇向胆汁中分泌，同时还可剂量依赖性增加熊去氧胆酸在总胆汁酸中的含量，使其作为胆汁酸主要成分代替内源性疏水性胆汁酸，后者易于聚集且有毒害作用。该药还具有保护受损的胆管上皮细胞、抑制肝细胞凋亡、免疫调节及刺激胆汁分泌作用。临床主要用于原发性胆汁性肝硬化。

（5）中药　国内较多研究认为一些中药单体和方剂具有较好的抗肝纤维化和治疗肝硬化及其并发症的效果。目前常用的抗肝纤维化药物包括安络化纤丸、扶正化瘀胶囊、复方鳖甲软肝片等不同中药组方制剂，可通过抑制肝星状细胞活性、保护肝细胞功能、调节细胞外基质代谢等延缓不同病因导致的肝纤维化。

3. 利尿药物　利尿是治疗肝硬化腹水的主要方法，根据利尿药物的作用机制分为醛固酮拮抗剂螺内酯、抑制髓袢钠-钾泵药物呋塞米、托拉塞米及选择性血管加压素 V2 受体拮抗剂托伐普坦。利尿药的不良反应有水、电解质紊乱、肾毒性、男性乳房发育等，如出现未控制的或反复发作的肝性脑病、严重低钠血症、肾功能损害时，应停用利尿药。

4. 生长抑素及其类似物奥曲肽　这类药物具有收缩内脏血管平滑肌和对抗其他扩血管物质增加内脏血流量的作用，降低门静脉压力，减少侧支循环，降低曲张静脉压力；抑制胃泌素分泌，减少胃酸形成，减少再出血危险。用于上消化道出血，可减少出血量甚至控制出血，是目前治疗急性食管胃底曲张静脉破裂出血的主要药物，常用药物包括十四肽生长抑素和生长抑素类似物奥曲肽。

5. 乳果糖　乳果糖在结肠中被消化道菌群分解为低分子量有机酸，使肠道内 pH 下降，不利于产尿素酶的细菌生长，使肠道产生的氨减少；同时酸性的肠道环境可减少氨的吸收，并促进血液中氨渗入肠道排出。此外，乳果糖还可通过渗透作用产生泻下作用，保持大便通畅，缓解便秘。常用于肝硬化并发肝性脑病、高血氨症。不良反应主要有腹胀、腹痛、恶心、呕吐等。

6. 门冬氨酸鸟氨酸　在体内，门冬氨酸鸟氨酸通过产生鸟氨酸和门冬氨酸，作用于两个主要的氨解毒途径尿素合成和谷氨酰胺合成，促进氨的利用和消耗。门冬氨酸还参与肝细胞内核酸的合成及促进肝细胞内三羧酸循环代谢过程，促进肝细胞内的能量生成，以利于修复被损害的肝细胞。临床用于治疗因急、慢性肝病，如肝硬化、脂肪肝、肝炎所致的高血氨症，特别适用于因肝脏疾患引起的中枢神经系统症状的解除及肝昏迷的抢救。不良反应主要为消化道反应，如恶心、呕吐等。严重肾功能不全者（血清肌酐 >3mg/100ml）禁用。

7. 氟马西尼　为苯二氮䓬类受体拮抗剂，它通过竞争性抑制苯二氮䓬类与其受体结合，拮抗内源性苯二氮䓬所致的神经抑制，对于肝性脑病患者具有促醒作用。不良反应有恶心、呕吐、颜面潮红，也可出现头昏、精神错乱；对癫痫患者有可能诱发癫痫发作。

（二）药物应用方案

1. 病因治疗　去除病因是治疗肝硬化最重要的措施。控制肝炎病毒感染、戒酒，以及治疗活动性自身免疫性肝炎不仅有利于延缓肝硬化进展，在部分患者中甚至可逆转肝硬化，或使部分失代偿肝硬化患者向代偿期逆转。

2. 抗炎抗肝纤维化治疗　无法进行病因治疗或充分病因治疗后肝脏纤维化仍然存在或进展的患者，可考虑给予抗炎抗纤维化治疗。常用的抗炎保肝药物有水飞蓟素类、甘草酸制剂、还原型谷胱甘肽、多烯磷脂酰胆碱等。这些药物可以通过抑制炎症反应、解毒、免疫调节、清除活性氧和自由基，调节能量代谢，改善肝细胞膜稳定性、完整性及流动性途径，达到减轻肝组织损伤，促进肝细胞修复和再生，减轻肝内胆汁淤积，改善肝功能。中药如安络化纤丸、扶正化瘀胶囊、复方鳖甲软肝片等，对预防肝硬化失代偿及改善肝硬化结局具有辅助作用。

3. 并发症的治疗

（1）腹水的治疗　肝硬化腹水应合理限盐（摄入量4~6g/d），但如果血钠<125mmol/L时应该适当地限制液体摄入量（<1000ml/d）。鉴于RAAS激活导致的钠水潴留在肝硬化腹水中重要作用，醛固酮拮抗剂螺内酯是腹水单药治疗的一线利尿药物。首次发生腹水的患者可选择螺内酯单药治疗（起始剂量40~100mg/d）。对于长期、反复发作腹水的患者，可采用呋塞米（起始剂量40mg/d）联合螺内酯（起始剂量100mg/d）的治疗方案。效果不佳时，可逐步加量（每3天呋塞米增加40mg/d、螺内酯增加100mg/d），直至最大剂量（呋塞米160mg/d、螺内酯400mg/d）。也可联合用药，采用起始剂量呋塞米20~40mg/d联合螺内酯40~80mg/d，每3~5天按1∶2比例增加两种药物剂量，直至呋塞米80mg/d、螺内酯160mg/d。开始利尿治疗后，应定期监测电解质，一旦腹水得到控制，利尿剂应逐步减量至最低有效剂量。发生严重低钠血症（血钠低于125mmol/L）、急性肾损伤、肝性脑病恶化或严重肌肉痉挛时应立即停用利尿剂。血管加压素V2受体拮抗剂托伐普坦对于改善低钠血症和控制腹水有一定的疗效，常规利尿剂效果差的2、3级腹水、复发性腹水患者可应用托伐普坦。托伐普坦的起始剂量7.5~15mg/d，建议小剂量开始，根据血钠浓度与尿量调整剂量；最大剂量60mg/d，最低剂量3.75mg/d，一般连续应用不超过30天。对于顽固性腹水可采用腹腔穿刺大量放腹水同时应输注白蛋白扩充血容量。特利加压素可有效预防无肝肾综合征的肝硬化腹水患者腹腔穿刺术大量放腹水后发生后循环衰竭，改善顽固性腹水患者的血流动力学及肾功能，故也用于顽固性腹水的治疗。对于需要频繁（一年3次以上）进行大量放腹水或大量放腹水治疗效果不佳的顽固性腹水患者，应考虑行经颈静脉肝内门体静脉分流术（transjugular intrahepatic portosystemic-shunt，TIPS）。

（2）食管胃底静脉曲张出血　治疗原则为止血、恢复血容量、降低门静脉压力。出血急性期应禁食水，合理补液，同时尽早给予收缩内脏血管药物，如血管升压素及其类似物（如垂体后叶素、特立加压素）、生长抑素及其类似物（奥曲肽），减少门静脉血流量，降低门静脉压，从而止血。生长抑素及其类似物奥曲肽对全身血流动力学影响较小，是治疗食管胃底静脉曲张出血最常用的药物。生长抑素建议先缓慢静脉注射250μg作为负荷剂量，而后以每小时250μg持续静脉泵入。当两次输液给药间隔大于30分钟时，应重新静脉注射250μg，以确保给药的连续性。奥曲肽首剂100μg静脉缓注，以后每小时25~50μg持续静脉滴注。预防性使用抗菌药物可减少菌血症和自发性腹膜炎的发生，如第三代头孢菌素或氟喹诺酮类药物，疗程5~7天。必要时输注红细胞，对凝血功能障碍患者可补充新鲜血浆、凝血酶原复合物和纤维蛋白原等。食管胃底静脉破裂出血，药物治疗欠佳时可考虑三腔二囊管；或行急诊内镜下套扎、硬化剂或组织黏合剂治疗，药物联合内镜治疗效果更佳；可行介入治疗（TIPS）。

食管胃底静脉曲张出血的一级预防主要针对已有食管胃底静脉曲张，但尚未出血者，首选非选择性β受体拮抗剂，常用药物普萘洛尔或卡维地洛，通过收缩内脏血管，减少内脏高动力循环。对于出血风险较大的中、重度食管胃底静脉曲张，非选择性β受体拮抗剂无效、不耐受或依从性差的患者可采用内镜治疗。二级预防即对已发生过食管胃底静脉曲张出血的患者，预防其再出血，推荐应用非选择性β受体拮抗剂联合内镜治疗或TIPS治疗。

（3）肝性脑病　应采取综合措施，积极处理。①及早识别及去除肝性脑病发作的诱因，纠正电解质和酸碱平衡。②预防和控制感染：改善肠内微生态，减少肠内氮源性毒物的生成与吸收，可使用乳果糖、拉克替醇及α晶型利福昔明等。③营养支持治疗：尽量保证热能供应，避免低血糖；急性起病数日内禁食蛋白质，神志清楚后，蛋白质从20g/d逐渐增加至1g/(kg·d)；补充各种维生素；酌情输注血浆或白蛋白。④促进体内氨代谢：常用药物门冬氨酸鸟氨酸，可通过酶促作用促进血氨的利用和消耗，其他降氨药物还有谷氨酸盐、精氨酸等。⑤调节神经递质：苯二氮䓬类受体拮抗剂氟马西尼，可拮抗内源性苯二氮䓬所致的神经抑制。静脉注射氟马西尼0.5~1mg，可在数分钟内起效，但维持时间较短，必要时可持续静脉滴注。

(4) 自发性腹膜炎 感染的病原体以革兰阴性杆菌最为常见。一旦出现感染征象，应及时进行病原学检查，尽快给予经验性抗菌药物治疗，并根据感染来源（社区获得性或医院获得性感染）、严重程度和当地微生物学调查结果选择抗菌药物。获得病原学检测及药敏结果后，尽快转换为目标性抗感染治疗。

七、建议

肝硬化是多种肝脏疾病发展的终末期，此时肝细胞受损已较严重，药物治疗常可增加肝脏负担，须慎重权衡后选择药物。肝硬化目前无特效药物，因此预防或延缓肝硬化的发生是治疗的重点。

案例 14-4 患者，女性，62 岁。乙型肝炎病史 10 年，ALT 增高，未行特殊治疗。近 1 月来腹胀加重，食欲减退，下肢浮肿。查体：肝掌，蜘蛛痣，脾肋下 3cm，腹部移动性浊音（+），腹部超声提示液性暗区，诊断为肝硬化腹水。简述肝硬化腹水的药物治疗方案。

答案解析

第五节 胰腺炎

一、急性胰腺炎

（一）概述

急性胰腺炎（acute pancreatitis，AP）指因胰酶异常激活对胰腺自身及周围器官产生消化作用而引起的、以胰腺局部炎症反应为主要特征，甚至可导致器官功能障碍的急腹症。AP 在全球的发病率呈上升的趋势，不同地区存在一定差异，为（4.9～73.4）/10 万。

（二）病因和发病机制

1. 胆道疾病 胆石症及胆道感染等是我国 AP 的主要病因。一旦结石嵌顿在胰管与胆总管汇合的共同通道开口处十二指肠壶腹部，胆道压力增高，胆汁逆流进入胰腺，胰酶被激活，引起胰腺自身消化。胆管内炎症、胆石移行时损伤奥狄（Oddi）括约肌，将使胰管流出道不畅，胰管内压力增高，胰液向胰组织内流而发病。

2. 酒精 酒精对胰腺腺泡细胞有直接损害，长期饮酒者容易在胰管形成蛋白栓子阻塞胰管；另外酒精还可促进胰液分泌，当胰管不能充分引流大量胰液时，可促发急性胰腺炎。酒精在胰腺内氧化代谢时可产生大量活性氧，可促进炎症反应的激活。

3. 高甘油三酯血症 高甘油三酯血症患者一方面可因血浆乳糜颗粒阻塞胰腺毛细血管，导致 TG 代谢分解的游离脂肪酸在胰腺聚集，出现胰腺微循环障碍，缺血损伤，另一方面胰酶分解 TG 产生的大量游离脂肪酸可诱导炎症递质释放，引起瀑布样级联炎性反应，进而损伤腺泡细胞、血管内皮细胞，甚至引发多器官功能衰竭。血清 TG 水平≥11.3mmol/L 时，是高甘油三酯血症急性胰腺炎最重要的特征。

4. 其他病因 包括暴饮暴食、高脂饮食、胰腺肿瘤、胰腺外伤、高钙血症、Oddi 括约肌功能障碍、药物（如噻嗪类利尿剂、糖皮质激素、磺胺类、硫唑嘌呤等）、自身免疫性疾病、遗传因素、病毒或细菌感染等。少数病因不明者称为特发性 AP。

（三）临床表现

1. 症状 AP 的主要症状为急性发作的持续上腹部剧烈疼痛，疼痛多与饱餐、酗酒有关，疼痛常较剧烈，疼痛性质为钝痛或锐痛，可向背部、胸部、左侧腹部放射。常伴有恶心、呕吐，黄疸，可有轻、中度发热，部分患者可出现心动过速、低血压、少尿等休克表现，严重脱水或老年患者可出现精神症状。

2. 并发症 AP 的并发症分为局部并发症和全身并发症。

（1）局部并发症 包括急性胰周液体积聚、胰腺假性囊肿、包裹性坏死和感染性胰腺坏死，其他并发症还包括消化道出血、腹腔出血、胆道梗阻、肠瘘等。

（2）全身并发症 包括全身炎症反应综合征、器官功能衰竭、脓毒症、胰性脑病等。

3. 严重程度分级 临床常用的 AP 严重程度分级包括修订版 Atlanta 分级（revised Atlanta classification，RAC）及基于决定因素的分级（determinant-based classification，DBC），目前使用前者居多。

RAC 标准：①轻症急性胰腺炎（mild acute pancreatitis，MAP）：占急性胰腺炎的 80% ~85%，不伴有器官功能障碍及局部或全身并发症，通常在 1 ~2 周内恢复，病死率极低；②中重症急性胰腺炎（moderately severe acute pancreatitis，MSAP）：伴有一过性（≤48 小时）器官功能障碍和（或）局部并发症，早期病死率低，如坏死组织合并感染，则病死率增高；③重症急性胰腺炎（severe acute pancreatitis，SAP）：占急性胰腺炎的 5% ~10%，伴有持续（>48 小时）的器官功能障碍，病死率高。

（四）治疗原则

AP 的治疗原则是缓解腹痛、恶心等临床症状，减少腹腔有毒液体，减少并发症，预防胰腺坏死和感染。

1. 一般治疗 包括禁食、胃肠减压、纠正水与电解质紊乱、营养支持，以及针对病因的处理。

2. 药物治疗 包括解痉镇痛、抑制胰酶活性、液体复苏以及抗菌治疗等。

3. 手术治疗 在 AP 早期阶段，除严重的腹腔间隔室综合征外不建议手术治疗。重型患者常有腹腔液体积聚，积液中有大量血管活性物质及毒性细胞因子可加重胰腺炎的局部及全身病理生理变化，可在腹腔镜下作腹腔灌洗。在 AP 后期阶段，若合并胰腺脓肿和（或）感染，应考虑手术治疗。

（五）药物治疗方案

1. 常用药物分类及治疗机制

（1）奥曲肽 是一种人工合成的生长抑素衍生物，半衰期是生长抑素的 30 倍。可减少胃、胰酶、胰高血糖素和胰岛素等的分泌，也可抑制缩胆囊素-肠促胰酶素的分泌，对胰实质细胞膜有直接保护作用。可有效缓解疼痛等临床症状，还可减少败血症、急性呼吸窘迫综合征、急性肾功能衰竭、消化道出血、水与电解质紊乱及胰腺假性囊肿等并发症的发生，缩短重症患者的住院时间及降低死亡率。

（2）加贝酯（gabexate） 是一种非肽类蛋白酶抑制剂，可抑制胰蛋白酶、磷脂酶 A2、激肽释放酶、纤溶酶、凝血酶等的活性，从而制止这些酶及其产物引起的病理生理变化。此外对 Oddi 括约肌有松弛作用。

（3）乌司他丁（ulinastatin） 是从尿提取精制的糖蛋白，属胰蛋白酶抑制剂，可抑制胰蛋白酶、弹性蛋白、淀粉酶、脂肪酶、透明质酸酶等多种蛋白水解酶的活性，减少细胞和组织损伤；还可抑制溶酶体酶的释放、抑制心肌抑制因子和炎性介质的产生、清除氧自由基等作用，具有缓解 AP 局部及全身炎性病变的作用。

（4）抗菌药物 由于肠壁通透性增加、肠道菌群易位等原因，SAP 有 40% ~70% 继发感染，迅速加重胰腺坏死及败血症等全身中毒症状，故感染已成为重型患者的主要死亡原因。尽快应用高效、广谱抗生素预防和治疗感染，在 SAP 患者的治疗中至关重要。

（5）糖皮质激素 仅用于重型并发严重毒性症状者，对改善症状、减轻全身并发症、预防器官衰竭有效。

2. 药物应用方案

（1）液体治疗 早期液体复苏可改善组织灌注，无需等待血流动力学恶化。前 12 ~24 小时早期积极的静脉补液对于改善组织氧合和微循环灌注具有关键性作用。输液种类包括胶体（人血白蛋白、血浆等）、乳酸林格液、0.9%氯化钠溶液。应特别关注晶体和胶体在输注液体时的比例，严格控制输注速度，开始时，推荐以每小时5～10ml/kg的速度进行液体治疗，其中最初的30～45分钟可按20ml/kg的液体量进行输注，治疗过程中应警惕液体负荷过重引起的组织水肿及器官功能障碍。注意监测心率、血压、呼吸、血气分析及pH、尿量、血肌酐及尿素氮等。对持续存在低血压的AP患者，可在液体复苏过程中或之后给予去甲肾上腺素或多巴胺维持血压。

（2）镇痛治疗　适当的镇痛、镇静治疗，可以改善AP患者的舒适性、降低耗氧量和应激反应。非甾体抗炎药具有镇痛、抗炎及器官保护作用，可作为AP患者的基础镇痛治疗；合并急性肾损伤的AP患者应尽量避免使用。严重腹痛者，在严密监测下可注射哌替啶或盐酸二氢吗啡酮等。

（3）抗菌药物应用　胰腺感染坏死的发生时间具有一定的不确定性，通常在胰腺炎发病后的第2～4周内达高峰。研究显示预防性使用抗菌药物不能降低胰腺坏死感染的风险。对于可疑或确诊的胰腺感染可经验性使用抗菌药物，并尽快进行病原学培养，尽管其阳性率不高，但仍需根据细菌培养和药敏试验结果调整抗菌药物。胰腺感染的致病菌主要为革兰阴性杆菌（大肠埃希菌、变形杆菌、肺炎克雷伯菌等），革兰阳性菌（金黄色葡萄球菌、肠球菌等）、厌氧菌也常见。抗感染治疗推荐“降阶梯”策略，选择既能覆盖上述病原菌，并具备脂溶性，可透过血胰屏障的抗菌药物，可选用碳青霉烯类、喹诺酮类、第三代头孢菌素和甲硝唑等药物，一般疗程7～14天，但特殊情况下可能需要延长。

（4）其他药物治疗　目前仍缺乏针对急性胰腺炎的特异性药物。外源性补充生长抑素或其类似物奥曲肽可以抑制胰液的分泌，同时有助于控制胰腺及全身炎症反应。对于MAP患者，可在起病初期予以生长抑素250μg/h或奥曲肽25μg/h持续静脉滴注共3天。对于SAP或MSAP患者，宜在起病后48小时内予以生长抑素500μg/h或奥曲肽50μg/h，3～4天后分别减量为250μg/h或25μg/h，疗程4～5天。另外，应用乌司他丁等蛋白酶抑制剂可抑制胰蛋白酶、弹性蛋白酶、磷脂酶A等释放及其活性以稳定溶酶体膜，并改善炎症反应。中药作为AP的治疗方法之一，有良好的疗效。单味中药，如生大黄口服或灌肠、芒硝外敷等可以缓解腹痛、腹胀、全身炎症反应；一些复方制剂有助于促进肠道功能恢复，缓解肠麻痹，保护肠黏膜屏障，减少炎症因子释放等作用，可选择使用。

（六）建议

在解除病因、抑制胰腺分泌及胰酶活性的基础上，轻症患者应缓解疼痛，维持体液电解质状态的平衡，根据疾病程度决定营养给予方式。重症AP患者应转重症监护室，密切监测生命体征、体液和电解质状态、白细胞计数、血细胞压积、血尿素氮、血肌酐等，连续血流动力学和动脉血气监测。此外，需作血脂肪酶、淀粉酶和胆红素检测，监测感染迹象，缓解腹痛，充分的营养支持、抗休克等。

二、慢性胰腺炎

（一）概述

慢性胰腺炎（chronic pancreatitis，CP）是一种由各种原因引起的胰腺组织进行性慢性炎症性疾病，其病理特征为胰腺腺泡萎缩、破坏和间质纤维化。临床上表现为反复发作性或持续性腹部疼痛、胰腺内、外分泌功能不全等。在全球范围内，CP的发病率为9.62/10万，死亡率为0.09/10万，男性患病率为女性2倍。我国2003年CP患病率约为13/10万，并呈逐年上升的趋势。

（二）病因及发病机制

CP病因复杂，涉及多种因素，其发病通常因急性胰腺炎启动炎症过程，此后多种致病因素来维持炎症反应，从而导致进行性的纤维化。一些遗传变异、自身免疫性因素引发的慢性胰腺炎不需要急性胰腺炎的启动。

1. 各种胆系疾病 因胆系疾病引发的急性复发性胰腺炎，胰腺组织广泛损伤，纤维化、胰管变形，可逐渐进展为CP。

2. 酒精 酗酒是CP主要的致病因素之一，在西方国家占50%～60%，在我国约占20%。酒精并非直接导致CP，但在胰管梗阻等因素的协同作用下，可致酒精性急性复发性胰腺炎，逐渐发展为CP。

3. 遗传因素 遗传因素在CP发病中起重要作用，遗传性胰腺炎大多为常染色体显性遗传，外显率约80%，多在幼年发病，常进展为CP并伴有高胰腺癌的发病率。常见易感基因包括*PRSS1*、*CTRC*、*SPINK1*和*CFTR*等，遗传性胰腺炎患者基因突变后导致胰蛋白酶原异常激活和胰酶灭活机制失调，导致胰腺坏死、纤维化反复发生。

4. 高钙血症 血液、胰腺实质中高浓度的钙可促进胰酶激活，持续性高钙血症，使急性复发性胰腺炎风险增加。高浓度的钙离子易在碱性胰液中沉积，形成胰管结石，导致胰管阻塞。

5. 其他病因 还包括自身免疫性疾病、胰腺先天性解剖异常、B组柯萨奇病毒感染、营养因素等。

（三）临床表现

1. 腹痛 是CP最常见的临床症状，常为上腹疼痛，可向背部放射。腹痛分为两型：A型为间歇性疼痛，包括急性胰腺炎及间断发作的疼痛，间歇期无明显疼痛，可持续数月至数年；B型为持续性腹痛，表现为长期连续性的疼痛和（或）频繁的疼痛加重。我国CP患者中A型腹痛占80%以上，B型腹痛占5%，无腹痛者约占10%。

2. 胰腺外分泌功能不全的表现 CP后期大多数腺泡组织损伤，胰腺外分泌功能不全出现吸收不良综合征，包括脂肪、蛋白质、碳水化合物吸收障碍，其中以脂肪吸收不良出现最早，表现为食欲减退、腹胀、嗳气、不耐受油腻食物等，进而引起体重减轻、营养不良。当脂肪酶的分泌量降至正常的10%以下时，可出现脂肪泻，表现为排便次数增加，大便量多，泡沫样、有恶臭，镜检可见脂肪滴。严重者伴脂溶性维生素缺乏。

3. 胰腺内分泌功能不全的表现 由于CP引起胰腺β细胞破坏，胰岛素分泌减少，表现为糖耐量异常或糖尿病。

4. 并发症 CP可并发胰腺假性囊肿、上消化道出血、十二指肠梗阻、胰源性腹水，个别患者可发生多发性脂肪坏死等，少数患者可进展为胰腺癌。

（四）治疗原则

CP的治疗原则为去除病因、控制症状、改善胰腺功能、治疗并发症和提高生命质量等。

1. 一般治疗 CP患者须禁酒、戒烟，避免高脂、高蛋白饮食，适当运动。长期脂肪泻患者，应注意补充脂溶性维生素及维生素B_{12}、叶酸，适当补充各种微量元素。

2. 药物治疗 急性发作期治疗同急性胰腺炎，对于胰腺外分泌功能不全的治疗主要应用外源性胰酶替代治疗；胰腺内分泌功能不全合并糖尿病者可口服降糖药物或注射胰岛素；及时有效的缓解或减轻腹痛是CP治疗中的重要部分。

3. 内镜治疗 适应证主要包括胰管结石、胰管狭窄、胰腺假性囊肿、胆管狭窄等，有利于缓解胰源性疼痛，改善患者生命质量。

4. 手术治疗 目的是减轻疼痛、改善引流、处理并发症。适应证为：①药物或内镜治疗不能缓解的顽固性疼痛；②并发胆道梗阻、十二指肠梗阻、胰腺假性囊肿、胰源性门静脉高压伴出血、假性动脉瘤、胰瘘等，不适合内科及介入治疗或治疗无效者；③怀疑恶变者。手术方式遵循个体化治疗原则，主要包括胰腺切除术、胰管引流术及联合术式等。

（五）药物治疗方案

1. 急性发作期　治疗原则同急性胰腺炎。

2. 胰腺外分泌功能不全　主要应用外源性胰酶替代治疗，首选含高活性脂肪酶的肠溶包衣胰酶制剂，推荐进食主餐时一起口服，餐中服用，可减少脂肪泻、改善恶心、胀气等症状。疗效不佳时可联合PPI、H_2受体拮抗剂等抑酸剂。营养不良的患者可辅以合理膳食，症状不缓解时可考虑补充中链甘油三酯，脂溶性维生素缺乏者可适当补充维生素 D。

3. 疼痛治疗　疼痛治疗遵循 WHO 提出的疼痛三阶梯治疗原则。第一阶梯首选非甾体抗炎药对乙酰氨基酚，不良反应较少；第二阶梯治疗可选用弱阿片类止痛药，如曲马多；第三阶梯治疗选用阿片类药物，但尽量避免长期大量应用，症状缓解后应及时减量或停药。因胰管狭窄、胰管结石等引起的梗阻性疼痛，可行内镜介入治疗。

4. 糖尿病　CP 时常出现胰岛素分泌不足或功能异常导致糖尿病的发生。应鼓励患者改善生活方式，合理饮食、适当运动、戒烟戒酒。怀疑存在胰岛素抵抗者，若无禁忌可选用二甲双胍治疗，其他不良反应显著的口服降糖药不作首选；口服药物疗效差者，改为胰岛素治疗。由于 CP 合并糖尿病的患者多消瘦、营养不良，对胰岛素敏感度高，需注意预防低血糖的发生。

（六）建议

CP 患者须禁酒、戒烟，避免过量高脂、高蛋白饮食。CP 呈进行性发展，积极治疗可缓解症状，但不易根治，部分患者病情相对稳定，持续进展可发生内、外分泌功能不全甚至胰腺癌，应定期随访。

案例 14-5　患者，男性，68 岁。上腹部痛 1 年，进食后加重，大便 5 次/天，可见脂肪滴。查体：上腹部压痛（+）。腹部超声提示胰腺多发性钙化灶，诊断为慢性胰腺炎，简述该患者的疼痛三阶梯治疗原则。

答案解析

思考题

答案解析

1. 简述胃食管反流病的常用药物分类及其代表药物。
2. 简述消化性溃疡的药物治疗原则。
3. 简述活动期克罗恩病的药物治疗方案。
4. 简述肝硬化的病因。
5. 简述急性胰腺炎的治疗原则。

（赵文婷）

书网融合……

本章小结　　微课　　习题

第十五章 血液及造血系统疾病药物治疗

微课

PPT

学习目标

1. 通过本章学习，掌握贫血、白细胞减少症与粒细胞缺乏症、血小板疾病所致出血性疾病、血友病和白血病等疾病的基本概念、治疗原则及主要治疗药物；熟悉上述疾病的临床表现及发病机制；了解相关疾病的治疗新进展。

2. 具有明确血液系统疾病的处理原则、用药方案及常见的药物不良反应的处理的能力，做到临床安全合理用药。

3. 树立科学的世界观，培养严谨求实的科学态度，树立药学服务意识，关爱患者。

第一节 贫 血

贫血（anemia）是指单位容积循环血液中血红蛋白（Hb）浓度，红细胞数量（RBC）及血细胞比容（HCT）低于本地区、相同年龄和性别人群的参考值下限的一种临床症状，是最常见的临床症状之一。临床上由于红细胞容量测定较为复杂，常以血红蛋白（Hb）浓度来代替。我国海平面地区，成年男性 Hb < 120g/L，红细胞数 < 4.5×10^{12}/L、血细胞比容 < 0.42，成年女性（非妊娠期）Hb < 110g/L、红细胞数 < 4.0×10^{12}/L、血细胞比容 < 0.37，妊娠期妇女 Hb < 100g/L，即为贫血。根据不同的临床特点及病因和发病机制，贫血有不同的分类。按贫血进度分为急、慢性贫血；按红细胞形态分为大细胞性贫血、正常细胞性贫血和小细胞低色素性贫血；按病因和发病机制分为红细胞生成减少性贫血、红细胞破坏过多性贫血和失血性贫血。

一、缺铁性贫血

（一）概述

缺铁性贫血（iron deficient anemia，IDA）是指机体内贮存铁耗尽（iron depletion，ID）、缺铁性红细胞生成（iron deficiency erythropoiesis，IDE）不足导致的贫血。缺铁性贫血是最常见、最多见的贫血，全球约 1/4 的人口患有贫血，且经济不发达地区婴幼儿、育龄妇女的发病率显著增高。以下几种病理情况是导致缺铁性贫血的常见病因，包括：①铁摄入不足和需求增加。多见于婴幼儿、青少年、妊娠和哺乳期妇女，铁的需要量增加，如不摄入含铁量较高的食物，则较容易发生缺铁性贫血。长期食物缺铁也可引起其他人群发生缺铁性贫血。②铁吸收障碍。铁的主要吸收部位为十二指肠。胃酸有助于二价铁和血红素结合铁的吸收。胃大部切除术后胃酸分泌不足、食物过快进入空肠使铁的吸收减少。此外，多种原因造成的胃肠功能紊乱，以及慢性腹泻、慢性肠炎等胃肠道功能紊乱都可引起铁吸收不良，进而导致缺铁性贫血。③铁丢失过多。见于各种失血，如消化性溃疡、胃肠道恶性肿瘤等慢性胃肠道失血、咯血和肺泡出血、月经过多等。当体内严重缺铁时，含铁酶和铁依赖性酶（如细胞色素 C、黄嘌呤氧化酶等）活性降低，导致组织代谢和功能障碍。同时，血红蛋白合成减少使携氧能力下降，引发全身组织缺氧性损害。

（二）诊断要点

缺铁性贫血发病缓慢，在体内贮存铁未耗竭之前，临床上可无明显症状。当贮存铁耗竭后，临床上主要表现为面色萎黄或苍白、倦怠乏力、食欲不振、头晕耳鸣、记忆力衰退等，严重者出现心悸气促、心率加快、活动受限。偶伴有组织缺铁所产生的症状，如口腔炎、舌炎、口角炎、缺铁性吞咽困难（称 Plummer-Vinson 综合征）；皮肤干燥、皱缩；指/趾甲缺乏光泽、脆薄易裂，重者指/趾甲变平，甚至下凹呈勺状（匙状甲）。此外，患者可能出现情绪不稳（如易怒、烦躁）、认知功能下降（如注意力不集中）以及异食癖等异常行为。儿童患者还可能伴随生长迟缓和智力发育障碍。

诊断主要依靠于实验室检查，应包括以下三个方面：①小细胞低色素性贫血；②存在缺铁，即符合贮存铁耗竭或缺铁性红细胞生成的诊断；③存在铁缺乏的病因，且铁剂治疗有效。通过检测血清铁、总铁结合力及铁蛋白等铁代谢指标来明确诊断缺铁性贫血，需与铁粒幼细胞性贫血、慢性病性贫血等其他小细胞性贫血进行鉴别诊断。

（三）辅助检查

1. 血常规　呈小细胞低色素性贫血。成年男性 Hb＜120g/L，成年女性（非妊娠期）Hb＜110g/L，妊娠期妇女 Hb＜100g/L。平均红细胞体积（MCV）低于 80fl，平均红细胞血红蛋白量（MCH）小于 27pg，平均红细胞血红蛋白浓度（MCHC）小于 320g/L。

2. 骨髓象　骨髓增生活跃，以红系细胞增生为主，粒系、巨核系细胞无明显异常；红系细胞中以中、晚幼红细胞为主，其体积小、核染色质致密、胞质少、边缘不整齐，有血红蛋白形成不良的表现，即所谓的“核老浆幼”现象。骨髓涂片用亚铁氰化钾染色（普鲁士蓝反应）后，骨髓小粒可染铁消失；幼红细胞内铁小粒减少或消失，铁粒幼红细胞少于 15%。骨髓铁染色是目前评估机体铁储备的金标准，具有较高的特异性，但由于需行骨髓穿刺，属于有创性检查。

3. 铁代谢

（1）血清铁蛋白（serum ferritin，SF）　WHO 给出了不同年龄诊断 IDA 的 SF 标准（表 15－1），推荐将其作为我国确诊 IDA 的标准。

表 15－1　WHO 建议的不同年龄段人群诊断 IDA 的血清铁蛋白标准（μg/L）

年龄	表观健康人群	感染或合并慢性炎症患者
婴幼儿（＜2 岁）	＜12	＜30
儿童/成人（≥2 岁）	＜15	＜70
妊娠期妇女（孕晚期）	＜15	—

（2）总铁结合力（total iron binding capacity，TIBC）　不饱和铁和血清铁的总和，TIBC＞64.44μmol/L。

（3）转铁蛋白（transferrin，TRF）　是肝脏产生的特异性糖蛋白，TRF 的浓度与铁的需求成正比，小于 15%。

（4）血清铁浓度　单独血清铁浓度不能评价机体内铁的水平，须结合其他指标进行分析，如结合 TRF 计算 TRF 饱和度（transferrin saturation，TSAT），评价铁含量。TSAT 指血清铁与 TRF 结合能力的比值，即血清铁除以 TIBC，ID/IDA 时降低

（5）可溶性转铁蛋白受体（sTfR）　测定是迄今反映缺铁性红细胞生成的最佳指标，一般 sTfR 浓度＞26.5nmol/L（2.25pg/ml）可诊断缺铁。

（6）血清 sTfR 水平与 SF 对数的比值（sTfR/ logSF）　又称铁蛋白指数，若比值＞2，考虑铁缺乏。缺点是可及性差，具有检测能力的实验室少。

（7）红细胞内卟啉代谢　游离原卟啉（FEP）大于 0.9μmol/L（全血），锌原卟啉（ZPP）大于 0.96μmol/L（全血），FEP/Hb >4.5μg/g Hb。

（四）处理原则

1. 病因治疗　积极寻找 ID/IDA 的病因，如青少年、育龄期妇女、妊娠期妇女和哺乳期妇女等摄入不足引起的 IDA，应改善饮食，补充含铁丰富且易吸收的食物，如瘦肉、动物肝脏等；育龄期妇女可以预防性补充铁剂，每日或隔日补充元素铁；月经过多引起的 IDA 应该寻找月经量过多的原因；寄生虫感染患者应进行驱虫治疗；恶性肿瘤患者应进行手术或放、化疗；消化性溃疡患者应进行抑酸护胃治疗等。

2. 补铁治疗　药物治疗的目的在于恢复血红蛋白并补充贮存铁，而口服铁剂为治疗缺铁性贫血的首选。但贫血病因未查明之前不能用铁剂或其他补血药物治疗，以免干扰诊断。贫血患者血常规恢复正常后，仍需继续服用铁剂 4 ~6 个月，以补足铁贮存量。若口服铁剂不能耐受或者存在吸收障碍，可采用注射铁剂进行治疗。

（五）用药方案

1. 口服铁剂　口服铁剂中，无机铁以硫酸亚铁（ferrous sulfate）为代表，有机铁包括多糖铁复合物（iron polysaccharide complex）、蛋白琥珀酸铁口服溶液、富马酸亚铁（ferrous fumarate granules）、琥珀酸亚铁（ferrous succinate）和葡萄糖酸亚铁等；除以上铁剂外，还有结合铁的中成药，如健脾生血片，其中元素铁含量 20mg，对胃肠道刺激小（表 15 -2）。

表 15 -2　常用口服铁剂

常用口服铁剂	用法用量	常用口服铁剂	用法用量
硫酸亚铁	60mg/次，3 次/天	富马酸亚铁	60 ~120mg/次，3 次/天
多糖铁复合物	300mg/次，1 次/天	琥珀酸亚铁	100 ~200mg/次，2 次/天
蛋白琥珀酸铁口服溶液	40mg/次，2 次/天	葡萄糖酸亚铁	300 ~600mg/次，3 次/天

口服铁剂治疗注意事项：①严重贫血时可增加口服铁剂量，提高补铁效果，或选择口服吸收率高的补铁药物；但对于轻症或 ID 患者，中等剂量的铁，隔天服用对铁调素影响小、铁吸收效率高。②若无明显胃肠道反应，一般不应将铁剂与食物一同服用。③每天口服 100mg 元素铁，持续治疗 4 ~6 周后，Hb 没有变化，或上升 <10g/L，应考虑以下原因：诊断有误；患者依从性差，未按医嘱服药；存在持续出血；有影响铁吸收情况。④部分糖尿病患者由于饮食控制严格导致 ID/IDA，口服补铁治疗时需注意药物的佐剂中是否含糖。⑤疗程要长，既要 Hb 恢复正常，也要保证储存铁达标。

2. 注射铁剂

（1）常用静脉铁剂　常用的静脉铁剂主要包括以下几类：新一代静脉注射铁制剂通过铁与碳水化合物的紧密结合，实现了铁元素的控制释放，从而能够在短时间内安全给予大剂量铁剂。目前临床常用的静脉铁剂包括：低分子右旋糖酐铁（iron dextran，ID）、葡萄糖酸亚铁（ferrous gluconate，FG）、羧基麦芽糖铁（ferric carboxymaltose，FCM）、蔗糖铁（iron sucrose，IS）、纳米氧化铁（ferumoxytol）及异麦芽糖酐铁（iron ssomaltoside）等。这些制剂在临床应用中各有特点，可根据患者的具体情况选择合适的铁剂进行治疗。

（2）静脉铁剂适应证　①口服铁剂的胃肠道不良反应不能耐受，如老年人和妊娠中、晚期妇女（已有妊娠相关胃肠道症状），以及现有胃肠道疾病可能会加重口服铁剂不良反应的患者。②短期内（1 ~2次就诊）补足铁储备，而不愿长期（数月）口服补铁的患者。③持续性失血（如严重子宫出血、黏膜毛细血管扩张等），导致口服铁剂无法满足补铁需求的情况。④解剖或生理异常（如胃肠道术后、吸收不良综合征等）影响口服铁剂吸收的患者。⑤合并慢性炎症性疾病（如慢性肾病、炎症性肠病等）干扰铁代谢稳态的患者。⑥预计术中失血量 >500ml 的患者。⑦需在 6 周内接受手术的铁缺乏患者。

（3）静脉铁剂禁忌证　铁能促进微生物生长，存在败血症或其他严重感染的患者禁用；静脉铁剂可能加重低磷血症，此类患者应避免使用；妊娠前 3 个月的妇女禁用，除非明确获益大于风险；对铁剂或相关成分过敏的患者禁用。静脉铁的总需要量按以下公式计算：所需补铁量(mg) = [目标 Hb 浓度 - 实际 Hb 浓度(g/L)] × 体重(kg) + 1000(男性)/600(女性)。

（六）建议

缺铁性贫血是可以预防的，尤其是针对易感人群。对婴幼儿应及时添加富含铁的食品，如蛋类、动物肝脏等；对青少年应纠正偏食；对妊娠期及哺乳期妇女可补充铁剂；对月经期妇女应防治月经过多；并做好肿瘤疾病和慢性出血性疾病患者的防治。口服铁剂不宜与含有大量鞣酸的饮品如浓茶、咖啡等一起服用，防止铁剂与鞣酸络合形成不溶性的铁质沉淀影响铁的吸收。鱼类、肉类和维生素 C 可增加铁剂的吸收，1g 维生素 C 增加 10% 铁剂吸收。奶制品会降低 40% ~ 50% 铁剂的吸收。需注意药物对铁剂吸收的不良影响，四环素类抗生素能与铁剂生成不溶性络合物，不利吸收。促胃动力药如多潘立酮可减轻铁剂的胃肠道不适，但会影响铁剂吸收，饭前给予胃动力药而饭后服用铁剂可避免该影响。

知识拓展

慢性肾脏病(CKD) 合并 ID/IDA

贫血是 CKD 常见的合并症，ID 及代谢障碍是肾性贫血的重要因素，主要机制如下。

1. 铁丢失过多　胃肠道失血（透析过程中系统性抗凝、防治心血管疾病使用口服抗凝剂或抗血小板药物导致消化道出血）；血液透析过程中失血，包括滤器凝血及动静脉内瘘穿刺部位或导管出血；医源性原因：实验室检查需要反复抽血。

2. 铁吸收和回吸收减少　因为炎症使 CKD 患者的铁调素水平增高，肠道吸收铁减少、使其在体内蓄积。升高的铁调素会抑制肠道铁吸收并阻碍巨噬细胞和脾脏的铁释放，导致功能性铁缺乏。此外，部分 CKD 患者长期使用质子泵抑制剂（PPI）和含钙磷结合剂，前者降低胃酸分泌影响铁吸收，后者与铁形成不溶性复合物，进一步加剧铁缺乏。

3. 摄入铁减少　肾功能严重受损患者，毒性物质沉积在肠道，影响患者食欲，摄入铁减少。

4. 铁需求量增加　慢性肾功能不全，EPO 水平降低，补充外源性 EPO，会导致铁需要量增加。

5. 造血功能受抑　CKD 患者肾功能下降，EPO 水平下降，红系造血功能受抑，加重贫血。

案例分析 15 - 1　患者，女性，22 岁，乏力、头晕 3 个月，活动后心悸，伴月经量增多（每次持续 7 ~ 10 天）。查体：面色苍白，指甲扁平，心率 98 次/分。实验室检查：Hb 85g/L，MCV 72fL，血清铁 8.50μmol/L，血清铁蛋白 11μg/L，总铁结合力 65.14μmol/L。

（1）该患者可能的诊断为什么疾病？

（2）首选的治疗药物是什么？

案例分析 15 - 2　患者，男性，70 岁，反复黑便 2 个月，体重下降 5kg，食欲减退。查体：结膜苍白，腹部未及包块，大便隐血（+ + +）。实验室检查：Hb 78g/L，MCV 70fL，血清铁蛋白 10μg/L，胃镜示胃窦部溃疡性病变。

（1）该患者可能的诊断为什么疾病？进一步需要完善什么检查？

（2）该患者的治疗原则及方案？

答案解析

二、巨幼细胞贫血

（一）概述

巨幼细胞贫血（megaloblastic anemia，MA）是由脱氧核糖核酸（DNA）合成障碍所引起的一组贫血，主要是体内缺乏叶酸和（或）维生素 B_{12}，亦可因遗传或药物因素等导致的获得性 DNA 合成障碍引起。本病特点是细胞核发育障碍，细胞分裂减慢，与胞质发育不同步，外周血中可见平均红细胞体积（MCV）和平均红细胞血红蛋白量（MCH）高于正常，且骨髓中出现大量形态和功能异常的巨幼红细胞和巨幼粒细胞。

叶酸和维生素 B_{12} 是 DNA 合成的重要辅酶，缺乏时会导致 DNA 合成障碍。由于 DNA 合成减慢而 RNA 合成仍正常，使得 RNA 与 DNA 的比例失调，细胞核发育滞后于胞浆，形成核浆发育不平衡的巨幼变。骨髓中的红系、粒系和巨核系细胞均可出现巨幼变，巨幼细胞大多在骨髓内过早凋亡，导致无效造血和贫血。此外，维生素 B_{12} 缺乏还会影响神经髓鞘形成，引发神经系统症状。某些干扰核苷酸合成的抗肿瘤药物也可导致类似的巨幼细胞贫血。

临床上，巨幼细胞贫血主要分为：①营养性巨幼细胞贫血，以叶酸缺乏为主。在我国以西北地区较为多见，患者大多以谷类食物为主，而新鲜蔬菜、水果、肉类进食较少，且饮食和烹调习惯不良，常伴有复合性营养不良表现。②恶性贫血，由原因不明的胃黏膜萎缩导致内因子分泌障碍，维生素 B_{12} 缺乏所引起。该疾病与民族和遗传有关，多见于北欧。患者神经系统症状出现较早且较为严重。③药物性巨幼细胞贫血，多由可影响叶酸吸收或代谢的药物引起。

（二）诊断要点

巨幼细胞贫血应根据患者营养史或特殊用药史、贫血表现、消化道及神经系统症状、体征，结合特征性血常规和骨髓象，测定血清叶酸及维生素 B_{12} 水平等作出诊断。若无条件测定叶酸及维生素 B_{12} 水平，可给予诊断性治疗。贫血起病隐匿缓慢，特别是维生素 B_{12} 缺乏者常需数月。而叶酸由于体内储存量少，可较快出现缺乏。如某些接触氧化亚氮者、ICU 病房或血液透析的患者，以及妊娠期妇女可在短期内出现缺乏。补充叶酸及维生素 B_{12} 治疗一周左右网织红细胞上升者，应考虑诊断为叶酸或维生素 B_{12} 缺乏。

1. 血液系统表现 临床上一般表现为中度至重度贫血，除贫血症状如面色苍白、乏力、疲倦、头晕、活动后气短心悸外，严重贫血者可同时出现白细胞和血小板减少，反复感染和出血倾向。少数患者可出现轻度黄疸。除此，患者可有胃肠道症状和神经系统等非血液学临床表现。

2. 消化系统表现 胃肠道症状主要包括食欲不振、恶心、腹胀、腹泻、便秘及舌炎等。其中以舌炎最为突出，表现为舌苔光滑、舌乳头萎缩、舌面呈“牛肉样舌”，可伴有舌痛。

3. 神经系统表现和精神症状 因脊髓侧束和后束有亚急性联合变性，可出现手足对称性麻木、深感觉障碍、共济失调或步态不稳、行走困难等表现。患者味觉、嗅觉降低、视力下降，重者可有大小便失禁。维生素 B_{12} 缺乏者有精神异常、无欲、抑郁、失眠、记忆力下降、谵妄、幻觉、妄想甚至精神错乱等症状。部分巨幼细胞贫血患者的神经系统症状可发生于贫血之前。

（三）辅助检查

1. 血常规 呈大细胞性贫血。现为红细胞大小不均，以大细胞为主，椭圆形红细胞增多及中性粒细胞核分叶过多。成年男性 Hb $<$ 120g/L，成年女性（非妊娠期）Hb $<$ 110g/L，妊娠期妇女 Hb $<$ 100g/L。MCV、MCH 均增高（MCV $>$ 100fl，MCH $>$ 32pg），MCHC 正常。血涂片中可见红细胞大小不等、中央淡染区消失、有大椭圆形红细胞、嗜碱性点彩红细胞等；中性粒细胞核分叶过多（5 叶核以上的中性粒细胞超过5%或出现6叶以上的细胞核）为特征性表现，是重要诊断标准，亦可见巨杆状核粒细胞。网织红细胞计数可正常。重者全血细胞减少。

2. 骨髓象　骨髓增生活跃或明显活跃，以红系增生显著，骨髓铁染色常增多。造血细胞出现巨幼变，以红系细胞最为显著，可见各阶段巨幼红细胞，胞体大、细胞核大、细胞体积增大，巨幼红细胞系列占骨髓细胞总数的30%～50%；核染色质呈细颗粒状、疏松分散，形成一种特殊的间隙；胞浆较胞核成熟，呈“核老浆幼”。粒系可见巨中、晚幼粒细胞，巨杆状核粒细胞，成熟粒细胞分叶过多。巨核细胞体积增大，分叶过多。

3. 生化检查　①叶酸和维生素 B_{12} 测定，血清维生素 B_{12} 缺乏，低于74pmol/L（100ng/ml）；血清叶酸缺乏，低于6.8nmol/L（3ng/ml）；红细胞叶酸低于227nmol/L（100ng/ml）可分别诊断为叶酸和维生素 B_{12} 缺乏；②脱氧尿嘧啶核苷抑制试验（deoxyuridine suppression test）判断患者是缺乏叶酸抑或维生素 B_{12}；③维生素 B_{12} 吸收试验（Schilling test）判断维生素 B_{12} 缺乏的病因；④血清同型半胱氨酸和甲基丙二酸水平测定可鉴别叶酸缺乏或维生素 B_{12} 缺乏，维生素 B_{12} 缺乏两者均升高，而叶酸缺乏只有同型半胱氨酸升高；⑤恶性贫血患者胃液中的游离胃酸消失，恶性贫血患者血清中可检出抗体。

4. 其他　胃酸降低、恶性贫血时内因子抗体及Schilling试验（测定放射性核素标记的维生素 B_{12} 吸收情况）阳性；维生素 B_{12} 缺乏时伴尿高半胱氨酸24小时排泄量增加；血清间接胆红素稍有增高。

（四）处理原则

1. 病因治疗　查明原发病因并采取相应的治疗措施。有原发病（如胃肠道疾病、自身免疫疾病等）的巨幼细胞贫血，应积极治疗原发病；用药后继发的巨幼细胞贫血，应酌情停药。老年人发生巨幼细胞贫血要考虑存在肿瘤的可能，如胃癌或者结肠癌。贫血严重时应注意卧床休息，避免晕厥或摔伤。除多食肉类、新鲜的绿叶蔬菜外，在需要的情况下可服用维生素和叶酸制剂，以增加维生素 B_{12} 和叶酸摄入量。

2. 药物治疗　以补充治疗为主，补充叶酸或维生素 B_{12} 直至补足应有的贮存量。但在骨髓检测结果未明确前不宜给予叶酸或维生素 B_{12} 进行治疗，以免治疗后24小时骨髓细胞的巨型变消失，不利于诊断。维生素 B_{12} 缺乏患者禁单用叶酸治疗，会加重神经系统的损害。当叶酸和维生素 B_{12} 联合应用时，应注意叶酸会消耗更多的维生素 B_{12}，使神经系统症状更为严重。

3. 辅助治疗　上述治疗后若贫血改善不良，需注意患者是否合并缺铁；重症病例因大量红细胞新生，也可出现继发性缺铁，都要及时补充铁剂。

（五）用药方案

1. 补充叶酸　叶酸缺乏者可口服叶酸，对肠道吸收不良者宜加大剂量，或肌内注射甲酰四氢叶酸钙。一般1～2个月血常规和骨髓象可恢复正常，恢复后不需进行维持给药。若胃肠道疾患使口服制剂难于吸收，或因某些药物如乙胺嘧啶、甲氧苄啶（TMP）、甲氨蝶呤等竞争性地抑制二氢叶酸还原酶，使叶酸不能还原为四氢叶酸起辅酶作用，以及肝脏疾患时影响肝中叶酸还原酶的生成，使叶酸不能转变为可利用的四氢叶酸，应选用亚叶酸钙，直接进入组织参与传递“一碳基团”。可肌内注射，每次3～6mg，每日1次，经10～15天治疗可减至3mg/d，至贫血纠正。

（1）叶酸　成人口服治疗量5～10mg，3次/天。儿童口服治疗量5mg，3次/天。高危人群（如妊娠期妇女、慢性溶血患者）：预防性补充0.4～1mg/d。长期用药可出现畏食、恶心、腹胀等胃肠道症状。大量服用叶酸时，可使尿液呈黄色。

（2）甲酰四氢叶酸钙（亚叶酸钙）　推荐最初剂量为肌内注射9～12mg/d，连续使用10～15天。如疗效满意，可将剂量降低至能保证足够临床治疗效果的水平，直至血常规正常，症状消失为止。大剂量可作为甲氨蝶呤解毒剂，不同患者亚叶酸钙剂量差异很大，需紧密监测甲氨蝶呤血药浓度来确定最佳剂量，持续服用亚叶酸钙直至甲氨蝶呤浓度低于 2×10^{-8}mol/L。

2. 补充维生素 B_{12} 维生素 B_{12}缺乏者，可肌内注射维生素 B_{12}治疗。成人治疗量 100μg，1 次/天（或 200μg，隔天 1 次），逐渐延长用药间歇期到每月 1 次，直至血红蛋白恢复正常。儿童治疗量 60 ~ 100μg，1 ~ 3 次/周，至贫血纠正。恶性贫血或胃全部切除者需终生采用维持治疗，注射 100μg，1 次/月。维生素 B_{12}缺乏伴有神经症状者，有时需大剂量 500μg，2 次/周。无维生素 B_{12}吸收障碍者可口服氰钴胺或甲钴胺 1000μg/d。

（六）建议

应普及营养知识教育，改善患者的营养状态，纠正不良饮食习惯和烹饪习惯，特别是高危人群，婴幼儿要及时添加辅食，妊娠期妇女要多进食新鲜蔬菜、鱼类、蛋类、乳制品、豆类、坚果、全谷物。

案例分析 15 – 3 患者，30 岁，孕 24 周，乏力、头晕 2 个月，伴舌痛、食欲减退，偶有手足麻木。查体：面色苍白，舌面光滑（镜面舌），四肢浅感觉减退。实验室检查：Hb 90g/L，MCV 110fL，血涂片见大卵圆形红细胞和中性粒细胞分叶过多（5 叶核），血清叶酸↓，维生素 B_{12}正常。

（1）该患者可能的诊断为什么疾病？进一步需要完善什么检查？

（2）该患者孕期需特别注意什么？该疾病常用治疗药物有哪些？

案例分析 15 – 4 患者，女性，35 岁，严格素食 5 年，近 3 个月出现苍白、活动后心悸，偶有腹泻。查体：结膜苍白，舌乳头萎缩，肝脾未触及。实验室检查：Hb 78g/L，MCV 105fL，血清维生素 B_{12} 68pmol/L，血清铁正常，叶酸正常。

（1）该患者贫血类型及病因？与饮食习惯有何关联？

（2）需与哪种贫血类型鉴别？关键鉴别点是什么？

（3）给予什么治疗以预防复发？

答案解析

三、再生障碍性贫血

（一）概述

再生障碍性贫血（aplastic anemia，AA，简称再障）是由各种原因造成的骨髓造血功能减低或衰竭，主要表现为骨髓造血功能低下、全血细胞减少和贫血、出血、感染等。我国发病率为 0.74/10 万，可发生于各年龄组，高发年龄分别为 15 ~ 25 岁的青壮年和 65 ~ 69 岁的老年人，男、女发病率无明显差异。

再障发病原因不明确，半数以上患者无明确病因，称为原发性再障；另一部分患者可找到明确病因，为继发性再障。再障可能的发病原因有：①病毒感染。如肝炎病毒、EB 病毒、人免疫缺陷病毒（HIV）。其中又以肝炎病毒最为常见，继发于乙型或丙型感染，称为病毒性肝炎相关性再障。②化学因素。包括化学物质和药物，化学物质特别是苯及其衍生物与再障高度相关。③物理因素。骨髓是放射线敏感组织，高能量射线如 X 射线、γ 射线、中子射线等可阻碍细胞 DNA 复制，造成造血干细胞减少，损害骨髓造血微环境。骨髓的抑制程度与放射强度呈剂量依赖性效应，长期超允许量放射线照射可致再障。④免疫因素。再障的发生与自身免疫紊乱有关。某些胸腺瘤、系统性红斑狼疮以及类风湿关节炎患者亦可继发再障。⑤阵发性睡眠性血红蛋白尿（PNH）。PNH 和再障关系十分密切。20% ~ 30% 的 PNH 患者最终演变成典型的再障，约 15% 的再障患者可以发生显性 PNH，称之为再障-PNH 综合征。

再障的发病机制极为复杂，目前主要认为与以下三方面有关。①造血干细胞缺乏或缺陷：是再障的主要发病机制。②造血微环境异常：造血微环境包括基质细胞及其分泌的细胞因子，起支持造血细胞增殖及促进各种细胞生长发育的作用。再障患者骨髓活检除发现造血细胞减少外，还有骨髓“脂肪化”，静脉窦壁水肿、出血，毛细血管坏死。③免疫异常：再障患者外周血及骨髓淋巴细胞比例增高，T细胞亚群失衡，辅助性T细胞1型（Th1）、CD_8^+T细胞和γδT细胞比例增高，T细胞分泌的造血负调控因子（IL-2、IFN-γ、TNF）明显增多，髓系细胞凋亡亢进。近年来，研究证实免疫功能特别是细胞免疫异常为再障的主要发病机制，多数患者使用免疫抑制治疗有效。

（二）诊断要点

再障临床诊断标准：①全血细胞减少，网织红细胞百分比<1%，淋巴细胞比例增高。②一般无肝、脾肿大。③骨髓检查多部位增生降低（<正常50%）或重度降低（<正常25%），造血细胞减少，非造血细胞比例增高，骨髓小粒空虚。有条件者应作骨髓活检，可见造血组织均匀减少。④能排除其他引起全血细胞减少的疾病。⑤一般抗贫血药物治疗无效。

根据患者的病情、血常规、骨髓象及预后，可分为重型再障（SAA）和非重型再障（NSAA）。SAA起病急骤，进展快，病情危重。①贫血：早期可能不明显，但逐渐加重，表现为苍白、乏力、心悸、气短等。②出血：广泛出血倾向，轻者皮肤瘀点、鼻衄、牙龈出血，重者消化道出血、血尿、眼底出血（影响视力），甚至致命性颅内出血。③感染：常见呼吸道、消化道、泌尿生殖道及皮肤黏膜感染，易合并败血症，病原体以大肠埃希菌、铜绿假单胞菌、金黄色葡萄球菌为主。发热：常高热>39℃，感染与出血相互加重，病情迅速恶化。NSAA起病缓慢，以贫血为主要表现，出血较轻（皮肤、黏膜出血为主，罕见内脏出血）。感染：多为轻度呼吸道感染，较易控制。预后：多数患者经治疗可长期缓解或痊愈，但少数可能进展为重型再障。

SAA的血常规应具备下述三项中两项：①网织红细胞绝对值$<15\times10^9/L$；②中性粒细胞$<0.5\times10^9/L$；③血小板$<20\times10^9/L$。骨髓增生广泛重度减低。非重型再障指达不到重型再障诊断标准的再生障碍性贫血。

临床上需注意再障与其他全血细胞减少的疾病相鉴别。如阵发性睡眠性血红蛋白尿（PNH）的典型患者有血红蛋白尿发作，易鉴别。其他全血细胞减少疾病还包括骨髓增生异常综合征（MDS）、急性造血功能停滞、急性白血病（AL）等。可通过病态造血观察、骨髓活检、干细胞培养、溶血试验、染色体、癌基因、核素骨髓扫描等检查进行鉴别。

（三）辅助检查

1. 血常规　呈全血细胞减少，少数病例早期可仅有一系或二系细胞减少。贫血多为正常细胞正常色素型，少数呈轻度大红细胞。红细胞轻度大小不一，但无明显畸形及多染现象，一般无幼红细胞出现，网织红细胞显著减少。中性粒细胞、嗜酸性粒细胞、单核细胞、淋巴细胞绝对值减少，其中中性粒细胞减少尤为明显。血小板计数减少，且形态较小，可致出血时间延长。重型再障网织红细胞绝对值$<15\times10^9/L$；中性粒细胞$<0.5\times10^9/L$；血小板$<20\times10^9/L$。

2. 骨髓象　急性型骨髓穿刺物中骨髓碎粒很少或无，脂肪滴明显增多。镜下可见有核细胞量很少，尤其是巨核细胞和幼红细胞；非造血细胞增多，尤以淋巴细胞增多明显。慢性型不同穿刺部位所得的骨髓象可以不一致，既可以是增生不良，也可以是增生象，但巨核细胞减少。

3. 骨髓活组织检查和放射性核素骨髓扫描　骨髓活检可见造血组织均匀减少而脂肪组织增多。放射性核素硫化^{99}锝或氯化^{111}铟全身骨髓γ照相可反映全身功能性骨髓的分布，再障时正常骨髓部位的放射性摄取降低甚至消失，因此可以间接反映造血组织减少的程度和部位。

4. 其他检查　流式细胞术检测骨髓CD_{34}^+细胞数量；肝、肾、甲状腺功能，肝炎病毒、EB病毒（EBV）、巨细胞病毒（CMV）、细小病毒B19等及免疫球蛋白、补体、免疫固定电泳检查；血清铁蛋白、叶酸和维生素B_{12}水平；免疫相关指标检测：T细胞亚群（如CD_4^+、CD_8^+、Th1、Th2、Treg等）、细胞因子（如IFN-γ、IL-4、IL-10等）、NK细胞亚群、自身抗体和风湿抗体，大颗粒淋巴细胞白血病相关标志检测；细胞遗传学：常规染色体核型分析、荧光原位杂交以及遗传性疾病筛查（儿童或有家族史者推荐做染色体断裂试验），胎儿血红蛋白检测；心电图、腹部超声、超声心动图及其他影像学检查等。

（四）处理原则

再障应视为内科急症，尤其是重型再障，必须立即采取积极的治疗措施。

1. 保护措施 预防感染，重视个人卫生，尤其保持皮肤和口腔的清洁，注意饮食和环境卫生，重型再障需要保护性隔离，酌情预防性给予抗真菌治疗；避免出血，防止外伤和剧烈活动；避免使用对骨髓有损伤作用和抑制血小板功能的药物；与患者积极沟通，必要时进行心理护理。

2. 支持治疗 对症治疗，主要目的为纠正患者贫血，控制出血和感染，避免病情恶化。

（1）纠正贫血 患者出现血红蛋白（Hb）<60g/L，且对贫血耐受较差（如明显乏力、心悸、呼吸困难等）时，应考虑输注浓缩红细胞以改善症状。

（2）控制出血 可考虑使用酚磺乙胺（止血敏）或氨基己酸（禁用于泌尿生殖系统出血）等促凝血药物；女性子宫出血患者可肌内注射丙酸睾酮。当出现血小板减少引起的严重出血（如消化道出血、血尿）或疑似颅内出血（表现为头痛、呕吐、颅压增高等）时，应立即输注 HLA 配型相合的血小板以控制出血风险。

（3）控制感染 对于再生障碍性贫血合并感染的患者，应经验性使用广谱抗生素联合治疗（如β-内酰胺类联合氨基糖苷类），同时做细菌培养及药敏试验，根据结果调整敏感抗生素治疗。用药需结合患者既往感染史及抗生素使用情况，避免长期使用广谱抗生素导致二次感染和肠道菌群失调。若出现真菌感染，可选用两性霉素 B 等抗真菌药物治疗。

（4）护肝治疗 再障常合并肝功能损害，应酌情选用护肝药物。

3. 药物治疗 再生障碍性贫血的治疗需根据疾病严重程度选择方案：SAA 首选免疫抑制治疗，包括抗胸腺细胞球蛋白（ATG）、抗淋巴细胞球蛋白（anti-lymphocyte，ALG）、环孢素 A（CsA）、肾上腺皮质激素及细胞因子等；NSAA 则主要采用雄激素、环孢素 A 及中药治疗。早期分型对制定合理治疗方案至关重要。

4. 造血干细胞移植 造血干细胞移植是根治干细胞缺陷所致再障的最佳疗法。对于 20 岁以下由干细胞缺陷引起的再障患者应首选移植；40 岁以下、无感染及其他并发症且有合适供体的重型再障患者也可考虑。需注意移植前必须有效控制出血和感染，否则将显著增加移植风险。

（五）用药方案

1. ATG/ALG 目前 ATG/ALG 使用无年龄上限，对于 60 岁以上的 SAA 患者需评估合并症以及患者一般情况是否适合应用。兔源 ATG（法国）剂量为 2.5~3.5mg/(kg·d)，猪源 ALG（中国）剂量为 20~30mg/(kg·d)，连续使用 5 天。输注之前均应按照相应药品制剂说明进行皮试和（或）静脉试验，试验阴性方可接受 ATG/ALG 治疗。每日用 ATG/ALG 时同步应用肾上腺糖皮质激素防止过敏反应。急性期不良反应包括：超敏反应、发热、僵直、皮疹、高血压或低血压及液体潴留。血清病反应（关节痛、肌痛、皮疹、轻度蛋白尿和血小板减少）一般出现在 ATG/ALG 治疗后 1 周左右，因此糖皮质激素应足量用至 15 天，随后减量，一般 2 周后减完（总疗程 4 周），出现血清病反应者则静脉应用肾上腺糖皮质激素冲击治疗。

2. 环孢素 A（CsA） CsA 联合 ATG/ALG 用于 SAA 时，CsA 口服剂量为 3~5mg/(kg·d)。CsA 治疗 AA 的确切有效血药浓度并不明确，有效血药浓度窗较大，一般目标血药浓度（C_0 谷浓度）为成人 150~250μg/L，儿童酌减。临床可根据血药浓度及疗效调整 CsA 的应用剂量。CsA 减量过早会增加复发风险，IST 联合 TPO-RA 治疗 SAA 的方案中，CsA 足量应用 6 个月或疗效达平台期后建议持续用药

12～24 个月后停药。CsA 主要的不良反应为消化道反应、齿龈增生、色素沉着、肌肉震颤、肝肾功能损害，少数出现头痛和血压变化；因此，服用 CsA 期间应定期检测血压、肝肾功能，出现上述不良反应可通过 CsA 减量或停药予以纠正。

3. 血小板受体激动剂　艾曲泊帕和海曲泊帕已获批治疗难治 SAA，起始剂量艾曲泊帕为 75mg/d、海曲泊帕为 7.5mg/d，根据疗效可每 2 周增加 25mg/d（2.5mg/d）进行剂量爬坡，最大剂量为 150mg/d（15mg/d）。重组人血小板生成素（rhTPO），在 ATG 治疗后给予 15000U/次，每周 3 次，可提高患者的血液学缓解率及促进骨髓恢复造血。

4. 其他方案　①其他免疫抑制剂：也有研究显示抗 CD_{52} 单抗、他克莫司、西罗莫司、环磷酰胺（Cy）等对于难治、复发 SAA 有效。②其他促造血治疗：雄激素可以刺激骨髓红系造血，减轻女性 AA 患者月经期出血过多，且具有端粒调节作用，常用的雄激素包括：司坦唑醇、十一酸睾酮、达那唑等。国内研究显示重组人血小板生成素（TPO）及白细胞介素 11（IL-11）联合 IST 也可治疗 SAA。G-CSF 在 IST 治疗时代具有加速中性粒细胞恢复、协助控制感染等作用，到目前为止无证据表明 G-CSF 可增加克隆演变的风险。也有研究显示加用促红细胞生成素（EPO）可加速造血恢复。

（六）建议

再障虽然有些病例发病原因不明，但很多病例是由于化学物质、服药或接触放射性物质所致，应加强劳动和生活环境保护，避免暴露于各类射线，不过量接触有毒化学物质（如苯类化合物等），尽量少用、不用可能损伤骨髓的药物。

案例分析 15－5　患者，男性，15 岁，反复牙龈出血、皮肤瘀斑 2 个月，伴乏力、发热（体温 38.5℃）。查体：面色苍白，全身散在瘀点，肝脾未触及。实验室检查：血常规：Hb 65g/L，WBC 1.8×10^9/L（中性粒细胞 0.5×10^9/L），PLT 15×10^9/L，网织红细胞 0.2%。骨髓活检：增生极度低下，粒系、红系、巨核细胞均减少，无异常细胞浸润。

（1）简述最可能的诊断及诊断依据。

（2）需进一步排除哪些疾病？

（3）简述首选治疗方案及注意事项。

答案解析

第二节　白细胞减少症与粒细胞缺乏症

一、概述

白细胞减少症（leukopenia）为常见血液病，指成人外周血白细胞绝对计数持续低于 4×10^9/L（儿童≥10 岁低于 4.5×10^9/L 或＜10 岁低于 5×10^9/L）。成人外周血中性粒细胞绝对计数（ANC）低于 1.5×10^9/L。新生儿和 1 岁以下的婴儿中，ANC 下限为 1.0×10^9/L，儿童≥10 岁低于 1.8×10^9/L 或＜10 岁低于 1.5×10^9/L 时，称为粒细胞减少症（neutropenia）；严重者低于 0.5×10^9/L 时，称为粒细胞缺乏症（agranulocytosis）。中性粒细胞的绝对值下限随年龄而发生变化。

该类疾病分为先天性和获得性，且获得性最为多见。发病的原因主要如下。

（1）中性粒细胞生成缺陷　细胞毒性药物、化学毒物、电离辐射等因素可直接损伤骨髓干细胞或造血微环境，抑制粒细胞生成，甚至引起全血细胞减少。此外，造血干细胞疾病及分化成熟障碍也可导致中性粒细胞减少。

（2）中性粒细胞破坏或消耗过多　白血病、骨髓转移瘤可抑制正常造血功能；再生障碍性贫血因骨髓衰竭导致全血细胞减少；自身免疫病、感染或败血症等也可因粒细胞过度消耗而致减少。

（3）中性粒细胞分布异常　大量粒细胞转移至边缘池或滞留于循环池其他部位，导致循环血流中粒细胞减少，形成假性粒细胞减少。

（4）全身及骨髓营养不良可导致全血细胞生成减少。

二、诊断要点

根据中性粒细胞减少的程度可分为轻度、中度和重度，其中重度减少者即为粒细胞缺乏症。轻度减少的患者临床上不出现特殊症状，多表现为原发病症状。中度和重度减少者易发生感染和出现疲乏、无力、头晕、食欲减退等非特异性症状。常见的感染部位是呼吸道、消化道及泌尿生殖道，患者可出现高热、黏膜坏死性溃疡，严重者可能发展为败血症、脓毒血症或感染性休克。粒细胞严重缺乏时，感染部位不能形成有效的炎症反应，常无脓液，X线检查可无炎症浸润阴影，脓肿穿刺可无脓液。

白细胞减少症与粒细胞缺乏症可由血常规检查确诊。患者白细胞减少，中性粒细胞减少，淋巴细胞百分率相对增加。但骨髓涂片因粒细胞减少原因不同而骨髓象各异。为排除检查方法上的误差，必要时需反复检查。

三、辅助检查

1. 血常规　外周血红细胞、血红蛋白及血小板多为正常。白细胞绝对计数低于$4\times10^9/L$，粒细胞缺乏时绝对计数低于$0.5\times10^9/L$，淋巴细胞相对增多。粒细胞胞核左移或核分叶过多，胞质内可见中毒颗粒、空泡等变性。当病情好转时，淋巴细胞、单核细胞先上升，随后粒细胞逐渐升高直至恢复正常。

2. 骨髓象　因病因不同而骨髓象各异。早期可无明显变化，也可呈幼粒细胞不少而成熟粒细胞减少的“成熟障碍”表现。在粒细胞缺乏时，骨髓内各阶段的中性粒细胞极度减少，甚至完全消失，粒细胞有明显的毒性改变及成熟受限，淋巴细胞、单核细胞、浆细胞和组织细胞可增多，幼红细胞和巨核细胞大致正常。在恢复期骨髓中先出现原始粒细胞和早幼粒细胞，以后增生逐渐恢复，呈类白血病反应；中幼粒和晚幼粒细胞开始显著增多，最后成熟粒细胞增多，逐渐恢复正常骨髓象。

3. 骨髓活组织检查　骨髓活检对骨髓纤维化、骨髓转移癌、淋巴瘤等诊断有重要价值。骨髓检查有助于鉴别是否为骨髓增生异常综合征。

4. 其他检查　肾上腺素试验可促使边缘池中性粒细胞进入循环池，从而鉴别假性粒细胞减少。中性粒细胞特异性抗体测定，包括白细胞聚集反应、免疫荧光粒细胞抗体测定法，以判断是否存在抗粒细胞自身抗体。

四、处理原则

1. 病因治疗　如能明确中性粒细胞减少的获得性原因，首先应治疗原发病。如药物或放射线、化学物质等引起的粒细胞减少，应立即停药或停止接触放射线或其他化学毒物。如有系统性结缔组织病，应给予免疫抑制治疗。如存在甲状腺功能亢进，应积极治疗。如果发现骨髓生成异常或恶性血液病，应进行针对原发病的治疗。如由脾功能亢进引起的，易反复发生严重感染的患者，应进一步就诊明确脾大原因，根据病因、经过慎重评估、在成年后可否进行脾切除术。在大多数情况下，无症状且无明确病因的慢性轻度中性粒细胞减少症患者不需要特殊治疗，应加强医患沟通，安抚患者焦虑情绪，鼓励适当增加户外活动，可促进粒细胞循环池的释放改善中性粒细胞减少，嘱定期复查随访。

2. 防治感染　应根据患者白细胞减少的基础病因、临床情况、中性粒细胞减少的严重程度综合考虑，有助于确定那些可能有生命威胁的感染风险增加的患者。对于发热的轻中度中性粒细胞减少症患者，应警惕合并感染，积极寻找可疑的感染病灶并合理选择抗感染治疗。如病情严重，已出现脓毒血症、感染性休克表现，应立即急诊就诊启动广谱抗生素治疗，同时积极寻找中性粒细胞减少症的确切原因。初始经验性抗菌药物治疗旨在降低细菌感染所致的严重并发症和病死率。高危患者首选住院接受经验性静脉抗菌药物治疗，低危患者的初始治疗可以在门诊或住院接受口服或静脉注射经验性抗菌药物治疗。

3. 支持治疗　加强防护，注意环境及个人卫生，养成良好的卫生习惯、预防感染。若中性粒细胞数低于 $0.5 \times 10^9/L$，应保护性隔离，注意患者口腔、鼻腔和肛周清洁，避免皮肤创伤，做好门户部位护理。中性粒细胞数低于 $0.2 \times 10^9/L$，要积极预防胃肠道感染，避免进食生冷食物，餐具消毒。对有发热的患者，应积极寻找可能的感染病灶及病原菌。

4. 药物治疗　对于粒细胞明显减少且伴有相应症状的患者，应在防治感染的同时使用促粒细胞生成药物，如碳酸锂、维生素 B_4、利可君片等，以及鲨肝醇、重组人粒细胞集落刺激因子（G-CSF）和重组人粒细胞巨噬细胞集落刺激因子（GM-CSF）等造血生长因子。此外，自身免疫性粒细胞减少和免疫异常所致的粒细胞缺乏可用糖皮质激素等免疫抑制剂进行治疗，而其他原因引起的粒细胞减少则不宜使用糖皮质激素。

五、用药方案

1. G-CSF 和 GM-CSF　对于慢性中性粒细胞减少伴感染的患者，建议初始采用低剂量重组人粒细胞集落刺激因子（G-CSF）治疗，G-CSF 剂量为 2～10μg/(kg·d)，并根据疗效逐步调整剂量。若患者反应不佳或无效，可考虑替代治疗策略，如造血干细胞移植。常见不良反应包括发热、肌肉或骨骼疼痛以及皮疹等，需密切监测。

2. 口服药物　利可君片是一种半胱氨酸衍生物，口服后在十二指肠与蛋白质结合形成可溶性物质，快速吸收并增强骨髓造血功能。国内批准其用于预防和治疗白细胞及血小板减少症。临床试验表明，利可君片（20～60mg/次，每日 3 次）能有效防治白细胞减少症，尤其对放疗或药物引起的轻中度中性粒细胞减少具有显著改善作用，且不良反应较少。此外，维生素 B_4、鲨肝醇及部分中成药也可作为甲状腺功能亢进治疗或实体肿瘤放化疗后轻度中性粒细胞减少的辅助用药。

3. 其他治疗　对于 G-CSF 治疗无效的患者，可考虑脾切除术、皮质类固醇、雄激素、免疫抑制或免疫调节疗法。其中，免疫抑制疗法仅适用于 G-CSF 治疗失败且伴有明显症状的患者，但由于该疗法可能抑制正常粒细胞功能，因此需谨慎使用，避免滥用。

4. 造血干细胞移植　是先天性、周期性或特发性中性粒细胞减少症唯一可预测的有效治疗手段，同时也是急性白血病及骨髓衰竭性疾病的关键治疗方法。

六、建议

该类疾病应积极采取预防措施。接触放射线及苯等化学毒物的工作人员，须建立严格防护制度并定期检查血常规。对于有可能引起白细胞减少的药物，如抗肿瘤药物、非甾体抗炎药、抗生素（半合成青霉素、头孢菌素和抗结核药物等）、硫唑嘌呤、抗精神病药（包括抗抑郁药物）、利尿剂、噻氯匹定、甲巯咪唑、抗癫痫药、降糖药及一些中草药等，应在密切监测疾病情况下考虑继续用药或者减量用药。

案例分析 15-6 患者，女性，69 岁，因甲状腺功能亢进长期服用甲巯咪唑（他巴唑）3 个月，近 1 周出现高热（39.5℃）、咽痛、乏力。查体：咽部充血，扁桃体Ⅱ度肿大伴脓性分泌物，无肝脾肿大。实验室检查：血常规：WBC 1.2×10^9/L（中性粒细胞绝对值 0.1×10^9/L），Hb 125g/L，PLT 150×10^9/L。骨髓涂片：粒系增生极度低下，红系和巨核系正常。

（1）简述最可能的诊断及病因。

（2）需立即采取哪些治疗措施？如何预防此类情况再次发生？

答案解析

第三节　血小板疾病所致出血性疾病

人体血管受到损伤时，血液可自血管外流或渗出，此时，机体将通过一系列复杂的生理、生化反应使出血停止，即为止血。而当人体的止血功能发生障碍时，可引起皮肤、黏膜和内脏的自发性出血或轻微损伤后出血不止，具有这种出血倾向特征的疾病均可称为出血性疾病。

根据引起出血的机制不同，可将出血性疾病分为以下几类。①血管壁异常：包括先天性和获得性血管壁异常引起的出血性疾病。遗传性出血性毛细血管扩张症、家族性单纯性紫癜等为先天性血管壁异常所致。败血症、过敏性紫癜、药物性紫癜和维生素 C 缺乏症等为获得性血管壁异常所致。②凝血因子异常：包括先天性和获得性凝血因子异常。如血友病 A（缺少 FⅧ因子）和血友病 B（缺少 FⅨ因子）均为染色体隐性遗传性出血性疾病。维生素 K 缺乏症、肝病性凝血障碍大多由获得性凝血因子异常引起。③血小板疾病：血小板数量异常以及黏附、聚集、释放等功能障碍均可引起出血。特发性血小板减少性紫癜、药源性血小板减少症、血栓性血小板减少性紫癜、血小板增多症等均为血小板数量异常所致的出血性疾病；血小板无力症、巨大血小板综合征等为血小板功能障碍所致的出血性疾病。④抗凝与纤维蛋白溶解异常。⑤其他复合性止血异常，如血管性血友病、弥漫性血管内凝血等。

一、特发性血小板减少性紫癜

（一）概述

紫癜（purpura）性疾病约占出血性疾病总数的 1/3，包括血管性紫癜（vascular purpura）和血小板性紫癜（thrombocytic purpura）。前者由血管壁结构或功能异常所致，后者由血小板疾病所致。皮下或黏膜下毛细血管出血为其主要临床表现。

特发性血小板减少性紫癜（idiopathic thrombocytopenic purpura，ITP），也称为原发免疫性血小板减少症（primary immune thrombocytopenia），是一种获得性自身免疫性出血性疾病，以无明确诱因的孤立性外周血血小板计数减少为主要特点。成人 ITP 年发病率约为（2～10）/10 万，60 岁以上老年人是高发群体，育龄期女性略高于同年龄组男性。ITP 在临床上可分为急性型（≤6 个月）和慢性型（>6 个月），前者多发于儿童，后者多见于成人。

（二）诊断要点

ITP 的诊断主要采用排除法，需排除其他可能导致血小板减少的病因。诊断标准如下。

1. 实验室检查　至少两次血常规显示血小板减少，且外周血涂片未见明显血细胞形态异常。

2. 体格检查　脾脏通常无肿大。

3. 骨髓检查　巨核细胞数量正常或增多，但伴成熟障碍。

4. 鉴别诊断　需排除继发性血小板减少症，如自身免疫性疾病、甲状腺疾病、血液系统疾病

（MDS、AA、淋巴增殖性疾病等）、肿瘤浸润、肝病、脾亢、感染、药物影响、妊娠相关血小板减少、先天性血小板减少及假性血小板减少等。

（三）辅助检查

1. 血常规 外周血血小板计数减少，急性型一般低于 20×10^9/L，慢性型常在 $30\times10^9\sim80\times10^9$/L。出血轻重与血小板计数高低成正比，低于 20×10^9/L 时出血明显，低于 10×10^9/L 时出血严重。可见血小板平均体积增大。

2. 骨髓象 急性型患者骨髓巨核细胞数量正常或轻度增加，慢性型骨髓象中巨核细胞显著增加。同时伴有巨核细胞发育成熟障碍，以急性型尤为显著，表现为巨核细胞体积变小、胞浆内颗粒减少、幼稚巨核细胞增加、有血小板形成的巨核细胞显著减少。红系、粒系和单核系一般正常。

3. 骨髓活组织检查 为确诊 ITP 而排除白血病或再生障碍性贫血时须进行骨髓检查。

4. 出凝血检查 出血时间延长，毛细血管脆性试验阳性，血块回缩不良，凝血酶原消耗不良，血小板聚集功能及黏附功能低下。

5. 血小板糖蛋白特异性自身抗体 对抗体介导的免疫性血小板减少症有较高的特异性，可鉴别免疫性与非免疫性血小板减少，但不能区分原发与继发免疫性血小板减少。

6. 血清血小板生成素（TPO）水平测定 有助于 ITP（TPO 水平正常）和骨髓衰竭性疾病（TPO 水平升高）的鉴别诊断。

（四）处理原则

ITP 的治疗遵循个体化原则，鼓励患者参与治疗决策，兼顾患者意愿，在治疗不良反应最小化基础上提升血小板计数至安全水平，减少出血事件，关注患者健康相关生活质量。

1. 一般治疗 患者应注意减少活动，避免创伤，尤其是头部外伤；重度者应严格卧床休息。为减少患者出血倾向，常给予大量维生素 C、维生素 P 等。局部出血者可加压包扎、固定及手术结扎局部血管。积极预防及控制感染，避免使用具有出血倾向的药物，如阿司匹林等。儿童 ITP 多为急性自限性疾病，大多可在病后半年内恢复；而成人 ITP 常属慢性型，自发缓解者少见。一般血小板计数在 $30\times10^9\sim50\times10^9$/L 以上时，无出血表现且不从事增加出血危险的工作或活动的成人 ITP 患者发生出血的危险性比较小，可予观察和随诊；而发病时患者血小板计数严重减少（$<30\times10^9$/L）并伴有明显出血，则需紧急和适当处理。

2. 紧急治疗 患者发生危及生命的出血（如颅内出血）或需要急症手术时，应迅速提升血小板计数至安全水平。可给予静脉注射免疫球蛋白（IVIg）1g/(kg·d)×(1～2) 天、静脉甲泼尼龙 1000mg/d×3 天和重组人血小板生成素（rhTPO）300U/(kg·d) 皮下注射治疗。上述措施可单用或联合应用，并及时予以血小板输注。其他紧急治疗措施包括长春碱类药物、急症脾切除、抗纤溶药物、控制高血压、口服避孕药控制月经过多、停用抗血小板药物等。

3. 药物治疗 根据患者病情的急缓采用急症治疗和长期治疗。急症治疗主要针对有广泛且严重出血、血小板计数低于 10×10^9/L、疑似或确诊为颅内出血的患者。治疗措施包括血小板输注、大剂量静脉注射糖皮质激素、大剂量静脉注射免疫球蛋白、血浆置换和脾切除。患者经急救处理病情稳定后，可转为长期治疗，使用糖皮质激素、免疫抑制剂等药物治疗。

4. 脾切除 适用于糖皮质激素正规治疗无效、泼尼松安全剂量不能维持疗效及存在糖皮质激素应用禁忌证的患者。脾切除应在 ITP 确诊 12～24 个月后进行，术中留意有无副脾，如发现则应一并切除。

（五）用药方案

1. 一线治疗

（1）糖皮质激素　一般为治疗ITP的首选药物。糖皮质激素可减少血小板自身抗体生成、减轻抗原抗体反应、抑制单核-巨噬细胞系统对血小板的破坏、降低毛细血管通透性。①大剂量地塞米松（HD-DXM）：40mg/d，口服或静脉给药，连续4天。重复疗程：若无效或复发，可重复1个周期。注意：监测血压、血糖水平，预防感染及消化道溃疡（如必要时加用质子泵抑制剂）。②泼尼松：初始剂量1mg/(kg·d)（最大剂量180mg/d），可顿服或分次服用。减量原则：起效后应尽快减量，6~8周内停用。若减停后不能维持疗效，需考虑二线治疗。维持治疗：如需长期维持，剂量不宜超过5mg/d（以减少不良反应）。若2周内无反应，应尽快减停并调整治疗方案。

（2）免疫球蛋白IVIg　IVIg主要适用于：①紧急治疗（如严重出血或需快速提升血小板计数）。②糖皮质激素不耐受或有禁忌证。③妊娠或分娩前（避免胎儿/新生儿出血风险）。推荐剂量：标准方案为400mg/(kg·d)×5天；快速方案为1g/(kg·d)×(1~2)天（适用于急需升血小板的情况）。疗效预测：有条件者可检测血小板糖蛋白特异性自身抗体（如抗GPⅡb/Ⅲa、抗GPⅠb/Ⅸ），有助于预判IVIg的疗效（部分抗体阳性患者可能反应较差）。IgA缺乏和肾功能不全患者应慎用。IVIg是ITP重要的短期治疗手段，尤其适用于紧急情况或激素禁忌患者，但需个体化评估风险与获益。

2. 二线治疗

（1）促血小板生成药　适用于初始激素治疗失败或半年内复发或有禁忌证的患者。包括：重组人促血小板生成素（rhTPO）、艾曲泊帕、海曲泊帕、阿伐曲泊帕及罗普司亭等。约1~2周起效，停药后疗效一般不能维持，须个体化维持治疗。用药过程中要注意血栓形成风险。

（2）利妥昔单抗　总体有效率约50%。长期反应率20%~25%（部分患者可维持缓解数年）。常用给药方案：①标准剂量方案：375mg/m^2静脉滴注。每周1次，共4次。适用于大多数成人ITP患者，尤其年轻患者或希望长期缓解者。②小剂量方案：100mg/次，静脉滴注，每周1次，共4次；375mg/m^2静脉滴注，单次给药（部分研究显示疗效相似）。起效时间略长。适用人群为老年患者、经济受限者或希望减少不良反应者。利妥昔单抗原则上禁用于活动性乙型肝炎患者。

3. 三线治疗

（1）全反式维A酸（ATRA）联合达那唑　ATRA 20mg/d，达那唑400mg/d，分2次口服，二者联合应用16周。

（2）地西他滨　3.5mg/(m^2·d)静脉滴注，连续3天，每3周重复1次，共进行3~6个周期。若治疗3个周期无效，则建议停药。临床数据显示，该方案的总有效率约为50%，且6个月持续反应率可达40%，整体不良反应较轻，耐受性良好。

（3）硫唑嘌呤、环孢素A、达那唑、长春碱类等药物的临床应用尚缺乏充分的循证医学证据支持，因此建议在医师经验评估和患者个体情况的基础上，谨慎选择并制定个体化治疗方案。

（六）建议

预防感冒；密切观察患者紫斑的变化，如密度、颜色、大小等；注意体温、神志及出血情况，有助于及时处理。避免外伤，出血严重者须绝对卧床休息。慢性患者可根据实际情况，适当参加锻炼。患者应保持心情愉快。饮食宜细软，如有消化道出血，应给予半流质或流质饮食；忌食烟酒辛辣刺激之物。长期使用糖皮质激素治疗时应注意肾上腺皮质功能亢进综合征、诱发或加重感染、血压增高、胃酸增多、肌肉萎缩、骨质疏松等不良反应。

案例分析 15-7　患者，女性，31 岁，因“牙龈出血 1 周”就诊。查体：全身散在瘀点、瘀斑，无肝脾肿大。实验室检查：血小板 $15\times10^9/L$，白细胞和血红蛋白正常，骨髓检查示巨核细胞增多。

（1）该患者可能的诊断为什么疾病？

（2）首选的治疗方案是什么？

答案解析

二、其他血小板疾病所致出血性疾病

（一）概述

血栓性血小板减少性紫癜（thrombotic thrombocytopenic purpura，TTP）又称血小板血栓形成综合征，为一种少见、严重的血栓性微血管病，其主要临床特征包括微血管病性溶血性贫血（MAHA）、血小板减少、神经精神症状、发热和肾脏受累等。TTP 高峰发病年龄为 30～50 岁，女性与男性发病之比约为 2∶1。我国随着继发于其他疾病和药物的患者增多，发病率呈上升趋势，约为（2～8）/100 万人口。多数 TTP 患者起病急骤，病情严重，如不及时治疗死亡率高。

根据有无明确病因，TTP 可分为原发性 TTP 和继发性 TTP。根据有无遗传背景，可分为遗传性 TTP（cTTP）和免疫性 TTP（iTTP）。cTTP 也称为 Upshaw-Schulman 综合征，由 ADAMTS13 基因突变，导致酶活性严重降低（$<10\%$）或缺乏所致，常在感染、应激或妊娠等诱发因素作用下发病。iTTP 患者体内产生抗 ADAMTS13 自身抗体（抑制物），中和或抑制 ADAMTS13 活性，导致其活性降低（$<10\%$），是 TTP 的主要临床类型。多数病因不明，少数继发于妊娠、药物、自身免疫病、严重感染、肿瘤、造血干细胞移植等。

（二）诊断要点

血栓性血小板减少性紫癜（TTP）的临床表现多样，多数患者起病急骤、病情危重，少数可呈隐匿性或不典型表现。常见诱因包括炎症、感染及妊娠，其中女性遗传性 TTP（cTTP）患者常在妊娠早期出现症状。典型临床表现包括：①出血倾向：以皮肤黏膜出血为主，严重者可发生内脏或颅内出血。②微血管病性溶血性贫血（MAHA）：多表现为轻中度贫血伴黄疸。③神经精神症状：如头痛、意识障碍、癫痫发作、局灶性神经功能缺损等，具有发作性、多变性的特点。④肾脏损害：蛋白尿、血尿及轻度肾功能异常。⑤发热：体温 >37.5℃。⑥其他表现：如胸腹痛、肌痛、乏力等。

临床实践中完全符合“五联征”（MAHA、血小板减少、神经症状、肾功能异常、发热）者较少，更常见以“三联征”（MAHA、血小板减少、神经症状）为主要表现。值得注意的是，部分患者神经症状可能不明显，因此当发现无法解释的 MAHA 和血小板减少时，即使缺乏典型神经症状，也需高度怀疑 TTP，并立即完善 ADAMTS13 活性检测等实验室检查及综合评估，以尽早明确诊断。

（三）辅助检查

1. 血常规及血涂片检查　实验室检查可见不同程度的贫血，外周血涂片显示破碎红细胞比例增高（$>1\%$），并伴有网织红细胞比例上升，同时，血小板计数显著减少（多数低于 $20\times10^9/L$），且呈进行性下降趋势，符合微血管病性溶血及血小板消耗的表现。

2. 血生化检查　血胆红素升高，以间接胆红素为主，提示溶血可能；血清乳酸脱氢酶（LDH）显著升高，血尿素氮及肌酐不同程度升高，提示肾功能受损；部分患者可见肌钙蛋白 T 水平升高，提示心肌损伤。

3. 出凝血检查　活化部分凝血活酶时间（APTT）、凝血酶原时间（PT）及纤维蛋白原检测多正常，偶有纤维蛋白降解产物轻度升高。

4. 溶血检查 溶血相关检查：红细胞直接抗人球蛋白试验阴性，但在部分继发于免疫性疾病的患者中可为阳性；血浆游离血红蛋白增加、血清结合珠蛋白下降。

5. 血浆ADAMTS13活性及抑制物或IgG抗体测定 采用FRET-VWF荧光底物测定法、残余胶原结合试验或免疫性ELISA方法测定ADAMTS13活性、ADAMTS13抑制物或IgG抗体。TTP患者血浆ADAMTS13活性显著降低<10%。cTTP患者不存在ADAMTS13抑制物或IgG抗体，基因测序有助于鉴别诊断。

6. 其他检查 乙型肝炎病毒（HBV）、丙型肝炎病毒（HCV）、人类免疫缺陷病毒（HIV）病毒血清学检查，甲状腺功能，抗核抗体谱，狼疮抗凝物，抗磷脂抗体、颅脑CT、磁共振成像（MRI）检查及脑电图。

（四）处理原则

该病通常急性起病，若未及时干预，病死率较高。临床上一旦中度或高度怀疑本病，应立即启动治疗。对于iTTP，血浆置换是首选方案，可酌情联合糖皮质激素；cTTP则以替代治疗为主，包括按需治疗和预防性治疗。需注意高度疑似或确诊患者应谨慎输注血小板，仅在血浆置换后发生危及生命的严重出血时才考虑使用。

1. 血浆置换疗法 是iTTP的关键治疗手段，也适用于临床中/高度怀疑TTP的紧急初始治疗。推荐使用新鲜（冰冻）血浆进行置换，每次置换量通常为2000～3000ml或按40～60ml/kg体重计算，每日1～2次。治疗应持续至症状缓解且血小板计数连续2天恢复正常，随后可逐步延长置换间隔直至最终停止治疗。

2. 药物治疗 糖皮质激素在iTTP治疗中发挥重要作用，可减轻炎症反应、保护器官功能、抑制自身抗体生成。临床常用甲泼尼龙80～120mg/d或地塞米松15～20mg/d静脉输注，待病情缓解后，可转为泼尼松1～2mg/(kg·d)口服并逐步减量至停药。但需警惕其内分泌、心血管及神经精神系统不良反应，尤其对高血压、糖尿病、精神疾病患者及老年人应密切监测药物安全性。

3. 脾切除 脾脏在TTP发病过程中的确切作用并不清楚，但脾脏是自身抗体产生和抗原抗体复合物清除的主要场所。因此，通过脾切除术可以去除抗体产生部位。由于疗效并不十分肯定，目前较少采用，多用于其他疗法无效或多次复发者。

（五）用药方案

1. 糖皮质激素 单独使用治疗效果较差，通常与血浆置换同时应用。一般开始用泼尼松60～80mg/d，必要时增至100～200mg/d，或口服泼尼松1mg/(kg·d)，根据病情逐渐减量至停用。糖皮质激素可减轻炎症反应、保护器官功能、抑制自身抗体产生，主要适用于iTTP治疗。可选用甲泼尼龙80～120mg/d或地塞米松15～20mg/d静脉输注，病情缓解后可过渡至泼尼松1～2mg/(kg·d)并逐渐减量至停用。使用糖皮质激素要考虑到其内分泌、心血管和神经精神系统的不良反应，对伴存高血压、糖尿病、精神疾病及老年患者应特别关注药物的不良反应。

2. 利妥昔单抗（rituximab） 通过选择性清除B淋巴细胞，显著降低ADAMTS13抑制物或IgG抗体水平，从而促进血浆ADAMTS13活性恢复。研究表明，在iTTP急性期使用该药可提高治疗有效率、减少早期死亡风险、降低复发率并延长缓解期。标准推荐剂量为375mg/m^2，每周1次，共4周；目前小剂量方案（100mg/周×4周）的疗效仍在探索中。建议在血浆置换后给药，并与下一次置换间隔20～24小时，以优化治疗效果。

3. 卡普赛珠单抗（caplacizumab） 通过特异性阻断VWF A1区与血小板糖蛋白GPⅠb的结合，有效抑制血小板-VWF相互作用，从而减少微血栓形成并降低终末器官损伤风险。该药在TTP早期应用可显著提高临床获益，推荐首剂 10mg 静脉输注，随后每日 10mg 皮下注射，并在停止血浆置换后继续使用 30 天以巩固疗效。

4. 其他免疫抑制剂　对利妥昔单抗无效或复发的 iTTP 患者可选用其他免疫抑制剂（硼替佐米、环孢素 A 等）。硼替佐米通过阻止 ADAMTS13 自身抗体产生发挥治疗作用，常用剂量为 $1.3mg/m^2$ 皮下注射，每疗程 4 次（第 1 天、4 天、8 天、11 天），1～2 个疗程。环孢素 A 常用剂量为 3～5mg/(kg·d)，根据血浆浓度调整剂量。

5. 大剂量静脉免疫球蛋白　治疗 iTTP 的效果不及血浆置换，仅适用于难治性 TTP 患者或多次复发的病例。

6. 乙酰半胱氨酸　为还原型谷胱甘肽的前体，可减少多肽链之间的二硫键连接降低 VWF 多聚化程度，减少组织氧化损伤。在血浆置换后使用有一定的辅助治疗作用。常用剂量 8g/d，缓慢静脉输注。

7. 治疗性血浆置换　适用于 iTTP 的治疗和临床中/高度怀疑 TTP 的初始紧急治疗。血浆置换采用新鲜（冰冻）血浆，血浆置换量推荐为每次 2000～3000ml 或 40～60ml/kg 体重，每日 1～2 次，直至症状缓解、血小板计数恢复正常连续 2 天后可逐渐延长血浆置换间隔直至最终停止治疗。

8. 血小板输注　原则上在高度疑似 TTP 且尚未进行血浆置换的患者不宜进行血小板输注，因其可能会增加微血栓形成和器官损伤。但在血浆置换后，如出现危及生命的重要器官出血时可考虑进行血小板输注。

9. 预防性血浆输注　适用于 cTTP 患者的预防性治疗，常用新鲜冰冻血浆每次 10～15ml/kg，输注间隔根据患者血小板数变化情况而定，每 1～3 周 1 次反复输注需注意输血相关疾病传播风险。

10. 抗血小板药物　iTTP 患者病情稳定后可选用潘生丁或阿司匹林，对减少复发有一定作用。

11. 重组人 ADAMTS13　已进入Ⅲ期临床研究，尤其适合 cTTP 患者的预防性治疗。

12. 支持治疗　在 TTP 管理中至关重要，由于该病可导致多器官受累，需密切监测并及时调整治疗方案，以维持器官功能并防止进一步损伤。

（六）建议

由于 TTP 发病累及多个器官发生缺血缺氧损伤。TTP 临床缓解后神经系统常见的后遗症包括认知障碍、乏力、注意力及记忆力异常等，但并不影响正常工作和活动，部分 TTP 患者恢复后表现易抑郁和沮丧。因此患者应保持心情愉快，避免外伤。iTTP 患者在初次发作取得临床缓解后存在复发风险，感染、手术、妊娠等均为诱发因素，而血浆 ADAMTS13 活性 <10%、ADAMTS13 抑制物或 IgG 抗体持续阳性是临床复发的高危因素。所有缓解期的 iTTP 患者除常规检查血常规外，均应定期复查 ADAMTS13 活性及其抑制物或 IgG 抗体，至少在第 1 年前 6 个月内每月 1 次，后 6 个月内每 3 个月 1 次，第二年每 6 个月 1 次。

案例分析 15-8　患者，女性，45 岁，因“乏力、皮肤瘀斑 5 天，意识模糊 1 天”入院。患者 5 天前无明显诱因出现全身皮肤瘀点、瘀斑，伴乏力，1 天前出现言语混乱、反应迟钝。查体：神志模糊，全身散在瘀点、瘀斑，巩膜无黄染，心肺无异常，肝脾未触及。实验室检查：Hb 85g/L，PLT 15×10^9/L，外周血涂片：破碎红细胞（>1%），LDH 1200U/L，总胆红素 35μmol/L，间接胆红素 28μmol/L，肾功能：Cr 180μmol/L，ADAMTS13 活性 <5%。

（1）该患者最可能的诊断是什么？诊断依据有哪些？

（2）需与哪些疾病鉴别？

（3）首选的治疗方案是什么？

答案解析

第四节　血友病

一、概述

血友病（hemophilia）是一组X染色体连锁的隐性遗传病，由遗传性凝血酶生成障碍所引起的出血性疾病，包括血友病A、血友病B和遗传性FⅪ缺乏症，其中又以血友病A最为常见。我国血友病的发病率为（5～10）/10万人口，其中血友病A占80%～85%，血友病B占15%～20%，而遗传性FⅪ缺乏症极少见。

血友病A（HA）又称遗传性抗血友病球蛋白缺乏症或FⅧ：C缺乏症。FⅧ由两部分组成，即FⅧ凝血活性部分（FⅧ：C）和vWD因子（vWF）。两者以复合物形式存在于血浆中，前者激活后参与FX的内源性激活，缺乏则引起凝血障碍及出血倾向的发生。血友病B又称遗传性FⅨ缺乏症。FⅨ为一种单链糖蛋白，被Ⅺa等激活后参与内源性FX的激活，缺乏亦造成凝血障碍及出血倾向。FⅧ：C基因位于X染色体长臂末端（Xq28），FⅨ基因位于X染色体长臂末端（Xq26-q），当其因遗传突变而出现缺陷时，使人体不能合成足量的FⅧ：C和FⅨ，进而引发凝血障碍。血友病A、B均属X连锁隐性遗传性疾病。

二、诊断要点

出血为血友病的主要临床表现。血友病患者终身可有自发性或轻度外伤、手术后的出血倾向。因皮下组织、齿龈、舌、口腔黏膜等部位易于受伤，为出血多发部位。口腔底部、咽后壁、喉及颈部出血可致患者呼吸困难甚至窒息。出血轻重与血友病类型及相关因子缺乏程度有关，血友病A出血较重，血友病B出血则较轻。而按血浆中FⅧ：C的活性可将血友病A分为轻型（5%～40%）、中型（1%～5%）和重型（<1%）。血友病A患者常在创伤、行走过久或运动之后引起关节出血，多见于膝关节，其次为踝、髋、肘、肩、腕关节等处，最终可致关节肿胀、僵硬、畸形，形成特征性的血友病步伐。此外，重型血友病A患者常发生肌肉出血和血肿。血肿压迫周围神经可致局部疼痛、麻木及肌肉萎缩；压迫血管可致相应供血部位缺血性坏死或淤血、水肿；压迫输尿管可致排尿障碍。

三、辅助检查

1. 血常规　一般无贫血，白细胞、血小板计数正常。

2. 凝血检查　束臂试验阴性，出血时间正常，凝血时间（CT）正常或延长，凝血酶原时间（PT）正常，活化部分凝血活酶时间（APTT）延长，简易凝血活酶生成试验（STGT）及TGT多异常。能被硫酸钡吸附正常血浆纠正者为血友病A；能被正常血清纠正，但不被硫酸钡吸附正常血浆纠正者为血友病B。

3. 筛选试验　进行血小板计数、外周血涂片、凝血酶原时间（prothrombin time，PT）、活化的部分凝血活酶时间（activated partial thrombo-plastin time，APTT）、凝血酶时间（thrombin time，TT）、纤维蛋白原定量等。

4. 凝血因子活性测定　FⅧ：C活性测定明显减少为血友病A，FⅨ活性测定减少则为血友病B。

5. 确诊试验　可用一期法、二期法及发色底物法等方法对FⅧ和FⅨ活性进行检测。

6. 基因检测　建议对患者进行基因检测，以便确定致病基因，为同一家族中的携带者检测和产前诊断提供依据。

四、处理原则

局部出血者以压迫止血治疗为主。注意减少活动，避免外伤和手术，如发生关节出血，应固定患肢。积极预防及控制感染，避免使用具有出血倾向的药物如阿司匹林等。血友病 A 患者需通过 FⅧ替代治疗进行管理：①预防治疗（规律替代），在无出血时定期输注 FⅧ，以减少自发性出血，从而保护关节功能，延缓关节病变进展。②按需治疗，出血发作时立即给予足量 FⅧ，快速控制出血。③围手术期管理，进行手术或创伤性操作前需充分替代治疗，维持 FⅧ水平至安全范围，预防术中及术后出血。④注意事项，避免肌内注射、剧烈运动及外伤，以降低出血风险。

五、治疗方案

1. 替代治疗药物选择　目前血友病的治疗仍以替代治疗为主，HA 的替代治疗首选基因重组 FⅧ制剂或病毒灭活的血源性 FⅧ制剂，若无法获取上述药物，可选用冷沉淀或新鲜冰冻血浆替代。FⅧ剂量效应：每输注 1IU/kg 体重的 FⅧ，可使血浆 FⅧ活性（FⅧ：C）提高约 2%。FⅧ首次需要量 =（需要达到的 FⅧ浓度-患者基础 FⅧ浓度）×体重（kg）×0.5。首剂后，每 8~12 小时输注首剂的一半剂量（因 FⅧ半衰期为 8~12 小时），直至出血完全控制。由于患者的回收率和半衰期存在显著差异，建议有条件时监测药代动力学参数（如 FⅧ回收率、半衰期），以优化治疗方案。

2. 替代治疗实施　替代治疗主要包括按需治疗和预防性治疗两种方式。按需治疗适用于急性出血发作时，强调早期、足量、足疗程的原则，需根据出血部位和严重程度调整 FⅧ剂量和疗程；围手术期替代治疗则贯穿手术全程，确保手术安全及术后康复。预防性治疗是重型 HA 患者，尤其是儿童患者的首选策略，通过定期输注 FⅧ维持关节功能，目标是将年关节出血次数控制在 3 次以内，从而有效预防反复出血导致的不可逆关节损伤。相比按需治疗的被动止血，预防性治疗能主动减少出血风险，显著改善患者长期预后。预防性治疗方案需根据患者个体情况（如出血风险、关节状态、药代动力学特征等）进行个体化选择，目前国际推荐的主要方案包括高剂量、中剂量、小剂量以及药代动力学（PK）指导的个体化方案。高剂量方案（25~40IU/kg，隔日 1 次）适用于重型 HA 或高出血风险患者，可维持较高的 FⅧ谷浓度（>1%~3%），显著减少关节出血；中剂量方案（15~25IU/kg，每周 3 次）在疗效与经济性之间取得平衡，适用于中度出血风险患者；小剂量方案（10~15IU/kg，每周 2~3 次）则多用于资源有限地区或轻型/中型 HA 患者，虽可能无法持续维持有效谷浓度，但仍可减少严重出血事件。此外，PK 指导的个体化方案通过测定患者 FⅧ半衰期、清除率等参数，精准计算剂量和输注间隔，可在保证疗效的同时优化治疗成本，尤其适用于儿童或对标准方案反应不佳者。

3. 药物治疗　①艾美赛珠单抗：一种双特异性单克隆抗体，该药物在国内已获批用于血友病 A（HA）合并 FⅧ抑制物患者的常规预防性治疗。给药方案为：前 4 周给予 3mg/kg 的负荷剂量（每周 1 次皮下注射），以快速达到目标血药浓度；第 5 周起调整为 1.5mg/kg 的维持剂量，仍每周 1 次皮下注射。②去氨基-8-D-精氨酸加压素（DDAVP）：用于轻型 HA 患者的出血治疗，部分中型 HA 患者也可能有效，但对重型 HA 无效。推荐剂量为 0.3~0.4μg/kg，用 50ml 0.9% 氯化钠注射液稀释后缓慢静脉滴注（至少 30 分钟），每 12 小时 1 次，疗程 1~3 天。若用药后 FⅧ浓度升高 30% 以上或较基线上升 3 倍以上，提示治疗有效。需注意的是，DDAVP 多次使用后疗效可能下降，若效果不佳应及时改用 FⅧ制剂替代治疗。③抗纤维蛋白溶解药物（如氨甲环酸、6-氨基己酸、氨甲苯酸）适用于口腔、舌、扁桃体、咽喉部及拔牙后出血，但对关节腔、深部肌肉和内脏出血效果较差，且禁用于泌尿系统出血，并避免与凝血酶原复合物联用。常用剂量：氨甲环酸每次 10mg/kg 静脉注射或 25mg/kg 口服；6-氨基己酸每次 50~100mg/kg，每 8~12 小时 1 次；氨甲苯酸每次 2~6mg/kg，每 8 小时 1 次。对于口腔出血或拔牙后止血，可用5%氨甲环酸溶液10ml含漱2分钟，每日4次，连续7天。

4. 手术治疗 反复关节出血而致关节强直及严重畸形、影响正常活动者，在严格替代治疗的前提下，实行关节成型或人工关节置换术。

5. 基因治疗 利用载体以直接或间接的方式将FⅧ：C、FⅨ基因转入患者体内，以纠正血友病的基因缺陷。此疗法现阶段仍在研究中，已在动物实验中取得初步成功。

六、建议

血友病的治疗为终身性治疗，尚无根治方法，因此预防更为重要。血友病出血多数与损伤有关，预防损伤是预防出血的重要措施之一。血友病患者应注意避免剧烈或易致损伤的活动、运动及工作，降低出血风险。同时，建立健全遗传咨询，严格婚前检查，加强婚前诊断，以减少血友病的发生。

案例分析 15-9 患者，女性，30岁，表弟确诊血友病A，现计划妊娠，要求遗传咨询。家族史：母亲为血友病A携带者，父亲无出血史。实验室检查：FⅧ：C 45%，vWF抗原正常。基因检测：F8基因内含子22倒位（携带者）。

（1）该女性生育儿子患血友病的概率是多少？

（2）简述产前诊断的方法及时间窗。

（3）若胎儿确诊血友病A，分娩期需注意哪些问题？

答案解析

第五节 白血病

一、概述

白血病是一类造血干细胞或祖细胞异常的克隆性恶性疾病，因白血病细胞自我更新增强、增殖失控、分化障碍、凋亡受阻，而停滞在细胞发育的不同阶段。在骨髓和其他造血组织中，白血病细胞大量增生、累积，使正常造血受抑制，并浸润其他器官和组织，引起肝、脾、淋巴结肿大，皮肤、骨骼和中枢神经系统也发生相应改变。人类白血病的病因尚不完全清楚，病毒、放射性因素、化学因素、遗传因素等多种因素与白血病的发病有关。

根据其自然病程和细胞分化程度，可分为急性和慢性两大类。根据白血病细胞的系列和类型再进一步分类。

1. 急性白血病（acute leukemia，AL） 可分为急性淋巴细胞白血病（acute-lymphoblastic leukemia，ALL）和急性髓系白血病（acute myeloidleukemia，AML）两大类。WHO 2022标准，ALL建议分类：伴iAMP21的B淋巴母细胞白血病/淋巴瘤、BCR：：ABL1样B淋巴母细胞白血病/淋巴瘤、早期T前体淋巴母细胞白血病/淋巴瘤（ETP-ALL/LBL）。

2. 慢性白血病（chronic leukemia，CL） 可分为慢性淋巴系白血病（chronic lymphoid leukemia）和慢性髓系白血病（chronic myeloid leukemia）。慢性淋巴系白血病包括慢性淋巴细胞白血病（chronic lymphocytic leukemia，CLL）、幼淋巴细胞白血病（prolymphocytic leukemia，PLL）、毛细胞白血病（hairy-cell leukemia，HCL）、绒毛淋巴细胞白血病（splenic lymphoma with circulating villous lymphocytes，SLVL）等。慢性髓系白血病包括慢性粒细胞白血病（chronic myelogenous leukemia，CML）、慢性-单核细胞白血病（chronic myelomonocytic leukemia，CMML）、不典型慢性粒细胞白血病（atypical chronic myeloid leukemia，ACML)、慢性中性粒细胞白血病（chronic neutrophilic leukemia，CNL）等。

二、诊断要点

1. 急性白血病 是造血干/祖细胞的恶性克隆性疾病，发病时骨髓中异常的原始细胞及幼稚细胞（白血病细胞）大量增殖，并抑制正常造血，可广泛浸润肝、脾、淋巴结等各种脏器。主要症状：①发热，半数的患者以发热为早期表现。可低热，亦可高达 39～40℃，热型不定。②出血，近 40% 的患者早期表现为出血。出血可发生在全身各处，以皮肤、口腔及鼻腔黏膜最为常见，偶见眼底出血，眼底出血可致视力障碍，往往是颅内出血的前兆。③贫血，往往呈进行性发展。患者表现苍白、无力等。贫血的原因一方面是白血病细胞扩增，正常造血细胞被排挤；另一方面由于白血病细胞生成因子抑制正常造血。④淋巴结肿大、肝脾增大、中枢神经系统病变（头痛、恶心、呕吐、颈部强直，甚至抽搐）、骨关节疼痛，尤以胸骨中下段压痛常见。

2. 慢性白血病 慢性白血病一般起病缓慢，早期无明显症状，患者常因健康检查或因其他疾病就医时才发现血常规异常或脾脏肿大而被确诊为慢性白血病。常见疲乏、低热、多汗、体重减轻、脾脏肿大等。当白细胞显著增高时可有眼底静脉充血及出血。白细胞极度增高时（$>200\times10^9/L$）可发生“白细胞瘀滞”，表现为呼吸窘迫、头晕、语言不清、中枢神经系统出血、阴茎异常勃起等。

三、辅助检查

（一）急性白血病

1. 血常规 大多数患者白细胞增多，部分患者可 $>10\times10^9/L$，称为高白细胞性白血病。也有部分患者的白细胞计数在正常水平或缺少，低者可 $<1.0\times10^9/L$，称为低增生性白血病。白血病患者有不同程度的贫血，少数患者血片上红细胞大小不等，可找到幼红细胞。约一半的患者血小板 $<60\times10^9/L$，晚期血小板往往极度减少。

2. 骨髓象 多数患者骨髓象有核细胞显著增多，主要是白血病性的原幼细胞，由于较成熟中间阶段的细胞缺失，并残留少量成熟粒细胞，形成所谓“裂孔”现象。正常的幼红细胞和巨核细胞减少。白血病型原始细胞形态常有异常改变，例如胞体较大，核浆比例增加，核的形态异常（如切迹、凹陷、分叶等），染色质粗糙，排列紊乱，核仁明显，分裂象易见等。

3. 细胞化学反应 主要用于鉴别各类白血病细胞。常见白血病的细胞化学反应（表 15－3）。糖原染色（PAS）除了能鉴别上述三种细胞外，亦可用于鉴别 M6 型白血病与巨幼细胞贫血，前者往往呈现强阳性反应，后者反应不明显。

表 15－3 常见急性白血病类型鉴别

细胞化学反应	急性淋巴细胞白血病	急性粒细胞白血病	急性单核细胞白血病
髓过氧化物酶（MPO）	（－）	分化差的原始细胞 （－）～（＋） 分化好的原始细胞 （＋）～（＋＋＋）	（－）～（＋）
糖原染色（PAS）	（＋） 成块或颗粒状	弥漫性淡红色或细颗粒状 （－）/（＋）	弥漫性淡红色或细颗粒状 （－）/（＋）
非特异性酯酶（NSE）	（－）	NaF 抑制 <50% （－）～（＋）	NaF≥50% （＋）

4. 免疫学检查 根据白血病细胞表达的系列相关抗原，确定其来源。不仅可将急淋、急性和髓性白血病区别，而且可将各亚型的白血病细胞加以区别（表 15－4）。

表 15-4 急性白血病各亚型的免疫学鉴别

	M_1	M_2	M_3	M_4	M_5	M_6	M_7
CD_{13}	+	+	+	+	+		
CD_{33}	+	+	+	+	+		
CD_{14}	-	+/-	-	+	+	-	-
CD_{41}	-	-	-	-	-	-	+
Ret	-	-	-	-	-	+	+
Lectoferrin	-	+	-	+	-	-	-
	CD_2	CD_7	CD_{19}	HLA-DR	CD_{33}		
T	+	+	-	-	-		
B	-	-	+	+	-		

5. 细胞遗传学和分子生物学检查 白血病常伴有特异的细胞遗传学（染色体核型）和分子生物学改变（如融合基因、基因突变）。例如99%的APL有t(15；17)(q22；q12)，该易位使15号染色体上的早幼粒细胞白血病基因（*PML*）与17号染色体上维A酸受体基因（*RARa*）形成*PML/RARa*融合基因。这是APL发病及用全反式维A酸及砷剂治疗有效的分子基础。其他常见的异常（表15-5）。此外，某些急性白血病尚有*N-ras*癌基因点突变、活化，抑癌基因*p53*、*Rb*失活。

表 15-5 急性白血病各亚型的染色体和基因异常

类型	染色体改变	基因改变
M2	t(8；21)(q22；q21)	*AML1/ETO*
M3	t(15；17)(q22；q21)	*PML/RARa*，*RARa/PML*
M4EO	inv/del(16)(q22)	*CBFB/MYH11*
M5	t/del(11)(q23)	*MLL/ENL*
L3(B-ALL)	t(8；14)(q24；q32)	*MYC* 与 IgH 并列
ALL（5%～20%）	t(9；22)(q34；q11)	*bcr/abl*，*m-bcr/abl*

6. 其他检查 在化疗期间，血清尿酸浓度升高。患者发生弥漫性血管内凝血（DIC）时可出现凝血机制障碍。急性单核细胞白血病血清和尿溶菌酶活性增高，急粒白血病不增高，而急淋白血病常降低。

（二）慢性白血病

1. 血常规 白细胞数明显增高，初期一般为$50\times10^9/L$，多数在$(100\sim300)\times10^9/L$，最高可达$1000\times10^9/L$。可见各阶段粒细胞，其中以中性中幼粒及晚幼粒细胞增多尤为突出，分别占15%～40%及20%～40%，原始粒细胞一般为1%～3%，不超过10%。嗜酸、嗜碱性粒细胞增多，后者有助于诊断。患病早期血小板多在正常水平，部分患者增多，后期血小板逐渐减少，并可出现贫血。

2. 骨髓象 骨髓增生明显至极度活跃，以粒细胞为主。粒细胞：红细胞比例可增至（10～50）：1，其中性中幼、晚幼及杆状核粒细胞明显增多。原始粒细胞不超过10%。嗜酸、嗜碱性粒细胞增多，红系细胞相对减少。巨核细胞正常或增多，晚期减少，偶见Caucher样细胞（系吞噬细胞吞噬大量粒细胞而形成的）。

3. 细胞遗传学及分子生物学改变 90%以上的慢性白血病患者的血细胞中出现Ph染色体即t(9；22)(q34；q11)，Ph染色体可见于粒、红、单核及巨核等细胞中。由于9号染色体长臂上*c-abl*原癌基因异位和22号染色体长臂上出现断裂点集中区（*bcr*），形成*bcr/abl*融合基因。慢髓急变过程中，尚可有其他染色体畸变，例如额外的Ph染色体或17号染色体长臂的等臂染色体等。

4. 免疫学检验急变期细胞特性　对于慢性粒细胞白血病而言，髓细胞急变表现为 CD_{33}、CD_{13}、CD_{15}、CD_{14} 及 HLA-DR 阳性；淋巴细胞急变表现为 CD_3、CD_7、CD_2、CD_5、CD_{10}、CD_{19}、CD_{20}、CD_{22}、SIg 及 HLA-DR 阳性；巨核细胞急变可表现为 CD_{41a}、CD_{41b} 及 PPO 阳性。

四、处理原则

（一）急性白血病

ALL 的治疗包括诱导治疗、缓解后巩固强化治疗、维持治疗等部分，较为复杂，整体治疗方案的良好执行对于疗效提升有重要意义。

1. 诱导治疗阶段

（1）年轻成人和青少年患者（<40 岁，AYA）　①临床试验；②儿童特点联合化疗方案（优先选择）；③多药联合化疗方案。

（2）成年患者（≥40 岁）　①<60 岁的患者，可以入组临床试验，或采用多药联合化疗；②≥60 岁的患者，可以入组临床试验，或采用多药化疗诱导治疗，或糖皮质激素 ± 长春碱类为基础的姑息治疗。

2. 缓解后巩固强化治疗　缓解后的巩固化疗和（或）抗体免疫治疗可清除残存的白血病细胞、提高疗效，但是巩固治疗方案在不同的研究组、不同的人群并不相同。一般应给予多疗程的治疗，药物组合包括诱导治疗使用的药物（如长春碱类药物、蒽环类药物、糖皮质激素等）、MTX（甲氨蝶呤）、阿糖胞苷（Ara-C）、6-MP（6-巯基嘌呤）、ASP 等。缓解后治疗可以包括 1 ~ 2 个疗程再诱导方案（如 VDLP 方案），MTX 和 Ara-C 为基础的方案各 2 ~ 4 个疗程；条件允许的患者可包括多个疗程 CD_{19}/CD_3 双特异性抗体（可给予 4 ~ 5 个疗程，如果桥接 HSCT，可给予 1 ~ 2 个疗程）。

3. 维持治疗基本方案　6-MP 60 ~ 75mg/m^2 每日 1 次，MTX 15 ~ 20mg/m^2 每周 1 次。

（二）慢性白血病

慢性白血病的治疗原则与急性白血病的治疗原则基本相同，只是慢性白血病注重慢性期的治疗，可单药化疗亦可联合化疗，使血常规和体征得到控制，力争分子水平的缓解和治愈。

五、用药方案

（一）急性白血病

急性白血病联合化疗的方案主要如下。

1. ALL 治疗方案的选择　需要考虑患者年龄、ALL 亚型、治疗后的 MRD、是否有干细胞供体和靶向治疗药物等多重因素。

2. 诱导缓解治疗　长春新碱（VCR）和泼尼松（P）组成的 VP 方案是 ALL 的基本方案。VP 方案能使 50% 的成人 ALL 获 CR，CR 期 3 ~ 8 个月。VCR 主要毒副作用为末梢神经炎和便秘。VP 加蒽环类药物（如柔红霉素，即 DNR）组成 DVP 方案，CR 率可提高至 70% 以上，但需要警惕蒽环类药物的心脏毒性。DVP 再加左旋门冬酰胺酶（L-Asp）或培门冬酶（PEG-Asp）即为 DVLP 方案，是目前 ALL 常采用的诱导方案。L-Asp 或 PEG-Asp 可提高患者无病生存率，主要副作用为肝功能损害、胰腺炎、凝血因子及白蛋白合成减少和过敏反应。在 DVLP 基础上加用其他药物，包括环磷酰胺（CTX）或阿糖胞苷（Ara-C），以及基于 CTX、VCR、多柔比星、地塞米松的 Hyper-CVAD 方案［环磷酰胺、长春新碱、多柔比星、地塞米松（第一阶段）与大剂量甲氨蝶呤 + 阿糖胞苷（第二阶段）交替治疗］都可提高部分 ALL 的 CR 率和无病生存率。

3. 缓解后治疗 缓解后治疗一般分强化巩固治疗和维持治疗两个阶段。强化巩固治疗主要有化疗和 HSCT 两种方式，目前化疗多数采用间歇重复原诱导方案，定期给予其他强化方案的治疗。强化治疗时化疗药物剂量宜大，不同种类要交替轮换使用以避免蓄积毒性，如高剂量甲氨蝶呤（HD MTX）、Ara-C、6-巯基嘌呤（6-MP）和 L-Asp 或 PEG-Asp。HD MTX 的主要副作用为黏膜炎症、肝肾功能损害，故在治疗时需要充分水化、碱化，并及时应用亚叶酸钙解救。对于 ALL（除成熟 B-ALL），即使经过强烈诱导和巩固治疗，仍须给予维持治疗。口服 6-MP 和 MTX 的同时间断给予 VP 方案化疗是普遍采用的有效的维持治疗方案。如未行 allo-HSCT，ALL 在缓解后的巩固维持治疗一般须持续 2～3 年，定期检测 MRD 并根据 ALL 亚型决定巩固和维持治疗的强度和时间。各年龄组诱导缓解后 MRD 阳性的 B-ALL患者还可采用 CD_{19}/CD_3 双抗清除残留白血病细胞后 allo-HSCT。另外，Ph + ALL 诱导缓解化疗可联用酪氨酸激酶抑制剂（TKI，如伊马替尼或达沙替尼）进行靶向治疗，CR 率可提高至 90%～95%。TKI 推荐持续应用至维持治疗结束。allo-HSCT 联合 TKI 的治疗也可使患者生存时间及生活质量进一步提高。

（二）慢性白血病

1. TKI 治疗 慢性期患者首选一线治疗为 TKI。包括伊马替尼、尼洛替尼、达沙替尼、博苏替尼。我国自主研发的氟马替尼用于新诊断 CML 慢性期患者一线治疗获得成功，被国家药品监督管理部门批准用于新诊断 CML 慢性期患者一线治疗。伊马替尼 400mg，每日 1 次；尼洛替尼 300mg，每日 2 次；氟马替尼 600mg，每日 1 次；达沙替尼 100mg，每日 1 次。CML 基本治疗目标是阻止疾病进展，延长生存期。中高危患者疾病进展风险高于低危组患者。相对于标准伊马替尼一线治疗，二代 TKI 一线治疗可减少疾病进展，尤其是中高危患者无进展生存得以改善。

2. 干扰素为基础的方案 以下患者可考虑干扰素为基础的方案：①TKI 耐药、不耐受且不适合造血干细胞移植的 CML 慢性期患者。②各种原因暂时无法应用 TKI 治疗或无法坚持长期使用 TKI 的慢性期患者。与联合化疗不同，干扰素对 Ph′阳性细胞的抑制作用相对缓慢，达到完全缓解的患者，3 年生存率为 94%。剂量为（3～9）$\times 10^6$U/d，皮下或肌内注射，每周 3～7 次。持续用药数月至两年不等。对于白细胞过多者，宜在第 1～2 周并用羟基脲或白消安。该药与小剂量阿糖胞苷联用，可提高疗效。

3. 羟基脲（hydroxyurea，HU） 为 S 期特异性抑制 DNA 合成的药物，起效快，但持续时间较短。用药后 2～3 天白细胞迅速下降，停药后又很快回升。对血小板的影响较小。可致红系巨幼样变。常用剂量为 3g/d，分 2 次口服，待白细胞减至 20×10^9/L 左右，剂量减半；降至 10×10^9/L 时，改为小剂量（0.5～1g/d）维持治疗。需经常检查血常规，以便调节药物剂量。副作用较少，与烷化剂无交叉耐药。

六、建议

避免接触致癌物质，如硝基苯、农药、有毒害物质等；避免接触过多的 X 射线及其他有害的放射线，对从事放射工作的人员需做好个人防护，尤其是妊娠期妇女及婴幼儿应注意避免接触放射线；慎用某些药物，如某些抗菌药物、抗病毒药物、抗肿瘤药物等；对白血病高危人群应做好定期检查工作，特别注意血常规及骨髓象的检查结果。注意白血病的早期症状，做到早发现，早确诊，早治疗。

案例分析 15-10 患者，男性，28 岁，乏力、发热 2 周，皮肤瘀斑 1 周。查体：贫血貌，胸骨压痛，肝脾轻度肿大。血常规：WBC $32 \times 10^9/L$（原始细胞占 60%），Hb 75g/L，PLT $25 \times 10^9/L$。

（1）最可能的诊断是什么？需进一步做哪些检查？

（2）该患者需与哪些疾病鉴别？

答案解析

（杨 帆）

书网融合……

本章小结 微课 习题

第十六章　内分泌系统及代谢性疾病药物治疗

PPT

学习目标

1. 通过本章学习，掌握糖尿病、甲状腺疾病、骨质疏松、痛风和肥胖等疾病的基本概念、治疗原则及主要治疗药物；熟悉上述疾病的临床表现及发病机制；了解相关疾病的治疗新进展。

2. 具有开展内分泌系统及代谢性疾病药物治疗的基本技能，做到临床安全合理用药。

3. 树立科学的思维方法，培养综合运用理论知识分析及解决实际问题的能力。

第一节　糖尿病

微课

一、概述

糖尿病（diabetes mellitus，DM）是由遗传和环境等多种因素长期共同作用所引起的以血浆葡萄糖水平升高为主要特征的一组慢性、全身性及代谢性疾病。由于胰岛素分泌不足或胰岛素作用缺陷导致糖、脂肪、蛋白质代谢紊乱，早期可表现为多饮、多尿、多食、体重减轻，严重者可出现酮症酸中毒、高渗性非酮症性糖尿病昏迷和各种感染等急性并发症，以及糖尿病肾病、糖尿病视网膜病变、糖尿病神经病变等慢性并发症。我国糖尿病患病人数居世界首位，以2型糖尿病（type 2 diabetes mellitus，T2DM）为主，1型糖尿病（type 1 diabetes mellitus，T1DM）和其他类型糖尿病少见。近年来，随着我国老龄化的加剧，一方面老年糖尿病的患病率明显增高，另一方面由于超重和肥胖患病率增加，糖尿病的发病日趋年轻化。然而糖尿病可防可控，早期发现和综合管理可以预防和控制糖尿病并发症，降低糖尿病的致残率和早死率。

二、分类

糖尿病是严重威胁人类健康的世界性公共卫生问题，中国糖尿病防治指南（2024版）根据病因学证据将糖尿病分为4种类型，即1型糖尿病、2型糖尿病、特殊类型糖尿病和妊娠期糖尿病。而2019年WHO糖尿病专家委员会则提出新病因学分型标准，将糖尿病分为：①1型糖尿病即胰岛素依赖型糖尿病；②2型糖尿病即非胰岛素依赖型糖尿病；③混合型糖尿病，包括缓慢进展的免疫介导成人糖尿病和酮症倾向的2型糖尿病；④其他特殊类型糖尿病，主要包括单基因糖尿病、胰腺外分泌疾病如胰腺炎、创伤/胰腺切除术等所导致的糖尿病等；⑤未分类糖尿病；⑥妊娠期首次发现高血糖。

三、病因和发病机制

糖尿病的病因和发病机制至今尚未完全阐明，总体来说，遗传因素和环境因素共同参与糖尿病的发病。

1. 遗传因素　现在多认为部分糖尿病系多基因遗传疾病，它不是由某个基因决定的，而是当基因量达到或超过其阈值时才有可能发病，且存在一定的种族差异和遗传异质性；遗传因素与1型糖尿病和

2 型糖尿病的发病均密切相关。有研究显示与高加索人相比，亚裔人群糖尿病的患病风险较高，目前全球已经发现有超过 400 多个 T2DM 易感位点。

2. 环境因素和生活方式的改变 研究发现体力活动减少、久坐和不健康饮食、年龄增长、营养过剩与肥胖以及环境污染等与糖尿病的发生风险增加密切相关。

3. 病毒感染 部分 1 型糖尿病发生于病毒感染后，例如风疹病毒、流行性腮腺炎病毒、柯萨奇病毒、脑心肌炎病毒、巨细胞病毒和肠道病毒等。它的发病可能与病毒性胰腺炎有关。

4. 自身免疫 部分糖尿病患者血清中发现抗胰岛 β 细胞抗体，给实验动物注射抗胰岛 β 细胞抗体可以引起糖耐量异常，病理检查也可看到胰岛中有淋巴细胞和嗜酸细胞的浸润等现象。

5. 继发性糖尿病 破坏了大部分胰岛组织的胰腺炎和胰腺纤维束性病变，肾上腺皮质功能亢进、功能性垂体腺瘤、嗜铬细胞瘤等均可引起继发性糖尿病，即症状性糖尿病。长期服用氢氯噻嗪、皮质激素、肾上腺素能药物等均可导致或促使糖尿病加重。某些遗传性疾病如先天性卵巢发育不全（Turner 综合征）也容易诱发糖尿病。

糖尿病患者因血糖升高和渗透性利尿，可以出现多饮、多尿和口干，体内葡萄糖不能充分氧化供能，导致患者易饥多食。由于脂肪、蛋白质的分解代谢增强，大部分患者出现体重减轻，形成典型的“三多一少”症状，即多饮、多尿、多食和体重减轻。1 型糖尿病发病较急，“三多一少”症状较典型，易出现酮症酸中毒，多数患者在发生酮症酸中毒前糖尿病症状加重，随后出现食欲减退、恶心、呕吐、乏力、烦躁、呼吸加深加快，呼气中有烂苹果味。随着病情进一步发展，可出现少尿、无尿、循环衰竭以至昏迷。2 型糖尿病在一定诱因作用下，也可发生酮症酸中毒，常见诱因有感染、手术、创伤、饮食不当、胰岛素治疗中断或不适当减量等。除此之外，糖尿病还常常伴有慢性并发症，包括微血管病变（常见为糖尿病肾病和糖尿病性视网膜病变）、动脉粥样硬化性心血管病变、神经病变以及糖尿病足。此外，糖尿病患者也容易并发各种感染如疖、痈等皮肤化脓性感染，以及真菌感染等。血糖控制差者更易发生，也更严重。

部分老年 T2DM 患者还会出现高渗高糖综合征，可以无明显酮症，但是以严重高血糖、高血浆渗透压、脱水为主要表现。此类患者较酮症酸中毒患者失水和精神症状更为严重。

四、诊断标准

（1）世界卫生组织和我国糖尿病防治指南均建议如下标准诊断糖尿病。

糖尿病症状（多饮、多食、多尿或者不明原因的体重下降）+ 任意时间血浆葡萄糖水平 ≥ 11.1mmol/L 或空腹血浆葡萄糖（FPG）水平 ≥ 7.0mmol/L 或口服葡萄糖耐量试验（OGTT）2 小时血浆葡萄糖水平 ≥ 11.1mmol/L 或加上糖化血红蛋白（HbA1c）≥ 6.5%。

值得注意的是，如果无典型糖尿病症状，则要求同一时间点的两个血糖指标或两个不同时间点的血糖指标达到或超过上述临界点（不包括随机血糖）才可以诊断为糖尿病。急性感染、创伤或其他应激情况下可出现暂时性血糖升高，不能以此时的血糖值诊断糖尿病，须在应激消除后复查，再确定糖代谢状态。

（2）常用检查方式

1）尿糖测定　尿糖阳性是诊断糖尿病的重要线索，但尿糖阴性也不能排除糖尿病的可能性。

2）OGTT 试验　当血糖水平高于正常范围但又不足以确诊 2 型糖尿病时，建议进行 OGTT 试验，应于清晨空腹状态下进行，可以反映患者瞬间血糖的状态。

3）糖化血红蛋白测定　糖化血红蛋白是葡萄糖或其他糖与血红蛋白的氨基发生非酶催化反应，是目前诊断糖尿病及反映血糖控制情况的重要指标，可以反映近 8 ~ 12 周平均血糖控制水平。HbA1c ≥

6.5% 作为糖尿病的补充诊断标准。

4）胰岛 β 细胞功能检测　包括胰岛素释放试验与 C 肽释放试验，这两种实验都反映了基础和葡萄糖介导的胰岛素释放功能。

5）血清学检查　1 型糖尿病在发病时常在血清中检出胰岛细胞抗体、谷氨酸脱羧酶抗体、蛋白酪氨酸磷酸酶抗体或胰岛素抗体。所有怀疑 T1DM 的患者，均应检测胰岛自身抗体和 C 肽的水平检测。

五、治疗目标

目前的医学科学水平尚不能根治糖尿病，因此糖尿病的治疗可以分为近期目标和远期目标。近期目标是控制糖尿病症状和防止出现急性并发症；远期目标是预防慢性并发症，提高患者生活质量和延长寿命。随着临床对糖尿病的认识不断深入，糖尿病的管理理念也在不断更新，强调采用早期治疗、长期治疗、综合治疗、治疗措施个体化的原则，然而作为一种长期慢性疾病，除临床应用药物治疗外，患者积极的自我管理及持续的多学科团队协同管理和支持也对疾病的控制起着重要的影响。健康的生活方式应始终贯穿糖尿病治疗的全过程，包括饮食控制、运动疗法、血糖监测和患者教育。一旦通过单纯生活方式干预无法使血糖控制水平达标，则应及时启用药物治疗，通过个体化的治疗原则达到纠正糖代谢紊乱，防治酮症酸中毒、心血管、肾脏、眼底及神经系统等慢性病变，延长患者生存率，降低致残率和死亡率，改善患者的生存质量。

六、2 型糖尿病用药方案

（一）口服降糖药物

迄今已研制出的降血糖药物包括磺酰脲类及非磺酰脲类促胰岛素分泌剂、双胍类、噻唑烷二酮类胰岛素增敏剂、α-葡萄糖苷酶抑制剂、肠促胰岛素、二肽基肽酶Ⅳ抑制剂、胰高血糖素样肽-1（GLP-1）受体激动剂、钠-葡萄糖共转运蛋白 2 抑制剂（SGLT-2i）、葡萄糖依赖性胰岛素释放肽（GIP）/GLP-1 双受体激动剂及葡萄糖激酶激活剂（GKA）等。

1. 促胰岛素分泌剂　主要包括磺酰脲类以及非磺酰脲类 2 类药物。其主要作用机制为促进 β 细胞分泌胰岛素而发挥作用，该类药物可以抑制 β 细胞膜上的 ATP 敏感的钾通道，使 K^+ 外流，Ca^{2+} 内流，诱发胰岛素分泌。

（1）磺酰脲类　通过刺激胰岛 β 细胞使胰岛素分泌增加而降低血糖。临床常用药物有格列本脲、格列美脲、格列齐特、格列吡嗪、格列喹酮。磺酰脲类药物的降血糖作用不依赖于血糖浓度，但发挥作用的前提是机体仍保存一定数量有功能的胰岛 β 细胞。临床应用应从小剂量开始，早餐前半小时服用，逐渐增加剂量，剂量较大时改为早、晚餐前两次服。低血糖反应是磺酰脲类最常见的不良反应，多因药物过量所导致，其中氯磺丙脲和格列本脲尤为多见。肾功能轻度不全的患者如使用磺脲类药物，宜选择格列喹酮。

（2）非磺酰脲类　主要包括瑞格列奈、那格列奈和米格列奈。通过刺激胰岛素的早时相分泌而降低餐后血糖，具有吸收快、起效快和作用时间短的特点。常于餐前即刻服用，可使 HbA1c 降低 0.5% ~ 1.5% 。其低血糖发生率低，加之 90% 以上在肝脏代谢，更适用于肾功能不全的 2 型糖尿病患者。

某些药物如磺胺药、水杨酸制剂、利血平、氨基比林等可增强磺酰脲类药物的降糖作用，而另一些药物如噻嗪类利尿药、糖皮质激素、苯妥英钠和苯巴比妥等具有抑制胰岛素释放或拮抗胰岛素的降糖作用，同时应用时应予以注意。禁用于 1 型糖尿病患者以及并发严重感染、大手术或伴有严重肝、肾功能不全的 2 型糖尿病患者、妊娠期糖尿病患者。

2. 双胍类降糖药　盐酸二甲双胍是 2 型糖尿病治疗的基础用药，它主要通过促进外周组织摄取葡萄糖、抑制葡萄糖异生、降低肝糖原输出、延迟葡萄糖在肠道吸收，达到降低血糖的作用。双胍类药物具有增加胰岛素受体、减低胰岛素抵抗，改善脂肪代谢及纤维蛋白溶解、减轻血小板聚集作用，有利于缓解心血管并发症的发生与发展。

双胍类对糖尿病患者有降低血糖作用，对正常人却无明显影响。主要用于单纯饮食及体育锻炼控制血糖无效的2型糖尿病，可单用，也可与磺酰脲类药或胰岛素联用。宜从小剂量开始服用，中国人群二甲双胍最佳有效剂量2000mg/d，成人最大推荐剂量2550mg/d。肾功能受损的患者需要根据eGFR水平调整二甲双胍用量，当eGFR≥60ml/(min·1.73m^2）无需调整剂量，eGFR介于45～59ml/(min·1.73m^2）应减量，eGFR＜45ml/(min·1.73m^2）应禁用。值得注意的是虽然二甲双胍极少引起低血糖，但与胰岛素或促胰岛素分泌剂联合使用时可增加低血糖发生风险，临床使用过程中应重视。本药亦适用于肥胖或者超重的2型糖尿病患者。

消化道反应是二甲双胍的主要副作用，常见有食欲不振、恶心、呕吐、腹痛、腹泻等，从小剂量开始、逐渐增加剂量，可减少此不良反应。偶见乳酸性酸中毒；偶有过敏反应，如皮疹、皮肤红斑等。

3. α-葡萄糖苷酶抑制剂　α-葡萄糖苷酶抑制剂的代表药物有阿卡波糖、伏格列波糖等。本类药物抑制小肠黏膜刷状缘的α-葡萄糖苷酶，使淀粉、蔗糖、麦芽糖等转变为葡萄糖减慢，因而减缓肠道葡萄糖的吸收而降低餐后血糖。适用于餐后血糖明显升高、以碳水化合物为食物主要成分的2型糖尿病患者。T1DM患者在胰岛素治疗基础上加用α-葡萄糖苷酶抑制剂有助于降低餐后高血糖和血糖波动。此类药物临床用药应从小剂量开始，可减轻副作用，且服药时要和第一口食物同时摄入，才能发挥效果。如果因为服用此类药物导致发生低血糖，则应该使用葡萄糖或蜂蜜来恢复血糖，而应避免食用蔗糖或淀粉类食物纠正低血糖。

除此以外，近年来获批上市的桑枝总生物碱片，属于从桑枝中提取而来的天然降糖药物，也证实具有α-葡萄糖苷酶抑制活性。体外研究显示，该药对α-蔗糖酶和麦芽糖酶具有抑制作用，对α-淀粉酶无抑制作用，在体内试验中可降低正常小鼠和四氧嘧啶模型小鼠糖负荷后的血糖水平。

阿卡波糖：每次50～100mg，每日3次。伏格列波糖：每次0.2～0.3mg，每日3次。桑枝总生物碱片：50～100mg，每日3次。此类药物的不良反应主要是胃肠道症状如胀气、腹泻等，可以从小剂量开始，逐渐加量是减少不良反应的有效方法。

4. 过氧化物酶体增殖物激活体（PPAR）激活剂　噻唑烷二酮类（thiazolidinedione，TZD）：主要通过激活过氧化物酶体增殖物激活受体γ（PPARγ），增加骨骼肌、肝脏、脂肪组织对胰岛素的敏感性，提高靶细胞对葡萄糖的利用而发挥降低血糖作用。目前在我国上市的TZD主要有罗格列酮和吡格列酮及其与二甲双胍的复方制剂。TZD单独使用时不增加低血糖风险，但与胰岛素或胰岛素促泌剂联合使用时可增加低血糖风险。该药单独或与其他降糖药合用治疗2型糖尿病患者，尤其是肥胖、胰岛素抵抗明显者。

罗格列酮：4～8mg，每日1次或分2次口服；吡格列酮：15～30mg，每日1次。该类药物有水肿、体重增加、肝功能异常、轻中度的贫血、心血管系统副作用等。有心力衰竭、活动性肝病或氨基转移酶升高超过正常上限2.5倍、严重骨质疏松和有骨折病史的患者应禁用本类药物。

PPAR泛激动剂：主要代表药物为西格列他钠，属于一种新型非TZD结构的PPARα、β、γ泛激动剂，具有降低血糖、调节血脂的作用。

西格列他钠单用一般不增加低血糖风险，但与其他促胰岛素分泌剂或者胰岛素联用则可增加低血糖的风险。常见不良反应是贫血、体重增加和水肿。

5. 二肽基肽酶-4（dipeptidyl peptidase Ⅳ，DPP-4）抑制剂　胰高血糖素样肽-1（glucagon-like peptide-1，GLP-1）是近年来发现的参与人体内血糖调节的肠源性激素，在营养物（特别是碳水化合物）的刺激下释放入血，通过促进β细胞分泌胰岛素，减少α细胞分泌胰高血糖素等作用降低血糖。由于GLP-1在体内迅速被DPP-4降解而失去活性，因此，近年来人们也致力于DPP-4抑制剂的研发。

DPP-4抑制剂有西格列汀、沙格列汀、维格列汀、利格列汀和阿格列汀等。西格列汀100mg，每日1次；沙格列汀5mg，每日1次；维格列汀50mg，每日2次；利格列汀5mg，每日1次；阿格列汀25mg，每日1次。除利格列汀外，大多数DPP-4抑制剂需要根据肾功能调整剂量。

6. 钠-葡萄糖共转运蛋白2抑制剂（SGLT2i） 此类药物为SGLT2抑制药，通过抑制SGLT2减少肾脏对葡萄糖的重吸收，降低肾糖阈，从而增加尿糖的排泄。除此之外，还可以减少钠的重吸收，增加钠向远端小管的输送，从而降低心脏前后负荷、下调交感神经活性及降低肾小球内压（可能由管球反馈增加介导）。

SGLT2i可作为单药治疗，在饮食和运动基础上改善血糖控制，也可以与二甲双胍或者胰岛素联用联用，在饮食和运动基础上改善血糖控制。此外，SGLT2i还可以用于射血分数降低的心力衰竭（NYHA分级为Ⅱ～Ⅳ级），以减少发生心血管（CV）死亡和因心力衰竭住院的风险；以及有进展风险的慢性肾病，以减少发生估计肾小球滤过率（eGFR）持续下降、终末期肾病、CV死亡和因心力衰竭住院的风险。

本药不适用于治疗1型糖尿病或糖尿病酮症酸中毒，常用药物的给药剂量如下：①恩格列净10～25mg，每日1次；②卡格列净100～300mg，每日1次；③达格列净5～10mg，每日1次；④艾托格列净5mg，每日1次；⑤恒格列净5～10mg，每日1次。SGLT2i的常见不良反应为泌尿系统和生殖系统感染及与血容量不足相关的不良反应，罕见不良反应包括糖尿病酮症酸中毒（DKA）。

7. 葡萄糖激酶激活剂（GKA） GKA是以葡萄糖激酶（GK）为靶点的口服降糖药物，作用于胰岛、肠道内分泌细胞以及肝脏等葡萄糖储存与输出器官中的葡萄糖激酶靶点，改善2型糖尿病患者受损的葡萄糖刺激的胰岛素和GLP-1分泌，进而改善β细胞功能，减低胰岛素抵抗，从而改善2型糖尿病患者血糖稳态失调，具有重塑血糖平衡生理调节的作用机制。多格列艾汀可提高GK对葡萄糖代谢的催化效率，增加肝细胞对葡萄糖的摄取，促进葡萄糖刺激的胰岛素释放，常规剂量为75mg，每次1片，每日2次，早餐前和晚餐前1小时内任何时间服用。不良反应可见血甘油三酯升高、肝酶升高和尿酸升高。

（二）注射制剂

1. 肠促胰岛素受体激动剂（GLP-1RA） 肠促胰岛素受体激动剂（GLP-1RA）可选择性地结合并激活GLP-1受体，以实现降血糖作用，并能延缓胃排空，抑制食欲中枢、减少进食量，兼具减轻体重、降低血压和调脂的作用。目前临床常用的GLP-1RA主要有艾塞那肽、利拉鲁肽、司美格鲁肽、度拉糖肽等，可单独或与其他降糖药联用治疗T2DM，尤其是肥胖、胰岛素抵抗明显者。艾塞那肽适用于二甲双胍基础上加用磺酰脲类和（或）用噻唑烷二酮类控制血糖仍不满意的2型糖尿病患者。因艾塞那肽主要经肾脏排泄，故不适宜中至重度肾损害或终末期肾病患者。艾塞那肽起始剂量5μg，每日2次，于早餐前和晚餐前给药。治疗1个月后，剂量可增加至10μg，每日2次；长效缓释制剂1周只需注射1次。利拉鲁肽起始剂量为每天0.6mg，一周后，剂量可增至1.2mg。司美格鲁肽初始剂量一次0.25mg，一周1次，最终可增至一次1mg，一周1次。除了具有降糖作用外，也被批准用于针对超重和肥胖症患者的体重管理。GLP-1RA常见的不良反应是轻中度的胃肠道不适，包括恶心、呕吐、腹泻、食欲减退、腹胀等，随着使用时间延长，不良反应逐渐减轻。

2. 葡萄糖依赖性胰岛素释放肽（GIP）/GLP-1双受体激动剂 此类药物为葡萄糖依赖性促胰岛素释放肽（GIP）和GLP-1受体激动药，可选择性结合并激活GIP和GLP-1受体。以葡萄糖依赖性方式促进胰岛素分泌、降低胰高血糖素水平，可降低2型糖尿病患者的空腹和餐后血糖，并可减少摄食量、减轻体重。替尔泊肽（tirzepatide），起始剂量为一次 2.5mg，一周 1 次，连用 4 周。之后增至一次 5mg，一周 1 次。最大剂量为一次 15mg，一周 1 次。

3. 胰岛素治疗　胰岛素治疗是控制高血糖的重要手段。T1DM 患者需要依赖胰岛素维持生命，而对于 T2DM 患者，当口服降糖药效果不佳或存在口服药使用禁忌证时，也需使用胰岛素控制高血糖，减少糖尿病并发症的发生风险。

（1）胰岛素和胰岛素类似物的分类　按作用起效时间和维持时间，胰岛素可分为短效、中效、长效和预混胰岛素；按化学结构和来源不同可分为动物胰岛素、人胰岛素和胰岛素类似物，详见表 16-1。

表 16-1　常见胰岛素特点

类别	药物	结构	注射途径	时间			作用特点
				起效	峰值	维持	
短效	短效（RI）	胰岛素	皮下/静脉	15～60min	2～4h	5～8h	起效快，持续时间短
中效	中效胰岛素（NPH）	胰岛素	皮下	2.5～3h	5～7h	13～16h	提供基础胰岛素，控制两餐饭后血糖
长效	长效胰岛素（PZI）	胰岛素	皮下	3～4h	8～10h	长达 20h	提供基础胰岛素
预混	精蛋白生物合成人胰岛素	胰岛素	皮下	0.5h（预混 30R）	2～12h	14～24h	本药为双时相组分，含短效胰岛素和中效胰岛素
				0.5h（预混 50R）	2～3h	10～24h	
速效	赖脯胰岛素	胰岛素类似物	皮下	10～15min	1～1.5h	4～5h	起效快，持续时间短，更符合进餐时的生理需求
	门冬胰岛素	胰岛素类似物	皮下/静脉	10～15min	1～2h	4～6h	
	谷赖胰岛素	胰岛素类似物	皮下	10～15min	1～1.5h	3～5h	
长效	甘精胰岛素	胰岛素类似物	皮下	2～3h	无峰	30h	释放缓慢，提供的基础胰岛素水平稳定，可降低症状性和夜间低血糖风险
	地特胰岛素	胰岛素类似物	皮下	3～4h	3～14h	24h	
	德谷胰岛素	胰岛素类似物	皮下	1h	无峰	24h	
预混	门冬胰岛素 30/50	胰岛素类似物	皮下	10～20min	1～4h	14～24h	可在餐前即时注射。必要时也可在饭后立即注射
	精蛋白锌重组赖脯胰岛素 25R/50R	胰岛素类似物	皮下	15min	30～70min	16～24h	
双胰岛素	德谷门冬双胰岛素	胰岛素类似物	皮下	10～15min	1.2h	24h 以上	可灵活变动给药时间
胰岛素周制剂	胰岛素周制剂	胰岛素类似物	皮下			1 周	改善患者治疗满意度和依从性

制药技术的不断发展，最新研制的胰岛素周制剂——依柯胰岛素，半衰期长达 196 小时，可实现每周 1 次注射给药。此外，基础胰岛素与 GLP-1RA 的固定比例复方（FRC）制剂也得到了临床重视，此类药物目前进入临床应用的包括德谷胰岛素利拉鲁肽注射液和甘精胰岛素利司那肽注射液。随着越来越多新的胰岛素制剂研制成功，简化了胰岛素的治疗方案，提高患者的依从性。

（2）胰岛素的适应证　1 型糖尿病需终身使用胰岛素，一经确诊，立即开始胰岛素的常规治疗；2 型糖尿病用饮食控制及口服降糖药治疗无效者；糖尿病酮症酸中毒、高渗性昏迷和乳酸性酸中毒伴高血糖者；并发重症感染、消耗性疾病、视网膜病变、肾病变、神经病变、急性心肌梗死、脑血管意外者；

因伴发病需外科治疗的围术期者；妊娠期和分娩糖尿病患者；继发性糖尿病，特别是垂体性糖尿病、胰源性糖尿病者；营养不良引起的相关糖尿病患者应使用胰岛素治疗。若急需胰岛素治疗者可用短效类，如糖尿病酮症酸中毒等各种急性并发症、手术前后及分娩前后。病情稳定者可采用长效或中效制剂，也可长、短效制剂结合使用。

（3）胰岛素的不良反应　各种胰岛素制剂因本身来源、结构、成分特点及含有一定量的杂质，故有抗原性和致敏性。临床上只有极少数患者表现为胰岛素抗药性。不良反应可分为全身和局部两种。

1）全身反应　①低血糖反应最为常见，多见于1型糖尿病，尤其是处于疾病进展期的1型糖尿病患者或2型糖尿病中、重型患者，特别是消瘦者。胰岛素注射过量或注射后进食不足者亦常发生；②过敏反应：少见，如荨麻疹、紫癜、血管神经性水肿，极个别有过敏性休克，目前，随人胰岛素的应用，过敏反应显著减少；③胰岛素性水肿：多表现为双下肢水肿，可能与胰岛素促进肾小管吸收钠有关；④屈光度失常：胰岛素治疗过程中患者出现一过性的视物模糊，因治疗时血糖迅速下降，影响晶状体及玻璃体内渗透压，使屈光度下降而发生远视。

2）局部反应　主要为注射局部皮肤红、肿、热、痛及皮下结节；皮下脂肪营养不良，脂肪萎缩，呈凹陷性皮脂缺失。

七、建议

糖尿病的现代治疗措施包括糖尿病教育、饮食控制、运动疗法、降糖药物和自我血糖监测。血糖的控制在糖尿病代谢管理中具有重要的意义。HbA1c是反映血糖控制状况的最主要指标，对糖尿病患者的治疗目的是使血糖在尽可能维持在正常范围之内，并使物质代谢恢复正常，具体指标应遵循个体化原则：即根据患者的年龄、病程、健康状况、药物不良反应风险等因素实施分层管理。对健康状态差的糖尿病患者，可以在医生的指导下酌情施行个体化血糖控制目标，但应避免高血糖引发的症状及可能出现的急性并发症。

案例分析16－1　患者，男性，55岁。1年前无明显诱因出现口干、多饮、多尿，每昼夜饮水量4000ml，每日尿量约3000ml，每日主食量较前无明显增多，无乏力，无消瘦，无心悸、出汗等不适，患者曾于当地体检中心查血糖13.0mmol/L，遂于医院就诊，复测血糖仍偏高，空腹血糖11mmol/L，餐后2小时血糖10mmol/L，完善相关检查，诊断为"2型糖尿病"，建议给予二甲双胍0.5g，每日3次，阿卡波糖50mg，每日3次。近2月来无诱因出现双足麻木，就诊后加用达格列净10mg，每日1次降糖，服药后监测血糖恢复正常。患者自患病以来，饮食可，睡眠可，尿量增多，大便干燥体重近3年来逐渐减轻10kg。

1. 简述糖尿病的诊断标准及注意事项。
2. 简述糖尿病的治疗目标。
3. 简述目前常用的降糖药物种类。

答案解析

第二节　甲状腺疾病

一、甲状腺功能亢进症

（一）概述

甲状腺毒症（thyrotoxicosis）是指各种原因导致的循环中甲状腺激素过量，引起以交感神经兴奋增高和代谢亢进为主要表现的一系列临床综合征。甲状腺功能亢进症简称甲亢，是甲状腺毒症的病因之一，主要原因是由于甲状腺自主持续性合成和分泌甲状腺激素增多而引起的甲状腺毒症。甲亢病因复杂，其中弥漫性毒性甲状腺肿（Graves disease，GD）简称 Graves 病，是甲状腺功能亢进症的主要病因，约占全部病例的 80%，其次为结节性甲状腺肿伴甲亢和亚急性甲状腺炎伴甲亢，主要临床表现为多食、消瘦、畏热、多汗、心悸、易激动等高代谢综合征，神经和血管兴奋增强，以及不同程度的甲状腺肿大和眼突、手颤、颈部血管杂音等特征，严重的可出现甲亢危象、昏迷甚至危及生命。临床根据甲状腺功能亢进的程度，可以将甲亢分为临床甲亢和亚临床甲亢，我国临床甲亢患病率 0.78%、亚临床甲亢 0.44%、GD 患病率 0.53%，其中临床甲亢和 GD 多见于女性，患病高峰在 30～60 岁，而 60 岁以后患病率出现显著下降。

（二）发病机制

Graves 病主要是在遗传基础上，受环境因素的影响而诱发的自身免疫反应所致。其发病与人类白细胞抗原（HLA）、细胞毒性 T 淋巴细胞相关蛋白 4（CTLA-4）等基因多态性有关，除此之外碘摄入量、吸烟、应激以及药物等环境因素也可以影响疾病的发生。本病的特征之一是体内存在能与甲状腺组织起反应的自身抗体称为促甲状腺激素受体抗体（TRAb），此抗体能刺激甲状腺，提高其功能，引起组织增生，作用缓慢而持久。TRAb 包括三个亚型：甲状腺刺激性抗体、甲状腺阻断性抗体和甲状腺中性抗体。其中甲状腺刺激性抗体是 Graves 病甲亢的致病抗体。

（三）临床表现

Graves 病多见于 20～40 岁的人群，儿童相对少见，其特征性表现主要为甲状腺肿、Graves 眼病和 Graves 皮肤病变。此外也有甲亢肢端肥大，是 Graves 病的罕见病变。

1. 甲状腺肿　甲状腺呈弥漫或结节性肿大，质地柔软或坚硬，表面光滑，可触及震颤并有血管杂音。

2. Graves 眼病　主要表现为单侧或双侧眼睑退缩、眼球突出，眼睑红肿，结膜充血水肿，泪阜水肿，眼球活动受限，严重者眼球固定。患者往往有眼内异物感、胀痛、畏光、流泪等表现。

3. Graves 皮肤病变　见于少数 Graves 病患者，多发生在胫骨前下 1/3 处。早期皮肤增厚变粗，后期皮肤呈橘皮或树皮样。

4. 甲亢肢端肥大　是 Graves 病的罕见病变，手指和脚趾末端软组织肿胀，呈杵状，表面皮肤增厚。

（四）治疗原则

1. 药物治疗　抗甲状腺药物主要为硫代酰胺（thioamide）类化合物，主要通过抑制甲状腺过氧化物酶（TPO）活性，抑制碘有机化和碘化酪氨酸偶联，减少甲状腺激素合成。临床使用的硫代酰胺类化合物主要包括两类，分为咪唑类和硫脲类。咪唑类以甲巯咪唑（methimazole，MMI）和卡比马唑（carbimazole）等为代表，硫脲类主要包括丙硫氧嘧啶（propylthiouracil，PTU）和甲硫氧嘧啶（MTU）。我国普遍使用的是甲巯咪唑和丙硫氧嘧啶。一般情况下优先使用甲巯咪唑，特殊情况如妊娠早期或者治疗甲状腺危象时也可以考虑优先使用丙硫氧嘧啶。

2. 同位素治疗　用放射性 ^{131}I 释放出的 β 射线使甲状腺滤泡细胞变性和坏死，促甲状腺激素合成分泌减少，由此达到非甲亢的状态。

3. 手术治疗　手术切除部分甲状腺组织。本病治疗目的在于控制甲亢症状，使血清中甲状腺激素水平降到正常，促进免疫功能的正常化。

4. 其他治疗　适当休息、给予足够的营养和热量、避免精神刺激和过度劳累的生活治疗。适当限制碘的摄入，尽量不用含碘药物和含碘造影剂。

多数情况下小至中剂量的β受体拮抗剂足以缓解甲亢症状，所有有症状的甲亢患者尤其老年患者、静息心率超过90次/分或合并心血管疾病的甲亢患者均可使用β受体拮抗剂。大剂量普萘洛尔还能阻断外周组织甲状腺素（T4）向三碘甲状腺原氨酸（T3）的转化，可作为甲亢初治期的辅助治疗。

（五）药物治疗

1. 抗甲状腺药物 抗甲状腺药物适用于所有甲亢患者的初始治疗，可以抑制甲状腺激素的合成，也使甲状腺自身抗体合成受到抑制。本药物适用于轻、中度病情；甲状腺轻、中度肿大；甲亢手术治疗的术前准备和^{131}I治疗前准备；中至重度活动的Graves病患者；轻症不宜手术或^{131}I治疗者，如儿童、青少年、妊娠期妇女和轻型Graves病、术后复发及中、重度患者伴年老体弱或兼有心、肝、肾、出血性疾病的患者。用药经1~3个月后症状明显减轻，当基础代谢率接近正常时，药量即可递减，直至维持量，疗程1~2年。内科治疗可使40%~70%患者获得痊愈，疗程过短则易复发。亦可用于甲亢手术治疗的术前准备及甲状腺危象的治疗，甲状腺危象用量约为一般治疗量的2倍。主要的不良反应包括粒细胞减少、过敏反应，以及轻度肝损伤。粒细胞减少以甲硫氧嘧啶多见，丙硫氧嘧啶最少，粒细胞减少多发生在用药后2~3个月，治疗后应每周检测白细胞计数。过敏反应多表现为皮疹，发生率为2%~3%。丙硫氧嘧啶以损伤肝细胞为主，与药物剂量无关。甲巯咪唑以引起胆汁淤积为主，与药物剂量有关。

2. 放射性碘^{131}I 放射性碘^{131}I的$t_{1/2}$为8天，被甲状腺摄取，产生β射线（占99%），在组织内的射程仅约2mm，辐射作用只限于甲状腺内，破坏甲状腺实质，很少波及周围组织，具有简便、安全、疗效明显等优点。^{131}I还产生少量的γ射线（占1%），可在体外测得，可用于甲状腺摄碘测定。

（1）^{131}I适应证 ①甲状腺功能检查：口服^{131}I后分别于1小时、3小时及24小时测定甲状腺放射性，计算摄碘率。甲亢患者的3小时摄碘率超过30%~50%，24小时超过45%~50%，摄碘高峰时间前移；反之，摄碘率低，摄碘高峰时间后延。②甲亢的治疗：^{131}I适用于不宜手术或手术后复发及硫脲类无效或过敏者。妊娠期、哺乳期女性以及确诊或者可疑有甲状腺癌的患者禁用，此外，GD伴中重度活动期Graves眼病患者应慎用。^{131}I能使腺泡上皮破坏、萎缩，减少分泌。同时可降低腺泡内淋巴细胞，从而减少抗体产生。一般用药后1个月见效，3到4个月后甲状腺功能恢复正常。

（2）主要不良反应

1）甲状腺功能减退 应严格掌握剂量并密切观察有无不良反应，一旦发生甲状腺功能减退可补充甲状腺激素治疗。

2）局部反应 憋气和甲状腺部位疼痛，由于儿童甲状腺组织处于生长期，对辐射效应较敏感；卵巢中碘的浓度也很高。因此，20岁以下患者、妊娠期或哺乳期妇女及肾功能不佳者不宜使用。

3）β受体拮抗剂 合并心血管疾病的甲亢患者均可使用β受体拮抗剂。大剂量的普萘洛尔（大于160mg/d）可阻断外周组织中的T4转换为T3，可以作为甲亢治疗初期的辅助治疗（普萘洛尔10~40mg，每日3~4次），对抗甲亢所致的心率加快、心收缩力增强等交感神经活动增强作用。β受体拮抗剂不干扰硫脲类药物对甲状腺的作用，与硫脲类药物合用，疗效迅速而显著。本药可与碘剂合用于术前准备，也可用^{131}I治疗前后及甲亢危象时。需要注意的是支气管哮喘或喘息性支气管炎患者禁用非选择性β受体拮抗剂。

（六）建议

抗甲状腺药物治疗应遵循的基本原则为初始大剂量之后减量和维持。初治期一般初始剂量MMI为10~30mg/d，可单次或分次服用，PTU起始剂量100~300mg/d，分次服用。通常在初始治疗1个月检测甲状腺功能，当T3、T4接近或恢复正常，即可逐渐减量，每2~4周减量一次，每次减少PTU 50~100mg或MMI 5~10mg。待TSH正常后再减至最小维持剂量，MMI 5~10mg/d，PTU 50~100mg/d。抗甲状腺药物的疗程一般为18~24个月，当疗程足够、TRAb阴性、小剂量抗甲状腺药物维持TSH正常，常为停药的指征，预示缓解可能性大。

抗甲状腺药物治疗无效，不宜手术治疗者，可用放射性碘治疗。主张甲状腺组织一次给予^{131}I 3.0 MBq（80μCi），治疗后2～4周症状减轻，6～12周甲状腺功能恢复至正常，约80%患者可一次治愈，未治愈者6个月后可进行第二次治疗。妊娠期和哺乳期妇女，严重的心脏、肝、肾衰竭，活动性肺结核，外周白细胞低于3×10^9/L，重症浸润性突眼及甲状腺危象患者均禁用放射性碘治疗。抗甲状腺药物作用缓慢，不能迅速控制甲亢的多种症状，尤其是交感神经兴奋性增高的表现。甲亢治疗初期，交感神经兴奋性高，应联合应用β受体拮抗剂普萘洛尔10～20mg，2～3次/日，以改善心悸、心动过速、多汗、震颤及精神紧张等症状。

甲亢危象由多种原因，如感染、创伤、手术或强烈的情绪激动等诱发，原有甲亢症状的急剧加重，体温升高达39℃，脉率加快达160～200次/分或伴心房颤动，血压升高，脉压差增大。患者烦躁不安、大汗淋漓、呕吐、腹泻，可导致水与电解质紊乱，进而出现嗜睡或谵妄，甚至昏迷，需积极抢救。

（1）抑制甲状腺素合成　首选PTU，首剂600mg口服或胃管注入，继用PTU 200mg，每日3次，口服，症状减轻后改用一般治疗剂量。

（2）抑制甲状腺素释放　服用PTU后1～2小时服用复方碘溶液，首剂30～50滴，继用5～10滴/6～8小时或碘化钠0.5～1.0g加入5%葡萄糖溶液静脉滴注12～24小时，一般使用3～7天停药。对碘剂过敏者可试用锂盐。

（3）PTU、碘剂、β受体拮抗剂和糖皮质激素均可抑制组织中T4转化T3。

（4）选用血液透析、腹膜透析或血浆置换等措施迅速降低血甲状腺素浓度。

（5）监护心、肾、脑功能，纠正水、电解质及酸碱平衡紊乱，补充足够的葡萄糖、热量和多种维生素。

（6）对症治疗、供氧、防治感染，高热者给予物理降温。

案例分析16－2　患者，女性，45岁，烦躁不安、畏热、消瘦半年余。1月前因工作紧张，烦躁性急，情绪难以自控。平素燥热多汗，神情激动，失眠，曾服用安神药物，收效不明显。既往体健，体重却较前下降明显2.5kg。无结核或肝炎病史，家族中无精神病或高血压患者，甲状腺可及、轻度肿大、均匀，未触及结节，轻微震颤和杂音，浅表淋巴结不大。实验室检查甲状腺功能FT3 15.88 pmol/L，FT4 40.08 pmol/L，TSH 0.01mIU/L，甲状腺显像示甲状腺弥漫性肿大，血流丰富，诊断为甲状腺功能亢进，给予甲巯咪唑10mg，每天1次。

简述临床治疗甲亢的药物品种及其注意事项。

答案解析

二、甲状腺功能减退症

（一）概述

甲状腺功能减退症简称甲减，由多种原因引起的甲状腺激素合成、分泌或生物效应不足所致的一种机体的代谢功能降低的内分泌疾病。按其病变发生的部位可分为原发性甲减、中枢性甲减和甲状腺激素抵抗综合征。以原发性甲减者多见，占全部甲减的99%以上。

（二）病因和发病机制

原发性甲减有先天性和获得性两种。获得性甲减发生于桥本甲状腺炎，甲亢^{131}I治疗和外科治疗后，抗甲状腺药物丙硫氧嘧啶、甲巯咪唑和碘过度治疗后；亚急性甲状腺炎和碘缺乏也可致甲状腺功能减退。中枢性甲减发生于下丘脑和垂体病变引起的促甲状腺素释放激素（thyrotropin releasing hormone,

TRH）或促甲状腺激素（thyroid stimulating hormone，TSH）产生和分泌减少所致。甲状腺激素抵抗综合征属常染色体显性遗传病，以甲状腺激素受体β基因突变最常见。

（三）临床表现

1. 一般表现 有易疲劳、怕冷、体重增加、表情淡漠、记忆力减退、智力低下、嗜睡、反应迟钝、便秘、月经不调、肌肉痉挛等症状。体检可有面色苍白，眼睑和颊部虚肿，全身皮肤干燥、增厚、粗糙多脱屑，毛发脱落，手脚掌呈萎黄色，体重增加，共济失调，腱反射迟钝，重者可出现痴呆、木僵，甚至昏睡。

2. 心血管系统 有心动过缓、血压偏低、心音低钝、心脏扩大，可并发冠心病，重症者发生黏液水肿性心肌病。

3. 消化系统 有厌食、腹胀、便秘，重者可出现麻痹性肠梗阻，多数有胃酸缺乏，导致恶性贫血与缺铁性贫血。

4. 黏液性水肿昏迷 由于受寒冷、感染、手术、麻醉等应激可诱发黏液性水肿昏迷。表现为低体温（<35℃）、呼吸徐缓、心动过缓、血压下降、四肢肌力松弛、反射减弱甚至发生昏迷、休克、心肾功能衰竭。是甲减严重状态，多见于老年人或长期甲减未获治疗者。

（四）治疗原则

1. 终身替代治疗原则 甲减是终身性疾病，需要长期甲状腺素维持治疗。早期轻型以口服甲状腺片或左甲状腺素为主。还应从病因上积极治疗，若是药物导致的甲减，停药后甲减可自行消失；若是下丘脑或垂体患有肿瘤，经肿瘤切除后，甲减可不同程度改善；若是亚急性甲状腺炎引起，治愈后甲减也会消失；若是缺碘引起，则需补充碘的摄入。

2. 对症治疗原则 中、晚期重型患者除口服甲状腺片或左甲状腺素外，需对症治疗如升压、给氧、输液、控制感染、控制心力衰竭等。

（五）药物治疗

1. 左甲状腺素是治疗甲状腺功能减退的主要药物，长期应用经验证明左甲状腺素具有疗效可靠、不良反应小、依从性好、肠道吸收好、血清半衰期长、治疗成本低等优点。每日从25～50μg开始服用，以后根据病情调整剂量至生理需要量。

2. 三碘甲状腺原氨酸钠作用较快，药效维持时间较短，适用于黏液性水肿昏迷患者的抢救。每日从20～40μg开始服用，以后根据病情调整剂量。

3. 干甲状腺片是动物甲状腺的干制剂，因其甲状腺激素含量不稳定并含T3量较大，目前不推荐作为甲减的首选替代治疗药物。

（六）建议

左甲状腺素治疗的目标是将血清TSH和甲状腺激素水平恢复到正常范围内，治疗的剂量应个体化，如果剂量大，有不良反应，可以分多次服用。通过补充甲状腺激素，重新建立下丘脑-垂体-甲状腺轴的平衡一般需要4～6周的时间。成人甲减主要由手术或^{131}I治疗甲亢引起，应避免切除过多或剂量过大导致甲减。

案例分析16-3　患者，女性，55岁，乏力3个月，加重1周。患者3个月前无明显诱因出现乏力、困倦，活动后胸闷、气促。1周前症状加重，病程中食欲减退，偶有便秘，体重增加约2kg，甲功检测显示：FT3 3.02pmol/L，FT4 5.77pmol/L，TSH 24.58 mIU/L，诊断为“甲状腺功能减退”。高血压半年余，最高170/110mmHg，平时口服硝苯地平缓释片20mg qd控制血压在120/90mmHg。给予左甲状腺素钠50μg，每日1次，症状好转。

简述临床治疗甲减的药物品种及其注意事项。

答案解析

第三节　骨质疏松症

一、概述

骨质疏松症（osteoporosis，OP）是以低骨量和骨组织微结构破坏为特征，导致骨脆性增加和易发生骨折的全身性疾病。骨质疏松症可发生于任何年龄，但多见于绝经后女性和老年男性。随着我国人口老龄化加剧，骨质疏松症现已成为中老年群体中的一种多发病和常见病，据估计我国50岁以上人群骨质疏松症患病率为19.2%，患病人数约为9000万，已成为重要的公共健康问题。

二、病因和发病机制

骨质疏松发病机制复杂，是遗传和环境因素交互作用的结果。根据其发病机制，可分为原发性骨质疏松症和继发性骨质疏松症。其中原发性骨质疏松包括绝经后骨质疏松（Ⅰ型）、老年性骨质疏松（Ⅱ型）和特发性骨质疏松症（青少年型）。绝经后骨质疏松主要与绝经后雌激素不足有关；老年性骨质疏松主要与增龄衰老有关；特发性骨质疏松主要发生在青少年，病因尚未明确。继发性骨质疏松症多因明确疾病所致，如内分泌性疾病、骨髓增生性疾病、营养缺乏性疾病、药物性骨量减少等。

正常成熟骨的代谢主要以骨重建形式进行，在激素、细胞因子和其他调节因子的协调，骨组织不断吸收旧骨，生成新骨，循环进行，维持体内骨转换的相对稳定状态。凡可使骨的净吸收增加，促进骨的微结构破坏的因素都会导致骨质疏松。总体来说可以分为可控因素（生活方式改变）和不可控因素（种族、增龄、绝经、脆性骨折家族史等属于不可控因素）两大类。常见影响因素如下。

1. 不健康生活方式

（1）静态生活方式，导致体力活动少、阳光照射不足。

（2）长期吸烟、过量饮酒、过量饮用含咖啡因的饮料。

（3）营养失衡、蛋白质摄入过多或不足、高钠饮食、体质量过低等。

2. 影响骨代谢的疾病

（1）甲状旁腺激素分泌增多，原发性或继发性甲状旁腺功能亢进可促进骨吸收。

（2）维生素D代谢的改变，骨质疏松症患者维生素D的活化存在障碍，血中1,25-$(OH)_2$-D_3水平较低。

（3）甲状腺功能亢进，可引起钙、磷代谢紊乱，发生负钙平衡，骨吸收大于骨形成。

（4）其他疾病　如糖尿病、性腺功能减退症、风湿免疫病等。

3. 药物因素　一些药物也可以影响骨代谢，如糖皮质激素、质子泵抑制剂、噻唑烷二酮类药物和过量甲状腺激素等。

此外，其他因素如因疾病导致的女性双侧卵巢切除、子宫切除术等，男性无睾症、睾丸切除等也可以导致骨代谢的异常。

三、临床表现

原发性骨质疏松症主要表现为腰背疼痛、身长缩短、驼背及骨折。初期，开始活动时出现腰背痛，逐渐发展为持续性疼痛，在久坐、久立等保持固定姿势时加重。骨质疏松时脊椎椎体内部骨小梁萎缩，疏松而脆弱的椎体受压，导致椎体缩短，身长缩短和驼背。骨折好发于胸、腰椎椎体，桡骨远端及股骨上端。当胸、腰椎出现新鲜压缩性骨折时，腰背疼痛剧烈。

四、治疗原则

骨质疏松症患者一旦发生骨折，生活质量下降，出现各种并发症，可致残或者致死，因此，预防比治疗更为现实和重要。OP 的预防和治疗策略包括基础措施、药物干预和康复治疗。治疗目的是获得理想的骨峰值和降低骨丢失速率。治疗原则为缓解疼痛、提高骨密度、降低骨折发生率，进而改善生存质量。

1. 非药物治疗 在基础措施中，骨质疏松症的非药物治疗方法包括营养治疗、运动治疗、物理治疗等。营养治疗的关键是饮食结构要合理，多吃含钙、磷、维生素及蛋白质丰富的食品，提倡低盐、戒烟、限酒、少喝咖啡、戒浓茶的生活方式。运动治疗通过加强体育运动，尤其强调多到户外锻炼，增加日光照射，以达到调节全身代谢状态、改善血液循环、缓解骨质疏松症状的作用。物理治疗主要有磁疗、热疗、超短波治疗等。

2. 药物治疗 根据不同病因合理选用骨吸收抑制剂和骨形成促进剂。

五、药物治疗

治疗骨质疏松的药物包括以下四类。①骨矿化物：钙剂和维生素 D；②骨吸收抑制剂：能抑制破骨细胞活性从而抑制骨吸收的药物，如二膦酸盐类、雌激素、依普黄酮、降钙素等；③骨形成促进剂：能促进成骨细胞活性从而刺激骨形成的药物，如特立帕肽等；④其他机制类药物。

1. 钙剂和维生素 D

（1）钙剂 适量的钙可减缓骨丢失，改善骨矿化，对绝经后妇女和老年性骨质疏松症患者有益。碳酸钙（含钙 50%）口服每次 0.5～1.0g，每日 2～3 次；葡萄糖酸钙（含钙 11%）静脉注射 0.4～2.0g，或口服每次 1.5g，每日 3 次，适用于补钙、OP 基础治疗。钙剂与维生素 D 联合应用，可提高绝经后妇女的骨密度，轻微降低骨折发生风险。不良反应为便秘，液体钙能较好解决这一问题。

（2）维生素 D 维生素 D 充足可增加肠钙吸收、促进骨骼矿化等，而维生素 D 不足，则可导致继发性甲状旁腺功能亢进症，增加骨吸收。充足的阳光照射可以有助于维生素 D 的合成。除此之外还可以口服维生素 D 制剂，由于此类制剂多为脂溶性，饭后服用有利于吸收。然而补充维生素 D 时应注意剂量，建议骨质疏松患者血清 25-(OH)-D 水平长期维持在 30μg/L 以上。但也要注意监测。当 25-(OH)-D > 150μg/L 时有可能会出现高钙血症。

2. 骨吸收抑制剂

（1）双膦酸盐类 是目前临床上应用最为广泛的抗 OP 药物。目前临床常用的双膦酸盐类药物主要包括阿仑膦酸钠、利塞膦酸钠、唑来膦酸、伊班膦酸钠和米诺膦酸。该类药物在骨重建表面抑制破骨细胞对骨的吸收，并对磷酸钙具有高亲和性，吸附在骨羟磷灰石结晶表面，阻止钙盐“逸出”。阿仑膦酸钠 10mg/次，口服，每日 1 次；或 70mg/次，口服，每周 1 次。

双膦酸盐类药物的口服吸收率为1%～5%，如与食物或含钙饮料同服则吸收率更低。为此，服用此类药物时应严格限制在空腹状态。体内分布约50%积聚在骨组织中，血浆半衰期约为6小时，50%的药物大部分以原型从尿中排出，极小部分自肝胆排出。沉积于骨表面的各种双膦酸盐降解缓慢，其终末半衰期从数月至数年不等，以阿仑膦酸盐为例，其终末半衰期在10年以上。

双膦酸盐类药物总体安全性较好，其主要不良反应是上消化道紊乱，尤其是对食管的刺激，所以应使用多量水（200～250ml）送服，服药后绝对不宜采取卧位。此外，一过性发热及骨痛等"类流感样"症状，以及非典型性股骨骨折、颌骨坏死等不良反应也应引起重视。

（2）RANKL单克隆抗体　通过拮抗RANKL与破骨细胞前体和成熟破骨细胞上的受体（RANK）相互作用，抑制骨吸收过程。地舒单抗（denosumab）是一种特异性RANKL抑制剂，通过抑制RANKL与其受体RANK结合，从而降低骨吸收、增加骨密度、降低骨折发生风险。建议剂量60mg，皮下注射，每半年1次。地舒单抗总体安全性良好，但应注意地舒单抗不存在药物假期，一旦停用，需要序贯双膦酸盐类或其他药物，以防止骨密度下降，从而增加骨折的风险。

（3）雌激素　绝经激素治疗能有效减少绝经后妇女骨量丢失，降低骨折风险。替勃龙为人工合成，具有弱雌激素、弱孕激素和弱雄激素等三种激素的作用，用于绝经后的激素替代疗法。绝经激素治疗能有效地预防绝经后的快速骨丢失，保持骨量，降低骨折发生率，缓解骨质疏松造成的疼痛，改善更年期症状。相关不良反应有胀气、乳房触痛、阴道出血和子宫出血。长期应用的潜在危险是患子宫内膜癌、乳腺癌危险性增加，以及深静脉血栓和肺栓塞的发生率增加。

（4）选择性雌激素受体调节剂　此类药物不是雌激素，而是通过与雌激素受体结合后，在不同组织中发挥类似或拮抗雌激素的不同生物效应。其代表药为雷洛昔芬，在骨骼中与雌激素受体结合表现出类雌激素活性、抑制骨吸收，而在乳腺和子宫中则表现为抗雌激素活性，不增加患子宫癌、乳腺癌的危险性，还可降低LDL胆固醇发挥一定的心血管保护作用。但和雌激素一样，也有增加静脉血栓栓塞的危险。

（5）依普黄酮　本药属植物性促进骨形成药物，具有雌激素样抗骨质疏松特性，但无雌激素样对生殖系统的影响。依普黄酮能抑制骨吸收，机制是选择性模拟雌激素作用，影响骨代谢，降低骨转换，减少骨量丢失。还协同雌激素促进降钙素的分泌，并具有一定的镇痛作用。主要用于绝经后妇女和老年骨质疏松症患者，对骨质疏松症所引起的腰背痛有效。不良反应少，耐受性好，有胃部胀满，恶心、呕吐、腹痛等胃肠道反应。需注意依普黄酮与雌激素、茶碱和香豆素类抗凝剂合用时，会增强它们的作用，应慎重用药。

（6）降钙素　由甲状腺滤泡旁细胞分泌，是调节钙磷代谢的主要激素之一。能抑制破骨细胞数量及活性，抑制骨吸收，还能有效缓解骨痛及用于治疗高钙血症。此类药物总体安全性良好，目前临床主要使用鲑降钙素和鳗鱼降钙素类似物依降钙素（elcatonin）。①鲑降钙素：鲑降钙素鼻喷剂，2ml（4400U）/瓶，鼻喷200U，每日或隔日1次；鲑降钙素注射剂，50U/支，每日1次，皮下或肌内注射或100U皮下或肌内注射，隔日1次；②依降钙素注射剂，20U/支，每次肌内注射20U，每周1次或10U/支，每次肌内注射10U，2次每周。长期使用鲑降钙素与恶性肿瘤风险轻微增加相关，故建议连续使用时间一般不超过3个月。

3. 骨形成促进剂　此类药物通过促进成骨细胞活性从而刺激骨形成，主要有甲状旁腺激素类似物（PTHa）。此类药物可增加中轴骨、小梁骨骨量，促进骨松质形成，但不增加皮质骨骨量。其机制为PTH可增加肾小管重吸收钙，刺激肾脏产生1,25-$(OH)_2$-D_3，促进肠道对钙的吸收。此外，PTH能增加成骨细胞数目和活性，阻止成骨细胞凋亡。特立帕肽是该类药物的代表药，一次20μg，皮下注射，每日1次不良反应较少发生，我国目前特立帕肽疗程仍限制在24个月，停药后建议序贯骨吸收抑制剂治疗以维持或增加骨密度，持续降低骨折发生风险。

4. 其他药物

（1）活性维生素D及其类似物　主要有骨化三醇［1,25-$(OH)_2$-D_3］、α-骨化醇［1α-(OH)-D_3］和艾地骨化醇。1,25-$(OH)_2$-D_3不需要经过肝肾羟化酶羟化就有活性效应，故得名活性维生素D，适用于老年人、肝肾功能不全及维生素D代谢障碍者。而α-骨化醇为维生素D_3的活性前体，在肝脏羟化后转换为活性维生素D。活性维生素D长期使用时应监测血钙、尿钙及血清碱性磷酸酶等指标，以防发生高血钙。骨化三醇口服0.25～0.5μg/d，阿法骨化醇0.5～1.0μg/d，长期口服（3～6个月以上），艾地骨化醇胶囊，一粒0.50μg或0.75μg，口服每次1粒，每日1次，适用于补钙、OP基础治疗。

（2）四烯甲萘醌　是维生素K_2的一种同型物，是羧化酶的辅酶，在γ-羧基谷氨酸的形成中起着重要作用，能促进骨形成作用。通常一次15mg，每日3次，餐后服用。该药与华法林合用可影响抗凝药的效果，服用华法林的患者禁忌使用。

（3）罗莫佐单抗，是硬骨抑素单克隆抗体，可以促进骨形成的同时抑制骨吸收。该药通过抑制硬骨抑素的活性，拮抗其对骨代谢的负向调节作用。国外批准的适应证是存在骨折高风险的绝经后女性，目前我国尚未上市，正在进行Ⅲ期临床试验。

六、建议

患者接受双膦酸盐治疗3～5年后，可使用骨折风险评估系统等工具进行一次骨折风险的评估。若其骨折风险较低，可建议其暂停治疗1～2年，以避免药物长期使用带来的不良反应风险，但是若患者骨折风险高则仍需继续进行治疗。对于骨质疏松药物治疗后，如果患者骨密度没有提升或者下降明显，或者骨转换指标变化不明显，不能直接判定治疗无效，应首先排除患者是否合并其他影响骨代谢的因素。常见影响药物疗效的原因有三个方面：① 维生素D及钙缺乏；②慢性炎性反应，如慢性肠炎，骨关节炎，风湿病及肌肉消瘦等；③肾功能障碍，肾功能的降低可能会导致PTH的分泌增加，抗骨吸收药物疗效将会受到影响。此外还需排除是否有恶性骨肿瘤、内分泌代谢性疾病的存在以及是否有同时使用糖皮质激素等引起的继发性骨质疏松的可能。

案例分析16-4　患者，女性，62岁，3年余前无明显诱因出现间断腰腿部疼痛，伴夜间右腿抽筋，予以碳酸钙D_3片600mg bid、骨化三醇软胶囊0.25μg bid以抗骨质疏松治疗，症状有所缓解，患者服药不规律，后于医院静脉输注唑来膦酸，下肢抽筋情况略有减轻。6天前无明显诱因腰背部疼痛加重，偶有右侧手指脚趾麻木，查骨密度检测示骨质疏松，骨标志物测定示25-羟基维生素D_3 7.23nmol/L。给予骨化三醇软胶囊0.25μg口服bid；碳酸钙片0.3g口服bid；叶酸片5mg口服qd；甲钴胺片0.5mg口服tid，地舒单抗皮下注射60mg，每6个月1次。

1. 结合案例，简述骨质疏松症的一般治疗原则。
2. 结合案例简述常见的治疗骨质疏松的药物。
3. 简述双膦酸盐类药物抑制骨吸收的作用机制。

答案解析

第四节　痛　风

一、概述

痛风是嘌呤代谢紊乱和（或）尿酸排泄减少所致的高尿酸血症，并有单钠尿酸盐沉积于骨关节、肾脏和皮下等部位，引发的急慢性炎症和组织损伤。临床以高尿酸血症、急性关节炎反复发作、慢性关节炎和关节畸形、痛风石沉积、肾实质性病变和尿酸性肾石病为特点。上述临床表现可有不同的组合，仅有高尿酸血症而无相应症状，则不能诊断为痛风。我国痛风患病率呈逐年上升趋势，发病年龄趋于年轻化，男性高于女性，城市高于农村，沿海高于内陆。根据2018—2019年中国慢性病及危险因素监测数据表明，我国成人居民高尿酸血症患病率为14%，痛风患病率为0.86%~2.20%。

二、病因和发病机制

根据血液中尿酸增高的原因，可分为原发性和继发性两大类。原发性痛风是由于遗传因素和环境因素共同作用致嘌呤代谢紊乱所致，大多数为尿酸排泄障碍，少数为尿酸生成增多，具有一定的家族易感性，常与肥胖、糖脂代谢紊乱、高血压、动脉硬化和冠心病等相伴发生。继发性痛风主要由于肾脏疾病致尿酸排泄减少，骨髓增生性疾病及放疗致尿酸生成增多，或某些药物抑制尿酸排泄等多种原因所致。

三、临床表现

痛风是与生活方式相关的疾病，与长期高热量饮食和大量酒精摄入密切相关。痛风通常单关节发作且炎症强烈，多位于下肢，以足第一跖趾关节为多见，患者常在午夜突然发病，因疼痛而惊醒，对于病程较长的患者，也可能表现为多关节发作。在痛风的急性发作期，患者会出现剧烈疼痛、皮温升高、肿胀和失能，通常在发作后12~24小时内达到顶峰。初次发作呈自限性，经过1~2天或几周后自然缓解，关节功能恢复，受累关节皮肤出现脱屑和瘙痒。在发作缓解后，患者便进入发作间歇期。发作间期的持续时间不等，大多数未经治疗的痛风患者会在2年内再次发作。

四、治疗原则

治疗视病情而定，解决疼痛并不是重点，控制病情以避免发生致命的并发症才是真正目标。治疗痛风的整体原则：戒烟限酒，合理饮食减少高嘌呤食物摄入同时增加新鲜蔬菜摄入，规律运动防止剧烈运动或突然受凉，每日足量饮水（2000~3000ml）以白开水为佳，减少富含果糖饮料摄入，控制体重、规律饮食和作息，有效的药物治疗以预防尿酸盐的沉积，迅速治疗急性关节炎，控制痛风石的形成，降低对肾功能的损害，定期的健康检查。预防主要是控制蛋白质的摄入量，戒酒，避免诱发因素，足量饮水，使排尿量在2000ml以上，当尿pH在6.0以下时，需碱化尿液，可口服碳酸氢钠1~2g，每日3次，不宜使用抑制尿酸排泄的药物。

痛风急性发作期，首先解决疼痛，应迅速给予秋水仙碱抑制炎症反应和白细胞趋化，缓解痛风所致的关节疼痛和炎症，也可同时应用非甾体抗炎药，若治疗无效或有严重不良反应可使用糖皮质激素进行短程治疗，不建议非甾体抗炎药和糖皮质激素联合应用。痛风发作控制2~4周后起始降尿酸药物治疗使血尿酸维持正常水平，可应用促进尿酸排泄的药物同时联合应用抑制尿酸生成的药物。

五、药物治疗

1. 抑制尿酸生成的药物

（1）别嘌醇　第一个用于高尿酸血症和痛风患者的黄嘌呤氧化酶（XOR）抑制剂，具有良好降尿酸效果，尤其适用于尿酸生成增多型的患者。该药与促进尿酸排泄药合用可使血尿酸迅速下降，建议从小剂量开始治疗，并根据肾功能调整药物剂量。别嘌醇的起始剂量50~100mg/d，一日1~2次，根据血尿酸水平调整剂量，每周可递增50~100mg，至一日200~300mg，分2~3次服，最大剂量600mg/d。

大约有2%的患者会出现过敏，表现为发热、皮疹、瘙痒等，一旦出现这些症状，应立即停药，并给予脱敏治疗。别嘌醇可以抑制XOR，导致6-巯基嘌呤蓄积，所以有骨髓抑制作用。

（2）非布司他　为非嘌呤类XOR抑制剂，其对氧化型和还原型的XOR均有抑制作用，通过抑制尿酸合成而降低血清尿酸浓度，其降低尿酸的作用更强大、持久。口服给药后主要在肝脏代谢，经肾脏和肠道双通道排泄。初始剂量每日1次，每次20mg，给药开始4周后根据血尿酸值逐渐增加用量，每次增量20mg。每日最大剂量为80mg。不良反应有心绞痛、心房颤动、关节痛、恶心、腹泻、腹胀等。不推荐本药用于无临床症状的高尿酸血症。

2. 促尿酸排泄的药物　常用的促进尿酸排泄的药物主要有丙磺舒、磺吡酮、苯溴马隆等，这类药物可抑制肾小管对尿酸的重吸收，增加尿酸的排泄而达到降低血尿酸的目的。另一类促尿酸排泄药是碱性药物，如碳酸氢钠，是通过提高尿液的pH，增加尿酸的溶解度而促进尿酸排出。但此类药物可引起尿酸盐晶体在尿路沉积，可引发肾绞痛和肾功能损害，应从小剂量开始缓慢增量，同时多饮水、适当碱化尿液，以利尿酸排出，并定期检查肾功能。苯溴马隆适用于反复发作的痛风性关节炎伴高尿酸血症及痛风石患者。初始剂量25mg/d，最大剂量100mg/d，餐后服用，剂量渐增连用3～6个月。不良反应包括胃肠道症状，皮疹、肾绞痛、粒细胞减少等，罕见严重的肝毒性，故肾小球滤过率<20ml/min和尿路结石者禁用。

3. 缓解症状的药物　主要有秋水仙碱、非甾体抗炎药、糖皮质激素等。采取早期、足量使用，见效后逐渐减药停药，在临床上取得了显著的疗效。

（1）非甾体抗炎药（NSAIDs）　临床上常用的NSAIDs包括非选择性环氧化酶（COX）抑制剂和COX-2抑制剂，有吲哚美辛、布洛芬、萘普生、塞来昔布、依托考昔等，是治疗痛风急性发作的一线用药，疗效确切，耐受性好，相对安全，但老龄、肾功能不全、既往有消化道溃疡、出血、穿孔的患者应慎用此类药物。痛风急性发作时选择性COX-2抑制剂（依托考昔）的胃肠道不良反应和头晕的发生率明显减低。

（2）秋水仙碱　是治疗痛风尤其是重症急性发作首选药之一，通过降低白细胞活动和吞噬作用及减少乳酸形成，减少尿酸结晶的沉积，减轻炎性反应而起止痛作用。不良反应多，常见的有恶心、呕吐、腹泻、腹痛等胃肠反应，中毒时出现腹泻、血便、脱水、休克。肾脏损害可见血尿、少尿；有骨髓抑制作用，引起粒细胞缺乏、再生障碍性贫血。

（3）糖皮质激素　可使痛风患者急性发作迅速缓解，停药易出现反跳现象。甲基泼尼松龙、泼尼松主要用于严重的急性发作伴有较重全身症状的患者，且用于秋水仙碱或非甾体抗炎药无效时，撤药前最好应用秋水仙碱或尼美舒利1周避免反跳现象。

六、建议

痛风是与生活方式相关的疾病，与长期高热量饮食和大量酒精摄入密切相关，临床多见于40岁以上男性，女性多在围绝经期后发病。早期经规范治疗预后良好，未经规范治疗者可造成关节损毁、生活质量下降。其发病基础为高尿酸血症，5%～12%高尿酸血症患者会发展为痛风。目前学者普遍认为，在本质上高尿酸血症与痛风之间无明显差异，因被看作痛风早期阶段，主要采取对症治疗。总体来说，痛风早中期以选促尿酸排泄药为主，疾病中晚期以抑制尿酸合成或促进尿酸分解药为主。

案例分析 16－5　患者，男性，27 岁，1 年前因聚餐后出现右足第一跖趾红肿，伴疼痛，于医院就诊，查血尿酸水平升高 454μmol/L，考虑痛风，予布洛芬止痛、别嘌醇降尿酸治疗，症状缓解。2 个月前无明显诱因夜间出现左足背疼痛剧烈，影响行走，化验血尿酸 698μmmol/L，确诊为痛风性关节炎，给予秋水仙碱 1mg 即刻口服，症状缓解后并规律口服非布司他片 20mg，每日 1 次，未再出现足部关节疼痛。

答案解析

1. 简述治疗痛风急性关节炎期的药物及其特点。
2. 简述痛风的治疗原则。
3. 简述苯溴马隆降尿酸的机制。

第五节　肥胖症

一、概述

肥胖是人体脂肪积聚过多达到危害健康程度的一种慢性代谢性疾病，是因能量摄入超过能量消耗或机体代谢改变而导致体重过度增长的一种状态。当体重超过标准体重 20% 以上时，称为肥胖症，表现为体脂的分布失调、局部脂肪沉积。肥胖主要与脂肪摄入过多引起能量失衡、白色脂肪组织和棕色脂肪组织产热下降、下丘脑饱食中枢与饥饿中枢功能异常、遗传和基因突变以及社会环境等因素有关。肥胖是引起高血压、糖尿病、骨关节炎、脑卒中（中风）和多种癌症等疾病的危险因素和病理基础。

二、病因和发病机制

1. 病因　肥胖症的病因尚未完全阐述清楚，现已知肥胖与遗传、内分泌、饮食、精神、运动、生活方式等多种因素有关，但具体到个体，可能是多因素共同作用的结果。

（1）遗传　大部分原发性肥胖症为多基因遗传。其中，影响最大的是瘦素及其受体基因。瘦素是脂肪细胞分泌的一种激素，可作用于下丘脑，与下丘脑瘦素受体结合后，通过抑制神经肽 Y 的合成与释放来调节体重。当瘦素及其受体基因发生突变时，就会产生肥胖。人类流行病学研究表明，单纯性肥胖症可呈一定的家族聚集倾向。肥胖的父母常有肥胖的子女，父母体重正常者，其子女肥胖的概率约占 10%，父母中 1 人或 2 人均肥胖者，其子女肥胖的概率分别增至 50% ~80%，但未能确定其遗传方式。

（2）精神因素　中枢神经系统可调节食欲和营养物质的消化与吸收。当精神高度紧张时，交感神经兴奋，食欲会受到抑制；而迷走神经兴奋时，胰岛素分泌增多，食欲异常亢进而引起肥胖。

（3）代谢因素　肥胖者合成代谢亢进，在休息及活动时能量消耗均较一般人少。肥胖者在不活动时对冷的反应差，用于产热的能量消耗比正常人减少，多余的能量以脂肪形式储存起来而致肥胖。

（4）内分泌　单纯性肥胖症患者内分泌有明显的改变，体内胰岛素升高，高胰岛素血症可引起多食，形成肥胖。

（5）饮食　随着高热量食物的过多摄入，脂肪合成加强；而脂肪一是以脂肪氧化供能消耗，二是通过神经负反馈减少脂肪摄取。脂肪摄入过量不能氧化就导致了肥胖。多食可发生在任何年龄，但在年幼多食对肥胖的形成起重要作用。发达国家，以及经济在短时间内高速成长的发展中国家，肥胖症患病率明显增高。

（6）其他　社会经济地位、生活习惯、精神压力、性别、年龄、文化背景、婚姻状况等因素都会导致肥胖。

2. 分类　合理的肥胖分型可帮助治疗目标的制定和方案的选择，但是由于循证证据的缺乏，目前肥胖症的分型分期方法较多尚未统一，对于肥胖患者临床医生可根据实际需要采用不同的分型。

（1）按其病因分类

1）原发性肥胖　是各型肥胖最常见的一种，通常是指由于环境与遗传多种因素共同作用所导致的肥胖症。患者全身脂肪分布均匀，没有内分泌紊乱，也无代谢障碍，其家族往往有肥胖病史。原发性肥胖又分为体质性肥胖和过食性肥胖两种。①体质性肥胖：这类患者有肥胖家族史，自幼肥胖，且呈全身性分布，脂肪细胞呈增生肥大，对胰岛素较不敏感，不太限制饮食，运动差。②过食性肥胖：也称为获得性肥胖，成年后过度饮食，摄入的热量超过身体生长和活动的需要，多余的热量转化为脂肪，使脂肪细胞肥大与细胞数目增多，脂肪大量堆积造成。

2）继发性肥胖　是由内分泌紊乱或代谢障碍引起的一类疾病，虽有体内脂肪沉积过多的特征，但仍以原发性疾病的临床症状为主。还会有其他的临床表现，如皮质醇增多，多见于甲状腺功能减退人群、性腺功能减退等疾病中。

（2）按脂肪分布部位分类　肥胖可分为中心性肥胖（腹型肥胖）和周围性肥胖（皮下脂肪型肥胖）。中心性肥胖以脂肪主要分布于腹部为特征，内脏脂肪增加，腰部增粗，呈现“苹果形”肥胖，多见于男性。周围性肥胖以脂肪积聚于股部、臀部等处为特征，呈现“梨形”肥胖，多见于女性。

三、诊断要点

1. 肥胖的诊断方法　根据《肥胖症诊疗指南（2024年版）》，诊断方法如下。

（1）$24.0kg/m^2 \leqslant BMI < 28kg/m^2$ 为超重；$BMI \geqslant 28.0kg/m^2$ 为肥胖；$28.0kg/m^2 \leqslant BMI < 32.5kg/m^2$ 为轻度肥胖症、达到 $32.5kg/m^2 \leqslant BMI < 37.5kg/m^2$ 为中度肥胖症、达到 $37.5kg/m^2 \leqslant BMI < 50kg/m^2$ 为重度肥胖症，当 $BMI \geqslant 50kg/m^2$ 为极重度肥胖症。

（2）腰围是WHO推荐的用于评价中心性肥胖的首选指标。男性腰围≥90cm，女性腰围≥85cm为中心型肥胖标准。

（3）男性腰臀比值≥0.9，女性腰臀比值≥0.85也可以被认为是中心型肥胖。

2. 肥胖病因的确诊方法　肥胖应是机体脂肪成分过多、脂肪组织过多，故精确的诊断应以测量全身脂肪重量及所占比例，而不应该单纯依据体重的增加。

（1）病史　包括出生体重、身体生长发育状况、饮食量及饮食结构、饮食习惯、体力活动多少、生活习惯、家族史。既往健康状况，有无精神病史、内分泌及代谢性疾病病史，有无脑膜炎、脑炎、颅脑创伤、肿瘤等病史及相关药物服用史。

（2）标准的体脂测量　测定体脂的总量及分布状况。男性的理想体脂含量通常在10%～20%，女性的理想体脂含量通常在20%～30%。体脂测量方法有直接测量法和间接估计法。

1）直接测量法　体密度法、体液密度测定法、钾总量测定法、中子活性法、传导率法、电阻抗法、双光子法、电子计算机断层扫描（CT）和磁共振成像（MRI）。

2）间接估计法　有体重指数；皮脂厚度测定；腰臀比值；腹腔内脂肪与皮下脂肪面积比值（VPS）；诊断继发性肥胖用CT或MRI扫描第3腰椎和第4腰椎水平计算内脏脂肪的面积，面积 $> 130cm^2$ 与代谢性疾病相关。

3）体格检查　是诊断内分泌及代谢性疾病等继发性肥胖症的主要线索。

四、治疗原则

1. 营养治疗　是肥胖的最基本治疗方法，主要通过限制患者热量摄入，使摄入热量小于消耗。每天总热量男性为1500～2000kcal，女性为1200～1500kcal，并给予足量的维生素，低盐饮食，戒烟戒酒，改变吃零食及甜食的习惯。同时还要重视营养素分配比例，一般来说建议肥胖患者摄入营养素比例如下：蛋白质占总热量的20%～25%，脂肪占25%～30%，碳水化合物占45%～60%。

2. 运动干预　能减轻体重、改善血压、血脂及胰岛素抵抗，降低心脑血管疾病的发病风险。但是运动方式和运动量应符合患者具体情况，注意循序渐进，根据实际情况制定个体化运动处方。

五、治疗方案

根据《肥胖患者的长期体重管理及药物临床应用指南（2024版）》，对于大多数超重或肥胖（包括腹型肥胖）患者，尤其是既往减重失败或无法维持减重效果的个体，符合适应证可直接起始减重药的治疗。对于部分患者，如肥胖程度较轻（如 BMI 24～27.9kg/m^2）且无明显合并症的患者，也可在尝试生活方式干预效果不佳时（如3个月减重小于5%或未达预期），起始减重药物治疗。目前应用的减肥药主要有兼有减重作用的降糖药物，如司美格鲁肽、利拉鲁肽等，脂肪酶抑制剂奥利司他，以及 GIP/GLP-1双受体激动剂。

1. 药物治疗

（1）肠道脂肪酶抑制剂　目前上市的脂肪酶抑制剂仅有奥利司他，是胃肠道胰脂肪酶和胃脂肪酶抑制剂，可以减少食物中大约30%脂类物质（主要是甘油三酯）的消化和吸收，从而达到减重目的。奥利司他不仅可在短时间内减轻体重，还具有减轻体重反弹的远期疗效，其副作用较为常见，主要是胃肠道反应，与药物阻止摄入脂肪吸收的药理作用有关。具体症状如大便紧急感、脂肪（油）性大便、脂肪泻、大便次数增多、大便失禁、油性斑点、胃肠排气增多、腹痛/腹部不适等，充分交代不良反应与应对方法。此外奥利司他亦会干扰脂溶性维生素 A、维生素 D、维生素 E 和维生素 K 的吸收，故在服用奥利司他应加服多种维生素复合制剂。已有该药引起严重肝损害的报道，应引起警惕。推荐剂量为120mg，每天3次，餐时或餐后1小时内服用。

（2）兼有减重作用的降糖药物　GLP-1受体激动剂可通过抑制食欲、减少胃排空、促进白色脂肪棕色化发挥减重作用。目前我国已获批体重管理适应证的GLP-1RA主要有短效的贝那鲁肽（需每日多次给药），日制剂利拉鲁肽和周制剂司美格鲁肽。贝那鲁肽推荐维持剂量为0.20mg，每日3次或最大耐受剂量；利拉鲁肽（注射制剂）用于减重治疗的使用方法为起始剂量0.6mg每日1次皮下注射，推荐将日剂量逐渐增至3.0mg或最大耐受剂量并维持；司美格鲁肽用于减重，周起始剂量0.25mg每周1次皮下注射，推荐维持剂量为2.4mg每周1次或最大耐受剂量。此类不良反应主要为胃肠道反应，包括恶心、腹泻、便秘、呕吐、消化不良、上腹痛、食欲下降等，一般为轻到中度，可随治疗时间的延长而逐渐减轻。

（3）葡萄糖依赖性胰岛素释放肽（GIP）/GLP-1双受体激动剂　替尔泊肽（tirzepatide）已在我国获批用于成年肥胖症患者的治疗。适用于在控制饮食和增加运动基础上，体重指数（BMI）≥28kg/m^2（肥胖），或≥24kg/m^2（超重）并伴有至少一种体重相关合并症，如高血压、血脂异常、高血糖、阻塞性睡眠呼吸暂停、心血管疾病等的成人长期体重管理。

2. 外科治疗　对于药物治疗效果欠佳的重度肥胖症患者，必要时可与外科医生探讨手术的可能性。目前国内最常用的手术方式为腹腔镜胃袖状切除术，通过手术可以降低严重肥胖患者的心血管死亡和全因死亡率。然而外科治疗所引起的一些副作用，如营养不良、贫血、消化道狭窄等也必须重视。因此外科手术治疗前应对患者全身情况进行充分评估和针对性处理，严格把握适应证。

六、建议

肥胖症的病因复杂，需综合考虑肥胖症的程度以及肥胖症相关疾病的风险来设定减重目标，且减重策略的制定应个体化且执行度较高，并且建立在与患者充分沟通的基础上。生活方式干预无论是在强化治疗期还是治疗维持期都应被作为长期体重管理的基石。对于既往减重失败或无法维持减重效果的个体，在符合相关药物适应证的条件下，可直接起始减重药的治疗。奥利司他是在我国有体重管理适应证并仍在使用的唯一的传统减重药物。与此同时新型减重药物也不断出现，除了有 GLP-1 受体单激动剂（如利拉鲁肽、司美格鲁肽等）外，GIP/GLP-1 双受体激动剂也已经上市。此外需要注意，对于那些极度肥胖或有严重肥胖并发症的患者，虽然手术可使体重得到很快减轻，但手术带来的不良后果和术后并发症是不容忽视的，对大多数肥胖患者都应当理性选择手术治疗，尤其是没有适应证而盲目进行手术治疗。合理饮食和运动加上规范的药物治疗仍然是单纯性肥胖最佳的选择和基本治疗原则。

知识拓展

近年来，我国居民肥胖率呈上升趋势，根据《中国居民营养与慢性病状况报告（2020 年）》显示，我国 18 岁及以上居民超重率为 34.3%，肥胖率为 16.4%。肥胖症已成为我国重大公共卫生问题，是我国第六大致死致残主要危险因素。为倡导文明健康生活方式，指导医疗卫生人员科学开展体重管理工作，国家卫生健康委员会组织制定了《体重管理指导原则（2024 年版）》。与此同时，一些具有降低体重效果的药物也受到人们的广泛青睐。GLP-1RA 是近年来研究比较多的一类具有控制体重效果的药物，目前临床常用的药物剂型多为注射剂，但是随着制药技术的不断发展，更加方便易服的口服 GLP-1RA 剂型也被研制出来。此外，GLP-1/GIP/GCG 三受体激动剂也在研发过程中。

案例分析 16－6 患者，女性，31 岁，体重 105kg，身高 165cm，BMI 38.56kg/m^2，腰围 108cm，臀围 127cm，腰臀比 0.85，体重持续增长。为减低体重就诊，经与患者沟通，在生活方式干预基础上，予以司美格鲁肽 0.25mg，每周 1 次皮下注射，5 周后随访。

1. 结合病例，简述肥胖和中心性肥胖的诊断标准。
2. 简述治疗肥胖症常用药物及其特点。

答案解析

（朱　斌）

书网融合……

本章小结　　微课　　习题

第十七章　神经系统疾病药物治疗

PPT

学习目标

1. 通过本章学习，掌握脑血管病、癫痫、阿尔茨海默病、帕金森病、偏头痛的治疗原则和药物治疗方法；熟悉脑血管病、癫痫、阿尔茨海默病、帕金森病、偏头痛常用药物的种类、作用特点和注意事项；了解脑血管病、癫痫、阿尔茨海默病、帕金森病、偏头痛的病因、发病机制和主要临床表现。
2. 具有针对常见神经系统疾病制定合理药物治疗方案，并评估疗效和监测不良反应的能力。
3. 树立科学严谨的药学理念，提升科学用药与个体化治疗的专业素养。

第一节　缺血性脑血管病

一、概述

缺血性脑血管病是指由于供应脑的血管壁病变、血流动力学障碍及血液成分改变等原因，导致脑供血障碍，使局部脑组织发生变性、坏死或一过性功能丧失的一类疾病。此类病变在临床上较为常见，主要发生在中老年人群中，致残率及病死率均较高。缺血性脑血管病的主要分类包括短暂性脑缺血发作（transient ischemic attack，TIA）和脑梗死（cerebral infarction，CI）等，后者又被称为缺血性脑卒中，是脑卒中最常见类型，约占我国新发脑卒中的70%。根据发病机制的不同，脑梗死又可分为脑血栓形成（cerebral thrombosis）、脑栓塞（cerebral embolism）和小动脉闭塞型脑梗死等。

二、病因和发病机制

1. 短暂性脑缺血发作　TIA是由脑、脊髓或视网膜局灶性缺血所致的、不伴有急性脑梗死的短暂性神经功能障碍。临床症状通常持续不超过1小时，并在24小时内完全恢复，且神经影像学上无急性脑梗死的证据。TIA是一种常见的多病因综合征，其发生与血管病变（如动脉粥样硬化和动脉狭窄）、心脏病、血液成分改变及血流动力学变化等多种因素相关。

2. 脑血栓形成　脑血栓形成是脑梗死最常见的类型。动脉粥样硬化是主要病因之一，主要发生在供应脑部的大动脉和中等动脉（直径500μm以上），尤其在动脉分叉处，动脉粥样硬化斑块导致管腔狭窄及血栓形成。动脉粥样硬化斑块分为不稳定斑块和稳定斑块两类。不稳定斑块破裂可导致血管内皮损伤，引发血小板黏附和聚集，并随着内源性及外源性凝血途径的启动，最终在动脉内形成不可逆的血小板血栓。此外，血流缓慢和血液凝固性增加在血栓形成中也起着重要作用。

3. 脑栓塞　脑栓塞是指来自身体各部位的异常栓子，如心脏的附壁血栓、动脉粥样硬化斑块、脂肪、肿瘤细胞等随血流进入脑动脉而阻塞血管，引起该动脉供血区的脑组织缺血性坏死，导致脑功能障碍。脑栓塞在临床上主要见于心源性栓塞，通常累及大脑中动脉及其分支。

4. 小动脉闭塞型脑梗死　又称腔隙性缺血性脑卒中，是指大脑半球或脑干深部的小穿支动脉，在长期高血压等危险因素的基础上，由于血管内皮损伤而发生特征性的病理变性。阻塞这些动脉会导致小的（0.2～15mm）、离散的、通常为不规则的病变，同时可引起各种临床综合征。

三、临床表现

1. 短暂性脑缺血发作 TIA在临床表现方面与缺血性脑卒中高度相似。好发于中老年人，男性多于女性，患者多伴高血压、动脉粥样硬化、糖尿病或高血脂等脑血管病相关的危险因素。临床表现可概括为：发病突然，历时短暂，可反复发作，症状能完全缓解。TIA通常持续数分钟至1小时，多数情况下持续时间为2～15分钟，临床表现因受累血管的不同而有所差异。

（1）颈内动脉系统TIA 常引起病灶同侧的视觉受损或半球病变，病灶对侧的感觉、运动障碍。视觉症状表现为短暂的单眼失明或一过性黑矇。一侧肢体或单肢的发作性轻瘫及面舌瘫最为常见，可伴有偏身感觉障碍和对侧同向偏盲，优势半球受累常出现失语和失用。

（2）椎-基底动脉系统TIA 常见症状有眩晕、平衡障碍、复视、构音障碍、双侧面部麻木、共济失调、单侧或双侧的无力和麻木等，呈现典型或不典型的脑干缺血综合征。此外，还可出现跌倒发作、短暂性全面性遗忘、双眼视力障碍发作等特殊表现。椎-基底动脉系统TIA很少孤立出现眩晕、耳鸣、晕厥、头痛等症状，往往合并其他脑干或大脑后动脉供血区缺血的症状。

2. 脑血栓形成 本病多发于中老年人，常伴有高血压、糖尿病等脑血管疾病相关的危险因素。部分患者在发病前可有TIA病史。起病突然，临床表现取决于梗死灶的大小和部位，主要包括局部神经功能缺损的症状和体征，如偏瘫、偏身感觉障碍、共济失调和失语等，部分病例可能出现头痛、呕吐和昏迷等全脑症状。患者一般意识清醒，如发生基底动脉血栓或大面积脑梗死时，可出现意识障碍，甚至危及生命。

3. 脑栓塞 各个年龄均可发病，多伴有心脏病史。典型脑栓塞多在活动中急骤发病，无前驱症状，数秒或数分钟内症状发展到高峰。多数表现为颈动脉系统特别是大脑中动脉症状，以偏瘫、失语、偏盲、局限性癫痫发作等症状为主。多发性或大面积脑梗死患者常因脑水肿引发急性脑疝而快速死亡。

4. 小动脉闭塞型脑梗死 本病多发生于40～60岁及以上的中老年人，男性多于女性，常伴有高血压。突然或逐渐起病，出现偏瘫或偏身感觉障碍等局灶症状。通常情况下，患者症状较轻，体征单一，预后较好，且一般无头痛、颅内压增高或意识障碍。

四、治疗原则

根据不同的病因、发病机制、临床类型及发病时间等因素，缺血性脑血管病的治疗方案坚持以分型、分期为核心的个体化和整体化的治疗原则。针对急性缺血性脑血管病的超早期（发病6小时以内）和急性期（发病48小时内）应高度重视，对有溶栓和血管内治疗指征的患者，应尽早实施再灌注治疗，恢复脑缺血区的血液循环。在时间窗内无再灌注治疗适应证者和超时间窗者，应给予抗栓规范化治疗。注意整体综合治疗，加强监护和护理，预防和治疗并发症。尽早开始二级预防和康复治疗。急性期的一般处理如下。

1. 吸氧与呼吸支持 必要时吸氧，维持血氧饱和度>94%。对气道功能严重障碍者应给予气道支持（气管插管或切开）及辅助呼吸。

2. 心脏监测与心脏病变处理 脑梗死后24小时内应常规进行心电图检查，根据病情，有条件时进行持续心电监护，以便尽早发现阵发性房颤或严重心律失常等心脏病变；同时避免或慎用增加心脏负担的药物。

3. 体温控制 对于体温升高者，需要查明发热原因并处理，如有感染应及时给予抗感染治疗。

4. 血压控制　目前关于脑卒中后降压治疗的启动时机、降压目标值及降压药物的选择等问题尚缺乏充分可靠的研究证据，治疗时应遵循个体化、慎重和适度原则。对缺血性脑卒中后24小时内血压升高的患者应谨慎处理。应先处理紧张焦虑、疼痛、恶心、呕吐及颅内压增高等情况。准备溶栓及血管内机械取栓患者，血压应控制在收缩压<180mmHg、舒张压<100mmHg。在血管内治疗术后，应根据血管开通情况控制术后血压水平，避免过度灌注或低灌注。对于术后血管完全再通的患者，目标血压尚未确定，术后收缩压可维持在140～180mmHg，应避免将收缩压控制在120mmHg以下。对于术后血管未完全再通的患者，不建议控制血压至较低水平。对脑卒中后低血压的患者，应积极寻找和处理原因，必要时可采用扩容升压措施。

5. 血糖　血糖超过10mmol/L时可给予胰岛素治疗。应加强血糖监测，可将高血糖患者血糖控制在7.8～10.0mmol/L。血糖低于3.3mmol/L时，可给予10%～20%葡萄糖口服或注射治疗。

6. 营养支持　应重视脑卒中后液体及营养状况评估，必要时给予补液和营养支持。

五、治疗药物分类

1. 溶栓药物　溶栓药物通过直接或间接激活纤维蛋白溶解酶原，使其转变为纤维蛋白溶解酶（纤溶酶），从而激活纤溶系统溶解血栓，以达到使闭塞血管再通的目的。目前临床常用溶栓药物依据其化学结构可分为以下三代。

（1）第一代溶栓药物以尿激酶（urokinase）为代表。尿激酶直接作用于内源性纤维蛋白溶解系统，催化裂解纤溶酶原转化为纤溶酶，从而使纤维蛋白凝块降解。溶栓能力强，缺点为特异性差，易发生出血、过敏等不良反应。使用方法：尿激酶100万～150万IU，溶于0.9%氯化钠注射液100～200ml，持续静脉滴注30分钟。

（2）第二代为重组组织型纤溶酶原激活剂（recombinant tissue plasminogen activator，rt-PA），代表药物为阿替普酶，它可选择性激活血栓中与纤维蛋白结合的纤溶酶原，溶栓能力较第一代溶栓药物进一步提高，溶栓作用局限于血栓形成部位，具有较强的特异性。rt-PA半衰期短（4～5分钟），需按照0.9mg/kg静脉滴注（最大剂量90mg），其中10%在最初1分钟内静脉推注，其余部分持续滴注1小时。

（3）第三代溶栓药物在特异性溶栓方面进一步改进，包括替奈普酶（tenecteplase，TNK）和瑞替普酶等。替奈普酶为rt-PA的变构体，其穿透血栓基质能力更强，对纤维蛋白的特异性更高。半衰期长（20～24分钟），可静脉推注给药（0.25mg/kg，最大剂量25mg），临床疗效及安全性与rt-PA类似。

2. 抗血小板药物　抗血小板药物主要通过干扰花生四烯酸代谢、拮抗血小板膜受体等途径，抑制血小板的活化和聚集，从而阻止血栓的形成和发展。

（1）血栓素 A_2（TXA_2）抑制剂　经典代表药物为阿司匹林，其通过不可逆地抑制环氧化酶-1（COX-1），导致 TXA_2 的合成减少，从而抑制血小板聚集。临床上多选用阿司匹林肠溶剂型，其耐酸包衣能够保护药物在胃内酸性环境中不被溶解，确保药物到达小肠碱性环境后缓慢释放和吸收，从而减少对胃黏膜的刺激，推荐剂量为50～325mg。吲哚布芬（indobufen）为可逆性COX-1抑制剂，对前列腺素抑制率较低，胃肠道副作用较小，出血风险较低。对阿司匹林不能耐受的患者，可考虑使用吲哚布芬。成人剂量为一次50～100mg，2次/日，饭后口服。

（2）二磷酸腺苷（ADP）受体拮抗剂　该类药物可以抑制ADP与血小板上的 $P2Y_{12}$ 受体结合，有效减少ADP所介导的血小板激活和聚集。氯吡格雷为前体药物，需经肝药酶CYP2C19代谢后才能形成活性代谢物，通过与 $P2Y_{12}$ 受体不可逆结合从而发挥疗效。氯吡格雷的常用剂量为每日75mg。氯吡格雷的抗血小板疗效个体差异较大，部分患者表现为低反应或无反应，即氯吡格雷抵抗，该现象主要受*CYP2C19*基因多态性的影响。CYP2C19慢代谢者易产生氯吡格雷抵抗，服用常规剂量氯吡格雷无法达到预期的血小板抑制效果，进而增加缺血事件的风险。与氯吡格雷相比，替格瑞洛能与 $P2Y_{12}$受体可逆性结合，其作用更强、起效更快，疗效不受 *CYP2C19* 基因多态性的影响，可以作为对于 *CYP2C19* 等位基因缺失患者的替代治疗手段。替格瑞洛常与阿司匹林联合应用，起始剂量为单次负荷剂量 180mg，然后维持给药，维持剂量为每次 90mg，每日 2 次。替格瑞洛的常见不良反应包括出血、呼吸困难、心动过缓、血清肌酐和尿酸水平升高等。

（3）磷酸二酯酶（phosphodiesterase，PDEs）抑制剂　代表药物包括双嘧达莫（dipyridamole）和西洛他唑（cilostazol）。该类药物通过激活血小板腺苷环化酶（cAMP）或抑制磷酸二酯酶对 cAMP 的降解作用，使血小板内 cAMP 浓度增高，从而抑制血小板聚集及扩张血管。在脑梗死症状达到稳定后，不宜使用或不能耐受阿司匹林及氯吡格雷的患者可选用此类药物作为替代。双嘧达莫和西洛他唑最常报告的不良反应有头痛、头晕及胃肠道反应等。由于可引起严重循环系统不良反应，西洛他唑禁止用于任何严重程度的心力衰竭患者。

（4）血小板糖蛋白Ⅱb/Ⅲa 受体拮抗剂　通过特异性拮抗血小板表面的糖蛋白Ⅱb/Ⅲa 受体，阻止纤维蛋白原及其他黏附分子与受体结合，进而抑制血小板的聚集。典型代表药物为替罗非班（tirofiban），与受体结合具有高选择性和可逆性。给药后 5 分钟内起效，半衰期为 1.5 ~2 小时，停药 4 小时血小板功能恢复 50%，在临床上特别适用于需要短期强效抗血小板治疗的患者。替罗非班在动脉粥样硬化性脑血管疾病治疗中的推荐给药途径包括静脉内给药和动脉内给药，应根据患者具体的出血和缺血风险合理选择剂量。替罗非班不良反应主要为出血和血小板减少，临床中需严密监测血小板计数。

知识拓展

氯吡格雷的精准用药

CYP2C19 是一种关键酶，在氯吡格雷的活化过程中发挥重要作用。受 *CYP2C19* 基因型差异的影响，氯吡格雷的抗血小板作用和其活性代谢产物的药代动力学特征有所不同。*CYP2C19* 功能缺失等位基因会导致活性代谢物浓度的降低，从而减弱血小板功能的抑制效果，并增加脑卒中等心血管不良事件的风险。氯吡格雷基因检测通常通过采集患者的唾液或血液样本，提取 DNA 并对 *CYP2C19* 基因进行测序分析，确定基因型后可判断患者的代谢速率类型。在我国，*2、*3 和*17 位点的基因突变较为常见。*2 和*3 位点为功能缺失等位基因，会导致代谢酶活性降低，从而减缓氯吡格雷的代谢，削弱抗血小板作用，增加心肌梗死或脑卒中的风险。相反，*17 位点会增强代谢酶活性，从而增强抗血小板作用，但也增加出血风险。临床医师或药师可以根据基因检测结果指导用药，实现个体化治疗，提高药物治疗的安全性和有效性。

3. 抗凝药物　抗凝药物通过干预凝血过程中的关键环节，降低血栓形成风险，在预防和治疗心源性脑栓塞、深静脉血栓及其他高凝状态中发挥重要作用。按照作用机制分类如下。

（1）间接凝血酶抑制剂　主要包括普通肝素（heparin）、低分子肝素（low molecular weight heparin，LMWH）和磺达肝癸钠（fondaparinux）等。普通肝素为带大量负电荷的大分子，主要通过激活抗凝血酶Ⅲ（ATⅢ）发挥抗凝作用，在肠道破坏失活，口服无效，皮下注射吸收缓慢而不规则，常用静脉给药，使用中需要监测活化部分凝血活酶时间（activated partial thromboplastin time，APTT）。LMWH 是从普通肝素衍生的小分子复合物，可皮下注射，且无需监测 APTT，其疗效等于或优于普通肝素。

（2）直接凝血酶抑制剂　不依赖于 ATⅢ，可特异性阻断凝血酶（游离型或血栓结合型）活性发挥抗凝作用，如达比加群酯（dabigatran）和阿加曲班（argatroban）等。达比加群酯为前体药物，口服进入体内后在血浆和肝脏水解为达比加群，通过直接抑制凝血酶（Ⅱa 因子），防止纤维蛋白原转化为纤维蛋白，从而阻断凝血级联反应的最后步骤及血栓形成。达比加群酯主要用于预防成人非瓣膜性房颤患者的脑卒中和全身性栓塞，具有稳定且可预测的抗凝效果，药物和食物相互作用较少，无需常规监测凝血功能或调整剂量。重度肾功能受损、活动性出血或有大出血风险者禁用。使用达比加群酯的患者在紧急手术或危及生命的大出血情况下，可给予依达赛珠单抗逆转抗凝作用。阿加曲班能可逆地与凝血酶活性位点结合而抑制凝血酶，用于发病48小时内的缺血性脑梗死急性期患者的神经症状、日常活动的改善。阿加曲班具有半衰期较短，起效迅速，出血倾向小等优点，抗凝效果可通过APTT监测和调整。

（3）维生素K拮抗剂（vitamin K antagonist，VKA）　如华法林，通过抑制维生素K依赖的凝血因子（Ⅱ，Ⅶ，Ⅸ，Ⅹ）的活化发挥抗凝作用。华法林起效较为缓慢，通常需2～7天发挥抗凝作用，治疗前3天可能存在短暂高凝固状态，如果在紧急情况须立即产生抗凝作用，可以在开始时应用肝素，待华法林充分发挥后再停用肝素。治疗窗较窄，疗效和安全性受到多种因素的影响，如饮食中维生素K的摄入量、药物相互作用和遗传多态性，因此需要定期监测国际标准化比值（INR），并依据INR结果调整剂量，通常目标INR范围为2.0至3.0。该药的代谢不依赖肾脏，适用于不同程度肾损伤的患者。

（4）直接Ⅹa因子抑制剂　可高选择性地与Ⅹa因子可逆性结合，阻止凝血酶原转化为凝血酶，进而发挥抗凝作用，包括利伐沙班（rivaroxaban）、阿哌沙班（apixaban）和艾多沙班（edoxaban）等。该类药物采用固定剂量给药，无需常规凝血功能监测，但在特殊情况（严重出血、血栓等）下可通过抗Ⅹa因子活性检测评估抗凝效果。由于其稳定的药代动力学特性，与食物及其他药物的相互作用较少。

4. 降纤药物　多项研究表明，在缺血性脑卒中急性期，血浆纤维蛋白原水平和血浆黏滞度显著升高。降纤药物能够有效降低血浆纤维蛋白原水平，且具有轻度溶栓及抑制血栓形成的作用。常用药物包括降纤酶（defibrase）及巴曲酶（batroxobin）等。巴曲酶是国内常用降纤药物，用法是成人首次给予10BU，维持剂量可视患者情况给予，一般为5BU，隔日一次，通常疗程为1周。在给药前及治疗过程中，应监测患者的血浆纤维蛋白原水平和血小板聚集情况，并密切观察临床症状。一旦发生或疑似出现出血，应立即停药并采取适当的干预措施。

5. 扩容、扩血管药物　扩容药物有助于纠正低灌注，适用于血流动力学机制所致的脑梗死。常用药物为右旋糖酐40，既有扩容作用，同时也可降低血浆黏度，增加血流速度，减轻微血管中红细胞的聚集现象，改善组织灌流，抑制血栓形成和改善微循环。若无心脏特殊疾病，每日成人用量可为500～1000ml，缓慢静脉滴注，10～14天为一个疗程。

扩血管药物能改善侧支循环，增加缺血区的血氧供给。马来酸桂哌齐特（cinepazide maleate）通过钙离子拮抗作用松弛血管平滑肌，扩张脑血管、冠状血管和外周血管，降低阻力并增加血流量。同时，它可增强内源性腺苷的效应，延缓其降解，抑制血小板聚集，降低血液黏度，并改善血液流变特性。

6. 改善循环药物　改善脑循环是治疗缺血性脑卒中的重要环节，溶栓、抗血小板聚集、抗凝、降纤等均有助于重建或改善发生障碍的脑循环，在我国有很多以活血化瘀为主的中药及其提取物注射剂作为改善脑循环的药物而被广泛应用于临床。丁苯酞（butylphthalide）和尤瑞克林是国内开发的Ⅰ类化学新药，具有改善脑动脉循环的作用。丁苯酞是一种从芹菜籽中提取后经化学改造而成的外消旋化合物。丁苯酞注射剂通常用于急性期缺血性脑卒中的治疗，应在发病后48小时内开始给药，肌酐清除率＜30ml/min的患者慎用。丁苯酞口服制剂可与复方丹参注射液联合使用，由于餐后服用影响药物吸收，建议空腹口服。尤瑞克林是自人尿中提取得到的蛋白水解酶，能将激肽原转化为激肽和血管舒张素。应在起病48小时内开始用药。尤瑞克林与血管紧张素转化酶抑制剂类药物（如卡托普利、赖诺普利等）存在协同降压作用，应禁止联合使用。

7. 降脂药物　高胆固醇水平是导致缺血性脑卒中或TIA复发的重要危险因素，降低胆固醇水平有助于减少复发风险和降低患者死亡率。

（1）他汀类药物　他汀类药物竞争性抑制肝细胞羟甲基戊二酰辅酶 A 还原酶（HMG-CoA）活性，以降低血清、肝脏、动脉中的总胆固醇（total cholesterol，TC）及低密度脂蛋白胆固醇（LDL-C）水平为主，具有降血脂、保护血管内皮细胞功能、稳定硬化粥样斑块等作用。目前国内临床上主要有阿托伐他汀、瑞舒伐他汀、氟伐他汀、匹伐他汀和普伐他汀等。不同种类与剂量的他汀类药物降胆固醇幅度有较大差别（表 17－1），但是任何一种他汀类药物剂量倍增时，LDL-C 进一步降低幅度仅约 6%，即所谓“他汀疗效 6% 效应”。他汀类药物长期使用总体耐受性良好，其不良反应多见于接受大剂量他汀类药物治疗者，治疗中应定期监测肌痛等临床症状及肝氨基转移酶、肌酸激酶变化，如出现监测指标持续异常并排除其他影响因素，应减量或停药观察。

表 17－1　他汀类药物降脂强度

他汀种类	剂量（mg）	
	中等强度（降低 LDL-C 25%～50%）	高强度（降低 LDL-C ≥50%）
阿托伐他汀	10～20	40～80
瑞舒伐他汀	5～10	20
氟伐他汀	80	
洛伐他汀	40	
匹伐他汀	2～4	
普伐他汀	40～80	
辛伐他汀	20～40	

（2）胆固醇吸收抑制剂　依折麦布（ezetimibe）作用于小肠上皮细胞，选择性抑制食物和胆汁中胆固醇的吸收。此药几乎不经 CYP450 酶系代谢，很少与其他药物相互影响。常规剂量口服时其生物利用度不受食物影响。临床常用 10mg/d，肾功能不全者无需调整剂量。禁用于活动性肝病或原因不明的血清氨基转移酶持续升高者。

（3）前蛋白转换酶枯草溶菌素 9/kexin9 型（PCSK9）抑制剂　PCSK9 抑制剂通过阻止 PCSK9 介导的低密度脂蛋白受体（LDLR）降解，增加 LDLR 在肝细胞表面的循环利用，从而降低 LDL-C 水平。目前临床应用的 PCSK9 抑制剂主要包括单克隆抗体药物依洛尤单抗（evolocumab）、阿利西尤单抗（alirocumab）等及小干扰 RNA（siRNA）药物英克司兰（inclisiran）。其中，依洛尤单抗皮下注射 140mg，每 2 周 1 次，或 420mg，每月 1 次；阿利西尤单抗皮下注射 75mg 或 150mg，每 2 周 1 次；英克司兰皮下注射 284mg，首剂后 3 个月重复给药，以后每 6 个月 1 次。PCSK9 抑制剂无需根据肾功能调整剂量，轻中度肝功能不全患者亦无需调整，重度肝功能不全者慎用。主要不良反应包括注射部位反应、流感样症状等。

8. 神经保护药物　神经保护药物是针对急性缺血或再灌注后细胞损伤的药物，可保护脑细胞，提高对缺血缺氧的耐受性。

（1）依达拉奉　该药可清除自由基，抑制脑细胞和血管内皮细胞的氧化损伤。对急性脑梗死患者，依达拉奉可减少梗死周围局部脑血流量的下降，阻止脑水肿和梗死进展，缓解神经症状，抑制迟发性神经元死亡，改善患者功能结局。常用方法：一次 30mg，每日 2 次，临用前加入适量 0.9% 氯化钠注射液中稀释后静脉滴注，30 分钟内滴完。尽可能在发病后 24 小时内开始给药。肝、肾功能损害及高龄患者慎用。依达拉奉右莰醇是在依达拉奉消除自由基基础上增加抗炎成分右莰醇，因此具有多靶点神经保护作用。一项大型Ⅲ期临床试验结果显示依达拉奉右莰醇改善患者日常活动能力优于目前广泛使用的依达拉奉，给药时间窗可扩展至 48 小时。

（2）银杏内酯　银杏内酯主要通过拮抗血小板激活因子（PAF），从而抑制血小板聚集，促进神经功能的恢复。常用方法：静脉缓慢滴注，每次 10ml，用前缓慢加入 250ml 0.9% 氯化钠注射液或 5% 葡萄糖注射液中稀释，每分钟 40～60 滴，一日 1 次，疗程 14 天，需严格控制滴速。

（3）银杏二萜内酯葡胺　银杏二萜内酯葡胺注射液含有活性成分银杏内酯 A、B、K，成分明确，具有显著减少神经损伤、有效拮抗血小板聚集和改善脑血循环的作用。缓慢静脉滴注，每次 1 支（25mg），用前缓慢加入 250ml 0.9% 氯化钠注射液中稀释，每日 1 次，疗程 14 天。

9. 脱水药　脱水药可增加血浆渗透压，通过血脑屏障，可以控制脑脊液的压力和容量，达到消除脑水肿、降低颅内压的目的，常用于治疗不同病因引起的脑水肿。常用的降颅压药物为甘露醇、呋塞米和甘油果糖。首选药物为 20% 甘露醇注射液，起效迅速、脱水作用强。临床常用剂量为 125～250ml，宜在 30 分钟内滴完。用药后 20 分钟起效，2 小时作用最明显，如需要每 6～8 小时可重复用药。不良反应包括水、电解质紊乱、肾功能衰竭及酸中毒等。与甘露醇相似，甘油果糖也能通过改变血管内渗透压起到脱水、减轻脑水肿的作用，起效较甘露醇缓慢，作用持续时间较长。甘油果糖不会引起电解质紊乱或颅内压反跳等，因此更适用于轻度脑水肿、重度脑水肿恢复期及伴有肾功能不全者，常与甘露醇等交替使用。成人一次 250～500ml，1～2 次/日，静脉缓慢滴注。

六、药物应用方案

（一）血管再通治疗

1. 静脉溶栓　静脉溶栓可尽快恢复血流和改善组织代谢，挽救梗死周围仅有功能改变的半暗带组织，最大程度保护脑功能，是目前改善缺血性脑卒中结局最有效的药物治疗措施之一。溶栓方法包括静脉溶栓、动脉溶栓。静脉溶栓效果具有时间依赖性，应尽早开始，并将患者收入重症监护病房或卒中单元进行监护。当前研究认为：① 对发病 4.5 小时内的患者，应严格按照适应证及禁忌证筛选患者，尽快给予阿替普酶（rt-PA）或替奈普酶静脉溶栓治疗。低剂量阿替普酶静脉溶栓（0.6mg/kg）可降低症状性颅内出血风险，但未减少残疾率或病死率。应根据患者病情严重程度及出血风险等因素个体化决策。②如在发病 4.5～6 小时内，可根据适应证和禁忌证标准严格选择患者给予尿激酶静脉溶栓。③用药期间及 24 小时内需密切监测血压及出血并发症，并定期进行神经功能评估，如出现严重头痛、高血压、恶心或呕吐，或神经症状体征恶化，应立即停用溶栓药物并进行脑 CT 检查。

2. 血管内介入治疗　近年来，血管内介入治疗在急性缺血性脑卒中治疗方面取得了重要进展，显著改善了由急性大动脉闭塞引起的缺血性脑卒中患者的预后。包括机械取栓、桥接、动脉溶栓、血管成形和支架术等。需结合发病时间、梗死部位及严重程度综合评估患者接受血管内介入治疗的获益和风险。①对于发病 4.5 小时内进行桥接治疗的急性前循环大血管闭塞患者，可予阿替普酶或替奈普酶静脉溶栓。②对于机械取栓未能实现血管再通的大动脉闭塞患者，使用溶栓药物进行动脉溶栓（发病 6 小时内）可作为补充治疗。对于大动脉闭塞性急性缺血性脑卒中患者，机械取栓且血管再通后应用动脉溶栓作为辅助治疗的疗效有待进一步研究。

（二）抗血小板治疗

目前建议对非心源性 TIA 或缺血性脑卒中患者使用抗血小板药物，而非抗凝药物，以治疗和预防缺血性脑卒中及其他心血管事件。口服抗血小板治疗方案主要分为单药抗血小板及双联抗血小板两种，为降低出血风险，一般不推荐三联抗血小板治疗。

1. 单药抗血小板治疗　阿司匹林（50～325mg/d）或氯吡格雷（75mg/d）单药治疗均可以作为首选抗血小板药物治疗方法。未行溶栓及机械取栓且无禁忌证的脑梗死患者应在发病后尽早给予口服阿司匹林 150～300mg/d 治疗。急性期后可改为预防剂量（50～300mg/d）。对于接受溶栓治疗的患者，阿司匹林等抗血小板药物原则上应在溶栓 24 小时后开始使用。若患者因合并疾病等特殊情况需提前使用，需在评估获益大于风险后，可考虑在阿替普酶静脉溶栓 24 小时内使用。如果不具备阿司匹林或氯吡格雷治疗条件，阿司匹林（25mg）+缓释型双嘧达莫（200mg）2 次/天及西洛他唑（100mg）2 次/天，均可作为阿司匹林和氯吡格雷的替代治疗药物。

2. 双联抗血小板治疗

（1）对于未接受溶栓的非心源性轻型缺血性脑卒中（NIHSS 评分≤3 分）或高风险 TIA（$ABCD^2$评分≥4 分）患者，在发病 24 小时内，如无药物禁忌，推荐给予氯吡格雷（75mg）联合阿司匹林（75～100mg）双联抗血小板治疗（首次剂量给予氯吡格雷负荷剂量 300mg 和阿司匹林 75～300mg），有益于降低发病 90 天内的脑卒中复发风险，但应密切观察出血风险，持续 21 天后改为单药抗血小板治疗。若患者为 *CYP2C*19 功能缺失等位基因携带者，推荐给予替格瑞洛联合阿司匹林治疗 21 天，此后继续使用替格瑞洛单药治疗。

（2）对于未行静脉溶栓的大动脉粥样硬化性轻型卒中患者（NIHSS 评分≤5 分），应在发病 72 小时内尽早启动阿司匹林与氯吡格雷联合抗血小板治疗并持续 21 天，有助于降低 90 天内卒中复发风险，但需密切监测出血风险。

（3）对发病在 24 小时内、非心源性轻型缺血性脑卒中（NIHSS 评分≤5 分）或高风险 TIA（$ABCD^2$评分≥4 分）患者，且伴有同侧颅内动脉轻度以上狭窄（狭窄率>30%），推荐给予阿司匹林联合替格瑞洛，联合治疗 30 天后改为单药抗血小板治疗，临床医师应充分权衡该方案治疗带来的获益和出血风险。

（4）对于合并颅内或颅外动脉狭窄的缺血性脑卒中和 TIA 患者，应结合发病时间、卒中严重程度及动脉狭窄率等临床特征，个体化选择抗血小板药物的联合治疗方案。

3. 替罗非班抗血小板治疗 对于急性非大中动脉闭塞性致残性缺血性脑卒中患者（发病 24 小时内不宜进行静脉溶栓或血管内机械取栓治疗；或发病后 24～96 小时内症状进展；或静脉溶栓后出现、早期症状加重或静脉溶栓治疗后 4～24 小时内症状无改善），静脉使用替罗非班可改善预后，但症状性颅内出血轻度增加，需充分评估获益和出血风险。对于小动脉闭塞性的进展性脑卒中患者，替罗非班推荐的给药剂量和方式为静脉给药，静脉内给予负荷剂量 0.4μg/(kg·min) 持续 30 分钟（总剂量不超过 1mg），后静脉泵入 0.1μg/(kg·min) 维持 24 小时。

（三）抗凝治疗

一般不推荐急性期应用抗凝药来阻止病情恶化或改善预后。但对于合并高凝状态，有形成深静脉血栓和肺栓塞风险的患者，可用预防剂量的抗凝药治疗，如低分子肝素等。特殊情况下溶栓后还需抗凝治疗患者，应在 24 小时后使用抗凝剂。阿加曲班等凝血酶抑制剂在急性缺血性脑卒中治疗中的有效性仍需进一步研究验证，目前仅在临床研究或特定个体化情况下使用。

对于伴心房颤动的急性缺血性脑卒中或 TIA 患者，推荐使用华法林或新型口服抗凝剂（达比加群酯/利伐沙班/阿哌沙班/艾多沙班）抗凝治疗，预防再发的血栓栓塞事件，华法林的目标剂量是维持 INR 在 2.0～3.0。应根据缺血的严重程度和出血转化的风险，选择启动抗凝治疗的时机。对脑梗死出血转化高风险的患者，可以推迟到发病 14 天后启动抗凝治疗；出血转化低风险的患者可考虑发病后 2～14 天内启动抗凝治疗来减少脑卒中复发风险，TIA 患者可及时启动抗凝治疗以减少脑卒中风险。对于少数特殊急性缺血性脑卒中患者（如放置心脏机械瓣膜者），是否进行抗凝治疗需综合评估，包括病灶大小、血压控制及肝肾功能等因素。如果出血风险较小且致残性脑栓塞风险较高，可以在充分沟通的基础上谨慎选择使用抗凝治疗。

（四）降纤治疗

对不适合溶栓并经过严格筛选的缺血性脑卒中患者，特别是高纤维蛋白血症者可选用降纤治疗，如降纤酶和巴曲酶等。

（五）扩容、扩血管治疗

大多数缺血性脑卒中患者不建议扩容治疗。对于因低血压或低灌注导致的急性脑梗死，如分水岭梗死，可考虑扩容，但需警惕加重脑水肿或心功能衰竭的风险。对大多数缺血性脑卒中患者，不推荐扩血管治疗。在临床实践中，可依据患者具体情况个体化应用马来酸桂哌齐特注射液。

（六）改善循环治疗

急性缺血性脑卒中的治疗目标不仅是恢复大血管再通，脑侧支循环的代偿程度也对预后有重要影响。建议进一步开展临床研究，以寻找能够改善脑侧支循环的新药物或新方法。在临床工作中，依据临床研究结果，个体化应用丁苯酞、尤瑞克林等药物。

（七）降脂治疗

急性缺血性脑卒中发病前服用他汀类药物的患者，可继续使用他汀治疗。在急性期，根据患者年龄、性别、卒中亚型、伴随疾病及耐受性等临床特征，确定他汀治疗的种类及强度。①对于 LDL-C≥2.6mmol/L 的非心源性缺血性脑卒中或 TIA 患者，建议高强度他汀治疗以降低复发风险；②对合并颅内外大动脉粥样硬化的非心源性缺血性脑卒中或 TIA 患者，建议高强度他汀联合依折麦布，将 LDL-C 控制在≤1.8mmol/L 或降低 50% 以上；③对极高危患者，若他汀治疗后 LDL-C 仍高于 1.8mmol/L，建议联合依折麦布；若目标仍未达到，可加用 PCSK9 抑制剂；④对于他汀不耐受或禁忌者，可根据目标 LDL-C 水平使用 PCSK9 抑制剂或依折麦布。

（八）神经保护治疗

神经保护剂的疗效和安全性尚需要开展更多高质量临床试验进一步探索，在临床实践中，根据随机对照试验研究结果，可个体化选用依达拉奉右莰醇、银杏内酯及银杏二萜内酯葡胺等神经保护药物。

（九）急性期并发症处理

1. 脑水肿与颅内压升高　严重脑水肿和颅内压升高是急性重症缺血性脑卒中的常见并发症，是脑卒中患者死亡的主要原因之一。急性脑梗死患者的治疗目标是降低颅内压、维持足够脑灌注（脑灌注压>70mmHg）和预防脑疝发生。应避免和处理引起颅内压增高的因素，如头颈部过度扭曲、激动、用力、发热、癫痫、呼吸道不通畅、咳嗽、便秘等。甘露醇和高张盐水可降低颅内压，减少脑疝风险，可根据患者具体情况选择药物、剂量及给药频次；必要时也可使用甘油果糖或呋塞米。对于发病 48 小时内、60 岁以下的恶性大脑中动脉梗死且伴有严重颅内压升高的患者，如果药物治疗无效且病情恶化，尤其是意识水平下降时，应请神经外科会诊评估是否需要行去骨瓣减压术。60 岁以上患者手术减压可减少死亡和严重残疾，但独立生活能力并未显著改善。对压迫脑干的大面积小脑梗死患者可请神经外科会诊协助处理。由于缺乏有效证据，不建议常规使用糖皮质激素（常规剂量或大剂量）来治疗脑梗死患者的脑水肿和颅内压增高。

2. 梗死后出血转化　脑梗死后出血转化发生率为8.5%～30%，其中有症状的为1.5%～5%。心源性脑栓塞、大面积脑梗死、占位效应、早期低密度征、年龄超过 70 岁以及使用抗栓药物（尤其是抗凝或溶栓药）等因素会增加出血转化的风险。对于出现症状性出血转化患者，应停用抗血小板或抗凝等容易导致出血的药物。对需要抗栓治疗的患者，待症状性出血转化病情稳定后，可在 10 天至数周后重新开始。对于再发血栓风险较低或全身情况较差者，可用抗血小板药物替代华法林。

3. 癫痫　脑卒中后癫痫（post stroke epilepsy）是指脑卒中发生 7 天之后出现的癫痫，在后续随访中可能多次复发。在脑卒中后 7 天内出现的痫性发作（post stroke seizure），多由内环境紊乱引起，复发率低，通常不诊断癫痫。这两者均属于脑卒中相关癫痫（stroke-related epilepsy）。不推荐预防性使用抗癫痫发作药物。脑卒中后7天内仅发作1次的癫痫，通常可不加用抗癫痫发作药物。特殊情况下（如首次发作为癫痫持续状态、合并脑低灌注、明显脑水肿、蛛网膜下腔出血、近期有颅内手术或脑外伤史）可酌情加用抗癫痫发作药物。脑卒中后7天内发作次数≥2次者，建议使用抗癫痫药物。发作控制后，不推荐长期维持抗癫痫药物治疗。对于脑卒中7天后出现的癫痫，建议按癫痫常规诊疗进行长期药物治疗。脑卒中后癫痫持续状态，按癫痫持续状态治疗原则处理。

4. 预防感染 脑卒中后由于长时间卧床，老年患者容易并发肺部、泌尿道、口腔等感染，应加强护理。一旦出现感染，应明确病原体，并进行针对性的抗菌药物治疗。脑卒中相关肺炎与误吸密切相关，高龄、基线NIHSS评分高是主要的危险因素。应及早评估和处理吞咽困难及误吸问题，特别是对意识障碍患者，要重点预防肺炎的发生。对疑有肺炎的发热患者应根据病因给予抗感染治疗，但不推荐预防性使用。脑卒中后排尿障碍包括尿潴留和尿失禁。25%～50%的脑卒中患者在急性期可出现尿失禁，29%发生尿潴留。尿路感染主要见于留置导尿管的患者，约5%出现败血症，与脑卒中不良预后相关。对有排尿障碍者，应尽早开展评估和康复治疗。有尿路感染者，根据病情决定抗感染治疗，但不推荐预防性使用。

5. 深静脉血栓形成（deep vein thrombosis，DVT）与肺栓塞（pulmonary embolism，PE） DVT的危险因素包括静脉血流淤滞、静脉系统内皮损伤和血液高凝状态。高龄、严重瘫痪及心房颤动者发生DVT的比例更高，DVT最重要的并发症为PE。应鼓励患者尽早活动、抬高下肢；尽量避免下肢（尤其是瘫痪侧）静脉输液。抗凝治疗未显著改善神经功能及降低病死率，且增加出血风险，卧床患者预防性抗凝治疗（低分子肝素或普通肝素）尚缺乏证据。对于已发生DVT及肺栓塞高风险且无禁忌者，可给予低分子肝素或普通肝素，有抗凝禁忌者给予阿司匹林治疗。对于制动患者，在常规治疗（阿司匹林、脱水等）基础上，可联合加压治疗（交替式压迫装置）预防DVT。对于无抗凝和溶栓禁忌的DVT或PE患者，首先建议皮下注射低分子肝素或普通肝素抗凝治疗，对症状无缓解的近端DVT或PE患者可给予溶栓治疗。

6. 脑卒中后认知及情感障碍 脑卒中后认知障碍（post-stroke cognitive impairment，PSCI）是指在脑卒中事件后出现并持续至少3～6个月时仍存在的以认知损害为特征的临床综合征。它属于血管性认知障碍的一种，但在临床上更易及时发现，应进行早期管理。推荐在脑卒中发生后1～2周选择适当的神经心理评估量表对患者进行早期认知筛查（如MoCA评分、MMSE评分等），并对患者进行长期认知功能随访。积极改善脑血循环，控制血管危险因素，可能有利于预防脑卒中后认知障碍发生。针对脑卒中后认知障碍的治疗可参考血管性痴呆患者治疗方案，可个体化选用胆碱酯酶抑制剂（多奈哌齐、加兰他敏、卡巴拉汀等）或美金刚，可请康复训练人员予综合认知康复训练。脑卒中后情感障碍主要包括抑郁、焦虑、疲劳及淡漠等。对于急性期脑卒中患者，应常规评估患者心理状态，注意脑卒中后焦虑与抑郁症状。对有脑卒中后焦虑、抑郁症状的患者，应该及时请心理专科医师协助诊治，相应干预治疗包括药物治疗、物理治疗、针灸及中药等。

七、危险因素的控制

对缺血性脑血管病危险因素的识别与干预，是缺血性脑血管病预防和治疗的重要基础，是降低其发病率和死亡率的关键。危险因素分为不可干预危险因素和可干预危险两大类，不可干预危险因素包括年龄、性别、遗传因素等，可干预危险因素是缺血性脑血管治疗管理的主要目标。

1. 血压控制 高血压是TIA和缺血性脑卒中最重要的可干预因素。对于TIA患者，无禁忌证的情况下，多建议尽快启动或恢复降压。对缺血性脑卒中后病情稳定患者，如果持续收缩压≥140mmHg或舒张压≥90mmHg，若无禁忌证，可于起病数天后恢复使用发病前服用的降压药物或开始启动降压治疗。

降压药物治疗方案以及降压目标值应个体化，应全面考虑药物、脑卒中特点和患者实际情况三方面的因素。

2. 降脂治疗 高胆固醇水平是导致缺血性脑血管病复发的重要危险因素，降低胆固醇水平可减少缺血性脑血管病复发和患者死亡。发病后应尽早对动脉粥样硬化型脑梗死患者使用他汀类等降脂药物开展二级预防。降脂治疗以 LDL-C 水平作为首要干预目标，降脂药物的种类及治疗强度需个体化决定。

3. 血糖控制 糖尿病、糖尿病前期或胰岛素抵抗是缺血性脑卒中复发或死亡的独立危险因素，应重视对脑卒中患者糖代谢状态的筛查。对合并糖尿病的缺血性脑卒中或 TIA 患者，急性期后血糖控制目标值应个体化，警惕低血糖的发生，并应重视生活方式干预、营养支持、糖尿病自我管理教育和降糖药物的综合治疗。

4. 戒烟 吸烟可以影响全身血管和血液系统，如加速血管硬化、升高血浆纤维蛋白水平、促使血小板聚集、降低高密度脂蛋白水平等。缺血性脑血管病患者应戒烟及注意避免被动吸烟。可采取综合性控烟措施对包括有脑卒中病史的吸烟者进行干预，主要戒烟手段包括心理疏导、尼古丁替代疗法或口服戒烟药物。

5. 睡眠呼吸暂停 睡眠呼吸暂停会增加脑卒中、死亡和心血管疾病（如心脏病、高血压和心房颤动）的风险。对于缺血性脑卒中或 TIA 患者，根据病情需要可进行临床评估协助诊断睡眠呼吸暂停。对于缺血性脑卒中或 TIA 合并阻塞性睡眠呼吸暂停（obstructive sleep apnea，OSA）患者，采用正压通气治疗有助于神经功能恢复及改善 OSA 相关症状。

6. 高同型半胱氨酸血症（hyperhomocysteinemia，HHcy） 对近期发生缺血性脑卒中或 TIA 且合并 HHcy 患者，补充叶酸、维生素 B_6以及维生素 B_{12}可降低同型半胱氨酸水平，但尚无证据支持降低同型半胱氨酸水平能够减少脑卒中复发风险。

7. 生活方式 通过改善饮食习惯、增加运动量、限制饮酒以及控制体重等措施来干预缺血性脑卒中的行为危险因素，对于预防缺血性脑血管病的发生及复发具有重要意义。

案例分析 17－1 患者，男性，77 岁，因“2 小时前无明显诱因出现言语不清伴右侧肢体活动无力”入院。既往病史：“高血压病”史 8 年，血压最高 180/100mmHg，未规律服用降压药。入院查体：体温：36℃，心率：70 次/分，血压：149/76mmHg。双肺呼吸音清晰，律齐，腹软，双下肢未见浮肿，体重：77kg。专科查体：神志清楚，言语欠流利，智能正常。双侧瞳孔等大等圆，直径 3.0mm，光反应灵敏，眼球各方向运动充分，无眼震。双侧额纹对称、右侧鼻唇沟浅，悬雍垂居中，咽反射存在，伸舌右偏。余颅神经检查无异常。肌力：左侧肢体肌力 5 级，右侧肢体肌力 4 级，四肢肌张力正常，双侧共济运动大致正常，右侧偏身痛觉减退。双侧腱反射对称（＋＋），左侧 Babinski 征（－），右侧 Babinski 征（＋）。颈软，Kernig 征（－）。GCS：15 分，NIHSS：5 分。辅助检查：头颅 CT 示未见出血。颅脑 CTA：左侧颈内动脉末段狭窄约 75%，大脑中动脉 M1 段狭窄 55%，管腔不规则，可见粥样硬化斑块。实验室检查：白细胞计数 4.38×10^9/L，红细胞计数 4.72×10^{12}/L，血小板计数 187×10^9/L；总胆固醇 7.9mmol/L，LDL-C 5.6mmol/L；肾功能肌酐 69μmol/L，尿素氮 6mmol/L；凝血酶原时间 11.2 秒，活化部分凝血活酶时间 25.1 秒，纤维蛋白原 2.95g/L。

1. 溶栓药物的选择原则是什么？该患者可选择的溶栓药物有哪些？
2. 常用的抗血小板药物有哪些？请为该患者设计一个合适的抗血小板用药方案。
3. 该患者脑卒中发病后，血压和血脂的控制目标是多少？

答案解析

第二节 出血性脑血管病

一、概述

出血性脑血管病是一类由脑血管破裂引发的急性脑损伤，主要包括脑出血（intracerebral hemorrhage，ICH）和蛛网膜下腔出血（subarachnoid hemorrhage，SAH）等。这类疾病通常由颅内血管脆弱、血管内压力升高以及解剖结构异常等因素所致。与缺血性脑血管病相比，出血性脑血管病的临床症状虽相似，但病情通常更为严重，且伴有极高的致残率和死亡率。

二、病因和发病机制

ICH 主要指非创伤性自发性脑实质出血，通常由高血压引起的动脉硬化所致，尤其是大脑中动脉深穿支的破裂。这种破裂形成位于大脑半球深部结构的脑内血肿，导致脑组织受到压迫和损毁，从而引发神经功能缺损、头痛、呕吐和意识下降。SAH 则多数因先天性动脉瘤或血管畸形导致血管破裂，血液进入蛛网膜下腔、脑池甚至脑沟，导致脑膜刺激症状、脑脊液循环障碍和急性或亚急性颅内压增高等临床表现。出血性脑血管病的其他病因包括脑动脉炎、血液病、颅内肿瘤、淀粉样血管病、抗凝或溶栓治疗等。

三、临床表现

1. 出血性脑血管病主要表现为突发起病，病情迅速恶化（通常在几分钟至几小时内达到高峰）。神经损伤的症状取决于出血的部位、出血量及出血速度。同一部位的出血，由于组织受压程度、移位情况以及软化和坏死范围的差异，临床表现也会有所不同。

2. 意识障碍的程度是评估病情严重性和预后情况的重要指标。轻度患者可能表现为躁动不安，意识模糊，而严重者往往在半小时内即陷入昏迷状态。

3. 头痛和呕吐是颅内出血的典型症状，可单独或同时出现。神志清醒或轻度意识障碍者可有头痛，以病灶侧为重，脑叶和小脑出血的头痛最重；SAH 的患者多伴有持续性炸裂样或雷击样头痛。呕吐多见，且多为喷射性。头痛和呕吐同时出现是颅内压增高的特征之一。

4. 出血性脑血管病患者中，脑细胞的死亡或坏死可能引发神经元异常放电，导致癫痫。癫痫发作多为局灶性和继发性全身发作。以脑叶出血和深部出血最为多见。

5. 颅内出血患者可出现呼吸和血压异常，表现为呼吸浅快，严重者则深慢。出血早期血压通常骤然升高且不稳定，若逐渐下降，则提示循环中枢受损。

6. 发病早期双侧瞳孔可时大时小。若病灶侧瞳孔散大且光反应迟钝或消失，提示可能形成小脑幕切迹疝。若双侧瞳孔逐渐散大并丧失光反应，可能是小脑幕切迹疝、脑中心疝或深度昏迷的迹象。双侧瞳孔缩小或呈针尖状，则提示可能存在桥脑出血。

7. 脑出血破入脑室、蛛网膜下腔或原发性脑室出血时，可能出现颈项强直或强迫头位，以及 Kernig 征阳性等脑膜刺激征。

四、治疗原则

出血性脑血管病内科治疗的首要原则是保持患者安静，稳定血压，防止出血加重；根据具体情况，适当降低颅内压，预防和控制脑水肿，维持水、电解质、血糖和体温的平衡；预防和缓解脑血管痉挛；同时，需加强呼吸道管理与护理，防治颅内及全身的各种并发症。对于病情危重或存在继发原因，且具备手术指征的患者，可及时进行外科手术或血管介入治疗。主要手术方法包括：开颅血肿清除术、钻孔血肿抽吸术和脑室穿刺引流术、去骨瓣减压术等。目前对于外科手术适应证、方法和时机选择尚无一致性意见，主要应根据出血部位、病因、出血量及患者年龄、意识状态、全身状况等因素决定。

五、治疗药物分类

1. 降低颅内压药物

（1）脱水剂 ①甘露醇是治疗脑水肿、降低颅内压的首选药物。通过渗透性脱水作用，甘露醇减少脑组织含水量，并抑制脑脊液的分泌，进而降低颅内压。甘露醇也是一种强效的自由基清除剂，能够清除高毒性、广泛作用的自由基，从而减轻迟发性脑损伤。②甘油果糖亦为常用高渗性脱水剂，静脉应用后提高血浆渗透压，形成血-脑脊液间压力梯度，使脑组织脱水而发挥作用。③高渗盐水可通过血清和颅内隔室之间产生渗透性梯度以降低颅内压。④人血白蛋白或浓缩血浆属胶体类脱水剂，它通过提高血浆胶体渗透压而发挥脱水降颅压作用。

（2）利尿剂 利尿剂治疗脑水肿的机制，主要是通过增加肾小球的滤过率，减少肾小管的再吸收和抑制肾小管的分泌，使排出尿量显著增加而造成整个机体的脱水，从而间接地使脑组织脱水，降低颅内压。常用利尿剂包括呋塞米、托拉塞米等。

2. 降血压药物 在出血性脑血管病急性期给予降压药物可预防或阻止血肿扩大，在一定程度上降低再出血的风险。静脉注射半衰期短的降压药物是理想的一线治疗选择。尼卡地平（nicardipine）通过抑制钙离子向血管平滑肌细胞内流而发挥血管扩张作用，其对血管平滑肌的作用通常超过对心肌的作用，血管选择性显著高于其他钙离子通道阻滞剂。拉贝洛尔（labetalol）具有选择性 α_1 和非选择性 β 受体拮抗作用，两种作用机制均有降压效应。静脉注射乌拉地尔（urapidil）也被越来越多地使用，它是一种选择性 α_1 肾上腺素受体拮抗剂，同时又是中枢神经系统 5-HT_{1A} 受体激动剂，具有外周和中枢双重降压作用。乌拉地尔降压效果具有剂量依赖性，且存在一定的个体差异。

3. 防治再出血药物 为了防止动脉瘤周围的血块溶解引起再度出血，可适当应用止血药物。6-氨基己酸（6-aminocaproic acid）是一种单氨基羧酸，结构上为赖氨酸的类似物，是特异性的抗纤维蛋白溶解药。低浓度能特定阻断纤溶酶原与纤维蛋白结合，防止纤溶酶激活，抑制纤维蛋白溶解，高浓度（100mg/L）则直接抑制纤溶酶活力，达到止血效果。氨甲苯酸（aminomethylbenzoic acid）竞争性抑制纤溶酶原吸附在纤维蛋白网上，从而防止纤溶酶激活，保护纤维蛋白不被纤溶酶降解。氨甲环酸（tranexamic acid）作用机制与氨甲苯酸类似，能透过血脑屏障，可使脑脊液中纤维蛋白降解产物降低到给药前的50%左右。

4. 防脑血管痉挛药物 尼莫地平（nimodipine）是目前具有循证医学Ⅰ级证据支持的有效药物，广泛应用于预防和治疗动脉瘤性SAH后脑血管痉挛引发的缺血性神经损伤。作为第二代双氢吡啶类钙离子通道阻滞剂，尼莫地平能够轻易穿透血脑屏障，促进胞浆内钙的排出，并增强线粒体和内质网等钙库的钙摄取和储存，从而调节细胞内 Ca^{2+} 浓度，抑制血管收缩。此外，尼莫地平还能显著改善SAH对大脑血液流变学的影响。法舒地尔（fasudil）可通过抑制钙敏化效应，扩张血管，也能抑制炎细胞的迁徙和浸润，减少炎症递质的产生，减轻炎症反应，发挥组织保护作用。

知识拓展

脑疝

脑疝是指由于颅内压极度升高导致脑组织从一个颅腔分区移位到另一个分区的严重病理状态，通常是脑出血、脑肿瘤或严重脑水肿的并发症。脑疝的发生通常伴随着颅内压的显著升高，当颅内的血液或肿瘤组织等占位效应超出颅骨的容纳能力时，脑组织被迫移位，压迫邻近的脑组织、神经和血管，导致其功能障碍。因此，及时识别和处理脑疝是挽救患者生命的关键。在急性脑出血或严重脑水肿的患者中，快速降低颅内压，如通过手术减压或使用降颅内压药物，是防止脑疝发生的重要措施。

六、药物应用方案

（一）降低颅内压

出血性脑血管病比缺血性脑卒中患者更易出现颅内压升高，血肿本身、血肿周围水肿及可能出现的梗阻性脑积水，均可以引起颅内压升高。积极控制脑水肿、降低颅内压是脑出血急性期治疗的重要环节。

1. 高渗脱水剂 甘露醇是临床上最常用的脱水剂。给药后引起的颅内压降低具有剂量依赖性，通常发生在10～20分钟内，给药20～60分钟时可观察到峰值效应，并持续4～6小时。按体重0.25～2g/kg，配制为15%～25%浓度于30～60分钟内静脉滴注。临床常用20%甘露醇125～250ml，每6～8小时一次。在严重颅内高压，尤其脑疝抢救时，须快速静脉注射甘露醇250～500ml，并根据脑疝的临床表现及心、肾功能等选择更大剂量，才能取得疗效。短期内反复用药时，应注意防止心脏负荷过重。对于严重心功能不全的患者，可先静脉注射呋塞米，以减轻心脏负担，但需警惕电解质紊乱的风险。甘露醇注射液用于治疗脑水肿，起效迅速且效果显著，但因剂量大、用药时间长，可能导致心、肾功能损害及电解质失衡。甘油果糖起效缓慢、作用温和，作用持续时间长达8～12小时，经肾脏排泄少，其利尿作用小、对肾功能影响小，宜用于症状轻或病情好转期及伴肾功能不全者。推荐250～500ml静脉滴注，1～2次/天。甘油果糖滴注过快可发生溶血，如出现血红蛋白尿（酱油色尿），应立即停止滴注。

2. 高渗盐水 降颅压作用持久，通常早期、小剂量、短期用于大容积出血或合并低钠血症的严重高颅压患者，以及经甘露醇治疗效果不佳的脑疝患者。文献报道的高渗盐水浓度及剂量差异较大，浓度可从1.5%～30%，剂量也各不相同。临床应用时可连续输注给药，也可多次静脉注射给药。常见不良反应包括电解质紊乱（如高钠血症、低钾血症、高氯血症）、心功能负荷增加（可能导致高血容量性心衰）、溶血性贫血和凝血功能异常。此外，快速纠正低钠血症时可能诱发脑桥中央髓鞘溶解症，停药时需逐渐减量以避免脑水肿和颅内压反跳。快速静脉注射高渗盐水还可能引发静脉炎，建议控制输注速度或使用中心静脉途径。

3. 血清白蛋白或浓缩血浆 通过提高血浆胶体渗透压，可较长时间保持良好的血流动力学及氧的运输，而且扩张血容量后，可使抗利尿激素分泌减少而利尿。此外，尚可补充蛋白质，参与氨基酸代谢，产生能量。对血容量不足、低蛋白血症的脑水肿患者尤其适用。一般用20%～25%人血白蛋白50ml或浓缩血浆100～200ml，每日静脉滴注1～2次。副作用为可增加心脏负荷，有心功能不全者慎用。为防止心衰，静脉滴注白蛋白或浓缩血浆后，可给予呋塞米静脉注射。主要作为辅助的脱水药，尤其适于脑水肿伴有低蛋白血症及小儿患者。

4. 利尿剂 脱水功效不及高渗脱水剂，先决条件是肾功能良好和血压正常，对全身浮肿伴脑水肿者较适用。临床常规使用呋塞米，成人通常每次20～40mg，每6～8小时静注1次。需要注意的是，呋塞米可能引起电解质紊乱（如低钾血症）、肾功能损害和低血压，使用时应密切监测患者的血压和电解质水平。

（二）控制高血压

通常认为，出血性脑血管病患者的血压升高是一种机体针对颅内压升高、以维持脑组织血供的血管自动调节反应。随着颅内压的降低，血压也会相应下降，因此，在降压前应优先进行脱水降颅内压治疗。然而，过高的血压会增加再出血的风险，因此需要适度控制血压。对血压的处理应个体化，应依据患者原来有无高血压、有无颅内压高、年龄、发病时间、原发疾病与合并疾病的情况具体而定。对于收缩压150～220mmHg的住院患者，在没有急性降压禁忌证的情况下，数小时可将血压降至130～140mmHg；对于收缩压>220mmHg的脑出血患者，在密切监测血压的情况下，可持续静脉输注药物（表17－2）控制血压，收缩压目标值为160mmHg。在降压治疗期间应严密观察血压水平的变化，避免血压波动，每隔5～15分钟进行1次血压监测。降压不能过快，防止因血压下降过快引起脑内低灌注。出血性脑血管病恢复期也应积极控制血压，尽量将血压控制在正常范围内。

表17－2 出血性脑血管病静脉降压药物选择

药物名称	用量及用法	注意事项	不良反应
尼卡地平	以0.5～6.0μg/(kg·min)给药，根据血压控制情况调节滴注速度	监测血压，注意反应性心动过速；颅内出血尚未完全止血，脑卒中急性期颅内压增高，严重心脏病，低血压患者不宜使用	面部潮红，头痛，心动过速和低血压等
拉贝洛尔	5～10分钟内一次缓慢推注25～50mg，10～20分钟后可重复给药，总剂量不应超过200mg；静脉滴注100mg，静滴速度为1～4mg/min，直至取得较好效果，有效剂量为50～200mg	监测血压和心率，注意低血压风险，不适用于房室传导阻滞及支气管哮喘患者	头晕，疲劳，低血压和心动过缓等
艾司洛尔	即刻控制量为1mg/kg，在30秒内静脉注射，继之以0.15mg/(kg·min)静脉滴注，最大维持量为0.3mg/(kg·min)	监测血压和心率，避免用于窦性心动过缓、房室传导阻滞、支气管哮喘患者	低血压，头晕，严重心动过缓等
乌拉地尔	缓慢静注25mg，如无明显降压效果，2分钟可重复给药25mg，总量可达100mg，待基础舒张压降低20%和（或）舒张压<100mmHg后使用输液泵治疗，为达到目标血压，初始输入速度可达2mg/min，维持给药速度为9mg/h，输入速度根据患者的血压进行调整	发病后2小时内开始治疗，1小时内达标；监测血压，避免过度降压，密切监测心率	低血压、头晕、头痛等

（三）防治再出血

应视情况给予止血治疗。止血药物如6-氨基己酸、氨甲苯酸、巴曲酶等对高血压动脉硬化性脑出血的作用不大。氨甲环酸有助于限制ICH患者血肿体积扩大和降低早期病死率，但长期获益不确定，不推荐无选择性使用。SAH不同于脑内出血，其出血部位缺乏脑组织的压迫止血作用，因此可适度使用抗纤溶药物，如6-氨基己酸和氨甲苯酸等。抗纤溶治疗可降低再出血的发生率，但同时也增加脑血管痉挛和脑梗死的发生率，建议与钙离子通道阻滞药（尼莫地平）同时使用。

1. 6-氨基己酸 静脉给药后1～72小时起效，给予负荷剂量后起效时间相应缩短。本药排泄较快，须持续给药，以免有效浓度迅速降低，初次剂量为4～6g溶于100ml 0.9%氯化钠注射液或5%葡萄糖注射液中静脉滴注15～30分钟，之后一般维持静脉滴注1g/h，12～24g/d。

2. 氨甲苯酸 抗纤溶活性是6-氨基己酸的5倍。静注后有效血药浓度可维持3～5小时，可每次予0.1～0.3g，用5%葡萄糖注射液或0.9%氯化钠注射液10～20ml稀释后缓慢注射，一日最大用量0.6g。

3. 氨甲环酸 止血强度是6-氨基己酸的6～10倍。静脉注射血清抗纤溶活力可维持7～8小时，组织内可维持17小时，一次0.25～0.5g，一日量为0.75～2g。

对于因抗栓治疗引发的出血性脑血管病，迅速逆转抗栓药物的作用可能是有效止血的关键。①对普通肝素相关性脑出血，推荐使用硫酸鱼精蛋白治疗。②华法林治疗引发的颅内出血传统上可选用维生素 K_1、新鲜冰冻血浆（fresh frozen plasma，FFP）逆转。维生素 K_1 使 INR 正常化需数小时，FFP 的效果受过敏、输血反应和纠正 INR 时所需容量的限制。可考虑将凝血酶原复合物（prothrombin complex concentrate，PCC）作为 FFP 的一种替代选择，同时静脉应用维生素 K_1。③对于新型口服抗凝药物（达比加群、利伐沙班、阿哌沙班等）相关的颅内出血，有条件者可应用相应拮抗药物。④对溶栓药物相关的颅内出血，可选择输注凝血因子和血小板治疗。⑤对于使用抗血小板药物相关性脑出血，不推荐常规输注血小板治疗。

（四）防止脑血管痉挛

SAH 后可引起脑血管痉挛，这种颅内动脉可逆性收缩会导致局部脑血流量减少，并继发迟发性脑缺血（DCI，一种局灶性神经功能缺损综合征）及缺血性局灶神经功能恶化。

1. 尼莫地平 建议在发病早期使用尼莫地平以改善 SAH 患者的预后。尼莫地平可通过静脉注射或口服给药，通常疗程为 3 周。该药物不仅有助于控制高血压，还能有效预防和治疗脑血管痉挛。临床上常规使用尼莫地平注射液治疗 5 ~ 14 天，继以尼莫地平片，每次 60mg，每隔 4 小时口服或鼻饲给药 1 次，服用 7 天。如果用药期间出现低血压，应延长用药时间间隔、降低用量。如果出现持续性低血压，应停止使用。

2. 法舒地尔 对于蛛网膜下腔出血后迟发性脑血管痉挛具有多重防护作用，且对受损的中小血管具有针对性。常用剂量为 30mg，稀释后静脉滴注 30 分钟，一日 2 ~ 3 次 ，一般连用 2 周。

（五）并发症的防治

颅内出血后可出现肺部感染、消化道出血和水电解质紊乱等多种并发症，加之患者可能有原发性高血压、糖尿病、冠心病等慢性病史，极易合并心、肺、肾等脏器功能障碍。应高度重视并发症的防治。

1. 感染 如无感染证据，通常不使用抗菌药物；并发肺部或尿路感染者，可先根据经验选用抗菌药物治疗，随后根据痰培养、尿培养或者血培养以及药物敏感试验结果来进一步调整；同时加强口腔和气道护理；痰多不易咳出者可及时行气管插管或者切开术，尿潴留者行留置尿管时应进行膀胱冲洗。

2. 痫性发作 颅内出血患者如有痫性发作，应考虑持续脑电图监测；如检测到痫样放电，应给予抗癫痫药物治疗。不推荐预防性应用抗癫痫药物。

3. 消化道出血 高血压引发的脑出血患者易发生消化道出血。防治手段包括常规应用组胺 H_2 受体拮抗剂或质子泵抑制剂，避免或少用糖皮质激素，尽早进食或鼻饲营养。消化道出血量大者，应注意补液或输血以维持正常血容量，必要时采用胃镜下或手术止血。

4. DVT 和 PE 的防治 对于易发生深静脉血栓的高危患者（排除因凝血功能障碍导致的脑出血患者），在血肿稳定后，可考虑在发病 1 ~ 4 天内皮下注射小剂量低分子肝素或普通肝素以预防 DVT，但需谨慎评估出血风险。当患者出现深静脉血栓或肺动脉栓塞症状时，可使用系统性抗凝治疗或下腔静脉滤器植入。

5. 抗利尿激素分泌异常综合征 可加重脑水肿。应限制水的摄入量，每日 800 ~ 1000ml，补钠每日 9 ~ 12g；低钠血症宜缓慢纠正，否则可导致脑桥中央髓鞘溶解症。

6. 中枢性高热 物理降温为主，效果不佳时可用多巴胺能受体激动剂，如溴隐亭等治疗。

案例分析 17-2 患者，男性，72岁，因突发剧烈头痛伴恶心、呕吐及右侧肢体无力1小时入院。患者于清晨6时左右突发剧烈头痛，伴有恶心、呕吐及右侧肢体无力。症状持续加重，并逐渐出现意识模糊和语言表达困难。家属在6时30分左右发现患者异常，立即拨打急救电话。患者在7时左右到达急诊科，期间症状进一步恶化，入院时已呈嗜睡状态。既往有“高血压病”史20余年，血压控制不佳，服药不规律；“2型糖尿病”史10年，长期口服二甲双胍，血糖控制一般；“高脂血症”史5年，近期自行停用阿托伐他汀。查体：体温36.8℃，血压230/120mmHg，心率98次/分，呼吸20次/分，血氧饱和度94%。患者神志模糊，呈嗜睡状态，反应迟钝，呼之不应。双侧瞳孔不等大，左侧瞳孔直径约4mm，对光反射迟钝，右侧瞳孔直径约2mm，对光反射存在。右侧肢体肌力明显减弱，右上肢肌力2级，右下肢肌力3级，左侧肢体肌力5级，肌张力正常。双侧病理反射检查：右侧Babinski征阳性，左侧阴性。颈部无抵抗感。患者四肢末梢循环良好，无明显水肿，心肺听诊未见异常。

1. 患者应该进行哪些方面的药物治疗？
2. 该患者的降压目标是多少？可以选择哪些降压药物？
3. 该患者在没有明确感染迹象的情况下，是否需要预防性使用抗菌药物？

答案解析

第三节 癫痫

一、概述

癫痫（epilepsy）并非单一的疾病实体，而是一种由不同病因引起、临床表现各异但均以反复癫痫发作为共同特征的慢性脑部疾病状态。癫痫发作（epileptic seizure）是由不同病因引起的脑部神经元高度同步化异常放电所导致的脑功能失调，具有发作性、短暂性、刻板性、重复性的特点。其临床表现多种多样，可涉及感觉、运动、自主神经、知觉、情感、认知及行为等方面。由特定病因引起，具有特征性临床和脑电图表现的癫痫称为癫痫综合征（epileptic syndrome）。癫痫可发生于任何年龄、地区和种族的人群中，其中婴幼儿期和老年期是发病的高峰期。作为一种反复发作的慢性神经系统疾病，癫痫的病因复杂，发病机制尚未完全阐明，现有治疗策略仍主要依赖于药物的对症控制。

二、病因和发病机制

癫痫的病因复杂多样，既包括遗传因素，也涉及环境因素。明确癫痫的病因对治疗方案的选择和判断预后有重要意义。目前可将癫痫的病因分为以下六类。

1. 遗传性病因 遗传性癫痫指的是由已知或推测的遗传缺陷直接引发的癫痫类型，其中癫痫发作是该疾病的主要表现。癫痫的遗传性病因涵盖了单基因遗传、多基因/复杂遗传、染色体异常以及线粒体基因突变等多种遗传变异。目前已发现的与癫痫相关的致病基因主要涉及离子通道、突触形成、DNA修复、转录调控以及神经细胞内各种转运体功能等方面，其中离子通道相关基因最为常见。

2. 结构性病因 主要指由于脑部结构异常导致的癫痫发作。这些异常可以是先天性的，如皮质发育畸形；或后天获得的，如脑外伤、脑肿瘤、脑血管疾病和中枢神经系统感染。这些结构性病因相关的癫痫通常表现出特定的影像学特征，药物治疗常难以有效控制发作，大多数需手术治疗。

3. 代谢性病因 代谢性病因是指明确的代谢缺陷伴生化改变，如氨基酸代谢病、有机酸代谢病、吡哆醇依赖症、葡萄糖转运子Ⅰ缺陷等。

4. 感染性病因 是指癫痫由已知的感染性事件直接导致，并且癫痫发作是疾病的核心症状。常见病因主要有脑囊虫病、结核病、弓形虫病、获得性免疫缺陷综合征、脑型疟疾和先天性宫内感染如寨卡病毒和巨细胞病毒感染等。

5. 免疫性病因 免疫性病因导致的癫痫是指癫痫为自身免疫介导的中枢神经系统炎症所导致，而且癫痫发作是疾病的核心症状。近年来，在儿童和成人中发现了一系列具有特殊表型的免疫性癫痫，包括急性发作的重症或难治性颞叶癫痫，以及表现出自身免疫性脑炎综合征特征的癫痫，这些情况下应考虑进行相关抗体检测。

6. 病因不明 目前，仍有一部分癫痫患者的病因尚未明确，2017 年国际抗癫痫联盟（International League Against Epilepsy，ILAE）将这类癫痫归为病因不明的癫痫。在这类病例中，仅能依据基本的临床表现和脑电图特征进行癫痫的初步诊断。

三、分类及临床特征

由于异常高频放电的神经元部位及其扩散范围不同，临床上表现出不同程度的短暂运动、感觉、意识及精神异常等症状，并反复发作。根据起源部位可将癫痫发作类型归为三大类，包括局灶性发作、全面性发作以及发作类型不明型。

1. 局灶性发作 指癫痫发作起源于大脑的某一特定区域或一侧半球的神经元异常放电。根据发作最初始的症状，局灶性发作可进一步分为局灶起源运动发作（包括自动症、失张力发作、阵挛发作、癫痫性痉挛发作、过度运动发作、肌阵挛发作、强直发作）和局灶起源非运动发作（包括自主神经发作、行为终止发作、认知发作、情感发作、感觉发作等）和局灶进展为双侧强直-阵挛。某些患者可以有多个致痫网络和多个发作类型，但每种发作类型的起始部位是恒定的，多由大脑器质性病变引起。癫痫的局灶性发作表现复杂多变，可能出现身体某一部位的节律性抽搐或局部感觉异常，持续时间通常为数秒，患者意识可保持清晰。如果癫痫放电扩展，可能发展为半身或全身发作，并伴随意识障碍。

2. 全面性发作 是指最初的症状学和脑电图（electroencephalography，EEG）提示发作起源于双侧脑部，多在发作初期就有意识丧失。全面性发作又可分为多种类型。

（1）全面性强直-阵挛发作 可发生在几乎所有的年龄阶段，是一种表现最明显的发作形式，故既往也称为大发作。主要临床特征是双眼上翻、意识突然丧失，全身强直-阵挛性抽搐，口吐白沫，牙关紧闭，继之较长时间的中枢神经系统功能全面抑制，持续数分钟，EEG 呈现高幅棘慢波或棘波。

（2）肌阵挛发作 是儿童及青少年期较为常见的癫痫发作类型。表现为快速、短暂、触电样肌肉收缩，可遍及全身，也可限于某个肌群或某个肢体，常成簇发生，声、光等刺激可诱发。发作期典型 EEG 改变为暴发性全面性多棘-慢波综合。

（3）强直发作 表现为与强直-阵挛性发作中强直期相似的全身骨骼肌强直性收缩，常伴有明显的自主神经症状，如面色苍白等，如发作时处于站立位可猛烈摔倒。发作持续 2～10 秒，偶尔可达数分钟。多见于弥漫性器质性脑损伤患者。典型发作期 EEG 为双侧性波幅渐增的棘波节律 20Hz ± 5Hz 或低波幅（约 10Hz）节律性放电活动。

（4）阵挛发作 多见于婴幼儿，表现为双侧肢体节律性抽动，伴有或不伴有意识障碍，多持续数分钟。EEG 缺乏特异性，可见全面性（多）棘波或（多）棘-慢波综合。

（5）失张力发作 可多见于全面性和局灶性癫痫。是在没有明显肌阵挛和强直的情况下，头部、躯干、下颌和四肢肌张力突然丧失或降低，发作持续 1～2 秒或更长。临床表现轻重不一，轻者可仅有点头动作，重者可导致站立时突然跌倒。EEG 示（多）棘慢波或低电位活动。

（6）肌阵挛-强直-阵挛发作　表现为双侧肢体单次或数次阵挛或肌阵挛性抽动，随后演变为强直-阵挛性发作。

（7）肌阵挛-失张力发作　表现为肢体或躯干先出现肌阵挛性抽动，随后出现肌张力降低的发作类型，立位时发作可能造成跌倒，称为肌阵挛-站立不能性发作。这种发作见于Doose综合征。

（8）失神发作　典型失神发作主要见于儿童和青少年，表现为突然短暂的意识丧失，呼之不应，双目瞪视不动，发作通常持续5～20秒（<30秒）。肌张力通常保留，一般不会跌倒，手中持物可能坠落。突发突止，清醒后继续进行发作前的活动，本人对发作通常不自觉。反复发作，常于入睡或睡醒时密集发作，疲劳、困倦、过度通气等可诱发。一般无其他脑损害的表现，青春期前停止发作，药物治疗反应良好，很少影响智力。发作时EEG呈双侧对称3Hz棘-慢综合波。相比典型失神发作，不典型失神发作发生和终止较典型失神者缓慢，持续时间可能超过20秒。意识障碍程度较轻，伴随的运动症状也较复杂，肌张力通常降低。EEG显示较慢的（2.0～2.5Hz）不规则棘-慢综合波，背景活动异常，预后较差。肌阵挛失神表现为失神发作的同时，出现肢体节律性2.5～4.5Hz肌阵挛性动作，并伴有强直成分。发作期EEG与典型失神类似。眼睑肌阵挛失神则表现为失神发作的同时，眼睑和（或）前额部肌肉出现5～6Hz肌阵挛动作。发作期EEG显示全面性3～6Hz多棘-慢综合波。

3. 发作类型不明型　包括因资料不全而不能分类的发作，以及所描述的类型迄今无法归类者。

知识拓展

脑电图（EEG）

EEG是通过在头部放置适当的电极，借助电子放大技术，将脑部神经元的自发性生物电活动放大100万倍，并将脉冲直流电转变为交流电而记录到脑电活动的检测技术。EEG是癫痫最主要的检查手段，对确立诊断、癫痫分型、病灶定位、撤药评估、预后判断等均具有较高价值。现临床上广泛应用的有常规脑电图、长程视频脑电监测、重症持续性脑电监测和便携式移动脑电图等。

四、药物治疗原则

目前癫痫的治疗方法仍然以药物治疗为主。药物治疗的目标是在无明显不良反应的情况下，完全控制临床发作，使患者保持或恢复其原有的生理心理和社会功能状态。抗癫痫发作药（anti-seizure medications，ASMs）治疗可以控制临床发作，但对造成癫痫发作的潜在病因无治疗作用。

1. 开始用药的时机　通常情况下，如果患者在半年内发作两次以上，一旦明确癫痫诊断，应立即开始ASMs治疗。然而，对于首次发作或每年仅发作一次，甚至数年才发作一次的患者，是否用药应谨慎决定，在充分告知患者及其家属ASMs的可能副作用以及不治疗的潜在后果后，可根据患者及家属的意愿，酌情选择是否进行药物治疗。

2. 根据发作类型选择药物　约70%的新诊断癫痫患者可通过单一抗癫痫发作药控制发作，因此初始治疗的选药至关重要。根据2013年ILAE的临床研究证据分级，证据级别A/B的药物可考虑加入“一线药物”，用于初始治疗；证据级别C的药物可考虑加入“添加药物”，用于辅助治疗；证据级别D的药物可考虑加入“可以考虑的药物”，根据具体情况使用。根据发作类型（表17-3）和癫痫综合征分类选择药物是治疗癫痫的基本原则，同时还需要考虑共患病、共用药、药物不良反应、患者年龄、性别及患者或监护人的意愿等因素。

表 17－3 根据发作类型的用药选择

发作类型	首选药物	单药替代或添加药物	可考虑添加药物	可能加重发作的药物
局灶性发作	卡马西平、拉莫三嗪、奥卡西平、左乙拉西坦、丙戊酸盐、吡仑帕奈、拉考沙胺	加巴喷丁、托吡酯、唑尼沙胺、氯巴占	苯妥英钠、苯巴比妥	
全面性强直－阵挛发作	丙戊酸、拉莫三嗪、左乙拉西坦	托吡酯、吡仑帕奈、氯巴占		卡马西平、奥卡西平可用于仅有全面强直-阵挛发作的癫痫患者，但如果患者同时存在失神或肌阵挛发作或临床怀疑青少年肌阵挛癫痫，应避免使用卡马西平、奥卡西平；拉莫三嗪可能加重肌阵挛发作
强直或失张力发作	丙戊酸盐	拉莫三嗪	托吡酯	
失神发作	丙戊酸盐、拉莫三嗪		氯硝西泮、氯巴占、左乙拉西坦、托吡酯、吡仑帕奈、唑尼沙胺	卡马西平、奥卡西平、苯妥英钠、加巴喷丁、普瑞巴林、氨己烯酸可能会加重失神发作，应避免使用
肌阵挛发作	丙戊酸盐、左乙拉西坦、托吡酯		氯硝西泮、氯巴占、吡仑帕奈、唑尼沙胺	卡马西平、奥卡西平、苯妥英钠、加巴喷丁、普瑞巴林、氨己烯酸可能会加重肌阵挛发作

3. 用药方案的制定 药物的使用方法受到其代谢特性、作用机制和不良反应的影响。通常，治疗从低剂量开始，逐渐增加剂量，直到完全控制发作或出现毒性反应。药物通常在 1～2 周内显效，需要定期监测血药浓度。当剂量达到有效浓度的上限但仍无效果时，建议更换药物。如果存在发热、疲劳、睡眠不足或月经期等诱发因素，可暂时适度增加剂量。

4. 严密观察不良反应 大多数抗癫痫药物常伴有不同程度的不良反应，尤其是与剂量相关的不良反应更易发生。在用药前后需检测肝肾功能、电解质水平以及血、尿常规等指标，以便进行对比评估。治疗期间应定期进行相关检查，并在出现异常时结合血药浓度结果及时调整剂量。 e 微课

5. 单药治疗与联合用药 首选单药治疗控制癫痫发作，其优点在于药物不良反应较少、药代动力学单一、药物间相互作用少、用药依从性好等。70%～80% 的癫痫患者可以通过单药治疗控制发作。如果选用的第一种 ASM 因为不良反应或癫痫症状仍有发作以至治疗失败，应使用另一种药物，逐渐加量至足够剂量，同时第一种药物缓慢地减停。过渡时间一般是药物半衰期的 5～7 倍，至少要 3～7 天。切忌突然停药和更换药物，否则会使癫痫发作加频，甚至诱发癫痫持续状态。尽管单药治疗有着明显的优势，但是约 20% 患者在两种单药治疗后仍不能控制发作，此时应该考虑合理的联合治疗。ASMs 联合应用时尽量遵循：优选作用机制不同、可能具有疗效协同增强、药物间不良相互作用少、不良反应无协同增强或者叠加的药物联合。

6. 减量及停药原则 通常情况下，癫痫患者如果持续无发作 2 年以上，可考虑缓慢减量、停药。应根据病因、发作类型及前期治疗过程等充分评估。多数癫痫综合征患者需要 EEG 完全无癫痫样放电再考虑减停药物，而且减药过程中需要每 3～6 个月复查长程 EEG，如果撤药过程中再次出现癫痫样放电，需停止减量。局灶性患者如果 5 年以上无发作时可以尝试停药。有器质性病因的癫痫患者，则需终生服药。撤药过程宜缓慢逐渐减量；单药治疗时减药过程应当不少于 6 个月；多药治疗时每种 ASMs 减停时间不少于 3 个月，一次只撤停一种药。停药后短期内出现癫痫复发，应恢复既往药物治疗并随访；在停药 1 年后出现有诱因的发作可以观察，注意避免诱发因素，可暂不应用 ASMs；如有每年 2 次以上的发作，应再次评估确定治疗方案。

7. 癫痫持续状态的控制　癫痫持续状态（status epilepticus，SE）的含义实际为“癫痫发作的持续状态”，是一种临床症状，可见于癫痫患者的一次癫痫发作，也可见于其他病因（如病毒性脑炎、脑外伤、低血糖等）所导致的急性症状性癫痫发作。传统定义认为 SE 指癫痫单次发作持续时间超过 30 分钟，或短时间内癫痫频繁发作且发作间期意识不清。随着对 SE 的不断认识，2015 年 ILAE 提出适用于所有癫痫发作类型的 SE 新定义，该定义包括两个时间点，即 t_1 和 t_2：t_1 是指持续癫痫发作活动应被视为异常延长且应启动治疗的时间点，t_2 是指持续癫痫发作活动可能造成显著的长期不良后果（包括神经元死亡、神经元损伤和神经元网络改变）的时间点。强直-阵挛 SE 的 t_1 为 5 分钟，t_2 为 30 分钟；伴意识受损的局灶性 SE 的 t_1 为 10 分钟，t_2 >60 分钟；失神 SE 的 t_1 为 10～15 分钟，t_2 尚不明确。SE 的总体治疗原则包括：①治疗目标是尽快终止临床发作和电发作；②尽早治疗，遵循 SE 处理流程，尽快终止发作；③积极查找 SE 病因，对因治疗；④支持治疗，维持患者呼吸、循环及水、电解质平衡。

五、药物分类及作用机制

目前对于抗癫痫药物的作用机制尚未完全了解，有些抗癫痫药物是单一作用机制，而有些抗癫痫药物可能是多重作用机制。了解抗癫痫药物的作用机制是恰当的选择药物、了解药物之间相互作用的基础。以下是常用抗癫痫药物的可能的作用机制（表 17－4）。

表 17－4　抗癫痫药物可能的作用机制

药物	电压依赖性钠离子通道阻滞剂	增加脑内或突触γ-氨基丁酸水平	选择性增强 $GABA_A$ 介导的作用	直接促进氯离子内流	钙离子通道阻滞剂	其他
卡马西平	＋＋	?				＋
苯二氮䓬类			＋＋			
苯巴比妥		＋	＋	＋＋	?	
苯妥英钠	＋＋				?	＋
丙戊酸钠	?	＋	?		＋（T 型）	＋＋
加巴喷丁	?	?			＋＋（N 型，P/Q 型）	?
拉莫三嗪	＋＋	＋			＋＋（N，P/Q，R，T 型）	＋
左乙拉西坦		?	＋		＋（N 型）	＋＋
奥卡西平	＋＋	?			＋（N，P 型）	＋
托吡酯	＋＋	＋	＋		＋（L 型）	＋
氨己烯酸		＋＋				
唑尼沙胺	＋＋	?			＋＋（N，P，T 型）	
拉考沙胺	＋＋					
吡仑帕奈						＋＋（AMPA 受体）
氯巴占			?			

注：＋＋. 主要作用机制；＋. 次要作用机制；? . 不确定。

六、药物应用方案

（一）传统 ASMs

1. 苯妥英钠（phenytoin sodium）　苯妥英钠可用于局灶性发作、全面性强直-阵挛性发作以及癫痫持续状态的预防和控制。对失神和肌阵挛发作无效，甚至会使病情恶化。苯妥英钠的用量需根据患者的个体情况进行调整。成人通常起始剂量为100mg，每日2次，之后根据血药浓度和临床反应逐渐调整维持剂量，通常每日250～300mg，分次服用。儿童起始剂量每日5mg/kg，分2～3次服用，按需调整，每日给药剂量不超过250mg。胃肠道吸收慢，代谢酶具有可饱和性，饱和后增加较小剂量即达到中毒剂量。苯妥英钠的治疗窗窄，血药浓度需要严格监测，通常治疗浓度为10～20μg/ml。浓度过低可能无法控制癫痫发作，浓度过高则增加毒性反应风险。剂量相关的副作用包括眼球震颤、共济失调、厌食、恶心、呕吐等。该药可影响造血系统，致粒细胞和血小板减少，常见巨幼红细胞性贫血，可用叶酸加维生素 B_{12} 防治；可引起过敏反应，常见皮疹伴高热，罕见严重的皮肤反应如剥脱性皮炎、多形糜烂性红斑等；小儿长期服用可加速维生素D的代谢，造成软骨病或骨质异常；妊娠期妇女服用偶致畸胎。苯妥英钠与多种药物有相互作用，使用时需特别注意与其他抗癫痫药物、口服避孕药、抗凝剂等药物的相互作用。

2. 卡马西平（carbamazepine） 是局灶性发作和其继发全面性发作的初始单药首选药物，但可加重失神和肌阵挛发作。对精神行为影响小，因而适用于合并抑郁、焦虑等情感异常的老年患者。成人推荐初始剂量为100～200mg，每天1～2次，并逐渐加量至每次400mg，每天2～3次，日最大剂量不超过1.6g。儿童维持剂量为每日10～20mg/kg。食物不会影响卡马西平的吸收，用餐时、餐后或两餐间服药均可；餐后服药可减少胃肠道反应。卡马西平的治疗范围通常为4～12μg/ml。常见的神经系统不良反应有头晕、共济失调、视物模糊、嗜睡和疲劳等，亦可有皮疹和心血管反应。

3. 丙戊酸钠（sodium valproate） 为广谱抗癫痫药，用于成人和儿童的各型全面性发作，以及局灶性癫痫的单药治疗，可作为多种类型发作或分类不确定、多种癫痫综合征的用药。可口服和静脉给药，成人及儿童常规口服剂量每日20～30mg/kg。对于难治性癫痫，剂量可适当增加，但需密切监测血药浓度和不良反应。丙戊酸与剂量有关的不良反应是可逆的，治疗浓度范围通常为50～100μg/ml。成人SE患者可考虑每日20～40mg/kg静脉输注，首剂加倍。待患者发作停止、神志恢复后，可改为口服剂型序贯治疗。血药浓度达120μg/ml以上则不良反应增多，如震颤、恶心、厌食、呕吐、困倦等，减量后可消失。丙戊酸钠胃肠道刺激症状有恶心、呕吐和腹痛等，小剂量开始和餐后服药可使症状减轻。长期使用后可能影响体内性激素水平和导致体重增加。严重的不良反应为肝脏受损，常与低龄（<2岁）、多种抗癫痫药合用、家族易感性等有关，肝毒性多在用药后3～6个月发生。用药期间应定期检查肝功能和血常规。

4. 苯二氮䓬类 常用于治疗丛集性癫痫发作和SE。常用药物包括地西泮及氯硝西泮等。

（1）地西泮（diazepam） SE治疗的首选药物，静脉给药1～3分钟即可起效，院前急救时也可通过非静脉途径给药，如直肠给药等，但不宜肌内注射。成人SE静脉用药时可考虑首剂10～20mg静脉缓慢推注；如无效，5分钟后可再次静脉推注；若癫痫发作停止，则用80～100mg地西泮加入5%葡萄糖溶液中静脉滴注12小时；若用药有效，但维持中复发，可再次推注10～20mg地西泮；若治疗无效，应停药并改用其他推荐药物。静脉用药需要缓慢推注，每分钟不超过2mg，密切患者观察呼吸、心率及血压，必要时选用尼可刹米、洛贝林等呼吸兴奋剂对抗其呼吸抑制作用。

（2）氯硝西泮（clonazepam） 对各种类型的癫痫有抑制作用。10岁及以上患者起始每次0.5mg，每日3次，每3天增加0.5～1mg，最大剂量20mg/d。10岁或体重30kg以下儿童建议从低剂量开始，每日0.01～0.03mg/kg，分2～3次服用，缓慢加量至达到按体重每日0.1～0.2mg/kg或出现不良反应为止。氯硝西泮的疗程应不超过3～6个月。用于成人SE可用静脉注射，成人常用量1～4mg，30秒左右缓慢注射完毕，如持续状态仍未控制，每隔20分钟后可重复原剂量1～2次，成人最大量每日不超过20mg。氯硝西泮不良反应一般较轻，常见中枢神经系统反应和消化系统症状，停药后可恢复。但易产生耐受性，久服突然停药可加剧癫痫发作，甚至诱发癫痫持续状态。

（3）咪达唑仑（midazolam）　新一代苯二氮䓬类药物，具有水溶性及半衰期短的特点。咪达唑仑治疗 SE 的疗效优于地西泮或氯硝西泮，但其对呼吸的抑制作用及对血压的影响明显强于地西泮，同时受使用时条件（麻醉剂使用）的限制，故目前临床上多用于难治性癫痫持续状态的发作控制。成人 SE 的静脉用药可考虑按 0.1～0.2mg/kg 静脉缓慢推注（2～4mg/min），如无效可重复 1 次，仍无效则停药，选用其他推荐药物。如有效，则可按每小时 0.1～0.3mg/kg 静脉泵入，维持 12 小时。在维持中复发可重复推注 1 次。较常见的不良反应为嗜睡、幻觉、共济失调、呃逆和喉痉挛等。

5. 苯巴比妥（phenobarbital）　是巴比妥类中最有效的抗癫痫药物之一，也是 1921 年首个用于抗癫痫的有机化合物。由于其起效迅速、疗效显著、毒性较低且价格经济，至今仍被广泛应用于临床。对全面强直-阵挛发作疗效好，还可用于癫痫持续状态及局灶性发作。成人维持剂量每日 90～180mg，儿童每日 3～5mg/kg。成人 SE 患者的推荐用法为首先缓慢静脉推注 10～15mg/kg，有效后以一次 100～200mg，每天 2 次肌内注射，持续 1～2 天。苯巴比妥有效血药浓度为 15～40μg/ml。常见嗜睡、眩晕、头痛、乏力等药物不良反应。长期用药可产生精神或躯体的药物依赖性，停药需逐渐减量，以免引起撤药症状。

（二）新型 ASMs

1. 拉莫三嗪（lamotrigine）　为广谱抗癫痫药，作用机制及特点类似苯妥英钠和卡马西平，用于成人和儿童各型全面性发作，以及局灶性发作的单药或联合治疗。对体重、月经周期、内分泌稳态影响小，适用于青春期及老年患者，包括合用华法林的患者。不加重精神行为及睡眠障碍，并可稳定情绪。胎儿致畸率及母乳通过率较低，妊娠期及哺乳期患者可以选用。几乎全部在肝脏代谢，无酶诱导作用。12 岁以上患者维持剂量每日 100～200mg，2～12 岁儿童维持剂量为每日 1～5mg/kg。治疗均宜小剂量开始，分 1～2 次服用，缓慢加量。丙戊酸钠可通过抑制拉莫三嗪的肝脏代谢使其血药浓度增加，联用时应相应减少拉莫三嗪剂量；而与酶诱剂（卡马西平、苯妥英钠、苯巴比妥）合用时，拉莫三嗪应适当增量。目标血药浓度为 3～14μg/ml，其测定值 >20μg/ml 时，需警惕发生毒性反应的可能。不良反应有头晕、头痛、皮疹、复视、共济失调、眼震、疲劳等，多呈剂量相关性。

2. 托吡酯（topiramate）　广谱抗癫痫药，用于各型全面性发作，也用于局灶性发作的联合治疗，对多种癫痫综合征有效，可用于伴有睡眠障碍的患者。主要以原型由肾脏排出。对成人推荐从低剂量开始治疗，然后逐渐增加剂量，调整至有效剂量。成人剂量以 25mg/d 开始，随后每间隔 1 或 2 周加量 25～50mg，目标剂量每日 100～200mg。2～16 岁儿童与其他药物联用时，推荐本品日总剂量为每日 5～9mg/kg，分 2 次服用。常见的不良反应为嗜睡、头晕、疲乏、烦躁不安、体重下降、智力迟钝、记忆障碍、感觉异常、协调障碍、眼震、发音困难、视物模糊及胃肠道反应等，动物实验有致畸报道，妊娠期妇女慎用。

3. 奥卡西平（oxcarbazepine）　药效与卡马西平相似或稍强，适用于局灶性发作和其继发全面性发作，也可用于全面性强直-阵挛，可单药使用或与其他 ASMs 联合使用。口服吸收较好，吸收后在体内还原成具有药理活性的代谢产物 10,11-二氢-10-羟基卡马西平，比卡马西平耐受性好，药物间相互作用较少，半衰期相对稳定。成人平均有效剂量 600～1200mg/d，5 岁及 5 岁以上儿童在联合治疗中的适宜剂量为每日 30mg/kg。奥卡西平 300mg 相当于卡马西平 200mg，故替换时用量应增加 50%。不良反应较卡马西平轻，诱导肝药酶程度轻，毒性低，常见头晕、疲劳、眩晕、头痛、复视、眼球震颤等不良反应，过量后可出现共济失调，严重的有血管性水肿及多器官过敏反应等。

4. 左乙拉西坦（levetiracetam）　用于成人及 4 岁以上儿童局灶性发作的单药或联合治疗。左乙拉西坦具有线性药代动力学特性，一般无需监测血药浓度。其口服吸收迅速且完全，生物利用度接近

100%，几乎不与其他药物竞争结合位点，降低了毒副作用的风险，安全性较高。对于体重≥50kg 的患者起始治疗剂量为每次 500mg，每日 2 次。每日剂量根据临床需要可增加至每次 1500mg，每日 2 次。对体重≤50kg 的儿童及青少年患者起始剂量为 10mg/kg，每日 2 次。每两周可增减 10mg/kg，每日 2 次。剂量可增加至 30mg/kg，每日 2 次。应尽量使用最低有效剂量。常见不良反应包括嗜睡、头痛和易激惹等。

5. 拉考沙胺（lacosamide） 可用于 4 岁及以上癫痫患者局灶性发作的单药及联合治疗。拉考沙胺可口服或静脉给药，口服后能迅速吸收，无首过效应，且绝对生物利用度接近 100%，不受食物影响。其代谢主要通过肝脏的细胞色素 P450 系统，生成无活性的 *O*-去甲基代谢物，但不具有肝药酶的诱导或抑制作用，故不建议严重肝功能损害的患者使用该药物。推荐的起始剂量为每次 50mg，每日 2 次，一周后将剂量加倍；也可先给予负荷剂量 200mg，12 小时后开始给予一次 100mg，每日 2 次，直至获得满意的临床反应。常见不良反应为眩晕、复视、恶心呕吐、异常共济失调和视物模糊等，常在剂量递增期出现，在稳定期多数患者症状减轻或消失。

6. 加巴喷丁（gabapentin） 用于局灶性运动发作的单药或联合治疗，对某些难治性癫痫发作有效。不经肝代谢，以原型由肾排泄。12 岁以上患者起始剂量为每次 300mg，每日 1 次，可每日增加 300mg，维持剂量为每日 900～1800mg，分 3 次服用。对于 3～12 岁的儿科患者，开始剂量应为每日 10～15mg/kg，每日 3 次，3 天后达到有效剂量。不良反应包括嗜睡、眩晕、步态不稳、疲劳感等。

7. 吡仑帕奈（perampanel） 可作为一线药物用于新诊断的成人和 4 岁及以上儿童的局灶性发作治疗，也适用于其他多种发作类型或癫痫综合征的治疗。口服给药吸收迅速且完全，生物利用度约为 100%。对于成人及 4 岁以上儿童，起始剂量为每日 2mg，睡前整片口服，可每隔 1～2 周增加 2mg，维持剂量为每日 4～12mg。不良反应包括头晕、恶心、疲劳、易激惹、攻击行为、自杀倾向及体重增加等。其中，有精神类疾病史的患者更易出现精神相关的不良反应，尤其要关注该类患者的精神和行为变化。

8. 唑尼沙胺（zonisamide） 对全面性强直-阵挛发作和局灶性发作有明显疗效，也可治疗继发全面性发作、失张力发作、West 综合征、Lennox-Gastaut 综合征、不典型失神发作及肌阵挛发作。初始剂量 100mg/d，两周后增至 200mg/d，分 1～2 次口服。持续 2 周后增至 300～400mg/d，分 1～2 次口服。每种剂量都要至少持续用药两周以达到稳态。因在欧洲和美国发现有些患者发生肾结石，故已少用。

9. 氨己烯酸（vigabatrin） 单药适用于婴儿痉挛症，也可用于经其他癫痫药治疗无效的耐药癫痫患者，特别是伴意识障碍的局灶性癫痫患者。从 50mg/kg 开始，分每日 2 次口服，逐渐增加到最大耐受剂量（每日 2 次，每次 75mg/kg）。若用药 2～4 周内未观察到明显的疗效，应停药。不可逆的视野缩小是最严重的不良反应，应定期进行视力检查。

10. 氯巴占（clobazam） 适用于 2 岁及以上 Lennox-Gastaut 综合征（LGS）患者癫痫发作的联合治疗。对于≥2 岁且体重≤30kg 的患儿，氯巴占的初始剂量为 5mg，一日 1 次，每次加量至少间隔 7 日，最大总剂量为 20mg/d；剂量 >5mg 时，应分成一日 2 次给药。对于体重 >30kg 的患者，氯巴占的起始剂量可为 10mg、一日 2 次，然后逐渐增加剂量，间隔时间至少为 7 日，最大总剂量为 40mg/d。该药的常见不良反应包括上呼吸道感染、嗜睡、镇静、头晕、流涎和共济失调。氯巴占具有成瘾性，停药易引发戒断综合征。治疗前及过程中应评估患者的滥用及成瘾风险。停药或减量需逐步实施，若出现戒断症状，可暂停减量或恢复至前次剂量，并延缓减量速度。

七、ASMs 治疗中的监测

由于 ASMs 在不同患者体内的代谢存在个体差异，导致抗癫痫药的剂量也存在个体差异。通过血药浓度监测，医务人员可以依据患者的个体情况，运用药代动力学的原理和方法，调整药物剂量，从而实现个体化治疗。这不仅有助于提高治疗效果，还能预防或减少潜在的药物不良反应。血药浓度监测的指征如下。

1. 疗效评估和优化剂量　已用至维持剂量仍不能控制发作时，通过监测血药浓度可以判断是否需要调整剂量或更换药物。

2. 剂量个体化调整　由于个体间存在药物代谢与清除的差异，尤其是在儿童、老年人、妊娠期妇女或肝肾功能异常患者中，通过血药浓度监测可以进行个体化剂量调整。

3. 药物相互作用的评估　合并用药尤其与影响肝药酶系统的药物合用时，监测血药浓度可以帮助评估药物之间的相互作用，避免因相互作用导致的药效改变或毒性增加。

4. 不良反应的预防　在出现药物相关的不良反应时，尤其是严重的不良反应（如中毒症状）或疑似中毒时，通过监测血药浓度可以确定是否由于药物浓度过高导致，并指导剂量调整。

5. 治疗依从性的评估　对于怀疑患者未按医嘱用药或治疗依从性差的情况，血药浓度监测可帮助确认实际的药物摄入情况。

6. 新药或剂型的使用　在使用新型抗癫痫药物或改变剂型时，通过监测血药浓度可以评估药物的吸收和代谢情况，以确保疗效和安全性。

案例分析 17－3　患者，男性，55 岁，3 年前无明显诱因出现发作性全身抽搐，每次发作时意识丧失、四肢抽动，发作形式相同，每次持续约 2 分钟。患者开始服用卡马西平 100mg，每日 3 次后，症状有所好转，发作频率降至每半年 1 次。入院前 5 天症状加重，发作持续时间延长至 5 分钟。加用苯妥英钠 100mg 每日 2 次后，症状无改善，5 天内共发作 3 次。昨日出现双手细微颤动，今晨突然倒地，四肢抽动，表现为双上肢屈曲、双下肢伸直僵硬，双眼上翻，牙关紧闭，口吐白沫。查体：神志清楚，血压 140/90mmHg，心率 85 次/分，神经系统检查未见明显异常。实验室检查显示卡马西平和苯妥英钠的血药浓度分别为 3.5μg/ml 和 8.0μg/ml。血细胞分析显示白细胞计数 6.5×10^{9}/L，肝功能 ALT 22U/L、AST 18U/L，肾功能肌酐 78μmol/L，血清钾 4.1mmol/L，钠 140mmol/L，氯 102mmol/L，血糖 5.2mmol/L。脑电图显示异常放电，头部 MRI 未见明显结构性病变。

答案解析

1. 根据患者的病史、查体和检查结果，分析目前药物治疗无效的可能原因是什么？
2. 针对该患者当前的病情，如何调整癫痫治疗方案？
3. 在药物调整后，应该如何监测患者的病情和治疗效果？

第四节　帕金森病

一、概述

帕金森病（Parkinson disease，PD），又称震颤麻痹（paralysis agitans 或 shaking palsy），由英国医师 James Parkinson 于 1817 年首先描述，是一种中老年人常见的神经变性疾病，以中脑黑质多巴胺（dopamine，DA）能神经元大量变性丢失和路易小体（Lewy body）形成为病理特点，纹状体区多巴胺递质降低、多巴胺与乙酰胆碱递质失衡的生化改变，临床上以静止性震颤、肌强直、运动迟缓和姿势步态异常等运动障碍和睡眠障碍、嗅觉障碍、自主神经功能障碍、认知和精神障碍等非运动症状的临床表现为主要特征。我国65岁以上人群患病率1.7%，且患病率随年龄增长而增加，80岁以上超过4%。估计全国每年新发患者数达10万以上，我国PD患者人数已经超过300万。

二、病因和发病机制

本病的病因和发病机制十分复杂，主要病理改变为黑质多巴胺能神经元变性死亡，原因至今仍未彻底明了，目前认为可能与以下因素相关。

1. 年龄因素 成人的发病率和患病率从40岁开始稳步上升，并随年龄增加发病明显增多，提示年龄老化与发病有关。随着年龄的增加，黑质DA能神经元数目逐渐减少，纹状体内DA递质水平逐渐下降，D_1及D_2受体逐年减少，酪氨酸羟化酶（tyrosinehydroxylase，TH）和多巴脱羧酶（dopa decarboxylase，DDC）活力亦减低。按正常老化速度，通常60岁时黑质DA能神经元丢失总量不足30%，纹状体内DA递质含量减少也不超过50%。而只有当这两者减少分别达50%及80%以上时，临床上才出现PD运动症状，故年龄增加只是一个促发因素。

2. 环境因素 海洛因毒品中的1-甲基-4-苯基-1，2，3，6-四氢吡啶（MPTP）是一种嗜神经毒性的化合物，可诱发人及其他灵长类动物出现与PD相似的临床症状和病理改变。MPTP在脑内胶质细胞中经B型单胺氧化酶（MAO-B）作用转变为有毒性的甲基-苯基-吡啶离子（MPP^+），再经DA能神经元的多巴胺转运体选择性地摄入到黑质DA能神经元中，抑制线粒体呼吸链复合物Ⅰ活性，使ATP生成减少，并促进自由基产生和氧化应激反应，导致DA能神经元变性死亡。MPTP分子结构与某些工业或农业制剂类似，如某些除草剂、杀虫剂、鱼藤酮、异喹啉类化合物等，长期接触或生活在上述相关环境者PD发病率增高。

3. 遗传因素 本病绝大多数为散发性，15%~25%的患者有阳性家族史，呈常染色体显性或隐性遗传。目前已经发现数个与PD发病相关的基因，其中*SNCA*基因、*LRRK2*基因、*VPS35*基因、*LRP10*基因为常染色体显性遗传，*PRKN*基因、*PINK1*基因、*DJ1*基因、*ATP13A2*、*PLA2G6*、*FBXO7*、*DNAJC6*、*SYNJ1*、*VPS13C*、*RAB39B*和*C19orf12*基因为常染色体隐性遗传。

4. 氧化应激 PD患者脑内脂质过氧化物明显增高，黑质和纹状体中8-羟基脱氧鸟苷（8-OHdG）的含量显著增加，亚硝酰基、蛋白碳酰基广泛增强，细胞处在氧化应激状态。同时帕金森患者黑质中存在复合物Ⅰ活性和还原型谷胱甘肽含量明显降低，导致机体抗氧化功能障碍，细胞处在氧化应激状态，活性氧产生过多，会损伤细胞和线粒体，引起脂质过氧化、膜流动性降低、蛋白质三级结构改变，损伤DNA，诱导DA能神经元受损凋亡，这也与帕金森病的发病和病情进展有关。

PD的发病并非单一因素，可能是遗传易感性、环境毒素和衰老几种因素共同作用引起DA能神经元的受损，DA分泌减少。DA是一种重要的参与运动调节的单胺类神经递质，它和纹状体内另一种神经递质乙酰胆碱（Ach）相互拮抗，两者平衡对基底节环路活动起着重要的调节作用。纹状体内DA含量显著降低，Ach系统功能相对亢进，则产生震颤、肌强直、运动减少等症状。PD患者可存在其他神经递质或神经肽如去甲肾上腺素、5-羟色胺、氨基丁酸、谷氨酸、脑啡肽、P物质、生长抑素等紊乱。近年研究发现，SNCA表达增加、α-突触核蛋白聚集增加、线粒体功能障碍、改变的内体-溶酶体运输、溶酶体功能障碍、免疫激活和神经炎症、α-突触核蛋白的异常细胞间扩散也可能是导致PD的主要发病机制。此与PD的非运动症状有关。

三、临床表现

多见于50~60岁起病，男性略多于女性。起病缓慢，症状逐渐加重，主要症状有震颤、肌强直、运动迟缓和姿势反射减少。

1. 震颤（tremor） 是由于相互拮抗的肌群发生节律性的交替收缩所致，多从一侧上肢的远端开始，逐渐扩展至同侧下肢及对侧上，下肢，最后累及舌、唇、腭及头部。典型的震颤为手指呈“搓丸样”动作，安静或休息时出现静止性震颤，情绪紧张时加重，睡眠时消失。

2. 肌强直（muscular rigidity） 四肢、躯干、颈部、面部的肌肉均可发生强直，患者表现出一种特殊姿势：头部前倾，躯干俯屈，前臂内收，下肢髋及膝关节略为弯曲，手指内收，腕关节和指间关节伸直，拇指对掌，称“帕金森手”。

3. 运动迟缓（bradykinesia） 随意运动缓慢、减少，加上肌张力增高、姿势反射障碍等而表现出一系列的运动障碍：患者的面肌活动减少，双眼常凝视，瞬目少，面部表情呆板，称“面具脸”；患者手指进行精细动作如扣纽、穿鞋袜比较困难，书写也困难，字愈写愈小，称“写字过小症”；讲话慢，语音低沉且单调，口、咽部的肌肉活动障碍而致唾液咽下困难，大量流涎，严重时吞咽食物也困难。

4. 姿势反射减少 走路时双上肢前后摆动的“联合动作”减少，甚至不摆动。步态障碍表现为起步较难，一旦迈步，即以碎步向前冲，不能及时停步，称为“慌张步态”。姿势转变也有障碍，如患者正在走路时令其立即转身，头部及躯干往往同时转动。久坐后站起来也感困难，久卧于一个姿势也难转身。

5. 非运动症状 帕金森病的非运动症状涉及许多类型，主要包括睡眠障碍、感觉障碍、自主神经功能障碍和精神及认知障碍。非运动症状在整个帕金森病的各个阶段都可能出现，某些症状如嗅觉减退、快速眼球运动期睡眠行为异常（rapid eye movement sleep behavior disorder，RBD）、便秘和抑郁可以比运动症状出现得更早。最常见的感觉障碍主要包括嗅觉减退、疼痛或麻木。90% 以上的患者存在嗅觉减退，可目前尚缺乏有效措施进行改善。自主神经功能障碍表现为患者会有严重的便秘，中老年患者还会出现尿潴留和多尿等排尿障碍以及直立性低血压等。60% ~90% 的帕金森患者也会出现睡眠障碍，主要表现为失眠、RBD、白天过度嗜睡和不宁腿综合征等。精神方面主要表现为抑郁、焦虑、性格偏执、固执，部分患者还会出现幻视和幻觉。25% ~30% 的帕金森病患者伴有痴呆或认知障碍。

四、治疗原则

1. 强调全面综合治疗 应坚持全面综合治疗的理念，对不同 PD 患者选择相应治疗方案。首先强调对 PD 的运动症状和非运动症状采取全面综合的治疗，治疗方法和手段包括药物治疗、手术治疗、运动疗法、心理疏导及照料护理等。

2. 首选药物治疗 药物治疗是 PD 整个治疗过程中的主要治疗手段，手术治疗则是药物治疗的一种有效补充。

3. 提倡早期诊断、早期治疗 早期治疗不仅可以更好地改善症状，而且可能会达到延缓疾病进展的效果。药物治疗包括疾病修饰治疗和症状性治疗。疾病修饰治疗药物除了可能的疾病修饰作用外，也具有改善症状的作用；症状性治疗药物除了能够明显改善疾病症状外，部分也兼有一定的疾病修饰作用。争取掌握疾病早期的修饰时机，对今后帕金森病的整个治疗成败起关键性作用。临床上可能有疾病修饰作用的药物主要包括单胺氧化酶 B 型（MAO-B）抑制剂和多巴胺受体（DR）激动剂等。大剂量维生素 E、辅酶 Q10（1200mg/d）可能具有疾病修饰的作用。早期的非药物治疗包括：认识和了解疾病，补充营养，加强锻炼，坚定战胜疾病的信心以及社会和家人对患者的理解、关心与支持等。

4. 药物治疗应坚持“剂量滴定”方法 应从小剂量递增，力求以较小剂量达到满意疗效。以避免产生药物的急性副作用，避免或降低运动并发症尤其是异动症的发生率。

5. 治疗应遵循循证医学证据，强调个体化治疗 选择用药应考虑患者的疾病症状特点、疾病严重程度、有无认知障碍、发病年龄、就业状况、有无共病、药物可能的副作用、患者的意愿、经济承受能力等因素，拟订恰当可行的方案。

6. 用药原则以达到有效改善症状、提高工作能力和生活质量为目标 目前应用的治疗手段，无论是药物或手术治疗，只能改善患者的症状，并不能阻止病情的发展，更无法治愈。因此，治疗不仅要立足当前，并且需要长期管理，以达到长期获益。

五、常用药物分类及治疗机制

1. 抗胆碱能药 目前国内主要治疗药物是苯海索。苯海索有中枢抗胆碱作用，但对周围胆碱能神经的拮抗作用较弱，主要适用于有震颤的患者，对强直和运动迟缓的疗效较差。加拿大、德国和英国指南推荐对于无法治疗震颤的帕金森病患者，才可能考虑使用抗胆碱能药物。

2. 金刚烷胺 可通过加强突触前合成与释放 DA，减少及延迟突触囊泡对 DA 的再摄取，能改善肌强直、运动迟缓和震颤等症状。

3. 复方左旋多巴 由左旋多巴和外周 DA 脱羧酶抑制剂按不同比例组成的复合制剂。可补充黑质纹状体内 DA 不足，对震颤、肌强直、运动迟缓均有效，是 PD 最基本有效的治疗药物。包括左旋多巴与苄丝肼、卡比多巴的复合制剂。

4. DR 激动剂 可直接刺激突触后膜多巴胺 D_1、D_2 受体，对 DA 能神经元可能有保护作用，可作为单一用药治疗以震颤为主要症状的患者，亦可与左旋多巴类合用治疗帕金森病。目前有两种类型：麦角类包括溴隐亭、培高利特、α-二氢麦角隐亭、卡麦角林和麦角乙脲；非麦角类包括普拉克索、罗匹尼罗、吡贝地尔、罗替戈汀和阿扑吗啡。

5. 单胺氧化酶 B（MAO-B）抑制剂 MAO-B 主要分布于黑质-纹状体，其功能是降解 DA。MAO-B 抑制剂可抑制神经元内 DA 降解，增加脑内 DA 含量，常用药物为司来吉兰、雷沙吉兰。

6. 儿茶酚-*O*-甲基转移酶（COMT）抑制剂 此药与左旋多巴合用，可抑制左旋多巴转化为 3-氧-甲基多巴，通过抑制左旋多巴在外周代谢、维持较高的左旋多巴血浆浓度，使更多的左旋多巴进入脑内，从而加强和延长左旋多巴的治疗作用。常用药物为恩托卡朋、托卡朋。

六、药物应用方案

（一）药物治疗选择策略

本病的症状性药物治疗目前仍主要采用增强 DA 递质功能和（或）抗胆碱能阻断 Ach 作用，纠正纹状体 DA 与 Ach 递质的平衡，改善症状，达到对症治疗的目的。PD 一旦确诊，应根据发病年龄、临床症状特点选择药物治疗方案，首选药物的原则如下。

1. 早发型 发病于老年前期（<65 岁），不伴智能减退的患者可选择：①非麦角类 DR 激动剂。②MAO-B抑制剂或加用维生素 E。③金刚烷胺和（或）抗胆碱能药物，后者更宜用于震颤明显者。④复方左旋多巴。⑤COMT 抑制剂或复方左旋多巴 + COMT 抑制剂：一般在①、②、③方案治疗效果不佳时使用。首选药物并非完全按照以上顺序，若因特殊工作之需或出现认知功能减退则可首选④或⑤方案。

2. 晚发型 发病于老年期（≥65 岁），或伴智能减退的患者：首选复方左旋多巴，随着症状的加重，疗效减退时可加用 DR 激动剂、MAO-B 抑制剂或 COMT 抑制剂。尽可能不使用抗胆碱能药物，尤其是老年男性患者，因其具有较多的副作用。

随着疾病的进展及病程的延长，中晚期的帕金森病患者，尤其是晚期帕金森病的临床表现极其复杂，其中有疾病本身的症状加重，也有药物副作用或运动并发症的因素参与其中。因此，对中晚期帕金森病患者的治疗，一方面要继续力求改善患者的运动症状；另一方面要妥善处理一些运动并发症和非运动症状。针对中晚期 PD 患者，药物治疗的目标主要是缓解症状，提高患者的生活自理能力，减少症状波动与异动症的发生，提高生存期质量。此类患者治疗药物多数以左旋多巴和 DR 激动剂为主，这两类药物缓解症状的疗效较好，而其他药物则往往不能达到有效的治疗目的或者需要同服左旋多巴才可起效。但在进行药物治疗时仍需坚持“计量滴定，不求全效”的原则，效果控制不佳时可以更改用药频率或者换用同类药物或者增加用药种类，治疗的方案主要为非麦角类 DR 激动剂、MAO-B 抑制剂、复方左旋多巴、COMT 抑制剂的选择及其剂量、给药时间、方法的调整。对于药物治疗无法改善症状的严重患者最终可考虑手术治疗（图 17-1）。

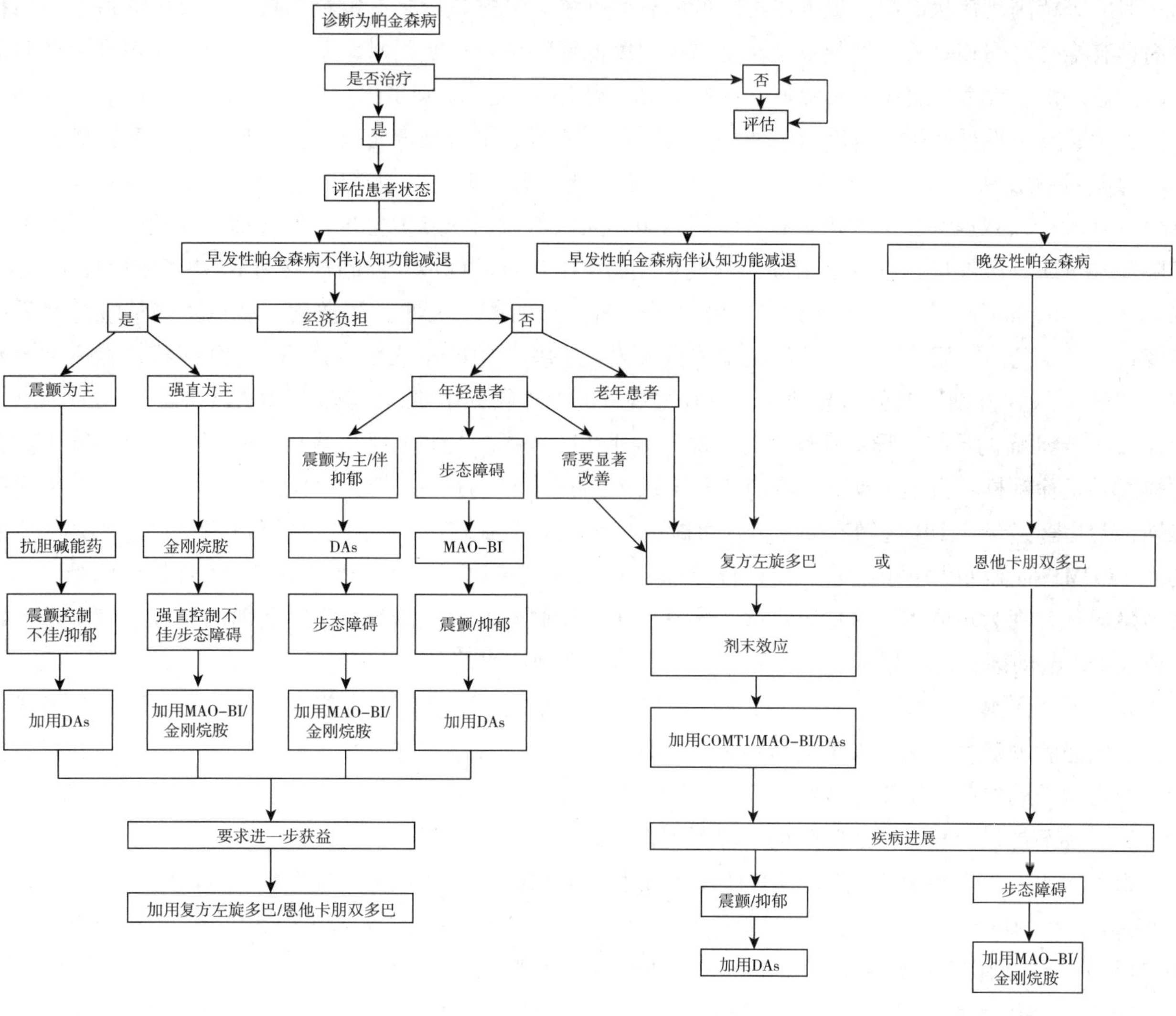

图 17-1 帕金森病治疗策略

（二）运动症状治疗

1. 抗胆碱能药 目前国内主要应用苯海索，指南推荐剂量为一次 1~2mg，一日 3 次，然后逐渐增加至一次 2mg，一日 3 次。主要适用于伴有震颤的患者，而对无震颤的患者不推荐应用。对 <60 岁的患者，要告知长期应用本类药物可能会导致其认知功能下降，所以要定期复查认知功能。一旦发现患者的认知功能下降则应立即停用；对 ≥60 岁的患者最好不应用抗胆碱能药。闭角型青光眼及前列腺肥大患者禁用。

2. 金刚烷胺 常用量 50~100mg，每日 2~3 次，末次应在下午 4 时前服用，以减少金刚烷胺导致的入睡困难。对少动、强直、震颤均有改善作用。并且对改善异动症有帮助。长期用药可出现下肢皮肤网状青斑、踝部或小腿水肿，可能与儿茶酚胺释放引起局部血管收缩和血管通透性改变有关。肾功能不全、癫痫、严重胃溃疡、肝病患者慎用，哺乳期妇女禁用。

3. 复方左旋多巴 包括苄丝肼左旋多巴、卡比多巴左旋多巴，初始用量为62.5～125.0mg，2～3次/日，根据病情而逐渐增加剂量至疗效满意和不出现副作用的适宜剂量维持，餐前1小时或餐后1.5小时服药。然而随着疾病的进展和左旋多巴的长期应用可能会导致症状波动和异动症，需要指出的是，现有证据提示早期应用小剂量（≤400mg/d）并不增加异动症的发生。因此，早期并不建议刻意推迟使用左旋多巴，特别对于晚发型帕金森病患者或者运动功能改善需求高的较年轻患者，复方左旋多巴可以作为首选，但应维持满足症状控制前提下尽可能低的有效剂量。复方左旋多巴常释剂具有起效快的特点，而控释剂具有维持时间相对长，但起效慢、生物利用度低等特点，在使用时，尤其是2种不同剂型转换时需加以注意。活动性消化道溃疡者慎用，精神病患者禁用。复方左旋多巴制剂主要副作用有恶心、呕吐、心律失常、直立性低血压、尿潴留、便秘、失眠、幻觉等。闭角型青光眼和精神分裂症患者应禁用。

（1）症状波动的治疗　症状波动主要有剂末恶化、开关现象。①剂末恶化（end of dose deterioration）：又称疗效减退。即每次用药有效时间缩短，症状随血药浓度发生规律性波动。处理可适当增加每日服药次数或每次剂量，也可改用缓释剂或加用DR激动剂、COMT抑制剂及MAO-B抑制剂；②开关现象（on-off phenomenon）：症状在突然缓解（开期）与加重（关期）间波动。多见于病情较为严重的患者，其发生与患者服药时间、药物血浆浓度无关。患者“关期”表现为严重的PD症状，然后又突然转为“开期”，“开期”常伴有异动症。对开关现象的处理较为困难，可选用DR激动剂。

（2）异动症的治疗　异动症又称运动障碍（dyskinesia），大多表现为累及头面部、四肢和躯干的舞蹈样或手足徐动样不自主运动。主要有三种形式。①剂峰异动症：出现在用药1～2小时的血药浓度高峰期，与用药过量或DR超敏有关。治疗可减少每次复方左旋多巴的剂量，或在减量基础上加用DR激动剂、COMT抑制剂或金刚烷胺；②双相异动症：剂初和剂末均可出现，机制不清，处理较为困难。③肌张力障碍：表现为足或小腿痛性肌痉挛，多发生于清晨服药之前。治疗可于睡前加用复方左旋多巴控释片或长DR激动剂，或在起床前服用复方左旋多巴标准剂或水溶剂。

4. 多巴胺受体（DR）激动剂 目前大多推崇非麦角类DR激动剂为首选药物，尤其适用于早发型帕金森病患者的病程初期。麦角类药物可致心脏瓣膜病变及肺胸膜纤维化，已少用，其中培高利特已停用；非麦角类药物副作用相对较小，主要有嗜睡和精神不良反应，与复合左旋多巴制剂类似，需从小剂量开始，逐渐加量至获得满意疗效而不出现副作用为止。

目前国内上市多年的非麦角类DR激动剂如下。①吡贝地尔缓释片：初始剂量50mg，每日1次；第2周增至每次50mg，每日2次；单独治疗维持剂量150～250mg/d，与左旋多巴类合用，一般维持量为50～150mg/d，分次饭后口服，最大不超过250mg/d。②普拉克索：有2种剂型（常释剂和缓释剂）。常释剂的用法：初始剂量为0.125mg，每日3次（个别易产生副作用患者则为1～2次），每周增加0.125mg，每日3次，一般有效剂量为0.50～0.75mg，每日3次，最大剂量不超过4.5mg/d。缓释剂的用法：每日的剂量与常释剂相同，但为每日1次服用。

最新上市的非麦角类DR激动剂如下。①罗匹尼罗：初始剂量为0.25mg，每日3次，每周增加0.75mg至每日3mg，一般有效剂量为每日3～9mg，分3次服用，最大日剂量为24mg。②罗替高汀贴片：初始剂量2mg，每日1次，每周增加2mg，一般有效剂最早期患者为每日6～8mg，中晚期患者为8～16mg。目前罗替高汀微球制剂已经在国内上市，仅需一周给药一次，具有持续稳定释放药物、延长作用时间的同时也可大大提高患者的用药依从性。国内上市多年的麦角类DR激动剂如下。①溴隐亭：0.625mg，每日1次，每隔5天增加0.625mg，有效剂量3.75～15mg/d，分3次口服。②α-二氢麦角隐亭：推荐初始剂量为一次5mg，一日2次，维持剂量为一日60mg，最大日剂量为120mg。增量应逐步进行，一次增加5mg，一周增加2次。

上述5种药物之间的剂量转换为：吡贝地尔：普拉克索：罗匹尼罗：溴隐亭：α-二氢麦角隐亭=100：1：5：10：60，因个体差异仅作为参考。DR激动剂的副作用与复方左旋多巴相似。不同之处是它的症状波动和异动症发生率低，而直立性低血压、脚踝水肿和精神异常（幻觉、食欲亢进、性欲亢进等）的发生率较高。

5. 单胺氧化酶B（MAO-B）抑制剂 与复方左旋多巴合用有协同作用，对DA能神经元可能有保护作用。常用司来吉兰（selegiline）5～10mg，每日2次，在早晨、中午服用，勿在傍晚或晚上应用，以免引起失眠，或与维生素E 2000U合用；口腔黏膜崩解剂的吸收、作用、安全性均好于司来吉兰常释剂，用量为1.25～2.50mg/d。雷沙吉兰（rasagiline）无论是否与左旋多巴合用，用量均为1mg，每日1次，早晨服用。胃溃疡者慎用，禁止与5-羟色胺再摄取抑制剂（SSRI）合用。

6. 儿茶酚-*O*-甲基转移酶（COMT）抑制剂 与复方左旋多巴制剂合用可增强后者疗效，减少症状波动，单用无效。常用恩他卡朋（entacapone）：每次100～200mg，每日3～4次，服用次数与复方左旋多巴相同，若每日服用复方左旋多巴次数较多，也可少于复方左旋多巴次数，需与复方左旋多巴同服，单用无效。托卡朋（tolcapone）每次100～200mg，每日3次，最大剂量为600mg/d，第一剂与复方左旋多巴同服，此后间隔6小时用，此后可以单用。副作用有腹泻、运动障碍、头晕、腹痛、幻觉、氨基转移酶升高等。托卡朋有偶致肝坏死报道，用药期间须监测肝功能，尤其在用药之后的前3个月。

（三）非运动症状治疗

1. 精神症状治疗 对有明显精神症状的患者，如错觉、幻觉、欣快、躁狂、精神错乱和意识模糊等。首先考虑依次减用或停用抗胆碱能药、金刚烷胺、MAO-B抑制剂、DR激动剂。严重者可选用氯氮平、喹硫平等，氯氮平作用优于后者，但氯氮平有1%～2%的患者会出现白细胞减少，甚至粒细胞缺乏，治疗中要检测白细胞计数；抑郁患者可用选择性5-羟色胺再摄取抑制剂（selective serotonin reuptake inhibitor，SSRI），如舍曲林、氟西汀、西酞普兰等，也可加用DR激动剂，如普拉克索；焦虑和激惹明显的患者，可加用劳拉西泮（larazepam）、地西泮治疗。

2. 自主神经功能障碍治疗 常见的自主神经功能障碍有便秘、排尿障碍及直立性低血压。反复便秘者，可增加高纤维含量食物，多饮水，必要时服用温和的通便药物，如乳果糖、龙荟丸、大黄片、番泻叶等，也可加用胃肠动力药如多潘立酮、莫沙必利等；尿频或急迫性尿失禁者，可使用外周抗胆碱能药，如奥昔布宁、托特罗定和莨菪碱等；直立性低血压者，应增加盐和水的摄入量，穿弹力袜裤，严重者可用α受体激动剂米多君。

3. 睡眠功能障碍的治疗 帕金森患者常伴有睡眠障碍，症状主要包括失眠、快动眼睡眠障碍（RBD）、白天过度嗜睡和不宁腿综合征；其中约50%或以上的患者伴有RBD，伴RBD患者的处理首先是防护，发作频繁可在睡前给予氯硝西泮或褪黑素。司来吉兰和金刚烷胺都可能导致失眠，需避免在下午4点后服用。白天过度嗜睡（EDS）患者可以尝试换用另一种多巴胺受体激动剂（DAs）或者将左旋多巴缓释片替代常释片，通常可以缓解。帕金森病患者也常伴有不宁腿综合征（RLS），治疗优先推荐DAs，在入睡前2小时内选用DAs如普拉克索、罗匹尼罗和罗替高汀治疗十分有效，或用复方左旋多巴也可奏效。

4. 感觉障碍的治疗 帕金森患者最常见的感觉障碍主要包括嗅觉减退、疼痛或麻木。90%以上患者都伴有嗅觉减退，但是目前尚无有效的治疗措施。帕金森患者常伴有肌肉骨骼疼痛，如果患者是在帕金森病治疗过程中的“开”期疼痛或麻木减轻或消失，“关”期复现，则提示由帕金森病所致，可以通过调整多巴胺能药物治疗延长“开”期缓解。反之则由其他共病或原因引起，可以予以相应的治疗，如非阿片类（对乙酰氨基酚和非甾体抗炎药）和阿片类镇痛剂（羟考酮）、抗惊厥药（普瑞巴林和加巴喷丁）和抗抑郁药（度洛西汀）。通常采用非阿片类和阿片类镇痛剂治疗肌肉骨骼疼痛，抗惊厥药和抗抑郁药治疗神经痛。

七、建议

晚期重症患者在药物治疗无效的情况下，可选择以下治疗方法。

1. 手术治疗 主要方法有神经核毁损术和脑深部电刺激术（deep brain stimulation，DBS），目前DBS手术已经全面纳入医保，极大减轻了PD患者的经济压力。因DBS相对无创、安全和可调控性而作为主要选择。手术靶点包括苍白球内侧部（GPi）、丘脑腹中间核（VIM）和丘脑底核（STN）。须严格掌握手术适应证，帕金森叠加综合征是手术禁忌证，PD早期及药物治疗显效者不宜手术。

2. 细胞移植治疗及基因治疗 有研究认为胚胎中脑组织移植到患者纹状体的治疗可改善临床症状，但存在供体来源有限、远期疗效不肯定及伦理问题。干细胞治疗、酪氨酸羟化酶和神经营养因子基因转染治疗近年研究很多，较有前景。

3. 中医、康复及心理治疗 中药、针灸和康复（运动）治疗作为辅助手段对改善症状有一定作用，是综合治疗的一部分，对晚期重症患者更具意义。康复治疗包括语言、进食、步态平衡等日常生活能力的训练；心理疏导及加强照料护理可预防或减轻患者的抑郁及其他精神症状。

4. 预防并发症 本病是一种慢性进展性疾病，无法治愈。多数患者在起病前几年仍可正常工作和生活，但随着病情进展会逐渐丧失工作能力。晚期患者由于严重的全身僵硬终致卧床不起，极易发生肺炎、骨折、压疮等各种并发症，甚至窒息危及生命，应加强预防和看护。

知识拓展

针对帕金森病的治疗，应首先对患者进行分期，以指导治疗过程的药物选择。临床常用Hoehn-Yahr分期对患者进行评估，评估标准以2.5分作为折点，详见表17-5。

表17-5 修订Hoehn-Yahr分期患者评估表

分期	症状描述
0期	无症状
1期	仅有单侧症状，无需进行后拉试验
1.5期	单侧症状，躯干也有受累，无需后拉试验
2期	双侧均受累，但平衡功能未受影响，后拉试验后退≤2步
2.5期	双侧均受累，后拉时不稳但可自行恢复，后拉试验后退≥3步
3期	轻度到中度受累，姿势有不稳但仍可独自站稳，后拉试验需要辅助才能恢复平衡
4期	严重的功能障碍，但在没人帮忙的情况下仍能行走或者站立
5期	如果没人帮忙将完全依靠轮椅或终日卧床

案例分析17-4 患者，女性，46岁。因7年前无明显诱因出现左下肢活动不利，左腿僵硬感，转身慢，左手活动不利。后逐渐延伸至右侧肢体，紧张时偶有手部抖动不适，伴夜间盗汗，偶有头部昏沉不适，自诉服用多巴丝肼片治疗有效。1年前肢体活动不利加重，穿衣不能，刷牙困难，行走差，将多巴丝肼片从每次125mg加量至187.5mg。药物调整后患者服药后开始出现明显异动，通常出现在服药后1小时左右，左手异动明显。无嗅觉减退，无便秘，失眠，无夜间大喊大叫，无拳打脚踢，无坠床。

1. 诱发患者异动的可能原因是什么？
2. 该如何改善患者的异动症状？

答案解析

第五节 阿尔茨海默病

一、概述

阿尔茨海默病（Alzheimer disease，AD），是一种起病隐匿，呈进行性加重的神经系统退行性疾病。AD 的患病率和发病率均随年龄增长而升高，女性显著高于男性。中国流行病学调查显示女性的患病率约为男性的 2 倍。60 岁以前发病为早发型；60 岁以后发病为晚发型。

二、病因和发病机制

本病最典型的病理特征为大脑皮层和海马组织内出现大量的神经炎斑（neuritic plaque，NP）、神经纤维缠结（neurofibrillary tangles，NFTs）、神经元数量减少和颗粒空泡变性。阿尔茨海默病的病因尚不清楚，可能的危险因素包括不可干预的危险因素和可干预的危险因素。其中，不可干预的危险因素包括高龄、女性、遗传因素和家族史，可干预的危险因素包括高血压、糖尿病、高脂血症、心脑血管疾病、抑郁、睡眠障碍、肥胖、吸烟、过量饮酒、低教育程度、缺乏锻炼、社交孤独等。AD 发病机制非常复杂，目前有 β 淀粉样蛋白（amyloid β-protein，Aβ）级联假说、tau 蛋白过度磷酸化学说、神经血管功能衰退学说、胆碱能学说、基因突变学说、神经细胞凋亡学说、免疫异常学说、氧化应激学说、炎性反应学说等。其中，Aβ 级联假说、tau 蛋白过度磷酸化学说是本病最重要的机制，当然也可能是多种因素相互作用的结果。

三、临床表现

临床上可表现为进行性大脑认知、识别功能障碍，有明显记忆力降低并伴随个性和行为的改变；视觉空间关系、语言交流能力、抽象思维、学习和计算能力及日常生活工作能力持续下降，严重者可影响患者日常工作和社会活动，并且伴有各种精神症状，如嗜睡、抑郁、焦虑、乱放物品、攻击行为等；病变严重并持续发展最终导致认知以外的运动等神经功能障碍，生活不能自理，甚至终日卧床。

四、治疗原则

阿尔茨海默病的治疗原则包括：尽早诊断，及时治疗，终身管理。现有的抗阿尔茨海默病药物虽不能逆转疾病，但可以延缓进展，应尽可能坚持长期治疗。针对痴呆伴发的精神行为症状，非药物干预为首选，抗痴呆治疗是基本，必要时可使用精神类药物，但应定期评估疗效和副作用，避免长期使用。对照料者的健康教育、心理支持及实际帮助，可改善阿尔茨海默病患者的生活质量。

明确诊断为 AD 患者可以选用胆碱酯酶抑制剂（cholinesterase inhibitors，ChEIs）治疗。应用某一胆碱酯酶抑制剂治疗无效或因不良反应不能耐受时，可根据患者病情及出现不良反应程度，换用其他 ChEIs 或改变给药方式进行治疗，治疗过程中严密观察患者可能出现的不良反应。ChEIs 存在剂量效应关系，中重度 AD 患者可选用高剂量的 ChEIs 作为治疗药物，但应遵循低剂量开始逐渐滴定的给药原则，并注意关注是否有不良反应的发生。

明确诊断的中重度 AD 患者可以选用美金刚单药或与 ChEIs 联合治疗。对出现明显精神行为症状的重度 AD 患者，尤其推荐美金刚与 ChEIs 联合使用，但必须与患者或知情人充分地讨论美金刚治疗益处及其可能出现的不良反应。

针对临床医生广泛使用的尼麦角林、尼莫地平、司来吉兰等药物进行的荟萃分析研究显示，没有足够的循证医学证据证实上述药物对改善 AD 临床症状有效，但作为 ChEIs、兴奋性氨基酸受体拮抗剂的协同辅助用药治疗 AD 可能有益。

五、药物应用方案

（一）胆碱酯酶抑制剂

ChEIs 可增加突触间隙乙酰胆碱含量，为轻、中度 AD 患者的标准治疗药物，能延缓智力衰退的进程并减轻神经精神症状。现在被美国食品药品管理局（FDA）批准使用的药物包括他克林、多奈哌齐、卡巴拉汀、加兰他敏和石杉碱甲。多奈哌齐、卡巴拉汀、加兰他敏对于改善轻中度 AD 患者的认知功能、总体印象和日常生活能力疗效确切。多项研究显示多奈哌齐和卡巴拉汀在治疗中重度 AD 和各阶段 AD 的早期精神行为异常也具有一定疗效。大多数患者对 ChEIs 具有较好耐受性，部分患者可出现腹泻、恶心、呕吐、食欲下降和眩晕等不良反应。

1. 他克林 是最早应用于临床的胆碱能药物，1993 年美国 FDA 批准上市，可以明显改善轻中度 AD 患者的认知功能。但由于其肝功能异常、消化道副作用较常见，因此已逐渐被其他 ChEIs 所取代。

2. 多奈哌齐 是第二代 ChEIs，1996 年美国 FDA 批准上市，是目前全世界应用最广泛的 ChEIs。其选择性强，在脑中最敏感的区域是皮质和海马回，可极大地减轻胆碱能缺乏导致的学习功能缺陷，并能增加整个脑血流量，减轻淀粉样蛋白的神经毒性作用，减轻自由基导致的神经变性。开始剂量 5mg/d，4 ~6 周后可加量至 10mg/d。多奈哌齐的主要副作用为胆碱能作用，如恶心、腹泻、肌肉痉挛和乏力等，以腹泻最为常见。多奈哌齐的半衰期长达 70 小时。对老年或肾功能不全的患者无须减少剂量，对轻、中度肝功能不全患者，需根据个体耐受度适度调整剂量。

3. 卡巴拉汀 又称利凡斯的明，能选择性抑制大脑皮质和海马的乙酰胆碱酯酶和丁酰胆碱酯酶，对于皮质小脑通路和纹状体通路的影响较小，可避免抑制呼吸中枢和产生锥体外系症状。起始剂量每次 1.5mg，每天 2 次，两周后，剂量可增加至 3mg，每天 2 次，最大剂量 6mg，每天 2 次。卡巴拉汀最常见不良反应为恶心、呕吐，特别在剂量递增期间。因其有外周的毒副作用，临床应用受到限制。目前卡巴拉汀的透皮贴剂已经上市，使用更加方便且安全性更高。

4. 加兰他敏 是从雪花莲属植物以及我国石蒜植物内分离得到的生物碱，是第二代可逆性竞争性 ChEIs，又是烟碱受体调节剂，具有双重作用。对神经元中的乙酰胆碱酯酶有高度选择性。可显著改善 AD 患者的认知功能，维持日常生活能力和行为。起始剂量为 5mg，每天 4 次，三天后增加至 10mg，每天 4 次。加兰他敏常见不良反应为恶心、呕吐、腹泻、食欲下降、头晕等。

5. 石杉碱甲 石杉碱甲是我国从中草药千层塔中分离得到的石杉碱类生物碱，是一种高效可逆性的竞争性 ChEIs。其相对分子质量小，脂溶性高，易通过血脑屏障，可明显提高额叶、颞叶、海马等脑区的乙酰胆碱含量。关于石杉碱甲治疗 AD 患者疗效的临床研究结果存在异质性，仍需要更高质量的临床研究对其应用价值进行探索。口服每天 2 次，每次 100 ~200μg，一日剂量不能超过 450μg。

（二）*N*-甲基-D-天冬氨酸受体拮抗剂

美金刚为另一类 AD 治疗的一线药物，是 2003 年美国 FDA 批准的第一个用于中重度痴呆治疗的药物。美金刚是一种电压依赖性、中等程度亲和力的非竞争性 *N*-甲基-D-天冬氨酸（*N*-methyl-D-aspartate，NMDA）受体拮抗剂，可拮抗 NMDA 受体，拮抗过度开放的受体，从而拮抗谷氨酸浓度病理性升高导致的神经元损伤，但不影响生理性 NMDA 受体的活化。美金刚对中重度 AD 患者妄想、激越等精神行为异常有一定治疗作用。患者对美金刚耐受性较好。为了减少副作用的发生，起始剂量为 5mg/d，在治疗的前 3 周应按每周递增 5mg 剂量的方法逐渐达到维持剂量 20mg/d，分 2 次给药。美金刚最常见副作用是头晕。

（三）Aβ单克隆抗体

脑内Aβ斑块聚集是阿尔茨海默病的典型病理生理特征之一。淀粉样蛋白单克隆抗体可通过靶向Aβ从而减少大脑中的Aβ斑块。现已上市的单克隆抗体包括仑卡奈单抗和多奈单抗。在开始使用Aβ单克隆抗体治疗前需确认患者存在Aβ病理。淀粉样蛋白相关性影像学异常（amyloid related imaging abnormalities，ARIA）是Aβ单克隆抗体使用时最需要关注的不良反应，包括淀粉样蛋白相关性影像学异常伴水肿（amyloid related imaging abnormalities with edema，ARIA-E）和淀粉样蛋白相关性影像学异常伴含铁血黄素沉积（amyloid related imaging abnormalities with hemosiderosis，ARIA-H）。淀粉样蛋白相关性影像学异常通常是无症状的，但在少数情况下可发生严重和危及生命的事件，包括癫痫发作和癫痫持续状态。ApoEΣ4等位基因携带数量和治疗剂量是ARIA-E和ARIA-H的主要危险因素。

1. 仑卡奈单抗　可直接拮抗聚集的可溶性和不溶性Aβ，可诱导小胶质细胞吞噬清除Aβ，减少毒性Aβ对神经的损伤，清除并防止斑块沉积，以及延缓tau的病理进展，可用于治疗由阿尔茨海默病引起的轻度认知障碍和阿尔茨海默病轻度痴呆。剂量为10mg/kg，每2周给药1次。常见不良反应包括输液相关反应、头痛、ARIA-E、ARIA-H、腹泻、咳嗽。

2. 多奈单抗　可靶向于不溶性、N端截短的第三位氨基酸焦谷氨酸化的Aβ，能显著延缓因阿尔茨海默病引起的轻度认知障碍和阿尔茨海默病轻度痴呆患者的认知和功能下降。剂量为前3次700mg，每4周1次，随后1400mg，每4周1次。当淀粉样蛋白PET成像确定淀粉样蛋白斑块降至最低水平后，可考虑停药。常见不良反应包括输液相关反应、头痛、ARIA-E、ARIA-H。

（四）甘露特钠

甘露特钠可用于治疗轻度至中度AD。其改善认知功能的作用机制尚不清楚，可能与调节肠道菌群，纠正代谢物紊乱，减少外周免疫细胞对大脑的浸润，缓解神经炎症，减少Aβ沉积和tau磷酸化有关。口服每天2次，每次450mg。轻度肝功能不全和肾功能不全患者不需调整剂量。

（五）其他

1. 抗氧化剂

（1）司来吉兰　是选择性、不可逆性单胺氧化酶B抑制剂，可减少脑内儿茶酚胺降解，抑制神经细胞变性，减少线粒体自由基，具有神经保护作用。长期服用可防止和延缓神经细胞变性。有效剂量10mg/d。主要不良反应为直立性低血压。

（2）维生素E　AD患者脑脊液中的维生素E的浓度通常是降低的，补充维生素E可有效地阻止脑脊液脂蛋白和大脑脂质的氧化。大剂量口服可抑制和清除海马CA1区Aβ的沉积，产生延缓衰老，减缓AD发展的作用。

（3）褪黑素　是一种内源性自由基清除药。能促进体内多种抗氧化酶的活性，直接清除自由基或协同抑制自由基的产生；同时还能减少Aβ的形成，减少Aβ的沉积，抑制Aβ的神经毒性作用。

2. 他汀类药物　通过降低胆固醇水平，减弱淀粉样前体蛋白酶的活性，使淀粉样前体蛋白的转运及消除发生改变，Aβ40、Aβ42的合成和积累受到抑制，可能推迟AD的发生或延缓AD的进程。

3. 脑血管扩张类药物　此类药物主要是通过扩张脑毛细血管，增加脑供血，促进微循环，改善脑组织对能量和氧的利用，促进脑细胞修复。麦角生物碱类药物中最早应用的是氢麦角，此后又有尼麦角林等类似制剂。除麦角生物碱类药物之外，还有艾地苯醌、长春西汀以及临床上早已广泛使用的心脑血管扩张剂烟酸等。

4. 雌激素替代治疗　雌激素可刺激乙酰胆碱等神经递质，激活神经生长因子，增加脑血流，具有神经保护作用，可延缓或降低AD的发病，是AD的保护因素。但用雌激素治疗AD尚无肯定结论，且雌激素治疗带来的副作用还有待权衡利弊。

5. 抗炎治疗 病理生理研究发现AD患者脑内老年斑周围可见小胶质细胞增生，为炎性免疫反应的改变，因此炎症可能是导致神经系统变性的机制之一。非甾体抗炎药如阿司匹林、吲哚美辛、选择性环氧化酶-2抑制剂等对AD的疗效尚不明确，且可使心血管事件的风险增高，因此抗炎治疗用于治疗AD仍有争议。

六、建议

阿尔茨海默病患者在生活还能自理时因存在认知及行为异常，需要建议家属做好防走失、防自残的工作。疾病晚期患者长期卧床，需要建议家属加强翻身、拍背，防压疮及坠积性肺炎等并发症。

案例分析17-5 患者，女性，75岁，患者5年前出现记忆力下降，以近事记忆下降为主，远事记忆尚可，表现为：刚刚说过的话忘记，很久以前发生的事情仍记得。近年来记忆力下降逐渐加重，逐渐出现远事记忆下降。1年前出现空间障碍，偶有外出后找不到回家的路。半年前来偶有在清醒状态下出现幻觉，表现为：看到家里有很多丝线，手不断绕线。当时与家属对答正常，事后无法回忆。查体：神清，对答切题，查体合作。反应稍迟钝，定向力正常，计算力可，记忆力显著下降，不能回忆老家在哪个市。双侧瞳孔等大等圆，对光反射灵敏，双侧鼻唇沟对称，伸舌居中。四肢肌张力正常，肌力5级。共济运动可。四肢浅感觉、深感觉、复合感觉检查正常。四肢腱反射正常，四肢病理征阴性。诊断：阿尔茨海默病。

1. 针对该患者，药物治疗应如何选择？
2. 患者服用多奈哌齐片出现腹泻严重，不可耐受该药物治疗，应如何处理？

答案解析

第六节 偏头痛

一、概述

偏头痛是一种常见的神经系统疾病，临床表现为发作性中-重度搏动样头痛，约60%患者为单侧疼痛，40%为双侧或交替发作，伴或不伴有眼前闪光、视野缺损及麻木等先兆症状，发作时还可伴随一些自主神经症状如恶心、呕吐、畏光、畏声、气味恐怖等。

二、病因和发病机制

偏头痛发作可有诱发因素，常见月经来潮、饮酒、精神紧张、焦虑、睡眠不足或睡眠过多、强体力活动、疲劳、强光、闪烁等视觉刺激、天气变化、高海拔、服用硝酸甘油、头部创伤等。偏头痛反复发作可严重影响正常工作、学习和日常生活。

三、临床表现

偏头痛可发生于儿童及其他不同年龄阶段，女性多于男性。最常见的两种类型是无先兆偏头痛和先兆偏头痛。无先兆偏头痛约占偏头痛的80%，也称普通偏头痛，可表现为持续4~72小时的单侧搏动样头痛，疼痛程度为中-重度，活动后加重，伴随恶心、呕吐、畏光和畏声。发作间期患者完全正常。先兆偏头痛占偏头痛的15%~18%，也称典型偏头痛，表现为发作前出现短暂的先兆，可为一侧可逆性视觉和触觉症状，如闪烁性暗点、黑矇和偏盲、感觉障碍和短暂性失语等。先兆症状可持续数分钟，大多在5～60分钟，不同类型的先兆症状可以依次出现。

四、治疗原则

偏头痛的治疗原则是减轻或终止头痛发作，缓解伴随症状，寻找并去除发作诱因，预防头痛复发。药物治疗分为急性发作期治疗和预防性治疗（包括发作性偏头痛预防治疗和慢性偏头痛预防治疗）。

五、药物治疗方案

发作间期用药可参照偏头痛治疗原则，依据患者头痛、眩晕/头晕等临床证候的发作频率、持续时间、严重程度、对生活质量的影响等，综合考虑预防性药物治疗。

（一）偏头痛急性发作期治疗

1. 非特异性治疗药物　指对各种疼痛都具有疗效的药物。

（1）非甾体类抗炎药　①布洛芬：200～800mg/d；②阿司匹林：300～1000mg/d；③双氯芬酸：50～150mg/d；④萘普生：250～1000mg/d；⑤塞来昔布：200～400mg/d；⑥吲哚美辛：25～200mg/d。NSAIDs常见不良反应包括腹部不适（长期服用有10%～25%的患者可发生消化性溃疡或并发出血）等消化系统反应，头晕、耳鸣、感觉异常等神经系统反应，偶见引起粒细胞减少、凝血功能障碍等血液系统反应，特异体质患者也可出现皮疹、血管神经性水肿、哮喘等过敏反应，需排除禁忌证后应用。轻中度肝肾功能不全的患者应减量或延长给药间隔，中重度肝肾功能不全的患者应避免使用。NSAIDs的缓释剂型均不适用于偏头痛急性发作的治疗。

（2）对乙酰氨基酚　500～4000mg/d。对乙酰氨基酚是一种较为安全且耐受性较好的药物，适用于轻、中度头痛患者，严重肝功能不全患者禁用。

（3）含咖啡因复方制剂　对乙酰氨基酚与咖啡因复方制剂：1～2片/天。含咖啡因的复方制剂可有效缓解偏头痛急性发作，但由于存在依赖/过度使用的风险，长期使用此类药物发展为药物过度使用性头痛（medication overuse headache，MOH）的风险较高，停药后可能出现戒断综合征，不建议作为轻度头痛的首选药物，使用前应关注用药频率及疗程。复方制剂中常含有（异）氨基比林、对乙酰氨基酚、阿司匹林、非那西丁、苯巴比妥等，使用前应关注药物成分，避免重复用药引起不良反应叠加。含苯巴比妥的复方制剂药物依赖性较高，不推荐使用。

（4）巴比妥类镇静药　该类药物可促使患者镇静、入睡，缓解头痛，但有成瘾性，应尽量避免使用。

（5）阿片类药物　可待因、曲马多等阿片类镇痛药物有成瘾性，会加剧恶心，增加药物过度使用性头痛的风险，并可能诱发对其他药物的耐药性。因此，不推荐使用巴比妥类和阿片类药物治疗偏头痛发作。

2. 特异性治疗药物　指仅对偏头痛（或丛集性头痛）而非其他头痛有效的药物。

（1）曲普坦类药物　①舒马普坦：25～200mg/d，口服；②佐米曲普坦：2.5～10mg/d，口服或鼻喷雾剂；③利扎曲普坦：5～30mg/d，口服。曲普坦类药物（如利扎曲普坦）作用迅速，头痛复发率较低，在头痛期的任何时间应用均有效，但越早应用效果越好。曲普坦类药物禁用于缺血性心脏病、冠状动脉痉挛、缺血性脑卒中、短暂性脑缺血发作等缺血性心脑血管疾病的患者。另外，脑干先兆偏头痛及偏瘫型偏头痛患者禁止使用该类药物，难以控制的高血压患者也应避免使用。曲普坦类药物通常耐受性良好，小部分患者可能会出现异常感觉（如面部潮红、发热或憋闷感等）。

（2）降钙素基因相关肽（calcitonin gene related peptide，CGRP）受体拮抗剂　①瑞美吉泮：75mg/d，口服，是目前唯一获批偏头痛急性期治疗和预防性治疗双重适应证的药物，该药物剂型为口腔崩解片，具有服用方便、起效快、生物利用度高的优点；②乌布吉泮：50～200mg/d，口服；③扎维吉泮：10mg，鼻腔喷雾。该类药物最常见的不良反应为恶心。

（3）地坦类药物　地坦类药物为5-羟色胺1F（5-hydroxytryptamine 1F，5-HT_{1F}）受体激动剂，主要包括拉米地坦：50～200mg/d，口服。由于其没有5-HT_{1B}受体活性，不存在曲普坦类药物收缩血管的不良反应。但该类药物存在中枢神经系统抑制（头晕，镇静）、疲劳、感觉异常、恶心、肌肉无力、驾驶障碍等，有时也会出现幻觉、欣快等。应谨慎与酒精、大麻或其他中枢神经抑制剂合用，摄入后8小时内禁止驾驶。

（4）麦角类制剂　双氢麦角胺1mg鼻腔喷雾，如需要15分钟后重复1次；或1mg皮下注射，如需要30～60分钟后重复1次；或5mg口服。该类药物由于严重的恶心、频繁或长期使用可导致腹膜后和胸膜纤维化等不良反应，且有较强的药物过度使用风险，目前临床上已经很少使用，只有在所有推荐的安全性更好地急性期治疗都失败后方可选用。

3. 急性发作的止吐药　常用甲氧氯普胺，10～20mg口服，10mg肌内注射（静脉注射、皮下注射），应用药物时需确定有无新近出现的消化道出血、冠心病、缺血及出血性脑卒中等禁忌证。若患者伴随呕吐，可联合使用上述多巴胺受体拮抗剂，同时应监测并维持体液平衡和电解质稳定，适当进行补液治疗；多潘立酮10～30mg，口服；异丙嗪25mg，肌内注射，常见不良反应包括困倦、锥体外系症状、感觉异常、口干、恶心、胸部不适和腹痛。

4. 重度偏头痛发作或偏头痛持续状态　在给予常规的急性期治疗（各种给药形式的NSAIDs、曲普坦类药物、含咖啡因的复方镇痛药、吉泮类药物及对乙酰氨基酚等）基础上仍无法终止疼痛，可尝试口服或静脉应用糖皮质激素类药物，如地塞米松10mg，静脉注射；赖氨酸乙酰水杨酸1000mg，静脉注射；甲氧氯普胺10mg，静脉注射；酮咯酸30mg，静脉注射等。

5. 急性发作用药选择策略　采用阶梯式治疗和分层治疗。

（1）阶梯治疗　首先给予治疗剂量的对乙酰氨基酚或NSAIDs，根据患者需求和药物反应，逐步升级或直接给予曲普坦类和CGRP受体拮抗剂和高选择性的5-HT_{1F}受体激动剂等特异性药物治疗。

（2）分层治疗　头痛较轻时，服用NSAIDs，1小时后若反应不足，加用曲普坦类药物；中度或重度头痛（在最近3个月中丧失工作、家务、学习或娱乐等能力超过50%的天数大于10天）时，应尽早足量服用曲普坦类药物，1小时后若反应不足，可加用NSAIDs；对于有先兆偏头痛，在先兆开始时服用NSAIDs，在头痛开始时服用曲普坦类药物。

（二）偏头痛预防用药

偏头痛的预防用药可细分为发作性偏头痛预防治疗和慢性偏头痛预防治疗。发作性偏头痛预防性治疗药物主要包括：β受体拮抗剂、钙离子通道阻滞剂、抗癫痫药、抗抑郁药、CGRP单克隆抗体、CGRP受体拮抗剂等。慢性偏头痛预防性治疗药物主要包括：A型肉毒毒素、抗癫痫药、β受体拮抗剂、抗抑郁药等。

1. 发作性偏头痛预防性治疗药物

（1）一线药物　①β受体拮抗剂：普萘洛尔，最大剂量240mg/d；美托洛尔，最大剂量200mg/d；阿替洛尔，最大剂量200mg/d。使用β受体拮抗剂时应注意出现的不良反应（心动过缓、低血压、嗜睡、无力、运动耐量降低等），对本类药物过敏、哮喘、心力衰竭、房室传导阻滞、心动过缓等患者禁用。②钙离子通道阻滞剂：氟桂利嗪，5～10mg/d，应注意使用氟桂利嗪出现的不良反应（嗜睡、疲惫感、体重增加、锥体外系症状等），对本药或同类药过敏、抑郁、急性脑出血性疾病等患者禁用。③抗癫痫药物：丙戊酸，500～1800mg/d。丙戊酸不良反应包括疲乏、震颤、肝损伤、血细胞异常、低钠、体重增加、脱发、精神异常、胎儿畸形等。丙戊酸盐禁用于急慢性肝炎、其他严重肝病和妊娠期妇女，育龄女性服用时需关注其对生殖系统的不良反应；托吡酯，25～200mg/d，常见不良反应为感觉异常、食欲减退、体重下降、睡眠障碍及认知障碍等，对本药或同类药过敏的患者禁用。

（2）二线药物　①阿米替林，25～75mg/d；文拉法辛，75～150mg/d。②萘普生，500～1000mg/d。③比索洛尔，5～10mg/d。④坎地沙坦，8～16mg/d。⑤艾普奈珠单抗注射液，每季度100mg。⑥瑞玛奈珠单抗注射液，皮下注射每月225mg或每季度675mg。⑦加卡奈珠单抗注射液，每月120mg。⑧依瑞奈尤单抗注射液，70～140mg，皮下注射，每月1次。⑨瑞美吉泮，75mg，隔日口服给药1次，持续12周。

（3）三线药物　①阿司匹林，300mg/d。②加巴喷丁，1200～1400mg/d。③镁剂，24mmol/d。④核黄素，400mg/d。⑤辅酶Q10，300～400mg/d。⑥左乙拉西坦，500～1000mg/d。⑦赖诺普利，20mg/d。

2. 慢性偏头痛预防性治疗药物

（1）一线药物　①A型肉毒毒素，在面部、颅骨和颈部7块肌肉31～39个位点共注射155～195U，每个位点5U。应注意注射A型肉毒毒素出现的不良反应（注射部位疼痛、肌无力、颈部僵硬或疼痛等），重症肌无力、肌萎缩侧索硬化等患者禁用。②托吡酯，50～200mg/d。

（2）二线药物　①丙戊酸盐，500～1500mg/d。②普萘洛尔，20～240mg/d。③阿替洛尔，50～200mg/d。④坎地沙坦，8～16mg/d。⑤阿米替林，25～75mg/d。⑥文拉法辛，75～225mg/d。⑦替扎尼定，2～24mg/d。⑧氟桂利嗪，5～10mg/d。

六、建议

急性发作期治疗推荐选用非甾体抗炎药和曲坦类药物。在应用上述二药之前，推荐肌内注射甲氧氯普胺减轻胃肠道反应，利于药物吸收。β受体拮抗剂（如普萘洛尔和美托洛尔）、氟桂利嗪、丙戊酸、托吡酯、A型肉毒毒素可作为偏头痛预防性治疗的首选用药，其次可选用阿米替林、萘普生、比索洛尔、坎地沙坦、CGRP单克隆抗体、CGRP受体拮抗剂等。

知识拓展

妊娠期妇女如何选择偏头痛药？

许多抗偏头痛药物对胎儿有潜在的不良影响。因此妊娠期妇女在选择偏头痛药物时需格外谨慎，以确保母婴安全。急性期治疗，妊娠期可首选对乙酰氨基酚，其可通过抑制中枢神经系统的前列腺素合成来减轻疼痛，对妊娠期妇女和胎儿的潜在风险较小，一般建议使用常规剂量，避免大剂量或长期使用。在妊娠早期（前3个月），短时间、低剂量使用某些NSAIDs（如布洛芬）可能相对安全，但在妊娠晚期应避免使用，因为NSAID可能会导致胎儿动脉导管过早闭合、羊水过少等问题。如果必须使用，应在医生的严格指导下，并密切监测胎儿的情况。妊娠期妇女禁用麦角胺类药物，如麦角胺咖啡因片，因为它们可能导致子宫收缩，引起流产或早产，还可能对胎儿的心血管系统造成不良影响。妊娠期一般不推荐使用预防性治疗药物，可通过调整生活方式（如规律作息、避免诱因）来控制偏头痛。如果生活方式调整无效，尽量选择风险相对较低的药物，如小剂量的β受体拮抗剂（普萘洛尔），但需密切监测妊娠期妇女和胎儿的情况。

案例分析 17-6 患者，女性，63岁，一月前无明显诱因突发头痛，为偏侧中重度搏动样头痛，持续2~3天，伴有恶心、呕吐。光、声刺激可加重头痛，安静环境、休息可缓解，且作嘴角左歪，左上肢呈握持状态，一小时可缓解。患者自述从小头痛，只发作于夜间，频次为一年2~3次，近几年频次加重为半月1次。患者既往有高血压史4年、糖尿病史5年余，头颅MRI未见异常。

1. 该患者属于哪一类偏头痛？

2. 如果医生予患者曲坦类药物，如苯甲酸利扎曲普坦治疗，用药过程中需注意监护什么？

答案解析

（郭　凤　戴海斌）

书网融合……

本章小结　　微课　　习题

第十八章　精神系统疾病药物治疗

PPT

学习目标

1. 通过本章学习，掌握精神分裂症、抑郁症、躁狂症、焦虑症的药物治疗原则、药物治疗方法及常见的药物不良反应的处理；熟悉抗精神分裂症药、抗抑郁药、抗躁狂药、抗焦虑药的作用特点、用法用量和主要不良反应，睡眠障碍的类型及用药原则；了解精神分裂症、抑郁症、躁狂症、焦虑症的病因、发病机制和临床表现。

2. 具有明确精神系统疾病的处理原则、用药方案及常见的药物不良反应的处理的能力，做到临床安全合理用药。

3. 树立科学的世界观，培养严谨求实的科学态度，树立服务意识，关爱患者。

精神系统疾病即精神障碍（mental disorder），是指在各种生物学、心理学以及社会环境因素影响下，大脑功能失调，导致认知、情感、意志和行为等精神活动出现不同程度障碍为临床表现的疾病，患者伴有痛苦体验和（或）功能损害。根据中国精神障碍分类和诊断标准第三版，精神障碍分为 10 类，其中精神分裂症、心境障碍（也称为情感障碍性疾病，分为抑郁症、双相障碍和躁狂症）、焦虑症为常见的功能性精神障碍。大多数功能性精神障碍没有明确的病因，发病机制不详，也无明显体征和实验室指标异常。治疗上以药物为主，同时辅以心理治疗和社会康复治疗。

第一节　精神分裂症

精神分裂症（schizophrenia）是一组病因未明的精神疾病，具有知觉、思维、情感和行为等方面的障碍，以精神活动和环境不协调为特征。多起病于青壮年，常缓慢起病，病程迁延，有慢性化倾向，但部分患者经合理治疗能痊愈或基本痊愈。一般无智能及意识障碍，部分患者出现认知功能损害。微课

一、病因和发病机制

精神分裂症的病因还不清楚，近年来发现与本病病因或发病机制有关的因素主要有以下四方面。

1. 遗传因素　遗传因素是精神分裂症病因中最重要的因素。大多认为本病为多基因遗传，也有认为是常染色体单基因遗传（11 号染色体）或多源性遗传。目前最可能成为精神分裂症致病候选基因的是：精神分裂症 1 断裂基因（*DISC*1），代谢型谷氨酸受体 3 基因（*GRM*3），儿茶酚氧位甲基转移酶（COMT）基因，神经调节蛋白基因（*NRG*1），G 蛋白信号调节基因（*RGS*4）等。

2. 神经发育　精神分裂症的发生可能与神经发育异常有关。由于遗传因素（易感性）和某些神经发育危险因素（妊娠期与出生时的并发症、妊娠期感染流感病毒等）的相互作用，在胚胎期大脑发育过程就出现了某种神经病理改变，导致心理整合功能异常。

3. 神经生化　目前临床上使用的抗精神分裂症药物主要基于神经生化假说，如多巴胺假说、5-羟色胺假说、谷氨酸假说、γ-氨基丁酸假说等。

4. 心理社会因素（环境因素）　社会环境因素在精神分裂症的发病中，也起一定作用，对患者精

神障碍的发生及复发均有影响。

知识拓展

中国精神障碍分类方案与诊断标准

中国精神障碍分类与诊断标准（Chinese classification and diagnostic criteria of mental disorders，CCMD）系统的分类原则为兼顾症状学分类和病因病理学分类。现行为第3版，即CCMD–3。

CCMD–3主要分类如下：0器质性精神障碍；1精神活性物质与非成瘾物质所致精神障碍；2精神分裂症和其他精神病性障碍；3心境障碍；4癔症、应激相关障碍、神经症；5心理因素相关的生理障碍；6人格障碍习惯和冲动控制障碍、性心理障碍；7精神发育迟滞、童年和少年期心理发育障碍；8童年和少年期多动障碍、品行障碍、情绪障碍；9其他精神障碍和心理卫生情况。

二、诊断要点

1. 早期症状 初期可出现神经症样表现或有强迫症状，有的逐渐表现出孤僻、冷淡、缺乏主动性；有的变得敏感多疑，恐惧等；也有的突然出现令人费解的奇异行为，接着逐渐显露出精神分裂症状和病型特点。

2. 发展期 症状多而明显，类型不同表现各异，但有以下共同特征。

（1）思维障碍 ①思维内容障碍，主要指各种妄想，内容以被害和嫉妒多见，可见于各个年龄层。②思维形式障碍，表现为思维联想过程缺乏连贯性和逻辑性，这是最具有特征性的症状。患者轻者出现联想松弛、谈话内容不紧凑，应答不切题，进而出现联想散漫，重者出现思维破裂、联想中断、病理性象征性思维、词语新作、逻辑倒错性思维、内向型思维、思维贫乏等。

（2）感知觉障碍 表现为幻觉、错觉、妄想、感知综合障碍等，最突出的是幻觉，以言语性幻听最为常见。

（3）情感障碍 主要表现为情感反应与思维活动、意志行为和环境不协调，或出现情感反应倒错，即对客观刺激内心体验做出不相称或截然相反的情绪反应，或表现为情感反应淡漠。随病情发展，情感障碍日益加重，情感变化令人感到与前判若两人。

（4）意志与行为障碍 ①意志减退：表现为内向性，孤僻，懒散，闭门不出，社交退缩。②行为障碍：表现为行为怪异、愚蠢幼稚，也可表现为紧张症状群，如刻板、模仿动作、作态，甚至木僵或突然兴奋冲动。

（5）人格改变和其他障碍 发病后出现分裂样性格，但意识清晰，智力尚保持良好，但自知力不良，后期可有智力减退。

3. 后期 发展期症状如不缓解，或病情多次复发，迁延多年后，可呈所谓慢性期或衰退期精神分裂症，此时，发展期的症状大部分消退，出现人格幼稚化及精神活动减退，如思维贫乏、情感淡漠或出现空笑，意志和行为缺乏自发性，孤独退缩，生活需人照顾。

4. 临床分型

（1）根据临床特征分为以下亚型 ①偏执型：最为常见，多在青壮年或中年起病，起病形式缓慢，以相对稳定的妄想为主要临床表现，常伴有幻觉（特别是幻听），预后多较好。②青春型：多在青春期发病，起病较急，病情进展快，多在2周之内达到高峰。以联想障碍为主，突出表现为精神活动的全面紊乱。思维破裂或明显松弛，行为不可预测，缺乏目的，病情较易恶化，预后欠佳。③紧张型：常急性发作，以明显的精神运动紊乱为主，外观呆板。可交替出现紧张性木僵与紧张性兴奋，或被动性顺从或违拗，预后较好。④单纯型：不多见，起病隐匿，缓慢发展，病程至少 2 年，以思维贫乏、情感淡漠、意志缺乏和社会性退缩等阴性症状为主，预后较差。⑤混合型或未分化型：指具有明显的阳性精神病症状，如妄想、幻觉等，但不符合上述各型诊断标准或为其混合形式者。⑥其他：如儿童或晚发性精神分裂症，或残留型、慢性衰退型等。

（2）采用症状分类法 以生物学和现象学相统一的观点，将精神分裂症分为阳性症状和阴性症状两型。阳性症状指精神功能的异常亢进，包括幻觉、妄想，明显的思维障碍、反复的行为紊乱和失控。阴性症状指精神功能的减退或缺失，包括情感平淡、言语贫乏、意志缺乏、无快感体验、注意障碍。

Ⅰ型精神分裂症：以阳性症状为主，对抗精神病药反应良好，无认知功能改变，预后良好，主要是多巴胺功能亢进。

Ⅱ型精神分裂症：以阴性症状为主，对抗精神病药反应差，伴有认知功能改变，预后差，主要是脑细胞丧失退化（额叶萎缩），多巴胺功能无特殊变化。

三、辅助检查

精神分裂症的诊断除根据临床症状、病程特征外，还应结合病史、体格检查和实验室检查的结果，诊断时必须排除器质性病变引起的精神障碍。体格检查可找出某些阳性发现，实验室检查可找到相关的证据。

四、处理原则

1. 综合治疗原则 采用药物治疗、心理治疗和社会康复治疗相结合的综合治疗，以达到控制症状、解除心理负担和自闭情绪，促进社会康复，或通过参加社会活动，以延缓其衰退。还可以采取电抽搐治疗（electroconvulsive therapy，ECT）、胰岛素昏迷疗法和精神外科疗法等。

2. 早发现、早诊断、早治疗原则 发现越早，治疗针对性越强，预后越好。

3. 足疗程、持续治疗原则 每种药物至少用足疗程，若仍无效才考虑换药。急性期经治疗量系统治疗 4～6 周无效可换药；恢复期坚持巩固治疗至少 3～6 个月；维持期应根据个体及所用药物情况，确定是否减少剂量，把握预防复发所需剂量。精神分裂症是慢性病，应有长期的治疗计划，即使症状缓解后仍需持续的医疗帮助。

4. 足剂量治疗原则 只要病情未达治愈，就要将药物加到治疗量的上限，若最高剂量仍无效，再考虑换药，但要注意不良反应，一般情况下不能突然停药。

5. 治疗个体化原则 根据患者对药物的反应，摸索个体化的用药剂量。

6. 单一药物治疗原则 一般从小剂量开始，缓慢加量，2 周内加至治疗量。如已达治疗剂量仍无效，酌情加量或换用另一类化学结构的药物。

五、用药方案

（一）治疗药物分类

常用的抗精神病药其差异在于剂量的大小，作用强弱和副作用的轻重。根据药理作用特点及开发上市的先后进行如下分类。

1. 第一代抗精神病药 又称典型或传统抗精神病药，多巴胺受体拮抗剂。主要为脑内多巴胺 D_2受体拮抗剂，还对 α_1、α_2受体、M_1受体及 H_1受体有拮抗作用。临床上治疗幻觉、妄想、思维障碍、行为紊乱、兴奋、紧张综合征具有明显疗效。对阴性症状及抑郁症效果差。不良反应以锥体外系反应和催乳素水平升高为主。代表药物有氯丙嗪、奋乃静、氟哌啶醇、舒必利等。

2. 第二代抗精神病药 又称非典型或非传统抗精神病药。除拮抗皮质下 D_2 受体外，还拮抗大脑皮质前额叶和边缘叶的 5-HT_{2A} 受体和多巴胺 D_3 受体，激动多巴胺 D_1 受体。第二代抗精神病药（如奥氮平、喹硫平）对阳性症状、阴性症状及认知功能均有改善，锥体外系反应和催乳素水平升高少见，2023 年 APA 指南推荐其作为一线治疗药物，氯氮平保留用于难治性病例。

（二）治疗药物选用

目前精神分裂症还不能彻底治愈，药物治疗的目的是降低发作频率、减轻症状的严重程度，防止复发及伴随的功能恶化，帮助患者保持适应社会生活的能力，最终使其重返社会。治疗上以抗精神病药为主，部分情况下可合并使用抗抑郁药、抗躁狂药和其他药物。选用治疗药物时，应考虑药物的作用特点及不良反应，疾病的特点、类型、病程、病期及患者的躯体状况、年龄、经济等，根据世界精神卫生协会治疗指南的建议，一般推荐第二代抗精神病药作为一线药物，第一代及第二代抗精神病药的氯氮平作为二线药物。根据我国目前的用药情况，第一代抗精神病药的氯丙嗪、奋乃静、氟哌啶醇和舒必利也作为首选药物使用。

1. 急性期（首次发作）用药 宜采用积极的强化性治疗，争取最大限度地缓解精神症状，防止病情波动。

（1）以幻觉妄想为主要临床症状的患者 ①对于不合作患者：选择第一代抗精神病药物氯丙嗪或与等量异丙嗪混合注射或氟哌啶醇 5～10mg，肌内注射，每 4～6 小时一次，疗程 3～7 天。对于伴有躁动、兴奋的患者，可采用氯丙嗪、异丙嗪等量溶于 0.9% 氯化钠注射液中，缓慢静脉注射或静脉滴注。或者注射第二代抗精神病药长效针剂（如利培酮或奥氮平长效注射剂），合并注射苯二氮䓬类如氯硝西泮、劳拉西泮或地西泮等。小剂量开始快速增加至治疗剂量，维持治疗 7～10 天。若治疗有效，可选择相应药物继续口服治疗，药物治疗过程同合作患者。②对于合作患者：第一步治疗，口服一种第二代抗精神病药如利培酮、奥氮平、喹硫平、齐拉西酮、阿立哌唑或第一代抗精神病药如氯丙嗪、氟哌啶醇、奋乃静或舒必利治疗。小剂量开始，1～2 周逐渐增加至治疗剂量，剂量增加速度过快易出现不良反应。达治疗量后，持续治疗 6～8 周，定期评定疗效，根据疗效和不良反应适当调整剂量，进行个体化治疗。若治疗无效，换用另一种第二代或第一代抗精神病药，也可谨慎使用氯氮平。第二步治疗，第一步治疗无效时采用。采用合并治疗，如合并第二代和第一代抗精神病药，或合并第一代的长效制剂如氟奋乃静癸酸酯、氟哌啶醇癸酸酯或氯氮平。第三步治疗，若第二步治疗无效，考虑进行 ECT 治疗。根据临床表现，若是 ECT 治疗适应证，可在各个治疗步骤应用。

（2）以兴奋、激越为主要临床症状的患者 宜选用控制兴奋和躁动作用较强的药物，首选第一代抗精神病药如氯丙嗪或氟哌啶醇，肌内注射；或口服第二代抗精神病药合并注射苯二氮䓬类药物。治疗若有效，继续口服药物治疗，同幻觉妄想症状合作者。如治疗无效，换用氯氮平或合并心境稳定剂如丙戊酸钠。若上述治疗仍无效，考虑进行 ECT 治疗。

（3）以紧张症状群为主要表现的患者 治疗前应明确诊断，排除器质性脑病、恶性综合征或药源性紧张症。首选注射舒必利，3～5 天内增加至治疗剂量（200～600mg/d），持续 1～2 周。若治疗有效，继续口服舒必利或第二代抗精神病药。治疗过程同幻觉妄想症状合作患者。对于紧张症患者应重视躯体营养状况及水、电解质平衡，应合并躯体支持治疗。根据临床表现，可在各个治疗步骤应用 ECT 治疗。

（4）以阴性症状为主要表现的患者 首选第二代抗精神病药或谨慎使用氯氮平。若无效，换用另一种第二代抗精神病药或选用氯氮平。若仍无效，采用联合治疗，合并使用氯氮平和其他第二代抗精神病药。

（5）以阳性症状为主要表现，同时伴有情感症状的患者 ①伴有抑郁症状的患者：首选一种第二代抗精神病药如利培酮、奥氮平或喹硫平，或第一代抗精神病药如舒必利、硫利达嗪；有自杀倾向者谨慎使用氯氮平。若无效，可换用另一种第二代抗精神病药。仍无效，可在此基础上合并抗抑郁药。根据临床表现，可在各个治疗步骤采用 ECT 治疗。②伴有躁狂症状的患者：首选第二代或第一代抗精神病药。若无效，在此基础上加心境稳定剂如碳酸锂、丙戊酸钠或卡马西平，或换用另一种第一代或第二代抗精神病药。若仍无效，可考虑两代抗精神病药合用。根据临床表现，可在各个治疗步骤采用 ECT 治疗。

2. 慢性精神分裂症患者急性恶化的用药　治疗过程同首次发作患者，但是在药物选择上要参考患者以往的用药史，首选过去效果最好的药物和有效剂量，可适当增加药物剂量，如果治疗有效，继续治疗；同时进行家庭教育，提高患者的服药依从性。若治疗无效，根据患者的临床表现和用药史，给予同上述首次发作患者的后续治疗。

3. 恢复期治疗和维持治疗

（1）恢复期治疗　急性期患者经上述治疗后有效，继续以该药和有效剂量治疗；合并适当的心理治疗，促进患者对疾病的认识，增强患者对治疗的依从性，促进社会功能的恢复。疗程至少 3～6 个月，慢性患者疗程可延长至 6 个月至 1 年。难治性精神分裂症患者以最有效药物的有效剂量继续治疗，疗程 1～2 年。

（2）维持治疗　患者精神症状消失 3 个月（慢性复发患者精神症状消失 6 个月）以上，患者自知力恢复，对自己精神状态认识客观，对将来有适当的计划，可以考虑降低药物剂量。减药过程需缓慢，维持剂量为最小有效剂量，继续治疗 1～2 年（多次复发患者可能需要更长时间）。对长期治疗依从性不好者，或难以保证按医嘱服药者可选用第一代抗精神病药长效制剂。

4. 难治性精神分裂症的用药　首选第二代抗精神病药氯氮平（可试选用利培酮、奥氮平、喹硫平或注射第一代长效抗精神病药如氟奋乃静癸酸酯等），或合并使用抗精神病药和增效剂，如苯二氮䓬类、心境稳定剂或抗抑郁药；若上述治疗无效，采用 ECT 治疗。

5. 药物更换　对疗效不满意或不良反应不能耐受者需要更换药物。换药方法如下。

（1）骤停原药换药法　适用于出现严重不良反应时，建议住院换药，氯氮平不宜骤停，因可能出现疗效空档导致复发或撤药综合征。

（2）骤停原药加新药　适用于有较严重的锥体外系反应患者，短时间内两药同时使用，氯氮平不宜骤减。

（3）缓减原药、缓加新药　可减少撤药反应及症状复发，但可能增加两药合用引发的不良反应。

（三）常见不良反应及处理

1. 锥体外系反应　与药物拮抗黑质纹状体多巴胺受体作用有关，为第一代抗精神病药最常见的副作用。其中以含氟化合物发生较多，如氟奋乃静等，发生率为 25%～60%，多在用药后 3～4 周发生，最早可在 0.5～48 小时发生。表现形式如下。

（1）急性肌张力障碍　治疗 1～5 天发生，表现为舌、面、颈、背部肌肉痉挛，类似癫痫发作。治疗：肌内注射东莨菪碱 0.3mg 或异丙嗪 25～50mg，可迅速缓解。有时需减少药物剂量，加服抗胆碱能药苯海索，或换用锥体外系反应发生率低的药物。

（2）类帕金森症　最常见，可能与拮抗多巴胺作用有关。治疗最初在 1～2 个月发生，发生率高达 56%。最初表现为运动过缓、手足震颤和肌张力增高，严重者协调运动丧失、僵硬、佝偻姿势、拖行步态、面具脸、震颤、流涎和皮脂溢出。治疗给予抗胆碱能药苯海索 2～12mg/d，应在使用 2～3 个月后逐渐停用。抗精神病药应缓慢加药或使用最低有效量。

（3）静坐不能　治疗 1～2 周出现，发生率约为 20%。表现为无法控制的激越不安、不能静坐、反复走动或原地踏步。苯二氮䓬类药物和普萘洛尔（20～80mg/d）有效，而抗胆碱能药无效。同时减少抗精神病药剂量或选用锥体外系反应发生率低的药物。

（4）迟发性运动障碍　可能与多巴胺活动增强有关，持续治疗数月或数年后（停药后加重）出现，表现为口-面部运动障碍，广泛的舞蹈手足徐动或肌张力障碍。最早表现为舌或口唇周围的轻微震颤。口部咀嚼样运动在老年患者中最具特征，肢体运动在年轻患者中常见。目前可用氘丁苯那嗪治疗，氘丁苯那嗪能抑制囊泡单胺转运蛋白2（VMAT2），减少多巴胺在突触前神经元的储存和释放，从而减少不自主运动。另外关键在于预防、使用最低有效量或换用锥体外系反应发生率低的药物。抗胆碱能药会促进和加重症状，应避免使用。早发现、早处理有可能逆转。

2. 精神方面的不良反应

（1）过度镇静　治疗早期最常见不良反应，表现为睡眠增多、困乏、头晕，发生率大于10%。氯丙嗪、氯氮平和硫利达嗪等多见，与药物拮抗组胺 H_1 受体作用有关。多见于治疗开始或增加剂量时，治疗几天或几周后常可耐受，也有长期服用者表现多睡和白天嗜睡。将每日剂量的大部分在睡前服用，可避免或减轻白天的过度镇静。严重者应该减药，且告诫患者勿驾车、操纵机械或从事高空作业。

（2）焦虑、激越作用　氯丙嗪、舒必利和利培酮有轻度激活或振奋作用，可产生焦虑、激越。

（3）认知缺陷　镇静作用较强的吩噻嗪类倾向于抑制精神运动和注意，但一般不影响高级认知功能。若合用抗胆碱药，记忆功能可能暂时受影响。

（4）撤药反应　抗胆碱能作用强的氯氮平、氯丙嗪等较易出现，如失眠、焦虑和不安，应予注意。

3. 自主神经系统不良反应

（1）抗胆碱能的不良反应　表现为口干、视物模糊、排尿困难和便秘等。硫利达嗪、氯丙嗪和氯氮平多见。严重反应包括尿潴留、麻痹性肠梗阻和口腔感染，尤其是合用抗胆碱能药物及三环类抗抑郁药时更易发生。

（2）抗肾上腺素能的不良反应　表现为直立性低血压、反射性心动过速及射精的延迟或抑制。直立性低血压在治疗的头几天最为常见，氯丙嗪肌内注射时最易出现，有心血管疾病的患者，剂量增加应缓慢。应让患者头低脚高位卧床；严重病例应输液并给予去甲肾上腺素、间羟胺等升压，禁用肾上腺素。

4. 内分泌和代谢不良反应

（1）催乳素水平升高及高催乳素血症相关障碍　第一代抗精神病药常引起，如闭经和溢乳、性功能改变。舒必利多见。第二代抗精神病药利培酮也可导致催乳素水平增高及相关障碍。奥氮平也致暂时性催乳素水平升高且呈剂量依赖性。氯氮平、喹硫平对血浆催乳素水平无明显影响。该不良反应发生与药物拮抗下丘脑-垂体结节漏斗区多巴胺受体有关。可减药、停药，服用中药、多巴胺激动剂和激素治疗。

（2）体重增加及相关并发症（2型糖尿病、高血压病、高脂血症）　一般与大部分抗精神病药长期使用有关。氯氮平和奥氮平明显增加体重，建议患者应节制饮食，酌情增加活动。

5. 药物过量中毒　抗精神病药毒性比巴比妥类和三环类抗抑郁药小，死亡率低。过量的早期症状是激越或意识混浊。可见肌张力障碍、抽搐和癫痫发作，脑电图显示突出的慢波。常伴严重低血压及心律失常、低体温。采用对症治疗，大量输液，注意维持正常体温，应用抗癫痫药控制癫痫。由于多数抗精神病药血浆蛋白结合率高，血液透析作用不大。抗胆碱能作用使胃排空延迟，所以过量用药数小时后都应洗胃。低血压由于同时拮抗了 α、β 肾上腺素受体，所以升压时用间羟胺或去甲肾上腺素，禁用肾上腺素。

六、建议

精神分裂症的神经发育障碍假说认为，该病起始于围生期，在青春后期或成年早期出现的精神病表现不是疾病发作的开始，而是疾病的中后期的表现。根据这一假说，可以将精神分裂症的病程分为四个时期。①危险期：可以觉察的缺陷出现之前的时期。②前驱期：明显精神症状出现前期。③精神病期：表现为明显的精神活动异常和急性的功能丧失。④慢性残疾期：以慢性功能残疾、阴性症状、躯体并发症为特征，部分患者可能需要长期封闭式住院照料。目前对该病的治疗主要是关注精神症状的控制。现代脑影像和神经认知检测等技术的开发使用，疾病生物学标记的发现及对细微临床症状的确认，有可能对处于该病一、二期的患者予以识别，进行早期诊断，对早期的认知缺陷进行治疗。有必要对可疑的高危个体进行完整的危险因素评估，包括遗传和环境因素、认知功能、易感性的生理基础等，以识别危险期，确定防止疾病从一、二期发展到三、四期，同时也要动员全社会力量确保处于不同疾病期的患者得到综合性的干预措施。

案例分析 18-1　李某，男性，26 岁，6 年前无明显诱因出现精神异常，表现为呆滞、少语，多疑，怀疑电视里的人及周边的人都在关注他、爱护他，怀疑家人有事瞒着他，认为自己的想法没有告诉其他人，却都被别人知道了，认为自己可以当大官，帮助许多百姓，有时恳求母亲让他出远门，否则自己会给家人带来灾难，凭空耳闻大自然里许多动物的叫声，凭空耳闻有许多人在叫他，说他的事，有时会与他们对话，却看不到说话的人，睡眠差，自觉自己的心在告诉他，有人在饭菜里下毒害他，故不愿吃饭，吃了也吐掉，认为他命定的女孩要出现了，所以买了个女式背包和布娃娃，要出外送给这个女生，母亲阻止他，就打骂母亲。

患者患何种疾病，对患者应采用何种治疗方案？

答案解析

第二节　心境障碍

心境障碍（mood disorder）又称情感性精神障碍（affective disorder），是指由各种原因引起的、以显著而持久的情感或心境改变为主要特征的一组疾病。临床上主要表现为情感高涨或低落，伴有相应的认知和行为改变，可有精神病性症状，如幻觉、妄想。大多数患者有反复发作的倾向，部分可有残留症状或转为慢性。心境障碍包括抑郁症、躁狂症和双相情感障碍等类型。抑郁症或躁狂症是指仅有抑郁或躁狂发作，习惯上称为单相抑郁或单相躁狂。双相情感障碍指既有躁狂又有抑郁发作的一类心境障碍。临床上单纯躁狂少见，故躁狂发作视为双相情感障碍。双相Ⅰ型障碍患者交替出现完全躁狂和严重抑郁，常以抑郁形式起病。双相Ⅱ型障碍中，抑郁和轻度躁狂交替发作。多数人认为心境障碍的发病与遗传因素、神经生物学因素和心理社会因素等有关。

一、病因和发病机制

1. 遗传因素　心境障碍患者的生物学亲属的患病风险明显增加，心境障碍的单卵双生子的同病率明显高于异卵双生子，该疾病基因或易感基因尚需深入研究。

2. 神经递质假说

（1）去甲肾上腺素（norepinephrine，NE）假说　抑郁症认为与患者脑内 NE 缺乏有关，NE 功能活性增高可能与躁狂发作有关。耗竭脑内 NE 的药物如利舍平等可导致抑郁，而使脑内 NE 增加的药物如三环类抗抑郁药和单胺氧化酶抑制剂等具有抗抑郁作用。

（2）5-羟色胺（serotonin，5-HT）假说　5-HT 功能活动降低与抑郁发作有关，5-HT 功能活性增高可能与躁狂发作有关。5-HT$_{1A}$受体与 5-HT$_{2A}$受体功能相互拮抗，两者功能的不平衡可导致抑郁，突触前 5-HT 自身受体功能亢进可导致抑郁。

（3）多巴胺（dopamine，DA）假说　研究发现 DA 功能活动降低与抑郁发作有关，DA 功能活性增高可能与躁狂发作有关。多巴胺的前体左旋多巴可改善部分单项抑郁症患者的症状；多巴胺激动剂吡贝地尔和溴隐亭有抗抑郁作用；能阻断 DA 受体的抗精神病药可治疗躁狂发作；抑郁发作患者尿中多巴胺的主要降解产物高香草酸水平降低。

（4）γ-氨基丁酸（gamma-aminobutyric acid，GABA）假说　GABA 是中枢神经系统主要的抑制性神经递质。临床研究发现抗癫痫药卡马西平、丙戊酸钠具有抗躁狂抗抑郁作用，其药理作用与脑内GABA含量的调控有关。双相情感障碍患者血浆和脑脊液中 GABA 水平下降。

3. 神经内分泌功能异常、脑电生理变化及神经影像改变　心境障碍患者有下丘脑-垂体-肾上腺轴功能异常，抑郁发作时促皮质激素释放激素分泌过多。脑电图研究发现，抑郁发作时多倾向于低 α 频率，躁狂发作时多为高 α 频率或出现高幅慢波。CT 研究发现，抑郁症和双相情感障碍患者脑室较正常对照组大。MRI 发现抑郁发作患者海马、额叶皮质、杏仁核、腹侧纹状体等脑区萎缩。

4. 心理社会因素　抑郁症发作具有“应激-心理”模式，其中心理因素的作用明显，包括个体内在因素（心理动力学和认知假说，病前人格）、人际交往因素（与他人的相互作用，社会支持网）、社会环境因素（早期不幸，近期生活事件）。这些因素可以促使抑郁或使个体的抑郁易感性增加，如早期丧母或近期失业会影响个体自尊或自信的保持和发展。

二、抑郁症

（一）概述

抑郁发作概括为情绪低落、思维迟缓、意志活动减退“三低”症状，但这些重度抑郁发作时典型症状不一定出现在所有的抑郁障碍患者中。发作至少持续 2 周，并且不同程度地损害社会功能，或给本人造成痛苦或不良后果。

（二）诊断要点

1. 情绪低落　表现为显著而持久的情绪低落、悲观失望、对日常活动丧失兴趣和愉快感，精力明显减退，无明显原因的持续疲乏感。

2. 思维迟钝　表现为语言减少，语速减慢，声音低沉，患者感到思考问题困难，工作学习能力下降。

3. 意志活动减退　表现为动作缓慢，严重者可达木僵状态；生活被动懒散。伴有焦虑的患者可有坐立不安等症。严重者甚至反复出现自杀念头或行动。

4. 其他症状　主要有睡眠障碍、食欲减退、体重下降、性欲减退、便秘、身体任何部位的疼痛、阳痿、闭经、乏力等。抑郁发作时也可出现人格解体、现实解体及强迫症状。

（三）辅助检查

病程及严重标准：以情绪抑郁为主要特征，持续至少 2 周，并达到社会功能受损或给患者造成痛苦、不良后果的严重程度。

（四）处理原则

抑郁症为高复发性疾病，应全程治疗，包括急性期治疗、恢复期（巩固期）治疗和维持期治疗。单次发作的抑郁症 50%～85% 会有第 2 次发作，因此常需维持治疗以防复发。①临床痊愈：症状完全消失（汉密尔顿抑郁量表评分 HAMD≤7）。②复燃：急性治疗症状部分缓解（HAMD 减分率≥50%）或达到临床痊愈，因过早减药或停药后症状的再现，常需巩固治疗和维持治疗以免复燃。③复发：指临床痊愈后一次新的抑郁发作，维持治疗可有效预防复发。抑郁症的治疗方法有药物治疗、心理治疗及康复治疗。药物治疗是主要手段，主要用来改善脑部神经递质的不平衡。其治疗原则与精神分裂症基本相同：包括早期发现、早期诊断、早期治疗；一般采用单一药物治疗，足剂量、足疗程治疗，个体化治疗。

1. 急性期治疗　推荐 8～12 周，控制症状，尽量达到临床痊愈。治疗抑郁症时，一般药物治疗 2～4 周开始起效，若患者用药 4～6 周无效，可改用同类其他药物或作用机制不同的药物。

2. 恢复期（巩固期）治疗　至少需 4～9 个月，在此期间患者病情不稳，复发风险较大，原则上应继续使用急性期治疗有效的药物且剂量不变。

3. 维持期治疗　抑郁症易复发，因此需维持治疗防止复发。维持治疗结束后，若病情稳定，可缓慢减药直至终止治疗，但应密切观察，一旦发现有复发的早期症状，迅速恢复原治疗。维持治疗期间剂量可适当减低，维持治疗时间因人而异，短者半年，发作次数越多，维持治疗时间应越长，发作 1 次，至少要维持治疗 6～12 个月，发作 2 次，至少维持治疗 2～3 年，病情多次复发者甚至需终生治疗。

抑郁症既是生理性也是心理性疾病，药物治疗和心理治疗相结合的综合治疗会使效果更好。心理治疗一般选择轻-中度的患者，且在治疗过程中密切观察，防止自杀。适合心理治疗的情况有：①患者自愿首选心理治疗或坚决排斥药物治疗者；②有明显的抗抑郁药使用禁忌；③发病有明显的心理社会原因。

（五）用药方案

1. 治疗药物分类

（1）三环类抗抑郁药（tricyclic antidepressants，TCAs）　为突触前摄取抑制剂，使突触间隙中的 NE 和 5-HT 浓度增高而达到治疗目的。突触后 α_1、H_1、M_1 受体拮抗，导致低血压、镇静、口干和便秘等不良反应。此类药疗效好，适用于各种类型及不同严重程度的抑郁障碍；但不良反应大，现已少用。代表药物有丙咪嗪、氯米帕明、阿米替林、多塞平等。

（2）单胺氧化酶抑制剂（monoamine oxidase inhibitors，MAOIs）　抑制 DA、5-HT、NE 的代谢酶，使单胺类神经递质的浓度升高。新一代为可逆性单胺氧化酶抑制剂，主要抑制单胺氧化酶 A，对酶的抑制作用 $t_{1/2}$ 小于 8 小时，不良反应少，适用于各类抑郁。代表药物为吗氯贝胺。

（3）选择性 5-HT 再摄取抑制药（selective serotonin reuptake inhibitors，SSRIs）　选择性抑制 5-HT 摄取，使突触间隙中 5-HT 浓度增高而达到治疗目的。适用于各种类型和不同严重程度的抑郁障碍。抗胆碱能和心血管不良反应比三环类轻，近年来广泛应用。代表药物有氟西汀、帕罗西汀、舍曲林、氟伏沙明、西酞普兰和艾司西酞普兰。疗效同三环类，但对细胞色素 CYP450 酶作用不同，应注意药物间相互作用。

（4）选择性 5-HT 和 NE 再摄取抑制药（serotonin and norepinephrine reuptake inhibitors，SNRIs）　主要抑制突触前膜对 5-HT 和 NE 的再摄取，对 DA 的再摄取也有轻度抑制作用。疗效与丙咪嗪相当或更优，起效时间较快，对难治性抑郁也有较好效果。不良反应少，代表药物为文拉法辛、度洛西汀、米那普仑。文拉法辛和度洛西丁高剂量时优于选择性 5-HT 再摄取抑制药，米那普仑普通剂量时疗效优于选择性 5-HT 再摄取抑制药。

（5）选择性 NE 再摄取抑制药（norepinephrine reuptake inhibitors，NRIs）　主要抑制突触前膜对 NE 的再摄取与 α_2 受体，使突触间隙中 NE 浓度增高而发挥抗抑郁作用。疗效与氟西汀相似，但对严重抑郁症效果更好，对社会功能、动力缺乏及负性自我感觉的改善更好。代表药为瑞波西汀。

（6）去甲肾上腺素能及特异性 5-HT 能抑郁药（noradrenergic and specific serotoninergic antidepressants，NaSSAs）　拮抗中枢去甲肾上腺素能神经元突触 α_2 自身受体和异质受体，增加 5-HT 和 NE 的释

放；既能激活突触后的5-HT_1受体而介导5-HT能神经元的传导，又通过拮抗突触后的5-HT_2受体、5-HT_3受体而较少引起焦虑、激越、性功能障碍和恶心等消化道不良反应。此外对H_1受体和外周α_1受体也有一定作用。有镇静作用、直立性低血压，而抗胆碱能作用小。适用于各种抑郁，尤其是重度抑郁和明显焦虑、激越及失眠的患者。代表药物为米氮平。

（7）α_2肾上腺素能受体拮抗剂、5-HT_1、5-HT_2受体拮抗剂　能选择性抑制突触前膜上的α_2受体和异质受体，促进NE释放；并拮抗脑内5-HT_1、5-HT_2受体。在外周，可对抗组胺和5-HT的作用。无抗胆碱能作用，作用与三环类相近，特别适用于有焦虑、失眠的抑郁患者。代表药物为米安色林。

（8）5-HT受体拮抗和再摄取抑制剂（serotoninergic antagonist and reuptake inhibitors，SARIs）　拮抗5-HT_{2A}受体，兴奋5-HT_{1A}受体，抑制突触前5-HT的再摄取。同时具有抗组胺和拮抗α_1受体的作用，镇静作用较强，能引起直立性低血压。适于伴焦虑、失眠的轻中度抑郁，重度抑郁效果差。代表药物为曲唑酮和奈法唑酮。

（9）去甲肾上腺素及多巴胺再摄取抑制药（norepinephrine and dopamine reuptake inhibitors，NDRIs）　本身对NE和DA的再摄取抑制作用很弱，但其活性代谢物是很强的再摄取抑制药，且在脑内浓度很高，适用于其他抗抑郁药疗效差或不耐受的抑郁症患者的治疗。

（10）其他　①阿莫沙平：为苯二氮䓬类衍生物，对NE摄取抑制作用强，5-HT摄取抑制作用弱，代谢产物对D_2受体有较强抑制作用。适于精神病性抑郁。②噻奈普汀：可增加突触前5-HT的再摄取，增加囊泡中5-HT的储存，且改变其活性；在大脑皮质水平，增加海马锥体细胞的活性，增加皮质及海马神经元再摄取5-HT。长期服药可减少抑郁的复发，对老年抑郁症具有较好的疗效；能改善抑郁伴发的焦虑症状。③氟哌啶醇美利曲辛：每片含氟哌啶醇0.5mg，美利曲辛10mg。适用于轻中度抑郁症，尤其是心因性抑郁、躯体疾病伴发抑郁、更年期抑郁、酒精依赖及药瘾伴发的抑郁。④*S*-腺苷甲硫氨酸：一种内源性甲基供体，可增加神经递质的合成，影响脑内儿茶酚胺（DA、NE）、吲哚胺（5-HT、褪黑素）及组胺等神经递质的代谢。适用于各种抑郁，特别是老年抑郁症及其他抗抑郁药不能耐受的抑郁患者。⑤圣·约翰草提取物：主要成分为金丝桃素，从植物圣·约翰草中提取而得。对5-HT、NE、DA的再摄取有抑制作用。不良反应少，适用于轻、中度抑郁症，同时能改善患者的失眠和焦虑。⑥阿戈美拉汀（agomelatine）：为褪黑素受体激动剂和5-HT_{2C}受体拮抗剂，能特异性增加前额皮质NE和DA的释放，而对细胞外5-HT水平未见明显影响。适于治疗成人抑郁症。

2. 治疗药物选用　抗抑郁药的疗效和不良反应均存在个体差异，药物选择主要取决于患者躯体状况、疾病类型和药物不良反应。抗抑郁药的选用，要综合考虑以下因素：①既往用药史：如有效仍可用原药，除非有禁忌证。②药物遗传学：近亲中使用某种抗抑郁药有效，该患者也可能有效。③药物的药理学特征：如有的药镇静作用较强，对明显焦虑激越的患者可能较好。④可能的药物间相互作用：需无药效学或药动学配伍禁忌。⑤患者躯体状况和耐受性：如非典型抑郁可选用选择性5-HT再摄取抑制剂或单胺氧化酶抑制剂，精神病性抑郁可选用阿莫沙平。⑥药物的可获得性及价格和成本问题。

（1）伴有明显激越的抑郁症　抑郁症患者可伴有明显激越，激越是女性更年期抑郁症的特征。在治疗中可选用有镇静作用的抗抑郁药，如氟伏沙明、帕罗西汀、米氮平、曲唑酮、阿米替林、氯米帕明等，也可选用文拉法辛。在治疗早期，可合并劳拉西泮（1～4mg/d）或氯硝西泮（2～4mg/d）。当激越焦虑的症状缓解后可逐渐停用苯二氮䓬类，继续用抗抑郁药治疗。

（2）伴有强迫症状的抑郁症　抑郁症患者可伴有强迫症状，强迫症的患者也可伴有抑郁，两者相互影响。药物治疗常用帕罗西汀和氟西汀。一般用量较大，如氟伏沙明可用至200～300mg/d，氯米帕明150～300mg/d，舍曲林150～250mg/d。

（3）伴有精神病症状的抑郁症　精神病患者检验现实的能力丧失，伴有幻觉、妄想、阳性思维形式障碍或木僵等精神病症状。使用抗抑郁药治疗的同时，可合并第二代抗精神病药物或第一代抗精神病药，如利培酮、奋乃静、舒必利等，剂量可根据精神病性症状的严重程度适当进行调整，当精神病性症状消失后，继续治疗1～2个月，若症状未再出现，可考虑减药，直至停药，减药速度不宜过快，避免出现撤药综合征。

（4）伴有躯体疾病的抑郁症　抑郁症状可为脑部疾病的症状之一，躯体疾病可与抑郁症状同时存在，相互影响。抑郁症状可以是躯体疾病的一种心因性反应，也可是躯体疾病伴发的抑郁障碍。所以治疗时需在有效控制躯体疾病同时，积极治疗抑郁。抑郁症的治疗可选用选择性5-HT再摄取抑制剂如氟西汀、帕罗西汀、氟伏沙明或选择性5-HT及NE再摄取抑制剂如文拉法辛、米那普仑等。若是躯体疾病伴发抑郁症，经治疗抑郁症缓解，可逐渐停用抗抑郁药。若是躯体疾病诱发的抑郁症，抑郁症状缓解后仍需对抑郁症继续治疗。

（5）难治性抑郁症　治疗策略包括：①增加抗抑郁药的剂量：增加原抗抑郁药剂量至最大剂量的上限，但要注意不良反应，有条件的进行血药浓度检测。但对三环类加量要注意以防中毒。②合并增效剂：可合用锂盐（750～1000mg/d），7～14天见效；三环类抗抑郁药合用甲状腺素（加服T_3 25μg/d），1周后加至37.5～50μg/d，可1～2周显效，疗程1～2个月。联用丁螺环酮（逐渐增至20～40mg/d，分3次口服）；联用苯二氮䓬类；与新型抗精神病药合用，如利培酮（1～2mg/d）、奥氮平（5～10mg/d），主要用于精神病性难治性抑郁。与抗癫痫药合用，如卡马西平（0.2～0.6mg/d）、丙戊酸钠（0.4～0.8mg/d）。③两种不同类型或不同药理机制的抗抑郁药的联用：三环类和选择性5-HT再摄取抑制药联用，二者联用注意三环类剂量适当减小。三环类和安非他酮联用，抗抑郁药合并ECT治疗或采取生物心理社会综合干预措施。

（6）药物过量中毒的处理　在抑郁症的药物治疗中，应注意药物过量中毒。其中三环类抗抑郁药过量中毒危害最大，过量中毒表现为神经、心血管和外周抗胆碱症状、昏迷、痉挛发作、心律失常、还可兴奋、高热肌阵挛和强直、反射亢进、低血压、呼吸抑制、心搏骤停而死亡。处理方法包括支持疗法和对症疗法。如发生中毒，可试用毒扁豆碱缓解抗胆碱能作用，每0.5～1小时重复给药1～2mg。及时洗胃、输液、利尿、保持呼吸通畅、吸氧等支持疗法。可用利多卡因、普萘洛尔和苯妥英钠等积极处理心律失常。控制癫痫发作，可用苯妥英钠0.25g肌内注射或地西泮10～20mg缓慢静脉注射。由于三环类药物在胃内排空延缓，故即使服用6小时以后，仍应洗胃。

（六）建议

难治性抑郁症的治疗措施如下。

1. 增加抗抑郁药的剂量，至最大治疗剂量的上限，在增量过程中应注意药物的不良反应，有条件的应检测血药浓度。

2. 抗抑郁药合并增效剂，可以合并锂盐、甲状腺素、5-HT_{1A}受体拮抗剂（如丁螺环酮）、苯二氮䓬类、第二代抗精神病药物、抗癫痫药物等。

3. 两种不同类型或不同药理作用机制的抗抑郁药物的联合使用，此时应特别预防5-HT综合征的出现。

三、躁狂症

（一）概述

躁狂发作的典型临床表现是情绪高涨、思维奔逸、活动增多“三高”症状，可伴有夸大观念或妄想、冲动行为等。发作应至少持续1周，并有不同程度的社会功能损害，可给自己或他人造成危险或不良后果。躁狂可一生仅发作一次，也可反复发作。

（二）诊断要点

1. 情绪高涨 这是躁狂症的主要症状，常表现为自我感觉良好，自我评价过高，夸大，甚至达妄想程度。有的以易激惹、发怒为主要症状。

2. 思维奔逸 表现为联想迅速，意念飘忽，言语明显增多，注意力不集中，可有音联、意联或随境转移表现。

3. 活动增多 表现为整日忙碌不停，好管闲事，行为轻率，甚至不顾后果或冒险。

4. 其他症状 睡眠需求减少，且不感到疲乏；性欲亢进；也可出现妄想、幻觉等精神病症状，但一般与思维、情感相一致。

（三）辅助检查

病程及严重标准：以情绪高涨或易激怒为主要症状持续至少1周，并达到严重损害社会功能，或给别人造成危险或不良后果的程度。躯体和神经系统检查以及实验室检查，一般无阳性发现，脑影像学检查结果可供参考。家族中特别是一级亲属有较高的同类疾病的阳性家族史。

（四）处理原则

为减少发作频率，减轻发作程度，提高临床治愈率，提高生活质量，预防复发采用以下治疗原则。

1. 个体化治疗原则 需要考虑患者性别、年龄、主要症状、躯体情况、是否合并使用药物、首发或复发、既往治疗史等多方面因素，选择合适的药物，从较低剂量起始，根据患者反应滴定。治疗过程中需要密切观察治疗效果、不良反应以及可能出现的药物相互作用等及时调整，提高患者的耐受性和依从性。

2. 综合治疗原则 应采取药物治疗、躯体治疗、物理治疗、心理治疗和危机干预等措施的综合运用，提高疗效、改善依从性、预防复发和自杀、改善社会功能和生活质量。

3. 长期治疗原则 由于双相障碍几乎终身以循环方式反复发作，其发作的频率远较抑郁障碍为高，因此应坚持长期治疗原则。一般急性期治疗6～8周，巩固期治疗2～3个月，维持期治疗2～3年或更长。患者和家属共同参与治疗。

（五）用药方案

1. 治疗药物分类 心境稳定剂也称抗躁狂药，是指对躁狂发作具有治疗作用，并对躁狂或抑郁发作具有预防复发的作用，且不会引起躁狂与抑郁互相转相或导致频繁快速循环发作的药物。

（1）常用心境稳定剂

1）碳酸锂 锂作为情绪稳定剂的作用机制涉及多个层面，包括神经递质（NE、DA和5-HT）调节、细胞内信号通路调控、离子通道调节、抗炎和神经保护作用等。锂的选择作用是抑制肌醇单磷酸酶的活性，从而干扰磷脂酰肌醇途径和抑制蛋白激酶C活性，尤其抑制α和β亚型来干扰神经传递机制。为治疗躁狂发作的首选药物，既可用于躁狂的急性发作，也可用于缓解期的维持治疗，总有效率约70%。锂盐对躁狂的复发也有预防作用，一般对轻症躁狂效果好。

2）丙戊酸盐 主要有丙戊酸钠和丙戊酸镁。能促使γ-氨基丁酸的合成并阻止其分解，使脑内抑制性递质γ-氨基丁酸和含量增加，神经肌肉兴奋性下降，对部分躁狂症有效。用于治疗双相情感障碍的躁狂发作，特别是快速循环发作及混合性发作效果较好，对双相情感障碍有预防复发的作用。疗效与碳酸锂相仿，对碳酸锂反应不佳或不能耐受者是较理想的替换药。常见不良反应为消化道反应，少数患者出现脱发、异常兴奋与烦躁不安等症状。过量出现肌无力，嗜睡、四肢震颤、共济失调、意识模糊或昏迷。一旦中毒，立即停药，并根据病情给予对症及支持治疗。

3）卡马西平 用于急性躁狂发作的治疗。适用于碳酸锂无效或快速循环发作或混合发作患者，对双相情感障碍有预防复发的作用。常见的副作用是恶心、眩晕、共济失调和复视。严重的中毒反应是粒细胞减少症、再生障碍性贫血、多形糜烂性红斑和水中毒。卡马西平可使抗利尿激素减少，继发低钠血症和水中毒，严重者可致昏迷、痉挛等。应定期做血常规和电解质检查，若发生低钠血症，或白细胞总数低于 $3\times10^9/L$，应停用卡马西平。另外卡马西平诱导肝药酶，用药3周后，不仅引起自身血药浓度下降，也可以加速其他药物如氟哌啶醇、甲状腺激素等的代谢。与锂盐合用时，易引起甲状腺功能减退症。应根据临床症状和血药浓度调整其治疗剂量。

（2）候选心境稳定剂

1）拉莫三嗪　为兴奋性谷氨酸受体拮抗剂，可抑制谷氨酸与天冬氨酸的释放。可合用治疗双向快速循环型及双相抑郁发作。也可作为难治性抑郁的增效剂。主要不良反应皮疹、共济失调、抑郁、复视、无力、呕吐及眼球震颤。

2）托吡酯　为电压敏感性钠离子通道调节剂。不良反应有食欲减退、认知损害、乏力、嗜睡等。

3）加巴喷丁　可合用治疗双相躁狂发作。不良反应有嗜睡、眩晕、共济失调等。

4）第二代抗精神病药　氯氮平、利培酮、奥氮平与喹硫平也可能具有抗躁狂与抗抑郁的心境稳定作用，在双相障碍躁狂发作的急性期治疗阶段，可作为补充或辅助治疗措施。

2. 治疗药物的选用　用药初期应对患者进行全面体检，检查血液和尿液，肝、肾功能和甲状腺功能等。药物选择应结合临床症状特点、双相障碍的发作类型、躯体状态、年龄、过去治疗反应、药物相互作用及经济情况来考虑。躁狂发作的治疗方案如下。

（1）第一步　制定3个治疗方案，以心境稳定剂单药治疗为主。

1）方案1　首选锂盐治疗。碳酸锂的剂量为600～2000mg/d，一般从小剂量开始，3～5天内逐渐增加至治疗剂量，分2～3次服用，一般1周见效。维持治疗剂量为500～1500mg/d。老年或体弱者适当减小剂量，与抗抑郁药或抗精神病药合用时剂量也应减小。血锂的有效浓度和中毒浓度非常接近，要对血锂的浓度进行动态监测，并根据病情、治疗反应和血锂浓度调整剂量。急性期治疗血锂浓度应维持在0.8～1.2mmol/L，维持治疗时为0.4～0.8mmol/L，上限不应超过1.4mmol/L，以防锂盐中毒。许多中毒症状反映的是细胞内锂盐浓度过高，早期中毒症状为不良反应加重，如频发的呕吐、腹泻，无力，淡漠，肢体震颤由细小变得粗大，反射亢进。血锂浓度超过2.0mmol/L可出现严重中毒，表现为意识模糊、共济失调、吐字不清、癫痫发作乃至昏迷、休克、肾功能损害。血锂浓度超过3.0mmol/L可危及生命。一旦发现中-重度的锂中毒征象，应立即停药，注意水、电解质平衡，用氨茶碱碱化尿液，以甘露醇渗透性利尿排锂，不宜使用排钠利尿剂。严重病例必要时行血液透析，并给予对症和支持治疗。

2）方案2　混合性发作对锂盐反应差，可选用丙戊酸钠、卡马西平或奥氮平治疗。丙戊酸钠应从小剂量开始，每次200mg，每日2～3次，有效血药浓度范围为50～100μg/ml。卡马西平治疗剂量为600～1200mg/d，分2～3次口服，治疗血药浓度为6～12μg/ml；维持剂量300～600mg/d，血药浓度6μg/ml左右。

3）方案3　对躁狂及混合性发作伴严重兴奋、行为紊乱及精神病性症状，采用一种第二代抗精神病治疗。若兴奋性症状突出，也可在方案1、2或3中临时加用苯二氮䓬类，如氯硝西泮口服或肌内注射，控制症状后逐渐减量后停用。

一般情况下，各方案中所有药物均应在患者可以耐受的条件下尽快达到有效治疗剂量。如经2～3周治疗无明显效果，应将该药加至最大治疗剂量。若加大剂量1～2周后仍无明显效果，经检查如无治疗方案以外因素影响疗效，则应转入第二步骤，选择适当方案继续治疗。

（2）第二步　联合治疗策略。一般继续沿用第一步所选择的方案加用另一种药物进行联合治疗。常合用第二代抗精神病药，症状缓解后逐渐停用，然后以心境稳定剂维持治疗。联合用药时注意药物相互作用对药效和安全性的影响。极少数患者联合治疗2周后仍无效或仅部分缓解，此时应采取更积极的手段加强治疗。

（3）第三步　加用ECT治疗或无抽搐电痉挛强化治疗，每周3次，一般多在6次内可达到完全缓解，再用第二步中药物进行维持治疗。临床上严重兴奋状态可能导致严重后果，为尽快控制症状，也可以在治疗的第一、二步便施行ECT治疗。在合并治疗时，由于锂盐具有加强肌肉松弛的作用，使呼吸恢复缓慢，故剂量宜小。

躁狂症复发的预防：经药物治疗已康复的患者在停药后的1年内复发率较高，且双相情感障碍的复发率明显高于单相抑郁障碍，分别为40%和30%。服用锂盐预防性治疗，可有效防止躁狂或抑郁的复发。心理治疗和社会支持系统对预防本病复发也有非常重要的作用。卡马西平和丙戊酸钠也用作双向情感障碍的预防药，当双相情感障碍患者经过单药治疗不能完全预防复发时，常把锂盐和抗癫痫药物联合使用。

（六）建议

中医对躁狂症的治疗多从调理肝、心、脾、肺、肾五脏入手，主要施治方法包括镇心涤痰、泻肝清火、化瘀通窍、调畅气血、滋阴降火、安神定志等。中药相对安全、有效、不良反应小、患者依从性好，具有临床应用价值；但目前相关中医药治疗躁狂症的临床研究极少有随机对照试验，极少存在盲法评估，其结论尚存在一定偏倚可能性，仍需进一步设计更严谨的临床研究为佐证，以便更好地应用中医药治疗躁狂症。

案例分析18－2　患者，男性，55岁，汉族，小学文化，修理工，已婚。主因情绪低落、悲观焦躁6个月，加重2月伴自杀行为首次住院。家族史：其父有精神障碍史，其子患有“精神分裂症”，于6月前在我院经改良电休克治疗、奥氮平治疗3月痊愈，目前服药病情稳定达3个月。既往史：患下肢静脉曲张30年未治疗。无其他躯体疾病，无食物、药物过敏史。现病史：患者在6月前陪护儿子住我院治疗精神分裂症期间，出现紧张不安、情绪低落，担心儿子的病，经常与医生哭诉，不能为儿子的治疗与医生进行商讨，犹豫不决。失眠，每天只能睡4～5小时。曾在我院门诊服用阿米替林75mg/d治疗1个月，情绪有所好转，因口干不适换用曲唑酮50mg/d，后服药不规律。2月来病情加重，整日忧心忡忡，高兴不起来；不愿料理家务；话少，每天只有吃饭时与家人简单说几句话；活动少，动作缓慢，总爱躺在床上，感觉没有精力。担心家里没有钱，因此戒烟戒酒，不看电视怕费电，不让家人吃肉要省钱。对以前做过的事情感到自责，向妻子承认替别人做担保太草率。患者感到终日不能入睡片刻，认为自己也患了“精神分裂症”，感到绝望，多次说不想活了，并曾试图自缢一次被家人发现制止。进食速度也变慢，进食量尚可，体重半年内下降5kg。

答案解析

患者患何种疾病，应采取何种治疗方案？

第三节　焦虑症

一、概述

焦虑症（anxiety disorders）又称为焦虑性神经症，是神经症这一大类疾病中最常见的一种，以焦虑情绪体验为主要特征的精神障碍。焦虑症的分类基于症状表现、持续时间和触发因素，常见的类型包括广泛性焦虑障碍、惊恐障碍、场所恐惧症、社交焦虑障碍、特定恐惧症等。每种类型有其独特的核心特征和临床表现，诊断和治疗需根据具体类型进行个体化处理。焦虑症的焦虑症状是原发的，凡继发于高血压、冠心病、甲亢等躯体疾病的焦虑应诊断为焦虑综合征。其他精神病理状态如幻觉、妄想、强迫症、抑郁症、恐惧症等伴发的焦虑，不应诊断为焦虑症。

焦虑症的发生发展是生物-心理-社会因素综合作用的结果，与遗传因素密切相关。焦虑可通过实验来诱发，如乳酸盐和咖啡因对易感个体可以诱发焦虑发作，儿茶酚胺如 NE 能够诱发出类似于焦虑的感觉，氢化麦角新碱为 α_2 肾上腺素受体拮抗剂，能够引起惊恐发作。诱发的机制可能是通过中枢蓝斑核发挥作用。地西泮和可乐定均能阻断氢化麦角新碱诱发焦虑。

焦虑症状与一些具有威胁或伤害的事件有较大的相关性。在患病人群中，焦虑症的发生与生活事件的联系非常紧密。惊恐症与疾病方面的生活事件有特别紧密的关系。在发病机制中的研究中，各种神经递质如 GABA、5-HT、NE、DA 等在焦虑症的发病机制中可能起关键作用。

二、诊断要点

主要根据病史、家族史、临床症状、病程及体格检查、量表测查和实验室辅助检查，由专科医生诊断。其中最主要的是临床症状和病程。

焦虑症的临床症状可分为精神性焦虑和躯体性焦虑。精神性焦虑指患者主观体验到的紧张、焦虑，如不明原因的心神不定、烦躁不安、担心和害怕等不同程度的焦虑情绪表现。躯体性焦虑是以躯体症状或躯体语言为表现的焦虑，以自主神经系统功能亢进的症状为主，有些患者表现为无客观依据的主观性不适。

1. 急性焦虑障碍（惊恐发作或惊恐障碍） 主要症状特点是反复出现的、不可预测的、强烈的惊恐体验，一般历时 5～20 分钟，伴濒死感或失控感，患者常体会到濒临灾难性结局的害怕和恐惧。

（1）发作无明显诱因、无相关的特定情境，发作不可预测。

（2）在发作间隙期，除害怕再发作外，无明显症状。

（3）发作时表现强烈恐惧、焦虑及明显的自主神经症状，并常有人格解体、现实解体、濒死恐惧或失控等痛苦体验。

（4）发作突然开始，迅速达到高峰，发作时意识清晰，事后能回忆。

（5）严重程度标准 患者因难以忍受又无法解脱而感到痛苦。

（6）病程标准 惊恐发作的频率和程度个体差异大（如 1 天多次或 1 个月几次）。

（7）排除其他精神障碍，如恐惧症、抑郁症，或躯体障碍等继发的惊恐发作。排除躯体疾病如癫痫、心脏病发作、嗜铬细胞瘤、甲亢或自发性低血糖等继发的惊恐发作。

2. 慢性焦虑障碍（广泛性焦虑障碍） 是一种以缺乏明确对象和具体内容的提心吊胆及紧张不安为主的焦虑障碍，并有显著的自主神经症状、肌肉紧张及运动性不安。

（1）情绪症状 在没有明显诱因的情况下，患者经常出现与现实情境不符的过分担心、紧张害怕，这种紧张害怕常常没有明确的对象和内容。患者感觉自己一直处于一种紧张不安、恐惧、害怕、忧虑的内心体验中。

（2）自主神经症状 头晕、胸闷、心慌、呼吸急促、口干、尿频、尿急、出汗、震颤等躯体方面的症状。

（3）运动性不安 坐立不安，坐卧不宁，烦躁，很难静下心来。

（4）严重标准 社会功能受损，患者因难以忍受又无法解脱而感到痛苦。

（5）病程标准 符合症状标准至少已 6 个月。

（6）排除其他精神障碍　如恐惧症、抑郁症或躯体等继发的惊恐发作。排除躯体疾病如癫痫、心脏病发作、嗜铬细胞瘤、甲亢或自发性低血糖等继发的惊恐发作。

三、辅助检查

目前常用的焦虑严重程度评估工具为医生用汉密尔顿焦虑量表（Hamilton anxiety scale，HAMA），总分14分可明确达到焦虑发作的严重程度标准。

（一）测验材料

汉密尔顿焦虑量表由汉密尔顿（Hamilton）于1959年编制，是精神科临床中常用的量表之一。本量表包括14个反映焦虑症状的项目，主要涉及躯体性焦虑和精神性焦虑两大类因子结构。

（二）适用范围

本量表主要用于评定神经症及其他患者的焦虑症状的严重程度，但不大宜于估计各种精神病时的焦虑状态。同时有些重复的项目，如抑郁心境、躯体性焦虑、胃肠道症状及失眠等，故对于焦虑症与抑郁症也不能很好地进行鉴别。

（三）施测步骤

1. 评定方法　HAMA应由经过训练的2名评定员进行联合检查，一般采用交谈和观察的方式，待检查结束后，2名评定员独立评分。在评估心理或药物干预前后焦虑症状的改善情况时，首先在入组时评定当时或入组前周的情况，然后在干预2~6周后再次评定来比较焦虑症状严重程度和症状谱的变化。

2. 评分标准　HAMA所有项目采用0~4分的5级评分法，各级的标准为：（0）无症状；（1）轻；（2）中等；（3）重；（4）极重。

HAMA没有工作用评分标准，14个条目所评定的症状如下。

（1）焦虑心境　担心、担忧，感到有最坏的事情将要发生，容易激惹。

（2）紧张　紧张感、易疲劳、不能放松，情绪反应，易哭、颤抖、感到不安。

（3）害怕　害怕黑暗、陌生人、一人独处、动物、乘车或旅行及人多的场合。

（4）失眠　难以入睡、易醒、睡得不深、多梦、梦魇、夜惊、醒后感疲倦。

（5）认知功能　或称记忆、注意障碍。注意力不能集中，记忆力差。

（6）抑郁心境　丧失兴趣、对以往爱好缺乏快感、抑郁、早醒、昼重夜轻。

（7）肌肉系统症状　肌肉酸痛、活动不灵活、肌肉抽动。肢体抽动、牙齿打战、声音发抖。

（8）感觉系统症状　视物模糊、发冷发热、软弱无力感、浑身刺痛。

（9）心血管系统症状　心动过速、心悸、胸痛、血管跳动感、昏倒感、心搏脱漏。

（10）呼吸系统症状　胸闷、窒息感、叹息、呼吸困难。

（11）胃肠道症状　吞咽困难、嗳气、消化不良（进食后腹痛、胃部烧灼感、腹胀、恶心、胃部饱胀感）、肠动感、肠鸣、腹泻、体重减轻、便秘。

（12）生殖、泌尿系统症状　尿意频数、尿急、停经、性冷淡、过早射精、勃起不能、阳痿。

（13）自主神经系统症状　口干、皮肤潮红或苍白、易出汗、易起“鸡皮疙瘩”、紧张性头痛、毛发竖起。

（14）会谈时行为表现　①一般表现：紧张、不能松弛、忐忑不安、咬手指、紧紧握拳、摸弄手帕、面肌抽动、不停顿足、手发抖、皱眉、表情僵硬、肌张力高、叹息样呼吸、面色苍白；②生理表现：吞咽、打嗝、安静时心率快、呼吸快（20次/分以上）、腱反射亢进、震颤、瞳孔放大、眼睑跳动、易出汗、眼球突出。

3. 测验的记分　HAMA 的得分为总分和因子分。总分即所有项目评分的算术和，为 0～56 分。HAMA有两个因子，每个因子所包含的所有项目得分总和即因子分。躯体性焦虑因子：由肌肉系统症状、感觉系统症状、心血管系统症状、呼吸症状、胃肠道症状、生殖泌尿系统症状和自主神经系统症状等 7 项组成。精神性焦虑因子：由焦虑心境、紧张、害怕、失眠、认知功能、抑郁心境及会谈时行为表现等 7 项组成。

4. 结果的解释　HAMA 总分能较好地反映焦虑症状的严重程度。总分可以用来评价焦虑和抑郁障碍患者焦虑症状的严重程度和对各种药物、心理干预效果的评估。按照我国量表协作组提供的资料，总分≥29 分，可能为严重焦虑；≥21 分，肯定有明显焦虑；≥14 分，肯定有焦虑；≥7 分，可能有焦虑；如 <7 分，没有焦虑症状。一般来说，HAMA 总分≥14 分，提示被评估者具有临床意义的焦虑症状。通过对 HAMA 躯体性和精神性两大类因子分析，不仅可以具体反映患者的精神病理学，也可反映靶症状群的治疗结果。

四、处理原则

1. 一般治疗原则　一旦确诊后，可以根据患者年龄、既往治疗反应、自杀自伤风险、耐受性、患者对治疗药物的偏好、就诊环境、药物的可获得性、治疗费用等，选择适当的治疗药物，及早开始心理治疗和药物治疗。

心理治疗是主要治疗方法之一，其方法的选择，一方面要考虑患者的受教育水平、人格特点、领悟能力、对心理治疗的了解程度以及个人喜好和治疗期望；另一方面，治疗师受训的背景不同，能够提供的心理治疗方法也不同。在开始治疗前，对患者应进行充分评估和协商性讨论，做到因人而异，灵活运用。

2. 药物治疗原则　明确诊断，尽早治疗，应根据焦虑症的不同亚型和临床特点选择用药。考虑患者生理情况如妊娠期和哺乳期，同时考虑病理情况如可能合并躯体疾病，以及药物相互作用、药物耐受、有无并发症等情况，施以个体化治疗。一般不主张联用两种以上的抗焦虑药，应尽可能单一用药，用足量、足疗程治疗。单一药物无效时，可联用两种作用机制不同的抗焦虑药。急性期治疗 12 周，继续巩固和维持治疗 6～12 个月，合并心理治疗疗效更好。

五、用药方案

抗焦虑药是指人体使用后，在不明显或不严重影响中枢神经其他功能的前提下，选择性地消除焦虑症状的一类药物。临床上根据药物作用受体的不同分抗焦虑药物和有抗焦虑作用的药物。

（一）治疗药物分类

1. 苯二氮䓬类药物　可促进抑制性神经递质 γ-氨基丁酸（γ-aminobutyric acid，GABA）与 $GABA_A$ 受体结合，从而增强受体介导的氯离子流。小剂量有抗焦虑作用，可使患者的焦虑、恐惧、紧张、烦躁等症状缓解，与药物作用于大脑边缘系统如海马、杏仁核等有关。当剂量加大时，可引起镇静、催眠，与药物作用于脑干网状结构的上行激活系统，使大脑皮质的兴奋性下降有关，也与该系统的 GABA 能神经传导增强有关。

使用原则：采用短期使用、个体化用药、最低有效剂量、联合治疗和逐渐停药的原则。苯二氮䓬类药物应作为短期治疗（通常不超过 2～4 周），避免长期使用，长期治疗首选 SSRIs/SNRIs（如帕罗西汀、文拉法辛），因其依赖风险低且可改善共病抑郁。根据患者的年龄、体重、肝肾功能、焦虑严重程度和药物耐受性，选择适当的药物和剂量。从最低有效剂量开始，逐渐调整至最佳剂量。也可作为辅助治疗，与抗抑郁药（如 SSRIs、SNRIs）联合使用。停药时应逐渐减量，避免突然停药。在使用过程中，需密切监测副作用和依赖性风险，并根据患者的具体情况调整治疗方案。对于长期治疗，建议优先选择抗抑郁药（如 SSRIs、SNRIs）等非依赖性药物。

苯二氮䓬类最大缺点是易产生耐受性，最突出的不良反应是中枢性不良反应，如镇静、白天困倦，过量时出现共济失调或言语不清。中毒的处理：一般处理为催吐，服用温开水 500ml 后刺激咽喉壁催吐，有明显意识障碍者不宜催吐。洗胃以服药后 6 小时内为佳，洗胃后从胃管注入 10～20g 的药用炭可减少药物吸收。常用甘露醇、硫酸钠导泻。促药物排泄有补充血容量、碱化尿液、使用利尿药等方法。可用静脉注射纳洛酮解毒，高血压和心功能障碍者慎用。其他包括对症和支持治疗。

2. 非苯二氮䓬类药物 目前常用的有丁螺环酮和坦度螺酮，它们与 $5-HT_{1A}$ 具有较强的亲和力，能够激活突触前 $5-HT_{1A}$ 受体，抑制神经元放电，减少 5-HT 的合成与释放，同时对突触后 $5-HT_{1A}$ 受体具有部分激动作用，产生抗焦虑作用。适用于急、慢性焦虑状态，对焦虑伴有轻度抑郁者也有效。这类药的优点是镇静作用轻，不易引起运动障碍，无呼吸抑制作用，对认知功能影响小，但起效慢，需 2～4 周，个别需要 6～7 周，妊娠期和哺乳期妇女不宜使用，禁与单胺氧化酶抑制剂联用。

3. 其他药物 ①抗抑郁药：各种抗抑郁药都对焦虑障碍有不同程度的治疗效果，其中 5-HT 和 NE 递质再摄取抑制剂应用较多。②抗精神病药：仅作为二线药物，最好与一线抗抑郁药合用。③β 受体拮抗剂：如普萘洛尔，单独用于治疗广泛性焦虑障碍的作用有限，常用剂量为 10～60mg/d，分 2～3 次服用。

（二）治疗药物的选用

医生一般会根据患者病情、身体情况、经济情况等因素综合考虑。一般建议服药 1～2 年左右。停药及加量请咨询医生，不可自行调整药物治疗方案。在服药期间，注意和医生保持联系，出现副作用或其他问题及时解决。

1. 广泛性焦虑障碍 常用治疗药物有苯二氮䓬类抗焦虑药、$5-HT_{1A}$ 受体部分激动剂、具有抗焦虑作用的抗抑郁药等。抗抑郁药因为焦虑的病因会导致机体神经-内分泌系统出现紊乱，神经递质失衡，而抗抑郁药可使失衡的神经递质趋向正常，从而使焦虑症状消失，情绪恢复正常。一线药物有帕罗西汀、文拉法辛、艾司西酞普兰；二线药物选择度洛西汀。急性期坚持治疗 12 周，定期评价疗效；早期可合并苯二氮䓬类。若无效，换用其他选择性 5-HT 再摄取抑制剂和三环类。若仍无效，可采用联合治疗方法，用药物治疗加心理治疗：加苯二氮䓬类，或选择性 5-HT 再摄取抑制剂加非典型抗精神病药。文拉法辛起始剂量为 75mg/d，单次服药最大剂量为 225mg/d，需增加剂量者，加药间隔最短为 4 天。度洛西汀起始剂量为 60mg/d，治疗剂量 60～120mg/d。

2. 惊恐障碍 一线药物选择帕罗西汀、艾司西酞普兰；二线药物选择氯米帕明，早期可合并苯二氮䓬类，若上述治疗无效，换用其他选择性 5-HT 再摄取抑制剂、选择性 5-HT 和 NE 再摄取抑制剂、三环类，联合心理治疗。

帕罗西汀的剂量一般为 40mg/d，从小剂量 10mg/d 开始，逐渐加量，每周加药幅度为 10mg/d，最大剂量为 50mg/d。艾司西酞普兰起始剂量为 5mg/d，持续 1 周后增加至 10mg/d，最大剂量为 20mg/d，治疗约 3 个月可取得最佳疗效，疗程一般持续数月。舍曲林起始剂量为 50mg/d，平均治疗剂量 100mg/d，最大剂量为 200mg/d。氟西汀起始剂量为 5～10mg/d，根据患者反应逐渐增加至 20mg/d，最大剂量为 60mg/d。氟伏沙明起始剂量为 50mg/d，平均治疗剂量 100～150mg/d，最大剂量为 300mg/d。氯米帕明可明显降低惊恐发作频率和焦虑程度，起始剂量为 10mg/d，剂量范围为 25～150mg/d。治疗至少持续 6 个月。老年患者起始剂量为 10mg/d，根据患者反应逐渐增加至 30～50mg/d。

非苯二氮䓬类起效慢，故常在发作期或治疗初期合并苯二氮䓬类药物，苯二氮䓬类药物的使用不应超过 3～4 周，应及早减药，直至停药。对使用苯二氮䓬类药物时间长、剂量大者，减药需 8～24 周。

六、建议

药物治疗和心理治疗的综合应用是获得最佳治疗效果的方法。心理治疗是指临床医师通过言语或非言语沟通，建立起良好的医患关系，应用有关心理学和医学的专业知识，让患者明白疾病的性质，增进患者在治疗中的合作，引导和帮助患者改变行为习惯、认知应对方式等。药物治疗是治标，心理治疗是治本，两者缺一不可。还有适合焦虑症患者的心理治疗生物反馈治疗、放松治疗等。治疗越早诊断，越早治疗，焦虑症的预后就越好。经过专科规范治疗后，绝大多数患者会得到临床康复，恢复往日愉快心情。特别应该强调的是：症状缓解后，仍需要坚持服用1～2年时间抗抑郁药物；停药以及减药需咨询专科医生，千万不要擅自调整药物治疗方案。

案例分析 18－3　患者，女性，49岁，主因“失眠、紧张、害怕独处、怕心脏停止跳动7个月”于2007年6月21日入院，病前性格内向。2005年11月在洗衣服时突然起病，全身乏力，此后出现了失眠，多汗，怕心脏停止跳动。精神检查：神清，接触可，有明显的焦虑情绪，情感协调，有自知力，记忆力及智力正常。

患者患何种疾病，应采取何种治疗方案？

答案解析

第四节　睡眠障碍

一、概述

睡眠对于人精力和机体的恢复是重要的，正常人对睡眠的需求因年龄、个体差异而不同，睡眠质量对健康的影响较睡眠时间更为重要。如果生理性睡眠发生异常，就会导致睡眠障碍，包括失眠、睡眠过度及异常睡眠行为（如梦游等）。睡眠的昼夜节律性与人的生物钟和神经生物调节机制（NE、Ach、组胺、P物质、肾上腺皮质激素释放激素和5-HT等）相关。许多因素（如睡眠环境或生活节律的改变，长期情绪紧张和精神压力，过度疲劳、瘙痒、疼痛等躯体因素，过度饮用咖啡、浓茶等兴奋剂，停药后戒断反应等）均能引起人的生物钟和神经生物调节机制发生紊乱，导致睡眠障碍。睡眠障碍病因复杂，有时难以找到精神和躯体等方面的原因，如原发性睡眠障碍。

二、诊断要点

1. 失眠　为最常见的睡眠性疾病，多数由心理方面紊乱引起。短期失眠常由于生活当中应激性事件或新发生的疾病引起，而慢性严重失眠为患者主要不适的焦点，多数患者主诉入睡困难，睡眠深度或频度过短（浅睡性失眠）、早醒及睡眠时间不足或质量差劣等。这种睡眠紊乱每周至少发生三次并持续一个月以上；患者日夜专注于失眠，过分担心失眠的后果。对睡眠量和（或）质的不满意引起了明显的苦恼甚至影响社会及职业功能。临床上需排除其他躯体疾病所致失眠，如精神疾病所致失眠特征性明显，如焦虑、恐怖所造成的短期失眠，表现为入睡难，或间歇性浅睡；抑郁症则为易惊醒，整个睡眠期缩短，更有甚者可彻夜不眠或睡意完全消失。受躯体疾病影响所致失眠症状，如心律失常、心衰、糖尿病、甲亢、消化性溃疡、慢性疼痛、不孕、不安腿综合征、谵妄、癫痫、帕金森病等，临床表现多样。

2. 睡眠过多　主要表现为睡眠过度。多为病理性睡眠障碍，时间可持续十几个小时、数天或更久，或从睡眠中难以完全觉醒。并非因睡眠不足、药物、酒精、躯体疾病所致，也非某种精神障碍所致。通常发生于脑部疾病患者，如脑炎（昏睡性脑炎）、肿瘤及严重脑血管病变。

（1）发作性睡病　特征为发作性不可抗拒的短时间睡眠，大多数患者尚伴有“猝倒症”“睡眠瘫痪症”“入睡前幻觉”一种或多种症状。与发作性睡眠合称“发作性睡病四联症”。病因不明，少数有家族史。

（2）原发性睡眠增多症　又称嗜睡症。白天睡眠过多，不存在睡眠时间不足；不存在从唤醒到完全清醒的时间延长或睡眠中呼吸暂停，睡后时间长，24 小时内睡眠时间明显增加。

（3）周期性饥饿-嗜睡综合征　以 10～20 岁男性为主，发病为周期性持续数日至一周的嗜睡，发作期有强烈饥饿感，虽大量摄食仍饿感不消，常伴定向障碍、躁动不安及冲动性行为精神障碍。

（4）匹克威克（Pickwickian）综合征　又称过度换气不良综合征，好发于中年以后男性。临床特点是嗜睡、睡眠中的发作性呼吸暂停或睡眠鼾音，同时伴有高度肥胖、通气功能不足、发绀、继发性红细胞增多、右心室肥大或衰竭等表现。

3. 睡眠-觉醒节律障碍　指睡眠-觉醒节律与常规不符而引起的睡眠紊乱，多见于成年人，一般由于生活节律失常和心理社会的压力造成，使患者在主要的睡眠时段内失眠，在应该清醒时段出现嗜睡，患者明显感到苦恼或社会功能受损，几乎每天发生，并至少持续 1 个月。

4. 异常睡眠行为　主要表现复杂多样，常见于儿童神经生理功能失调与由于躯体性疾病所致的成人，此障碍可随原发性躯体疾病根治而完全消失。

（1）睡时惊跳　又称夜间肌痉挛，为入睡时出现的下肢或躯干惊跳，常伴噩梦和感觉性发作。肌肉抽动，形如“电锯”一般，每次时间 25 秒以上，可持续数分钟。

（2）夜惊　又称睡惊，多发于 12 岁以下儿童。表现为睡眠中突然坐起、尖声惊叫、声音怪异恐怖或伴有惊恐表情和动作、瞳孔散大、心率增快，呼吸急促，大汗淋漓等，也可与梦游伴发，每次发作持续 1～10 分钟，醒后无记忆。

（3）梦魇　又称梦中焦虑发作，指在睡眠中被噩梦突然惊醒，引起恐惧不安、心有余悸的睡眠行为障碍。通常在夜间睡眠的后期发作，发生于快动眼睡眠阶段。大多迅速缓解，对噩梦记忆犹新，长期发作者可伴有睡瘫症。

（4）梦游　又称“睡行”“梦行”等。儿童多见，是一种睡眠中的自主动作，通常于入睡后 2～3 小时内发作，患者突然从床上起来四处走动，常双目凝视不语，1～2 分钟后依然躺下入睡。少数患者则起床活动，不易被别人唤醒，历时数分钟或更长时间，醒后毫无记忆，有遗传家族倾向。

（5）多梦　梦多易被声音惊醒，致使难以通过睡眠消除疲劳。

（6）梦语　梦中讲话，其语调常赋予感情色彩，且与梦境相符合。

（7）睡中磨牙　为睡眠中咬肌的节律性收缩，常伴心律加速和自动转动。

（8）遗尿　是指在睡眠中小便不自觉地失禁，而醒后方被发觉的一种病症。多系与儿童遗传、中枢神经系统发育、精神和心理因素有关的功能性疾病。

三、辅助检查

以下是常见的睡眠质量评估方法和分类标准。

1. 采用国际统一睡眠效率值（简称睡眠率）公式　睡眠率 = 实际入睡时间 ÷ 总卧床时间 ×100%。通常 >85% 为良好。

2. 主观评估方法

（1）匹兹堡睡眠质量指数（PSQI）　评估内容包括睡眠质量、入睡时间、睡眠时间、睡眠效率、睡眠障碍、药物使用和日间功能。评分范围为 0～21 分，分数越高表示睡眠质量越差。0～5 分睡眠质量良好；6~10 分睡眠质量一般。11~21 分睡眠质量差。

（2）失眠严重指数（ISI）　评估内容包括失眠症状的严重程度及其对日间功能的影响。评分总分范围为 0~28 分，0~7 分无显著失眠，8~14 分度失眠，15~21 分中度失眠，22~28 分重度失眠。

3. 客观评估方法

（1）多导睡眠图（PSG）　评估内容包括脑电图（EEG）、眼电图（EOG）、肌电图（EMG）、心电图（ECG）、呼吸和血氧饱和度等。根据睡眠分期（N1、N2、N3、REM）和觉醒次数评估睡眠质量。睡眠效率是重要指标，通常 >85% 为良好。

（2）活动记录仪（Actigraphy）　通过腕部设备记录活动量，间接评估睡眠-觉醒模式。根据睡眠效率、入睡潜伏期和觉醒次数评估睡眠质量。

四、处理原则

不同类型的睡眠障碍应用不同处理原则。

1. 失眠

（1）病因性治疗　针对原发性和继发性病因治疗。

（2）心理治疗　优选心理分析疗法、行为治疗及人际关系治疗等。

（3）松弛疗法　以进行性松弛训练、自身控制训练及生物反馈疗法，促使警醒水平降低。

（4）生物钟调节　尽量补足睡眠及调整已紊乱的生物节律时间，如按惯常习惯劳逸结合。

（5）药物治疗　包括非苯二氮䓬类药物和苯二氮䓬类药物等。

2. 睡眠过多

（1）病因性治疗　积极治疗原发病和继发病。

（2）食物疗法　通过饮用浓咖啡、浓茶等兴奋性饮料来迫使醒觉水平升高。

（3）药物治疗　注意剂量个体化，严格用药剂量和服药时间。

3. 睡眠-觉醒节律障碍　主要是调整患者入睡和觉醒的时间以恢复正常节律，可逐步调整或一次性调整立刻达到正常作息时间并需不断巩固、坚持下去。为防止反复，常需结合药物巩固效果。

4. 异常睡眠行为　有关治疗以预防伤害为主。减少引起异常睡眠行为的相关心理社会因素，部分发作频繁患者可使用镇静药和抗抑郁药治疗，可辅助心理治疗。

五、用药方案

1. 失眠的药物治疗　失眠的药物治疗包括苯二氮䓬类药物、非苯二氮䓬类药物、褪黑素受体激动剂、抗抑郁药、抗组胺药和食欲素受体拮抗剂等。选择药物时需根据失眠类型和患者的具体情况，遵循短期使用（2~4 周）和个体化治疗原则。从低剂量开始，逐渐调整至最佳剂量。长期使用后需逐渐减量，避免突然停药和戒断反应。对伴有睡眠呼吸暂停的失眠，禁用安眠药物，因其可抑制呼吸，加重呼吸障碍。

（1）失眠伴焦虑　用苯二氮䓬类药物，其中短效有三唑仑、咪达唑仑；中效有艾司唑仑、劳拉西泮；长效有地西泮、氟西泮。

（2）入睡困难　用唑吡坦。昼夜节律失调性失眠的入睡困难可用褪黑素受体激动剂雷美尔通和阿戈美拉汀，无依赖性和戒断反应，适用于昼夜节律失调性失眠，建议剂量 25~50mg 每晚服用 1 次，需定期监测肝功能长期使用，但疗效较弱。

（3）睡眠维持困难　用多塞平，采用低剂量 3~6mg。

（4）入睡困难和睡眠维持困难　用佐匹克隆、曲唑酮、食欲素受体拮抗剂（苏沃雷生和莱博雷生）。

（5）伴有抑郁的失眠　用某些具有镇静作用的抗抑郁药物如帕罗西汀、舍曲林、米氮平、曲唑酮和阿米替林等。

（6）精神性失眠　可据病情分类用苯二氮䓬类，如无效，则可选用低剂量抗精神病药如氯丙嗪、氯普噻吨、氯氮平。

2. 睡眠过多的药物治疗

（1）发作性睡病　以对症处理为主，也可给中枢兴奋剂莫达非尼、哌甲酯、苯丙胺口服；猝倒症频繁发作者可给抗抑郁剂丙咪嗪治疗，同时需补充氯化钾，也可服用替洛利生。

（2）原发性睡眠增多症　治疗原则同上，可用替洛利生，每日早晨服用，起始剂量为9mg，根据患者耐受性和疗效可逐渐增加至18mg或36mg。具体用药方案需严格遵循医生指导，并注意监测副作用和药物相互作用。

（3）其他抗嗜眠剂　如哌甲酯、麻黄素、甲状腺素、咖啡因等，均可据病情给予。

（4）治疗要特别注意用药指征，并应从小剂量开始，及时停药。

3. 异常睡眠行为

（1）梦游、夜惊、梦语发作频繁者，睡前选用苯二氮䓬类药物。

（2）梦魇者首要应治疗内脏疾病或精神障碍。

（3）非器质性遗尿症者应加强训练为主，成年人应消除精神因素；器质性者可进行病因治疗。

（4）理疗、水疗、心理治疗可收到暗示效果，可用甲氯芬酯或丙咪嗪等据病情选用。

六、建议

目前正在研究开发治疗失眠的西药，多围绕作用于GABA受体或多巴胺类受体。有治疗作用但尚缺乏机体试验的可能有效的靶药物，包括食欲素拮抗药、促肾上腺皮质激素调节因子（CRF）化合物、促甲状腺素释放激素（TRH）激动药、H_3激动药和5-$HT_{1A/C}$拮抗药等。三环类抗抑郁药曾用于治疗继发于抑郁的失眠，但由于安全性差，目前已被选择性5-HT再摄取抑制剂所替代，特别是某些具有镇静作用的抗抑郁药物如帕罗西汀、舍曲林、米氮平、曲唑酮和阿米替林等。褪黑素是由松果体腺分泌的一种物质，由5-HT代谢产生，具有诱发睡眠作用，阿戈美拉汀是褪黑色素1、2受体激动剂，能调节睡眠觉醒周期，可在晚间调节患者的睡眠结构增进睡眠，主要用于治疗生理节律紊乱引起的睡眠节律障碍，包括睡眠时相延迟综合征、时差反应、倒班工作所致失眠等，对老年人失眠效果更好。莫达非尼是一种新型中枢兴奋药，主要作用于突触后α_1肾上腺素能受体，不良反应较轻，并可在减量后消失，为目前已知最安全的中枢兴奋药，临床用于治疗发作性睡病等。

另外，中医诊断失眠的6个证型，按比例由多到少依次是阴虚火旺、心脾两虚、肝郁化火、痰热内扰、心胆气虚和其他证型，其中以阴虚火旺和心脾两虚证型最为常见。目前治疗失眠的中药使用频率较高的是养心安神、行气活血、清热泻火、滋阴降火类药物，频率最高的药物为酸枣仁、甘草、夜交藤、柴胡、茯苓、当归、白芍、川芎、合欢皮、远志。睡眠障碍是一种复杂性疾病，其发生发展与患者的情绪、心理、生理等多种因素有关，而情志变化导致大脑睡眠中枢兴奋与抑制两者动态失衡当是主要病机。开展中西医结合睡眠学说的理论与实践研究，将对睡眠障碍学说的拓展、创新具有非常重要的意义。

案例分析18－4　患者，女性，19岁，大学生，主诉严重瞌睡发作。患者在白天总是竭力维持觉醒状态，但无能为力。在进餐时甚至走路时也能入睡；坐公共汽车时常因睡着了而错过该下车的车站。她很难坐着而不打瞌睡。因在上课时瞌睡而不能完成所学的课程。曾多次到综合性医院看病，身体检查未见异常。

患者患何种疾病，应采取何种治疗方案？

答案解析

（韩秀珍）

书网融合……

本章小结　　微课　　习题

第十九章　恶性肿瘤药物治疗

PPT

学习目标

1. 通过本章学习，掌握肺癌、乳腺癌、原发性肝癌、胃癌、结直肠癌的治疗原则和药物治疗方法；熟悉肺癌、乳腺癌、原发性肝癌、胃癌、结直肠癌常用药物的种类、作用特点和注意事项；了解肺癌、乳腺癌、原发性肝癌、胃癌、结直肠癌的病因、发病机制和主要临床表现。

2. 具有针对常见恶性肿瘤制定合理药物治疗方案，并评估疗效和监测不良反应的能力。

3. 树立科学严谨的药学理念，提升科学用药与个体化治疗的专业素养。

第一节　概　述

肿瘤（tumor），机体在各种致瘤因子作用下，局部组织细胞增生所形成的新生物（neoplasm），这种新生物多呈占位性块状突起，也称赘生物。肿瘤细胞会出现不同于正常细胞的代谢变化，且可通过自身糖酵解和氧化磷酸化之间的转换来适应代谢环境的改变。根据新生物的细胞特性及对机体的危害性程度，可将肿瘤分为良性肿瘤和恶性肿瘤两大类。恶性肿瘤（malignant neoplasm）是一类以细胞异常增殖为临床特点，通过体循环及淋巴循环转移到机体其他部位，在机体局部形成肿块的恶性疾病。恶性肿瘤可分为癌症和肉瘤，癌症是指来源于上皮组织的恶性肿瘤；肉瘤是指起源于间叶组织的恶性肿瘤，包括纤维结缔组织、脂肪、肌肉、脉管、骨和软骨组织等。

目前，非感染性疾病（noncommunicable diseases，NCDs）占据全球主要死亡原因的主导地位，主要包括心血管疾病、癌症、糖尿病、慢性呼吸道疾病等，这些疾病的发生与环境污染、不良生活习惯等因素密切相关。据世界卫生组织国际癌症研究机构（IARC）报告显示，2022 年全球恶性肿瘤新增病例 1996 万例，死亡病例 974 万例；大约 20% 的男性或女性都会患上癌症，而大约 11.1% 的男性和 8.3% 的女性会死于癌症。随着全球人口的持续增加和老龄化，预计到 2050 年，全球年新发癌症病例数将达到 3500 万，比 2022 年将增加 77%。全球癌症发病率和死亡率增加的原因还包括癌症主要危险因素分布的改变，社会经济的发展和生活方式的改变等。

恶性肿瘤也是中国的重大公共卫生问题之一，我国癌症谱结构呈现出发达国家癌症谱与发展中国家癌症谱共存的局面，防治难度巨大。我国国家癌症中心与 IARC 联合测算结果表明，2022 年我国癌症新发病例 482.47 万例，全癌种的发病率在 0～34 岁年龄组相对较低，从 35～39 岁年龄组开始显著增加，在 80～84 岁年龄组达到峰值；男性在 25～54 岁的癌症发病率低于女性，在 60 岁以上则高于女性。2022 年我国的恶性肿瘤新发病例和死亡人数与前几年相比均有所增加。新发病例数的增加一方面归因于人口老龄化，另一方面是随着公众肿瘤预防意识的提升和更便捷的医疗条件，越来越多的居民主动参加肿瘤体检及国家筛查早诊早治项目，更多的肿瘤病例被及时检出。死亡人数的增长主要由人口老龄化导致。当前，我国恶性肿瘤负担日益加重，城乡差异较大，地区分布不均衡，癌症防控形势严峻。恶性肿瘤发病数排在前五位的分别为肺癌、结直肠癌、甲状腺癌、肝癌、胃癌，死亡数排在前五位的分别为肺癌、肝癌、胃癌、结直肠癌、食管癌。

目前，恶性肿瘤的治疗手段主要有手术切除治疗、放射治疗（放疗）、化学治疗（化疗）、靶向治疗、免疫治疗、基因治疗、内分泌治疗和多种方法结合的综合治疗。手术切除和放射治疗适用于清除局部恶性肿瘤病灶；化学治疗和免疫治疗适用于有远程转移的恶性肿瘤；靶向治疗通过在细胞分子水平上，设计相应的治疗药物，特异性地结合明确的致癌位点，使肿瘤细胞特异性死亡，不会波及肿瘤周围的正常组织细胞；基因治疗通过外源基因导入人体以纠正基因缺陷，最终达到直接或间接抑制或杀伤肿瘤细胞的目的，目前恶性肿瘤基因治疗的概念已从纠正基因缺陷扩大到将外源基因导入人体；内分泌治疗基于某些肿瘤的发生和发展与体内的某些激素密切相关，通过改变体内相关的激素水平进行治疗，如性激素可以用于乳腺癌、前列腺癌、子宫内膜癌的姑息治疗。基于本章主要讨论的内容是肿瘤的药物治疗，所以把重点主要放在介绍肿瘤化学治疗的作用机制、用药原则及进展方面。

一、恶性肿瘤的病因和发病机制

恶性肿瘤的病因和发病机制十分复杂，是多种因素共同作用的结果，目前可分为外源性因素及内源性因素两部分。

（一）外源性因素

1. 不良生活习惯 如吸烟等不良生活习惯，与癌症发生密切相关，约85%肺癌患者有吸烟史。摄入大量烈性酒，可导致口腔、咽喉、食管恶性肿瘤的发生。饮用污染的水、吃霉变食物，可诱发肝癌、食管癌、胃癌。

2. 环境污染与职业性致癌因子 城市中工业废气、汽车尾气等都有致癌物质，如氧化亚砷、放射性物质、二氧化硫、一氧化氮等。某些职业的工作环境中存在许多致癌物质，如石棉、砷、铬、镍、氡、镉、芥子气、电离辐射、微波辐射等。

3. 天然因素及生物因素 天然因素在一定条件下，如紫外线，可引起皮肤癌。生物因素主要为病毒，如人类乳头状病毒感染与宫颈癌有关，乙型肝炎病毒与肝癌有关。此外，细菌、寄生虫、真菌在一定条件下均可致癌，如幽门螺杆菌感染与胃癌发生有关，黄曲霉菌及其毒素可致肝癌。

4. 慢性刺激与创伤 创伤和局部慢性刺激均可能发生癌变，如烧伤后瘢痕和皮肤慢性溃疡等。

5. 医源性因素 如电离辐射：X线、放射性核素可引起皮肤癌、白血病等；细胞毒药物、激素、砷剂、免疫抑制剂等均有致癌的可能性。

（二）内源性因素

1. 遗传因素 遗传因素在大多数肿瘤发生中的作用是增加了机体发生肿瘤的概率和对致癌因子的易感性，即遗传易感性，包括染色体不稳定、基因不稳定以及微卫星不稳定。如家族性结肠腺瘤性息肉者，因存在胚系细胞APC基因突变，40岁以后大部分均有大肠癌变；Brca-1、Brca-2突变与乳腺癌发生相关，发生率达80%以上。直接遗传的肿瘤只是少数不常见的肿瘤。

2. 免疫因素 先天性或后天性免疫缺陷易发生恶性肿瘤，如丙种球蛋白缺乏症患者易患白血病和淋巴造血系统肿瘤，艾滋病患者恶性肿瘤发生率明显增高。大多数恶性肿瘤发生于免疫功能“正常”的人群，主要原因在于肿瘤能逃脱免疫系统的监视并破坏机体免疫系统，机制尚不完全清楚。

3. 内分泌因素 体内激素水平异常是肿瘤诱发因素之一，如雌激素和催乳素与乳腺癌有关，生长激素可以刺激癌症的发展。

二、肿瘤化学治疗的药理学基础

（一）细胞动力学

细胞动力学（cytodynamics）通过量化的方法研究细胞群体增殖、细胞分化、细胞分布和细胞消亡的规律性。肿瘤形成发展过程中，细胞增殖速度是不一致的，对药物的敏感性也不同。肿瘤组织和正常组织均由增殖细胞群和非增殖细胞群组成。增殖细胞群占全部细胞的比例称为生长比率（growth fraction，GF），是反映肿瘤对药物敏感性的重要指标。生长比率越大，肿瘤对药物的敏感性越高，治疗效果越好。非增殖细胞包括两类：①处于休止状态的细胞或暂不增殖的细胞，但在特定条件下会进入增殖期，是肿瘤复发的原因。②终末细胞，与肿瘤的生长关系不大。非增殖细胞群对化疗药物不敏感或完全不敏感。临床上根据作用机制不同将化疗药物分为：细胞周期非特异性药物（cell cycle non-specific drugs）和细胞周期特异性药物（cell cycle specific drugs）。细胞周期非特异性药物对肿瘤增殖细胞群和非增殖细胞群杀灭作用较强，在一定的剂量范围内，量-效关系较好，剂量增加 1 倍，对癌细胞的杀伤能力可增加数倍甚至是 10 倍，是目前临床上较为常用的化疗药物。此类药物包括：①烷化剂：环磷酰胺、氮芥、白消安、异环磷酰胺等；②抗肿瘤抗生素：放线菌 D、丝裂霉素等；③其他类：顺铂、奥沙利铂等。细胞周期特异性药物对肿瘤细胞的杀伤能力较弱，而且较慢，需要一定的时间才能发挥作用，量-效关系不明显。此类药物包括：①甲氨蝶呤、阿糖胞苷等，主要作用于 DNA 的合成阶段，仅对细胞增殖的 S 期有效；②长春碱、长春新碱、紫杉醇等，主要损伤纺锤体使细胞分裂停止于分裂中期。

（二）肿瘤分子靶向药物

分子靶向药物（molecular targeted agent）利用肿瘤细胞特殊的生物学特征（如基因、酶、信号转导）抑制肿瘤细胞增殖，促使肿瘤细胞死亡的药物。分子靶向药物是目前治疗效果较好、副作用较小的化疗药物，主要作用途径包括细胞增殖信号通路及肿瘤血管形成的重要信号转导通路。信号通路（signal pathway）是指将细胞外分子信号经细胞膜传入细胞内发挥效应的一系列酶促反应的通路。细胞表面受体可接受外界刺激，将外界信号转化为细胞内信号，并经过放大，分散产生一系列细胞应答，包括下游基因的表达、细胞内酶活性的变化、细胞骨架的构成等。抗肿瘤分子靶向药物通过阻断信号通路中细胞增殖的关键物质使其能够进行靶向治疗，减少对正常细胞的毒副作用。分子靶向药物是目前抗肿瘤药物研发的热点。

（三）抗肿瘤药物作用机制

抗肿瘤药物种类繁多，作用机制不尽相同，按照作用靶点其机制可分为：干扰核酸合成的药物、直接影响 DNA 结构和功能的药物、影响转录及 RNA 合成的药物、影响蛋白质合成的药物和新型分子靶向药物。

1. 干扰核酸合成药物 此类药物通过干扰或阻碍 DNA 合成的必要物质，起到阻碍细胞增殖进而杀伤细胞的作用。此类药物与核苷酸代谢所必需的物质的化学结构相似，抑制脱氧胸苷酸合成酶，阻止胸腺嘧啶核苷酸的合成；抑制二氢叶酸还原酶，使二氢叶酸不能被还原为四氢叶酸，使 DNA 合成受阻；阻止嘌呤核苷酸合成，影响 RNA 和 DNA 合成等。此类药物包括；氟尿嘧啶（fluorouracil，5-FU）、脱氧氟尿苷（floxuridine，FUDR）、甲氨蝶呤（methotresate，MTX）和阿糖胞苷（cytarabine，Ara-C）等。

2. 损伤纺锤体 此类药物通过阻碍纺锤丝的形成，抑制有丝分裂。此类药物包括：长春碱（vinblastine，VLB）、长春新碱（vincristine，VCR）、紫杉醇（taxol）等。

3. 直接作用于 DNA，干扰 DNA 结构功能 此类药物包括：博来霉素（bleomycin，BLM）、丝裂霉素（mitomucin）、塞替派（thiotepa，TSPA）、环磷酰胺（syslophosphamide，CTX）等。

4. 影响转录及 RNA 合成 此类药物通过干扰核酸合成中的转录过程，阻碍 RNA 的合成，此类药物包括：阿霉素（adriamycin，ADM）等。

5. 抑制蛋白质合成 此类药物通过与 DNA 双螺旋链形成共价键，破坏以 DNA 为模板的转录过程，使 mRNA 和蛋白质的合成受阻。此类药物包括长春新碱等。

6. 靶向治疗药物 此类药物通过阻碍肿瘤增殖信号通路或抑制肿瘤相关因子信号通路，从而抑制肿瘤细胞的增殖或影响肿瘤的相关功能。如贝伐珠单抗（bevacizumab），作为以 VEGF 为靶点的抗体，可以与 VEGF-A 配体结合，使肿瘤血管退化，持续抑制肿瘤血管的再生。

三、肿瘤化学治疗的原则 微课

（一）化学治疗应用范围

恶性肿瘤进行化学治疗可应用于以下几种情况：①单纯化学治疗，应用于某些全身性肿瘤和晚期肿瘤患者；②手术及放射治疗的辅助化疗；③手术前的新辅助化疗。

（二）化学治疗的必要条件

进行化疗的肿瘤患者应具备以下条件：①活检证实为恶性肿瘤，即病理证据确凿；②具有明显的症状、体征；③签署知情同意书，得到患者及家属的配合；④骨髓、肝脏、肾脏、心脏、肺的生理功能指标均处于正常范围；⑤具有有效的监护和积极心理支持。

（三）单纯化学治疗

单纯化学治疗（chemotherapy）适用于失去手术机会的肿瘤晚期患者或因特定原因不能进行手术的肿瘤患者及全身性肿瘤不能进行手术切除的患者。肿瘤种类及肿瘤细胞的差异对化疗药物的反应程度不一致，敏感程度也不一致。因此，为提高化疗的疗效，需根据肿瘤的分期分类选择抗肿瘤药物。肿瘤化疗的疗效可分为以下情况。①治愈或延长生存期的肿瘤：绒毛膜上皮癌、恶性淋巴瘤等；②可缓解并延长生存期的肿瘤：前列腺癌、乳腺癌、骨肉瘤等；③可缓解并可能延长生存期的肿瘤：卵巢癌、慢性粒细胞性白血病等；④可能缓解的肿瘤：支气管肺癌、消化道癌、黑色素瘤等。

（四）辅助化学治疗

辅助化学治疗（adjuvant chemotherapy）主要是指为提高手术或放射治疗的效果，防止术后肿瘤复发转移及可能存在微转移病灶而进行的化疗。放射治疗前进行化疗目的是缩小肿块体积，减少照射的范围，为放射治疗创造必要的条件。某些肿瘤经过化学治疗，会增加肿瘤细胞对放射治疗的敏感性。手术后化疗主要是清除肿瘤原发病灶切除后残留的微小转移病灶，防止残余肿瘤细胞进入血液循环和淋巴循环，防止术后肿瘤复发。辅助化疗可提高某些肿瘤的治愈率，但对于一些常见的肿瘤尚未有确切的治疗方案。

（五）新辅助化学治疗

新辅助化学治疗（neoadjuvant chemotherapy）亦称诱导化疗，是指对于较难切除及不能进行放射治疗的肿瘤，在术前短时间内给予辅助化学治疗，一般给予 3 个疗程，主要目的是缩小原发性肿瘤的范围，有利于手术切除肿瘤。新辅助化学治疗的主要优势有：①缩小肿瘤体积便于手术切除；②防止因手术引起的肿瘤细胞扩散和转移；③避免肿瘤原发灶切除后引起潜伏继发病灶的快速增长；④减少抗药性的产生。新辅助化学治疗应严格掌握适应证，包括：①以往未经过治疗的患者；②患者身体条件能够支撑化疗及手术；③化疗后手术能够切除肿瘤；④实验室检查，白细胞 $>4\times10^9/L$，血小板 $>100\times10^9/L$，肾功能正常，肿瘤未发生大范围扩散及远处转移。

（六）联合化疗

联合化疗（combined chemotherapy）是指一个化学治疗的过程中，根据肿瘤的生物学特性及抗肿瘤药物的药理学特性，合理选择数种药物进行化学治疗。联合化疗的治疗原则包括：①选择单独使用有效的药物，或者在不增加药物毒性的前提下可选择单用无效的药物；②药物之间的作用机制及作用效果与细胞时相不同；③药物治疗效果相互增益；④药物毒性作用的器官不同或作用于同一器官的不同时相；⑤药物之间无交叉耐药。

（七）姑息化学治疗

姑息化学治疗主要适用于手术或放射治疗失败或肿瘤已经发生远处转移的患者，目的在于尽量延长患者的生命，提高患者的生活质量。为使化疗效果最大化，化疗前应考虑药物的抗瘤谱、作用机制、毒副作用及肿瘤的抗药性和病理学分期等问题。出现严重呕吐、腹泻、肝肾及神经系统损伤的患者应立即停止用药。若有严重肾脏疾病，发生骨髓转移，多次进行化疗和放疗使白细胞和血小板低下，应禁止化学治疗。

四、抗肿瘤药物研究进展

化学治疗是抗肿瘤的重要手段之一，这就要求医务工作者能够安全、合理、高效的使用抗肿瘤药物。近年来随着分子生物学等相关学科的发展，使抗肿瘤药物研究得以快速发展，并衍生出抗肿瘤药物治疗学，涵盖肿瘤生物学、肿瘤药理学及肿瘤诊断学等，是医师和药师针对肿瘤患者病理、生理、心理等特征制定和实施合理化个体用药方案的基础。

1. 肿瘤免疫治疗 肿瘤免疫治疗通过增强机体抗肿瘤免疫功能来抑制和杀伤肿瘤细胞，主要包括肿瘤特异性疫苗、分子靶向载体、免疫检查点抑制剂、细胞因子治疗、细胞过继免疫治疗等方法。免疫检查点抑制剂（ICIs）程序性细胞死亡蛋白-1（programmed death-1，PD-1）及其配体（PD-L1）抑制剂通过与肿瘤细胞上的 PD-L1 特异性结合来抑制其表达，从而使功能受抑制的 T 细胞恢复对肿瘤细胞的识别功能，实现通过自身免疫系统达到抗肿瘤作用。细胞毒性 T 淋巴细胞相关蛋白-4（CTLA-4）抑制剂通过阻断 CTLA-4 后能够恢复 T 细胞的活性并延长记忆性 T 细胞的存活时间，从而恢复身体对肿瘤细胞的免疫功能，使得肿瘤控制率提高。肿瘤特异性疫苗，将肿瘤抗原以多种形式导入患者体内，如肿瘤细胞、肿瘤相关蛋白或多肽、表达肿瘤抗原的基因等，克服肿瘤引起的免疫抑制状态，激活患者自身的免疫系统，从而达到控制或清除肿瘤的目的。细胞因子治疗，尤其是重组人白细胞介素-2，是第一个在非小细胞肺癌患者中研究的免疫治疗剂，白细胞介素-2 是 T 细胞生长因子，能够通过活化 T 细胞刺激抗肿瘤免疫反应。细胞过继免疫治疗，将致敏淋巴细胞或致敏淋巴细胞的产物应用于细胞免疫功能低下的肿瘤患者中，使其获得抗肿瘤免疫。

2. 新型分子靶向药物治疗 分子靶向治疗，是在细胞分子水平上，针对已经明确的致癌位点（肿瘤细胞内部的一个蛋白分子或一个基因片段）设计相应的治疗药物，药物进入体内特异性地与致癌位点相结合，使肿瘤细胞特异性死亡，而不会波及肿瘤周围的正常组织细胞。其主要机制是选择性作用于肿瘤细胞增殖和肿瘤血管形成的关键因子或细胞通路，从而提高选择性、降低毒副作用。蛋白激酶抑制剂能够与腺嘌呤核苷三磷酸（三磷酸腺苷，ATP）竞争性结合细胞外的配体结合位点，阻断蛋白激酶的活化过程，继而抑制癌细胞增殖和肿瘤血管形成。根据其抑制蛋白种类的不同，可分为丝氨酸蛋白激酶抑制剂、苏氨酸蛋白激酶抑制剂、酪氨酸蛋白激酶抑制剂。博舒替尼（bosutinib），一种酪氨酸蛋白激酶抑制剂，Src 和 Bcr-Abl 的双重抑制剂，用于治疗白血病，属于第二代激酶阻断靶向治疗药物。其他蛋白激酶抑制剂还包括伊马替尼（imatinib）、吉非替尼（gefitinib）、厄洛替尼（erlotinib）等。

3. 抗肿瘤中药 许多中药成分能够抑制肿瘤血管再生，如苦参中的苦参碱，并能够作用于肿瘤细胞脱氧核糖核酸（DNA），影响肿瘤细胞的正常周期；姜黄中的姜黄素、胡椒碱及多糖，能够抑制肿瘤细胞增殖，诱导肿瘤细胞凋亡；秋水仙植物中的秋水仙碱，能够促使肿瘤细胞骨架解散。有些中药还可以通过调节免疫系统功能或降低化学治疗毒性等方式发挥抗肿瘤作用。然而中药的安全性、有效性及质量可控性也是影响中药发展的主要因素。

总之，抗肿瘤药物治疗学分别对肿瘤的流行病学特征、病理学特征、临床诊断标准、处理原则及药物治疗方案等内容进行阐述，对肿瘤的诊断、药物治疗及预后均有十分重要的意义，是从事肿瘤治疗的医务工作者必须掌握的一门学科。抗肿瘤药物种类繁多，临床医生和药师在选择药物时，应以抗肿瘤药物治疗学为指导，注意理论联系实际。

第二节　肺　癌

一、概述

肺癌（原发性支气管癌），最常见的肺部原发性恶性肿瘤，起源于呼吸上皮细胞（支气管、细支气管、肺泡）。近半个世纪以来，世界各国肺癌的发病率和死亡率都呈明显上升趋势，根据2022年全球癌症统计报告中全球肿瘤流行病学统计数据显示，肺癌在所有癌症类型中，发生率和死亡率均居首位。肺癌的病因和发病机制迄今尚未完全明确。一般认为肺癌的发病与下列因素有关：吸烟、职业、致癌因子（石棉、无机砷化合物、二氯甲醚）、电离辐射、营养与饮食等。此外，病毒、真菌、毒素、内分泌失调以及遗传等因素对肺癌的发生也可能起到一定的作用。肺癌早期诊断无特异性，常伴有刺激性咳嗽、痰中带血及胸闷等呼吸系统症状，可伴有区域淋巴结及血行转移；病情进展速度与肺癌病理学类型及细胞生物学特性有关。肺癌按组织病理学可进行如下分类。

1. 非小细胞癌（non-small cell lung cancer，NSCLC）

（1）鳞状上皮细胞癌（squamous cell cancer）　简称鳞癌，多来源于段和亚段的支气管黏膜柱状上皮细胞，在受到致癌物质的刺激、诱发后发生癌变而形成。临床较常见，占肺癌的40%～69%，多见于老年男性，与吸烟关系密切，恶性程度低，进展缓慢，转移晚。典型的鳞状细胞癌，细胞体积大，呈多形性，胞浆丰富，有角化倾向，核畸形，染色深，细胞间桥多见，常呈鳞状上皮样排列。

（2）腺癌（adenocarcinoma）　起源于支气管腺体，也可来自瘢痕组织。临床较常见，多为周围型，占肺癌的20%～40%，女性多见，恶性程度较高。典型的腺癌呈腺管或乳头状结构，细胞大小较一致，圆形或椭圆形，胞浆丰富，含有黏液，核大，染色深，常有核仁，核膜比较清楚。

（3）大细胞癌（large cell lung cancer）　占肺癌的2%～8%，恶性程度中等。癌细胞为多边形或不规则形，大小不一，胞浆丰富，核大，核仁明显，核分裂常见，呈实性巢状排列，常见大片出血性坏死。

（4）其他　包括腺鳞癌、肉瘤样癌、类癌、支气管腺体癌（腺样囊性癌、黏液表皮样癌等）。

2. 小细胞癌（small cell lung cancer）　来源于支气管黏膜上皮和神经外胚层的肠嗜铬细胞或嗜银细胞。恶性程度最高，约占肺癌的10%，发展快，侵袭力强，远处转移早。癌细胞为圆形或菱形，体积小，类似淋巴细胞，胞浆少，染色深。

二、诊断要点

肺癌的临床表现比较复杂，症状和体征的有无、轻重以及出现的早晚，取决于肿瘤发生的部位、病理类型、有无转移、有无并发症，以及患者的反应程度和耐受性的差异。肺癌的症状大致分为：局部症状、全身症状、肺外症状、浸润和转移症状。总的来说，对于40岁以上，长期重度吸烟，患有慢性呼吸道疾病、具有肿瘤家族史及致癌职业接触史的高危人群，出现下列情况之一，应作为可疑肺癌对象进行相关检查：①咳嗽程度加重，次数变频，咳嗽性质改变，如呈高音调金属音，持续时间2～3周。②出现原因不明的痰中带血或咯血。③原因不明的肺脓肿，胸部有不规则的隐痛或钝痛，四肢关节疼痛。④肺部孤立性圆形病灶和单侧性肺门阴影增大。⑤原有的肺结核病灶已稳定，而形态或性质发生改变。⑥与肿瘤相关的异位激素分泌综合征，如异生长激素综合征、神经-肌肉综合征和异位甲状旁腺激素分泌综合征等。⑦淋巴结转移时可见气管旁或隆突下淋巴结肿大，可压迫气道，出现胸闷、气急甚至窒息。

三、辅助检查

（一）影像学检查方法

目前，影像学检查方法主要有X线胸片、电子计算机断层扫描（CT）、磁共振成像技术（MRI）、正电子发射计算机断层扫描（PET）、超声、核素显像等，应根据患者病情选择相应的检查方法。

1. X线胸片 X线胸片是诊断肺癌的重要手段，X线下肺野可见块状阴影，轮廓不规则，常呈现小的分叶或切迹。边缘模糊毛糙，常显示细短的毛刺影。

2. CT和高分辨率CT（HRCT） CT检查能发现X线胸片所不能发现的肺内隐蔽部位的病灶，并能通过图像处理方法对病灶进行形态学上的分类和定性。早期肺肿瘤CT检查常呈小结节影，晚期肿瘤较大，常呈分叶状肿块。肿瘤边缘若不规则，有多发棘状突起，代表肿瘤以浸润型生长。肺肿瘤内可有不规则低密度区；增强检查，低密度区更为明确，代表瘤内坏死组织。直径<2cm肿瘤内可见细小充气的细支气管影，病理上为瘤组织所包绕的正常或轻度扩张的细支气管。螺旋CT可以发现直径<5mm的肿瘤，尤其当病变靠近膈肌、胸壁时。HRCT可以进一步显示肺肿块内部结构、边缘特征及其与肺门、胸膜的关系。如腺癌内部常有小空泡，边缘多有脐样切迹或深分叶、毛刺和胸膜牵拉；鳞癌边界较规则，中心易坏死形成空洞，多呈偏心性，内壁凹凸不平；小细胞癌肺内原发灶可能很小且边界光滑，且转移淋巴结很大；大细胞癌则多呈土豆样较大肿块。

3. 磁共振成像技术 MRI可区分血管和肺实质病变，且MRI冠状面图像可以清楚地显示主动脉弓下、左肺动脉与左支气管间的肿瘤。与CT相比，在明确肿瘤与大血管之间关系、发现脑实质或脑膜转移上有优越性，而在发现肺部<5mm的小病灶方面不如CT敏感。对于肺癌的淋巴结转移，MRI诊断纵隔或肺门淋巴结肿大较CT更敏感，同时也能显示肿瘤旁气管以及支气管、血管受压和移位情况。在应用MRI对肺门及纵隔内淋巴结肿大的检查时，一般认为淋巴结短轴径>10mm为异常，隆突下区>12mm为异常，而上段气管旁及左侧支气管周围淋巴结>7mm为异常，乳内动脉区及横膈组淋巴结>6mm也视为异常。

4. 正电子发射计算机断层扫描 PET能探查局部组织代谢异常，对肺内良恶性疾病鉴别的敏感性为95%，特异性可达81%，可以较准确地对直径>1cm的肺癌及其有无纵隔淋巴结转移进行诊断，但仍有一定的假阳性（如感染性肺病变）及假阴性腺癌结节（如肺泡癌、类癌等）。对于<1cm的肺结节，可1~3个月后复查CT扫描。

5. 超声检查 由于肺内气体及肋骨、胸骨的遮挡，超声通常并不能显示肺内病灶，肺癌患者的超声检查主要应用于锁骨上区淋巴结、肝脏、肾上腺、肾脏等部位及脏器转移瘤的观察，为肿瘤分期提供信息；超声还可用于对于胸腔、心包积液的检查及抽液体前的定位。

6. 骨核素扫描 用于判断肺癌骨转移的常规检查。当骨扫描检查提示骨可疑转移时，对可疑部位进行MRI、CT或PET等检查验证；术前PET检查可以替代骨扫描。

（二）痰液细胞学检查

痰液细胞学检查是一种简单、有效、无创且易于普及的、能达到早期诊断目的的方法之一。根据细胞学形态标准，能够确定良恶性病变，大部分病例就细胞形态表现还能够推断其组织来源。鳞癌是肺癌最常见的一种类型，主要发生在大支气管，痰液细胞学检查的采用率较高；分化程度高的鳞癌细胞多成团或散在、腺腔样或乳头状排列，散在的呈圆形或椭圆形，胞浆可见空泡，核仁大，多嗜碱性。小细胞未分化癌，恶性程度很高，细胞体积较小，直径8~10μm，似淋巴细胞样，癌细胞呈圆形、卵圆形、三角形或呈特殊形态（如燕麦形），一端钝圆，另一端尖细；染色质深，结构似滴状。大细胞未分化癌的特点是胞体大，核大，核仁明显，胞质较多，既没有鳞癌特点，亦无腺癌特点，癌细胞多为单个细胞脱落。

（三）纤维支气管镜检查

对位于近端气道内的肿瘤，纤维支气管镜刷检结合钳检阳性率达90%～93%。一般将肺癌的支气管镜下改变分为增生型和浸润型。增生型表现为菜花状、结节状、息肉状或乳头状突起，其边界清楚，周围支气管正常，部分肿瘤表面有坏死、出血或伪膜；浸润型支气管镜下可见支气管黏膜充血、水肿、糜烂或溃疡，黏膜也可增厚，出现纵行皱襞，管腔变窄甚至闭塞。肺癌的支气管镜下改变还可归纳为支气管管壁的变化和管腔的变化。肿瘤在支气管壁上生长可呈结节状、多结节状、平滑、凹凸或颗粒状，可见坏死和血管怒张。也可呈浸润性生长，黏膜表面凹凸不平、肥厚、粗糙、血管怒张、光泽消失、坏死；部分黏膜表现为苍白、肿胀、充血、软骨轮廓不清。管腔变化主要表现为狭窄和闭塞。

（四）活体组织检查

活体组织检查技术近年来在临床已应用广泛，对肺部病变的诊断准确率较高，对纤维支气管镜和痰液细胞学检查不能确诊的病例，活体组织检查可以提供确切的病理诊断；包括淋巴结活检、经胸壁肺穿刺活检、胸腔镜活检、开胸肺活检等。活体组织检查一般常用石蜡包埋，切片用苏木精-伊红（HE）染色，在1～4天内做出病理诊断。为了满足临床需要，还要做冰冻切片；一般在15分钟左右就可以作出准确的诊断。

（五）血清肿瘤标记物

1. 癌胚抗原（CEA）　具有人类胚胎抗原特异性决定簇的酸性糖蛋白，可进入淋巴与血液循环中，使血清中水平升高。有研究表明，肺腺癌血清中CEA水平明显高于其他类型肺癌，提示其在肺腺癌的诊断中具有很高的临床价值。

2. 神经特异性烯醇酶（NSE）　糖酵解酶，主要存在于神经元及外周神经内分泌组织中，因小细胞肺癌具有神经分泌特性，故NSE是小细胞肺癌敏感性和特异性均较高的标志物，常作为小细胞肺癌诊断的首选标志物。

3. 细胞角蛋白19片段抗原21-1（CYFRA21-1）　细胞结构蛋白，一般位于肿瘤细胞的细胞质中，当肿瘤细胞死亡，便释放到血清中，使其血清中水平升高，CYFRA21-1常作为肺鳞癌的特异性标志物，在肺鳞癌的临床诊断中具有很重要的意义。

4. 胃泌素释放肽前体（ProGRP）　胃泌素前体释放肽片段，小细胞肺癌患者血清内可特异性分泌ProGRP，在临床中常被作为小细胞肺癌诊断的重要指标，其敏感度高达85%，对于小细胞肺癌的早期筛查意义重大。

5. 鳞状细胞癌抗原（SCCAg）　特异性很好且是最早用于诊断癌的肿瘤标志物，血清SCCA测定对各种鳞状上皮细胞癌的诊断均有很高的特异性，就生物活性而言属于丝氨酸蛋白酶抑制剂家族，包括两个基因SCCA1和SCCA2；SCCA广泛存在于不同器官的正常组织中（含量极微）和恶性病变的上皮细胞中。

CEA、NSE、CYFRA21-1、ProGRP、SCCAg联合检测可减少因单一肿瘤标志物的检测而导致的肺癌漏诊和误诊现象，提高其敏感性和特异性，有利于肺癌与肺良性疾病的鉴别诊断，为肺癌的早期诊断、疗效检测和预后评估提供依据。

（六）酶学检查

某些酶如α-1抗胰蛋白酶（AAT）、胎盘碱性磷酸酶（PAKP）、淀粉酶、芳香烃羟化酶（AHH）、唾液酸、磷酸已糖异构酶（PHI）和乳酸脱氢酶的同工酶（LDH-5、LDH-3）以及谷胱甘肽S-转移酶等也具有一定参考价值。

（七）呼出气标记物检测

近年来，呼出气体挥发性有机化合物（volatile organic compounds，VOCs）检测具有快速、无创、便捷、灵敏度高、可重复性好等优势，作为一种新型的诊断方法已成为研究的热点。VOCs 的组成和浓度可以反映肺癌的疾病状态，建立和开发其数据库及模型，对肺癌早期诊断具有十分重要的意义。虽然使用呼出气中的 VOCs 作为肺癌的早期诊断模型有诸多优点，但 VOCs 种类繁多，来源复杂，同时 VOCs 检测涉及技术内容多，主要难点在于样本的获取、处理及检测所使用检测技术和方法很多，目前仍缺乏统一的标准。

四、处理原则

（一）采取以外科治疗为主的综合治疗

外科手术是治疗肺癌的首选方案，但是临床中约有 75% 的患者出现症状就诊时已属于肺癌晚期，确诊时就失去了手术机会。对于不能实施外科手术治疗的患者，应及时采取放射治疗、化疗、分子靶向治疗、免疫治疗和中医药治疗等其他治疗手段综合治疗。对于没有发生转移的Ⅰ期、Ⅱ期和部分ⅢA 期患者可进行手术根治性切除，Ⅰ期患者术后辅以免疫治疗；Ⅱ期患者术后可采用辅助化疗；ⅢA 期患者可先进行新辅助化疗，在此基础上再进行根治性手术切除，术后辅以化学治疗。对于手术切除不完全者，术后可进行放射治疗。对于ⅢB 期患者，往往手术难以完全切除，以化学与放射治疗结合为主；Ⅳ期患者治疗原则为减轻痛苦、提高生活质量为主，争取延长生存期，此类患者的治疗方法是姑息治疗。

（二）疼痛处理

采取各种护理措施减轻疼痛，减少可诱发和加重疼痛的因素。提供舒适安静的环境，保证患者充分的休息；小心搬动患者，防止用力不当引起病变部位疼痛；指导协助胸痛患者用手或枕头护住胸部以减轻疼痛。药物止痛，按医嘱用药，遵循三阶梯镇痛用药原则，按需按时给药，有条件采用自控用药。物理治疗，如按摩、针灸、经皮肤电刺激止痛穴位或局部冷敷等，以降低疼痛的敏感性。

（三）用药护理

化疗药物不仅杀伤癌细胞，对机体正常的白细胞也有杀伤抑制作用，应注意观察骨髓抑制情况，每周检查 1～2 次白细胞总数，当白细胞计数降至 $3.5\times10^9/L$ 时应及时报告医师，当白细胞计数降至 $1\times10^9/L$ 时，遵医嘱使用抗生素以预防感染，并作好保护性隔离。化疗期间饮食宜少量多餐，避免粗糙、过热、酸、辣刺激性食物，以防损伤胃肠黏膜。化疗前后 2 小时避免进餐。化疗后患者常出现口干、口腔 pH 下降，易致牙周病和口腔真菌感染，需要进行口腔护理。因化疗药物刺激性强，疗程长，要注意保护静脉血管，防止药物外渗。

（四）肺癌合并肺结核化疗原则

肺癌患者常并发肺结核，对于此类患者要遵循“早期、规律、全程、联合、适量”的结核病化疗原则。非活动性肺结核患者，以治疗肺癌为主；活动性肺结核患者，肺结核和肺癌化疗需要同时进行。肺结核按初治、复治及耐药的化疗方案给予治疗。肺癌按病理类型、分期及全身情况选择一种或多种治疗方法的综合治疗方案。

（五）化疗禁忌证

1. 患者全身情况差，Karnofsky 功能状态评分（KPS）<60 或体力状况 ECOG 评分 >2，不宜进行化疗。

2. 白细胞少于 $3.0\times10^9/L$，中性粒细胞少于 $1.5\times10^9/L$，血小板少于 $60\times10^9/L$，红细胞少于 $2\times10^{12}/L$，血红蛋白低于 80g/L 的肺癌患者原则上不宜化疗。

3. 肺癌患者肝肾功能明显异常或有严重并发症者，不宜化疗。

4. 在化疗中如果出现以下情况，应当考虑停药或更换方案：治疗 2 个周期后病变进展或在化疗周期的休息期中再度恶化者，应当停止原方案，酌情选用其他方案；化疗不良反应达3～4级，并对患者生命有明显威胁时，或出现严重的并发症时，应当停药，下次治疗时改用其他方案。

五、药物治疗方案

肺癌的药物治疗主要包括化学药物治疗（化疗）、免疫治疗和分子靶向治疗/应用抗血管生成药。化疗分为新辅助化疗、辅助化疗、姑息化疗，应当严格掌握临床适应证，并在医师和药师指导下施行。目前肺癌常用的化疗药物分为两大类，细胞周期特异性药物：抗代谢药物及有丝分裂抑制剂，如长春新碱（VCR）、异长春花碱（长春瑞滨，NVB）、依托泊苷（VP-16）、吉西他滨（GEM）、紫杉醇（TAX）等；细胞周期非特异药物：烷化剂、抗生素类、顺铂（DDP）、卡铂等。

（一）小细胞肺癌化疗药物

小细胞肺癌具有增长快、易早期远处转移、易复发的生物学特征，对化疗药物非常敏感，故化疗已成为小细胞肺癌的首选治疗方案。目前EP方案（依托泊苷+顺铂）仍是治疗各期小细胞肺癌的标准方案。

1. EC+阿替利珠单抗/度伐利尤单抗/斯鲁利单抗方案 （输注顺序：阿替利珠单抗/度伐利尤单抗/斯鲁利单抗，继之卡铂，之后依托泊苷）阿替利珠单抗（1200mg）/阿得贝利单抗（20mg/kg）/度伐利尤单抗（1500mg）/斯鲁利单抗（4.5mg）/kg静脉输注第1天（首次输注时间至少持续60分钟，如耐受性良好，随后的输注时间至少持续30分钟）卡铂AUC=5静脉输注第1天；依托泊苷100mg/m^{2}静脉输注第1～3天每3周重复，共4周期。4周期后阿替利珠单抗（1200mg）/度伐利尤单抗（1500mg）/斯鲁利单抗（4.5mg/kg）维持治疗，阿替利珠单抗/斯鲁利单抗每3周重复，度伐利尤单抗每4周重复，直至疾病进展或毒性不可耐受。阿得贝利单抗每3周重复，直至疾病进展或毒性不可耐受，最多用至2年。

2. EP方案 依托泊苷100mg/m^{2}静脉输注第1～3天；顺铂75mg/m^{2}静脉输注第1天，每3周重复，共4～6周期。

3. EC方案 依托泊苷100mg/m^{2}静脉输注第1～3天；卡铂AUC=5～6静脉输注第1天，每3周重复，共4～6周期。

4. EL方案 依托泊苷100mg/m^{2}静脉输注第1～3天；洛铂30mg/m^{2}静脉输注第1天，每3周重复，共4～6周期。

5. IP方案 伊立替康60mg/m^{2}静脉输注第1、8、15天；顺铂60mg/m^{2}静脉输注第1天，每4周重复，共4～6周期。

6. IC方案 伊立替康50mg/m^{2}静脉输注第1、8、15天；卡铂AUC=5静脉输注第1天，每4周重复，共4～6周期。

（二）非小细胞肺癌化疗药物

1. EP方案 依托泊苷80～120mg/m^2，静滴第1～3天；顺铂60～120mg/m^2，第1天静滴。每3周为1周期，3周期为1疗程，有效率19%～38%。

2. CAP方案 环磷酰胺400～500mg/m^2，静脉注射第1天；阿霉素（ADM）40～50mg/m^2，静脉注射第1天；顺铂40～50mg/m^2，静脉滴注第1天。每4周为1周期。

3. MVP方案 丝裂霉素8mg/m^2，静脉注射，第1、5、10天；长春地辛3mg/m^2，静脉注射，第1、9天；顺铂120mg/m^2，静脉注滴，第1、5天。

4. NP方案 长春瑞滨（NVB）25～30mg/m^2，静脉注射第1、8天；顺铂（DDP）75mg/m^2，静脉滴注第1天。每3周为1周期。

5. LP 方案 紫杉醇 135～175mg/m^2，静滴第 1 天；卡铂（CBP）75mg/m^2（或 AUC＝5～6）静脉滴注第 1 天。每 3 周为 1 周期。

6. DC 方案 多西他赛（DTX）50～100mg/m^2，静脉滴注第 1 天；顺铂（DDP）75～100mg/m^{2}静脉滴注第 1 天。每 3 周为 1 周期，有效率为 30%～66%。

7. GP 方案 吉西他滨 1000～1250mg/m^2，静脉滴注第 1、8 天。顺铂（DDP）75mg/m^2，静脉滴注第 1、2 天。每 3 周为 1 周期。

（三）分子靶向药物

1. 吉非替尼（gefitinib） 分子量低，选择性抑制表皮生长因子受体酪氨酸激酶活性，适用于治疗 EGFR 突变的局部晚期或转移性非小细胞肺癌。推荐剂量为 250mg，每天 1 次，空腹或与食物同服。

2. 厄洛替尼（erlotinib） 该药较吉非替尼亲和力更高，特异性更强，且能延长患者生存期。厄洛替尼单药用于非小细胞肺癌的推荐剂量为 150mg/d，至少在进食前 1 小时或进食后 2 小时服用。持续用药易出现不能耐受的毒性反应。

六、建议

肺癌应当采取综合治疗的原则，即根据患者的机体状况、肿瘤的病理学类型、浸润范围（临床分期）和发展趋向等，采取多学科整合治疗（MDT to HIM，multidisciplinary team to holistic integrative medicine）模式，有计划、合理地应用手术、化疗、放疗和生物靶向等治疗手段，以期达到根治或最大程度控制肿瘤、提高治愈率、改善患者的生活质量、延长患者生存期的目的。

对于不能手术切除的非小细胞癌患者，推荐放疗、化疗联合的治疗手段，根据具体情况可选择同步或序贯放化疗。同步治疗推荐化疗药物为依托泊苷/顺铂或卡铂（EP/EC）与紫杉醇或多西他赛/铂类。对于新发肺癌患者应当建立完整病案和相关资料档案，诊治后定期随访和进行相应检查。具体检查方法包括病史、体检、血液学检查、影像学检查、内镜检查等，旨在监测疾病复发或治疗相关不良反应、评估生活质量等。随访频率为治疗后 2 年内每 3～6 个月随访 1 次，2～5 年内每 6 个月随访 1 次，5 年后每年随访 1 次。

案例分析 19－1 主诉：男性，62 岁，因“持续性咳嗽、痰中带血 3 个月，加重伴胸痛、消瘦 1 个月”就诊。现病史：患者 3 个月前无明显诱因出现干咳，逐渐加重，偶有痰中带血丝，未重视。近 1 个月咳嗽加剧，伴右侧胸痛（钝痛，活动后加重），体重下降约 10 公斤，乏力明显。无发热、盗汗。既往史：吸烟 30 年，每日 20 支；高血压病史 5 年，规律服药控制。个人史：长期从事建筑行业（接触石棉史不详）。家族史：父亲患肺癌去世。体格检查：T 36.8℃，P 88 次/分，R 20 次/分，BP 130/85mmHg；右侧锁骨上触及一枚质硬、无痛性淋巴结（约 1.5cm）。

右肺呼吸音稍减弱，余无特殊；辅助检查：①胸部 CT：右肺上叶见一 3.5cm×3.0cm 不规则肿块，边缘毛刺，伴分叶征，右肺门淋巴结肿大。②支气管镜活检：病理示中分化腺癌，免疫组化提示 TTF-1（+），PD-L1 表达阳性（TPS 50%）。③基因检测：EGFR 21 号外显子 L858R 突变阳性。④脑部 MRI：右侧额叶见一 1.0cm 转移灶。⑤肿瘤标志物：CEA 35.2ng/ml（正常 < 5ng/ml）。

1. 该患者的临床诊断是什么？诊断依据有哪些？
2. 需与哪些疾病进行鉴别诊断？如何鉴别？
3. 针对该患者，首选的治疗方案是什么？并说明理由。

答案解析

第三节 乳腺癌

一、概述

乳腺癌是最常见的女性恶性肿瘤之一，发病率位居女性恶性肿瘤的首位，严重危害全球女性的身心健康。乳腺癌需要手术、放疗、化疗、内分泌治疗等综合治疗，单纯用某一种治疗手段可能达不到预期疗效，会使生存率大大下降。目前，通过采用综合治疗手段，乳腺癌已成为疗效最佳的实体肿瘤之一。

乳腺癌的发病机制至今尚不十分清楚，目前认为乳腺癌的发生与生育及内分泌等因素有关。乳腺是多种内分泌激素的靶器官，如雌激素、孕激素、泌乳激素，其中雌酮及雌二醇对乳腺癌的发病有直接关系。乳腺癌的发病年龄20岁以前较少，20岁以后发病率迅速上升，45～50岁发病率较高，绝经后发病率继续上升，这可能与年老者雌酮含量提高有关。目前公认的乳腺癌高危因素有：12岁以前月经初潮、50岁以后才闭经、30岁以后生育足月第一胎、产后未曾哺乳、长期摄入高脂肪饮食、超重、有乳腺癌家族史、精神因素等。部分物理因素如胸部放射线照射，也会增加患病风险。乳腺癌有多种分型方法，常用的病理分型如下。

1. 非浸润性癌 包括导管内癌（癌细胞未突破导管壁基膜）、小叶原位癌（癌细胞未突破末梢乳管或腺泡基膜），预后较好。

2. 早期浸润性癌 包括早期浸润性导管癌（癌细胞突破管壁基膜，开始向间质浸润）、早期浸润性小叶癌（癌细胞突破末梢乳管或腺泡基膜，开始向间质浸润，但仍局限于小叶内）。此型仍属早期，预后不如非浸润性癌，但比浸润性癌好。

3. 浸润性特殊型癌 包括乳头状癌、髓样癌（伴有大量淋巴细胞浸润）、小管癌（高分化腺癌）、腺样囊性癌、黏液腺癌、大汗腺样癌、鳞状细胞癌。此型分化一般较高，预后尚好。

4. 浸润性非特殊型癌 包括浸润性小叶癌、浸润性导管癌、硬癌、髓样癌（无大量淋巴细胞浸润）、单纯癌、腺癌等。此型一般分化低，预后较上述类型差，且是乳腺癌中最常见的类型，但判断预后尚需结合疾病分期等因素。

二、诊断要点

早期乳腺癌不具备典型症状和体征，不易引起患者重视，常通过体检或乳腺癌筛查发现。乳腺癌的典型体征，多在癌症中期和晚期出现。

1. 乳腺肿块 80%的乳腺癌患者以乳腺肿块为首诊体征；患者常无意中发现肿块，多为单发、质硬、边缘不规则、表面欠光滑；大多数乳腺癌为无痛性肿块，仅少数伴有不同程度的隐痛或刺痛。

2. 乳头溢液 非妊娠期从乳头流出血液、浆液、乳汁、脓液，或停止哺乳半年以上仍有乳汁流出者，称为乳头溢液。引起乳头溢液的原因很多，常见的疾病有导管内乳头状瘤、乳腺增生、乳腺导管扩张症和乳腺癌。单侧单孔的血性溢液应进一步行乳管镜检查，若伴有乳腺肿块更应重视。

3. 皮肤改变 乳腺癌引起皮肤改变可出现多种体征，最常见的是肿瘤侵犯乳房悬韧带（Cooper's 韧带）后与皮肤粘连，出现酒窝征。若癌细胞阻塞了真皮淋巴管，则会出现橘皮样改变。乳腺癌晚期，癌细胞沿淋巴管、腺管或纤维组织浸润到皮内并生长，形成皮肤卫星结节。

4. 乳头、乳晕异常 肿瘤位于或接近乳头深部，可引起乳头回缩。肿瘤距乳头较远，乳腺内的大导管受到侵犯而短缩时，也可引起乳头回缩或抬高。乳头乳晕湿疹样癌即佩吉特病，表现为乳头皮肤瘙痒、糜烂、破溃、结痂、脱屑、伴灼痛，甚至乳头回缩。

5. 腋窝淋巴结肿大 隐匿性乳腺癌乳腺体检摸不到肿块，常以腋窝淋巴结肿大为首发症状。医院收治的乳腺癌患者1/3以上有腋窝淋巴结转移。初期可出现同侧腋窝淋巴结肿大，肿大的淋巴结质硬、散在、可推动。随着病情发展，淋巴结逐渐融合，并与皮肤和周围组织粘连、固定。晚期可在锁骨上和对侧腋窝摸到转移的淋巴结。

三、辅助检查

（一）乳腺钼靶X线检查

乳腺疾病的最基本检查方法，在检出钙化方面，具有其他影像学方法无可替代的优势，但对致密型乳腺、近胸壁肿块的显示不佳，且有放射性损害，对年轻女性患者不作为首选检查方法。

1. 乳腺癌钼靶的直接征象 ①单纯钙化最易出现在导管原位癌，钙化的形成是肿瘤细胞坏死、脱屑和钙盐沉积所致。钙化灶的表现分为三种：线状、短杆状，泥沙样，成丛成簇样钙化。线状或泥沙样钙化的密度、形态和大小多不均质，丛状及簇状钙化多呈圆形、不规则形或从乳头向深部走向的V形。②单纯肿块改变最常见，大多见于黏液腺癌、髓样癌和浸润性导管癌，肿块多为不规则形，浸润边缘、星芒状边缘及小分叶状边缘被认为是恶性征象。如果X线片上所测量的肿块小于临床所扪及的肿块，也是诊断乳腺癌的有力证据。③肿块伴钙化常位于肿块中、边缘或周围，钙化灶多为泥沙样或针尖大小。当肿块伴钙化中的钙化颗粒数目多于10枚，或1cm×1cm范围内超过5枚，或钙化灶直径≥3cm时，浸润性导管癌的比例明显增高。④正常乳腺结构扭曲，包括从一点发出的放射状影、局灶性收缩，或者在实质的边缘扭曲，而未见明显肿块。

2. 乳腺癌钼靶的间接征象 间接征象是指乳腺癌周围组织继发性改变所形成的影像。常见间接征象有血管异常增粗、局限性皮肤增厚、漏斗征、恶性晕圈征、Cooper's韧带牛角征等。

（二）超声检查

超声检查能显示出乳腺癌微小状态时的声像特征，具有高度的敏感性和良好的特异性。因其简便易行、灵活直观、无创无辐射等特点，适用于所有疑诊乳腺病变的人群。动态观察包括观察肿块的可压缩性及活动度，其主要表现为：①恶性肿块通常轮廓不整齐，呈分叶状，边缘多粗糙，纵径通常大于横径，无包膜回声，内部回声不均匀，呈实性衰减，肿块后方回声多减弱且不清，侧方声影少见，常有周围组织浸润，彩色多普勒血流图（CDFI）显示肿块内有较丰富的高阻血流。②钙化呈强回声光点或光团，其后方有声影，但对于微小钙化显示有困难。③结构紊乱，表现为腺体增厚，内部呈强弱不等的网格状回声。④导管出现增粗扩张。⑤转移性淋巴结肿大，多表现为单个或多个群集淋巴结，形态不规整，边缘不光滑，被膜断续可见，皮髓质分界不清且回声较低，CDFI显示皮髓质区血流信号丰富。

（三）CT扫描

高分辨率、空间定位准确，可清晰显示乳腺各层的解剖结构，对囊肿、出血和钙化的敏感性高，而增强扫描能提高致密型乳腺中恶性病变的检出率。乳腺癌CT形态特点：①肿块形态学上CT表现与X线相似，但由于CT的空间及密度分辨率高，可发现较小的病变，同时可根据CT值的测量对囊肿、肿块内的脂肪以及出血、坏死进行判断。②钙化与X线表现相似，但对于非常细小的钙化灶显示不及X线钼靶。③乳头内陷及局部皮肤增厚、凹陷。④乳腺后间隙消失及淋巴结增大，能够显示腋窝及胸骨后肿大的淋巴结。

（四）乳腺MRI

乳腺MRI检查的优势在于敏感性高，能显示多病灶、多中心或双侧乳腺癌病灶，并能同时显示肿瘤与胸壁的关系、腋窝淋巴结转移情况等，为制定手术方案提供更可靠的依据；缺点在于特异性中等，假阳性率高，对微小钙化性病变显示不满意，此外，检查时间长、费用昂贵；故不作为首选检查方法。

乳腺MRI形态学上主要表现为形态不规则，呈星芒状或蟹足样，边缘不清或呈毛刺样。T1W1上病变多呈低或中等信号，T2W1 上病变信号强度根据其细胞、纤维成分及含水量不同而异，纤维成分多的病变信号强度低，细胞及含水量多的病变信号强度高，恶性病变内部可有液化、坏死、囊变或纤维化，甚至出血，可在 T2W1 上表现为高、中、低混杂信号。大多数乳腺癌在动态增强 MRI 显示为“速升速降”或“速升－平台－缓降”的强化曲线。良性病变多为“缓升缓降”的表现。

（五）核素显像

目前较常用的 18 氟-脱氧葡萄糖正电子计算机断层扫描（PET），通过检测葡萄糖代谢等指标获得功能和代谢信息，检查乳腺癌原发病灶及转移灶。糖转运蛋白 1 超表达及己糖激酶活性增加，导致^{18}F 标记的氟代脱氧葡萄糖（^{18}F－fluorodeoxyglucose，^{18}F-FDG）浓聚于癌细胞内。不同病理类型、分级及增殖状态的乳腺癌，^{18}F-FDG 标准化摄取值不同：浸润性导管癌明显高于小叶癌，恶性程度高者显著高于恶性程度低者，弥散性生长方式者明显低于边界清晰者，增殖速率慢者低于增殖速率快者。

四、治疗原则

乳腺癌应采用综合治疗的原则，根据肿瘤的生物学行为和患者的身体状况，联合运用多种治疗手段，兼顾局部治疗和全身治疗，以期提高疗效和改善患者的生活质量。

五、药物治疗方案

（一）内分泌治疗

目前主要是基于雌激素受体（ER）的状态来判断是否应该对患者进行内分泌治疗。根据 ER 状态把乳腺癌患者分为三类：内分泌敏感型（ER 表达＞10%），内分泌不确定型，内分泌无反应型。病理学上认为 ER 阳性细胞大于 1%，即判定为 ER 阳性的乳腺癌；而临床上在判定为 ER 阳性的患者体内也存在相当一部分 ER 阴性的细胞。

ER 测定的结果与乳腺癌的疗效有明确关系：①ER 阳性者，内分泌治疗的有效率为 50%～60%，而阴性者有效率低于 10%。同时测定孕酮受体可以更正确地估计内分泌治疗效果，两者皆阳性者有效率可达 77% 以上。受体的含量与疗效的关系是正相关，含量越高，治疗效果亦越好。②受体阴性的细胞常是分化较差的，受体阴性的患者术后易有复发。不论淋巴结有无转移，受体阴性者预后较阳性者差，阳性者如有复发时常向皮肤、软组织或骨转移，而阴性者则向内脏转移。③激素受体的测定目前已用于制定术后辅助治疗的方案。

1. 适应证　适用于晚期、复发性乳腺癌，激素受体阳性者，尤其是绝经后患者，手术到复发间期较长，皮肤、软组织及骨转移者。

2. 绝经前（或闭经后 1 年内）患者的治疗

（1）去势治疗　传统的有效治疗方法是去势术，主要是手术去势，放射去势极少使用。未经选择的病例在应用卵巢切除时的有效率为 30%～40%，而激素受体阳性的病例有效率可达 50%～60%。近年来，出现了药物去势的方法，使用促性腺激素释放素的类似物（LHRHa），如戈舍瑞林（goserelin）3.6mg 肌内注射，每月 1 次，可很快抑制体内雌激素水平，达到药物性“切除”卵巢的作用。

（2）内分泌药物治疗　①丙酸睾酮：100mg，肌内注射，每日 1 次，连用 5 次后，减为每周 3 次，视症状缓解情况及全身反应，可减量使用，持续 4 个月左右；如用药 6 周无效，可停用。②氟羟甲睾酮：与丙酸睾酮相似，但雄激素作用相对较少，口服，剂量 10～30mg/d。③二甲睾酮：睾酮衍生物，作用较丙酸睾酮强 2.5 倍，口服，150～300mg/d。④他莫昔芬：抗雌激素药物，它与癌细胞的 ER 结合，抑制癌细胞的增殖，口服，常用剂量为 10mg，2 次/天。

3. 绝经后（闭经1年以上）患者的治疗

绝经后患者主要以药物治疗为主：①他莫昔芬：10mg，口服，2次/天；他莫昔芬已广泛应用于乳腺癌术后辅助治疗，故其作为一线药物用于绝经后晚期乳腺癌的治疗越来越少。②甲羟孕酮：200～300mg，肌内注射，2次/天。③己烯雌酚：1～2mg，口服，3次/天。④氨鲁米特：第一代芳香化酶抑制剂的代表药物，125mg，口服，4次/天；同时口服氢化可的松25mg，2次/天，或泼尼松5mg，2次/天；一周后氨鲁米特250mg，2次/天，氢化可的松25mg，4次/天，或泼尼松5mg，3次/天。⑤福美坦（formestane）：第二代芳香化酶抑制剂，可用作三苯氧胺治疗乳腺癌失败的替代用药；250mg，肌内注射，每2周1次。⑥来曲唑（ietrozole）：2.5mg，口服，1次/天。⑦阿那曲唑（anastrozole）：1mg，口服，1次/天。⑧依西美坦（exemestane）：2.5mg，口服，1次/天。来曲唑、阿那曲唑、依西美坦均为第三代芳香化酶抑制剂，对芳香化酶的抑制作用更强，具有高度的选择性，不良反应较小。

（二）化学药物治疗

1. 可手术乳腺癌的术后辅助化疗 手术治疗的目的在于使原发肿瘤及区域淋巴结得到最大限度的局部控制，减少局部复发，提高生存率。但是肿瘤切除以后，体内仍存在残余的肿瘤细胞。全身化疗的目的就是根除机体内残余的肿瘤细胞。适应证包括：腋窝淋巴结阳性的绝经前妇女，不论激素受体状态如何，均应进行辅助化疗；腋窝淋巴结阳性的绝经后患者，不论激素受体状态如何，均应进行辅助化疗合并内分泌治疗；腋窝淋巴结阴性的乳腺癌患者，对于肿瘤直径>2.5cm、浸润性小叶癌、脉管瘤栓等的患者应考虑给予化疗。常用化疗方案见表19－1。

表19－1 乳腺癌术后常用化疗方案

给药方案	药物	剂量（mg/m^2）	给药途径	给药时间	疗程
CMF	CTX	600	静脉注射	第1、8天	每4周重复1次，共6个周期
	MTX	40	静脉注射	第1、8天	
	5-FU	600	静脉注射	第1、8天	
CAF	CTX	500	静脉注射	第1、8天	每3周重复1次，共6个周期
	ADM	50	静脉注射	第1天	
	5-FU	500	静脉滴注	第1、8天	
AC	ADM	60	静脉注射	第1天	每3周重复1次，共6个周期
	CTX	600	静脉注射	第1天	
TAC	TXT	75	静脉注射	第1天	21天为一周期，4～6个周期为一疗程
	ADM	50	静脉注射	第1天	
	CTX	500	静脉注射	第1天	
AT	ADM	40～50	静脉注射	第1天	21天为一周期，3～4个周期为一疗程
	TAX	135～150	静脉滴注	第3天	
NA	NVB	25	静脉滴注	第1、8天	21天为一周期，3～4个周期为一疗程
	ADM	40～50	静脉注射	第1天	

2. 新辅助化疗 新辅助化疗是为降低肿瘤临床分期，提高切除率和保乳率，在手术或手术加局部放射治疗前，首先进行的全身化疗。适应证一般包括临床Ⅱ、Ⅲ期的乳腺癌患者。常见治疗方案：①以蒽环类为主的化疗方案，如CAF、FAC、AC、CEF和FEC方案（C：环磷酰胺；A：多柔比星，或用同等剂量的吡柔比星；E：表柔比星；F：氟尿嘧啶）。②蒽环类与紫杉类联合方案，如A（E）T、TAC（T：多西他赛）。③蒽环类与紫杉类序贯方案，如AC→P或AC→T（P：紫杉醇）。④其他含蒽环类的化疗方案，如NE（N：长春瑞滨）。新辅助化疗周期数不应少于3～4个。

3. 晚期乳腺癌的化疗　晚期乳腺癌包括复发和转移性乳腺癌，是不可治愈的疾病。晚期乳腺癌的治疗目的是控制疾病发展和改善患者生活质量，延长生存期。化疗药物在乳腺癌复发转移的治疗中占有非常重要的地位。适应证：①病变发展迅速；②内脏转移，如肝、肺广泛转移，皮肤受侵伴淋巴管转移或脑转移；③DFS＜2年；④既往内分泌治疗无效。常见用药方案包括单一用药和联合化疗。单一用药：①阿霉素40～50mg/m²，静脉注射，每3周1次。②紫杉醇135～200mg/m²，静脉滴注，每3周1次。③表柔比星60～90mg/m²，静脉注射，每3周1次。④卡培他滨2500mg/m²，口服，2次/天，连用2周，休息1周为1周期。⑤多西他赛75mg/m²，静脉注射，每3周1次。⑥酒石酸长春瑞滨注射液25～30mg/m²静脉注射，每1周1次。联合化疗：作为晚期乳腺癌的一线治疗，联合化疗的有效率为45%～80%。除上述CMF、CAF、AC、AT、NA方案外，其他治疗方案见表19－2。

表19－2　晚期乳腺癌的化疗方案

给药方案	药物	剂量（mg/m²）	给药途径	给药时间	备注
CAP	CTX	500	静脉注射	第1、8天	21天一周期，3～4周期为一疗程
	ADM	40	静脉注射	第1天	
	DDP	40～50	静脉滴注	第3～5天	
TP	TAX	135～150	静脉滴注	第1天	21天一周期，3～4周期为一疗程
	PDD	80～100	静脉滴注	第3天	

（三）分子靶向治疗

目前用于乳腺癌临床治疗的、有确切疗效的、分子靶向治疗的药物主要有两类，一类是针对HER-2阳性的分子靶向治疗药物；另一类是针对血管内皮生长因子（VEGF）的靶向治疗药物。

1. 针对HER-2阳性的分子靶向治疗药物　包括曲妥珠单抗和拉帕替尼。正常乳腺细胞不表达HER-2（即HER-2阴性），但在20%～30%的乳腺癌患者中HER-2是阳性的，即乳腺肿瘤细胞中HER-2有异常的、过度的高表达。HER-2阳性的肿瘤细胞对化疗不敏感，抑制细胞凋亡，促进肿瘤细胞存活和肿瘤新生血管生成，增强肿瘤细胞的侵袭力等。因此，HER-2阳性可提高乳腺癌细胞的转移潜能，从而使HER-2阳性的乳腺癌患者更容易复发和转移。曲妥珠单抗，人源化单克隆抗体，针对HER-2基因表达的蛋白质产物，能够和HER-2基因表达的蛋白质特异性结合并灭活使其不起作用，主要用于HER-2阳性的乳腺癌，既可以用于转移性乳腺癌的治疗，又可用于乳腺癌手术后的辅助治疗及术前的新辅助治疗。拉帕替尼，用于HER-2过度表达的晚期乳腺癌的治疗。

2. 针对血管内皮生长因子（VEGF）的靶向治疗药物　贝伐珠单抗，针对血管内皮生长因子A（VEGR-A）亚型的重组人源化单克隆抗体，对经多程化疗的转移性乳腺癌有效。晚期乳腺癌患者，贝伐珠单抗联合紫杉醇的疗效显著优于单用紫杉醇。

3. 针对表皮生长因子受体（EGFR）酪氨酸激酶的靶向治疗药物　吉非替尼、厄洛替尼、西妥昔单抗（IMC-225），在非小细胞肺癌、肠癌等肿瘤的治疗中取得了令人瞩目的疗效，这些药物在乳腺癌的实验室研究中显示出一定的抑制乳腺癌细胞生长的作用，但临床研究尚未表现出令人满意的疗效。

4. 针对西罗莫司靶蛋白（mTOR）信号通路的靶向治疗药物　mTOR是一种丝氨酸/苏氨酸激酶，在细胞生长、增殖、代谢和存活中起关键作用。mTOR信号通路通过整合营养、能量和生长因子信号，调控细胞的生理过程。依维莫司（everolimus）常与内分泌治疗联合使用，用于HR阳性、HER-2阴性的晚期乳腺癌患者。

六、建议

乳房自我检查有助于早期发现肿瘤。月经来潮后乳腺不受体内激素的影响，此时进行检查较为合适。乳房自检方法如下：①仔细观察两侧乳房有无异常情况，如乳头的位置、大小是否对称，两侧乳头是否处于同一平面，乳头是否有抬高、回缩、凹陷，有无异常分泌物自乳头溢出，乳房皮肤有无凹陷、水肿、结节、红肿、皮疹、橘皮样改变等异常现象，乳晕颜色是否有改变。②上举双臂，两手在头部后面交叉十指，并压向头部，而后双手用力叉腰，把肩部和肘部向前转动，并微向前弯腰，用力挺胸，观察乳房位置有无变化，正常者不论是两手下垂、叉腰、上举，双侧乳房的位置都应该是对称的。③抬起左臂，右手三指或四指并拢，放在左乳处，使用手指肚做画圈运动，轻触摸发现异常之后，可改深触摸。完成上述步骤后，再用手轻轻按压乳晕部，并注意捏挤乳头时有无溢液，注意不要遗漏腋窝下部及腋窝与乳房之间部位的检查。除自检外，30 岁以上女性，应每年进行系统的检查；40 岁以上妇女，每半年检查 1 次，以便及早发现病变。

案例分析 19-2 患者，女性，68 岁。2023 年 9 月无意中发现左乳肿物，约“花生米”大小，无疼痛，未予重视。2024 年 2 月，肿物逐渐增大，伴局部皮肤红肿及触痛，无乳头溢液或凹陷。2024 年 4 月 10 日于当地医院行乳腺超声及影像学检查，结果显示：乳腺超声，左侧乳腺实质性占位（9～10 点钟，大小约 3.2cm×2.0cm，边界不清，形态不规则，内部血流丰富）；腋窝淋巴结，左侧腋窝多发肿大淋巴结，最大者约 2.5cm×1.8cm，共检出 5 枚转移性淋巴结（N2）；全身评估，胸部 CT 及骨扫描未见远处转移（M0）。2024 年 4 月 20 日行超声引导下穿刺活检，病理回报：（乳腺）浸润性导管癌；（腋窝淋巴结）5/12 枚见癌转移；免疫组化结果，雌激素受体（ER）阴性；孕激素受体（PR），阴性；HER-2，3+（强阳性）；Ki-67，40%+。临床诊断：乳腺癌，T2N2M0ⅢA 期；分子分型，HR 阴性，HER-2 阳性。

1. 该患者存在哪些高危因素？
2. 患者适宜采用何种治疗方案？

答案解析

第四节 原发性肝癌

一、概述

肝癌分为原发性肝癌（primary liver cancer）和转移性肝癌，前者是由细胞或肝内胆管上皮细胞发生的恶性肿瘤，后者指来自其他器官的转移癌。原发性肝癌（以下简称肝癌）是临床上最常见的恶性肿瘤之一，组织学可以分为 3 类，即肝细胞性肝癌、胆管细胞性肝癌、混合细胞性肝癌。我国每年新诊断的肝癌患者超过 62.6 万人，居于恶性肿瘤的第五位；每年死亡人数接近 60 万，死亡率在消化系统恶性肿瘤中排第 3 位，男性高于女性，约（2～5）∶1，发病年龄以 40～49 岁为多，高发于江苏、福建、广东、广西等东南沿海地区。在世界范围内，肝癌也是常见的恶性肿瘤之一，高发于东南亚、非洲、日本、法国、意大利等地区，发病率逐年增长，其发病与肝硬化、病毒性肝炎、黄曲霉素等致癌物质有关。

二、诊断要点

早期肝癌患者无症状，体格检查亦缺乏肿瘤本身的体征，此期也称为亚临床肝癌。若出现肝癌相关症状，就诊者其病程大多已进入中晚期。因此，了解和掌握肿瘤患者的体征和症状，对于肿瘤的早期发现和治疗以及提高疗效、防止转移、延长生存期具有十分重要的意义。

1. 早期症状 肝癌从第一个癌细胞形成发展到自觉症状，大约需要2年时间，在此期间，患者可无任何症状或体征，少数患者会出现食欲缺乏，上腹闷胀、乏力等，有些患者可能轻度肝肿大。

（1）曾有肝炎和肝硬化病史，病情稳定多年，没有发冷发热，而突发肝区及胆区闷痛或剧痛。

（2）30岁以上的成年人，右上腹部及上腹部可扪及包块，质地硬，表面不平，且连续观察增大趋势明显，而患者却没有明显不适者。

（3）口干、烦躁、失眠、牙龈及鼻腔出血，伴有上腹部胀满，肝区不适者。

（4）全身关节酸痛，尤以腰背部为最明显，伴有厌食、烦躁、肝区不适，以抗风湿治疗，效果不佳者。

（5）反复腹泻伴有消化不良和腹胀，按胃肠炎治疗效果不明显或不能根治，并有肝区闷痛，逐渐消瘦者。

2. 中、晚期症状 肝癌的典型症状和体征一般出现在中、晚期，主要有肝痛、乏力、消瘦、黄疸、腹水等。

（1）肝区疼痛 最常见的症状，间歇持续性钝痛或胀痛，由癌细胞迅速生长使肝包膜绷紧和肿瘤侵犯膈肌所致，可放射至右肩或右背；向右后生长的肿瘤可致右腰疼痛；突然发生剧烈腹痛和腹膜刺激征提示癌结节包膜下出血或腹腔破溃。

（2）消化道症状 食欲缺乏，消化不良，恶心呕吐和腹泻等，因缺乏特异性而易被忽视；晚期少数患者可呈乏力，消瘦，全身衰弱等恶病质状。

（3）发热 一般为低热，偶达39℃或以上，呈持续发热或午后低热或弛张性高热；发热与癌肿（癌症肿块，即恶性肿瘤的病灶）坏死产物吸收有关，癌肿压迫或侵犯胆管可并发胆道感染。

（4）肝增大 中、晚期肝癌的典型体征。肝增大，多有结节或凹凸不平，肝质较硬。

（5）转移灶病症 肿瘤转移之处有相应体征，有时为发现肝癌的首发症状。如转移至肺可引起咳嗽、咯血；转移至胸膜可引起胸痛和血性胸腔积液；癌栓栓塞肺动脉可引起肺梗死，可突然发生严重呼吸困难和胸痛；癌栓阻塞下腔静脉可出现下肢严重水肿，甚至血压下降；癌栓阻塞肝静脉可出现Budd-Chiari综合征，亦可出现下肢水肿；转移至骨可引起局部疼痛或病理性骨折；转移至脊柱或压迫脊髓神经可引起局部疼痛和截瘫等；转移至颅内可出现相应的定位症状和体征，如颅内高压可导致脑疝而突然死亡。

（6）其他全身症状 ①伴癌综合征：由于肿瘤本身代谢异常，进而影响机体而致内分泌或代谢异常方面的症候群，称之为伴癌综合征。以自发性低血糖症、红细胞增多症较常见。自发性低血糖症：10%～30%患者可出现因肝细胞异位而分泌胰岛素或胰岛素样物质，或分泌一种胰岛β细胞刺激因子，或糖原储存过多；亦可因肝癌组织过多消耗葡萄糖所致此症；严重者可致昏迷休克导致死亡，正确判断和及时处理可挽救患者生命。红细胞增多症：2%～10%患者可发生红细胞生成素增加而引起的相关症状。②其他罕见的尚有高脂血症、高钙血症、类癌综合征、性早期和促性腺激素分泌综合征、皮肤卟啉症等。③黄疸：黄疸是部分中晚期肝癌的体征。5%～44%弥漫性肝癌、胆管细胞癌、巨大肝癌可压迫肝胆管或侵犯胆管，导致胆管阻塞，引起阻塞性黄疸。肝细胞癌侵犯胆管可能有以下途径：肿瘤直接浸润进入肝内胆管；癌细胞侵入静脉或淋巴管，逆行侵入肝管；肿瘤细胞沿神经末梢的间隙侵入肝管；肿瘤细胞进入肝内胆管后，继续生长阻塞胆总管或脱落的肿块进入肝外胆管造成填塞。当肿瘤阻塞一侧肝内出现黄疸时，可伴有皮肤瘙痒、大便间歇呈陶土色、食欲缺乏，少数患者可表现为右上腹绞痛、畏寒、发热、黄疸，极个别人出现重症胆管炎的症状。肝癌患者伴发阻塞性黄疸临床并不少见，但其临床表现并无特殊之处，因此临床上误诊率较高，可高达75%。慢性肝病患者出现阻塞性黄疸时，要考虑到肝癌的可能性；部分患者的黄疸也可因肝功能损害所致，此种黄疸经保肝治疗后可以部分缓解，而癌肿所致的黄疸，经保肝治疗无效。

三、辅助检查

1. 病理检查 肝脏占位病灶或者肝外转移灶活检或手术切除组织标本，经病理组织学和（或）细胞学检查诊断为原发性肝癌，此为金标准。

2. 甲胎蛋白（α-fetoprotein，AFP） 当前肝癌诊断、疗效监测、复发预测的常用指标，也可见于肝炎、肝硬化、转移癌。若 AFP 的检测结果 >400μg/L 持续 1 周，或 >200μg/L 持续 8 周，浓度逐渐升高不降，可提示为肝癌。

3. 影像学检查

（1）X 线 右膈高位提示肝癌。

（2）超声（US） 可发现直径 >2cm 的肿瘤。

（3）CT 局灶性边界清晰的密度减低区，可发现直径 >2cm 的肿瘤，同时进行肝动脉造影（CTA）可发现 <1cm 的肿瘤，增强时造影剂快进快出。

（4）数字减影血管造影（DSA） 血管造影选择性腹腔动脉和肝动脉造影可发现 >1cm 的肿瘤，在 CT、B 超不能诊断时才选用，是发现小肝癌的首选方法。

（5）核医学影像学检查 采用放射性核素，有助于对肝癌进行分期和疗效评价，排除血管瘤。

（6）肝穿刺活体组织检查 在超声或 CT 引导下用特制活检针穿刺癌结节，吸取癌组织检查可获病理诊断，是目前获得 2cm 直径以下小肝癌确诊的有效方法。

4. 要点论述

（1）借助肝脏超声显像联合血清 AFP 进行肝癌的早期筛查，建议高危人群至少每隔 6 个月进行 1 次筛查。

（2）动态增强 CT、多参数 MRI 扫描、肝细胞特异性对比剂 Gd-EOB-DTPA 动态增强 MRI 检查以及超声造影是肝脏超声显像和（或）血清 AFP 筛查异常者明确诊断的首选影像学检查方法。

（3）肝癌影像学诊断依据主要根据“快进快出”的强化方式。

（4）肝脏动态增强 MRI 检查是肝癌临床诊断、分期和疗效评价的优选影像手段。

（5）PET/CT 扫描有助于对肝癌进行分期及疗效评价。

（6）血清 AFP 是诊断肝癌和疗效监测常用且重要的指标；对血清 AFP 阴性人群，可以借助 DCP、基于 7 个 microRNA 组合的检测试剂盒、AFP-L3 进行早期诊断。

（7）具有典型肝癌影像学特征的肝占位性病变，符合肝癌临床诊断标准的患者，通常不需要以诊断为目的的肝病灶穿刺活检。

四、处理原则

（一）手术治疗

1. 手术切除 ①患者全身情况和肝功能代偿良好，无肝硬化者，规则性肝切除仍为主要术式；对合并肝硬化的亚临床肝癌或小肝癌，非规则性肝切除是主要术式。②对肿瘤包膜完整者，倾向于非规则性肝切除；对肿瘤包膜不完整者，多考虑较为广泛的切除。③从部位来说，左侧肝癌，以力求根治为原则，尽可能选用规则性半肝切除或左三叶切除；右侧肝癌，既要照顾根治原则，也要考虑安全性，不强求右半肝切除；位于肝中叶，特别是左内叶肿瘤，主要施行非规则性肝切除，特殊情况下施行左半肝或左三叶切除术。

2. 肝移植 目前认为肝移植如用以治疗小肝癌，特别是伴有肝硬化者，疗效较好，优于根治性切除术；特别适用于肝功能失代偿、不适合手术切除及消融治疗的患者。

3. 二期切除　①右叶或肝门区单个大肝癌，包膜较完整，因伴有肝硬化特别是小结节性肝硬化而不能切除者。②右叶大肝癌伴卫星结节，但仅局限于右肝者。③主瘤在右叶或左叶有 1～2 个小的可切除结节者。

（二）消融治疗

1. 适应证　符合中国肝癌分期方案（CNLC）Ⅰa 期及部分Ⅰb 期肝癌（即单个肿瘤、直径≤5cm，或 2～3 个肿瘤、最大直径≤3cm）；无血管、胆管和邻近器官侵犯以及远处转移，肝功能 Child-Pugh A/B 级者；可以获得根治性的治疗效果。对于不适合单纯手术切除的直径 3～7cm 的单发肿瘤或多发肿瘤，可以采用消融联合手术切除或肝动脉插管化疗栓塞术（TACE）治疗，其效果优于单纯的消融治疗。

2. 常用引导方式　超声、CT 和 MRI。

（三）放射治疗

1. 适应证　病理组织学或细胞学证实的原发性肝癌，肝硬化 Child-Pugh 分级为 A 型。

2. 禁忌证　继往有肝脏放疗史，在影像学上无法确认是否为肿瘤，肝外转移或远处转移。

（四）分子靶向药物治疗

靶向治疗具有精确性好、不良反应小等优点。近年来，已发现多种新型分子靶向药物能改善中晚期肝癌患者的预后。肝癌的靶向治疗主要有受体靶点、肽靶点、标志性分子靶点。索拉非尼，第一种被批准用于治疗晚期肝癌的分子靶向药物，是一种口服的多靶点多激酶抑制剂，它可以通过抑制肿瘤细胞的增殖和肿瘤血管的形成而发挥双重抗肿瘤作用。仑伐替尼、多纳非尼用于未接受过全身治疗的不可切除肝癌的一线治疗，仑伐替尼还适用于不可切除的肝功能 Child-Pugh A 级的晚期肝癌患者。瑞戈非尼、仑伐替尼等二线靶向药物，用于接受过索拉非尼治疗的肝癌二线选择。阿帕替尼用于晚期肝细胞癌的二线治疗，单药用于不可耐受的晚期肝癌患者。

（五）化学药物治疗

肝癌全身化疗易耐药，对化疗不敏感。目前主要用于因有门静脉癌栓或有远处转移的患者，有时也用于手术后的辅助化疗。常用的药物有氟尿嘧啶、多柔比星、顺铂、丝裂霉素、塞替派、氟尿嘧啶核苷及替加氟等。

（六）中药治疗

中药治疗应遵循辨证治疗原则，可配合肝动脉化疗栓塞、放射治疗等同时使用，在配合其他治疗期间以健脾理气为主，避免使用活血药物和有毒药物。若单独使用可适当应用有毒中药。中成药推荐使用阿可拉定、华蟾素、艾迪、榄香烯等。另外，槐耳颗粒、华蟾素注射液联合解毒颗粒、慈丹胶囊联合 TACE 可以用于肝癌手术切除后的辅助治疗。

（七）中西医结合治疗

中西医结合治疗可以减少副作用，提高总有效率。多学科、多种治疗手段联合应用是提高肝癌临床疗效的重要方法。以中医与西医、原发病与手术微创、局部与全身、内服与外治、扶正与祛邪相结合，制定最佳的个体化综合治疗方案，才能降低肝癌的死亡率。

（八）抗病毒治疗及其他保肝治疗

对于所有确诊的肝癌患者，应常规筛查乙型肝炎表面抗原（hepatitis B surface antigen，HBsAg）、乙型肝炎表面抗体（hepatitis B surface antibody，HBsAb）和乙型肝炎核心抗体（hepatitis B core antibody，HBcAb）。对于 HBsAg 阳性或 HBcAb 阳性患者，应进一步行血清乙型肝炎病毒（HBV）DNA 定量检测。乙型肝炎病毒相关肝癌患者只要 HBsAg 阳性，无论乙型肝炎病毒 DNA 是否可检测出，均建议给予一线抗病毒治疗。乙型肝炎病毒相关肝癌患者推荐使用一线抗病毒药物恩替卡韦、替诺福韦酯、丙酚替诺福韦或艾米替诺福韦。合并乙型肝炎病毒感染的肝癌患者，口服核苷（酸）类似物抗病毒治疗应始终贯穿治疗的全过程。对于丙型肝炎病毒（HCV）相关肝癌，丙型肝炎病毒 RNA 阳性均建议采用直接抗病毒药物行抗病毒治疗。肝癌患者在自然病程中或治疗过程中可能会伴随肝功能异常，应及时适当地使用具有抗炎、利胆、抗氧化、解毒、肝细胞膜修复保护作用的药物，如异甘草酸镁、甘草酸二铵、复方甘草酸苷等。

五、用药方案

（一）化疗

1. 氟尿嘧啶及其衍生物 氟尿嘧啶（5-fluorouracil，5-FU），在体内转化为氟去氧一磷和氟尿三磷，氟去氧一磷可抑制胸腺嘧啶核苷合成酶，阻断尿嘧啶脱氧核苷转变为胸腺嘧啶脱氧核苷，从而影响 DNA 的合成而具有抗癌作用。静脉注射剂量一般为每日 10～20mg/kg，连用 5～10 日，疗程量 5～7g。静脉滴注剂量一般为每日 300～500mg/m^2，静脉滴注时间不少于 6～8 小时，连用 3～5 日，此量不能用于静脉注射。腹腔内注射，每次 500～600mg/m^2，每周一次，2～4 次为一疗程。

2. 多柔比星及其衍生物 多柔比星（doxorubicin，ADM），蒽环类糖苷抗生素，能嵌入 DNA 的双螺旋结构内阻断 RNA 聚合酶，从而抑制 RNA 的合成，对增殖期内的肿瘤细胞皆有杀伤作用。静脉注射，每次 60～75mg/m^2，3 周 1 次，连续 3 天，间隔 3 周再给药。目前认为每疗程总量不宜超过 450～550mg/m^2，以免发生严重心脏毒性。

3. 顺铂及其衍生物 顺铂（cisplatin，DDP），可与 DNA 双螺旋结构上的碱基形成交叉联结，影响 DNA 的模板功能，抑制 DNA 和 RNA 的合成。DDP 经静脉注射后在肝脏中的分布仅次于肾脏，故可用于治疗肝癌。成人常规剂量每日 20mg/m^2，溶于 500ml 0.9% 氯化钠注射液中，静脉滴注，连用 5 天，或每日 30mg/m^2，连用 3 日，间隔 3～4 周可重复给药。腹腔内注射，每次 30～60mg，7～10 天 1 次。

4. 吉西他滨 吉西他滨（gemcitabine，GEM），阿糖胞苷衍生物，作用于 DNA 合成的 S 期，为细胞周期特异性药物。成人使用本品推荐剂量为 1000mg/m^2，静脉滴注 30 分钟，每周 1 次，连续 3 周，随后休息 1 周，每 4 周重复 1 次，依据患者的毒性反应相应减少剂量。

5. 丝裂霉素 C 丝裂霉素 C（mitogycin C，MMC），细胞周期非特异性药物，能共价结合到 DNA 上并和 DNA 交叉联结，以破坏 DNA 的结构周期非特异性，对 G1 早期及 S 期尤为敏感，因此有类似烷化剂的抗肝癌作用。依给药途径不同，用药剂量如下。①静脉注射：成人每次 4～6mg，用注射用水或等渗盐水 10～20ml 溶解，每周 1～2 次，40～60mg 为 1 疗程；还可采用 10～30mg，每 2～3 周 1 次；也可将药物溶于等渗盐水 200ml 中静脉滴注（在 1 小时内滴完）。②腔内注射：尽量抽尽积液后注入 4～10mg，每 5～7 天一次，4～6次为 1 疗程，也可作膀胱内灌注。③口服：每日 2～6mg，总量 100～150mg 为 1 疗程。

6. 长春瑞滨 长春瑞滨（vinorelbine，NVB），结构是长春新碱母环，而不同于其他长春新碱类药物的结构变化，故有独特的抗癌作用。单药治疗：25～30mg/m^2，第 1、8、15 日，静脉注射，每 21 天重复。

其他常用于治疗肝癌的化疗药物尚有长春新碱、羟基喜树碱、塞替派、喜树碱、博来霉素、甲氨蝶呤、紫杉醇等。

（二）免疫治疗

阿替利珠单抗（atezolizumab）作为程序性细胞死亡配体（PD-L1）阻断剂，能与肿瘤细胞上的 PD-L1 结合，并阻断其与 T 细胞及抗原递呈细胞 PD-1 的相互作用，从而解除 PD-1 介导的免疫抑制，促进 T 细胞攻击肿瘤细胞。阿替利珠单抗的用法是固定剂量 1200mg，通过静脉注射给药，首次给药至少持续 60 分钟，若首次输注患者耐受性良好，后续可至少 30 分钟。

贝伐珠单抗（bevacizumab）是一种人源化单克隆抗体，主要通过抑制血管内皮生长因子（VEGF）发挥作用。VEGF是一种促进血管生成的关键因子，贝伐单抗通过与VEGF结合，阻止其与VEGF受体结合，从而抑制肿瘤的新生血管生成。贝伐珠单抗的常用剂量为5mg/kg或10mg/kg，静脉注射，通常在每2周或每3周给药一次。

度伐利尤单抗（durvalumab）是一种全人源单克隆免疫球蛋白G1-kappa（IgG1κ）抗体，选择性地阻断PD-L1与PD-1和CD_{80}（B7.1）的相互作用，不会引发抗体依赖性细胞介导的细胞毒性（ADCC）。通过阻断PD-L1/PD-1和PD-L1/CD_{80}的相互作用，度伐利尤单抗可增强免疫系统的抗肿瘤反应，促进T细胞的激活。推荐剂量为每公斤体重10mg度伐利尤单抗，每两周以静脉输注方式给药，输注时间为60分钟。

（三）靶向治疗

乐伐替尼（lenvatinib）通过抑制多种受体酪氨酸激酶的活性，包括血管内皮生长因子受体（VEGFR1、VEGFR2、VEGFR3）、成纤维细胞生长因子受体（FGFR1、FGFR2、FGFR3、FGFR4）、血小板衍生生长因子受体α（PDGFRα）、REarranged during transfection（RET）和stem cell factor receptor（KIT）。这些受体在肿瘤的血管生成、细胞增殖和癌细胞存活中起着关键作用。对于体重＜60kg的患者，本品推荐日剂量为8mg（2粒4mg胶囊），每日1次，口服；对于体重≥60kg的患者，本品推荐日剂量为12mg（3粒4mg胶囊），每日1次，口服。应持续治疗至疾病进展或出现不可耐受的毒性反应。

索拉非尼（sorafenib）是一种新型多靶点抗肿瘤药物，可同时作用于肿瘤细胞和肿瘤血管。它具有双重的抗肿瘤作用：既可通过阻断由RAF/MEK/ERK介导的细胞信号传导通路而直接抑制肿瘤细胞的增殖，还可通过抑制VEGFR和血小板衍生生长因子（PDGF）受体而阻断肿瘤新生血管的形成，间接地抑制肿瘤细胞的生长。推荐服用索拉非尼为每次0.4g（2×0.2g），每日2次，口服，空腹或伴低脂、中脂饮食服用。

六、建议

对于大多数不适合局部治疗的肝细胞癌患者，全身化疗仍是一种积极的治疗方法。铂类、喜树碱类、氟尿嘧啶类和吉西他滨是近年全身化疗的主要用药，在控制病情发展、延长生存期方面已取得一定疗效，但仍需进行随机、对照、大规模、多中心的临床试验确证。联合化疗被推荐用于一般情况良好、肝功能处于代偿期的患者。传统方案多以蒽环类、氟尿嘧啶和顺铂为基础，客观疗效较单药有明显提高，一般为15%～35%，中位生存期≥6个月，缺点是毒副作用较大。新一代方案多含奥沙利铂、吉西他滨、卡培他滨等，其疗效与传统方案相似或略高，但患者耐受性良好。

案例分析19-3 患者，男性，48岁，职业：渔民（长期接触潮湿环境，无化学毒物暴露史）。主诉：间断性右上腹胀痛2个月，加重伴消瘦1周。现病史：2个月前无明显诱因出现右上腹胀痛，呈持续性钝痛，进食后加重，无放射痛，自行服用“奥美拉唑”无效。1个月前出现食欲减退，每日进食量减少50%，体重下降约6kg（从70kg降至64kg）。1周前疼痛加剧，夜间难以平卧，伴轻度皮肤黄染及双下肢水肿，无呕血、黑便，无意识障碍。外院超声提示“肝右叶占位，大量腹水”，为进一步诊治转至我院。既往历与个人史：肝炎病史：发现HBsAg阳性20年，未规律抗病毒治疗（偶服恩替卡韦，依从性差）。5年前诊断为“乙肝肝硬化代偿期”，未定期随访。家族史：父亲52岁时因“肝癌破裂出血”去世；母亲患“慢性乙型肝炎”。个人史：长期每日饮用白酒约100g（持续30年），已戒酒1年；吸烟20支/日×30年，未戒烟。饮食偏咸，喜食腌渍海鲜。体格检查：一般情况，意识清醒，精神萎靡，BMI 18.5kg/m^2（身高170cm，体重64kg）。皮肤巩膜中度黄染（目测胆红素≈50μmol/L），胸前区可见3枚蜘蛛痣，肝掌阳性。腹部查体：腹膨隆，腹壁静脉曲张（血流方向脐上向上、脐下向下），肝肋下3cm可触及，质硬如石，表面结节感，触痛（+）。脾肋下未触及，移动性浊音阳性，肠鸣音3次/分。双下肢凹陷性水肿（至膝关节）。

答案解析

实验室检查及结果如表19－3所示。

表19－3 患者实验室检查

项目	结果	参考范围	项目	结果	参考范围
ALT	85U/L	9～50U/L	AFP-L3	15%	＜10%
AST	110U/L	15～40U/L	DCP	400mAU/ml	＜40mAU/ml
TBIL	45.2μmol/L	5～21μmol/L	HBV-DNA	5.0×10^{3}IU/ml	＜20IU/ml
ALB	28g/L	40～55g/L	血小板计数	65×10^{9}/L	（125～350）$\times10^{9}$/L
PT	18秒（INR 1.8）	11～14秒（INR 0.8～1.2）	血肌酐	88μmol/L	59～104μmol/L
AFP	2500ng/ml	＜7ng/ml			

影像学检查肝脏增强MRI：肝右叶见10cm×8cm肿块，T1WI低信号，T2WI高信号，动脉期不均匀强化，静脉期"快出"，假包膜征（+）。门静脉右支充盈缺损（癌栓形成VP4型），肝门区淋巴结肿大（短径1.5cm）。肝硬化表现，脾脏增大（长径15cm）。腹部超声：肝右叶实性占位，少量腹腔积液（液深6cm）。

最终诊断：1. 原发性肝细胞癌（CNLC Ⅲa期，BCLC－C期）；肝右叶巨块型肝癌（10cm×8cm）；门静脉右支癌栓（VP4型）；肝门淋巴结转移；乙型肝炎肝硬化失代偿期（Child－PughC级，MELD评分18）；慢性乙型肝炎（HBeAg阴性型）；酒精性肝病（非活动期）T：右肺下叶小结节（直径0.8cm），转移待排。

1. 该患者是否符合"阿替利珠单抗+贝伐珠单抗（T+A方案）"的适应证？需排除哪些禁忌证？
2. 若选择靶向治疗，仑伐替尼的起始剂量应如何调整（结合体重和肝功能）？
3. 针对大量腹水，提出3项治疗措施（需注明白蛋白输注剂量、利尿剂用法）。

第五节 胃 癌

一、概述

胃癌（gastric cancer）是全世界常见的恶性肿瘤之一，其发病率、病死率在全世界恶性肿瘤中分别位居第5位、第4位。根据Globocan 2022数据显示，全球新增病例约96.9万例，其中亚洲地区发病率最高，占全球病例的75.7%。中国每年新增胃癌病例约35.9万例，死亡病例约26万例，分别位居中国恶性肿瘤发病率和死亡率的第5位和第3位。胃癌的发病率存在显著的地域、性别和年龄差异，其高发年龄段为60～74岁，且男性发病率高于女性，比例为2∶1～3∶1。在东亚地区如日本、韩国以及中国的部分地区是胃癌的高发区，占全球胃癌发病率的40%以上。胃癌的病因尚未完全阐明，目前认为胃癌的发生是环境因素和机体内在因素相互用的结果。

1. 感染因素 幽门螺杆菌（Hp）与胃癌的发生有密切关系，具有相同的流行病学特点，Hp感染是人类胃癌的Ⅰ类（即肯定的）致癌原。此外，EB病毒和其他感染因素也可能参与胃癌的发生。

2. 环境和饮食因素　胃癌的发病与环境因素有关，最有可能的是饮食中的致癌物质，包括霉制食品、咸菜、烟熏及腌制鱼肉，以及过多摄入食盐。

3. 遗传因素　遗传因素在胃癌病因学中起着重要作用，包括家族性遗传模式和人群遗传模式。

4. 癌前病变和癌前状态　二者统称癌前变化或胃癌前情况。癌前病变指易恶变的全身性和局部的疾病或状态，主要指异型增生；癌前状态指癌前疾病，较易转变为癌组织的病理组织学变化，与胃癌相关的胃良性疾病。胃癌的癌前病变有：①慢性萎缩性胃炎；②胃息肉，增生型者不发生癌，但腺瘤者则能，广基腺瘤型息肉 >2cm 者易癌变；③残胃炎；④恶性贫血胃体有明显萎缩者；⑤少数胃溃疡患者。肠化与不典型增生视为胃癌的癌前状态。

二、诊断要点

（一）症状和体征

1. 主要症状　早期胃癌常无明显症状，随病情发展，可出现上腹部不适、隐痛、食欲减退、恶心、呕吐、黑便等症状。进展期可能出现体重减轻、贫血、胃部疼痛加剧、胃穿孔等症状。极少数脑转移患者以头痛就诊。贲门胃底癌常有胸骨后疼痛和进食梗阻感，胃窦部癌引起幽门梗阻时则出现呕吐宿食。血便和黑便是肿瘤侵犯血管的常见表现，小量出血时大便潜血阳性，大量出血时则表现为呕血及黑便。其他症状包括腹泻、女性月经异常等。

2. 体征　①早期胃癌可无任何体征。②中、晚期胃癌体征中以上腹压痛最常见。1/3 的患者可扪及结节状肿块，坚实而移动，多位于腹部偏右相当于胃窦处，有压痛。胃体肿瘤有时可触及，但在贲门者则不能扪到。③转移性体征：转移到肝脏可使之肿大并可扪到结实结节，腹膜有转移时可发生腹水、出现移动性浊音等。

（二）病理与组织学分型

1. 早期胃癌（early gastric cancer，EGC）的大体类型　①Ⅰ：隆起型；②Ⅱa：表面隆起型；③Ⅱb：平坦型；④Ⅱc：表面凹陷型；⑤Ⅲ：凹陷型。

2. 进展期胃癌（advanced gastric cancer，AGC）的大体类型　①结节隆起型：肿瘤的主体向肠腔内突出；②局限溃疡型：肿瘤深达或贯穿肌层合并溃疡；③浸润溃疡型：肿瘤向肠壁各层弥漫浸润，使局部肠壁增厚，但表面常无明显溃疡或隆起。

3. 组织学类型　①WHO 分类：目前最为常用的胃癌组织学分型方法，主要包括上皮肿瘤、非上皮肿瘤、继发肿瘤等三大类，其中以腺癌最为常见；② Laurén 分类：肠型、弥漫型、混合型、未分型。

三、辅助检查

（一）血清学检查

常用的检测指标包括胃蛋白酶原（PG）、癌胚抗原（CEA）、CA199、AFP、CA724、CA125 等肿瘤标志物。

1. 胃蛋白酶原（PG）　PG Ⅰ 和 PG Ⅱ 的比值（PG Ⅰ/PG Ⅱ）可用于评估胃黏膜的状态。PG Ⅰ ≤ 70μg/L 且 PG Ⅰ/PG Ⅱ ≤3.0 被视为阳性，提示高风险。联合检测胃泌素 17（G-17）可进一步评估胃窦部黏膜萎缩情况。

2. 肿瘤标志物　常用的肿瘤标志物包括 CEA、CA19-9、CA724 等，这些标志物在评估胃癌分期、判断预后及监测疗效等方面发挥一定作用，联合检测可提高诊断灵敏度和特异度。

（二）内镜诊断

胃镜检查是诊断胃癌的金标准，能够直接观察胃黏膜并进行活检。内镜下的超声（EUS）对于判断肿瘤的浸润深度和淋巴结转移具有重要价值。早期胃癌内镜下表现为息肉样隆起、浅表斑块、胃黏膜色泽改变、凹陷或溃疡等。色素内镜可增强病变特征，提高活检准确性。高风险人群推荐联合使用白光胃镜与窄带成像放大胃镜进行筛查。发现可疑病变后，需通过放大内镜结合染色观察进行定性诊断。术前评估包括病变大小、分化类型及浸润深度等。胃癌病灶处的超声内镜（EUS）检查可较准确地判断肿瘤侵犯深度，在评估胃壁及淋巴结转移方面具优势，可作为 CT 检查的重要补充。

（三）影像学检查

包括 CT 与 MRI、PET-CT、上消化道造影等。腹盆增强 CT 为首选，用于检出和判断淋巴结转移及腹膜转移。多层螺旋 CT 是胃癌术前 TNM 分期的首选方法，能够评估胃腔内、胃壁及周围淋巴结的情况。增强 CT 检查有助于提高分期的准确性。MRI 作为 CT 增强禁忌或可疑肝转移时的进一步检查。PET-CT辅助远处转移灶评价，适用于传统影像学检查无法准确判断的病例。X 线造影可辅助判断食管受侵范围。

（四）腹腔镜检查

腹腔镜检查是诊断胃癌腹膜转移的金标准。腹水或腹腔灌洗液细胞学检查是诊断腹腔内游离癌细胞的金标准。腹腔镜检查及术中腹腔灌洗细胞学检测的适应证包括 CT 怀疑腹膜转移和计划进行新辅助治疗且肿瘤分期较晚（cT 3 ~4 或 N +）的患者。

（五）组织学或细胞学检查

通过胃镜活检获取组织样本是确诊胃癌的关键步骤。怀疑发生腹膜转移的患者可对腹水或腹腔冲洗液进行细胞学检查，有条件的可进行循环肿瘤细胞检测。

四、处理原则

（一）内镜治疗

适用于淋巴结转移可能性极低的早期胃癌，包括内镜下黏膜切除术（EMR）和内镜下黏膜剥离术（ESD）。内镜治疗要严格遵循适应证，包括绝对适应证、扩大适应证和相对适应证，见表 19 –4。

表 19 –4　早期胃癌内镜治疗适应证

绝对适应证	扩大适应证	相对适应证
1. 无合并溃疡的分化型黏膜内癌（cT1a）	1. 病灶≤2cm、无溃疡的未分化型黏膜内癌（cT1a）	1. 伴有高危因素的低级别上皮内瘤变患者
2. 病灶大小≤3cm、有溃疡的分化型黏膜内癌（cT1a）	2. 黏膜下浸润深度不超过 500μm、直径≤3cm 的分化型腺癌（cT1b）	2. 病变可疑黏膜下浅层浸润，但内镜下评估困难，内镜切除或外科手术难以决策的患者
3. 胃黏膜高级别上皮内瘤变		3. 适应证以外的早期胃癌，但老龄，一般状况差或者存在外科手术禁忌或拒绝外科手术的患者

内镜下切除的根治度由局部切除程度和淋巴结转移可能性决定，推荐采用 eCura 系统进行评价。eCura A 及 eCura B 者定期随访即可。而 eCura C1 发生淋巴结转移的风险低，可选择再行 ESD 或追加外科切除；当出现在黏膜下浸润部分或断端阳性时，应追加外科切除。对于 eCura C2 者原则上应追加外科切除手术。

（二）外科手术治疗

手术切除是胃癌的主要治疗手段，也是目前治愈胃癌的唯一方法。胃癌手术分为根治性手术与非根治性手术。根治性手术主要包括：标准手术、改良手术和扩大手术；非根治性手术主要包括：姑息手术和减瘤手术。手术应完整的切除肿瘤病灶（切缘≥2cm）、相应的清扫淋巴结和重建消化道；对于

cT1N0M0期患者，根据肿瘤位置，可考虑缩小或功能保留的胃切除术式，如保留幽门胃切除术（pylorus-preserving gastrectomy，PPG）；手术方式依据肿瘤位置及分期选择，适合远端胃大部切除的进展期胃癌可考虑腹腔镜或机器人手术，但仍需要遵循肿瘤及周围组织的整块切除、肿瘤操作非接触原则、足够的切缘、彻底的淋巴结清扫原则。

为缓解患者严重并发症、提高生活质量以及对于无法行根治术者，可选择姑息手术，包括姑息性胃切除术、胃肠吻合短路手术和空肠营养管注入术等，无法耐受手术者可考虑内镜治疗或造口术。减瘤手术主要针对存在不可切除的肝转移或者腹膜转移等非治愈因素，也没有出现肿瘤并发症所进行的胃切除。

（三）药物治疗

药物治疗在胃癌综合治疗中占据核心地位，包括化疗、分子靶向治疗和免疫治疗等。

1. 化疗　分为姑息化疗、辅助化疗、新辅助化疗和转化治疗。

（1）姑息化疗　适用于全身状况良好、主要脏器功能基本正常的无法切除、术后复发转移或姑息性切除术后的患者。系统化疗药物如卡培他滨、顺铂、紫杉醇等；靶向治疗药物如曲妥珠单抗、阿帕替尼等。化疗方案通常为2药联合或3药联合，2药方案如卡培他滨+奥沙利铂（XELOX）、5-氟尿嘧啶+奥沙利铂（FOLFOX））等；3药方案适用于体力状况好的晚期胃癌患者，如表阿霉素+顺铂+5-氟尿嘧啶（ECF）及其衍生方案（EOX、ECX、EOF），多西他赛+顺铂+5-氟尿嘧啶（DCF）及其改良方案（FLOT、DOX、DOS）等。

（2）辅助化疗　适用于D2根治术后病理分期为Ⅱ期及Ⅱ期以上者，推荐氟尿嘧啶类药物联合铂类的2药联合方案，联合化疗不可耐受的患者可以减量或调整为单药，尽量保证治疗周期。Ⅰa期术后不推荐辅助化疗，Ⅰb期术后是否需辅助化疗尚无充分证据，Ⅱ期推荐方案为替吉奥口服至术后1年，或卡培他滨联合奥沙利铂，联合化疗在6个月内完成，单药化疗不宜超过1年。

（3）新辅助化疗　对无远处转移的局部进展期胃癌（T3/4、N+），推荐新辅助化疗，应当采用铂类与氟尿嘧啶类联合的2药方案，或在2药方案基础上联合紫杉类组成3药联合的化疗方案，不宜单药应用。新辅助化疗的时限一般不超过3个月。

（4）转化治疗　对于初始不可切除但不伴有远处转移的局部进展期胃癌患者，可考虑化疗，或同步放化疗，争取肿瘤缩小后转化为可切除。

2. 放疗　放疗指征包括：一般情况好，KPS≥70分或ECOG 0~2分，术前放疗，术后放疗，晚期胃癌姑息减症放疗，局部复发情况。术前放疗：适用于可切除或潜在可切除的局部晚期胃癌，及T3、T4和（或）局部淋巴结转移患者。术后放疗：适应证包括无远处转移、D2手术以下且术后病理为T3、T4和（或）淋巴结转移，以及R1或R2切除术后患者。姑息减症放疗：用于缓解远处转移胃癌患者的症状。术前放疗剂量推荐41.4~45Gy，术后放疗剂量推荐45~50.4Gy，根治性放疗剂量推荐54~60Gy，转移或脑转移放疗剂量可选择30Gy/10f或40Gy/20f或SRS。同步化疗常用氟尿嘧啶类药物。

3. 靶向治疗　对HER2过表达的晚期胃或食管胃结合部腺癌患者，推荐在化疗的基础上，联合使用分子靶向治疗药物曲妥珠单抗。适应人群为既往未接受过针对转移性疾病的一线治疗患者，或既往未接受过抗HER2治疗的二线及以上治疗患者。对于晚期胃或食管胃结合部腺癌患者的三线及以上治疗，若患者一般状况良好，可考虑使用阿帕替尼治疗，但需特别关注患者出血倾向、心脑血管系统基础疾病和肾脏功能。

4. 中医药治疗　对于高龄、体质差、病情严重而无法耐受西医治疗的患者，中医药治疗可以作为辅助的治疗手段，对于早期发现的癌前病变，加以饮食结构、生活方式调整，选择中医药治疗可延缓肿瘤的发生。

（四）介入治疗

介入治疗主要包括针对胃癌、胃癌肝转移、胃癌相关出血以及胃出口梗阻的微创介入治疗，主要包括消融治疗、经导管动脉栓塞（TAE）、经导管动脉栓塞化疗（TACE）或经导管动脉灌注（TAI）等方式。

五、用药方案

（一）辅助化疗

辅助化疗适于 D2 根治术后分期为Ⅱ期及Ⅱ期以上者，推荐氟尿嘧啶类联合铂类方案，并在 6 个月内完成。不可耐受联合方案者，可口服氟尿嘧啶类单药，不宜超过 1 年。对未达到 D2 或 R0 切除者，推荐术后放化疗或多学科整合诊疗，即 MDT to HIM。辅助化疗建议始于术后 4 周，化疗期间合理调整剂量。联合化疗不可耐受的患者可以减量或调整为单药，尽量保证治疗周期。Ⅰa 期术后不推荐辅助化疗，Ⅰb期术后是否需辅助化疗尚无充分证据。Ⅱ期推荐方案为 S-1 单药（口服至术后 1 年），或卡培他滨联合奥沙利铂。对 cT4a/N＋M0 或 cT4b/N×M0 局部进展期胃癌，D2 根治术后 8 个周期的奥沙利铂联合替吉奥（SOX）方案非劣于奥沙利铂联合卡培他滨（XELOX）方案。DS 序贯 S-1 较 S-1 单药进一步改善了Ⅲ期进展期胃癌生存。

对食管-胃结合部腺癌（AEG）推荐新辅助放化疗。对于明确无远处转移的局部 AEG（cT3-4a/N＋），推荐新辅助化疗。方案包括：氟尿嘧啶类联合铂类或多西他赛方案，多西他赛、奥沙利铂、氟尿嘧啶（FLOT）3 药联合方案。对于 cT4bNanyM0，Ⅳa 期建议多学科整合诊疗（MDT to HIM）讨论制定个体化治疗方案。新辅助化疗周期数一般不超过 3 个月。化疗后应及时评估疗效、不良反应，避免增加手术并发症。靶向及免疫治疗在新辅助治疗中均处于临床研究阶段，目前不推荐作为围术期治疗选择。

（二）转化治疗

对于难以实行 R0 手术的晚期病例，可通过转化治疗提高生存率。推荐转化治疗 Yoshida 分型对Ⅳ期胃癌进行临床分类。对胃癌合并腹膜转移者，紫杉醇为主的 3 药化疗是转化治疗的基础。P0CY1 患者，采用腹腔内与全身性联合新辅助化疗（neoadjuvant intraperitoneal and systemic chemotherapy，NIPS）或腹腔热灌注化疗（hyperthermic intraperitoneal chemotherapy，HIPEC）方案，在 CY1 转阴后行 R0 手术可明显延长生存期。P1CY0/1、腹腔镜探查腹膜癌指数（peritoneal cancer index，PCI）≤12 的患者，积极采用 NIPS；治疗后 PCI＜6 者，切除原发病灶并行肿瘤细胞减灭术联合 HIPEC；对转化无效者，给予姑息性化疗或最佳支持治疗。腹腔镜探查 PCI＞12 的患者，应在多学科整合诊疗基础上采取整合治疗方案。对 CY1 等腹膜转移高危者给予预防性区域 HIPEC，可降低腹膜转移复发率，但长期疗效仍有待验证。对胃癌合并肝转移者，推荐术前选用紫杉醇为主的 3 药静脉化疗方案，亦可经肝动脉灌注化疗、射频消融或肝动脉栓塞等多途径整合治疗，R0 切除术后予以全身性治疗。肝切除适应证：①同时/异时性肝转移，无腹膜或其他远处转移等；②肝转移病灶切除后可保留足够肝功能；③肝内转移病灶≤3 处，最大病灶≤4cm，局限于一侧肝叶且未累及大血管。对胃癌合并腹主动脉旁淋巴结转移者，不伴其他非治愈性因素时，采取 SOX 或多西他赛、顺铂、替吉奥联合化疗（DCS 方案）和 D2＋PAND 为主的转化治疗，预期可使生存获益，但需全程多学科整合诊疗讨论。

（三）晚期治疗

晚期治疗又分为一线治疗和二线及后线治疗。一线治疗适用于不可切除或合并远处转移，未接受系统性治疗的胃癌。因化疗联合曲妥珠单抗可有效延长 HER2 阳性者生存，指南推荐晚期 HER2 阳性者一线使用曲妥珠单抗联合化疗；PD-L1 综合阳性评分（combined positive score，CPS）≥5 分者一线使用化疗联合 PD-1 抑制剂免疫治疗；无相关分子标志物者一线使用氟尿嘧啶类药物联合铂类和（或）紫杉醇类药物。晚期胃癌标准治疗时间 4～6 个月，取得疾病控制后在多学科整合诊疗指导下可转行局部治疗。当存在根治性切除可能时，可进行 3 药联合化疗方案，但不良反应发生率也相应增加。对老年、体弱者可减至原剂量 60%，减量后的 2 药治疗方案仍优于单药治疗。

晚期二线及后线治疗适用于初始化疗后出现疾病进展者。HER2 阳性者不推荐续用抗 HER2 治疗，建议再活检明确 HER2 状态；微卫星不稳定者可用 PD-1 抑制剂治疗，其中对高肿瘤突变负荷（TMB）、存在转化治疗机会或单药免疫治疗效果欠佳者可用联合免疫治疗，推荐参加临床研究。部分高微卫星不稳定但 TMB 不高者，需谨慎使用免疫治疗；部分患者存在微卫星稳定但 TMB-H，对免疫治疗效果较为敏感，应重视相关分子检测结果。无相关分子标志物阳性者可行二线化疗，联合抗血管生成药物；后线治疗可试用阿帕替尼、曲氟尿苷替匹嘧啶以及免疫检查点抑制剂治疗。应积极推荐胃癌患者参加临床研究。一线含铂类方案失败的后续治疗可用伊立替康或紫杉醇、白蛋白紫杉醇、多西他赛单药治疗。建议在接受伊立替康治疗前完善 UGT1A1 基因筛查。

六、建议

对于高危人群，如幽门螺杆菌感染者、有胃癌家族史或存在其他胃癌风险因素的人，建议定期通过血清生物标志物检查和内镜筛查等方式进行胃癌筛查。同时进行生活方式的调整，戒烟，控制盐及腌制食品的摄入，规律运动，多食新鲜蔬果。对于无淋巴结转移迹象的早期胃癌，依据肿瘤浸润深度，可考虑采取内镜治疗或外科手术治疗方案，且术后无需追加放疗或化疗措施。至于局部晚期胃癌或伴有淋巴结转移的早期胃癌，则应实施以手术为核心的综合治疗策略。依据肿瘤浸润程度及淋巴结转移状态，可直接选择根治性手术，或先行新辅助化疗后再行根治性手术。对于成功完成根治性手术的局部晚期胃癌患者，其辅助治疗策略（包括辅助化疗，必要时辅以放化疗）需依据术后病理分期来确定。针对复发或转移性胃癌，应采取以药物治疗为主导的综合治疗方法，并在适当时机辅助以姑息性手术、放射治疗、介入治疗及射频治疗等局部治疗手段。同时，亦应积极提供包括疼痛管理、支架安置及营养支持在内的最佳支持性治疗。

案例分析 19-4 患者，男性，53 岁，因“间断上腹胀满、恶心、呕吐 1 年余”入院，1 年前无明显诱因出现上腹胀满不适，伴进食后出现恶心、呕吐，呕吐物为胃内容物，无血凝块及咖啡渣样物，就诊于当地医院，给予“奥美拉唑”口服后上述症状可好转，但反复发作，3 月前出现上述症状加重，无法进食，伴体重下降 40 斤。既往史：否认“高血压、冠心病、糖尿病”等慢性病史，否认“肝炎、结核、痢疾”等传染病史，否认手术外伤输血史，否认药物及食物过敏史。查体：神志清楚，贫血貌，皮肤巩膜未见黄染，浅表淋巴结未触及，双肺呼吸音粗糙，未闻及干湿性啰音，心率 101 次/分，律齐，各瓣膜听诊区未闻及病理性杂音，腹软，无压痛，无反跳痛，肝脾肋下未触及，Murphy 征阴性，肠鸣音正常双下肢无水肿。给予胃镜：1. 胃癌？（结果待病理）；2. 幽门梗阻；3. 胃潴留；4. 反流性食管炎（A 级）。病理：（胃窦）腺癌。

1. 简述该患者胃癌合并幽门梗阻且现无法耐受手术情况下的治疗方案。

2. 如何确定该患者第一周期的化疗方案？

答案解析

第六节　结直肠癌

一、概述

大肠癌是指大肠黏膜上皮在环境或遗传等多种致癌因素作用下发生的恶性病变，预后不良。大肠癌包括结肠癌与直肠癌，是胃肠道常见的恶性肿瘤。2022 年全球新增结直肠癌患者 192.6 万例，死亡 90.4 万例，标化发病率和死亡率分别为 19.7/10 万和 8.9/10 万，占癌症总体发病和死亡的 9.6% 和 9.3%，男性发病率（22.0/10 万）高于女性（15.2/10 万），全性别 0 ~ 74 岁累积发病风险为 2.27%。2022 年中国新发结直肠癌病例 51.71 万例，占全部恶性肿瘤发病的 10.7%；结直肠癌死亡病例 24.00 万例，占全部恶性肿瘤死亡的 9.3%。

近年来我国结直肠癌患者 5 年生存率虽有所提高，但仍处于较低水平，如早期发现早期治疗，将使 5 年生存率显著提高。结直肠癌发病率在世界不同地区差异很大，以北美、大洋洲最高，欧洲居中，亚洲、非洲地区较低。我国结直肠癌的发病率和病死率均保持上升趋势。虽然癌症的诊断率在不断提高，但 70% ~80% 的结直肠癌患者发现时，都已是中晚期；已有 25% 以上的患者出现转移性病灶，其中以肝脏转移最为常见。转移性结直肠癌患者的 5 年生存率低于 5%。

大肠癌好发部位依次为直肠、乙状结肠、盲肠、升结肠、降结肠、横结肠。大肠癌最常见的病理类型为腺癌，此外尚有未分化癌、类癌、小细胞癌等。大肠癌的病因尚未完全清楚，目前认为主要是环境因素与遗传因素综合作用的结果。

（一）环境因素

大肠癌的发病与环境因素，特别是与饮食因素密切相关。高脂肪、低纤维的饮食与结直肠癌的风险增加有关。膳食纤维可以促进肠道蠕动，减少致癌物质与肠黏膜接触的机会，降低结直肠癌的风险。

（二）遗传因素

一些遗传性疾病，如家族性腺瘤性息肉病（familial adenomatous polyposis，FAP）、遗传性非息肉病性结直肠癌（林奇综合征，Lynch syndrome）、黑斑息肉综合征（Peutz-Jeghers syndrome，PJS）、幼年息肉病综合征（Juvenile polyp syndrome，JPS）和 MUTYH 息肉病综合征等，都是结直肠癌的危险因素。林奇综合征患者一生中患结直肠癌的风险高达 70% ~80%，通常在 50 岁之前发病。

（三）其他高危因素

1. 大肠息肉（腺瘤性息肉）　一般认为大部分大肠癌起源于腺瘤，故将腺瘤性息肉看作是癌前病变。

2. 慢性炎症性肠病　患有溃疡性结肠炎或克罗恩病等慢性炎症性肠病的患者，结直肠癌的风险更高，多见于幼年起病、病变范围广而病程长者。

3. 胆囊切除术后　大肠癌发病率增高，这与次级胆酸进入大肠增多有关。

4. 吸烟和饮酒　增加大肠癌的风险，香烟中的致癌物质如多环芳烃等可通过血液循环引发大肠腺瘤，进而增加大肠癌发病率；吸烟量和时间与大肠腺瘤风险成正比。适量饮酒可能对心血管有益，但长期大量饮酒会诱发多种癌症，包括大肠癌。酒精在肝脏、唾液腺体和大肠中转化为乙醛，损伤细胞，降低免疫力，增加大肠癌风险。

5. 肠道菌群失调　可引起大肠癌，大肠微生物与消化道之间的相互作用有助于维持肠道稳态，然而，大肠内菌群的变化可引起大肠的多种疾病，如大肠癌。一些细菌已被鉴定并被怀疑在大肠癌发生中起作用，如牛链球菌、脆弱拟杆菌、粉肠球菌、大肠埃希菌等。

二、诊断要点

大肠癌早期多无症状，随着肿瘤的增大和病情的发展，才显露出症状。常见症状有：①排便习惯改变。②粪便性状改变（变细、血便、黏液便等）。③腹痛或腹部不适。④腹部肿块。⑤肠梗阻相关症状。⑥全身症状：如贫血、消瘦、乏力、低热等，晚期可以出现腰骶部疼痛、黄疸、腹腔积液等。因此，对于大肠癌，首先应做到不漏诊。大肠癌一旦进入晚期，可出现较明显的症状，但有些并非为特异性症状，其与癌肿所在的部位有关。

1. 右侧结肠癌　主要表现为消化不良，乏力，食欲不振，大便习惯改变（如腹泻、便秘或两者交替出现），腹胀，腹痛，腹部压痛，腹部包块，进行性贫血。晚期可能出现发热、消瘦、穿孔和局限性脓肿等并发症。

2. 左侧结肠癌　由于乙状结肠肠腔狭小，且与直肠形成锐角，因而易发生狭窄和进行性肠梗阻，多有顽固性便秘，也可见排便次数增多。由于梗阻多在乙状结肠下段，所以呕吐较轻或无，而腹胀、腹痛、肠鸣及其肠型较明显。癌肿破溃时，可使粪便外染有鲜血或黏液。梗阻近端肠管可因持久性膨胀、缺血、缺氧而形成溃疡，甚至引起穿孔，导致腹腔内出血或脓肿。

3. 直肠癌　主要表现为排便习惯的改变（排便次数增多、粪便变细），带有血液或黏液，伴有里急后重。由于癌肿可侵犯骶丛神经，出现剧痛，累及膀胱或前列腺时可出现尿频、尿痛、尿急、尿血等症状，也可引起肠梗阻。

4. 肛管癌　主要表现为便血及疼痛，排便时疼痛加剧。当癌肿侵犯肛门括约肌时，可有大便失禁。一般按右侧或左侧大肠癌的临床表现，结合相关疾病进行鉴别。右侧大肠癌应注意和肠阿米巴病、肠结核、血吸虫病、阑尾病变、克罗恩病等结合鉴别。左侧大肠癌则需和痔、功能性便秘、慢性细菌性痢疾、血吸虫病、溃疡性结肠炎、克罗恩病、直肠结肠息肉、憩室炎等结合鉴别。结肠镜检查可资鉴别。对于近期出现症状或症状发生改变的年龄较大者，切勿未经检查而轻易诊断为肠易激综合征，以免漏诊大肠癌。

三、辅助检查

1. 粪便隐血试验　至少可检查至距肛门 7～8cm 以内的直肠壁情况。粪便隐血试验对本病的诊断虽无特异性，但方法简便易行，可作为普查筛选手段，也可提供早期诊断的线索。由于大肠癌常因黏膜糜烂溃疡而呈现不同程度的出血，因此可利用本试验监测大肠癌。针对消化道少量出血的诊断有重要价值，一般的大便隐血试验只要消化道内有 2ml 左右的出血就可出现“阳性”。

2. 直肠指检　对疑似结直肠癌者必须常规做直肠指检。患者一般采取膝胸位或左侧屈膝位，详细记录直肠肿瘤大小、形状、质地、占据的时针方位、占肠壁周径的范围、基底部活动度、肿瘤下缘距肛缘及齿状线的距离、肿瘤向肠外浸润状况、与周围器官的关系及有无盆底种植等，同时观察有无指套血染。早期的直肠癌可表现为高出黏膜的小息肉样病灶，指检时必须仔细触摸，避免漏诊。大的病灶均容易触及，表现为大小不一的外生性肿块，也可表现为浸润性狭窄。

3. 乙状结肠镜检查　硬管乙状结肠镜一般可检查至距肛门 20cm 的深度，60cm 纤维乙状结肠镜由于其弯曲性好，不但可观察直肠、乙状结肠，而且有的还可达到降结肠，甚至脾曲结肠。如果纤维乙状结肠镜插到脾曲结肠，73% 的大肠癌可被查出。

4. 电子结肠镜检查　可清晰地观察全部结肠，并可在直视下钳取可疑病变进行病理学检查，有利于早期及微小结肠癌的发现与确诊，进一步提高了诊断的正确率，是大肠癌最重要的检查手段。所有疑似结直肠癌患者均推荐全结肠镜检查，但以下情况除外：①一般状况不佳，难以耐受；②急性腹膜炎、肠穿孔、腹腔内广泛粘连；③肛周或严重肠道感染。由于结肠肠管在检查时可能出现皱缩，因此，内镜所见肿物远侧与肛缘的距离可能存在误差，建议结合 CT、MRI 或钡剂灌肠明确病灶部位。

5. 血清癌胚抗原测定 在大肠癌患者的血清中，可以检测到癌胚抗原（CEA），用放射免疫法检测 CEA，作定量动态观察，对判断大肠癌的手术效果与监测术后复发有一定意义。大多数大肠癌患者血清 CEA 水平常升高，超过 50μg/ml。如果肠癌经手术将肿瘤完全切除后，则血清 CEA 逐渐下降；若复发，又可再度升高。结直肠癌患者在诊断时、治疗前、评价疗效和随访时，必须检测外周血癌胚抗原（CEA）、糖类抗原 19-9（CA19-9）；有肝转移患者建议检测甲胎蛋白（AFP）；疑有腹膜、卵巢转移患者建议检测糖类抗原 125（CA125）。

6. 细胞与组织学诊断 包括脱落细胞学检查和活检组织标本病理检查。肠道脱落细胞学检查，对恶性肿瘤的诊断有较高特异性，方法包括直肠冲洗、肠镜直视下刷取、线网气囊擦取以及病灶处指检涂片法。经巴氏（Papanicolaou）涂片染色后进行光镜检查，发现恶性细胞则有诊断意义，如属可疑恶性或核略大、染色质增多，诊断核异质细胞者，不足以做出最终诊断，应做复查或活组织检查以确诊。活检组织病理检查是最理想的肿瘤诊断方法。建议早期结直肠癌患者通过 KRAS、NRAS、BRAF 基因突变检测，来进行预后和复发风险评估。

7. 其他检查 直肠内超声扫描、MRI、PET-CT、CT 检查，气钡双重 X 线造影不再推荐作为结直肠癌常规检查方法。

四、处理原则

大肠癌治疗的关键，在于早期发现与早期诊断，从而能有根治机会。

1. 外科手术 外科手术是治疗大肠癌的关键方法，适用于局部病变。手术包括：全面探查、肠管切除、淋巴结清扫和整块切除。早期结肠癌可通过内窥镜或局部切除，进展期则需根治性手术。肠梗阻时，可采取切除吻合或造口手术。对于晚期不可切除或不能手术的患者，可进行姑息治疗，如介入、放射治疗、支架植入。

2. 结肠镜下高频电凝切除术 治疗结肠腺瘤癌变和黏膜内早期癌的方法。切除后的息肉需送病理检查，如癌未累及基底部，则可认为治疗完成；如累及基底，需追加手术彻底切除癌组织。对晚期结直肠癌形成的肠梗阻，若患者无法手术，可采用激光疗法作为姑息治疗。

3. 化学药物辅助疗法 由于大肠癌对化疗药物的敏感性一般，化疗通常作为辅助疗法，早期癌根治后一般不需化疗。化疗药物包括：氟尿嘧啶、卡培他滨、奥沙利铂、伊立替康、贝伐珠单抗、西妥昔单抗、帕尼单抗等多种药物，氟尿嘧啶类至今仍是大肠癌化疗的首选药物，常与其他化疗药物联合应用。

4. 放射治疗 用于直肠癌，术前放疗可提高手术切除率和降低术后复发率；术后放疗仅用于手术未达根治或术后局部复发者。但放疗有发生放射性直肠炎的危险。

5. 手术后的肠镜随访 鉴于术后可发生第二处原发大肠癌，术中可能漏掉同时存在的第二处癌，故主张在术后 3～6 个月即行首次结肠镜检查。

6. 饮食调理 直肠癌患者因疾病位置特殊，需特别注意饮食调理，以避免影响治疗效果。术后应均衡饮食，减少高脂高蛋白食物，多摄入易消化的西红柿、绿色蔬菜、胡萝卜和豆制品，待肠道功能恢复后，可适量增加瘦肉、鱼肉等优质蛋白食物。

五、用药方案

1. 单一药物治疗 常用的药物有氟尿嘧啶类、亚硝脲类及丝裂霉素等，但这些药物的疗效有限。

顺铂和卡铂对大肠癌有一定疗效，奥沙利铂、伊立替康、卡培他滨等药物对大肠癌显示出较好的疗效。

2. 联合化疗　为了提高疗效，降低或不增加毒性，减少或延缓耐药性出现，已有不少联合化疗方案用于大肠癌的治疗（表 19－5）。这些方案可以单独使用，或与靶向药物联合应用，如贝伐珠单抗、西妥昔单抗，以提高治疗效果。

表 19－5　大肠癌常见联合化疗方案

给药方案	药物	剂量（mg/m^2）	给药途径	给药时间	备注
De Gramont	CF	200	静脉滴注	第 1，2，15，16 天	每 28 天重复
	5-FU	400	快速静脉滴注	第 1，2，15，16 天	
	5-FU	600	快速静脉滴注	第 1，2，15，16 天	
Folfox4	L-OHP	85	静脉滴注	第 1 天	每 14 天重复
	5-FU	400	快速静脉滴注	第 1，2 天	
	5-FU	600	快速静脉滴注	第 1，2 天	
	CF	200	静脉滴注	第 1，2 天	
Folfox6	L-OHP	100	静脉滴注	第 1，15 天	每 28 天重复
	5-FU	400	快速静脉滴注	第 1，15 天	
	5-FU	600	快速静脉滴注	第 1，15 天	
	CF	400	静脉滴注	第 1，15 天	
Folfini	L-OHP	180	静脉滴注	第 1 天	每 28 天重复
	5-FU	400	快速静脉滴注	第 1，2 天	
	5-FU	600	静脉滴注	第 1，2 天	
	CF	200	静脉滴注	第 1，2 天	
FLO	CF	300	静脉滴注	第 1～5 天	每 21 天重复
	5-FU	750	静脉滴注	第 1～5 天	
	L-OHP	125	静脉滴注	第 1 天	
	L-OHP	300	静脉滴注	第 1，15 天	
OI	CPT-11	80	静脉滴注	第 1，8，15 天	每 21 天重复
	卡培他滨	200	口服	第 1～14 天	
XELOX	L-OHP	70	静脉滴注	第 1，8 天	每 21 天重复

3. 靶向治疗　靶向药物对大肠癌具有一定的效果，代表药物有西妥昔单抗（推荐用于 KRAS、NRAS、BRAF 基因野生型患者），或联合贝伐珠单抗。推荐初始剂量为 $400mg/m^2$，静脉滴注时间 120 分钟，滴速应控制在 5ml/min 以内。维持剂量为一周 $250mg/m^2$，滴注时间不少于 60 分钟。提前给予 H_1 受体拮抗剂，对预防输液反应有一定作用。

六、建议

及早进行 X 线钡剂灌肠或结肠镜检查，提高对结肠癌的警惕性，是早期诊断结肠癌的关键。结肠镜检查能够直接观察到结肠内部的情况，对于发现结肠息肉、炎症、肿物、狭窄等病变非常有效，并且可以在检查过程中进行活检，以明确病变的性质。X 线钡剂灌肠检查也是诊断结直肠癌的一种方法，但主要用于检查结肠的形态，对于结肠梗阻的患者应当谨慎选择。同时，积极防治大肠癌的前期病变，如结肠腺瘤性息肉，尤其是家族性多发性肠息肉病，这些病变有可能发展成结肠癌。对于病程长的溃疡性结肠炎患者，结肠镜随访是必要的，以监测病情变化和早期发现癌变。此外，应避免高脂肪饮食，多摄入富含纤维的食物，并注意保持排便通畅，这些都是预防结肠癌的重要措施。

案例分析 19-5 患者，男性，63 岁。主诉：右半结肠癌综合治疗后近 4 年。初诊情况：患者 2020 年 10 月 21 日因大便习惯改变于南昌县中医院行肠镜检查：结肠癌？2020 年 10 月 23 日于南昌大学第一附属医院肿瘤医学查腹部 CT 示：升结肠肝曲肠壁增厚，考虑结肠癌侵及浆膜、伴周围淋巴结转移可能，双肺多发微小结节。患者偶有黑便，无腹痛、腹胀等，患者自起病来，精神尚可，食欲、睡眠一般。既往史：有糖尿病史 10 余年，口服拜糖平治疗，血糖控制良好，无其他慢性疾病病史和传染病史，个人史、婚育史、家族史无特殊。体格检查：ECOG：0 分，生命体征平稳，H：170cm，W：66kg。初步诊断：cT3N+Mx 进展期右半结肠癌。

1. 请给出该患者第一周期的辅助化疗方案。

2. 治疗结束 3 个月就诊复查，胸全腹部 CT 示：右半结肠癌术后复查，术后一般情况可；两肺多发小结节较前明显增大增多，拟为转移；肝内钙化灶，左肾小囊肿，前列腺钙化；pT3N2aM0 ⅢB 期→Ⅳ期（肺转移性癌）。如何确定该患者第二周期的辅助化疗方案？

答案解析

（宫　建）

书网融合……

本章小结　　微课　　习题

第二十章　常见免疫性疾病药物治疗

PPT

学习目标

1. 通过本章学习，掌握系统性红斑狼疮、风湿性关节炎、强直性脊柱炎的治疗原则和药物治疗方法；熟悉系统性红斑狼疮、风湿性关节炎、强直性脊柱炎常用药物的种类、作用特点和注意事项；了解系统性红斑狼疮、风湿性关节炎、强直性脊柱炎的病因、发病机制和主要临床表现。

2. 具有针对常见自身免疫性疾病制定合理药物治疗方案，并评估疗效和监测不良反应的能力。

3. 树立科学的世界观，培养严谨求实的科学态度，树立服务意识，关爱患者。

第一节　系统性红斑狼疮

一、概述

系统性红斑狼疮（systemic lupus erythematosus，SLE）是一种系统性自身免疫性疾病，以全身多系统多脏器受累、反复的复发与缓解、体内存在大量自身抗体为主要临床特点。流行病学调查显示，我国SLE患病率约为（30～70）/10万，男女患病比为1∶（10～12）。

系统性红斑狼疮病因复杂，尚未完全阐明，目前认为与遗传易感性、性激素水平异常（如雌激素升高）、环境因素（如紫外线暴露、病毒感染）等密切相关。发病机制尚未完全阐明，但与T细胞功能异常、B细胞高度活化、产生多种自身抗体密切相关。病原体、药物等外来抗原引起人体B细胞活化；易感者因免疫耐受性减弱，B细胞通过交叉反应与模拟外来的自身抗原结合，并将抗原呈递给T细胞使之活化；在T细胞活化刺激下，B细胞产生大量不同类型的自身抗体，从而造成大量组织损伤。本病的主要病理改变为炎症反应和血管异常，可以出现在身体任何器官。

系统性红斑狼疮临床症状多样，不同的个体临床症状差异很大。肌肉、骨骼关节痛是最常见的症状之一，常见于指关节、腕关节、膝关节，多数不伴有红肿。约90%的患者在疾病发展进程中表现出不同程度、不同热型的发热和疲倦、乏力、体重减轻等全身症状。在急性发作期，50%的患者可出现少量至中等量的胸膜腔和心包腔积液。几乎所有患者都有肾损伤，但只有75%的患者出现蛋白尿、血尿、管型尿、肾性高血压、肾功能不全等临床症状。

二、诊断要点

目前多采用2012年系统性红斑狼疮国际协作组（SLICC）推荐的系统性红斑狼疮分类标准或2019年欧洲抗风湿病联盟（EULAR）和美国风湿病学会（ACR）联合更新的SLE分类标准（表20－1）。2019年的SLE分类标准对系统性红斑狼疮诊断的敏感性与特异性分别为96%与93%；抗核抗体（ANA）阳性被作为SLE分类诊断的“入围”标准，抗核抗体阴性则不考虑诊断SLE。抗核抗体阳性具体含义是用人喉癌上皮样细胞系（Hep-2）细胞作底物条件下的间接免疫荧光法，现在或曾经至少一次测得 ANA 滴度≥1：80。若患者满足“入围”标准，则可进入附加标准，再依据相关临床表现和免疫学指标的权重进行评分，满足至少一条临床分类标准，同时总评超过 10 分，即可考虑诊断为 SLE。

表 20－1 2019 年 EULAR/ACR 更新的系统性红斑狼疮诊断标准

条目	临床分类标准	得分	条目	临床分类标准	得分
全身状况	不明原因发热＞38.3℃	2 分	浆膜腔	胸腔积液或心包积液	5 分
血液系统	白细胞减少症＜4000/ml	3 分		急性心包炎	6 分
	血小板减少症＜100000/ml	4 分	肌肉骨骼	关节受累	6 分
	溶血性贫血	4 分	肾脏	蛋白尿＞0.5g/24h	4 分
神经系统	谵妄	2 分		肾活检：Ⅱ或Ⅴ型 LN	8 分
	精神异常	3 分		肾活检：Ⅲ或Ⅳ型 LN	10 分
	癫痫	5 分	抗磷脂抗体	中高滴度的抗心磷脂抗体或抗 β2GP1 抗体阳性或狼疮抗凝物阳性（至少间隔 12 周检测 2 次）	2 分
皮肤黏膜	非瘢痕性脱发	2 分			
	口腔溃疡	2 分	补体	低 C3 或低 C4	3 分
	亚急性皮肤狼疮	4 分		低 C3 和低 C4	4 分
	急性皮肤狼疮	6 分	特异抗体	抗 dsDNA 阳性或抗 Smith 阳性	6 分

注：ANA≥1：80 为纳入标准。SLE 分类标准要求至少包括 1 条临床分类标准以及总分≥10 分可诊断；所有的标准，不需要同时发生；在每个记分项，只计算最高分。

三、辅助检查

1. 一般检查 当多系统损伤时，可出现血常规、尿常规、肾功能异常。当疾病活动或控制不满意时，红细胞沉降率显著增快。

2. 自身抗体检查 患者血清中查到自身抗体，用作 SLE 的诊断、判断疾病活动性和临床分型。

（1）抗核抗体谱 包括抗核抗体（ANA）、抗双链 DNA（dsDNA）抗体、抗可提取核抗原（ENA）抗体谱。

（2）抗磷脂抗体 包括抗心磷脂抗体、狼疮抗凝物、梅毒血清试验假阳性等针对不同磷脂成分的自身抗体。

（3）抗组织细胞抗体 有抗红细胞膜抗体、抗血小板相关抗体、抗神经元抗体等。

（4）其他 少数患者可出现类风湿因子和抗中性粒细胞胞浆抗体（ANCA）。

3. 补体 常用的有总补体（CH50）、C3、C4 的检测；C3 低下常提示有 SLE 活动；C4 低下除表示 SLE 活动性外，尚有可能是 SLE 易感性（C4 缺乏）的表现。

4. 狼疮带试验（LBT） 用免疫荧光法检测皮肤的真皮和表皮交界处是否有免疫球蛋白（Ig）沉积带，其阳性率为 50%。

5. 肾病理活检 对狼疮性肾炎的诊断、治疗和预后估计有非常重要的临床价值。

6. X 线及影像学检查 主要用来发现早期器官损害。

四、处理原则 微课

早期、个体化治疗，最大限度地延缓疾病进展，降低器官损害，改善预后。短期目标为：控制疾病活动、改善临床症状，达到临床缓解或可能达到的最低疾病活动度。长期目标为：预防和减少复发，减少药物不良反应，预防和控制疾病所致的器官损害，实现病情长期持续缓解，降低病死率，提高患者的生活质量。一般治疗包括：①劳逸结合，注意休息，保持良好的心态；②避免阳光暴晒和紫外线照射；③避免使用诱发疾病的药物；④及早发现和治疗各种感染。

五、用药方案

（一）糖皮质激素

根据疾病活动及受累器官的类型和严重程度，制定个体化的激素治疗方案，采用控制疾病所需的最低剂量。

1. 轻度活动的 SLE 患者　羟氯喹或非甾体抗炎药（NSAIDs）疗效不佳时，可考虑短期使用小剂量激素（≤10mg/d 泼尼松或等效剂量的其他激素）。

2. 中度活动的 SLE 患者　可使用激素［0.5～1mg/(kg·d) 泼尼松或等效剂量的其他激素］联合免疫抑制剂进行治疗。

3. 重度活动的 SLE 患者　可使用激素［≥1mg/(kg·d) 泼尼松或等效剂量的其他激素］联合免疫抑制剂进行治疗，待病情稳定后，适当调整激素用量。

4. 狼疮危象的 SLE 患者　可使用激素冲击联合免疫抑制剂进行治疗。

临床医师需密切关注 SLE 患者的疾病活动，并根据疾病活动度来调整激素用量，对病情长期稳定的患者，可考虑逐渐减停激素。

糖皮质激素在治疗 SLE 等自身免疫性疾病时具有显著的抗炎和免疫抑制作用，但长期或大剂量使用可能带来如下多种不良反应。

1. 代谢紊乱

（1）血糖升高　糖皮质激素可导致胰岛素抵抗，引发高血糖，甚至诱发糖尿病。长期使用需定期监测血糖，必要时调整降糖药物。

（2）脂肪分布异常　长期使用可能导致向心性肥胖（如“满月脸”“水牛背”），脂肪在面部、腹部和背部堆积。

（3）电解质紊乱　糖皮质激素可导致钠潴留和钾丢失，可能引发水肿和低钾血症。

2. 骨质疏松和骨坏死

（1）骨质疏松　长期使用糖皮质激素会抑制骨形成，增加骨质疏松和骨折的风险。建议患者补充钙剂和维生素 D，必要时使用双膦酸盐等抗骨质疏松药物。

（2）骨坏死　大剂量或长期使用激素可能诱发股骨头坏死，尤其是年轻患者。需定期监测骨密度，必要时进行影像学检查。

3. 感染风险增加　糖皮质激素会抑制免疫系统，增加细菌、病毒、真菌等感染的风险，尤其是机会性感染（如结核、真菌感染等）。需密切监测感染迹象，必要时进行预防性抗感染治疗。

4. 胃肠道不良反应

（1）消化性溃疡　糖皮质激素可能增加胃酸分泌，诱发或加重消化性溃疡，尤其是与 NSAIDs 合用时。建议使用质子泵抑制剂（PPI）或 H_2 受体拮抗剂进行预防。

（2）胃肠道出血　长期使用激素可能增加胃肠道出血的风险，需警惕黑便、呕血等症状。

5. 心血管系统不良反应

（1）高血压　糖皮质激素可导致水钠潴留，增加血压，长期使用可能加重高血压。需定期监测血压，必要时调整降压药物。

（2）动脉粥样硬化　长期使用激素可能加速动脉粥样硬化的进程，增加心血管事件（如心肌梗死、脑卒中）的风险。

6. 精神神经系统不良反应

（1）情绪波动 糖皮质激素可能引发情绪波动、焦虑、抑郁、失眠等精神症状，严重时可能出现精神错乱或精神病。

（2）认知功能下降 长期使用激素可能影响认知功能，尤其是老年患者。

7. 皮肤和软组织不良反应

（1）皮肤变薄和瘀斑 长期使用激素可导致皮肤变薄、毛细血管扩张，容易出现瘀斑和紫纹。

（2）伤口愈合延迟 糖皮质激素可能抑制胶原合成，导致伤口愈合延迟。

8. 眼部不良反应

（1）白内障 长期使用糖皮质激素可能增加白内障的风险，尤其是后囊下型白内障。

（2）青光眼 激素可能升高眼压，诱发或加重青光眼，需定期进行眼科检查。

9. 内分泌系统不良反应

（1）肾上腺皮质功能抑制 长期使用糖皮质激素会抑制下丘脑-垂体-肾上腺轴（HPA 轴），导致肾上腺皮质功能减退。突然停药可能引发肾上腺危象，因此需逐步减量停药。

（2）月经紊乱 女性患者可能出现月经不规律或闭经。

10. 其他不良反应

（1）肌肉萎缩和肌无力 长期使用激素可能导致肌肉萎缩和肌无力，尤其是近端肌群。

（2）儿童生长发育迟缓 儿童长期使用激素可能影响生长发育，需密切监测身高和体重。

（二）免疫抑制剂

1. 环磷酰胺（CTX）冲击治疗 每次 10～16mg/kg＋0.9% 氯化钠溶液 200ml，静脉缓慢注射（不少于1小时）。病情危重者，每2周冲击治疗1次，一般每4周冲击治疗1次，治疗6次后，改为每3个月冲击治疗1次，直到活动静止后1年才能停止冲击治疗。不良反应：胃肠道反应、脱发、肝损害、骨髓抑制等。

2. 硫唑嘌呤 仅用于严重程度中等患者和脏器功能缓慢恶化者。用法：每日 12mg/kg，口服。不良反应：胃肠道反应、肝损害、骨髓抑制等。

3. 环孢素 当大剂量激素加免疫抑制剂治疗 4～12 周，病情仍得不到改善时，加用环孢素每日 5mg/kg，分 2 次口服，服用 3 个月，以后每月减 1mg/kg，至 3mg/kg 进行维持治疗。不良反应：肾功能的影响、多毛症、齿龈增生等。

4. 吗替麦考酚酯（MMF） 用法：1～2g/kg，分 2 次口服。本品对白细胞、肝肾功能影响小。

5. 羟氯喹 对无禁忌的 SLE 患者，推荐长期使用羟氯喹作为基础治疗。用法：0.1～0.2g，每日 2 次，口服。久服后对视力有一定影响。

6. 雷公藤总苷用法 每日 20mg，每日 3 次，口服，1 个月为一个疗程，病情控制后可减量或进行间歇治疗。不良反应：停经、精子减少、胃肠道反应、肝损害、白细胞减少等。

常用免疫抑制剂的适应证、不良反应见表 20－2。

（三）丙种球蛋白

对病情严重且体质极度衰弱和（或）并发全身严重感染者，可采用静脉注射大剂量丙种球蛋白，效果颇佳。用法：0.4g/kg，静脉注射，连用 3～5 天为一个疗程。

（四）生物制剂

1. 贝利尤单抗 一种针对 B 淋巴细胞刺激因子（BLyS，也称为 BAFF）的单克隆抗体，能够抑制 B 细胞的存活和分化，减少自身抗体的产生。贝利尤单抗已被批准用于活动性、自身抗体阳性的 SLE 患者，尤其是对传统治疗反应不佳的患者。能够降低疾病活动度，多项临床试验表明，贝利尤单抗联合标准治疗可显著降低 SLE 患者的疾病活动度；减少激素用量，贝利尤单抗治疗有助于减少糖皮质激素的用量，降低激素相关的不良反应；延长复发时间，贝利尤单抗可延长 SLE 患者的复发时间。常见不良反应为感染、头痛和恶心。

表 20－2　不同免疫抑制剂的适应证、优势及常见与重要不良反应

免疫抑制剂	主要适用人群	优势	常见与重要不良反应
霉酚酸酯	中重度 SLE 患者、狼疮肾炎（Ⅲ/Ⅳ型）诱导治疗首选药物	中重度狼疮肾类患者，霉酚酸酯为诱导期和维持期的有效治疗，能降低复发率	最常见的不良反应为胃肠道不适，一些患者会发生感染、骨髓抑制与肝脏损害，由于具有一定的致畸性，因此至少在停用 6 周后方可尝试妊娠
环磷酰胺	中重度狼疮肾炎、神经精神狼疮和 SLE 伴免疫性血小板减少症等	中重度狼疮肾炎患者诱导期和维持期治疗均有效，是治疗 SLE 神经系统和血液系统受累的有效免疫抑制剂	常见不良反应为胃肠道不适，如恶心、呕吐等，肝脏损害、骨髓抑制是主要的不良反应，长期大剂量使用会增加发生肿瘤的危险，具有明显的生殖毒性和致畸性，建议妊娠前 1～3 个月停用；长期使用需警惕出血性膀胱炎（建议联用美司钠）及远期恶性肿瘤风险
来氟米特	增殖性狼疮肾炎	对一些增殖性狼疮肾炎有效，耐受性较好	来氟米特会引起肝脏损害、高血压，白细胞减少症、感染及一些并发症，由于有致畸作用，故建议药物完全洗脱后方可尝试妊娠
甲氨蝶呤	轻中度非肾脏受累的 SLE 患者	在改善 SLE 患者皮肤，关节炎症和整体情况方面具有较好的疗效	最主要不良反应为胃肠道不适，如恶心、呕吐等，血液系统异常如贫血，白细胞减少与肝脏损害较常见，由于有致畸作用，故建议妊娠前 1～3 个月停用
他克莫司	增殖性狼疮肾炎、难治性狼疮肾炎和 SLE 伴免疫性血小板减少症等	狼疮肾炎的诱导期和维持期治疗均有效，能降低复发率，可用于治疗难治性狼疮肾炎，尤其是以蛋白尿为突出表现者；与其他免疫抑制制或糖皮质激素比，引起严重感染的风险较低	常见不良反应为胃肠道不适，一些患者会出现肾脏、肝脏损害；肝功能受损者需减少他克莫司用量，用药期间应监测肾毒性、血糖和血压
环孢素	狼疮肾炎和 SLE 伴免疫性血小板减少症	环孢素与其他免疫抑制剂联合可用于治疗标准治疗无效的狼疮肾炎，可缓解血液系统损害	主要不良反应为肾功能损害、血压升高与感染
硫唑嘌呤	中度 SLE 患者	SLE 的维持期治疗。孕期安全性较高，且严重感染发生率较低	主要不良反应为骨髓抑制与肝脏损害，需检测硫嘌呤甲基转移酶活性

2. 利妥昔单抗　一种抗 CD_{20} 单克隆抗体，能够耗竭 B 细胞，减少自身抗体的产生。尽管利妥昔单抗在 SLE 中的临床试验未达到主要终点，但在临床实践中，利妥昔单抗对难治性 SLE 患者显示出一定的疗效。利妥昔单抗主要用于难治性 SLE 患者，尤其是狼疮性肾炎和神经精神性狼疮。常见不良反应为感染、输液反应等。

（五）控制并发症及对症治疗用药

1. 以皮肤和（或）关节痛为主的轻型患者　选用羟氯喹（或氯喹），辅以 NSAIDs，如无效，应尽早用泼尼松，每日 0.5mg/kg。

2. 有发热、皮损、关节痛、浆膜炎、轻度蛋白尿的一般患者　宜使用泼尼松，每日 0.5～1mg/kg。

3. 狼疮肾炎　泼尼松每日 1mg/kg 或甲泼尼龙冲击治疗。同时 CTX 冲击治疗，待病情好转后可改为口服或改用硫唑嘌呤。对 CTX 无效者可服用环孢素。肾衰竭者可透析治疗。

4. 神经精神狼疮（NP-SLE）　甲泼尼龙冲击治疗每日 1mg/kg，同时 CTX 冲击治疗，鞘内注射地塞米松 10mg 及甲氨蝶呤（MTX）10mg，每周一次。颅内高压时降颅内压处理。癫痫发作时抗癫痫治疗。

5. 溶血性贫血和（或）血小板减少　甲泼尼龙冲击治疗或泼尼松每日 1mg/kg。

6. 抗磷脂综合征　使用抗血小板药及华法林治疗。

7. 缓解期 病情控制后需接受长期维持治疗，以达到抑制复发的目的。可每日口服泼尼松 5～10mg。

六、建议

如患者合并出现高血压、心肌损害伴心力衰竭、严重的神经精神狼疮、血肌酐明显升高等症状时，则预后较差。死亡病例中有50%的患者死于肾衰竭、心力衰竭和脑损伤，另50%的患者死于因感染而诱发的各类并发症。系统性红斑狼疮在药物治疗的同时，还应积极进行其他治疗：①心理安抚：耐心开导使患者消除恐惧心理，树立战胜疾病的信心，避免各种精神刺激。②休息与锻炼：根据疾病不同阶段的体质状态或临床症状，选择劳逸结合、适当休息或卧床休息，或采取打太极拳等保健方式的强身锻炼。③消除诱因：避免使用诱发或引起本病的疫苗或普鲁卡因、肼屈嗪、利血平、磺胺药、口服避孕药等药物。避免日光暴晒和紫外线照射，忌用含光敏物质的食物和药物。避免受凉感冒或其他感染。某些化妆品中含有可能诱发红斑狼疮、加重病情的物质，SLE患者应避免接触染发剂和纹眉剂等。④节育：急性期避免妊娠，备孕前需病情稳定6～12个月。⑤戒烟：吸烟可能干扰抗疟药和生物制剂的疗效。⑥补充维生素D。

案例分析 20-1 患者，女性，28岁，因“面部红斑、关节肿痛6个月，加重伴发热、乏力2周”就诊。现病史：6个月前双侧面颊出现对称性蝶形红斑，日晒后加重，伴双手近端指间关节、腕关节肿痛，无畸形。2周前症状加重，出现低热（体温37.5～38.2℃），全身乏力，脱发明显，偶有口腔溃疡。无咳嗽、呼吸困难，无腹痛、血尿。既往史：3年前曾因“血小板减少”住院治疗，未明确病因。个人史：无吸烟、饮酒史，从事办公室工作。家族史：母亲患类风湿关节炎。体格检查：T 37.8℃，P 90次/分，R 18次/分，BP 120/75mmHg。皮肤黏膜：双侧面颊蝶形红斑，口腔颊黏膜可见2处溃疡；头发稀疏，无瘢痕性脱发。关节：双手近端指间关节、腕关节轻度肿胀，压痛（+），无畸形。其他：心肺腹查体无异常，无神经系统阳性体征。辅助检查：①血液检查：血常规：WBC 2.8×10^9/L↓，Hb 90g/L↓，PLT 80×10^9/L↓；ESR 60mm/h↑，CRP15mg/L↑；尿常规：蛋白（++），红细胞10～15/HP。②免疫学检查：ANA1：640（颗粒型）↑，抗dsDNA抗体（+），抗Sm抗体（+）；补体C3 0.5g/L↓，补体C4 0.1g/L↓；抗心磷脂抗体（-），抗SSA/SSB（-）。③其他：肾功能：血肌酐78μmol/L，eGFR正常；胸部X线：未见异常。

1. 该患者的临床诊断是什么？诊断依据有哪些？
2. 需与哪些疾病进行鉴别诊断？如何鉴别？
3. 针对该患者，应如何制定治疗方案？

答案解析

第二节 类风湿关节炎

一、概述

类风湿关节炎（rheumatoid arthritis，RA），一种发生在滑膜关节及其他器官系统的慢性、全身性、炎症性疾病，也是一种慢性进行性自身免疫性疾病，以关节滑膜炎及对称性、破坏性的关节病变为主要特征，病变可累及全身的大小关节。流行病学调查显示，我国RA的患病率为0.42%，患者总数约500

万，男女比约为1∶4；出现关节症状的平均年龄为46.15岁，确诊年龄平均为48.68岁。随着RA患者病程的延长，残疾率升高。我国RA患者病程在1～5年、5～10年、10～15年及≥15年的致残率分别为18.6%、43.5%、48.1%和61.3%。类风湿关节炎不仅造成患者身体功能、生活质量和社会参与度下降，亦给患者家庭和社会带来巨大的经济负担。

类风湿关节炎发病过程中，一些细胞亚群出现聚集和活化，如T细胞以及T细胞衍生细胞因子释放，B细胞及随后的自身抗体反应，巨噬细胞、成纤维细胞样细胞以及大量促炎性细胞因子的产生。尽管如此，类风湿关节炎的确切发病机制仍不清楚。随着分子生物学、免疫学、遗传学的研究进展以及基于RA转基因动物模型的研究，目前认为其与遗传因素、细菌与病毒因素、多种免疫细胞等密切相关。

类风湿关节炎的基本病理改变是滑膜炎。滑膜下层出现大量呈弥漫分布或聚集成结节状的淋巴细胞，其中大部分为CD_4^+T细胞，其次为B细胞和浆细胞。类风湿结节是血管炎的一种表现，常见于关节伸侧受压部位的皮下组织，也可发生于任何内脏器官。结节中心为纤维素样坏死组织，周围有上皮细胞浸润，排列成环状，最外层为肉芽组织。肉芽组织间有大量的淋巴细胞和浆细胞。

类风湿关节炎的临床表现主要为晨僵、关节肿痛、软骨破坏和关节间隙变窄，如果不进行治疗，会导致关节破坏、畸形和功能障碍，最终导致关节畸形和功能丧失，致残率高。除此之外，类风湿关节炎常伴有全身性表现，可并发肺部疾病、心血管疾病、恶性肿瘤、骨折及抑郁症等。

二、诊断要点

根据2010年美国风湿病学会（ACR）与欧洲抗风湿病联盟（EULAR）制定的RA分类标准：①至少一个关节表现为临床滑膜炎；②滑膜炎不能用其他疾病解释；③X线未见到典型的骨侵蚀改变。如满足上述3个条件，则进行4项评分，最高分为10分，当总分≥6分时可诊断为类风湿关节炎。

1. 关节受累情况 1个中大关节受累评分是0分，2～10个中大关节受累评分是1分，1～3个小关节受累评分是2分，4～10个小关节受累评分是3分，>10个关节受累中至少1个为小关节受累评分是5分。

2. 血清学指标 类风湿因子（RF）和抗环瓜氨酸多肽（CCP）抗体均阴性评分是0分，RF和抗CCP抗体至少一项低滴度阳性评分是2分，RF和抗CCP抗体至少一项高滴度阳性（正常上限3倍）评分是3分。

3. 滑膜炎持续时间 <6周评分是0分，≥6周评分是1分。

4. 急性时相反应物 红细胞沉降率（ESR）和C反应蛋白（CRP）均正常评分是0分，CRP或ESR异常评分是1分。

三、辅助检查

1. 血常规 活动期类风湿关节炎患者常见慢性病贫血、血小板计数增多，以及ESR和CRP等急性期反应物升高。

2. 自身抗体 包括类风湿因子和抗环瓜氨酸多肽等。高滴度抗CCP抗体或RF阳性的类风湿关节炎患者更易发生骨破坏，合并心血管疾病、肺间质病变等关节外表现，是类风湿关节炎预后不良因素。另外，抗角蛋白抗体（AKA）、抗核周因子（APF）、抗突变型瓜氨酸波形蛋白（MCV）抗体、抗氨甲酰化蛋白（CarP）抗体和抗葡萄糖-6-磷酸异构酶（GPI）抗体，对诊断类风湿关节炎亦有一定价值。

3. 影像学检查 包括X线、超声、磁共振成像（MRI），其中X线是检测类风湿关节炎患者关节骨破坏与否最经典的影像学方法。超声可以发现类风湿关节炎患者关节滑膜增生/滑膜炎症、关节腔积液、肌腱炎/腱鞘炎、滑囊炎、骨侵蚀等多种类风湿关节炎常见的病变。磁共振成像可以发现代表早期炎症的骨髓水肿，可以为类风湿关节炎的早期诊断、判定疾病活动性和评估预后提供重要依据。

四、处理原则

目前，类风湿关节炎不能根治。治疗原则是早期、规范治疗，定期监测与随访；辅以患者健康教育，调整生活方式。包括：①综合治疗，减轻或消除关节的肿胀、疼痛和晨僵；②控制病情的免疫病理进展与活动度，力求病情长期得到控制；③预防感染和关节炎的加重或恶化；④调整免疫，增强体质与免疫力，巩固治疗效果；⑤预防关节功能不全和残疾，改善和提高生活质量，恢复关节功能及劳动力，最大限度地提高患者的生活质量。

五、用药方案

类风湿关节炎治疗主要是药物治疗，根据作用不同可将常用药物分为 6 类，即传统抗风湿药（DMARDs）、靶向 DMARDs、生物合成 DMARDs、NSAIDs、糖皮质激素、传统中药及植物药等。其中，DMARDs 可有效控制或延缓疾病的发展，是治疗类风湿关节炎最关键的药物。近 20 年来，DMARDs 突飞猛进的发展，不仅给患者提供了更多的选择，也显著提升了疗效，使得越来越多的患者能够达到治疗目标，极大地改善了患者的预后。

（一）传统化学合成的改善病情的 DMARDs

目前，传统化学合成的改善病情的 DMARDs 仍然是类风湿关节炎治疗的一线用药，常用的传统 DMARDs 见表 20－3。其中甲氨蝶呤作为基石药物，首选推荐单药治疗，存在甲氨蝶呤禁忌或不耐受的情况下，可考虑来氟米特或柳氮磺吡啶。传统 DMARDs 起效较慢，约需 1～3 个月，因此在中、高疾病活动度类风湿关节炎患者中可联合糖皮质激素作为桥接治疗，以快速控制症状。各个 DMARDs 有其不同的作用机制及不良反应，在应用时需谨慎监测。

表 20－3 常用于治疗 RA 的传统化学合成改善病情的 DMARDs

药名	剂量	用法	不良反应
甲氨蝶呤	7.5～25mg	分 3～4 次口服	肝损害、胃肠道反应、骨髓抑制
柳氮磺吡啶	2～3g	分 2 次口服	过敏反应
来氟米特	50mg	1 次/天，3 天后 10～20mg，1 次/天	氨基转移酶升高、皮疹、腹泻、脱发、恶心、胆汁淤积、肝损害、间质性肺炎
羟氯喹	200～400mg	分 2 次口服	视物盲点
氯喹	250mg	1 次口服	视物盲点，心肌损害
金诺芬	6mg	分 2 次口服	胃肠道反应、皮疹、口炎、轻度贫血
青霉胺	125mg	每日 2～3 次口服	胃肠道反应、骨髓抑制，皮疹
雷公藤总苷	60mg	分 3 次口服	肝损害、胃肠反应
硫唑嘌呤	100mg	1 次口服	肝肾损害、胃肠道反应、骨髓抑制
环孢素	3～5mg/kg	分 1～2 次口服	血肌酐和血压升高

（二）靶向 DMARDs

传统 DMARDs 治疗类风湿关节炎 3 个月后，疾病活动度改善＜50%，或治疗 6 个月未达标的患者，应根据患者有无合并预后不良因素及时调整治疗方案。

1. 无预后不良因素者 可在原有单药治疗基础上，联合另一种或两种传统 DMARDs 治疗，继续观察，如甲氨蝶呤联合来氟米特、甲氨蝶呤联合柳氮磺吡啶、甲氨蝶呤联合羟氯喹、甲氨蝶呤联合柳氮磺吡啶及羟氯喹等。

2. 合并预后不良因素或糖皮质激素减停失败者 应及早联用一种靶向 DMARDs，新型靶向 DMARDs 目前仅指 Janus 激酶（JAK）抑制剂，可选择性抑制 Janus 激酶，继而抑制 RA 的核心致炎因子或关键免疫细胞功能，快速缓解 RA 病情。临床上使用的 JAK 抑制剂包括托法替布、巴瑞替尼、乌帕替尼等。2023 年 FDA 黑框警告：托法替布等 JAK 抑制剂可能增加心血管事件和恶性肿瘤风险，禁用于≥50 岁且有心血管高危因素者。

（三）生物合成 DMARDs

近 30 年来 RA 治疗的一个革命性进展，治疗靶点主要针对 RA 发病中起重要作用的细胞因子和细胞表面分子。如肿瘤坏死因子 α（TNF-α）抑制剂、白细胞介素 1 受体（IL-1）拮抗剂、IL-6 拮抗剂、CD_{20} 单克隆抗体、细胞毒性 T 细胞活化抗原 4（CTLA-4）抗体等。TNF-α 是首类获批治疗 RA 的生物制剂。

（四）非甾体抗炎药

NSAIDs 能通过抑制环氧化酶（COX），阻断花生四烯酸向炎性介质前列腺素的转化，发挥解热、镇痛、抗炎的作用，减轻关节肿痛，但其不能真正改变 RA 的疾病进程，临床上也被称为症状性治疗药物，只用于缓解症状，且必须与 DMARDs 联合使用。临床上常用于治疗 RA 的非甾体抗炎药见表 20-4。非甾体抗炎药能增加心血管事件的发生，需谨慎选择药物，并以个体化为原则，避免 2 种及 2 种以上 NSAIDs 同时服用。

表 20-4 临床上常用于治疗 RA 的非甾体抗炎药

药名	剂量	用法	不良反应
布洛芬	2.2~3.2g	分 3~4 次口服	胃黏膜溃疡、出血
萘普生	0.5~1.0g	分 2 次口服	胃黏膜溃疡，出血
双氯芬酸	75~150mg	分 2 次口服	嗜睡、胃出血、肝功能损害
吲哚美辛	75~100mg	分 3 次口服	恶心、呕吐、腹泻、上腹痛、消化性溃疡、头痛、无力、嗜睡、失眠、耳鸣、精神错乱
美洛昔康	7.5~15mg	分 1~2 次口服	消化不良发生率高，恶心、呕吐、腹痛、便秘、胀气、腹泻、皮疹、轻微头晕、头痛
塞来昔布	200~400mg	分 1~2 次口服	上腹疼痛、腹泻、消化不良、胀气、呕吐、头痛、眩晕、失眠、肝功能损害
罗非昔布	12.5~25mg	1 次口服	恶心、胃灼热、腹痛、头痛

（五）糖皮质激素

糖皮质激素具有高效的抗炎作用，可用于抑制 RA 的急性炎症。在 DMARDs 治疗的基础上，短期联合小剂量糖皮质激素，可改善活动性 RA 患者的疼痛症状，缩短晨僵时间，减少肿胀和压痛关节数，改善身体功能，提高患者生活质量。①中、高疾病活动度，初治 RA 或更换传统合成 DMARDs 治疗方案时，联合糖皮质激素作为桥接治疗，可口服、肌内注射或静脉注射，尽可能在短期内逐渐减停。②类风湿关节炎患者关节外受累或重叠其他结缔组织病，可根据受累部位、严重程度，予以糖皮质激素治疗。

糖皮质激素无法阻止或延缓 RA 的关节侵蚀，故不应单独应用；糖皮质激素可增加感染、心脑血管疾病、骨质疏松等多种并发症的风险，故不推荐长期或大剂量使用。糖皮质激素治疗 RA 的剂量不应超过泼尼松 10mg 或其等效剂量糖皮质激素，应用时间最长不应超过 6 个月。

（六）传统中药及植物药

有多种传统中药及植物药对于缓解关节肿痛、晨僵效果良好，但长期控制病情的作用尚待进一步研究：①雷公藤及其衍生物，雷公藤多苷，每日 1～1.5mg/kg，分 3 次口服；②白芍总苷，0.6g，每日 2～3 次。

六、建议

影响类风湿关节炎预后的因素有：①疾病自然病程规律，在不同的患者个体表现形式不同，10% 的患者在短期发作后自行缓解，不留后遗症；15% 的患者在 2 年间进入关节和骨的明显破坏期；大多数患者以发作与缓解相交替的形式发展。②男性比女性预后好，发病年龄晚者较发病年龄早者预后好，起病时累及关节数越多预后越差。③治疗的早晚和治疗方案的合理性明显影响预后，要早发现、早治疗。

案例分析 20－2 患者，男性，50 岁，因“双腕关节和双膝关节对称性疼痛、肿胀，伴晨僵持续 2 小时以上，症状持续 8 周”入院。患者于 8 周前无明显诱因出现双腕关节和双膝关节对称性疼痛、肿胀，伴有晨僵，持续时间超过 2 小时，活动后稍缓解。症状逐渐加重，影响日常活动，出现行走困难和提物不便及上下楼梯受限。既往有高血压病史 5 年，规律服用氨氯地平控制，血压控制良好；无糖尿病、冠心病等慢性疾病史。无肝炎、结核等传染病史。无手术史及外伤史。无药物过敏史。家族史无类风湿关节炎相关疾病。体格检查显示双腕关节和双膝关节对称性肿胀、压痛，双腕关节活动受限，无皮下结节或皮肤红斑。实验室检查显示类风湿因子（RF）阳性（>60IU/ml），抗环瓜氨酸肽抗体（anti-CCP）阳性，血沉（ESR）显著升高（50mm/h），C 反应蛋白（CRP）升高（20mg/L），血常规提示轻度贫血（血红蛋白 10.5g/dl），白细胞计数正常，血小板计数轻度升高（450×10^9/L）。肝功能检查显示丙氨酸氨基转移酶（ALT）和天冬氨酸氨基转移酶（AST）轻度升高，肾功能正常。影像学检查显示双腕关节和双膝关节 X 线提示早期骨质疏松，关节间隙轻度狭窄，未见明显骨质侵蚀；超声检查显示滑膜增厚，关节腔积液，多普勒信号提示滑膜血流增加，提示活动性炎症。

答案解析

1. 结合病例，你认为患者临床诊断最有可能是什么？诊断依据是什么？
2. 请为患者制定一个药物治疗方案。

第三节　强直性脊柱炎

一、概述

强直性脊柱炎（ankylosing spondylitis，AS），以骶髂关节和脊柱附着点炎症为主要症状的慢性炎症性疾病，属自身免疫性疾病，可致四肢大关节、椎间盘纤维环及其附近结缔组织纤维化和骨化，严重者可引发脊柱畸形和关节强直。流行病学调研显示，我国 AS 患病率在 0.3% 左右，男女比例为（2～4）：1，女性发病较缓慢且病情较轻，发病年龄通常在 10～45 岁。

强直性脊柱炎发病存在明显家族聚集倾向，与人体白细胞抗原（HLA－B27）呈强关联。目前，强直性脊柱炎病因尚不明确，一般起病比较隐匿，早期可无任何临床症状，有些患者在早期可表现出轻度的全身症状，如乏力、消瘦、厌食、轻度贫血以及长期或间断低热等，这些症状容易被人忽视或者与其他疾病症状混淆。所以，大多患者不能早期发现，致使病情延误，失去最佳治疗时机。

1. 关节表现 强直性脊柱炎患者多有关节病变，且绝大多数首先侵犯骶髂关节，之后上行发展至颈椎。少数患者先由颈椎或几个脊柱段同时受到侵犯，周围关节也可能被波及。早期病变处关节有炎性疼痛，伴有关节周围肌肉痉挛，有僵硬感，晨起明显。也可表现为夜间疼，经活动或服止痛剂缓解。部分患者有臀部钝痛或腰骶部剧痛的症状，偶尔向周边放射。咳嗽、打喷嚏、突然扭转腰部等活动时疼痛可加重。早期臀部疼痛呈一侧间断性疼痛或左右侧交替性疼痛。随着病情发展，关节疼痛减轻，而各脊柱段及关节活动受限和畸形，晚期整个脊柱和下肢变成僵硬的弓形，向前屈曲，此时脊柱可出现为“竹节样改变”的典型病理改变。

2. 关节外表现　大多出现在脊柱炎后，可侵犯全身多个器官与系统，如心脏、眼部，并伴发多种疾病，偶有骨骼肌肉症状。

二、诊断要点

1. 临床标准

（1）腰背痛、晨僵3个月以上，疼痛随活动改善，休息后无缓解。

（2）腰椎在前后和侧屈方向活动受限。

（3）胸廓活动度小于同年龄和性别的正常参考值。

2. 影像学标准　骶髂关节炎双侧Ⅱ～Ⅳ级或单侧Ⅲ～Ⅳ级。

3. 诊断

（1）肯定　AS符合影像学标准和1项（及以上）临床标准者。

（2）可能　AS符合3项临床标准，或符合影像学标准而不伴任何临床标准者。

三、辅助检查

1. 实验室检查　无特异性血清学指标。50%～70%的活动性AS患者可出现急性期炎性指标升高，包括：红细胞沉降率（ESR）、C反应蛋白（CRP）、白细胞计数、淋巴细胞比例；偶尔可见正细胞正色素性贫血，最常见于疾病活动性非常高的患者。

2. X线检查　最常用的诊断方法，操作简便、成本低，临床应用十分广泛。骶髂关节X线是诊断AS重要依据，主要表现为骶髂关节面模糊，关节周围骨侵蚀破坏，边缘骨质增生硬化，随病情进展关节间隙狭窄甚至消失；但X线容易发生双侧关节面覆盖或重叠，对软骨下微小囊变、关节脱位难以发现，诊断敏感性和特异性较低。

3. 电子计算机断层扫描（CT）　分辨率高、图像不重叠，能更好地表现骶髂关节轻微的关节侵蚀、硬化等结构改变，较X线敏感性更高，为AS的早期诊断及分期提供了准确依据，并可随访病情变化。

4. 磁共振（MRI）　对于关节面侵蚀和骨质囊变的检出率高于X线和CT，能够反映炎性改变，特别是对骨髓水肿及关节软骨的早期破坏更敏感，有助于AS极早期诊断和治疗。

四、处理原则

强直性脊柱炎目前尚无根治方法，主要处理目标是通过控制炎症和症状，防止或延缓关节结构进行性破坏，最大程度恢复躯体功能，避免远期关节畸形，提高生活质量。治疗强直性脊柱炎需要药物与非药物相结合。

五、用药方案

1. 非甾体抗炎药　一线用药，可迅速改善AS患者腰背部疼痛和晨僵，减轻关节肿胀、疼痛及增加活动范围，对早期或晚期 AS 患者的症状治疗均为首选。NSAIDs 种类繁多，应个体化给药，结合病情选用，避免同时服用 2 种以上 NSAIDs。常用药物有：双氯芬酸，50～150mg/d，口服，分 3 次服用；萘丁美酮，1000mg/d，一日一次，餐后或者晚间服用；美洛昔康，7.5～15mg/d，一日 1 次。

2. TNF 抑制剂 活动性 AS 患者的二线用药。如果患者 1 个月内对至少 2 种 NSAIDs 无反应或 2 个月内对至少 2 种 NSAIDs 无完全反应时，应使用 TNF 抑制剂，包括依那西普、英夫利昔单抗、阿达木单抗、赛妥珠单抗等。

3. 传统抗风湿药（DMARDs） 控制病情的活动，抑制病变发展。常用药物有柳氮磺吡啶和甲氨蝶呤。柳氮磺吡啶特别适用于改善 AS 患者的外周关节炎，一般从小剂量开始，逐渐递增至 2～3g/d，用药 1～2 个月可起效。甲氨蝶呤常用剂量为 7.5～15mg，每周 1 次口服。

4. JAK 抑制剂 如托法替布、乌帕替尼等，通过抑制细胞内 JAK-STAT 通路的信号转导缓解附着点炎症，用于 TNF 抑制剂或 IL-17 抑制剂疗效不佳或不耐受患者。

5. 糖皮质激素 一般情况下不用糖皮质激素治疗 AS，但在急性虹膜炎或外周关节炎用 NSAIDs 治疗无效时，可用局部注射或口服糖皮质激素。

6. 雷公藤总苷 国内最初用雷公藤酊治疗 AS，有消炎止痛作用，雷公藤总苷疗效较酊剂好，服用方便。副作用有胃肠反应、白细胞减少、月经紊乱及精子活力降低等，停药后可恢复。

六、建议

该病的治疗主要在于控制炎症，缓解症状，维持正常姿势和最佳功能位置，防止畸形。要达到上述目的，关键在于早期诊断、早期治疗，采取综合措施进行治疗，加强对 AS 患者的疾病教育和长期随访，合理的体育锻炼有助于获得和维持良好的身体功能。合理选择治疗药物，规律监测和评估 AS 病情；对于功能受限或关节畸形的患者，充分药物治疗不能有效缓解病情时，可考虑外科手术治疗。

案例分析 20－3 患者，男性，28 岁，因“反复下腰背痛伴晨僵 3 年，加重 1 个月”就诊。疼痛夜间明显，活动后减轻，休息无缓解。查体：腰椎各方向活动受限，Schober 试验阳性，骶髂关节压痛（+）。实验室检查：HLA-B27 阳性，CRP 32mg/L，ESR 45mm/h。骶髂关节 MRI 提示双侧骶髂关节炎。既往无结核、肝炎等传染病史。患者曾间断口服布洛芬（400mg tid），初期疼痛缓解，但近半年效果减退，且出现胃部不适。

1. 根据上述资料，该患者的初步诊断是什么？诊断依据包括哪些？

2. 针对该患者目前症状及用药史，一线治疗药物应如何选择？需关注哪些不良反应？

3. 若患者对一线药物反应不佳，下一步可选择的生物制剂有哪些？用药前需完善哪些检查？作用机制是什么？

答案解析

（宫　建）

书网融合……

本章小结　　微课　　习题

第二十一章　泌尿系统疾病药物治疗

PPT

学习目标

1. 通过本章学习，掌握肾小球肾炎、肾病综合征、肾功能衰竭、良性前列腺增生症、泌尿系统感染药物治疗；熟悉肾小球肾炎、肾病综合征、肾功能衰竭、良性前列腺增生症、泌尿系统感染等疾病临床表现；了解肾小球肾炎、肾病综合征、肾功能衰竭、良性前列腺增生症、泌尿系统感染病因及发病机制。

2. 具备对泌尿系统疾病患者实施药学监护的能力。

3. 树立科学的世界观，培养严谨求实的科学态度，树立服务意识，关爱患者。

第一节　肾小球肾炎

一、急性肾小球肾炎

（一）概述

急性肾小球肾炎（acute glomerulonephritis，AGN）简称急性肾炎，可由多种病因致病，急性起病，以血尿、蛋白尿、水肿和高血压为主要临床表现，可伴有一过性肾功能损害。多种病原微生物如细菌、病毒、寄生虫等均可致病，其中以链球菌感染后的急性肾小球肾炎（acute post-streptococcal glomerulonephritis，APSGN）最常见。

（二）病因和发病机制

1. 病因　急性肾炎产生的主要原因是细菌的感染，最常见的是β溶血性链球菌，常在上呼吸道感染、皮肤感染、猩红热等链球菌感染后发生。在儿童中较为常见，高峰年龄为2～6岁，2岁以下或者40岁以上患者仅占所有患者的15%，成人易感人群为酗酒、药物成瘾、先天性心脑病患者等。其他细菌如肺炎链球菌、葡萄球菌、革兰阴性杆菌等可致病。除此之外，病毒、真菌、立克次体、钩端螺旋体及疟原虫等亦可致病。

2. 发病机制　本病主要由链球菌感染介导的免疫反应引起，主要是链球菌的胞壁成分M蛋白或某些分泌产物引起的免疫反应致肾损伤，其发病机制有：免疫复合物沉积于肾脏；肾脏正常抗原改变，诱导自身免疫反应；循环或原位免疫复合物诱发补体的异常活化等均可参与致病，导致肾小球炎性细胞浸润。

（三）临床表现

多见于儿童，男性略多，大部分患者有咽部、扁桃体或皮肤的前驱感染史，常于感染后1～3周起病，一般为10天左右，呼吸道感染者的潜伏期较皮肤感染者短。典型的APSGN临床表现为突发的血尿、蛋白尿、水肿、高血压，部分患者表现为一过性氮质血症。患者病情轻重不一，轻者可无明显临床表现或仅表现镜下血尿，重者表现为少尿型急性肾功能损伤。

1. 症状与体征

（1）全身症状　患者多急性起病，常有疲乏无力、厌食、恶心呕吐、头痛头晕、视物模糊以及腰部钝痛，少数患者仅有轻微不适。

（2）尿液异常　多数患者为肾小球源性血尿，近半数的患者可有肉眼血尿，血尿常伴有轻、中度的蛋白尿。尿量减少者常见，但无尿较少发生。若尿少持续存在，则提示可能有新月体形成或急性肾功能损伤。

（3）水肿　大部分患者可发生水肿，常为多数患者就诊的首发症状，典型表现为晨起眼睑水肿或伴下肢轻度凹陷性水肿，少数严重患者水肿可伴腹水或遍及全身。水肿常伴少尿（<400ml/d），可因少尿出现氮质血症。

（4）高血压　大部分患者出现一过性轻、中度高血压，其主要原因为水钠潴留、血容量增加及血管痉挛引起，常与水肿程度一致，严重高血压可伴视网膜出血、渗血、视盘水肿，利尿后血压恢复正常，如血压持续升高2周以上，且无下降趋势，表明肾损害严重。约半数患者需要降压治疗，少数患者由于血压过高而合并高血压脑病。

2. 并发症

（1）急性心力衰竭　儿童及老年患者发生率较高，以左心衰竭为主，见于半数以上有临床表现的急性肾炎患者，主要因水钠潴留致循环血量增加、心脏负荷加重引起。

（2）高血压脑病　儿童多见，较急性心力衰竭发生率低，主要由于高血压时脑血管痉挛致脑缺血水肿，表现为剧烈头痛、呕吐、嗜睡，重者发生抽搐甚至昏迷。

（3）急性肾损伤　少数患者持续少尿或无尿，血肌酐、尿素氮进行性升高，并出现高血钾、水中毒及代谢性酸中毒，继而发展为急性肾损伤。

（四）治疗原则

1. 一般治疗原则

（1）休息　休息对促进疾病好转很重要。急性期患者应卧床休息2～3周，直至肉眼血尿消失，水肿消退及血压恢复正常。

（2）饮食　发病初期，饮食控制甚为重要，原则上给予低盐饮食并限制进水量。有水肿及高血压者，应进无盐或低盐（2g/d）饮食；有氮质血症者，适当限制蛋白质的摄入，肾功能正常者，无须限制饮食中蛋白质的含量。

2. 药物治疗原则　以对症治疗为主，如水肿严重应使用利尿药；高血压应给予降压药；对有细菌感染表现的患者，应给予抗菌药物以控制感染病灶。如有急性左心衰、高血压脑病、尿毒症等并发症发生时，应给予针对并发症的治疗。

（五）药物治疗

1. 治疗药物分类

（1）利尿剂　根据作用机制不同可分为四类，主要通过影响肾小管对原尿中水、钠的重吸收发挥作用。常用的有：①噻嗪类：氢氯噻嗪、氯噻酮作用于髓袢升支皮质部，利尿作用中等，为中效利尿药。②袢利尿剂：作用于髓袢升支髓质部，为高效利尿药，如呋塞米、布美他尼等，布美他尼的利尿作用为呋塞米的20～60倍，排钾作用小于呋塞米，尚具有扩血管作用，使肾血流量尤其肾皮质深部血流量增加。托拉塞米（torasemide）是新一代高效袢利尿剂，利尿作用强大且持久，具有醛固酮拮抗作用，起到双重排钠、相对保钾作用，耳毒性低，长期应用不易产生利尿抵抗。③保钾利尿剂：螺内酯、氨苯蝶啶常与排钾利尿剂合用起到保钾作用；阿米洛利利尿作用较强而保钾作用较弱，保钾排钠作用不依赖于醛固酮。④碳酸酐酶抑制剂：作用于近曲小管，利尿作用弱。

（2）降压药　血管紧张素转换酶抑制药（ACEI）：主要通过抑制血液和组织的ACE，使血管紧张素Ⅱ生成减少，同时抑制激肽酶使缓激肽降解减少；常用的药物有依那普利、贝那普利、赖诺普利和雷米普利等；禁忌证：高钾血症、妊娠期妇女和双侧肾动脉狭窄患者。

1）血管紧张素Ⅱ受体拮抗药（ARB）　主要通过抑制组织中血管紧张素Ⅱ受体，从而阻断血管紧张素Ⅱ介导的水钠潴留、血管收缩与重构作用；常用药物有氯沙坦、缬沙坦、坎地沙坦和奥美沙坦等；禁忌证：同血管紧张素转换酶抑制药，但较少引起干咳。

2）钙离子通道阻滞剂（CCB）　作用于钙离子通道，阻滞钙离子进入心肌/小动脉血管壁的平滑肌细胞；也可作用于肌浆网上的钙离子通道，使钙贮存下降，从而使心肌或血管平滑肌钙离子浓度降低，导致心肌收缩力降低、血管扩张。分类及代表药物：分为二氢吡啶类和非二氢吡啶类，前者代表药物有硝苯地平、氨氯地平、拉西地平和乐卡地平等，后者有维拉帕米和地尔硫䓬等；禁忌证：非二氢吡啶类抑制心肌收缩及自律性和传导性，不宜在心力衰竭、窦房结功能低下或心脏传导阻滞患者中应用。

3）β受体拮抗剂　该类药物的降压作用机制与下列因素有关：①改变中枢性血压调节机制，产生降血压作用；②拮抗突触前膜β受体，从而取消血管平滑肌神经突触前膜β受体正反馈作用；③抑制肾小球入球动脉上β受体，减少肾素的释放，阻碍肾素-血管紧张素-醛固酮系统对血压的影响，发挥降血压作用；④拮抗β受体，降低心排出量。此类药物分为选择性（β_1）、非选择性（β_1与β_2）和兼有α受体拮抗三类，常用的代表药物有美托洛尔、阿替洛尔、比索洛尔、卡维地洛和拉贝洛尔等；禁忌证为急性心力衰竭、支气管哮喘及房室传导阻滞等。

4）α受体拮抗剂　α受体拮抗剂通过拮抗血管平滑肌中的α_1受体来降低血压。这种药物可以舒张血管，降低外周血管阻力，从而减少心脏的舒张期负荷，达到降低血压的效果。常见的α受体拮抗剂包括酚妥拉明、多沙唑嗪和特拉唑嗪等。

2. 治疗药物选用

（1）水肿的治疗　轻度、中度水肿常无须治疗，经限制钠盐及水的摄入和卧床休息即可消退。若经控制水、盐摄入，水肿仍明显者，应给予利尿剂。常用噻嗪类利尿药，如氢氯噻嗪口服25mg，2～3次/天；必要时可用袢利尿药，如呋塞米20～60mg/d，注射或分次口服，或布美他尼每次0.5～1mg，必要时一日2～3次，注射或口服等。后两者于肾小球滤过功能严重受损、肌酐清除率<5～10ml/min的情况下，仍有利尿作用。严重的伴有急性肾炎综合征者可用呋塞米80～200mg加入5%葡萄糖注射液，静脉注射，每日1～2次。应注意大剂量呋塞米可能引起听力及肾脏的严重损害。不宜采用渗透性利尿药及保钾性利尿药。

（2）高血压及高血压脑病的治疗　轻度高血压一般可加强水、盐控制及使用利尿剂，常用噻嗪类利尿剂和（或）袢利尿剂，利尿后即可达到控制血压的目的。目前多主张用血管紧张素转化酶抑制剂（ACEI），如口服卡托普利每次12.5～25mg，2～3次/天。也可用依那普利或贝那普利，或血管紧张素Ⅱ（ATⅡ）受体拮抗剂氯沙坦和缬沙坦等。对于钙离子通道阻滞剂（CCB）、β受体拮抗剂等降压药，可根据血压分级和心血管风险分层、患者合并症和耐受性，以及个体化选择适合患者的降压药物。

发生高血压脑病时应快速降压，使舒张压控制在110mmHg左右。可选择酚妥拉明（phentolamine）或硝普钠（sodium-nitroferricyanide）。硝普钠50mg溶于5%～10%葡萄糖液250ml中静脉滴注，速度为每分钟0.5μg/kg，随血压调整剂量。镇静剂如地西泮、硝西泮、苯巴比妥、异戊巴比妥等对惊厥、抽搐或烦躁不安者均可使用。

（3）急性心力衰竭的治疗　水钠潴留为主要诱发因素，因此导致高输出量心力衰竭，治疗以减少循环血容量为主，可静脉注射呋塞米每次20～40mg，以快速利尿。如肺水肿明显，可静脉缓慢注射或滴注酚妥拉明每次5～10mg，或用硝普钠，以扩张血管降低心脏负荷。其他措施可参见“心功能不全”。

洋地黄类药物对于急性肾炎合并心力衰竭效果不肯定，不作常规应用。

（4）高钾血症的治疗　注意限制饮食中钾的摄入量，应用排钾利尿剂可防止高钾血症的发展。如尿量极少，导致严重高钾血症，应用碳酸氢钠液可碱化血液，促使钾离子进入细胞内；10%葡萄糖酸钙10～20ml加等量25%葡萄糖溶液，缓慢静脉注射，可对抗钾的心肌毒性。另外应用25%葡萄糖溶液200ml加胰岛素10～20U，以促使钾由细胞外转入细胞内。但该措施能加重水钠潴留，故应慎用。也可应用阳离子交换树脂（如聚苯乙烯磺酸钠、聚苯乙烯磺酸钙等）或新型钾离子结合剂（如环硅酸锆钠、帕替罗姆等）口服，以促进排钾。必要时可用腹膜或血液透析治疗。

（5）急性肾损伤的治疗　治疗详见“急性肾损伤”。

（6）抗菌药物及清除感染病灶治疗　一般认为，在急性肾炎起病后使用抗菌药物治疗对于肾炎的病情及预后无明显作用，因而若无感染证据，不需常规使用抗菌药物。

（六）建议

少数发生急性肾损伤而有透析指征时，应及时给予透析治疗以帮助患者度过危险期。由于本病具有自愈倾向，肾功能多可逐渐恢复，一般不需要长期维持透析。

二、慢性肾小球肾炎

（一）概述

慢性肾小球肾炎（chronic glomerulonephritis，CGN）简称慢性肾炎，是指以蛋白尿、血尿、高血压和水肿为基本临床表现的肾小球疾病，起病方式各有不同，病程长，病情迁延，病变缓慢进展，可有不同程度的肾功能减退，部分患者最终将发展为终末期肾衰竭。

（二）病因和发病机制

1. 病因　大多数慢性肾炎可由不同病因、不同病理类型的原发性肾小球疾病发展而来，仅有少数慢性肾炎是由急性肾炎发展所致（直接迁延或临床痊愈若干年后再发）。

2. 发病机制　由于慢性肾炎不是一个独立的疾病，其发病机制各不相同，大多数慢性肾炎的起始因素与免疫介导炎症损伤有关。此外，高血压、大量蛋白尿、高血脂、高尿酸等非免疫因素亦起了重要作用。

（三）临床表现

慢性肾炎可发生于任何年龄，以中青年为主，男性多于女性患者。大部分患者起病缓慢、隐匿。临床表现呈多样性，其基本临床表现为蛋白尿、血尿、高血压、水肿，早期患者可无特殊症状，患者可有体倦乏力、腰膝酸痛、食欲减退等，水肿时有时无，肾功能可有不同程度减退，病情时轻时重、迁延，渐进性发展为慢性肾衰竭。

疾病早期尿液检查表现为程度不等的蛋白尿和（或）血尿，尿蛋白常在1～3g/d，尿沉渣镜检红细胞可增多，可见管型。血压可正常或轻度升高。肾功能正常或轻度受损，这种情况可持续数年，甚至数十年，肾功能逐渐恶化并出现相应的临床表现（如贫血、血压增高等），进入尿毒症期。如血压控制不好，肾功能恶化较快，预后较差。另外，部分患者因感染、劳累呈急性发作，或用肾毒性药物后病情急骤恶化，经及时去除诱因和适当治疗后病情可一定程度缓解，但也可能由此而进入终末期肾衰竭。

B型超声波检查早期肾脏大小正常，晚期可出现双肾对称性缩小、皮质变薄。肾脏活体组织检查可明确原发病的各种病理类型，对于指导治疗和评估预后具有重要价值。

（四）治疗原则

1. 一般治疗原则

（1）休息　劳累可加速病情进展，因此慢性肾炎患者应注意休息。

（2）饮食　肾功能不全氮质血症患者应限制蛋白及磷的摄入量，采用优质低蛋白饮食或加用必需氨基酸或 α-酮酸。有明显的高血压、水肿患者应限制盐的摄入量。高脂血症是促进肾脏病变进展的独立危险因素，应限制脂肪的摄入量。

2. 药物治疗原则　目前对本病主要是根据肾活检病理类型进行针对性治疗。治疗的目的在于改善症状，延缓肾衰竭病程的进展，防止心脑血管并发症。

（五）药物治疗

1. 治疗药物分类

（1）降压药　血管紧张素转换酶抑制剂（ACEI）不仅降低外周血管阻力，还可抑制肾素-血管紧张素系统，降低肾小球出球小动脉张力，改善肾小球内血流动力学。ACEI 可使组织内缓激肽降解减少，缓激肽扩张血管作用增强。近年来也应用血管紧张素Ⅱ受体拮抗剂（ARB），可替代 ACEI。

其他降压药物还有利尿药、钙离子通道阻滞剂、β 受体拮抗剂、α 受体拮抗剂等。肾功能较差时，噻嗪类利尿剂无效或疗效较差，应改用袢利尿剂。血压控制欠佳时，可联合使用多种抗高血压药物将血压控制到靶目标值。多数学者认为肾病患者的血压应较一般患者控制更严格，蛋白尿≥1.0g/24h，血压应控制在 125/75mmHg；如果蛋白尿≤1.0g/24h，血压应控制在 130/80mmHg。应尽量选择具有肾脏保护作用的降压药如 ACEI 或 ARB。

（2）抗凝血药　在肾小球肾炎时，肾小球毛细血管内凝血和纤溶障碍是肾小球肾炎不可逆病变形成的决定因素之一。抗凝药物肝素能特异性地激活抗凝血酶Ⅲ（AT Ⅲ）；香豆素类可竞争性抑制维生素 K 环氧化物还原酶，产生抗凝作用；阿司匹林是常用的抗血小板药，通过抑制血小板内环加氧酶的活性，减少血栓素 A2（TXA2）的形成。

（3）免疫抑制剂　糖皮质激素有强大的消炎作用，通过与靶细胞胞质内的糖皮质激素受体结合，增加或减少基因转录而抑制炎症过程的某些环节，同时糖皮质激素对免疫过程的许多环节都有抑制作用。免疫抑制剂环孢素作用于 T 淋巴细胞，抑制 T 淋巴细胞的免疫介导反应，减轻对 B 淋巴细胞的刺激；细胞毒类环磷酰胺、6-巯基嘌呤和硫唑嘌呤等及 FK506 作用于 B 淋巴细胞和 T 淋巴细胞，在减少 T 淋巴细胞的免疫介导的同时，抑制 B 淋巴细胞的增殖、增生。此外，吗替麦考酚酯可减少淋巴细胞增殖，使 T 细胞与内皮细胞的黏附减少、炎症部位淋巴细胞聚集黏附减少，减轻内皮细胞的损伤。

（4）降尿酸药　高尿酸血症时，尿酸盐或尿酸结晶可沉积于肾小管，加重肾脏损害。别嘌醇是尿酸合成抑制药，使用别嘌醇降低血尿酸可改善肾功能，但剂量宜小。碱化尿液有利于尿酸经肾脏排泄。

（5）其他　钠-葡萄糖共转运蛋白 2 抑制剂（SGLT2i）代表药有达格列净、恩格列净等，①SGLT2i 通过抑制 SGLT2 在肾脏的近曲小管中对葡萄糖和钠的重吸收，增加葡萄糖和钠的排泄，从而降低肾脏的负荷；②SGLT2i 增加流经致密斑的钠离子浓度，通过管球反馈机制收缩入球小动脉，降低肾小球内压，从而改善高滤过状态，减轻肾脏的超负荷情况；③SGLT2i 通过降低肾脏的代谢负荷和改善肾小球内压，有助于减少蛋白尿。④SGLT2i 可能通过改善肾小管的能量代谢和氧耗，减轻炎症反应，以及减少肾小管纤维化；⑤SGLT2i 可通过调节肾素-血管紧张素系统，减少肾素的释放，从而减轻肾小球动脉高压。

2. 治疗药物选用

（1）抗高血压和减少尿蛋白　减少蛋白尿及控制高血压是延缓慢性肾衰竭进展的重要措施。

1）ACEI 和 ARB　这类药物已成为治疗肾性高血压的一线药物，除有确切的降压作用外，还能降低肾小球内压，减少尿蛋白，保护肾功能而延缓病程进展。使用 ACEI 还可抑制血管紧张素Ⅱ促心肌、血管平滑肌增生肥大和血管壁中层增厚的作用，对防止慢性肾炎高血压患者血管壁增厚和心肌细胞增生肥大十分有益。为降低蛋白尿，ACEI 或 ARB 类药物常应用高于常规的剂量，可逐步增加至可耐受的最大剂量，但肾功能损害的患者应用 ACEI 或 ARB 要警惕高血钾和急性肾损伤，血肌酐大于 264μmol/L

(3mg/dl) 时应密切观察，监测患者的血钾和肾功能。

2）钙离子通道阻滞剂　钙离子通道阻滞剂除降压外，还可改善肾小球内血流动力学，降低氧耗，抗血小板凝集，保护肾功能。常用药物有：非洛地平（felodipine）5～10mg，1次/天；氨氯地平（amlodipine）5mg，1次/天；拉西地平（lacidipine）2～6mg，1次/天。硝苯地平等虽可降低全身血压，但可增加出球小动脉阻力，增加肾小球内压力，对肾功能不利。

3）近年来SGLT2i在临床上已应用于慢性肾脏病合并蛋白尿的患者中，该药物能改善肾小球高滤过状态，改善肾脏缺氧，从而减少蛋白尿，延缓肾功能的进展。

（2）抗凝治疗　抗凝和抗血小板聚集药对某些类型肾炎（如IgA肾病）有良好的稳定肾功能、减轻肾脏病理损伤的作用。各种病理类型肾小球肾炎伴高凝状态者联合应用肝素50～80mg/d和尿激酶2万～8万U/d静脉滴注（2～8周）治疗，肾功能常有不同程度的改善。对顽固性和难治性肾静脉血栓形成者，可经肾动、静脉插管技术注射尿激酶20万U治疗静脉血栓形成。其他常用的抗凝药有口服的华法林及皮下注射的低分子肝素如达肝素钠（dalteparinsodium）5000U，1次/天；依诺肝素钠（enoxaparinsodium），4000U，1次/天。常用的抗血小板聚集药有：双嘧达莫（dipyridamole）每次100mg，3～4次/天，口服；阿司匹林50～100mg/d口服；西洛他唑（cilostazol）50mg，1～3次/天，或100mg，2次/天。上述药物对有出血倾向的患者慎用或禁用。

（3）免疫抑制剂治疗　一般不主张积极应用，建议在肾活检明确病理诊断的基础上结合病因和临床特点决定是否应用。如果患者肾功能正常或轻度受损，病理类型对免疫治疗敏感，且尿蛋白较多、无禁忌证者可试用，无效者则应及时逐步停用。

（六）建议

慢性肾小球肾炎患者需要严格控制饮食，包括食盐的摄入、植物蛋白质、辛辣刺激性食物、高嘌呤食物、草酸钙高的食物以及高磷食物，此外要给予充足的维生素，尤其是补充维生素C，因为长期慢性肾炎的患者可能贫血，补充维生素C能增加铁的吸收，应选择食用西红柿、绿叶蔬菜、西瓜、黄瓜、柑橘、猕猴桃等食品。食欲差者可补充维生素C制剂，同时应多补充维生素B和叶酸丰富的食物，如动物内脏，绿叶蔬菜等食品，有助于纠正贫血。高血钾时要忌食含钾高的食物，要慎重选用蔬菜和水果。慢性肾炎的患者忌食糖类饮料和刺激性食品。

第二节　肾病综合征

一、概述

肾病综合征（nephroticsyndrome，NS）是由于多种病因造成肾小球基底膜通透性增高，大量蛋白从尿中丢失的临床综合征，主要特点是大量蛋白尿（>3.5g/d），低白蛋白血症（<30g/L），严重水肿和高脂血症。其中以大量蛋白尿及低蛋白血症为诊断肾病综合征的必备条件。根据其病因可分为原发性肾病综合征和继发性肾病综合征。

二、病因和发病机制

（一）病因

1. 原发性肾病综合征的病因　原发性NS的病因为各种不同病理类型的肾小球病，常见的有：①微小病变肾病；②系膜增生性肾小球肾炎；③局灶节段性肾小球硬化；④膜性肾病；⑤系膜毛细血管性肾小球肾炎。儿童患者原发性肾病综合征常见的病理组织学改变是以微小病变型为主。成人则主要是局灶节段性肾炎、膜型肾病和微小病变型。本节仅讨论原发性 NS。

2. 继发性肾病综合征的病因　继发性 NS 病因复杂，常见有系统性红斑狼疮、糖尿病肾病、过敏性紫癜、多发性骨髓瘤、肾淀粉样变性、药物及感染等。

（二）发病机制

各种病因导致肾小球滤过屏障受损是肾病综合征蛋白尿的基本病因，其可分为电荷屏障受损及分子屏障受损，结果导致部分带负电荷的白蛋白或血浆蛋白自肾小球滤过膜持续滤出。

三、临床表现

NS 最基本的特征是大量蛋白尿、低蛋白血症、（高度）水肿和高脂血症，即所谓的“三高一低”，及其他代谢紊乱为特征的一组临床症候群。

1. 大量蛋白尿　大量蛋白尿是 NS 患者最主要的临床表现，也是肾病综合征的最基本的病理生理机制。在此基础上，凡增加肾小球内压力及导致高灌注、高滤过的因素（如高血压、高蛋白饮食或大量输注血浆蛋白）均可加重尿蛋白的排出。

2. 低蛋白血症　是指血浆白蛋白降至 <30g/L。NS 时大量白蛋白从尿中丢失，肝脏白蛋白合成增加不足以克服丢失和分解时，则出现低白蛋白血症。除血浆白蛋白减少外，血浆的某些免疫球蛋白（如 IgG）和补体成分、抗凝及纤溶因子、金属结合蛋白及内分泌素结合蛋白也可减少，尤其是大量蛋白尿，肾小球病理损伤严重和非选择性蛋白尿时更为显著。患者易产生感染、高凝、微量元素缺乏、内分泌紊乱和免疫功能低下等并发症。

3. 水肿　NS 时低白蛋白血症、血浆胶体渗透压下降，使水分从血管腔内进入组织间隙，是造成 NS 水肿的基本原因。

4. 高脂血症　NS 合并高脂血症的原因目前尚未完全阐明。高胆固醇和（或）高甘油三酯血症，血清中 LDL、VLDL 和脂蛋白（α）浓度增加，常与低蛋白血症并存。

5. 并发症　主要有感染、血栓及栓塞并发症、急性肾损伤及蛋白质及脂肪代谢紊乱等。

四、治疗原则

1. 一般治疗原则

（1）休息　凡有严重水肿、低蛋白血症者需卧床休息。水肿消失、一般情况好转后，可起床活动。

（2）饮食　热量要保证充分，每日每公斤体内不应少于 126～147kJ（30～35kcal）。给予正常量 0.8～1.0g/(kg·d) 的优质蛋白（富含必需氨基酸的动物蛋白）饮食。尽管患者丢失大量尿蛋白，但由于高蛋白饮食增加肾小球高滤过，可加重蛋白尿并促进肾脏病变进展，故目前不再主张摄入高蛋白饮食。水肿时应低盐（<2g/d）饮食。为减轻高脂血症，应减少富含饱和脂肪酸（动物油脂）的饮食，而多吃富含多聚不饱和脂肪酸（如植物油、鱼油）及富含可溶性纤维（如燕麦、米糠及豆类）的食物。

2. 药物治疗原则　控制或减轻症状；减少或消除蛋白尿（≤0.5g/d）；维持或恢复肾脏功能；防治急、慢性并发症。主要是利尿消肿及激素免疫抑制剂的应用，对微小病变性肾病中的激素依赖型应注意防止复发。病因明确者要去除病因，继发性肾病综合征应以治疗原发病为主。

五、药物治疗

（一）治疗药物分类

1. 利尿药　详见“急性肾小球肾炎”相关内容。

2. 免疫抑制剂

（1）糖皮质激素　可通过多个环节抑制免疫反应，并有抗炎作用，是治疗肾病综合征的基础药物。它能抑制炎症反应，减轻急性炎症时的渗出，抑制单核细胞、淋巴细胞，减轻肾间质炎症反应；稳定溶酶体膜，降低毛细血管通透性而减少蛋白尿漏出；抑制多种细胞因子的合成。常用药物有泼尼松、甲泼尼龙等。

（2）细胞毒药物

1）环磷酰胺　抑制细胞DNA合成，抑制淋巴细胞分裂增殖，对B细胞的作用大于T细胞。有防止肾小球硬化及肾小管间质纤维化的作用，对于激素抵抗或依赖型的肾病综合征，常和糖皮质激素合用。

2）盐酸氮芥　盐酸氮芥主要作用于B淋巴细胞，使抗体水平下降，同时抑制T淋巴细胞，干扰其释放炎症介质，并且可以抑制纤维化形成。

3）其他　苯丁酸氮芥通过破坏DNA结构和干扰细胞分裂，达到抑制免疫细胞的功能，从而减少免疫复合物的形成和沉积在肾小球，发挥其治疗肾病综合征的效果。

（3）钙调神经蛋白抑制剂　环孢素作用于T细胞活化初期，抑制TH细胞表达IL-1和IL-2受体、抑制IL-2合成和IFN-γ的合成，对B细胞抑制作用弱。他克莫司（tacrolimus，FK506）也属钙调神经蛋白抑制剂，但肾毒性副作用小于环孢素。

（4）吗替麦考酚酯　是强效的、选择性的、非竞争性和可逆性的次黄嘌呤单核苷酸脱氢酶抑制剂，能够抑制鸟嘌呤核苷的从头合成途径使之不能形成DNA，选择性地抑制T、B淋巴细胞增殖，对于激素抵抗或依赖型的肾病综合征，联合糖皮质激素具有肯定疗效。也可用于环磷酰胺等药物无效或有严重副作用时的替换。

（5）利妥昔单抗　利妥昔单抗是靶向CD_{20}的生物制剂，可清除表达CD_{20}的B细胞，从而使B细胞耗竭，抑制异常自身抗体产生，促进疾病缓解。目前研究报道对膜性肾病和激素依赖的微小病变型肾病等类型具有较好的疗效，但长期应用的疗效及风险仍需要进一步评估。 e 微课1

3. 抗凝血药　主要药物为肝素或低分子量的肝素，主要通过与抗凝血酶Ⅲ（ATⅢ）结合，而增强后者对活化的Ⅱa、Ⅸa、Ⅹa、Ⅺa和Ⅻa凝血因子的抑制作用，发挥抗凝作用。肝素与白蛋白均带负电荷，两者相斥，可减少肾病综合征的尿蛋白排出。此外，而且该药还具有抗炎及抑制系膜细胞增生的作用。

4. 调节血脂药　高脂血症是原发性肾病综合征的主要临床特征之一。持续的高脂血症不仅能增加动脉粥样硬化和冠心病的危险，而且可引起肾小球硬化，加速肾功能损伤的进展。3-羟-3-甲戊二酸单酰辅酶A（HMG-CoA）还原酶抑制剂（他汀类药物）在降脂药物家族中占重要地位，它能使细胞内的胆固醇合成减少，它还可以使血清胆固醇清除增加起到降低血脂的作用。此外，他汀类药物还可通过减少炎性因子分泌延缓血管老化、抑制系膜细胞增殖等其他非降脂途径起到肾脏保护作用。所以肾病综合征患者常使用他汀类药物进行降脂治疗。临床常用药物有普伐他汀、辛伐他汀、洛伐他汀及阿伐他汀等。另外贝特类药物降低甘油三酯（TG）的水平，改善脂质代谢，有助于改善肾病患者由于脂代谢紊乱引起的并发症，降低肾病患者的心血管事件风险。

临床上已有前蛋白转化酶枯草溶菌素9/kexin9型（PCSK9）抑制剂应用于动脉粥样硬化性心血管疾病的肾病综合征合并高脂血症的成人患者中，可降低心肌梗死、脑卒中以及冠脉血运重建的风险，但仍需要更多的临床循证医学证据，PCSK9抑制剂包括依洛尤单抗、阿利西尤单抗、托莱西单抗等。

（二）治疗药物选用

1. 对症治疗

（1）利尿消肿

1）噻嗪类利尿剂　主要作用于髓袢升支厚壁段和远曲小管前段，通过抑制钠和氯的重吸收，增加钾的排泄而利尿。常用氢氯噻嗪25mg，每日3次口服。长期服用应防止低钾、低钠血症。

2）潴钾利尿剂　主要作用于远曲小管后段，排钠、排氯，但潴钾，适用于低钾血症的患者。单独使用时利尿作用不明显，可与噻嗪类利尿剂合用。常用氨苯蝶啶50mg，每日3次，或醛固酮拮抗剂螺内酯20mg，每日3次。长期服用需防止高钾血症，对肾功能不全患者应慎用。

3）袢利尿剂　主要作用于髓袢升支，对钠、氯和钾的重吸收具有强力的抑制作用。常用呋塞米（速尿）20～120mg/d，或布美他尼（丁尿胺）1～5mg/d（同等剂量时作用较呋塞米强40倍），分次口服或静脉注射。在渗透性利尿药物应用后随即给药效果更好。应用袢利尿剂时需谨防低钠血症及低钾、低氯血症性碱中毒发生。

4）渗透性利尿剂　通过一过性提高血浆胶体渗透压，可使组织中水分回吸收入血。此外，它们又经过肾小球滤过，造成肾小管内液的高渗状态，减少水、钠的重吸收而利尿。常用不含钠的右旋糖酐40（低分子右旋糖酐）或淀粉代血浆（706代血浆）（分子量均为2.5万～4.5万），250～500ml静脉滴注，隔日1次。随后加用袢利尿剂可增强利尿效果。但对少尿（尿量＜400ml/d）患者应慎用此类药物，因其易与肾小管分泌的Tamm-Horsfall蛋白和肾小球滤过的白蛋白一起形成管型，阻塞肾小管，并由于其高渗作用导致肾小管上皮细胞变性、坏死，诱发“渗透性肾病”，导致急性肾损伤。

5）提高血浆胶体渗透压　血浆或白蛋白等静脉输注均可提高血浆胶体渗透压，促进组织中水分回吸收并利尿，如继而用呋塞米60～120mg加于葡萄糖溶液中缓慢静脉滴注，有时能获得良好的利尿效果。但由于输入的蛋白均将于24～48小时内由尿中排出，可引起肾小球高滤过及肾小管高代谢造成肾小球脏层及肾小管上皮细胞损伤、促进肾间质纤维化，轻者影响糖皮质激素疗效，延迟疾病缓解，重者可损害肾功能。故应严格掌握适应证，对严重低蛋白血症、高度水肿而又少尿（尿量＜400ml/d）的NS患者，在必需利尿的情况下方可考虑使用，但也要避免过频过多。心力衰竭患者应慎用。对NS患者利尿治疗的原则是不宜过快过猛，以免造成血容量不足、加重血液高黏倾向，诱发血栓、栓塞并发症。

（2）减少尿蛋白　持续性大量蛋白尿本身可导致肾小球高滤过、加重肾小管间质损伤、促进肾小球硬化，是影响肾小球病预后的重要因素。已证实减少尿蛋白可以有效延缓肾功能的恶化。血管紧张素转换酶抑制剂（ACEI）（如贝那普利）或血管紧张素Ⅱ受体拮抗剂（ARB）（如氯沙坦），除可有效控制高血压外，均可通过降低肾小球内压和直接影响肾小球基底膜对大分子的通透性，有不依赖于降低全身血压的减少尿蛋白作用。用ACEI或ARB降尿蛋白时，所用剂量一般应比常规降压剂量大，才能获得良好疗效。

近年来，在使用ACEI或ARB基础上联合使用SGLT2i，可进一步减少蛋白尿。SGLT2i主要作用机制是通过抑制近端小管葡萄糖和钠重吸收，收缩入球小动脉，以降低肾小球内高压。

2. 主要治疗——抑制免疫与炎症反应

（1）糖皮质激素（简称激素）　可能是通过抑制炎症反应、抑制免疫反应、抑制醛固酮和抗利尿激素分泌，影响肾小球基底膜通透性等综合作用而发挥其利尿、消除尿蛋白的疗效。使用原则和方案一般是：①起始足量：常用药物为泼尼松1mg/(kg·d)，口服8周，必要时可延长至12周；②缓慢减药；足量治疗后每2～3周减原用量的10%，当减至20mg/d左右时症状易反复，应更加缓慢减量；③长期维持：最后以最小有效剂量（10mg/d）再维持半年左右。激素可采取全日量顿服或在维持用药期间两日量隔日顿服，以减轻激素的副作用。水肿严重、有肝功能损害或泼尼松疗效不佳时，可更换为甲泼尼龙（等剂量）口服或静脉滴注。因地塞米松半衰期长，副作用大，现已少用。

根据患者对糖皮质激素的治疗反应，可将其分为“激素敏感型”（用药8～12周内NS缓解）、“激素依赖型”（激素减药到一定程度即复发）和“激素抵抗型”（激素治疗无效）三类，其各自的进一步治疗有所区别。长期应用激素的患者可出现感染、药物性糖尿病、骨质疏松等副作用，少数病例还可能发生股骨头无菌性缺血性坏死，需加强监测，及时处理。

（2）细胞毒性药物　这类药物可用于“激素依赖型”或“激素抵抗型”的患者，协同激素治疗。若无激素禁忌，一般不作为首选或单独治疗用药。

1）环磷酰胺　是国内外最常用的细胞毒性药物，在体内被肝细胞微粒体羟化，产生有烷化作用的代谢产物而具有较强的免疫抑制作用。应用剂量为每日每千克体重2mg，分1～2次口服；或200mg，隔日静脉注射。累积量达6～8g后停药。主要副作用为骨髓抑制及中毒性肝损害，并可出现性腺抑制（尤其男性）、脱发、胃肠道反应及出血性膀胱炎。

2）盐酸氮芥　为最早用于治疗NS的药物，治疗效果较佳。因可引起注射部位血管炎或局部组织坏死，及严重的胃肠道反应和甚强的骨髓抑制作用，目前临床上较少应用。

3）其他　苯丁酸氮芥2mg，每日3次口服，共服用3个月，毒性较氮芥小，疗效差。此外，硫唑嘌呤亦有使用报道，但疗效欠佳。

（3）钙调神经蛋白抑制剂　环孢素能选择性抑制T辅助细胞及T细胞毒效应细胞，已作为二线药物用于治疗激素及细胞毒性药物无效的难治性NS。常用量为每日每千克体重3～5mg，分两次空腹口服，服药期间需监测并维持其血浓度谷值为100～200ng/ml。服药2～3个月后缓慢减量，疗程半年至一年。副作用有肝肾毒性、高血压、高尿酸血症、多毛及牙龈增生等。价格较昂贵及上述副作用及停药后易复发，使其广泛应用受到限制。他克莫司成人起始治疗剂量为0.05mg/(kg·d)，血药浓度保持在5～8ng/ml，疗程为半年至1年。

（4）吗替麦考酚酯（mycophenolatemofetil，MMF）　在体内代谢为霉酚酸，后者为次黄嘌呤单核苷酸脱氢酶抑制剂，抑制鸟嘌呤核苷酸的经典合成途径，故而选择性抑制T、B淋巴细胞增殖及抗体形成达到治疗目的。常用量为1.5～2g/d，分2次口服，共用3～6月，减量维持半年。已广泛用于肾移植后排异反应，副作用相对小。近年一些报道表明，该药对部分难治性NS有效，尽管尚缺乏大样本病例的前瞻对照研究结果，但已受到重视。因其价格较高，目前仍作为二线用药。已有导致严重贫血和伴肾功能损伤者应用后出现严重感染的个案报道，应引起足够重视。

（5）利妥昔单抗　利妥昔单抗诱导治疗常用方法为375mg/m^2，每周1次，共使用4次，或者1000mg，每2周1次，共2次，后续根据病情及CD_{19}阳性B淋巴细胞计数调整治疗方案。

应用激素及细胞毒性药物治疗NS可有多种方案，原则上应以增强疗效的同时最大限度地减少副作用为宜。对于是否应用激素治疗、疗程长短以及应否使用细胞毒性药物等应结合患者肾小球病的病理类型、年龄、肾功能和有否相对禁忌证等情况不同而区别对待，制定个体化治疗方案。

3. 并发症防治　NS的并发症是影响患者长期预后的重要因素，应积极防治。

（1）感染　通常在激素治疗时无需应用抗菌药物预防感染，否则不但达不到预防目的，反而可能诱发真菌二重感染。一旦发现感染，应及时选用对致病菌敏感、强效且无肾毒性的抗菌药物积极治疗，有明确感染灶者应尽快去除。严重感染难控制时应考虑减少或停用激素或免疫抑制剂，但需视患者具体情况决定。

（2）血栓及栓塞并发症　血清白蛋白低于20g/L时，常提示存在高凝状态，需予以预防性抗凝治疗。可给予肝素钠1875～3750U皮下注射，每6小时1次（或可选用低分子肝素4000～6000U，皮下注射，每日1～2次），维持试管法凝血时间于正常一倍；也可服用华法林，维持凝血酶原时间国际标准化比值（INR）于1.5～2.5。抗凝同时可辅以抗血小板药，如双嘧达莫或阿司匹林等口服。对已发生血栓、栓塞者应尽早（6小时内效果最佳，但3天内仍可望有效）给予尿激酶或链激酶全身或局部溶栓，同时配合抗凝治疗，抗凝药一般应持续应用半年以上。抗凝及溶栓治疗时均应避免药物过量导致出血。

（3）急性肾损伤　NS并发急性肾损伤及时给予正确处理，大多数患者可恢复。可采取措施有：①原发病治疗：因其病理类型多为微小病变型肾病，应予以积极治疗；②碱化尿液：可口服碳酸氢钠碱化尿液，以减少管型形成；③袢利尿剂：对袢利尿剂仍有效者应予以较大剂量，以冲刷阻塞的肾小管型；④血液透析：利尿无效，并已达到透析指征者，应给予血液透析维持生命，并在补充血浆制品后适当脱水，以减轻肾间质水肿。

（4）蛋白质及脂肪代谢紊乱　在NS缓解前常难以完全纠正代谢紊乱，但应调整饮食中蛋白和脂肪的量和结构，力争将代谢紊乱的影响减少到最低限度。目前，不少药物可用于治疗蛋白质及脂肪代谢紊乱。如ACEI及血管紧张素Ⅱ受体拮抗剂均可减少尿蛋白；降脂药物可选择降胆固醇为主的羟甲戊二酸单酰辅酶A（HMG-CoA）还原酶抑制剂，如辛伐他汀等他汀类药物；或降甘油三酯为主的氯贝丁酯类，如非诺贝特等。NS缓解后高脂血症可自然缓解，则无需再继续药物治疗。

近年来临床上PCSK9抑制剂已用于降低肾病综合征合并高脂血症的心血管事件的风险，如在已有动脉粥样硬化性心血管疾病的成人患者中，能够降低心肌梗死、卒中以及冠脉血运重建的风险，但仍需要更多临床证据评估其安全性及有效性。

六、建议

感染是NS的常见并发症，由于应用糖皮质激素，其感染的临床征象常不明显，尽管目前已有多种抗菌药物可供选择，但若治疗不及时或不彻底，感染仍是导致NS复发和疗效不佳的主要原因之一，甚至造成死亡，应予以高度重视。

第三节　肾功能衰竭

一、急性肾损伤

（一）概述

急性肾损伤（acute kidney injury，AKI）是对既往急性肾衰竭（acute renal failure，ARF）概念扩展和向疾病早期的延伸，是由各种病因引起短时间（数小时至数天）内肾功能快速减退而出现的临床综合征，表现为肾小球滤过率（glomeruar filtration rate，GFR）下降，伴有肌酐、尿素氮等潴留，水、电解质和酸碱平衡紊乱，重者出现多系统并发症。

AKI是常见危重病症，涉及临床各科，发病率在住院患者中为10%～15%，在重症监护病房中可高达50%。研究表明大约10%的AKI患者需要接受肾脏替代治疗，住院患者中AKI相关的死亡率达23%。此外，AKI存活的患者远期发生慢性肾脏病（chronic kidney disease，CKD）及终末期肾病（end stage renal disease，ESRD）风险显著增加。

（二）病因和发病机制

1. 病因　AKI病因众多，根据病因发生的解剖部位可分为肾前性、肾性和肾后性三大类。肾前性AKI的常见病因包括血容量减少（如各种原因的液体丢失和出血）、有效动脉血容量减少、低心排血量、肾内血流动力学改变（包括肾脏血管收缩、扩张失衡）和肾动脉机械性阻塞等，约占AKI的55%。肾性AKI是指肾实质损伤，常见的是肾缺血或肾毒性物质损伤肾小管上皮细胞，如急性肾小管坏死（acute tubular necrosis，ATN）、急性间质性肾炎（acute interstitial nephritis，AIN）、肾小球疾病和肾血管疾病等，约占AKI的40%，其中以急性肾小管坏死最为常见。肾后性AKI的病因主要是急性尿路梗阻，梗阻可发生于从肾盂到尿道的尿路中任何部位，约占 AKI 的5%，一般肾功能在尿路梗阻解除后都可以迅速恢复。

2. 发病机制

（1）肾前性 AKI　肾前性 AKI 由肾脏血流灌注不足所致，见于细胞外液容量减少，或虽细胞外液容量正常但有效循环容量下降，或某些药物引起肾小球毛细血管灌注压降低（包括肾前小动脉收缩或肾后小动脉扩张），并无明显的肾实质损伤。如果肾灌注量减少能在 6 小时内得到纠正，则血流动力学损害可以逆转，肾功能也可迅速恢复。但若低灌注持续，则可导致肾小管上皮细胞明显损伤，继而发展为肾性 AKI。

（2）肾性 AKI　肾性 AKI 按损伤部位分为小管性、间质性、血管性和小球性。以肾缺血和肾毒性物质导致肾小管上皮细胞损伤最为常见，通常称为 ATN，其他还包括 AIN、肾小球疾病、肾血管疾病和各类肾移植排斥反应等。

1）ATN　是肾性 AKI 中最常见的一种类型，常由缺血所致，也可由肾毒性药物引起，常在诸如老年、合并糖尿病等多因素共同影响的基础上发生。不同病因、不同病理损害类型的 ATN 可有不同始动机制和持续发展机制，主要与肾小管因素和肾血流动力学改变等有关。从肾前性 AKI 进展至缺血性 ATN 一般经历四个阶段：起始期、进展期、持续期和恢复期。

2）肾毒性 ATN　主要由外源性及内源性肾毒性物质引起，其产生的机制与肾内血管收缩、直接肾小管损伤或梗阻等因素相关。外源性肾毒性物质以药物最为常见，包括铂类抗肿瘤药物、氨基糖苷类抗菌药物等，其次为化学毒物、重金属、生物毒素（某些蕈类等）及微生物感染等。内源性肾毒性物质包括骨髓瘤轻链蛋白、肌红蛋白、血红蛋白、尿酸盐、钙及草酸盐等。

3）AIN　肾性 AKI 的重要病因。①药物的因素：由青霉素与头孢菌素类、磺胺类、非甾体抗炎药、华法林等药物介导Ⅳ型变态反应所致；②感染因素：主要由细菌或病毒感染等所致；③系统性疾病因素：见于系统性红斑狼疮、原发性胆汁性肝硬化、冷球蛋白血症及干燥综合征等疾病所致。

3. 肾后性 AKI　双侧尿路梗阻或孤立肾患者单侧尿路出现梗阻时，可发生肾后性 AKI。尿路发生梗阻时，尿路内反向压力首先传到肾小球肾囊腔，由于肾小球入球小动脉扩张，早期 GRF 尚能暂时维持正常。如果梗阻持续无法解除，肾皮质大量区域出现无灌注或低灌注状态，GRF 将逐渐下降。如处理不及时，可导致慢性梗阻性肾病，进展为尿毒症。

按尿路梗阻病因可分为两类：尿路功能性梗阻和尿路器质性梗阻。尿路功能性梗阻主要是指神经源性膀胱等。尿路器质性梗阻包括：①尿路腔内梗阻（由双侧肾结石、肾乳头坏死、血凝块、膀胱癌等引起的梗阻）；②尿路腔外梗阻（由腹膜后纤维化、结肠癌、淋巴瘤等所致的梗阻）；③肾小管梗阻（由尿酸盐、草酸盐、阿昔洛韦、磺胺类药物、甲氨蝶呤及骨髓瘤轻链蛋白在肾小管内形成结晶，以及大量细胞管型和蛋白管型导致的梗阻）。

（三）临床表现

AKI 的临床表现存在较大差异，这与病因及临床分期不同相关。通常在肾功能严重减退时，才会出现较为明显的症状，常见的有乏力、食欲减退、恶心、呕吐以及尿量减少等；当容量过多时，还可出现急性左心衰竭。AKI 首次诊断往往依据实验室检查的异常情况，尤其是血清肌酐（serum creatinine，Scr）的绝对或相对升高，而非依据临床症状和体征。

ATN 为肾性 AKI 最多见的类型，以 ATN 为例介绍肾性 AKI 的临床病程，其病程可以分为四期。

1. 起始期　此期患者如遭受低血压、缺血、脓毒症和肾毒性药物等一些已知或未知 ATN 因素的影响，但尚未引起明显肾实质损伤。若能及时采取有效干预措施，AKI 常可逆转。但随着肾小管上皮细胞损伤加重，GFR 逐渐下降，进入进展期。

2. 进展期和维持期　在此阶段一般持续 1～2 周，也可短至数天或长至 4～6 周。GFR 进行性下降。部分患者可出现少尿或无尿，另外有些患者尿量在 400ml/d 以上（称为非少尿型 AKI）。但不论尿量是否减少，随着肾功能减退，临床上可出现尿毒症毒素潴留和水、电解质及酸碱平衡紊乱所致一系列尿毒症表现。

AKI 全身表现包括：①消化系统症状，如恶心、呕吐、食欲减退、腹胀等，严重者出现消化道出血；②呼吸系统：可出现呼吸困难、咳嗽、憋气等，主要与容量过多导致的急性肺水肿和感染有关；③循环系统：因少尿和水钠潴留出现高血压和心力衰竭、肺水肿的表现，以及因毒素滞留、电解质紊乱、贫血和代谢性酸中毒引起心律失常及心肌病变；④神经系统：可出现意识障碍、躁动、谵妄、抽搐、昏迷等症状；⑤血液系统：可有贫血和出血倾向。⑥感染是 AKI 常见而严重的并发症，常见感染部位依次为肺、泌尿道、伤口等。⑦在 AKI 同时或疾病发展过程中还可并发多脏器功能障碍综合征。此外，水、电解质和酸碱平衡紊乱多表现为水过多、代谢性酸中毒、高钾血症、低钠血症、低钙和高磷血症等。

3. 恢复期　GFR 恢复至正常水平或者接近正常状态。少尿型患者表现为尿量开始增多，随后进入多尿阶段，之后逐渐恢复至正常状态。肾小管重吸收功能较肾小球滤过功能恢复迟缓且滞后，常需要数月时间才能恢复。部分患者可遗留不同程度的肾脏结构及功能损伤。

（四）治疗原则

AKI 是一组临床综合征，并非单一疾病，不同病因、不同类型 AKI 其治疗方案有所不同。总的治疗原则是：①积极治疗原发病，纠正可逆性致病因素。②对症和支持治疗，包括根据患者的血容量、尿量和心功能状态，维持体液平衡，纠正水、电解质和酸碱平衡紊乱，对高分解型 ATN 给予热量和蛋白质营养支持。③选择药物时，应根据估算 GFR（eGFR）调整药物的使用剂量，且尽量避免应用肾毒性药物；④对于严重的肾功能损害、高血钾、酸中毒及伴心功能损害者应选择血液净化、替代治疗。

（五）药物治疗

1. 治疗药物分类

（1）扩容药　除肾小球疾病和血管炎所致的 AKI 外，几乎所有的 AKI 早期均应补充血容量，以增加肾血流量和肾小球滤过率，急性肾毒性的 AKI 早期，充分补液还有利于肾毒素的排泄，常用 0.9% 氯化钠注射液。必须注意的是扩容前要准确判断患者处于 AKI 哪一期，如进展期需限制补液。

（2）利尿剂　目前最常用的防治 AKI 的利尿药是渗透性利尿药和袢利尿药。渗透性利尿药甘露醇（mannitol）防治 AKI 的作用机制主要有：①降低入球小动脉阻力，增加肾小球血流量和毛细血管内静脉压；②甘露醇的渗透性扩容作用，使红细胞比积、血黏度降低，减轻血管内皮细胞水肿，降低血管阻力，改善肾血液循环；③渗透性利尿作用增加肾毒素的清除，使肾小管上皮细胞及肾间质水肿减轻，从而减轻或解除肾小管阻塞，肾小管内尿流量增加，流速加快，冲洗肾小管。袢利尿剂呋塞米可促进肾内扩张血管的前列腺素合成，增加肾脏血流量，改变肾皮质内血流分布。

（3）血管扩张药　常用钙离子通道阻滞剂。钙离子通道阻滞剂能阻止钙内流，维持细胞内、外钾与钠的平衡；抑制管－球反馈机制，使入球小动脉收缩减轻，扩张肾血管，增加肾血流量；还可使细胞内钙量减少，保护肾小球细胞，阻止其坏死，常用药物有硝苯地平、维拉帕米。多巴胺可增加肾血流量，增加肾小球滤过率，并能直接作用于肾小管，干扰醛固酮的合成和释放，产生排钠利尿的作用，不推荐使用低剂量多巴胺预防和治疗 AKI。

2. 治疗药物选用

（1）早期病因干预治疗　在 AKI 起始期及时干预能显著地减轻肾脏损伤，促进肾功能恢复。无论何种原因引起的 AKI，须尽快纠正肾前性因素，包括防止和纠正肾血流量低灌注状态；合理抗休克治疗；改善低蛋白血症、降低后负荷以改善心输出量；减少肾毒素产生，促进肾毒素排出。

1）存在AKI风险或合并AKI患者　首先使用等张晶体（0.9%氯化钠注射液等）而不是胶体（白蛋白或羟乙基淀粉等）作为扩张血容量的干预手段，原因在于应用胶体溶液扩容预防AKI的疗效缺乏有力的临床证据支持，且部分血浆代用品甚至可能引起肾损伤，且胶体费用相对昂贵。非出血性休克时，建议对确诊AKI或AKI发病高危患者存在伴有血管收缩功能障碍性休克时，须应用血管加压药物联合液体复苏进行干预；对围术期AKI高危患者或脓毒症休克患者，需根据事先制定的方案进行血流动力学和氧合指标监测，以预防AKI发生或恶化。

2）抗感染治疗　及时使用适量、敏感、无肾毒性或肾毒性小的抗菌药物，清除感染灶或清创引流，避免微生物或其代谢产物损伤肾小管上皮细胞。使用抗菌药物应注意：①年老体弱者适当减量；②控制感染后迅速减量；③疗程不宜过长，或改换另一种抗菌药物；④避免两种或两种以上的肾毒性药物联合使用；⑤避免与强效利尿剂如呋塞米合用；⑥适当补充液体，避免脱水等引起血液浓缩。

3）避免过量或短期内重复应用造影剂。

4）利尿剂治疗　鉴于目前荟萃研究证实袢利尿剂对预防AKI无显著益处，对AKI严重程度亦无影响，且大剂量袢利尿剂（>1g/d）易引起耳聋等并发症，除非是针对病程早期容量过负荷状态，不应使用利尿剂来预防或治疗AKI。在血容量恢复、休克纠正后，如尿量仍不增加，可静脉缓慢推注呋塞米100mg，有利尿效果后继续补液和适当使用利尿剂。

（2）起始期的治疗　如能及时妥善治疗，多数在1～3天内肾功能好转。

1）补充血容量　常用0.9%氯化钠注射液。观察每日出入液量和体重变化，每日补液量应为显性失液量加上非显性失液量减去内生水量，每日大致进液量可按前一日尿量加500ml计算，肾脏替代治疗时补液量可适当放宽。

2）利尿剂治疗　应注意袢利尿剂仅能增加尿量而不能改善预后。

3）血管扩张剂　以往多巴胺被广泛用于危重患者的肾脏保护治疗，但是近来很多研究并没有显示多巴胺的肾脏保护作用，甚至有可能导致快速性心律失常、心肌缺血、肠道血流量减少等，故不推荐使用低剂量多巴胺预防或治疗AKI。

4）营养支持治疗　可优先选择胃肠道营养（包括管饲），根据患者的病情酌情限制水分、钠盐和钾盐摄入，若不能进食者予以肠外静脉营养，根据临床情况增减营养支持总量与成分。在AKI的各个阶段，每日每千克体重的总能量摄入推荐为20～30kcal，其中，碳水化合物摄入量为每日每千克体重3～5g（最高可达7g），脂肪摄入量是每日每千克体重0.8～1.0g，蛋白质或氨基酸摄入量也为每日每千克体重0.8～1.0g。对于处于高分解代谢、接受肾脏替代治疗、连续性肾脏替代治疗的患者，可适当增加蛋白质或氨基酸的摄入量。静脉补充脂肪乳剂时，中、长链混合液较为适宜；补充氨基酸时，需涵盖必需和非必需氨基酸。危重症患者的血糖控制目标应维持在6.11～8.27mmol/L（110～149mg/dl）。

（3）进展期和维持期的治疗　进展期和维持期常因急性肺水肿、高钾血症、上消化道出血和并发感染等导致死亡。所以治疗重点为调节水、电解质和酸碱平衡，控制氮质潴留，供给适当营养，防治并发症和治疗原发病。

1）严格控制水、钠摄入量　进展期和维持期患者应严格计算24小时出入水量。应坚持“出入平衡”的补液原则，以防止体液过多。但必须注意有无血容量不足因素，以免过分限制补液量，加重缺血性肾损害。24小时补液量为显性失液量与不显性失液量之和。显性失液量指前一日24小时内的尿量、粪、呕吐、出汗、引流液及创面渗液等丢失液量的总和；不显性失液量指每日从呼气失去水分和皮肤蒸发失去水分，也可按每日12ml/kg计算，并考虑体温、气温和湿度等因素，体温每增加1℃，每日应增加补液量约100ml。

2）高钾血症的治疗　高钾血症为进展期和维持期的主要死亡原因，最有效的方法为血液透析或腹膜透析。一般血钾应控制在5.5mmol/L以下，超过时应密切监测心率和心电图，并给予紧急处理。具体方法有：①限制食物及药物中钾的摄入量，每日进食钾应小于2.0g，避免进食含钾高的食物，避免使用青霉素钾盐（每100万单位含钾1.7mmol/L）；②伴代谢性酸中毒者可给予5%碳酸氢钠溶液250ml静脉滴注，既可纠正酸中毒又可促进钾离子向细胞内流；③10%葡萄糖酸钙10～20ml稀释后静脉注射可拮抗钾对心脏的毒性作用；④50%葡萄糖50～100ml或10%葡萄糖250～500ml，加常规胰岛素6～12U静脉输注，葡萄糖与常规胰岛素比值约为4∶1，可促进糖原合成使钾进入细胞内，其作用可持续4～6小时；⑤阳离子交换树脂口服1～2小时起效，灌肠4～6小时起效，每50g树脂使血钾下降0.5～1.0mmol/L；或者选择性钾离子结合剂、利尿剂（多使用袢利尿剂，以增加尿量促进钾离子排泄，但不建议常规使用利尿剂治疗AKI）；⑥严重高钾血症时，应采用透析疗法，腹膜透析2L/h可交换5mmol K^+，以血液透析降钾最为有效。

3）代谢性酸中毒的治疗　轻度的代谢性酸中毒无须治疗。严重酸中毒，当血浆实际碳酸氢钠低于15mmol/L，应给予5%碳酸氢钠125～250ml静脉滴注，根据心功能情况控制滴速，并动态监测血气分析。酸中毒纠正后，可致低钙性手足搐搦，应给予10%葡萄糖酸钙10～20ml静脉注射。严重酸中毒患者，如静脉血 HCO_3^- <12mmol/L或动脉血pH<7.15～7.2时，经补碱紧急处理后，应立即透析治疗。

4）其他电解质失调的处理　除非有充分依据证明患者体内钠、钾总量缺乏，否则不应给予补充；若确有补充的必要，在补充时应严密观察。对低钙血症者静脉注射10%葡萄糖酸钙10～20分钟，2～3次/天；高磷血症可给予氢氧化铝凝胶30ml，口服，3次/天。在电解质紊乱的处理上有困难时，应立即透析治疗，可使之重新达到水、电解质和酸碱平衡。

5）感染的预防和治疗　感染是AKI的常见并发症，也是其主要死亡原因之一。常见肺部、尿路等部位甚至全身性感染，一旦出现感染的迹象，可根据细菌培养和药敏试验合理选用对肾脏无毒性或低毒性的抗菌药物治疗，并按肌酐清除率调整剂量。

6）心力衰竭的治疗　临床表现与一般心力衰竭相似，治疗措施亦基本相同。AKI心力衰竭患者对利尿剂反应较差，对洋地黄制剂疗效也差，且易发生洋地黄中毒。药物治疗多以扩血管为主，减轻心脏前负荷。容量负荷过重的心力衰竭应尽早进行透析治疗脱水，对于缓解心衰症状最为有效。

7）消化道出血的治疗　主要原因是应激性溃疡。应经常观察大便，作潜血试验并监测血细胞比容。也可预防性使用不含镁的抗酸剂。选择胃质子泵抑制剂可有效防止严重急性肾衰患者的胃肠道出血。

8）透析治疗　肾脏替代治疗（renal replacement therapy，RRT）是AKI治疗的重要组成部分，包括间歇性血液透析（intermittent hemodialysis，IHD）、连续性肾脏替代治疗（continuous renal replacement therapy，CRRT）和腹膜透析。

目前尚无证据支持AKI患者应用特定RRT模式的优势，总体上，AKI患者应用IHD和CRRT治疗的临床获益无差异；重症AKI倾向于早期开始肾脏替代治疗，其目的是尽早清除体内过多的水分、毒素，提供内环境支持，有利于肾损伤细胞修复和再生，有助于液体、热卡、蛋白质及其他营养物质补充。

间歇性血液透析和CRRT治疗，各有利弊，可依据病情变化灵活选用。对于血流动力学不稳定的患者，推荐应用CRRT，而非IHD。①推荐IHD治疗的适应证包括：血钾>6.0mmol/L或存在持续组织破坏，如横纹肌溶解、挤压伤等血钾>5.5mmol/L；经过补碱治疗仍存在严重的代谢性酸中毒（pH<7.2）；经过大剂量利尿剂治疗后仍存在严重的容量超负荷；血流动力学稳定的AKI患者；②推荐CRRT的适应证包括：血流动力学不稳定的AKI患者，或合并急性脑损伤或其他原因引起的颅内压升高，广泛脑水肿的AKI患者；③建议对以下AKI患者可行腹膜透析治疗，包括：AKI患者所在区域无法行血液透析或CRRT；高危出血风险；无血管通路；药物治疗无效心力衰竭且需要透析者；肝硬化大量腹水的患者。

（4）恢复期的治疗　恢复期初期，依然存在威胁生命的并发症，维持水、电解质和酸碱平衡，控制氮质血症，治疗原发病和防止各种并发症仍然是治疗重点。部分 ATN 患者较长时间处于多尿期，治疗上应逐渐减少补液量，目的在于缩短多尿期。AKI 存活患者仍需长期随访观察或治疗。

（六）建议

详细的病史和体格检查常可揭示 AKI 的原因，临床药师应详细采集患者主诉，既往病史和就诊史、家族、社会和过敏史，以及当前处方药和非处方药的使用情况，此外追问近期与手术、肾毒性物质暴露或合并用药有关的情况，有助于快速确定 AKI 的病因；另外，对生命体征记录表中记录的体重下降、低血压、液体出入量等情况进行分析也有助于临床分析 AKI。

二、慢性肾衰竭

（一）概述

慢性肾衰竭（chronic renal failure，CRF）是各种类型的慢性肾脏病（chronic kidney disease，CKD）持续恶化发展到后期的必然结果。它是一种以代谢产物潴留，水、电解质及酸碱平衡失调和全身各系统症状为主要表现的临床综合征。

1. CKD　由各种病因导致的肾脏结构或功能呈现异常状态持续 3 个月及以上，异常情况涵盖出现肾脏损伤标志（如白蛋白尿、尿沉渣异常、肾小管相关病变、组织学检查异常及影像学检查异常）或有肾移植病史，伴或不伴 GFR 下降；或不明原因的 GFR 下降［$<60ml/(min \cdot 1.73m^2)$］≥3 个月。临床上常用血肌酐和（或）胱抑素 C 来计算 eGFR。目前国际公认的慢性肾脏病分期依据肾脏病预后质量倡议（K/DOQI）制定的指南分为 1～5 期，见表 21－1。

表 21－1　K/DOQI 对慢性肾脏病的分期及建议

CKD 分期	特征	GFR/［$ml/(min \cdot 1.73m^2)$］	防治目标与措施
1	GFR 正常或升高	≥90	CKD 病因诊治，缓解症状 保护肾功能，延缓 CKD 进展
2	GFR 轻度降低	60～89	评估、延缓 CKD 进展 降低心血管病风险
3a	GFR 轻到中度降低	45～59	延缓 CKD 进展
3b	GFR 中到重度降低	30～44	评估、治疗并发症
4	GFR 重度降低	15～29	综合治疗，肾脏替代治疗准备
5	终末期肾病	<15 或透析	适时肾脏替代治疗

2. CRF　CRF 指慢性肾脏病引起的 GFR 下降及与此相关的代谢紊乱和临床症状组成的综合征。对应 CKD 定义中 GFR 下降至失代偿期的那一部分群体，相当于 CKD 4～5 期。

（二）病因和发病机制

1. 病因　CKD 的病因复杂、多样，可分为原发性和继发性两类。

（1）原发性肾脏病　如慢性肾小球肾炎、慢性肾盂肾炎、慢性间质性肾炎、遗传性肾病（多囊肾、遗传性肾炎）等，其中以慢性肾小球肾炎为最常见。

（2）继发性肾脏病　如糖尿病肾病、高血压肾小动脉硬化症、系统性红斑狼疮性肾病、高尿酸性肾病、梗阻性肾病（泌尿系结石、前列腺肥大、尿道狭窄及泌尿系肿瘤），及各种药物和重金属所导致的肾病等。在发达国家 CKD 的主要病因是糖尿病肾脏病、高血压肾小动脉硬化；在中国等发展中国家，最常见病因仍是原发性肾小球肾炎，其次为高血压肾小动脉硬化、糖尿病肾病、狼疮性肾炎、慢性肾盂肾炎以及多囊肾等，但近年糖尿病肾病发病率有明显的升高，有可能将成为导致我国 CKD 的首要病因。

2. CKD 的发病机制　CKD 发病的机制尚未完全阐明，可能与以下因素有关。

（1）肾单位高灌注、高滤过　在 CKD 状态下，残余肾单位的肾小球会呈现高灌注与高滤过情形，此状况会致使肾小球硬化，并促使残余肾单位进一步减少。高灌注和高滤过会刺激肾小球系膜细胞增生，使细胞外基质增多；损伤内皮细胞和增加血小板集聚；还会引发炎症细胞浸润，增加系膜细胞凋亡等，因而肾小球硬化不断发展，肾单位进行性丧失。

（2）肾单位高代谢　CKD 时残余肾单位肾小管高代谢状况，造成了肾小管萎缩、间质纤维化和肾单位进行性损害。

（3）肾组织上皮细胞表型转化　在某些生长因子（如 TGF-β_1）或炎症因子的诱导下，肾小管上皮细胞、肾小球上皮细胞（如包曼囊上皮细胞或足细胞）、肾间质成纤维细胞等均可转化为肌成纤维细胞，在肾间质纤维化和肾小球硬化过程中起重要作用。

（4）细胞外基质增生　CKD 肾组织内部分细胞因子和生长因子（如 TGF-β_1、白细胞介素-1、血管紧张素Ⅱ、内皮素-1 等）高表达，基质金属蛋白酶表达下调，金属蛋白酶组织抑制物及纤溶酶原激活抑制物表达上调，对细胞外基质增生起重要的促进作用。

（5）其他　多种慢性肾脏病动物模型提示，肾脏固有细胞凋亡增多与肾小球硬化、间质纤维化有密切关系。此外，醛固酮增多也参与肾小球硬化和间质纤维化的过程。

3. 尿毒症症状的发生机制　尿毒症症状及体内各器官系统损害的原因如下。

（1）肾脏排泄和代谢功能下降　导致水、钠潴留，电解质和酸碱平衡失调，代谢性酸中毒等。

（2）尿毒症毒素的毒性作用　由于肾功能减退，肾脏不能充分排泄体内代谢废物或降解某些激素、肽类等，造成这些物质在体内蓄积并引起各种症状和或功能异常，这些物质称为尿毒症毒素。尿毒症毒素可分为小分子物质、中分子物质和大分子物质三类。①小分子物质（分子量 <500Da）：包括钾、磷、H^+、氨基酸及氮代谢产物等，以尿素氮最多，其他如各种胺类、酚类、胍类（如甲基胍、琥珀胍酸等）等均可在体内蓄积，引起临床症状。②中分子物质（分子量 500～5000Da）：包括多肽类、蛋白质类物质等，它们的蓄积与 CKD 远期并发症相关，如尿毒症脑病、内分泌紊乱、细胞免疫功能低下等。甲状旁腺激素（parathyroid hormone，PTH）是最常见的中分子物质，可引起肾性骨营养不良、软组织钙化等。③大分子物质（分子量 >5000Da）：如核糖核酸酶、β_2微球蛋白、维生素 A 等也具有某些毒性。此外，晚期糖基化终末产物、终末氧化蛋白产物和氨甲酰化蛋白质、氨甲酰化氨基酸等，也是潜在的尿毒症毒素。

（3）内分泌功能障碍　肾脏是重要的内分泌器官，参与多种内分泌激素代谢，如促红细胞生成素（erythropoietin，EPO）分泌减少可引起肾性贫血；骨化三醇［1,25-$(OH)_2D_3$］产生不足和肾小管对甲状旁腺激素的反应低下可导致钙、磷代谢失调和肾性骨病；胰岛素、胰高血糖素代谢失调可引起糖耐量异常。另外，持续炎症状态、营养素（如必需氨基酸、水溶性维生素、微量元素等）的缺乏也可引起或加重尿毒症的症状。

（三）临床表现

CKD 不同阶段的临床表现有所不同。CKD 早期患者可以无任何症状，或仅有全身乏力、夜尿多、食欲下降等不适。进入 CKD 3b～4 期以后，上述症状加重。到 CKD 5 期时，可出现急性左心衰竭、严重高钾血症、消化道出血、中枢神经系统障碍等，甚至会危及生命。由于肾脏具有强大的代偿功能，部分慢性肾衰竭患者早期也常无明显临床症状。

1. 胃肠道表现　胃肠道症状通常是本病最早和最常见的临床表现，食欲缺乏以及晨起时恶心、呕吐等症状较为多见。晚期患者胃肠道从口腔至肛门的任何部位，都可能出现黏膜糜烂、溃疡，这导致消化道出血在晚期 CKD 患者中颇为常见。

2. 心血管系统表现 慢性肾脏病患者的常见并发症和最主要死因是心血管病变，尤其进入终末期肾病阶段，与普通人群相比较，心血管事件及动脉粥样硬化性心血管疾病的发生升高 15 ~20 倍，死亡率进一步增加，占尿毒症死因 45% ~60%。

（1）高血压和左心室肥厚 大多数患者存在不同程度的高血压，高血压可引起动脉硬化、左心室肥厚和心力衰竭。贫血以及血液透析动静脉内瘘的使用，会引起心高搏出量状态，加重左心室负荷和左心室肥厚。

（2）心力衰竭 是 CKD 进展至慢性肾衰竭的患者重要死亡原因之一，随着肾功能的不断恶化，心力衰竭患病率明显增加，至尿毒症期可达 65% ~70%。

（3）尿毒症性心肌病 部分患者可伴有冠状动脉粥样硬化性心脏病。各种心律失常的出现，与心肌损伤、缺氧、电解质紊乱、尿毒症毒素蓄积等有关。

（4）心包病变 心包积液在 CKD 患者中常见，轻者可无症状，重者可有心音低钝、遥远，少数情况下还可有心包填塞。

（5）血管钙化和动脉粥样硬化 血管钙化在 CKD 心血管病变中起着重要作用，这是由于高磷血症、钙异常分布和血管保护性蛋白（如 α-球蛋白）缺乏而引起的。动脉粥样硬化往往进展较快速，冠状动脉、脑动脉和全身周围动脉均可发生动脉粥样硬化和钙化。

3. 血液系统表现 主要表现为肾性贫血和出血倾向。其中贫血是 CKD 患者常见的临床表现，多数患者均有轻、中度贫血，主要由于肾组织分泌 EPO 减少所致，故称为肾性贫血；导致肾性贫血的病因多样，主要包括：①合并营养不良性贫血，最常见的是缺铁性贫血；②消化道出血、血液透析失血等引起的出血性贫血；③肾脏生成 EPO 不足；④尿毒症毒素引起的骨髓造血障碍；⑤红细胞寿命缩短；⑥合并血液系统肿瘤等。晚期 CKD 患者有出血倾向，其原因与尿毒症患者血小板功能障碍有关。临床表现为鼻出血、月经量增多、术后伤口出血，胃肠道出血及皮肤瘀斑，严重者可出现心包、颅内出血。

4. 呼吸系统症状 体液过多或酸中毒时均可出现气短、气促，严重酸中毒可致呼吸深长（Kussmaul 呼吸）。体液过多、心功能不全可引起肺水肿或胸腔积液。由尿毒症毒素诱发的肺泡毛细血管渗透性增加、肺充血，可引起“尿毒症肺水肿”，此时肺部 X 线检查可出现“蝴蝶翼”征，临床上表现为弥散功能障碍和肺活量减少。15% ~20% 患者可发生尿毒症性胸膜炎伴随钙、磷代谢障碍可发生肺转移性钙化，临床表现为肺功能减退。

5. 神经肌肉系统症状 早期可有疲乏、失眠、注意力不集中，其后会出现性格改变、抑郁、记忆力减退、判断力降低。尿毒症严重时常有反应淡漠、谵妄、惊厥、幻觉、昏迷、精神异常等表现，即“尿毒症脑病”。周围神经病变也很常见，以感觉神经障碍为主，最常见的是肢端袜套样分布的感觉丧失，也可有肢体麻木、烧灼感或疼痛感、深反射迟钝或消失，并可有神经肌肉兴奋性增加（如肌肉震颤、痉挛、不安腿综合征），以及肌萎缩、肌无力等。初次透析患者可发生透析失衡综合征，表现为恶心、呕吐、头痛，重者可出现惊厥。

6. 皮肤表现 继发性甲状旁腺功能亢进症和皮下组织钙化所致的皮肤瘙痒是尿毒症常见的难治性并发症。

7. 骨矿物质代谢异常 慢性肾脏病-矿物质和骨异常（CKD-mineral and bone disorder，CKD-MBD）是由于慢性肾脏病患者存在钙、磷等矿物质代谢及内分泌功能紊乱［如 PTH 升高、1,25-$(OH)_2$-D_3 不足等］，导致矿物质异常、骨病、血管及软组织钙化等临床综合征。其中继发性甲状旁腺功能亢进（secondary hyperparathyroidism，SHPT）是矿物质代谢紊乱的重要表现，也是 CKD-MBD 患者最常见的合并症。伴随 CKD 进展出现的维生素 D 水平低下、低钙血症和高磷血症，诱发甲状旁腺增生和甲状旁腺激素的合成与分泌，引起 SHPT，促进肾性骨病、肾性贫血、皮肤和神经病变以及心血管并发症的发生。

CKD 出现的骨矿化和代谢异常称为肾性骨营养不良，分为高转化性骨病和低转化性骨病，以高转化性骨病最多见。

（1）高转化性骨病　临床表现为纤维囊性骨炎，可伴有骨质疏松和骨硬化，合并 PTH 水平的升高是其特点。

（2）低转化性骨病　早期表现为骨软化症，逐渐发展为无力型骨病，发生除维生素 D 的缺乏所致外，与铝中毒的关系更为密切，此外，对甲状旁腺功能亢进症治疗过度、服用了过量的钙和维生素 D 可引起再生不良性肾性骨营养不良，PTH 水平相对较低是其临床特征。

8. 内分泌功能紊乱主要表现　①大多数晚期 CKD 患者均有继发性甲状旁腺功能亢进（血 PTH 升高），约 1/4 患者有轻度甲状腺素水平降低；②肾脏本身内分泌功能紊乱，如 $1,25-(OH)_2-D_3$ 不足、EPO 缺乏和肾内肾素-血管紧张素Ⅱ过多。③糖耐量异常和胰岛素抵抗，与骨骼肌及外周器官摄取糖能力下降、酸中毒、肾脏降解小分子物质能力下降有关。④下丘脑-垂体内分泌功能紊乱，催乳素、促黑色素激素、黄体生成素、卵泡刺激素、促肾上腺皮质激素等水平增高。

9. 感染　CKD 患者常合并淋巴组织萎缩和淋巴细胞减少，白细胞功能障碍。临床上可表现为呼吸系统、泌尿系统及皮肤等部位的感染，是 CKD 患者重要的死亡原因。

10. 水、电解质代谢紊乱　CKD 时常出现各种电解质代谢紊乱和酸碱平衡失调，其中以代谢性酸中毒和水、钠平衡紊乱最为常见。

（1）代谢性酸中毒　在部分轻中度 CKD ［$GFR > 25ml/(min \cdot 1.73m^2)$，或血肌酐 $< 350\mu mol/L$］患者中，由于肾小管分泌氢离子障碍或肾小管碳酸氢盐的重吸收能力下降，可引起阴离子间隙正常的高氯血症性代谢性酸中毒，即肾小管性酸中毒。当 GFR 降低 $< 25ml/(min \cdot 1.73m^2)$ 或血肌酐 $> 350\mu mol/L$ 时，代谢产物如磷酸、硫酸等酸性物质因肾排泄障碍而潴留，可发生高阴离子间隙性代谢性酸中毒，即“尿毒症性酸中毒”。

多数患者能耐受轻度慢性酸中毒，但如动脉血 $HCO_3^- < 15mmol/L$，则有较明显症状，如食欲缺乏、呕吐、虚弱无力、呼吸深长等，与酸中毒时体内多种酶活性受抑制有关。

（2）水、钠代谢紊乱　水钠平衡紊乱主要表现为水钠潴留，有时也可表现为低血容量和低钠血症。水、钠潴留可导致稀释性低钠血症，可表现为不同程度的皮下水肿和（或）体腔积液，这在临床相当常见，常伴有血压升高，严重时导致左心衰竭和脑水肿。低血容量主要表现为低血压和脱水，低钠血症的原因，既可因缺钠引起（真性低钠血症），也可因水过多或其他因素所引起（假性低钠血症），而以后者更为多见，两者临床情况与处理完全不同，临床上需注意鉴别。

（3）钾代谢紊乱　当 GFR 降至 $20 \sim 25ml/(min \cdot 1.73m^2)$ 或更低时，肾脏排钾能力下降，易导致高钾血症；尤其当钾摄入过多、酸中毒、感染、创伤、溶血、出血、输血等情况发生时，更易出现高钾血症。需要注意的是，某些药物容易引起高钾血症，如 ACEI/ARB、保钾利尿剂等，在肾功能不全的患者中应用此类药物时应特别注意。有时由于钾摄入不足、胃肠道丢失过多、应用排钾利尿剂等因素，也可出现低钾血症。

（4）钙磷代谢紊乱　在 CKD 早期，血钙、血磷仍能维持在正常范围，通常不引起临床症状。随病情进展，肾小球滤过率继续下降、尿磷排出减少时，血磷浓度逐渐升高。低钙血症主要与钙摄入不足、活性维生素 D 缺乏、高磷血症、代谢性酸中毒等因素有关。钙磷代谢紊乱可进一步促进甲状旁腺激素（PTH）分泌增加，出现继发性甲状旁腺功能亢进。

（5）镁代谢紊乱　当 $GFR < 20ml/(min \cdot 1.73m^2)$ 时，由于肾脏排镁减少，常有轻度高镁血症。患

者可无任何症状，但不宜使用含镁的药物，如含镁的抗酸药、泻药等。低镁血症也偶可出现，与镁摄入不足或过多应用利尿剂有关。

11. 蛋白质、糖类、脂类和维生素代谢紊乱

（1）蛋白质代谢紊乱　一般表现为蛋白质代谢产物蓄积（氮质血症），也可有白蛋白、必需氨基酸水平下降等。上述代谢紊乱主要与蛋白质分解增多和（或）合成减少、负氮平衡、肾脏排出障碍等因素有关。

（2）糖代谢异常　主要表现为糖耐量减低和低血糖症两种情况，前者多见。糖耐量减低主要与胰高血糖素水平升高、胰岛素受体障碍等因素有关，可表现为空腹血糖水平或餐后血糖水平升高，但一般较少出现自觉症状。

（3）脂代谢紊乱　主要表现为高脂血症，多数表现为轻到中度高甘油三酯血症，少数患者表现为轻度高胆固醇血症，或两者兼有；有些患者血浆极低密度脂蛋白（VLDL）、脂蛋白 a［Lp(a)］水平升高，高密度脂蛋白（HDL）水平降低。

（4）维生素代谢紊乱　在 CKD 中也很常见，如血清维生素 A 水平增高、维生素 B_6 及叶酸缺乏等，常与饮食摄入不足、某些酶活性下降有关。

（四）治疗原则

1. 根据慢性肾功能衰竭的分期进行治疗　肾脏病变引起的肾功能损害是一个较长发展过程，病变的发展阶段不同，治疗方案也不同。目前治疗慢性肾功能衰竭的方法包括内科疗法与肾脏替代疗法。肾脏替代治疗包括透析疗法和肾移植术，肾移植术无疑是终末期肾衰患者最佳治疗选择，但价格昂贵且受肾源的限制。内科疗法以药物治疗为主，可改善症状，延缓慢性肾功能衰竭的进展。但是一旦进入尿毒症期，应以肾脏替代治疗为主，辅以药物治疗。

2. 原发病和诱因治疗　及时诊断和治疗原发疾病是防止慢性肾功能衰竭发生和发展、延缓肾功能进一步受损的关键。对某些引起慢性肾功能衰竭的常见原发疾病如慢性肾炎、狼疮肾炎、紫癜性肾炎、糖尿病肾病等经过长期治疗是可以控制的。应积极寻找慢性肾功能衰竭的各种诱发因素，纠正使肾功能恶化的可逆因素，如纠正水、电解质紊乱和酸碱平衡失调，补充血容量，控制感染，解除尿路梗阻，及时纠正心力衰竭，避免使用肾毒性药物等。

3. 饮食疗法　饮食疗法历来被认为是慢性肾功能衰竭的基本治疗措施，为各国学者所推崇。需根据患者肾功能水平、不同病因（如糖尿病肾病、高血压病、慢性肾炎等）、营养状况、摄食及消化能力等制定饮食方案。应注意休息，避免过度劳累。避免摄入含植物蛋白较高的食物，尤以鸡蛋、牛奶、鱼肉等优质蛋白，摄入量应注意控制。有水钠潴留者，应控制水、盐的补给量。

（五）药物治疗

1. 治疗药物分类

（1）抗贫血药　外源性促红细胞生成素通过促进骨髓红系造血祖细胞增殖、分化，促进红细胞成熟，增加红细胞和血红蛋白含量，改善慢性肾衰竭贫血。慢性肾衰竭贫血患者常常存在一定程度的铁缺乏，铁缺乏是导致红细胞生成刺激剂治疗反应差的主要原因。铁剂、叶酸和维生素 B_{12} 是合成红细胞的原料或辅酶，若合并使用，促红细胞生成的效果会更好。低氧诱导因子脯氨酰羟化酶抑制剂（罗沙司他、恩那度司他）使低氧诱导因子（HIF）表达增加，不仅促进红细胞生成素表达增多，也使红细胞生成素受体以及促进铁吸收和循环的蛋白表达增加，从而达到纠正贫血的目的。

（2）钙调节药　①活性维生素 D_3，指 $1,25-(OH)_2-D_3$，维生素 D_3 无生物活性，它首先在肝脏被 25-羟化酶催化为具有一定生物活性的 $25-(OH)-D_3$，然后在肾近端小管 1α-羟化酶的催化下生成活性更高的 $1,25-(OH)_2-D_3$，它能促进肠及肾小管吸收钙，抑制骨钙释放，促进骨的形成。活性维生素 D_3 还能直接与甲状旁腺1,25-$(OH)_2$-D_3受体结合，抑制甲状旁腺激素分泌，有效改善慢性肾衰竭继发甲状旁腺功能亢进及肾性骨营养不良。帕立骨化醇是一种维生素D类似物，能与维生素D受体结合，发挥类似维生素D的作用，可以通过抑制甲状旁腺激素（PTH）的分泌，减少甲状旁腺细胞的增殖，从而调节钙、磷代谢，维持骨骼健康。②钙剂主要有碳酸钙、乳酸钙及葡萄糖酸钙等，口服钙剂可提高血钙水平，纠正低钙血症，对抗高钾血症对心功能的损害。钙离子能在肠道与磷结合，促进其排出体外，从而改善高磷血症。③拟钙剂如西那卡塞，通过激活甲状旁腺细胞上的钙敏感受体，增加甲状旁腺对细胞外钙的敏感性，从而抑制PTH的分泌。适用于伴有高钙血症或对活性维生素D及其类似物治疗效果不佳的患者。

（3）磷结合剂 常用的磷结合剂有含钙的磷结合剂（如碳酸钙、醋酸钙）和不含钙的磷结合剂（如司维拉姆、碳酸镧）。含钙的磷结合剂如以碳酸钙、醋酸钙为代表，这些钙剂在胃酸的作用下解离出钙离子，钙离子与食物中的磷酸根离子结合，形成磷酸钙复合物。由于磷酸钙在肠道内的溶解度很低，不易被肠道吸收，从而随粪便排出体外，达到降低血磷的目的。同时，部分钙离子被肠道吸收，有助于纠正CKD患者常伴有的低钙血症。不含钙的磷结合剂如司维拉姆是一种高分子聚合物，在肠道内通过离子交换和氢键作用与磷酸根离子结合，形成不易被吸收的复合物。不仅能有效降低血磷，还能避免钙的吸收，减少高钙血症的发生风险。碳酸镧在肠道内，其镧离子与磷酸根离子有很强的亲和力，二者结合形成磷酸镧沉淀，从而阻止磷的吸收。碳酸镧不被肠道吸收进入血液循环，主要通过粪便排出，安全性较好，能有效控制血磷水平，且对血钙影响较小。

（4）营养支持药 补充必需氨基酸对慢性肾衰竭患者有独特的疗效。补充必需氨基酸可使体内的必需氨基酸/非必需氨基酸比例失调得到纠正，有利于蛋白的合成，使氮代谢产物的生成减少。α-酮酸（α-KA）是氨基酸前体，通过氨基转移酶的酶促反应，利用体内的含氮代谢产物合成必需氨基酸，在提高必需氨基酸比例的同时降低血中的尿素水平，延缓慢性肾衰竭进展。

（5）肠道吸附剂 口服氧化淀粉可吸附胃肠中氮代谢产物，并通过腹泻作用将毒性物质排出体外，长期服用可降低血尿素氮水平，目前，临床上常用包醛氧化淀粉，该药没有氧化淀粉致腹泻的副作用。

（6）其他 钠-葡萄糖共转运蛋白2抑制剂（sodium-glucose cotransporter-2 inhibitor，SGLT2i）如恩格列净、坎格列净、达格列净等药物，作为CKD一线治疗方案，适用人群扩展至广泛的CKD人群。非甾体盐皮质激素受体拮抗剂（mineralocorticoid receptor antagonist，MRA）如非奈利酮，用于治疗CKD伴糖尿病患者。对于CKD伴2型糖尿病的患者，推荐使用胰高糖素样肽-1受体激动剂（glucagon-like peptide-1 receptor agonist，GLP-1RA），在CKD中目前已被证实具有心血管获益且不需要调整剂量的GLP-1RA包括司美格鲁肽、利拉鲁肽、司美格鲁肽和度拉糖肽等。 微课2

2. 治疗药物选用

（1）高血压的治疗 对高血压进行及时、合理的治疗，不仅是为了控制高血压的症状，也是为了保护心、肾、脑等靶器官。一般非透析患者应控制血压130/80mmHg以下，维持透析患者血压不超过140/90mmHg。ACEI、ARB、钙离子通道阻滞剂、袢利尿剂、β受体拮抗剂、血管扩张剂等均可应用，以ACEI、ARB、钙离子通道阻滞剂应用较为广泛。有研究分析显示ACEI及ARB均可显著降低患者肾衰竭的发生率，ACEI还可以降低患者全因死亡率。ACEI及ARB有使血钾升高及一过性血肌酐升高的可能，在使用过程中，应注意观察血钾和血肌酐水平的变化，在肾功能重度受损的人群中尤其应慎用。鉴于上述潜在风险，国际指南目前尚不推荐将ACEI和ARB联合使用。

（2）控制蛋白尿 不论何种原发病所致的CKD患者，将尿蛋白控制在0.5g/d以下乃至正常范围，不仅可延缓CKD进展，还可减少或减轻心血管合并症的发生，是改善患者长期预后的重要手段。

肾素-血管紧张素系统抑制剂（renin-angiotensin system inhibitor，RASi）作为CKD的一线治疗药物，

推荐对于 CKD G1~4 期，伴白蛋白尿 A2~3 期的患者使用 RASi，并尽可能滴定到最大可耐受剂量，以达到最大的临床获益。

（3）严格控制血糖　严格控制血糖，使糖尿病患者空腹血糖控制在 5.0~7.2mmol/L（睡前 6.1~8.3mmol/L），糖化血红蛋白（HbA1c）<6.5%~8.0%，可延缓 CKD 进展。

（4）减缓 CKD 进展　对诊断为 CKD 的患者，要采取积极措施延缓 CKD 进展至终末期肾病，对血肌酐上升幅度、GFR 下降幅度等指标，都应当控制在“理想范围”，如 GFR 每年下降速度 <4ml/(min·1.73m^2)，血肌酐每年升高速度 <50μmol/L。近年来新增并强调 SGLT2 抑制剂（SGLT2i）为 CKD 一线治疗手段，SGLT2i 在临床上已应用于慢性肾脏病合并蛋白尿的患者中，该药物能改善肾小球高滤过状态，改善肾脏缺氧，从而减少蛋白尿，延缓肾功能的进展。此外，无论是否合并糖尿病，SGLT2i 均可以显著减缓 CKD 进展。代表药物包括恩格列净、坎格列净、达格列净等。注意其可能增加泌尿生殖道感染风险，罕见但严重的不良反应有酮症酸中毒，使用时要注意监测血糖、酮体，同时关注有无感染症状。

非奈利酮用于治疗 CKD 伴糖尿病患者，建议对于 eGFR >25ml/(min·1.73m^2)、血钾浓度正常、白蛋白尿 >30mg/g 的成人糖尿病患者，在 RASi 最大耐受剂量的基础上，加用有肾脏或心血管获益证据的非甾体 MRA 治疗。在治疗合并 2 型糖尿病的慢性肾脏病患者时，非甾体类 MRA 可与 RAS 抑制剂和 SGLT2i 联用。为了降低高钾血症风险，应选择血清钾浓度一直正常的患者，并在开始应用非甾体类 MRA 后定期监测血清钾。

GLP-1RA 是一类新型降糖药，研究认为可降低糖尿病合并 CKD 患者的心血管事件，改善肾脏预后。GLP-1RA 可以通过抑制氧化应激、炎症反应、缓解肾内皮功能障碍和促进尿钠排泄发挥独立于降糖作用之外的肾保护作用。GLP-1RA 与 SGLT2i 的联合治疗可能产生肾脏保护协同作用，为糖尿病肾病患者的临床用药提供更多选择。GLP-1RA 包括司美格鲁肽等，主要不良反应为胃肠道反应，如恶心、呕吐、腹泻等，一般随用药时间延长可逐渐减轻。

（5）纠正酸中毒和水、电解质紊乱

1）纠正代谢性酸中毒　主要为口服碳酸氢钠，轻者 1.5~3.0g/d 即可；中、重度患者 3~15g/d，必要时可静脉输入。可将纠正酸中毒所需的碳酸氢钠总量分 3~6 次给予，在 48~72 小时或更长时间后基本纠正酸中毒。对有明显心力衰竭的患者，要防止碳酸氢钠输入量过多，输入速度宜慢，以免心脏负荷加重。

2）水、钠紊乱的防治　为防止出现水、钠潴留需适当限制钠摄入量，指南推荐钠摄入量不应超过 2g/d（氯化钠摄入量不应超过 5g/d）。也可根据需要应用袢利尿剂（呋塞米、布美他尼等）。噻嗪类利尿剂及保钾利尿剂对中、重度 CKD 患者避免应用，因为此时疗效甚差，并可致血钾、尿酸升高及药物蓄积。对严重肺水肿、急性左心衰竭者，常需及时给予血液透析或连续性肾脏替代治疗（CRRT），以免延误治疗时机。

对轻、中度低钠血症，一般不必积极处理，而应分析其不同原因，只对真性缺钠者谨慎补充钠盐。对严重缺钠的低钠血症者，也应有步骤地逐渐纠正低钠状态。对“失钠性肾炎”患者，因其肾脏失钠较多，故需要积极补钠，但这种情况比较少见。

3）高钾血症的防治　首先应积极预防高钾血症的发生。CKD 3 期以上的患者应适当限制钾摄入。当 GFR <10ml/(min·1.73m^2) 或血清钾水平 >5.5mmol/L 时，则应更严格地限制钾摄入。

对已有高钾血症患者，除了纠正一切可能导致高钾血症的诱因（如 ACEI/ARB 类药物），还应采取更积极的措施：①积极纠正酸中毒，除口服碳酸氢钠外，必要时（血钾 >6mmol/L）可静脉给予碳酸氢钠，根据病情需要 4~6 小时后还可重复给药；②给予袢利尿剂，静脉或肌内注射呋塞米 40~80mg（或布美他尼 2～4mg），必要时将剂量增至每次 100～200mg，静脉注射；③应用葡萄糖-胰岛素溶液输入［葡萄糖（g）：胰岛素（U）=（4～6）：1）］；④口服聚磺苯乙烯，一般每次 5～20g，3 次/日，增加肠道钾排出，其中以聚苯乙烯磺酸钙更为常用，因为离子交换过程中只释放出钙，不释放出钠，不致增加钠负荷；⑤对内科治疗不能纠正的严重高钾血症（血钾 >6.5mmol/L），应及时给予血液透析治疗。

（6）肾贫血的治疗　如排除失血、造血原料缺乏等因素，透析患者若血红蛋白 <100g/L 可考虑开始应用重组人促红细胞生成素（recombinant human erythropoietin，rHuEPO）治疗，避免血红蛋白下降至 90g/L 以下；非透析患者若血红蛋白 <100g/L，建议基于血红蛋白下降率、评估相关风险后，个体化决定是否开始使用 rHuEPO 治疗。一般开始用量为每周 80～120U/kg，分 2～3 次（或每次 2000～3000U，每周 2～3 次），皮下或静脉注射，并根据患者血红蛋白水平、血红蛋白升高速率等调整剂量；以皮下注射更为理想，既可达到较好疗效，又可节约用量的 1/4～1/3。对非透析患者，目前趋向于小剂量 rHuEPO疗法（2000～3000U，每周 1～2 次），疗效佳，副作用小。血红蛋白上升至 110～120g/L 即达标，不建议维持血红蛋白 >130g/L。在维持达标的前提下，每个月调整用量 1 次，适当减少 rHuEPO 用量。个别透析患者对 rHuEPO 低反应，应当首先分析影响 rHuEPO 疗效的原因，有针对性地调整治疗方案。新型缺氧诱导因子脯氨酰羟化酶抑制剂罗沙司他等是一种口服纠正贫血的药物，为肾性贫血患者提供了新的选择。

缺铁是影响 rHuEPO 疗效的重要原因。根据铁贮备、利用等指标评估，可分为绝对缺铁与功能性缺铁两大类。在应用 rHuEPO 时，应同时监测血清铁蛋白、转铁蛋白饱和度，重视补充铁剂。口服铁剂有琥珀酸亚铁、硫酸亚铁等，但部分透析患者口服铁剂吸收较差，常需经静脉途径补充铁，常用为蔗糖铁。最新研究也指出，CKD 3～5 期的非透析患者也可能需要静脉途径补充铁剂。

除非存在需要快速纠正贫血的并发症（如急性出血、急性冠脉综合征等），CKD 贫血患者通常不建议输注红细胞治疗。因其不仅存在输血相关风险，而且可导致致敏，诱发供者特异性抗体形成，影响肾移植疗效。

（7）低钙血症、高磷血症和肾性骨营养不良的治疗　对明显低钙血症患者，可口服 1,25-$(OH)_2$-D_3（骨化三醇），0.25μg/d，连服 2～4 周；如血钙和症状无改善，可将用量增加至 0.5μg/d；血钙纠正后，非透析患者不推荐常规使用骨化三醇。凡口服骨化三醇的患者，治疗中均需要监测血钙、磷、甲状旁腺激素浓度，使维持性透析患者血全片段甲状旁腺激素（intact parathyroid hormone，iPTH）保持在 150～300pg/ml。对于 iPTH 明显升高（>500pg/ml）时，如无高磷高钙，可考虑行骨化三醇冲击治疗；新型拟钙剂西那卡塞对于继发性甲状旁腺亢进有较好的治疗作用，可用于合并高磷高钙的患者；iPTH 极度升高（>1000pg/ml）时需警惕甲状旁腺腺瘤的发生，可借助超声、SPECT 甲状旁腺造影等检查协助诊断，必要时行外科手术切除。

患者 GFR <30ml/(min・1.73m^2）时，除限制磷摄入外，可应用磷结合剂口服，如碳酸钙（含钙 40%）、醋酸钙（含钙 25%）、司维拉姆、碳酸镧等，餐中服用效果最好。应尽可能限制含钙磷结合剂（碳酸钙、醋酸钙等）的使用。对明显高磷血症 >2.26mmol/L 或血清钙浓度升高者，则应暂停应用钙剂，以防止转移性钙化的加重。司维拉姆、碳酸镧为新型不含钙的磷结合剂，可有效降低血磷水平而不增加血钙水平。

（8）防治感染　感染是导致 CKD 患者死亡的第二主要病因。平时应注意预防各种病原体感染。抗生素的选择和应用原则与一般感染相同，但剂量需要根据 GFR 水平调整。在疗效相近的情况下，应选用肾毒性最小的药物。

（9）高脂血症的治疗　非透析患者与一般高血脂患者治疗原则相同，应积极治疗，但应警惕降脂药物所致疾病。对于 50 岁以上的非透析慢性肾脏病患者，即使血脂正常，仍可考虑服用他汀类药物预防心血管疾病。对维持透析患者，高脂血症的标准宜放宽，血胆固醇水平保持在6.5～7.8mmol/L（250～300mg/dl），血甘油三酯水平保持在1.7～2.3mmol/L（150～200mg/dl）为宜。而对于透析患者，一般不建议预防性服用他汀类药物。

（10）口服吸附疗法和导泻疗法　口服氧化淀粉、活性炭制剂或大黄制剂等，均是应用胃肠道途径增加尿毒症毒素的排出。这些疗法主要应用于非透析患者，对减轻氮质血症起到一定辅助作用，但不能依赖这些疗法作为治疗的主要手段，同时需注意并发营养不良，加重电解质紊乱、酸碱平衡紊乱的可能。

（11）其他　①糖尿病肾衰竭患者随着GFR下降，因胰岛素灭活减少，需相应调整胰岛素用量，一般应逐渐减少。②高尿酸血症，如有痛风，参考相关章节。有研究显示别嘌呤醇治疗高尿酸血症有助于延缓肾功能恶化，并减少心血管疾病风险，但需大规模循证医学证据证实。③皮肤瘙痒：口服抗组胺药物，控制高磷血症及强化透析，对部分患者有效。近年来，一种高选择性的κ-阿片受体激动剂纳呋拉啡应用于治疗由慢性肾脏病（尤其是血液透析患者）引起的顽固性瘙痒，通过激活中枢神经系统中的κ-阿片受体，抑制瘙痒信号的传递，从而缓解瘙痒症状。与传统的阿片类药物比，成瘾性和呼吸抑制等副作用较少。

（六）建议

当慢性肾衰患者GFR：6～10ml/min（Scr＞707μmol/L）并有明显尿毒症临床表现，经治疗不能缓解时，则应进行透析治疗。对糖尿病肾病，可适当提前（GFR 10～15ml/min）安排透析。血液透析（简称血透）和腹膜透析（简称腹透）的疗效相近，但各有其优缺点，在临床应用上可互为补充。但透析疗法仅可部分替代肾的排泄功能（对小分子溶质的清除仅相当于正常肾脏的10%～15%），而不能代替其内分泌和代谢功能。患者通常应先做一个时期透析，待病情稳定并符合有关条件后，可考虑进行肾移植术。

第四节　良性前列腺增生

一、概述

良性前列腺增生（benign prostatic hyperplasia，BPH）是引起中老年男性排尿障碍最为常见的一种良性疾病。主要表现为组织学上的前列腺间质和腺体成分的增生、解剖学上的前列腺增大、尿流动力学上的膀胱出口梗阻和下尿路症状（lower urinary tract symptoms，LUTS）为主的临床症状。LUTS是一组症候群，包括储尿期症状（尿急、尿频、尿失禁、夜尿），排尿期症状（尿流变细、尿流分叉、尿流间断、尿踌躇、排尿费力、尿滴沥）及排尿后症状（排尿后滴沥、尿不尽）。

二、病因和发病机制

前列腺增生导致后尿道延长、受压变形、狭窄和尿道阻力增加，引起膀胱高压并出现相关排尿期症状。随着膀胱压力的增加，出现膀胱逼尿肌代偿性肥厚、逼尿肌不稳定并引起相关储尿期症状。如果梗阻长期存在，膀胱逼尿肌逐渐出现失代偿并出现并发症。

多项研究结果证实，BPH为一种缓慢进展的良性疾病，其症状随患者增龄进行性加重，并出现相应的并发症。其临床进展内容包括：LUTS加重而导致患者生活质量下降、尿流量进行性下降、尿潴留、肾功能不全（上尿路梗阻引起）、尿路感染、血尿、膀胱结石和尿失禁。

临床进展相关危险因素包括年龄、血清前列腺特异抗原（prostatic specific antigen，PSA）、前列腺体积、最大尿流率（maximum flow rate，Q_{max}）、残余尿量、症状评分、前列腺慢性炎症、代谢综合征和膀胱内前列腺突出度等。

三、临床表现

1. 症状　50岁以上男性，以下尿路症状为主诉，均应首先考虑BPH的可能（注意：老年男性出现尿频、尿急、夜尿、排尿困难等症状，并非是年龄增长的必然规律，只是因为前列腺增生发病率高，使人认为老年人都会出现这些症状）。

表21－2是国际前列腺症状评分（international prostatic symptoms score，IPSS），它是目前国际公认的判断BPH症状严重程度的最佳手段，是BPH下尿路症状严重程度的主观反应。其分类标准如下（总分35分）：轻度症状：0～7分；中度症状：8～19分；重度症状：20～35分。在临床中，IPSS评分常与生活质量评分（quality of life，QoL）（0～6分）同时使用。QoL是了解患者对其目前LUTS程度的主观感受，明确BPH患者受LUTS困扰的程度及是否能够忍受，见表21－3。因此，QoL又称为困扰评分，评分越高，患者的生活质量越差。

表21－2　国际前列腺症状评分（IPSS）

在最近1个月内，您是否有以下症状	在5次排尿中						症状评分
	无	少于一次	少于半数	约半数	多于半数	几乎每次	
是否经常有尿不尽感	0	1	2	3	4	5	
2次排尿间隔是否经常小于2小时	0	1	2	3	4	5	
是否曾经有间断性排尿	0	1	2	3	4	5	
是否有排尿不能等待现象	0	1	2	3	4	5	
是否有尿线变细现象	0	1	2	3	4	5	
是否需要用力及使劲才能开始排尿	0	1	2	3	4	5	
从入睡到早起一般需要起来排尿几次	0	1	2	3	4	5	

表21－3　生活质量评分

问题	高兴	满意	大致满意	可以	不满意	苦恼	很糟
如果在您今后的生活中始终伴有现在的排尿症，您认为如何？	0	1	2	3	4	5	6

2. 体征

（1）外生殖器检查　检查以排除如尿道外口狭窄、包茎等影响排尿的疾病。

（2）直肠指检　可了解前列腺的大小、形态、质地以及肛门括约肌情况，此外，直肠指检也是筛查前列腺癌的一个重要手段。

3. 实验室及影像学检查

（1）尿常规　排除尿路感染、血尿、蛋白尿等的存在

（2）PSA　PSA是筛查前列腺癌的重要指标，PSA升高的患者应进一步检查以排除前列腺癌。

（3）超声检查　可以了解前列腺的体积、异常回声、膀胱的突出度以及有无结石憩室残余尿等，还能精确测定前列腺体积（计算公式为0.52×前后径×左右径×上下径）。

（4）尿流率检查　是评估排尿梗阻的数据性指标，也可以用来评估治疗的效果（注意：尿量150～200ml时结果较为准确）。其检查有两项主要指标（参数）：Q_{max}和平均尿流率，其中Q_{max}更为重要。

四、治疗原则

1. 治疗方式　BPH的治疗方式包括等待观察、药物治疗和手术治疗。

（1）等待观察 对于轻度 LUTS（IPSS≤7 分）或中度以上 LUTS（IPSS≥8 分），但生活质量尚未受到明显影响的患者。

（2）药物治疗 中-重度 BPH/LUTS 尚未出现相关并发症的患者。

（3）手术治疗 明显影响患者生活质量，尤其是药物治疗效果不佳或拒绝接受药物治疗的相关并发症时，建议采用手术治疗。

2. 治疗目标 本节主要探讨 BPH 的药物治疗。药物治疗的短期目标是缓解 LUTS，长期目标是延缓疾病的临床进展，预防并发症的发生，总体目标是减少药物不良反应的同时保持患者较高的生活质量。

五、药物治疗

由于 BPH 引起的病理生理变化主要包括膀胱流出道梗阻（bladder outlet obstruction，BOO）和逼尿肌功能异常，因此，目前治疗 BPH 的药物，其作用机制主要是解除 BOO 及改善 LUTS。BOO 的发生有两种因素，分别是静力性因素和动力性因素。静力性因素主要是由于前列腺体积增大造成膀胱流出道机械性梗阻，治疗采用 5α-还原酶抑制剂缩小前列腺体积，解除 BOO；动力性因素主要由于前列腺平滑肌上分布的 α_1 受体兴奋使平滑肌张力增加而造成的功能性梗阻，治疗采用 α_1 受体拮抗剂降低平滑肌张力，解除 BOO，减轻 LUTS。治疗 BPH 的主要药物如下。

1. α_1受体拮抗剂 BPH 主要细胞成分之一是平滑肌，约占前列腺整个体积的 40%，若给予 α_1受体激动剂去甲肾上腺素后，前列腺会出现收缩反应。反之，如拮抗分布在前列腺和膀胱颈平滑肌表面的 α_1 受体，可使平滑肌松弛，缓解膀胱出口梗阻。

α_1受体在人体内有广泛的分布，不同组织器官含有的 α_1 受体亚型有所差异。膀胱颈及前列腺腺体内以 α_{1A}亚型为主，而膀胱肌层以 α_{1D}亚型为主，α_{1B}亚型主要分布在血管壁上。根据选择性的不同，可将 α_1受体拮抗剂分为非选择性 α_1受体拮抗剂（酚卞明）、选择性 α_1受体拮抗剂（多沙唑嗪、阿夫唑嗪、特拉唑嗪）和高选择性 α_1 受体拮抗剂（坦索罗辛 $\alpha_{1A}>\alpha_{1D}>\alpha_{1B}$、萘哌地尔 $\alpha_{1D}>\alpha_{1A}>\alpha_{1B}$、赛洛多辛 $\alpha_{1A}>\alpha_{1D}>\alpha_{1B}$）。由于非选择性 α_1受体拮抗剂具有明显的不良反应，难以被患者接受，因此目前临床使用的药物主要为选择性 α_1受体拮抗剂和高选择性 α_1受体拮抗剂。α_1受体拮抗剂治疗 BPH 有以下优点：起效迅速，可在治疗后短期内改善 LUTS 症状；对于前列腺体积大小不同的患者均有明显的疗效；对血清 PSA 没有影响。

（1）选择性 α_1 受体拮抗剂 特拉唑嗪是 BPH 治疗药物临床研究最多的 α_1 受体拮抗剂之一。不同剂量的特拉唑嗪均可观察到膀胱出口梗阻、尿路刺激症状及其他相关症状评分的不同程度的改善，而症状的改善程度与药物剂量有关。多沙唑嗪是一种长效 α_1受体拮抗剂，半衰期长于特拉唑嗪，临床应用安全有效且持续时间持久；多沙唑嗪有普通和控释片两种剂型，现临床多使用多沙唑嗪控释片，其降低了血浆药物浓度峰值，且用药期间不需调整剂量，副作用相对普通剂型更少。

阿夫唑嗪是一种短效选择性 α_1受体拮抗剂，平片每天需要多次给药，目前已有阿夫唑嗪缓释制剂，也可实现每日 1 次给药。且其相对其他选择性 α_1受体拮抗剂更不容易引起心血管不良反应，使用缓释制剂时，这种优势更为明显。

由于选择性 α_1受体拮抗剂在拮抗前列腺内的 α_1受体外，还可能拮抗外周血管 α_1受体，因此患者在第一次服用此类药物时容易发生晕厥、头晕、直立性低血压等典型不良反应，对于老年患者来说这些不良反应，易导致患者摔倒甚至骨折，影响生活质量。在临床中为了提高患者对此类药物不良反应的耐受度，治疗时从低剂量开始（常为 1mg），在几周内缓慢滴定至维持治疗剂量。相对保守的做法是以 7 ~ 12 天为一个间隔，循序渐进地增加剂量，若患者对不良反应耐受良好，可适当增加滴定速度。由于阿夫唑嗪造成心血管不良反应的可能性较小，且达到治疗剂量后前列腺中的血药浓度高于血清浓度，在美国 FDA 批准该药的缓释剂可直接在睡前使用 10mg，不需要经过滴定，这对于难以记住滴定方式的患者来说较为友好。表 21－4 列出了特拉唑嗪的滴定方式。

表 21－4 特拉唑嗪滴定方式

缓慢滴定法		快速滴定法	
服药 4～14 天	睡前 2mg	服药 1～3 天	睡前 1mg
服药 2～6 周	睡前 5mg	服药 4～14 天	睡前 2mg
服药 7 周以及维持剂量	睡前 10mg	服药 2～3 周	睡前 5mg
		服药 4 周以及维持剂量	睡前 10mg

（2）高选择性 α_1 受体拮抗剂 高选择性 α_1 受体拮抗剂优先抑制 α_1 受体，且主要拮抗前列腺平滑肌和膀胱颈中的 α_1 受体，有助于前列腺肥大患者膀胱排空，但是也可能导致射精障碍。此外，高选择性 α_1 受体拮抗剂对血管内的 α_1 受体亲和力低，因此在服用常规剂量时不常见低血压等不良反应。

坦索罗辛其副作用相对较少，主要与用药剂量有关。坦索罗辛对血压正常患者和高血压患者均不会产生不利影响，与呋塞米、依那普利、硝苯地平和阿替洛尔联合使用亦不会导致低血压。赛洛多辛对 α_{1A} 亚型的选择性更高于坦索罗辛，其他 α_1 受体拮抗剂无效的患者可以使用赛洛多辛，相对于坦索罗辛，赛洛多辛更易引起射精障碍。

坦索罗辛和赛洛多辛的起始剂量分别为 0.4mg/d 和 8mg/d，且可在白天任何时间服用，不过由于食物会降低两药的生物利用度，因此需在每天同一餐后 30 分钟服用。

赛洛多辛与强效 CYP3A4 抑制剂（如克拉霉素、伊曲康唑、酮康唑、利托那伟）或 P-糖蛋白抑制剂（如环孢素）合用，血药浓度上升，不良反应增加，宜减少两者的联合使用。

（3）特殊人群推荐剂量 对于肾衰患者，阿夫唑嗪和赛洛多辛需减少用药剂量，其余药物一般不推荐调整剂量。中重度肾衰患者，即肌酐清除率为 30～50ml/min，赛洛多辛起始剂量减少至 4mg/d，而对于肌酐清除率低于 30ml/min 者，禁用赛洛多辛，慎用阿夫唑嗪。

由于此类药物经肝脏代谢，因此对于肝功能受损的患者，应降低最小有效剂量，并仔细监测患者不良反应；严重肝功能不全的患者禁用。

良性前列腺增生患者只要对此类药物反应良好，应持续使用，据报道坦索罗辛和多沙唑嗪分别有 6 年和 10 年的持续效果。

（4）常见不良反应及处理措施

1）心血管系统不良反应，如晕厥、直立性低血压、头晕，是选择性 α_1 受体拮抗剂常见的不良反应。对此类不良反应耐受差的患者，如心绞痛控制不佳、严重心律失常、循环容量减少、高血压未经治疗和服用多种抗高血压药物的患者，建议选用阿夫唑嗪、多沙唑嗪缓释剂或高选择性 α_1 受体拮抗剂。

2）疲劳和乏力、射精和逆行性射精、流感样症状和鼻塞是坦索罗辛和赛洛多辛最常见的不良反应，与剂量相关。为患者制定个体化的用药剂量，并进行患者教育后，可继续使用，但若患者出现性活跃且射精功能障碍，或患者不能耐受此类不良反应，可推荐患者使用选择性 α_1 受体拮抗剂。

3）多沙唑嗪、赛洛多辛和坦索罗辛可能或导致虹膜松弛综合征，与虹膜扩张肌中 α_{1A} 受体被抑制有关，会增加白内障手术的复杂性，也可能会增加术后并发症的发生。对于正在服用这三种药物并计划进行白内障手术的患者宜告知医生其正在服用的药物，以便医生采取适当的措施预防相关不良反应的发生；对于计划进行白内障手术而暂未服用此类药物的患者，宜延缓此类药物的使用，直至手术完成。

4）坦索罗辛与磺胺类药物有交叉过敏反应，因此严重磺胺类过敏的患者应避免使用坦索罗辛。

（5）药物相互作用

1）警惕 α_1 受体拮抗剂与 CYP3A4 抑制剂和 CYP3A4 激动剂合用。CYP3A4 抑制剂会降低 α_1 受体拮抗剂的代谢，增加后者的血药浓度，导致不良反应增加；CYP3A4 激动剂会增加 α_1 受体拮抗剂在肝脏中的分解代谢，降低后者的血药浓度，导致药物疗效降低。

2）磷酸二酯酶抑制剂和 α_1 受体拮抗剂大剂量使用会导致低血压的发生。机制可能是磷酸二酯酶抑制剂具有内在的扩张血管的作用，且老年患者对血容量的敏感度增加。低血压的发生率取决于磷酸二酯酶抑制剂和 α_1 受体拮抗剂的药物种类，其中他达拉非与高选择性 α_1 受体拮抗剂联合使用时，低血压的发生率最低。当两类药物联合使用时，宜密切监测患者血压。

萘哌地尔主要作用于膀胱肌层上的 α_{1D} 受体，适用于那些以储尿期症状为主要表现的 LUTS 患者。

（6）药学监护　由于 α_1 受体拮抗剂起效快、疗效好、不良反应发生率低且比较轻微，现已成为 LUTS/BPH 治疗的一线药物。α_1 受体拮抗剂治疗后数小时或数天后即可起效，但一般在用药 4 ~ 6 周后再次评估症状改善程度。如果连续应用 α_1 受体拮抗剂 1 个月症状改善不明显，则应该停止使用。

在患者服用 α_1 受体拮抗剂的过程中，监测患者不良反应的发生情况，并及时给予相关处理对策。对于服用特拉唑嗪或多沙唑嗪的患者，初次服药应注意患者的血压变化。直立性低血压更容易发生在老年、伴有心血管疾病或同时服用血管活性药物的患者中，推荐此类患者执行更频繁的血压监测方案。

为不同的患者制定个体化患者教育方案，叮嘱患者剂量滴定的重要性。建议及时随访患者用药情况以及症状改善情况。

2. 5α-还原酶抑制剂　睾酮通过 5α-还原酶的作用转变为双氢睾酮（DHT）。前列腺增生是雄激素依赖过程，5α-还原酶抑制剂通过抑制体内睾酮向 DHT 的转变，进而降低前列腺内 DHT 的含量，达到缩小前列腺体积，改善下尿路症状的目的。

5α-还原酶有两种同工酶，Ⅰ型主要分布于前列腺以外的组织（如皮肤、肝脏等），Ⅱ型主要分布于前列腺中。过去认为主要分布于前列腺的Ⅱ型 5α-还原酶作用产生的 DHT 在 BPH 的发生中起主要作用。而有一些研究也表明，前列腺以外组织中的Ⅰ型 5α-还原酶产生的 DHT 可经血液循环进入前列腺组织，或由前列腺组织内可能存在的Ⅰ型 5α-还原酶作用而产生 DHT，两种途径的 DHT 均可影响前列腺的生长。5α-还原酶抑制剂中非那雄胺抑制Ⅱ型 5α-还原酶，度他雄胺可抑制Ⅰ型和Ⅱ型 5α-还原酶（双重作用）。

5α-还原酶抑制剂可降低 PSA 水平，服用 6 个月以上可使血清 PSA 降低 50%。对于长期使用 5α-还原酶抑制剂的患者，使用 PSA 筛查前列腺癌时应注意药物的影响。

5α-还原酶抑制剂还能减少 BPH 患者血尿的发生率。这是因为血尿的原因可能与前列腺体积增大、腺体血管生成增多有关，5α-还原酶抑制剂在缩小前列腺体积的同时，抑制了血管内皮细胞生长因子和碱性成纤维细胞生长因子的活性，使血管生成减少从而减少出血。一些研究还显示经尿道前列腺电切术前使用 5α-还原酶抑制剂能减少前列腺体积较大的患者术中的出血量。

（1）适应证　5α-还原酶抑制剂对中重度前列腺增生患者（前列腺体积 > 30ml 或前列腺重量至少 40g）和（或）血清 PSA 水平较高的 BPH 患者治疗效果更好。对于此类患者 5α-还原酶抑制剂可延缓疾病的发展，降低并发症的发生率，从而减少或延缓手术干预。

由于 α_1 受体拮抗剂起效快，对于病情严重的患者建议 5α-还原酶抑制剂与 α_1 受体拮抗剂联合使用，直至 5α-还原酶抑制剂开始发挥作用。

对于 BPH 和前列腺肿大患者，尤其心律失常无法控制，心绞痛控制不佳，正在服用多种降压药物，或无法耐受 α_1 受体拮抗剂低血压不良反应的患者，可优先考虑 5α-还原酶抑制剂。

相较于 α_1 受体拮抗剂，5α-还原酶抑制剂可能导致更多的性功能障碍，因此推荐此药作为性活跃 BPH 患者的二线治疗药物。

非那雄胺主要作用于Ⅱ型 5α-还原酶，可在短时间内使血浆中的 DHT 水平降低，但是要达到缩小前列腺的疗效，需服用较长一段时间。非那雄胺主要通过缩小前列腺体积达到治疗效果，因此对于前列腺体积较大的患者效果较好，而前列腺体积较小的患者治疗效果不理想。非那雄胺单药治疗，适用于症状不明显，但前列腺体积偏大的患者。多个长期临床研究显示非那雄胺长期治疗是安全有效的。

（2）用法用量　非那雄胺每日口服5mg，随餐或空腹服用。肾功能不全患者无需调整剂量，肝功能不全患者可不调整剂量，但应注意仔细监测。

5α-还原酶抑制剂起效时间较慢，使用6～12个月后获得最佳效果。其长期疗效已得到证实，长期服用可以缩小前列腺体积，降低IPSS评分，增加最大尿流率，并将急性尿流率发生率和需要手术治疗的风险降低50%。在5α-还原酶抑制剂使用前，应告知患者该药物起效较慢，且应长期服用。

（3）药物代谢动力学　非那雄胺经口服用生物利用度高，且不受食物影响，进入体内后与蛋白质高度结合。

达峰时间为1～2小时，经肝脏代谢为非活性代谢产物，由粪便排出，血浆半衰期为4.7～7.1小时，生物半衰期较之更长，停止给药后血清DHT水平下降可持续2周。

（4）前列腺癌和5α-还原酶抑制剂　对于有前列腺癌家族史的患者或患前列腺癌风险较高的非洲裔男性，长期使用非那雄胺治疗前列腺增生，可能对前列腺癌的发生有一定的预防作用。但在使用非那雄胺作为前列腺癌的预防用药时，应与患者讨论使用该药后发展为高级别前列腺癌（通常为侵袭性前列腺癌）的可能性。

（5）5α-还原酶抑制剂对PSA的影响　服用维持剂量5α-还原酶抑制剂6～12个月后血清PSA水平的中位数降低50%。在临床实际工作中通常建议将实际测量的水平翻倍，以得到真实水平的估计。为更好的评估患者PSA的变化，建议在治疗开始前必须测量PSA水平并进行直肠指诊，治疗6个月后，再次进行PSA检查，此时PSA水平可以作为患者的新基线。另外，与用药前PSA相比，如果治疗期间的水平没有下降50%，且患者未停止服用5α-还原酶抑制剂，则该患者可能已患有前列腺癌。如果患者预期寿命为10年，则应每年进行PSA检测和直肠指诊。PSA水平高于基线最低水平0.3ng/ml（mcg/L）或更高的患者可能为前列腺癌患者或该患者未遵医嘱服药。

（6）不良反应　5α-还原酶抑制剂的不良反应包括勃起功能障碍、射精异常、性欲低下以及男性乳房增大、乳腺痛等，停药后可逆，其中度他雄胺性功能障碍发生率高于非那雄胺。另外还可能导致恶心、腹痛、乏力、头晕、胀气、头痛、皮疹、肌肉无力和男性乳房发育。

此外5α-还原酶抑制剂属于FDA妊娠X类，男性胎儿暴露于非那雄胺可能导致假两性的发生，类似于Ⅱ型5α-还原酶罕见遗传缺陷的患者。由于这种致畸作用，妊娠期或准备妊娠的妇女不应服用5α-还原酶抑制剂，也不应接触正在接受5α-还原酶抑制剂治疗的男性的精液。育龄妇女卫生专业人员如果可能怀孕，应戴防护手套使用本产品。

7）药学监护　在开始使用5α-还原酶抑制剂前检测患者PSA水平，六个月后再次检测PSA水平；在患者用药过程中定期随访患者是否发生不良反应；叮嘱妊娠期妇女或有生育要求的妇女避免服用或接触此类药物。

3. M受体拮抗剂　M受体拮抗剂是通过拮抗膀胱毒蕈碱（M）受体，缓解逼尿肌过度收缩，降低膀胱敏感性，从而改善BPH患者的储尿期症状。已知人体共有5种M受体，在大脑、胃肠道、唾液腺、房室结、膀胱等均有分布，其中膀胱逼尿肌中M受体以M_2和M_3亚型为主，虽然其中M_2受体较多，但M_3亚型是目前已知唯一直接参与膀胱收缩的重要受体，在膀胱收缩功能上更为重要。目前国内常用的非选择性（作用于M_2和M_3）M受体拮抗剂有托特罗定，选择性（作用于M_3）M受体拮抗剂为索利那新、奥西布宁等，索利那新对膀胱的选择性较高，因此口干等副作用相对较轻。

（1）适应证　BPH患者如果无明显的梗阻症状，而且以储尿期症状为主，残余尿量无明显增加时，可单独或联合使用应用M受体拮抗剂，但治疗过程中应严密随访残余尿的变化，如残尿量增多或出现尿潴留，应立即停止使用M受体拮抗剂。

对于全身抗胆碱能不良反应耐受程度差的患者可以选择：①相比其他M受体，更多抑制M_3受体的药物，如索利那新；②M受体拮抗剂的缓释制剂，相比普通制剂而言，该类药物峰值浓度更低，如托特罗定缓释制剂；③在部分国家还可以选择对膀胱逼尿肌中M_3受体选择性更高的M受体拮抗剂，如达非那新，以及奥昔布宁透皮制剂，可以绕过首过效应，被代谢为具有抗胆碱能活性的代谢产物。

（2）用法用量　推荐从小剂量开始服用，尤其是老年患者，其对中枢神经系统不良反应和口干等耐受程度差，从最低有效剂量缓慢滴定至维持剂量。

1）索利那新　长效片剂，5～10mg，1次/天。若患者肌酐清除率小于30ml/min或有中度肝损害，每日口服不要超过5mg；若患者存在严重肝损，禁用。与有效的CYP3A4抑制剂（如酮康唑、伊曲康唑、利托那韦、奈非那韦和克拉霉素）同服时，每日口服不要超过5mg。

2）托特罗定　缓释剂型，4mg，1次/天。若患者肌酐清除率为10～30ml/min或有轻度/中度肝损害，每日口服不要超过2mg。若肌酐清除率小于10ml/min或有严重肝损伤，不建议使用该药的缓释制剂；若必须使用，可选择该药的普通制剂，用量为一次1mg，每天2次。

临床效果在几周内达到高峰。建议患者在使用抗胆碱能药物治疗前列腺增生4～6周后重新评估。值得注意的是，此类药物不能改善患者尿流率或持续改善AUA症状评分。

（3）禁忌证　M受体拮抗剂禁用于尿潴留或逼尿肌收缩无力、胃潴留、严重肠动力下降、窄角性青光眼及对M受体拮抗剂过敏者。

（4）不良反应　M受体拮抗剂的不良反应包括口干、头晕、便秘、排尿困难、视物模糊等，与药物作用分布在其他器官M受体有关，选择性M受体拮抗剂不良反应相对较少。不良反应多发生在用药2周内和高龄（年龄>66岁）患者。

（5）药学监护　定期随访患者的精神状态、排便习惯以及小便能力。M受体拮抗剂的不良反应大多与剂量相关，且一般可逆，但若患者出现严重不良反应或患者不能耐受的不良反应宜及时停药并送医。

若患者正在服用其他抗胆碱能药物（如抗精神病药、抗抑郁药、抗组胺药、抗帕金森药），在决定使用M受体拮抗剂之前，应考虑总抗胆碱能负荷。当同时服用多种抗胆碱能药物时，抗胆碱能不良反应包括口干、恶心、便秘、视物模糊、思维混乱等不良反应发生率更高且严重。

4. 磷酸二酯酶5抑制剂　磷酸二酯酶5抑制剂（phosphodiesterase types inhibitors，PDE-5Is）原本是治疗勃起功能障碍的药物，但由于前列腺增生和勃起功能障碍常发生于同一患者，两者病理生理机制也类似，另外缓解勃起功能障碍能改善前列腺症状，反之亦然。因此将PDE-5Is用于管理前列腺增生是合理的。此外近来有研究表明，PDE-5Is可显著降低BPH患者的IPSS评分。PDE-5Is可增加细胞内单磷酸环鸟苷酸，使逼尿肌、前列腺和尿道平滑肌张力降低，缓解LUTS症状。一氧化氮和磷酸二酯酶5也可能改变脊髓的反射通路和尿道、前列腺或膀胱的神经传导。

（1）用法用量　目前批准使用于伴或不伴勃起功能障碍的BPH治疗的PDE-5Is药物为他达拉非，5mg/d，剂量增加未见收益增加，临床症状可在4周内好转。他达拉非可减少IPSS，缓解储尿期和排尿期LUTS，改善生活质量，但长期疗效尚待研究。

他达拉非与α_1受体拮抗剂联合使用产生的益处与α_1受体拮抗剂单独使用产生的益处类似，由于他达拉非具有血管舒张作用，两者联用还可能导致低血压发生风险增加。若需要在已有α_1受体拮抗剂治疗方案上增加他达拉非，应保证：①血压保持稳定；②与α_1受体拮抗剂间隔4小时服用；③优先选择α_1受体拮抗剂中的坦索罗辛、赛洛多辛或阿夫唑嗪。

他达拉非可以治疗5α-还原酶抑制剂导致的勃起功能障碍，此外他达拉非可在1周内改善LUTS，

5α-还原酶抑制剂则可以延缓 BPH 进展，两者联合使用疗效大于两药单独使用之和。

当患者肌酐清除率为 30～50ml/min 时，每日口服 2.5mg，小于 30ml/min 时，请勿使用。轻至中度肝损害患者慎用，有严重肝损伤的患者避免使用。

（2）不良反应与禁忌证　PDE-5Is 的不良反应包括面部潮红、头痛、消化不良、鼻塞、视力障碍、胃食管反流等，此类不良反应多是轻微且可逆的，不需要停止治疗。此外还可能导致背痛，这可能与他达拉非抑制磷酸二酯酶有关，如果患者难以忍受，可以适当使用对乙酰氨基酚或非甾体抗炎药。

近期有不稳定型心绞痛、心肌梗死或脑卒中、心功能不全、低血压、血压控制不佳，或明显的肝肾功能不全的患者，以及正在服用硝酸盐类药物的患者禁用。

（3）药学监护　在建议患者加用 PDE-5Is 前，要仔细评估患者原本的用药方案，尤其注意患者治疗方案中是否包括 α_1受体拮抗剂、硝酸盐等药物。

在患者使用 PDE-5Is 的过程中，定期随访患者血压、脉搏、听力、视力等，若患者出现听力或视力下降，宜及时停用。

5. β_3受体激动剂　β_3受体是膀胱逼尿肌细胞表达的主要 β 受体，β_3受体激动剂可使膀胱逼尿肌舒张，增加膀胱容量和储尿功能，改善 LUTS 症状且不影响膀胱排空。米拉贝隆是首个被批准使用于膀胱过度活动（OAB）的 β_3受体激动剂，可显著改善 BPH 患者的储尿期症状，减少排尿刺激性症状，增加膀胱容量，并增加排尿间隔，不抑制排尿或减少尿流率，也不增加 PVR 尿量或引起急性尿潴留。其治疗的临床疗效与 M 受体拮抗剂相当，但前者耐受性更好。

（1）适应证　米拉贝隆适用于治疗过度活跃膀胱综合征，当使用 α_1受体拮抗剂或 5α-还原酶抑制剂治疗后刺激症状持续存在时，该药可作为 M 受体拮抗剂的替代品。

（2）用法用量　建议起始剂量为 25mg/d，维持剂量为 25～50mg/d，在肌酐清除率为 15～29ml/min 或中度肝损害的患者中，每日最大剂量应为 25mg/d。对于肌酐清除率小于 15ml/min 或有严重肝损害的患者，不推荐使用本药物。

（3）不良反应　常见不良反应包括高血压、头痛、鼻咽炎、恶心、腹痛、便秘等，罕见 Q-T 间期延长，但这些不良反应均不会导致治疗的停止。由于该药会导致血压升高 0.5～1mmHg，心率增加 1bpm，因此禁用于未控制的严重高血压、严重充血性心力衰竭、心肌病或年龄在 80 岁以上的患者，服药期间应监测血压。

（4）药学监护　患者使用 β_3受体激动剂的过程中，定期随访患者血压、排便习惯等变化情况，此类不良反应大多轻微且可逆，告知患者若出现血压波动、排便习惯改变时不必惊慌。

6. 联合治疗

（1）α 受体拮抗剂联合 5α-还原酶抑制剂　α 受体拮抗剂联合 5α-还原酶抑制剂治疗适用于中-重度 LUTS 症状且有前列腺增生进展风险的 BPH 患者。选择联合治疗应考虑 BPH 临床进展的危险性、患者的意愿、经济状况、不良反应等。

α 受体拮抗剂联合 5α-还原酶抑制剂在下尿路症状改善和最大尿流率的提高方面有明显疗效。与 α 受体拮抗剂单药相比，联合治疗可降低患者发生急性尿潴留或 BPH 临床进展需要接受手术的风险。在缩小前列腺体积方面，联合治疗与单用 5α-还原酶抑制剂效果相似。在降低 IPSS 进展风险方面，联合治疗高于 α 受体拮抗剂或 5α-还原酶抑制剂单药治疗。

联合治疗时患者可能出现 α 受体拮抗剂和 5α-还原酶抑制剂的所引起的副作用，总的不良反应发生率高于单药治疗。

（2）α 受体拮抗剂联合 M 受体拮抗剂　α 受体拮抗剂联合 M 受体拮抗剂可改善排尿期症状，缓解储尿期症状，从而提高治疗效果。α 受体拮抗剂可缓解约 79% 的排尿期症状，但仅能改善 34% 的储尿期症状。如果α受体拮抗剂治疗后储尿期症状改善不明显，可加用M受体拮抗剂缓解尿频、尿急、夜尿等症状，而不增加急性尿潴留的发生率。

α受体拮抗剂与M受体拮抗剂联合治疗方案有两种：一是先使用α受体拮抗剂，如储尿期症状改善不明显时再加用M受体拮抗剂；二是同时使用α受体拮抗剂和M受体拮抗剂，适用于以储尿期症状为主的中重度BPH患者。联合治疗前后必须监测残尿量的变化。

对于储尿期症状的改善，联合治疗明显优于α受体拮抗剂单药治疗。联合治疗可以显著改善IPSS、降低尿急次数、夜尿次数和急迫性尿失禁次数等。

α受体拮抗剂与M受体拮抗剂联合治疗时，可能出现两种药物各自的不良反应，但不会显著影响Q_{max}。对于有急性尿潴留史，残余尿>150ml的患者，M受体拮抗剂应谨慎联合使用。

（3）α受体拮抗剂联合PDE-5Is　对伴有阴茎勃起功能障碍的BPH患者，可联合使用α受体拮抗剂和PDE-5Is，缓解LUTS症状的同时可以改善勃起功能。但联合治疗时，需警惕直立性低血压的发生，用药时注意药物的服用间隔，并减少PDE-5Is的用量。有研究表明，与单用α受体拮抗剂相比，联合治疗能明显改善IPSS和Q_{max}。

（4）5α-还原酶抑制剂联合PDE-5Is　对伴有勃起功能障碍的中重度LUTS且前列腺体积较大的患者，可以联合使用5α-还原酶抑制剂和PDE-5Is，联合治疗可明显改善IPSS和QoL，耐受性良好，多数不良反应为轻中度。但仍需更多研究以明确5α-还原酶抑制剂和PDE-5Is联合治疗BPH的作用。

六、建议

前列腺增生是一种良性进展性疾病，但只有部分患者的生活质量受到影响，少数可能进展出现尿潴留、膀胱结石、肾积水、肾功能不全等并发症。对于那些下尿路症状较轻、生活质量未受到明显影响的患者，等待观察可以是一种合适的处理方式。等待观察并非完全不进行干预，其内容主要包括患者教育、生活方式指导、定期监测（6~12个月需重新评估患者整体情况）等。

第五节　泌尿道感染

一、概述

泌尿道感染（urinary tract infection，UTI）有许多分类，包括尿道炎、膀胱炎和肾盂肾炎。UTI最常见细菌感染，也是抗生素使用的最常见原因之一，尤其是在育龄女性中。

UTI是指尿道中存在无法通过污染解释的微生物。存在的微生物有可能侵入尿道组织和邻近结构。感染可能仅限于尿液中细菌的生长，而这些细菌通常不会产生症状。UTI可表现为与微生物入侵相关的炎症反应相关的几种综合征，范围从无症状菌尿（ASB）到伴有菌血症或败血症的肾盂肾炎。

尿路感染分为下尿路感染和上尿路感染。通常，尿路感染根据受累的解剖部位来描述。下尿路感染对应于膀胱炎（膀胱），而肾盂肾炎（一种涉及肾脏的感染）代表上尿路感染。

此外，UTI分为单纯性感染或复杂性感染。单纯性感染发生在没有尿道结构或功能异常（不会干扰尿液正常流动或排尿机制）的个体中。这些感染发生在育龄（15~45岁）绝经前女性中，她们其他方面都是正常、健康的个体。男性感染通常不被归类为单纯性感染，因为这些感染很少见，而且通常代表结构或神经系统异常。

复杂性尿路感染通常是由泌尿道的先天性异常或扭曲、结石、留置导尿管、前列腺肥大、阻塞或神经系统缺陷等诱发因素引起的，这些因素会干扰尿液的正常流动和泌尿道防御。复杂性感染在男女两性中均有发生，并且经常涉及上尿路和下尿路。

健康非妊娠期妇女中，复发性尿路感染（6 个月内发生 2 次或 2 次以上尿路感染，或 1 年内发生 3 次或 3 次以上尿路感染）是一个常见问题。复发性尿路感染的特点是多次出现症状性感染，每次感染之间都有无症状期，可能是再次感染或复发。再次感染是由与最初分离的病原体不同的病原体引起的，占复发性尿路感染的大多数。复发是指同一初始病原体反复感染，通常表明存在持续性感染源。

无症状细菌尿（asymptomatic bacteriuria，ASB）是一种常见症状，尤其是在 65 岁及以上的人群中，当尿液中细菌数量显著增加［尿液中细菌数量超过 10^5个/ml（10^8/L）］时，却没有体征或症状。

症状性无菌尿或急性尿道综合征包括尿频和排尿困难的症状，但无显著的细菌尿。这种综合征通常与衣原体感染有关。

二、病因和发病机制

1. 致病菌　引起尿路感染的细菌通常来自宿主的肠道菌群。尽管几乎每种微生物都与尿路感染有关，但某些微生物由于特定的毒力因素而占主导地位。无并发症尿路感染的最常见病因是大肠埃希菌。无并发症感染的其他病原微生物包括腐生葡萄球菌、肺炎克雷伯菌、变形杆菌属、铜绿假单胞菌和肠球菌属等。由于表皮葡萄球菌经常从尿道中分离出来，因此应首先将其视为污染物。应进行重复培养以帮助确认该微生物是否是真正的病原体。

从患有复杂感染的个体中分离出的微生物种类更多，并且通常比在无复杂感染中发现的微生物更具耐药性。大肠埃希菌是一种经常分离的病原体，但它占感染的不到 50%。其他经常分离的微生物包括变形杆菌属、肺炎克雷伯菌、肠杆菌属、铜绿假单胞菌、葡萄球菌和肠球菌。肠球菌是住院患者中分离出的第二大微生物。在某种程度上，这一发现可能与广泛使用第三代头孢菌素有关，这些抗生素对肠球菌无效。耐万古霉素的粪肠球菌和耐万古霉素的屎肠球菌已经变得更加普遍，尤其是在长期住院或患有潜在恶性肿瘤的患者中。万古霉素耐药肠球菌是主要的治疗和感染控制问题，因为这些细菌对少数抗菌药物敏感。金黄色葡萄球菌感染可能来自泌尿道，但更常见的是菌血症导致肾脏转移性脓肿。念珠菌属是重症和长期插管患者尿路感染的常见原因。大多数尿路感染是由单一细菌引起的；然而，在患有结石、留置导尿管或慢性肾脓肿的患者中，可能会分离出多种细菌。根据临床情况，多种细菌的结果可能代表污染，应重新进行评估。

2. 发病机制

（1）感染途径　微生物通常通过三种途径进入泌尿道：上升、血行（下降）和淋巴途径。

女性尿道通常被认为由源自粪便菌群的细菌所定植。女性尿道较短且靠近直肠周围区域，这使得尿道易于被定植。促进尿道定植的其他因素包括使用杀精剂和隔膜作为避孕方法。虽然有证据表明女性膀胱感染是在尿道定植后发生的，但微生物的上升方式尚不完全清楚。一旦细菌到达膀胱，微生物就会迅速繁殖并沿着输尿管上升到肾脏。如果存在膀胱输尿管反流（排尿时尿液反流到输尿管和肾脏），则更有可能发生这种情况。女性比男性更易患尿路感染，因为尿道位置和长度的解剖差异往往支持感染的上升途径作为主要感染途径。

微生物经血源性播散而导致肾脏感染通常是由于微生物从体内远处原发性感染传播而导致的。经下行途径感染并不常见，且涉及的侵袭性病原体数量相对较少。金黄色葡萄球菌引起的菌血症可导致肾脓肿。其他微生物包括念珠菌属、结核分枝杆菌、沙门菌属和肠球菌。总体而言，记录在案的尿路感染中只有不到 5% 是由微生物经血源性播散导致的。似乎没有证据表明肾脏淋巴系统在尿路感染的发病机制中发挥了重要作用。肠道和肾脏之间以及膀胱和肾脏之间存在淋巴通讯。然而，没有证据表明微生物通过这种途径转移到肾脏。

细菌到达尿道后，有三个因素决定感染的发展：接种物的大小、微生物的毒力以及天然宿主防御机制的能力。大多数尿路感染都反映了宿主防御机制的失败。

（2）宿主防御机制　正常的尿路通常对细菌入侵具有抵抗力，并且能够有效地迅速清除到达膀胱的微生物。在正常情况下，尿液能够抑制和杀灭微生物。被认为负责这些作用的因素包括低 pH、极端的渗透压、高尿素浓度和高有机酸浓度。男性的细菌生长进一步受到前列腺分泌物的抑制。

细菌进入膀胱会刺激排尿，增加排尿量并提高膀胱排空效率。这些因素对于预防膀胱感染的发生和维持至关重要。无法完全排尿的患者患尿路感染的风险更大，并且经常反复感染。此外，膀胱中残留少量尿液的患者对治疗的反应也比能够完全排空膀胱的患者差。

细菌的一个重要毒力因素是它们能够黏附在尿道上皮细胞上，从而导致尿道定植、膀胱感染和肾盂肾炎。膀胱中存在各种作为抗黏附机制的因子，可防止细菌定植和感染。膀胱上皮细胞被一种称为糖胺聚糖的尿液黏液或黏液包裹。这层薄薄的表面黏多糖是亲水性的，带强烈的负电荷。当它与尿道上皮结合时，会吸引水分子并在膀胱和尿液之间形成一层保护膜。糖胺聚糖层的抗黏附特性是非特异性的，当用稀酸溶液去除这层保护膜时，会导致细菌迅速附着。此外，Tamm-Horsfall 蛋白是一种由亨利环的升支和远曲小管分泌到尿液中的糖蛋白，含有甘露糖残基。这些甘露糖残基与大肠埃希菌表面的小突起器官称为菌毛结合。1 型菌毛对甘露糖敏感，这种相互作用防止了细菌与膀胱黏膜表面类似受体的结合。其他可能防止细菌附着的因素包括免疫球蛋白 G（IgG）和免疫球蛋白 A（IgA），这些免疫球蛋白在系统性和肾脏中合成，并与上尿路感染相关。免疫球蛋白在防止膀胱感染中的作用尚不明确。然而，分泌型 IgA 尿液水平降低的患者，尿路感染的风险增加。

在细菌侵入膀胱黏膜后，会刺激炎症反应，导致多形核白细胞（polymorphonuclear leukocytes，PMNs）的动员和随后的吞噬作用。PMNs 主要负责限制组织侵袭和控制膀胱及肾脏中的感染扩散。它们并不在防止膀胱定植或感染中发挥作用，实际上还可能对肾组织造成损害。

其他可能在预防尿路感染中发挥作用的宿主因素包括阴道菌群中乳酸杆菌的存在以及循环雌激素水平。在绝经前女性中，循环雌激素支持乳酸杆菌在阴道的生长，这些乳酸杆菌产生乳酸，有助于维持阴道的低 pH，从而防止大肠埃希菌在阴道的定植。局部雌激素用于预防那些每年发生 3 次以上复发性尿路感染的绝经后女性，尤其是在她们没有使用口服雌激素的情况下。

（3）细菌毒力因素　致病性微生物具有不同程度的致病性（毒力），这在感染的发生和严重程度中发挥作用。附着在尿路上皮的细菌与定植和感染相关。革兰阴性细菌，特别是大肠埃希菌的附着机制与细菌的菌毛有关，这些菌毛是细胞壁的刚性毛发状附属物。这些菌毛附着在上皮细胞的特定糖脂组分上。最常见的菌毛类型是 1 型菌毛，它与糖蛋白中的甘露糖残基结合。糖胺聚糖和 Tamm-Horsfall 蛋白富含甘露糖残基，可以轻易捕捉含有 1 型菌毛的微生物，从而将其冲洗出膀胱。其他菌毛类型对甘露糖具有抗性，且更常与肾盂肾炎相关，如 P 型菌毛，它们紧密结合在尿道上皮细胞上的特定糖脂受体。这些细菌对糖胺聚糖的冲洗或去除具有抗性，能够在组织中繁殖和侵袭，尤其是肾脏。此外，PMNs 以及分泌型 IgA 抗体含有对 1 型菌毛的受体，这有助于吞噬作用，但缺乏对 P 型菌毛的受体。

其他毒力因素包括溶血素和好氧菌素的产生。溶血素是一种细菌产生的细胞毒性蛋白，能够溶解多种细胞，包括红细胞、多形核白细胞（PMNs）和单核细胞。大肠埃希菌和其他革兰阴性细菌需要铁来进行好氧代谢和繁殖。好氧菌素促进大肠埃希菌对铁的结合和摄取；然而，这一特性在尿路感染发病机制中的重要性仍然未知。

三、临床表现

1. 体征和症状

（1）下尿路感染　尿痛、尿急、尿频、夜尿和耻骨上部的沉重感。

（2）血尿。

（3）上尿路感染　腰痛、发热、恶心、呕吐和不适感。

成人尿路感染的临床表现通常容易识别。女性常常会报告明显的血尿。在这种情况下，通常没有全身系统性症状，如发热。不幸的是，大量存在显著菌尿的患者可能没有任何症状。这些人群可能是正常健康的人、老年人、儿童、妊娠期妇女以及有留置导尿管的患者。仅仅依据症状来区分上尿路感染和下尿路感染是不可靠的。

老年患者通常不会出现特定的尿路症状，而是可能表现为意识状态改变、饮食习惯改变或胃肠症状。此外，有留置导尿管或神经系统疾病的患者通常不会出现下尿路症状。相反，他们可能会出现腰痛和发热。然而，许多上述患者常常会发展为上尿路感染伴有菌血症，并且尿路症状可能没有或很少。

2. 体格检查　上尿路感染常有肋脊角压痛或者肾区叩痛。

3. 实验室检查　①细菌尿。②脓尿：每立方毫米白细胞计数超过 10 个（10×10^6/L）。③尿液硝酸盐阳性（含有硝酸盐还原菌）。④尿液白细胞酯酶阳性。⑤抗体包被的细菌（上尿路感染）。

仅凭症状进行尿路感染的诊断是不可靠的。确诊尿路感染的关键是能够在适当的尿液标本中检测到显著数量的微生物，以区分污染与感染。所需的实验室检查类型和范围取决于临床情况。

尿液检查是尿路感染实验室评估的基础。尿液收集有三种可接受的方法。第一种是中段清洁尿液采集法。在清洁尿道开口区域后（男性和女性均需），先排尿 20～30ml 尿液，然后将尿流的下一部分收集起来，并应立即处理（尽快冷藏）。允许标本在室温下静置几小时可能会导致细菌计数虚高。中段清洁尿液采集法是进行尿液培养的常规首选方法。当无法采集常规尿液标本或发生污染时，必须使用替代收集技术。两种可接受的替代方法包括导尿和耻骨上膀胱穿刺。对于那些不合作或无法排尿的患者，可能需要进行导尿。如果导尿操作谨慎并采用无菌技术，该方法可以获得可靠的结果。然而，导尿可能会将细菌引入膀胱，并且该过程与 1%～2% 的患者发生感染有关。耻骨上膀胱穿刺涉及将针直接插入膀胱并抽取尿液。这一程序绕过了尿道中的污染性微生物，使用此技术发现的细菌通常被认为代表显著的菌尿。耻骨上穿刺是一种安全且无痛的程序，最适用于新生儿、婴儿、截瘫患者、重病患者以及其他感染可疑但常规方法结果模糊或矛盾的患者。

尿液中定量计数大于或等于 10^5 CFU/ml（10^8 CFU/L）被认为是尿路感染的指示；然而，最多有 50% 的女性在细菌计数较低（10^3CFU/ml）（10^6CFU/L）时也会出现尿路感染的临床症状。

尿液的显微镜检查用于确定是否存在脓尿。对于有症状的患者，脓尿的存在与显著的菌尿相关。脓尿被定义为每 1mm^3 尿液中白细胞（WBC）计数超过 10 个（10×10^6/L）。5～10 个 WBC/mm^3（5×10^6 至 10×10^6/L）的计数被接受为正常的上限。需要强调的是，脓尿是非特异性的，仅表示存在炎症，而不一定是感染。因此，脓尿的患者可能有感染，也可能没有。无菌性脓尿长期以来与尿结核、衣原体感染以及真菌尿路感染有关。血尿无论是显微镜下的还是肉眼可见的，通常在尿路感染患者中存在，但并不具有特异性。血尿可能指示其他疾病的存在，如肾结石、肿瘤或肾小球肾炎。感染的存在常常伴随蛋白尿。

几种生化检测方法已被开发用于筛查尿液中的细菌。常见的试纸条检测可以检测尿液中的硝酸盐，这由还原尿液中通常存在的硝酸盐的细菌形成。假阳性结果不常见。假阴性结果更为常见，通常是由于存在不还原硝酸盐的革兰阳性细菌或铜绿假单胞菌所致。其他可能导致假结果的原因包括尿液 pH 低、排尿频繁和尿液稀释。

白细胞酯酶试纸条检测是一种快速筛查脓尿的测试。白细胞酯酶存在于中性粒细胞颗粒中，能指示白细胞的存在。白细胞酯酶测试是一种灵敏度高且特异性强的检测方法，用于检测尿液中超过 10 个 WBC/mm^3（10×10^6/L）的白细胞。当将白细胞酯酶测试与硝酸盐测试结合使用时，检测菌尿的阳性预测值和特异性分别为79%和82%。这些测试在门诊无并发症的尿路感染（UTI）评估中非常有用。然而，尿液培养仍然是确定尿路感染存在的“金标准”测试。

最可靠的尿路感染诊断方法是定量尿液培养。膀胱中的尿液通常是无菌的，这使得通过量化尿液样本中细菌的数量来区分尿液污染与感染成为可能。这一标准基于正确收集的中段清洁尿液标本。女性感染的患者通常尿液中细菌数量大于10^5CFU/ml（男性为10^4CFU/ml）。然而，约三分之一的有症状感染的女性尿液中细菌数量少于10^5个/ml（10^8/L）。此外，无论是有症状还是无症状的尿路感染患者，尿液中细菌数量通常也少于10^5个/ml（10^8/L）。

在完成细菌的鉴定和量化后，下一步是确定细菌的抗药性。细菌抗药性测试可以通过多种方法进行。了解细菌的抗药性以及抗生素在尿液中的可达浓度，可以帮助临床医生更好地选择合适的治疗药物。

四、治疗原则

1. 治疗目标 ①消除侵袭性微生物；②预防或治疗感染的系统性并发症；③防止感染的复发；④降低过于广谱抗菌治疗可能造成的副作用。

2. 治疗管理 尿路感染患者的管理包括初步评估、抗菌药物的选择、治疗持续时间以及随访评估。初步选择抗菌药物的依据主要是根据患者的症状和体征的严重程度、感染部位以及感染是否被确定为单纯性或复杂性。此外，还需考虑抗生素的敏感性、可能的副作用、费用、当前的抗菌药物使用情况以及不同治疗方法的相对便捷程度。

3. 药物选择策略

（1）品种选择 抗菌药物品种的选用原则上应根据病原菌种类及病原菌对抗菌药物的敏感性，即细菌药物敏感试验的结果而定。

对于临床诊断为细菌性感染患者，在未获知病原菌药敏试验结果前，可根据患者的感染部位（上尿路还是下尿路）、发病情况、发病场所（医院感染还是社区感染）、既往抗菌药物用药史及其治疗反应等推测可能的病原体，并结合当地细菌耐药性监测数据，先给予抗菌药物经验性治疗。待获知病原学检测及药敏试验结果后，结合先前的治疗反应调整用药方案；对培养结果阴性的患者，应根据经验治疗的效果和患者情况采取进一步诊疗措施。

此外，应根据不同药物的代谢动力学特点并结合患者感染部位选择抗菌药物。对于下尿路感染，应选择尿中药物能达到有效浓度的抗菌药物，否则即使体外药敏试验显示为敏感，但尿中药物浓度不足，也不能有效清除尿中病原菌。而对于上尿路感染患者，因不能除外血流感染，故所选择抗菌药物不仅需要在尿中有高浓度，血液中也需要保证较高浓度。呋喃妥因和磷霉素氨丁三醇等药物可在尿液中具有很高的浓度，但其血药浓度较低，故仅用于治疗下尿路感染，而不能用于治疗上尿路感染。

（2）给药途径 对于下尿路感染的患者，应予口服治疗，选取口服吸收良好的抗菌药物品种，不必采用静脉注射或肌内注射给药。对于上尿路感染，初始治疗多选用静脉用药，病情稳定后可酌情改为口服药物。

（3）疗程 抗菌药物疗程因感染不同而异，对于急性单纯性下尿路感染，疗程基本少于7天，但上尿路感染，如急性肾盂肾炎疗程一般为2周。对于反复发作尿路感染，可根据情况进行长期抑菌治疗。

五、药物治疗

以下介绍尿路感染药物的主要药物，即抗菌药物。

1. 急性单纯性膀胱炎 急性单纯性膀胱炎（acute uncomplicated cystitis，AUC）常见于年轻的性活跃女性以及绝经后的女性，这些女性在尿路内通常没有相关的结构或功能异常。大肠埃希菌是 AUC 发作时最常分离的病原体，约占 75%，其次是腐生葡萄球菌。

急性单纯性膀胱炎的诊断可以基于尿路刺激症状的病史、无发热以及相应的全身体征，在没有尿路感染并发症风险因素的女性中高度可信。

表 21－5 显示了 AUC 的一线抗菌药物治疗方案。

表 21－5　AUC 的一线抗菌药物治疗方案

药物名称	剂量频次	疗程（天）	药物名称	剂量频次	疗程（天）
磷霉素氨丁三醇	3g qd	1	头孢克洛	250mg bid	7
呋喃妥因	100mg bid	5～7	头孢氨苄	250mg qid	7
复方磺胺甲噁唑	1600/800mg bid	3	阿莫西林/克拉维酸（若被证明有球菌感染）	500/125mg bid	7

2. 急性单纯性肾盂肾炎　肾盂肾炎是泌尿道上行感染引起的肾实质和肾盂的炎症。在无并发症的上尿路和下尿路感染中，病原菌谱相似，约 80% 的病例由大肠埃希菌引起。

建议使用肾脏排泄类抗生素，如 β-内酰胺类和喹诺酮类。必须在治疗开始后的三天内评估经验疗法的效果，然后根据细菌培养结果切换到确证治疗。建议在症状缓解后大约 24 小时内，从静脉给药转换为口服药物。总的治疗持续时间为 14 天。对于轻度或中度急性无并发症肾盂肾炎的门诊患者，选择口服药物作为一线治疗。然而，单次注射的联合使用也是一个选择。

3. 复杂性尿路感染　复杂性尿路感染是指尿路感染同时伴有获得感染或者治疗失败风险的合并疾病如泌尿生殖道的结构或功能异常，或其他潜在疾病。

诊断复杂性尿路感染有 2 条标准，尿培养阳性以及包括以下至少 1 条合并因素：留置导尿管、支架管或间歇性膀胱导尿；残余尿＞100ml；任何原因引起的梗阻性尿路疾病，如膀胱出口梗阻、神经源性膀胱、结石和肿瘤；膀胱输尿管反流或其他功能异常；尿流改道；化疗或放疗损伤尿路上皮；围手术期和术后尿路感染；肾功能不全、移植肾、糖尿病和免疫缺陷等。

临床上对复杂性尿路感染患者在获得药敏试验结果之前经常采用经验性治疗或不规范的抗菌药物治疗，导致耐药的出现。国内复杂性尿路感染细菌谱的特点是大肠埃希菌感染比例降低，而产超广谱 β-内酰胺酶（extended spectrum beta-lactamase，ESBL）菌株比例升高，另一个特点是肠球菌感染比例升高。

推荐根据尿培养和药敏试验结果选择敏感抗菌药物。对于有症状复杂尿路感染的经验治疗需要了解可能的病原菌谱和当地的耐药情况，还要对基础泌尿系统疾病的严重程度进行评估（包括对肾功能的评估）。抗菌药物的经验性治疗需根据临床反应和尿培养结果及时进行修正。

（1）轻中度患者或初始经验治疗

1）氟喹诺酮类　近期未用过氟喹诺酮类可选择左氧氟沙星（500mg 静脉或口服，每日 1 次）。该药具有高尿液浓度的特点，抗菌谱可以广泛覆盖尿路感染常见病原菌，对铜绿假单胞菌有很强的杀菌效果，同时对于部分 ESBLs 阳性大肠埃希菌、粪肠球菌也有一定的杀菌效果。也可使用环丙沙星（200mg 静滴，每日 2 次），对大肠埃希菌和铜绿假单胞菌具有很好的杀菌效果。

2）头孢菌素（2 代或 3a 代）　相比 1 代头孢菌素而言，2 代头孢菌素（如头孢呋辛、头孢替安、头孢孟多）对革兰阴性菌的杀菌活性显著增加，同时保持了对葡萄球菌属较高的杀菌活性。而 3a 代头孢菌素对革兰阴性菌有很高的杀菌活性，对葡萄球菌杀菌活性较弱，药代动力学特征与二代头孢菌素相比区别不大。

3）磷霉素氨丁三醇　3g，口服隔日 1 次。对复杂性尿路感染的大肠埃希菌、粪肠球菌、肺炎克雷伯菌等均有很好的抗菌活性，可用于非发热性尿路感染的经验性治疗。

（2）重症患者或初始经验性治疗失败患者

1）氟喹诺酮类　如果未被用于初始治疗。

2）脲基青霉素（哌拉西林）+β-内酰胺酶抑制剂　可选用哌拉西林/他唑巴坦（3.375～4.5g，静脉滴注，每6小时1次），此药具有广谱抗菌活性，包括大多数铜绿假单胞菌、肠杆菌科、肠球菌，因为同时带有β-内酰胺酶抑制剂，对产ESBLs的肠杆菌有很好的抗菌作用。

3）头孢菌素（3b代）　增加了对假单胞菌的抗菌活性，如头孢他啶（2g，静脉滴注，每8小时1次）和头孢吡肟（2g，静脉滴注，每8小时1次）。

4）碳青霉烯类　如亚胺培南、美罗培南、帕尼培南及比阿培南，可用于敏感菌所致的各类感染。亚胺培南的剂量为0.5g，静脉滴注，每6小时1次，或1g，每8小时1次；美罗培南为0.5～1.0g，静脉滴注，每8小时1次。

如果患者病情严重且尿培养提示革兰阳性球菌，应经验性选择万古霉素（1g，静脉滴注，每12小时1次），但应检测血药浓度，肾功能不全者根据肌酐清除率调整剂量。

一旦培养结果及药敏结果回报，应尽可能改为窄谱敏感抗菌药物。

疗程：治疗至体温正常或合并症情况（如尿路导管或结石）清除后3～5天。

4. 无症状菌尿

（1）不需要筛查和治疗的情况　绝经前、未孕女性、糖尿病女性、老年人、脊髓损伤的患者、留置导尿管的患者和儿童的无症状菌尿。

（2）需要筛查和治疗的情况

1）妊娠期妇女　无症状菌尿是首个被明确的与围产期不良结局密切相关的亚临床感染之一。无症状菌尿的妊娠期妇女产出早产儿或低体重儿的概率是没有菌尿的女性的20～30倍。建议在妊娠前3个月每月均行一次尿培养检查。妊娠期间治疗无症状性菌尿可使妊娠期妇女继发肾盂肾炎的风险从20%～35%降低到1%～4%，也能改善胎儿的状况，减少产出低体重儿和早产儿的概率。患有无症状菌尿或有症状尿路感染的妊娠期妇女应该接受口服抗菌药物治疗并定期复查。

抗菌药物的选择及疗程包括：阿莫西林500mg口服，每8小时1次，3～5天；阿莫西林/克拉维酸钾500mg口服，每12小时1次，3～5天；头孢氨苄500mg口服，每8小时1次，3～5天或磷霉素氨丁三醇3g口服，单剂治疗。

2）需要泌尿道手术操作的患者　此类患者术中有黏膜破溃、细菌入血出现菌血症的风险，需要进行筛查和治疗。以前列腺增生为例，术前的无症状菌尿如果不被控制，经尿道前列腺电切术后出现菌血症的概率高达60%，有6%～10%的患者会出现尿源性脓毒血症，而术前适当的抗菌药物治疗可以大大减少这些感染性并发症的发生概率。具体抗菌药物的应用应参照药敏试验结果。应用方案：术前1天或手术前即刻应用均可，术后如果未留置尿路导管可以不再使用，如果仍有导尿管留置，术后直至导尿管拔除方可停用抗菌药物。

5. 反复发作性尿路感染　反复发作性尿路感染（recurrent urinary tract infections，RUTI）必须符合：尿路感染6个月内发作≥2次，或1年内发作≥3次。

（1）细菌持续存在　由同一种细菌引起，并且在较短的期间内再次复发，患者在使用敏感性抗菌药物治疗2周后，尿中仍可培养出同种细菌即可诊断。这种情况常见于合并泌尿系统解剖或功能异常，属于复杂性尿路感染。参照复杂性尿路感染治疗原则，采取外科手术方式去除或治疗感染灶并给予相应的抗菌药物治疗。

（2）再感染　是指患者由不同种类的微生物引起的再次感染。患者属于非复杂性尿路感染，感染的原因是自身抵抗力低下出现的新的感染而不是首次感染治疗的失败。再感染患者，通常尿路解剖和功能是正常的，治疗主要分为以下两个方面：急性发作期的治疗和发作间期的预防。急性发作期的治疗同急性单纯性膀胱炎的抗菌药物短程疗法。

发作间期的预防：①行为治疗，包括多饮水、性生活后排尿、排便后从前向后擦肛门等；②使用OM-89（Uro-Vaxom）疫苗（大肠埃希菌溶解物）治疗可以明显减少疾病反复发作，但国内目前尚无此疫苗；③植物药预防，主要指通过口服蔓越莓制品减少尿路感染复发，疗效有争议；④低剂量、长疗程抗菌药物治疗：在急性发作治疗后1～2周，尿培养阴性后可以开始此抗菌药物预防疗法。持续预防性使用抗菌药物、性交后2小时内单次使用抗菌药物可预防尿路感染的反复发作。用药方案包括：TMP/SMX 40～200mg 口服，每24小时或48小时1次；甲氧苄啶100mg口服，每24小时2次；头孢氨苄125～250mg口服，每日1次；头孢克洛250mg口服，每24小时1次；呋喃妥因50～100mg口服，每24小时1次；磷霉素氨丁三醇3g口服，每10天1次。以上所有药物疗程为长期服用3～6个月。另一种方案是性生活后单次服用，包括：TMP/SMX 40～200mg口服；环丙沙星125mg口服；头孢氨苄250mg口服；诺氟沙星200mg口服；氧氟沙星100mg口服；呋喃妥因50～100mg口服；磷霉素氨丁三醇3g口服。

6. 真菌感染 念珠菌属是原发性累及泌尿生殖道最常见的真菌，其中白色念珠菌是最常见的医院内真菌尿路感染病原体。危险因素和诱因主要有糖尿病、肾移植、高龄、尿路有创操作、女性性生活、伴随细菌尿、长期住院、先天性尿路畸形或结构异常、住ICU病房、广谱抗菌药物的使用、尿路内置导管、膀胱功能障碍、尿路梗阻性疾病、肾结石等。

念珠菌尿的诊断主要依据尿液真菌涂片及尿液真菌培养，但标本易污染。B超和CT检查有可能发现集合系统的真菌感染相关变化，并对尿路梗阻进行评估。无症状念珠菌尿的治疗：同无症状菌尿。有症状念珠菌尿均需要接受治疗，需要参照标本培养结果和药敏试验结果选择药物。

（1）膀胱炎和肾盂肾炎 氟康唑400mg口服，每天1次，2～4周；氟胞嘧啶25mg/kg口服，每天4次，7～10天；两性霉素B脱氧胆酸钠0.3～1.0mg/kg，静脉滴注，每天1次，1周。服用免疫抑制剂患者需适当延长治疗疗程。两性霉素B脱氧胆酸钠膀胱冲洗（5～7天）对氟康唑耐药的念珠菌属有效，可有效清除念珠菌尿，但很快复发。

（2）前列腺炎和睾丸附睾炎 氟康唑400mg口服，每天1次，4周；有脓肿形成需进行外科引流。

（3）真菌球 氟康唑400mg口服，每天1次，2～4周；氟胞嘧啶25mg/kg，口服，每天4次，2～4周；两性霉素B脱氧胆酸钠0.6～0.7mg/kg，静脉滴注，每天1次，1～7天；结合外科引流。

多数光滑念珠菌和克柔念珠菌对氟康唑敏感性低，推荐两性霉素B治疗；有肾功能不全患者需根据肾小球滤过率和肌酐清除率调整抗真菌药物剂量，氟康唑可经常规血透清除，需血透后给药或追加剂量，两性霉素B不被血透清除。

六、建议

各种药理因素可能影响抗菌药物的作用。药物在尿液中达到适当浓度的能力至关重要。影响药物通过肾脏排泄的速率和程度的因素包括患者的肾小球滤过率以及药物是否被主动分泌。滤过依赖于药物的分子大小和蛋白质结合程度。像磺胺类药物、四环素类药物和氨基糖苷类药物是通过滤过进入尿液的。当肾小球滤过率降低时，进入尿液的药物量也会减少。大多数β-内酰胺类药物和喹诺酮类药物则通过滤过和主动分泌进入尿液。因此，尽管这些药物的蛋白质结合特性不利或存在肾功能障碍，大多数这些药物仍能在尿液中达到较高的浓度。

消除尿液中的细菌能力直接与微生物的敏感性和抗菌药物在尿液中能够达到的浓度相关。不幸的是，大多数抗药性测试侧重于血液中的可达浓度，而抗菌药物在血液中的浓度与尿液中细菌的消除之间的相关性较差。在下尿路感染的治疗中，抗菌药物的血药浓度可能并不重要，但在有菌血症和肾脓肿的患者中，达到适当的血药浓度显得尤为关键。

答案解析

思考题

1. 什么是急性肾小球肾炎？
2. 简述急性肾小球肾炎的治疗原则。
3. 什么是慢性肾小球肾炎？
4. 简述慢性肾小球肾炎的治疗原则。
5. 什么是肾病综合征？
6. 试述肾病综合征的治疗原则和方案。
7. 急性肾损伤的治疗原则有哪些？
8. 简述急性肾损伤进展期和维持期高钾血症的治疗方法。
9. 治疗慢性肾衰竭的药物有哪几类，各有什么作用特点？
10. 当慢性肾衰竭发展到尿毒症时，应该如何处理？
11. 为什么 α_1 受体拮抗剂在 BPH 的治疗中起效快，而 5α–还原酶抑制剂需要长期服用才能显效？
12. 在联合治疗 BPH 时，为什么 α_1 受体拮抗剂与 5α–还原酶抑制剂的联合应用较为常见？这种联合治疗适用于哪些患者？
13. 为什么磷霉素和呋喃妥因适用于急性单纯性膀胱炎，而不推荐用于治疗急性肾盂肾炎？
14. 在复杂性尿路感染的经验性治疗中，为什么建议在获得尿培养和药敏结果后及时调整抗生素方案？

（陈　杰　张　蔚）

书网融合……

本章小结　　微课 1　　微课 2　　习题

第二十二章　病毒性疾病以及抗病毒药物治疗

PPT

学习目标

1. 通过本章学习，掌握病毒性疾病如流行性感冒、带状疱疹、病毒性肝炎及获得性免疫缺陷综合征的药物治疗原则及主要治疗药物；熟悉上述疾病的临床表现，以及辅助检查对疾病的诊断意义；了解上述疾病的预防方法。

2. 具有制定上述病毒性疾病药物治疗方案的能力，能够评估抗病毒药物相互作用、识别及处理药物不良反应，做到临床安全合理用药。

3. 树立科学的世界观，培养严谨求实的科学态度，树立药学服务意识，关爱患者，规范抗病毒药物的合理使用。

第一节　流行性感冒

一、概述

流行性感冒（influenza），简称流感，是由流行性感冒病毒（简称流感病毒）引起的一种急性呼吸道传染病，甲型和乙型流感病毒每年呈季节性流行，其中甲型流感病毒可引起全球大流行。全国流感监测结果显示，每年10月我国各地陆续进入流感冬春季流行季节。流感感染主要以发热、头痛、肌痛和全身不适起病，体温可达39～40℃，可有畏寒、寒战，多伴全身肌肉关节酸痛、乏力、食欲减退等全身症状，常有咽喉痛、干咳，也可有鼻塞、流涕、胸骨后不适，颜面潮红，眼结膜充血等。部分患者症状轻微或无症状，无并发症者病程呈自限性，大多于发病3～5天后发热逐渐消退，全身症状好转，但咳嗽、体力恢复常需较长时间。流感起病急，虽然大多为自限性，但部分患者因出现肺炎等并发症或基础疾病加重发展成重症病例，少数病例病情进展快，可因急性呼吸窘迫综合征（acute respiratory distress syndrome，ARDS）、急性坏死性脑病或多器官功能不全等并发症而死亡。重症流感主要发生在老年人、年幼儿童、肥胖者、孕产妇和有慢性基础疾病者等高危人群，也可发生在一般人群。据统计，每年全球约有10亿例病例，其中300万至500万例为重症病例，导致29万至65万例流感相关呼吸道疾病死亡。

二、病因和发病机制

1. 病因　流感病毒属于正黏病毒科，为单股、负链、分节段RNA病毒。根据核蛋白和基质蛋白分为甲、乙、丙、丁四型。目前感染人体的主要是甲型流感病毒中的H1N1、H3N2亚型及乙型流感病毒中的Victoria系。流感病毒对乙醇、碘伏、碘酊等常用消毒剂敏感；对紫外线和热敏感，56℃条件下30分钟可灭活。人患流感后能产生获得性免疫，但流感病毒很快会发生抗原性变异从而逃逸宿主免疫。每年接种流感疫苗是预防流感的有效手段，可以显著降低接种者罹患流感和发生严重并发症的风险。

2. 发病机制　甲、乙型流感病毒通过血凝素（hemagglutinin，HA）与呼吸道上皮细胞表面的唾液酸受体结合启动感染。流感病毒通过细胞内吞作用进入宿主细胞，病毒基因组在细胞核内进行转录和复制，复制出大量新的子代病毒颗粒，这些病毒颗粒通过呼吸道黏膜扩散并感染其他细胞。流感病毒感染人体后，严重者可诱发细胞因子风暴，导致全身炎症反应，出现 ARDS、休克及多脏器功能衰竭，儿童可发生急性坏死性脑病。

三、临床表现

流感潜伏期一般为 1 ~7 天，多数为 2 ~4 天。流感在临床上常需与普通感冒、其他上呼吸道或下呼吸道感染以及新冠肺炎相区别。

通常流感的全身症状比普通感冒重，并发症更多，而且可以伴随肺炎等严重情况，死亡率也较高。其临床表现如下。

1. 单纯型流感 主要以发热、头痛、肌痛和全身不适起病，体温可达 39 ~40℃，可有畏寒、寒战，多伴全身肌肉关节酸痛、乏力、食欲减退等全身症状，常有咽喉痛、干咳，可有鼻塞、流涕、胸骨后不适，颜面潮红，眼结膜充血等。部分患者症状轻微或无症状。儿童的发热程度通常高于成人，患乙型流感时恶心、呕吐、腹泻等消化道症状也较成人多见。新生儿可仅表现为嗜睡、拒奶、呼吸暂停等。老年人的临床表现可能不典型，常无发热或为低热，咳嗽、咳痰、气喘和胸痛明显，也可表现为厌食和精神状态改变。无并发症者病程呈自限性，多于发病 3 ~5 天后发热逐渐消退，全身症状好转，但咳嗽、体力恢复常需较长时间。

2. 并发症 肺炎是最常见的并发症，其他并发症有神经系统损伤、心脏损伤、肌炎和横纹肌溶解、休克等。儿童流感并发喉炎、中耳炎、支气管炎较成人多见。

（1）流感病毒可侵犯下呼吸道，引起原发性病毒性肺炎。部分重症流感患者可合并细菌、真菌等其他病原体感染，合并金黄色葡萄球菌、肺炎链球菌或侵袭性肺曲霉感染时，病情重，病死率高。

（2）神经系统损伤包括脑膜炎、脑炎、脊髓炎、脑病、吉兰-巴雷综合征等，儿童多于成人，急性坏死性脑病更为凶险。

（3）心脏损伤主要有心肌炎、心包炎。可见心肌标志物、心电图、心脏超声等异常，严重者可出现心力衰竭。此外，感染流感病毒后，心肌梗死、缺血性心脏病相关住院和死亡的风险明显增加。

（4）肌炎和横纹肌溶解主要表现为肌痛、肌无力、血清肌酸激酶、肌红蛋白升高，严重者可导致急性肾损伤等。

四、治疗原则

（一）基本原则

对临床诊断病例和确诊病例应当尽早隔离治疗。

1. 住院治疗标准（满足下列标准 1 条或 1 条以上）

（1）基础疾病明显加重，如慢性阻塞性肺疾病、糖尿病、慢性心功能不全、慢性肾功能不全、肝硬化等。

（2）符合重症或危重流感诊断标准 其中重症诊断标准如下。成人符合下列任何一条：①呼吸急促，RR≥ 30 次/分；②静息状态下，吸空气时指氧饱和度≤ 93%；③动脉血氧分压（PaO_2）/吸氧浓度（FiO_2）≤300mmHg，高海拔（海拔超过 1000m）地区应根据以下公式对 PaO_2/FiO_2 进行校正：PaO_2/FiO_2 ×［760/大气压（mmHg）］（1mmHg = 0. 133kPa）；④临床症状进行性加重，肺部影像学显示 24 ~48 小时内病灶明显进展 >50%。儿童符合下列任何一条：①超高热或持续高热超过 3 天；②呼吸急促（<2 月龄，RR≥60 次/分；2 ~12 月龄，RR≥ 50 次/分；1 ~5 岁，RR≥ 40 次/分；>5 岁，RR≥30 次/分），除外发热和哭闹的影响；③静息状态下，吸空气时指氧饱和度≤ 93%；④鼻翼扇动、三凹征、喘鸣或喘息；⑤意识障碍或惊厥；⑥拒食或喂养困难，有脱水征。危重型诊断标准为符合以下情况之一者：①呼吸衰竭，且需要机械通气；②休克；③急性坏死性脑病；④合并其他器官功能衰竭需 ICU 监护治疗。

2. 非住院患者　居家隔离，保持房间通风，佩戴口罩。充分休息，多饮水，饮食应当易于消化和富有营养。密切观察病情变化，尤其是儿童和老年患者。流感病毒感染高危人群容易引发重症流感，尽早抗病毒治疗可减轻症状，减少并发症，缩短病程，降低病死率。避免盲目或不恰当使用抗菌药物。仅在有细菌感染指征时使用抗菌药物。合理选用退热药物，儿童忌用阿司匹林或含阿司匹林药物以及其他水杨酸制剂。

（二）对症治疗

高热者可进行物理降温，或应用解热药物；咳嗽咳痰严重者给予止咳祛痰药物；并根据缺氧程度采用适当的方式进行氧疗。

（三）抗病毒治疗

重症或有重症流感高危因素的流感样病例，应当尽早给予经验性抗流感病毒治疗。发病 48 小时内进行抗病毒治疗可减少并发症、降低病死率、缩短住院时间；发病时间 >48 小时的重症患者依然可从抗病毒治疗中获益。非重症且无重症流感高危因素的患者，应当充分评价风险和收益，考虑是否给予抗病毒治疗。有传播给高危人群风险的流感患者，建议给予抗病毒治疗。重型/危重型患者根据病原学结果，疗程可适当延长。不建议联合应用相同作用机制的抗病毒药物和增加药物剂量。

五、药物治疗

（一）治疗常用药物分类及治疗机制

目前抗病毒药物主要有四类：神经氨酸酶抑制剂（neuraminidase inhibitors，NAI）、RNA 聚合酶抑制剂、血细胞凝集素抑制剂和 M_2 离子通道阻滞剂。

1. 神经氨酸酶抑制剂（NAI）　神经氨酸酶抑制剂选择性抑制神经氨酸酶的活性，阻止病毒由被感染细胞释放和入侵邻近细胞，减少病毒在体内的复制，对甲、乙型流感均有抑制作用。

（1）奥司他韦（oseltamivir）　是一种口服神经氨酸酶抑制剂，口服给药后生物利用度较高，至少 75% 经肝脏和（或）肠壁酯酶迅速转化为活性代谢产物奥司他韦羧酸，主要经肾排泄。奥司他韦适用于成人及年龄≥1 岁的儿童，肾功能正常的成人给药方式为口服每次 75mg，2 次/天，疗程为 5 天。1 岁以下儿童推荐剂量：0～8 月龄，每次 3. 0mg/kg，2 次/天；9～11 月龄，每次 3. 5mg/kg，2 次/天。1 岁及以上年龄儿童推荐剂量：体质量 <15kg 者，每次 30mg，2 次/天；体质量 15～23kg 者，每次 45mg，2 次/天；体质量 23～40kg 者，每次 60mg，2 次/天；体质量 >40kg 者，每次 75mg，2 次/天。疗程 5 天，重症患者疗程可适当延长。肾功能不全者需根据肾功能调整剂量。

（2）扎那米韦（zanamivir）　无口服剂型，一般吸入给药，药物直接进入呼吸道。扎那米韦可与流感病毒神经氨酸酶活性部位紧密结合，高选择性地抑制神经氨酸酶。扎那米韦经口吸入给药后平均有 4%～17% 被吸收，1～2 小时达最大血浆浓度。扎那米韦可使成人流感患者症状从 6 天缩短至 5 天，但不减少肺炎的发生率。扎那米韦适用于成人及 7 岁以上青少年，用法：每次 10mg，2 次/天（间隔 12 小时），疗程 5 天。不推荐原有哮喘或其他慢性呼吸道疾病患者使用吸入性扎那米韦。不推荐扎那米韦吸入粉剂用雾化器或机械通气装置给药。

（3）帕拉米韦（peramivir）　是一种环戊烷类抗流感病毒药物，可结合于流感病毒神经氨酸酶的活性位点，对人类 A 型和 B 型流感病毒有抑制活性。帕拉米韦通过静脉给药，不经肝脏代谢，以药物原型主要经肾由尿排泄，需要根据肾功能调整药物剂量。帕拉米韦：成人用量为300～600mg，＜30天新生儿6mg/kg，31～90天婴儿8mg/kg，91天～17岁儿童10mg/kg，静脉滴注，1次/天，疗程1～5天，重症患者疗程可适当延长。

2. RNA聚合酶抑制剂 流感病毒RNA聚合酶包含3个亚基，PB1（polymerase basic protein 1）、PB2（polymerase basic protein 2）和PA（polymerase acidic protein），这些亚基都是病毒复制的必要条件。不同的RNA聚合酶抑制剂通过作用于不同靶点而发挥抑制流感病毒RNA的转录和复制，抑制病毒合成从而起到抗病毒作用。

（1）玛巴洛沙韦（baloxavirmarboxil） 是一种前药，口服给药后，主要通过芳基乙酰胺脱乙酰酶作用，在胃肠道、肠上皮细胞和肝脏中大量转化为其活性代谢物巴洛沙韦，发挥抗流感病毒活性。巴洛沙韦抑制聚合酶酸性（PA）蛋白（病毒基因转录所需RNA聚合酶复合物中的一种流感病毒特异性酶）的核酸内切酶活性，从而抑制流感病毒复制。玛巴洛沙韦适用于12周岁及以上单纯性甲型和乙型流感患者。给药方式为单剂次口服，体质量为40～80kg的患者使用剂量为40mg，体质量≥80kg的患者使用剂量为80mg。

（2）法维拉韦（favipiravir） 在机体细胞内经酶代谢为活性形式法维拉韦核苷三磷酸。法维拉韦核苷三磷酸可竞争性抑制流感病毒RNA依赖的RNA聚合酶。我国目前已批准法维拉韦用于治疗成人新型或再次流行的流感，但仅限于其他抗流感病毒药物治疗无效或效果不佳时使用。法维拉韦给药方式为空腹口服，疗程为5天，第1天为每次1600mg，2次/天；第2～5天为每次600mg，2次/天。法维拉韦经口吸收良好，生物利用度高，其主要以代谢产物的形式从肾脏排泄，肾功能损伤患者血浆中法维拉韦和其代谢物的浓度可能上升。该药有致畸性，且动物实验提示可通过胎盘进入胎儿，提示在妊娠期妇女服用时，也有进入胎儿的可能性，因此妊娠期妇女禁用。动物研究显示该药物有致畸性且可以进入精液，代谢产物会进入母乳，因此妊娠期妇女及准备妊娠的妇女禁用，男性患者给药时应给予明确的风险提示，哺乳期妇女给药时应停止哺乳。

3. 血细胞凝集素（HA）抑制剂 通过阻止病毒进入细胞，抑制包膜病毒膜融合，在细胞内吞过程中加强病毒糖蛋白与宿主膜的相互作用，达到抑制病毒的作用。

阿比多尔（arbidol）为预防和治疗流行性感冒药，通过抑制流感病毒脂膜与宿主细胞的融合而阻断病毒的复制。研究显示，该药体外细胞培养可直接抑制甲、乙型流感病毒的复制，体内动物实验可降低流感病毒感染小鼠的死亡率。阿比多尔尚有干扰素诱导作用。阿比多尔给药方式为口服，适用于成人，剂量为200mg/次，3次/天。不良反应主要表现为恶心、腹泻、头晕和血清氨基转移酶增高。妊娠期和哺乳期妇女、严重肾功能不全者慎用或遵医嘱。我国临床应用数据有限，需密切观察疗效和不良反应。

4. M_2离子通道阻滞剂 通过阻断流感病毒M_2离子通道，从而抑制病毒复制，仅对甲型流感病毒有抑制作用。包括金刚烷胺和金刚乙胺，但由于其对目前流行的流感病毒株耐药，故不建议使用。

（二）药物应用方案

1. 成人流感患者的抗病毒治疗 实验室病原学确诊或高度怀疑流感，且有发生并发症高危因素的患者，不论基础疾病、流感疫苗免疫状态以及流感病情严重程度，应当在发病48小时内给予抗病毒药物治疗；需要住院的流感患者若发病48小时后标本（咽拭子及痰）流感病毒检测阳性，亦推荐应用抗病毒药物治疗。

2. 婴幼儿流感患者的抗病毒治疗 2岁以下儿童是发生流感并发症的高危人群，并发喉炎、气管炎、支气管炎、毛细支气管炎、肺炎及胃肠道症状较成人常见，确诊或疑似流感时应尽早开始抗病毒治疗。儿童用药剂量与成人不同，但疗程相同。

3. 老年流感患者的抗病毒治疗 老年人更容易罹患流感，且易引发严重的并发症。80%～95%的流感相关死亡病例发生在65岁及以上老年。老年患者常患有呼吸系统、心血管系统等基础疾病，因此患者病情多较重且进展快，肺炎发生率高于青壮年，其他系统常见损伤包括流感病毒性心肌炎导致的心电图异常、心功能衰竭、急性心肌梗死，也可并发脑炎以及血糖控制不佳等。老年人确诊或疑似流感时应尽早开始抗病毒治疗。研究发现，奥司他韦在用于治疗或预防居于老年疗养院的人群流感暴发时是安全、有效的。与安慰剂对比，玛巴洛沙韦在用于治疗年龄≥65岁老年人时可显著缩短流感症状改善时间。扎那米韦吸入剂不推荐用于慢性阻塞性肺疾病和哮喘患者。

4. 妊娠期及围产期妇女　在流感流行季节，妊娠期妇女或产后4周内出现流感样症状或确诊流感后，不管病程长短，排除其他可能病因后，应尽快给予标准剂量的奥司他韦抗病毒治疗。免疫功能低下的妊娠病例确诊流感后，应尽早给予标准剂量的奥司他韦抗病毒治疗，并适当延长治疗时间，同时需要警惕耐药性可能。流感可能与胎儿不良结局风险增加及妊娠期及围产期妇女并发症和死亡风险增加有关。观察性研究表明，与不治疗或延迟开始抗病毒治疗的住院流感妊娠期妇女相比，早期抗病毒治疗可提供更好的临床结局。多项队列研究及奥司他韦上市后的资料分析评估了妊娠期间奥司他韦的安全性，尚未发现奥司他韦会对妊娠期及围产期妇女或其婴儿造成伤害，因此推荐妊娠期妇女首选奥司他韦进行抗病毒治疗。小型队列研究表明吸入扎那米韦对妊娠期妇女及暴露婴儿无害。玛巴洛沙韦及帕拉米韦妊娠期妇女的相关研究数据不足。法维拉韦因有生殖毒性，妊娠期妇女禁用。

5. 重症流感患者的抗病毒治疗　对于疑似或实验室确诊流感的危重患者，应尽快开始抗病毒治疗。在甲型H1N1患者中进行的荟萃分析显示，虽然在发病48小时内开始NAI抗病毒治疗的益处最大，但在危重成人患者中，>48小时开始治疗仍可降低病死率约1/3，该荟萃分析中超过90%的患者应用的NAI为口服奥司他韦。因此，重症流感患者推荐尽快进行常规剂量奥司他韦抗病毒治疗。在重症患者中，可能存在多种器官功能障碍：对于胃肠动力改变患者，鼻胃管给药时口服奥司他韦可以达到有效药物剂量；对于需要体外膜氧合的患者，不需要调整奥司他韦的剂量；接受连续性肾脏替代治疗的患者需要减少奥司他韦剂量。在有限的研究中，高剂量（150mg，2次/天）奥司他韦并未显示出更好的临床疗效。相比NAI单药，NAI联合治疗并未显示更好的临床获益。目前，对于重症或免疫功能低下患者的抗病毒治疗疗程尚无定论，在治疗5天后病情仍十分严重者或核酸检测提示病毒持续复制者可考虑延长至10天或更长时间。如果存在奥司他韦肠内给药的禁忌证或尚无足够的生物利用度，可以考虑静脉注射帕拉米韦。

6. 肾功能不全患者的抗病毒治疗　对于肾功能不全及进行肾脏替代治疗的终末期肾病患者，需要依据肾功能及肾脏替代方式调整奥司他韦及帕拉米韦剂量，疗程与肾功能正常的患者相同；吸入扎那米韦无需调整剂量；玛巴洛沙韦在肌酐清除率≥50ml/min的患者中无需调整用药剂量，在严重肾功能不全患者中尚无数据。

第二节　带状疱疹

一、概述

带状疱疹（herpes zoster）是由长期潜伏在脊髓后根神经节或颅神经节内的水痘-带状疱疹病毒（varicella-zoster virus，VZV）经再激活引起的感染性皮肤病，以皮肤损害和神经病理性疼痛为主要表现，多见于年龄较大、免疫抑制或免疫缺陷等人群，严重影响患者生活质量。典型皮损表现为沿一侧周围神经分布的红斑和簇集性水疱伴剧烈疼痛，好发部位为肋间神经、颈神经、三叉神经及腰骶部神经相应的皮节。带状疱疹相关性疼痛（zoster-associated pain，ZAP）是患者就诊的最主要原因，带状疱疹后遗神经痛（postherpetic neuralgia，PHN）是带状疱疹最常见的并发症。严重的带状疱疹可导致面神经麻痹、失明、肺炎、脑炎等，甚至有生命危险。

二、病因和发病机制

1. 病因 水痘-带状疱疹病毒（VZV）为有囊膜的双链 DNA 病毒，属正疱疹病毒科、α 疱疹病毒亚科、水痘疱疹病毒属，又称为人类 $\alpha3$ 型疱疹病毒。VZV 仅有 1 个血清型，人类是唯一自然宿主，可经飞沫和（或）接触传播。VZV 感染可引起两种不同临床表现的疾病。VZV 初次感染表现为水痘，而带状疱疹是水痘期间进入感觉神经节的潜伏 VZV 再活化所致。

2. 发病机制 罹患水痘之后，VZV 终身潜伏于人神经系统。VZV 可沿感觉神经轴突逆行，或经感染的 T 细胞与神经元细胞融合，转移到脊髓后根神经节或颅神经节内并潜伏，当机体抵抗力降低时，VZV 特异性细胞免疫下降，潜伏的病毒被再激活，大量复制，VZV 可在神经节内扩散累及多个感觉神经元，随后顺行向下扩散到感觉神经，导致皮肤内感染并引起典型的皮疹。急性期的剧烈疼痛属于伤害感受性疼痛，部分伴有神经病理性疼痛。其机制与病毒感染引发的神经组织炎症水肿及神经纤维损伤有关。带状疱疹后遗神经痛（PHN）属于典型的神经病理性疼痛，其确切的发生机制尚未完全阐明，但大量研究显示 PHN 发生与神经可塑性存在密切联系，中枢敏化、外周敏化、炎症反应、神经去传入以及交感神经功能异常等都是目前研究的热点。

三、临床表现

（一）典型表现

患者在发疹前可有前驱症状，表现为轻度乏力、低热、食欲不振等全身症状，患处皮肤自觉灼热感或神经痛，触之有明显的痛觉敏感，也可无前驱症状即发疹。典型皮损表现为沿皮节单侧分布的成簇性水疱伴疼痛，好发部位为肋间神经（53%）、颈神经（20%）、三叉神经（15%）及腰骶部神经（11%）相应的皮节。患处先出现潮红斑，很快出现粟粒至黄豆大小丘疹，成簇状分布而不融合，继而变为水疱，疱壁紧张发亮，疱液澄清，外周绕以红晕。严重病例可出现大疱、血疱、坏疽等表现。皮损沿某一周围神经区域呈带状排列，多发生在身体的一侧，一般不超过正中线。病程一般 2～3 周，老年人为 3～4 周。水疱干涸、结痂脱落后留有暂时性淡红斑或色素沉着。疼痛为带状疱疹的主要症状，又称为疱疹相关性疼痛（ZAP），常表现为患处烧灼样、针刺样、闪电样疼痛或钝痛，可伴皮肤感觉过敏或瘙痒。部分患者在受累皮区出疹之前有前驱疼痛。前驱疼痛可呈持续性或间歇性，通常在出疹前 2～3 日出现，但也可更早出现。

（二）特殊表现

1. 眼带状疱疹 系病毒侵犯三叉神经眼支，多见于老年人，表现为单侧眼睑肿胀，也可表现为双侧；疼痛常较为剧烈，常伴同侧头部疼痛，可累及角膜形成溃疡性角膜炎。

2. 耳带状疱疹 系病毒侵犯面神经及听神经所致，表现为外耳道疱疹及外耳道疼痛。若病毒侵犯到膝状神经节，同时面神经和听神经受累，则可出现耳痛、外耳道疱疹、周围性面瘫三联征，称之为 Ramsay-Hunt 综合征。

3. 顿挫型带状疱疹 表现为神经痛伴丘疹和红斑，但无水疱。

4. 无疹型带状疱疹 可仅出现神经痛而无皮损发生。

5. 复发型带状疱疹 指非首次发生的带状疱疹，其在免疫正常人群中较为罕见，在免疫受抑者中复发率更高。与首次发病相比，复发型带状疱疹的发病部位不确定，临床表现及疼痛程度可轻可重。

6. 中枢神经系统带状疱疹 侵犯大脑实质和脑膜时，发生病毒性脑炎和脑膜炎。

7. 内脏带状疱疹　侵犯内脏神经纤维时，引起急性胃肠炎、膀胱炎，表现为腹部绞痛、排尿困难、尿潴留等。

8. 泛发型带状疱疹　指同时累及 2 个及以上神经节，对侧或同侧多个皮节产生皮损。

9. 播散型带状疱疹　恶性肿瘤或免疫功能极度低下者，病毒经血液播散，导致除受累皮节外全身皮肤出现广泛性水痘样疹，常伴高热等全身中毒症状，还可出现 VZV 视网膜炎、急性视网膜坏死及慢性进展性脑炎等并发症。约 10% 的播散型带状疱疹病例可合并内脏受累，病死率高达 55%。

（三）并发症

带状疱疹后遗神经痛（PHN）为带状疱疹最常见的并发症，是指出现皮疹后持续超过 90 天的疼痛，多见于高龄、免疫功能低下患者。PHN 受累部位通常大于皮损区域，常见于单侧肋间神经、三叉神经（主要是眼支）或颈神经。疼痛性质多样，根据疼痛性质，可将 PHN 分为 4 种类型：①烧灼样或针刺样痛，常持续性发作；②电击样痛、撕裂样痛或放射样痛，表现为间断性发作，间歇期不等；③触觉和痛觉超敏（如轻抚皮肤即可诱发疼痛），疼痛程度为中重度，疼痛范围可以扩展到多个节段；④感觉过敏、感觉障碍和感觉异常，后者包括局部紧束感、麻木感、蚁行感或者瘙痒感。PHN 常干扰患者的睡眠、情绪，影响工作和日常生活，严重时可导致精神障碍和抑郁。

四、治疗原则

带状疱疹的治疗目标包括促进皮损消退，缓解疼痛，改善患者生活质量。系统性抗病毒治疗可加快皮损愈合、减轻急性神经炎并缩短其持续时间和防止新皮损形成，还可能降低 VZV 传播风险，是临床治疗带状疱疹的常用方法。抗病毒治疗应尽快启动，尽可能在出现带状疱疹临床症状和体征后的 72 小时以内启动，以最大限度地发挥治疗的潜在益处。对于伴中重度疼痛或严重皮疹、有新水疱出现、泛发性皮疹及合并带状疱疹眼炎、耳炎等特殊类型带状疱疹患者以及免疫功能不全的患者，即使皮疹出现已超过 72 小时，仍应进行系统抗病毒治疗。疼痛常贯穿带状疱疹疾病的全过程，必要时还需用一些止痛药物缓解疼痛。

（一）治疗药物分类

1. 抗病毒药物　是临床治疗带状疱疹的常用药物，能有效缩短病程，加速皮疹愈合，减少新发皮疹，阻断病毒播散。目前批准使用的系统抗病毒药物包括阿昔洛韦、伐昔洛韦、泛昔洛韦、溴夫定和膦甲酸钠。

2. 镇痛药物　疼痛常贯穿带状疱疹疾病的全过程，建议对不同程度的疼痛选用不同的镇痛药物。轻中度疼痛可选用对乙酰氨基酚、非甾体抗炎药或曲马多；中重度疼痛可使用治疗神经病理性疼痛的药物，如钙离子通道调节剂加巴喷丁、普瑞巴林，三环类抗抑郁药如阿米替林，或选择阿片类药物，如吗啡或羟考酮等。带状疱疹期间重度急性疼痛是发生 PHN 的危险因素，联合钙离子通道调节剂不仅能有效缓解疼痛，而且能减少 PHN 的发生。

3. 糖皮质激素　目前关于是否系统应用糖皮质激素治疗带状疱疹及 PHN 仍存在争议。既往观点认为在带状疱疹急性发作 3 天内系统应用糖皮质激素可以抑制炎症过程，缩短急性疼痛的持续时间和皮损愈合时间。一般不推荐单独使用糖皮质激素治疗。系统应用糖皮质激素应仅限于治疗 Ramsay-Hunt 综合征和中枢神经系统并发症，如脑炎或 Bell 麻痹。年龄大于 50 岁、出现大面积皮疹及重度疼痛、累及头颈部的带状疱疹、疱疹性脑膜炎及内脏播散性带状疱疹患者在发病早期（出现皮损 1 周内）可系统使用糖皮质激素。

（二）药物应用方案

1. 抗病毒药物　要保证抗病毒效果，必须坚持合理规范化治疗。要注意抗病毒治疗时机的选择、足够的给药剂量、适当的治疗疗程、选择合适的抗病毒药物。

（1）阿昔洛韦　口服阿昔洛韦主要用于免疫功能正常患者；静脉注射主要用于有并发症风险或病情较复杂的患者，包括：头颈部带状疱疹，高龄，有出血性、坏死性病变，多皮节受累，免疫功能缺陷，伴有内脏或中枢神经系统受累等。阿昔洛韦的口服吸收差，仅15% ~30%可由肠道吸收，口服给药剂量和频率均较高。用法用量：口服，每次800mg，每日5次，疗程7~10天；静脉滴注，5~10mg/kg，每8小时1次，疗程7~10天。美国感染病学会推荐本品治疗VZV所致的脑膜炎/脑炎，轻中度病例静脉滴注10mg/kg，每8小时1次，连续治疗10~14天，而严重病例应持续治疗14~21天。

（2）伐昔洛韦　为阿昔洛韦的前体药物，口服吸收快，在胃肠道和肝脏内迅速转化为阿昔洛韦，其生物利用度是阿昔洛韦的3~5倍。本药主要用于免疫功能正常患者，免疫缺陷者轻症病例也可应用。用法用量：口服，每次1000mg，每日3次，疗程7~10天。

（3）泛昔洛韦　该药作用机制同阿昔洛韦，而生物利用度高于阿昔洛韦，泛昔洛韦的绝对生物利用度为77% ±8%，因此给药频率和剂量可低于阿昔洛韦。本品主要用于免疫功能正常患者。用法用量：口服，每次250~500mg，每日3次，疗程7~10天。

（4）溴夫定　该药抑制病毒复制的过程只在被病毒感染的细胞中进行，因此溴夫定的抗病毒作用具有高度的选择性。溴夫定抗病毒作用较前述3种药物强，且能明显降低PHN的发生率。本品主要用于免疫功能正常的成年急性带状疱疹患者的早期治疗。用法用量：口服：125mg/d，每日1次，疗程7~10天。本品禁与氟尿嘧啶类药物同服，因二者相互作用可导致严重的骨髓抑制。该药安全性较好，肾功能不全时无需调整剂量，特别适用于老年患者。

（5）膦甲酸钠　膦甲酸钠为静脉给药的抗病毒药，该药的说明书中没有带状疱疹的适应证。在中国带状疱疹诊疗专家共识中，该药仅被推荐用于对阿昔洛韦耐药的免疫功能损害患者。用法用量：静脉滴注，每次40mg/kg，每8小时1次。

2. 镇痛治疗　严重的带状疱疹急性期疼痛是发生PHN的危险因素，应该高度重视并给予及时、充分的控制措施。针对带状疱疹急性期疼痛的复杂机制，发病初期应以治疗伤害感受性疼痛为主，随后需逐步加强神经病理性疼痛的治疗力度。

（1）非甾体抗炎药　适用于控制伤害感受性疼痛，但对于神经病理性疼痛的镇痛效果并不明显。故发病初期的患者，如无相关禁忌证（包括消化道溃疡、肝肾功能异常等）即可尽早使用NSAIDs，以减轻炎症引起的伤害感受性疼痛，皮损消退后需及时停药，以减少NSAIDs的潜在风险。

（2）离子通道阻滞剂　适用于控制神经病理性疼痛，包括钙离子通道阻滞剂和钠离子通道阻滞剂。前者代表药物有加巴喷丁和普瑞巴林，临床使用常需逐步加量；后者的代表药物有利多卡因，可以通过静脉注射、鞘内注射或者透皮吸收等多种途径给药，尤以透皮贴剂的形式最为方便，但使用时需避开水疱、糜烂及毛发部位。

（3）三环类抗抑郁药物　适用于控制神经病理性疼痛，包括多塞平、阿米替林等。该类药物均能对患者产生镇痛作用，而不需要考虑患者是否伴有焦虑抑郁状态。与离子通道阻滞剂联用可发挥协同作用。

（4）5羟色胺（5-HT）和去甲肾上腺素再摄取抑制剂　度洛西汀和文拉法辛是这类药物的代表，通过抑制突触间隙内5-HT和去甲肾上腺素的再摄取，进而提高突触间隙内二者的浓度，可抑制疼痛传导途径中下行通路，从而产生镇痛作用。

（5）阿片类药物　不推荐带状疱疹早期就使用阿片类药物，特别是强阿片类药物。当患者出现非阿片类镇痛药物无法控制的中重度疼痛时，可酌情考虑该类药物，但需特别关注其成瘾性。

3. 局部治疗　以干燥、消炎、防止继发感染为主。疱疹未破时可以采用抗病毒药物及干燥、收敛制剂。疱疹破溃后可酌情使用抗菌药物。眼部可使用抗病毒眼科制剂等，禁用糖皮质激素外用制剂。

4. 特殊人群的治疗

（1）肾功能不全 肾功能不全或持续下降者，应谨慎使用阿昔洛韦、泛昔洛韦、伐昔洛韦及膦甲酸钠，初始给药前应检测血肌酐水平并根据肌酐值调整剂量及给药间隔。

（2）免疫功能低下 免疫功能低下患者，无论是局限型还是播散型带状疱疹，均推荐静脉滴注阿昔洛韦 8～10mg/kg，每 8 小时 1 次，疗程 7～10 天。当出现阿昔洛韦耐药时，推荐静脉滴注膦甲酸钠，推荐剂量为 120mg/（kg·d）（40mg/kg，每 8 小时 1 次或 60mg/kg，每 12 小时 1 次）。溴夫定不推荐用于免疫抑制患者。

（3）儿童 儿童带状疱疹发病率较成年人低，且病情较成人轻，可口服阿昔洛韦 20mg/kg，每日 4 次；或权衡利弊，与患儿家长充分沟通后，可慎重给予泛昔洛韦口服，体重 $<$40kg 者 12.5mg/kg，每 8 小时 1 次；体重 $\geq$40kg 者，250～500mg 每 8 小时 1 次。重症患者可静脉滴注阿昔洛韦，$\leq$500mg/m^2 或 $\leq$15mg/kg，每 8 小时 1 次。

（4）妊娠期及哺乳期妇女 妊娠晚期患者可口服阿昔洛韦或伐昔洛韦，严重者静脉滴注阿昔洛韦，但妊娠前 20 周应慎用。哺乳期口服阿昔洛韦未见乳儿异常，但口服泛昔洛韦需停止哺乳。

（5）老年人 老年人易出现皮肤、内脏播散及其他并发症，宜采用溴夫定抗病毒药物积极治疗。

五、预防

接种带状疱疹疫苗是预防带状疱疹的有效措施。带状疱疹疫苗接种的目标是抑制 VZV 再激活从而预防带状疱疹、PHN 和其他并发症。2020 年 6 月，带状疱疹重组亚单位疫苗（RZV）在我国正式上市，推荐用于 50 岁及以上免疫功能正常的人群接种以预防带状疱疹。RZV 采用两剂间隔 2～6 个月肌内注射方式接种，常见不良反应为接种部位疼痛、疲劳、寒战、发热等反应。

案例分析 22－1 患者，女性，68 岁，主因“右侧胸背部疼痛伴皮疹 3 天”就诊。患者 3 天前无明显诱因出现右侧胸背部阵发性刺痛，伴皮肤灼热感，未重视。2 天后疼痛部位出现成簇红色丘疹，部分发展为水疱，呈带状分布，未越过中线。自觉疼痛加重，影响睡眠，无发热、咳嗽等全身症状。既往有高血压病史 5 年，规律服药控制；否认糖尿病、免疫系统疾病史；近期无疫苗接种史。查体：右侧胸背部沿 T5～T6 神经分布区见簇集性红斑、水疱，疱液清亮，部分结痂，皮损未超过体表中线。

1. 初步诊断是什么？诊断依据是什么？
2. 该患者的应进行哪些治疗？
3. 若患者疼痛持续超过 3 个月，可能提示什么并发症？

答案解析

第三节 病毒性肝炎

微课 1

一、概述

病毒性肝炎是以肝脏受累为主的系统性感染性疾病。病毒性肝炎是法定乙类传染病，具有传染性较强、传播途径复杂、流行面广泛、发病率高等特点。临床上以食欲减退、恶心、上腹部不适、肝区痛、乏力为主要表现，病情严重可表现为黄疸、发热和肝大伴有肝功能损害。部分急性肝炎患者可演变成慢性肝炎，并可发展为肝硬化和原发性肝细胞癌。世界卫生组织（WHO）提出“2030年消除病毒性肝炎作为公共卫生危害”的目标，因此应更好地规范病毒性肝炎的预防、诊断和治疗，从而降低病毒性肝炎相关的病死率。

二、病因和发病机制

（一）病因

病毒性肝炎几乎都是由以下五种病毒引起：甲型肝炎病毒（HAV）、乙型肝炎病毒（HBV）、丙型肝炎病毒（HCV）、丁型肝炎病毒（HDV）、戊型肝炎病毒（HEV）。其他输血传播相关病毒（如“庚肝”病毒和“TT”病毒）虽然已被识别，但并不会引起肝炎。

（二）发病机制

病毒性肝炎发病机制较复杂，不同类型的病毒引起疾病的机制也不尽相同。

1. 甲型肝炎 HAV感染引起急性病毒性肝炎，粪-口传播是甲型肝炎的主要传播途径。HAV感染小肠隐窝上皮细胞，但病毒是在肝脏复制。由于HAV缺乏脂质包膜，因此能够在胆汁环境中保持稳定而到达小肠，因此患者的排泄物是主要的传染源。HAV引起肝细胞损伤的机制尚未明确，一般认为HAV不直接引起肝细胞病变，肝脏损害是HAV感染肝细胞的免疫病理反应所引起的。

2. 乙型肝炎 HBV入侵靶细胞是引起病变的第一步，通过聚合人血清白蛋白（PHSA）桥联作用、与肝细胞受体直接结合、白介素-6（IL-6）介导作用等侵入肝细胞。一般认为HBV并不直接引起细胞病变，在肝细胞损伤的发生中起主导作用的是免疫反应，特别是细胞免疫反应。急性HBV感染，一般通过细胞免疫反应攻击受染肝细胞，出现肝细胞变性、坏死，同时病毒也被清除，疾病呈自限性经过，组织学可恢复正常。慢性HBV感染与HBV持续存在有关，在慢性HBV感染时，宿主细胞毒性T细胞功能低下或肝细胞表面白细胞抗原（HLA）表达减少，使细胞毒性T细胞不能有效清除肝细胞内的病毒，体内抗-Hbs产生减少，不能中和循环中的HBV，亦不能阻止HBV感染健康肝细胞。

3. 丙型肝炎 免疫反应在发病中起着重要作用。其中HCV抗原特异性细胞毒T细胞在其中发挥重要作用，细胞凋亡是HCV导致肝细胞损伤的机制之一。丙肝组织病理学的特征之一是汇管区淋巴细胞集聚，慢性活动性丙肝尤为突出。淋巴细胞以CD_8^+细胞为主，呈激活状态，对肝细胞有毒性损伤。由于HCV的变异能力很强，在HCV感染过程中，新的突变株不断出现逃避宿主的免疫清除作用。

4. 丁型肝炎 现多数研究显示HDV能直接致肝细胞病变，HDV RNA基因组可能影响或干扰细胞内功能。

5. 戊型肝炎 HEV主要为病毒诱发的细胞免疫反应介导肝细胞溶解。粪-口传播是戊型肝炎的主要传播途径。

三、临床表现

1. 甲型肝炎 甲型肝炎潜伏期平均为4周左右，呈急性发病。3岁以下被感染的儿童中仅约10%出现临床症状，但绝大多数成人感染是有症状的，并且显性黄疸的发生率高（40%~70%）。尽管发病之前可能有一段时间的低热、不适、头痛和肌痛等前驱症状，但常常是突然发病。厌食、恶心、呕吐一般发生在疾病早期，腹泻常见。也可出现黄疸、尿色加深、苍白或陶土样大便等典型症状，并伴随血清氨基转移酶、血清胆红素和碱性磷酸酶的升高。如黄疸持续数周或更长时间，提示存在胆汁淤积。

2. 乙型肝炎 急性乙型肝炎潜伏期为1~6个月。临床上急性乙型肝炎可分为急性黄疸型和急性无黄疸型。急性黄疸型乙肝胃肠道症状较重，如厌油、食欲减退、恶心、呕吐、腹胀及右上腹不适等，常常疲乏无力，部分患者可有发热，伴或不伴关节痛、荨麻疹、血管神经性水肿、皮疹等。后期可以出现尿黄、巩膜和皮肤黄染，消化道症状和乏力等表现继续存在，但常常可减轻。查体可有肝肿大伴触压痛，或肝区叩痛，也可出现脾肿大。并伴随血清氨基转移酶、血清胆红素升高，尿胆红素和尿胆原阳性。急性无黄疸型乙型肝炎，多数临床症状体征较轻，甚至完全没有任何症状。无黄疸，病程较短。

慢性乙型肝炎（CHB）可全无症状，有些症状往往是非特异的。最常见的症状是疲乏，休息后也不恢复；食欲减退在轻度和中度患者中并不普遍，程度也多轻微。对于既往有乙肝病史或 HBsAg 阳性超过 6 个月，现在 HBsAg 和（或）HBV DNA 仍为阳性者，才可定义为慢性 HBV 感染。

3. 丙型肝炎　急性丙型肝炎患者感染后第 2～26 周时表现出血清氨基转移酶升高。其平均潜伏期介于甲肝和乙肝之间。大多数急性感染是没有症状的，出现症状也是非特异性的，与其他肝炎没有差别。最常见的是流感样症状，包括厌食、体重减轻、腹痛、肌痛、关节痛和乏力。较少见的症状包括发热和皮疹。可伴随血清氨基转移酶的升高。大约 80% 的急性丙型肝炎可发展为慢性感染，慢性丙型肝炎表现为无症状的血清氨基转移酶升高，一般认为氨基转移酶水平与病理严重程度有相关性。HCV 基因 1b 和 2a 型在我国较为常见，其中以 1b 型为主，约占 56.8%；其次为 2 型和 3 型，基因 4 型和 5 型非常少见，6 型相对较少。

4. 丁型肝炎　HDV 是一种缺陷病毒，其需要借用乙肝表面抗原（HBsAg），以此完成生命周期来维持感染性。HDV 只有在 HBV 为首发感染病原时才能传播，而且 HDV 的感染依赖于同时感染的 HBV 的效价。HDV 可以与 HBV 同时感染，或者在先感染 HBV 的基础上发生重叠感染。HBV 及 HDV 急性共感染的临床表现及病程因 HBV 与 HDV 的表达程度及这两种病毒相互作用的不同而异。临床上外显的共感染常是严重的，并且有黄疸，此时两种病毒呈一过性同时表达。疾病可能是双相性的，有两个相隔数周的氨基转移酶升高期。第一期与 HBV 复制高峰有关，第二期则对应的是 HDV 复制的峰期。临床症状无特异性。

5. 戊型肝炎　急性戊型肝炎分为急性黄疸型和急性无黄疸型。急性无黄疸型多为无症状或轻微临床表现，血清氨基转移酶轻度异常，为自限性。急性黄疸型，主要症状为全身不适、轻度发热、恶心、偶有呕吐，可见血清氨基转移酶异常，血清胆红素升高。免疫抑制患者，如器官移植受者、人类免疫缺陷病毒感染者和接受化疗、造血干细胞移植或免疫抑制剂治疗的血液肿瘤患者等，感染 HEV 后，通常无法依靠自身免疫短期内清除体内 HEV，易发展为慢性戊型肝炎。大多数慢性 HEV 感染者为无症状或轻微临床表现，但存在肝功能持续异常，主要为血清氨基转移酶升高。

6. 肝衰竭　肝衰竭是多种因素引起的严重肝脏损害，导致合成、解毒、代谢和生物转化功能严重障碍或失代偿，出现以黄疸、凝血功能障碍、肝肾综合征、肝性脑病、腹水等为主要表现的一组临床症候群。在我国引起肝衰竭的主要病因是肝炎病毒（尤其是 HBV）。肝衰竭可分为急性肝衰竭、亚急性肝衰竭、慢加急性（亚急性）肝衰竭和慢性肝衰竭。急性肝衰竭急性起病，2 周内出现Ⅱ度及以上肝性脑病并有极度乏力，并伴有明显厌食、腹胀、恶心、呕吐等严重消化道症状；短期内黄疸进行性加深，有出血倾向；肝脏进行性缩小。亚急性肝衰竭起病较急，2～26 周出现极度乏力，有明显的消化道症状；黄疸迅速加深；有出血表现。慢加急性（亚急性）肝衰竭在慢性肝病基础上，由各种诱因引起以急性黄疸加深、凝血功能障碍为肝衰竭表现的综合征，可合并包括肝性脑病、腹水、电解质紊乱、感染、肝肾综合征、肝肺综合征等并发症，以及肝外器官功能衰竭。慢性肝衰竭是在肝硬化基础上，缓慢出现肝功能进行性减退和失代偿。

7. 胆汁淤积性肝病　胆汁淤积性肝病是各种原因使肝脏病变导致胆汁淤积为主要表现的肝胆疾病统称，胆汁淤积本身也会进一步加重肝脏的损害。除引起胆汁淤积原发疾病相关临床症状外，肝脏胆汁淤积本身也可引起相关临床症状，以及因胆汁淤积而导致的继发性改变。患者早期可无不适症状，可有乏力、纳差、恶心、上腹不适等非特异症状，胆汁淤积相关的临床表现主要有黄疸、皮肤瘙痒、疲劳、脂肪泻、黄色瘤和肝性骨营养不良等，早期常无症状，仅表现为血清碱性磷酸酶（ALP）和 γ-谷氨酰转移酶（GGT）水平升高，病情进展后可出现高胆红素血症，严重者可导致肝硬化肝衰竭甚至死亡。

8. 肝硬化 肝硬化是各种慢性肝病进展至以肝脏弥漫性纤维化、假小叶形成、肝内外血管增殖为特征的病理阶段，代偿期无明显临床症状，失代偿期以门静脉高压和肝功能严重损伤为特征，患者常因并发腹水、消化道出血、脓毒症、肝性脑病、肝肾综合征和癌变等导致多脏器功能衰竭而死亡。肝硬化起病常隐匿，早期可无特异性症状、体征。根据是否出现腹水、食管静脉曲张出血、肝性脑病等并发症，分为代偿期和失代偿期。代偿期肝硬化的临床诊断需通过肝脏功能、血常规、影像学、内镜检查综合判断。失代偿期肝硬化多伴有腹水、消化道出血、肝性脑病等并发症，影像学检查可有典型门静脉高压及肝硬化证据。

四、治疗原则

病毒性肝炎的治疗应根据不同病原、不同临床类型及组织学损害区别对待。

1. 一般治疗

（1）休息　急性肝炎的早期应住院或就地隔离治疗并卧床休息；恢复期逐渐增加活动，但要避免过劳，以利康复。慢性肝炎活动期应适当休息，病情好转后应注意动静结合，不宜过劳。

（2）营养支持　病毒性肝炎患者宜进食高蛋白质、低脂肪、高维生素类食物，碳水化合物摄取要适量不可过多以避免发生脂肪肝。恢复期要避免过食。绝对禁酒，不饮含有酒精的饮料、营养品及药物。

2. 综合治疗 主要包括抗病毒、抗炎、抗氧化、保肝、抗纤维化、调节免疫和对症治疗，其中抗病毒治疗是关键，只要有适应证，且条件允许，就应进行规范的抗病毒治疗。

对于慢性乙型肝炎患者，追求最大限度地长期抑制 HBV 复制，减轻肝细胞炎症坏死及肝脏纤维组织增生，延缓和减少肝功能衰竭、肝硬化失代偿、原发性肝癌和其他并发症的发生，改善患者生命质量，延长其生存时间。对于部分适合条件的患者，应追求临床治愈（又称功能性治愈）。

五、病毒性肝炎的治疗

（一）抗病毒药物治疗

1. 甲型肝炎 尚没有特异性抑制 HAV 复制的抗病毒药物。

2. 乙型肝炎的抗病毒治疗 包括核苷（酸）类药物（NAs）及干扰素。

（1）NAs　作为反转录酶抑制剂，在人体内磷酸化，成为有活性的核苷酸类似物，与天然核苷结构相似，与天然核苷竞争反转录酶的结合位点，掺入病毒的 DNA 链，终止 HBV DNA 链的延长和合成，并抑制病毒 DNA 多聚酶和反转录酶的活性，从而抑制 HBV DNA 的合成，抑制病毒复制。国内主要有拉米夫定（lamivudine，LAM）、替比夫定（telbivudine，LdT）、恩替卡韦（entecavir，ETV）、阿德福韦酯（adefovir dipivoxil，ADV）、替诺福韦（tenofovir，TDF）、丙酚替诺福韦（tenofovir alafenamide，TAF）、艾米替诺福韦（tenofovir amibufenamide，TMF）。其中 LAM、LdT、ETV 属于核苷类药物，ADV、TDF、TAF 及 TMF 属于核苷酸类药物。应用 NAs 治疗，强调首选高基因耐药屏障的药物，包括：ETV、TDF、TAF 及 TMF。

1）ETV　可强效抑制病毒复制，改善肝脏炎症，长期治疗可改善肝硬化患者的组织学病变，显著降低肝硬化并发症和原发性肝癌的发生率，降低肝脏相关和全因病死，恩替卡韦 5 年累积耐药发生率为 1.2%。

2）TDF　可强效抑制病毒复制，长期治疗显著改善肝脏组织学，降低原发性肝癌发生，在临床研究中8年累积耐药发生率为0，但对高龄或绝经期患者，有新发或加重肾功能损伤及骨质疏松的风险，该药为妊娠B级药物。

3）TAF 可强效抑制病毒复制，长期应用TAF治疗的疗效与TDF相比，病毒学应答率相似，生物化学应答率更优。TAF安全性较好，在骨代谢和肾脏安全性方面优于TDF，但可能有影响脂质代谢的风险。

4）TMF TMF肝细胞靶向性较高，病毒学应答率与TDF相似，ALT复常率略优于TDF，安全性较好。

5）其他 LAM、ADV及LdT均可明显抑制HBV DNA水平，延缓疾病进展、降低肝功能失代偿及HCC的发生率，但随治疗时间延长，LAM及LdT病毒耐药突变的发生率增高，ADV可出现血清肌酐的升高，甚至肾功能不全和低磷性骨病。

（2）干扰素 干扰素α（IFN-α）治疗CHB患者具有一定的疗效，聚乙二醇干扰素α（PEG IFN-α）相较于普通IFN-α能取得相对较高的HBeAg血清转换率、HBV DNA抑制及生物化学应答率。常用PEG IFN-α包括PEG IFN-α-2a及PEG IFN-α-2b。与NAs相比，干扰素疗程有限，血清学应答较高且应答更持久，但干扰素单独使用仅在部分患者中有效，且耐受性相对较差。

干扰素通过增强免疫细胞功能和促进细胞因子的表达、诱导干扰素刺激基因的产生并经干扰素信号通路编码多种抗病毒蛋白等环节作用于HBV复制、转录等重要生物学过程，从而发挥免疫调节和抗病毒的双重作用。此外，干扰素可通过增强HBV前基因组RNA和核心颗粒的降解，或通过对cccDNA的表观遗传修饰来抑制HBV转录并减少病毒蛋白的表达。

3. 丙型肝炎的抗病毒治疗 主要药物为直接抗病毒药物（direct-acting antiviral agents，DAAs），部分患者需要联合利巴韦林（ribavirin）治疗。

DAAs通过特异性靶向抑制HCV生活周期中病毒蛋白，从而破坏病毒的复制。DAAs主要包括三大类：NS3/4A蛋白酶抑制剂，NS5B聚合酶抑制剂和NS5A抑制剂。自2011年以来，多种DAAs获批上市准用于治疗HCV感染，为丙肝治疗带来了革命性的变化，DAAs可显著降低HCV RNA水平，在约90%以上的治疗患者实现持续病毒学应答（SVR）。为提高DAAs治疗效果，临床常使用多种作用机制不同的DAAs联用，这不仅可以提高临床疗效，减少病毒耐药的发生率，缩短治疗疗程，还可减少停药后的复发率。因此，丙型肝炎的抗病毒治疗常使用两种及两种以上的DAAs药物联合使用。

（1）NS3/4A蛋白酶抑制剂 直接作用于病毒酶功能区，通过与HCV NS3/4A丝氨酸蛋白酶结合，起到抑制病毒复制的作用。代表药物包括：格卡瑞韦（glecaprevir）、伏西瑞韦（voxilaprevir）、艾尔巴韦（elbasvir）、达诺瑞（danoprevir）。

（2）NS5B聚合酶抑制剂 NS5B是一种RNA依赖的RNA聚合酶，该酶催化病毒RNA基因组的复制，合成互补的负链RNA，为复制子代正链RNA病毒提供模板，而未被HCV感染的细胞不会表达NS5B，因此NS5B聚合酶抑制剂在阻断HCV复制的同时不会带来其他毒副作用，是目前抗HCV药物研究的重要靶点。代表药物包括：索磷布韦（sofosbuvir）。

（3）NS5A抑制剂 NS5A是一种高度磷酸化的非结构蛋白，与NS3/4A和NS5B不同，NS5A不具有酶活性，因此无法在酶学水平上筛选NS5A抑制剂，而只能在细胞水平上进行。NS5A抑制剂作用机制可简要分为：抑制NS5A高度磷酸化；抑制NS5A两性α-螺旋；抑制NS5A结构域Ⅰ、Ⅱ、Ⅲ；干扰NS5A从内质网向脂滴转移，导致NS5A不能装配到复制复合体中，从而抑制具有完整功能的复制复合体形成和HCV复制；与NS5A形成的功能复合物结合，在改变NS5A构象的基础上通过协同变构作用使整个功能复合物失效，从而抑制HCV。代表药物包括：达拉他韦（daclatasvir）、来迪派韦（ledipasvir）、维帕他韦（velpatasvir）、格拉瑞韦（grazoprevir）。

（4）利巴韦林　该药为广谱抗病毒药。体外具有抑制呼吸道合胞病毒、流感病毒、肝炎病毒、腺病毒等多种病毒生长的作用，其机制尚不完全清楚。一般认为，药物进入被病毒感染的细胞后迅速磷酸化，其产物作为病毒合成酶的竞争性抑制剂，抑制肌苷单磷酸脱氢酶、病毒 RNA 多聚酶和 mRNA 鸟苷转移酶，从而引起细胞内鸟苷三磷酸的减少，损害病毒 RNA 和蛋白合成，使病毒的复制与传播受抑。也具有免疫作用及中和抗体作用。

4. 丁型肝炎的抗病毒治疗药物　包括干扰素和布乐韦肽。

（1）干扰素　内容参见“乙型肝炎的抗病毒治疗药物”相关内容。

（2）布乐韦肽　靶向钠离子/牛磺胆酸共转运蛋白（NTCP）的药物，通过与 HDV 竞争 NTCP 受体，从而达到阻止 HDV 进入肝细胞的目的。尽管缺乏布乐韦肽长期疗效、安全性及治疗最佳疗程的相关数据，但Ⅱ期试验（单用布乐韦肽或布乐韦肽 + PEG IFN-α 联合用药）的初步结果以及布乐韦肽单药治疗的Ⅲ期试验数据和真实世界研究均建议，布乐韦肽可作为慢性丁型肝炎的治疗选择。

5. 戊型肝炎的抗病毒治疗药物　包括干扰素和利巴韦林。

（二）抗炎、抗氧化、保肝治疗

肝炎病毒感染后导致肝细胞炎症坏死是疾病进展的重要病理生理过程。甘草酸制剂、水飞蓟素制剂、多不饱和卵磷脂制剂和双环醇等具有抗炎、抗氧化和保护肝细胞等作用，有望减轻肝脏炎症损伤。对肝组织炎症明显或血清氨基转移酶水平明显升高的患者，可以酌情使用，但不宜多种联合。

1. 抗炎类药物　代表药物为异甘草酸镁、甘草酸二铵、复方甘草酸苷。甘草酸类制剂具有类似激素的非特异性抗炎作用而无抑制免疫功能的不良反应，可改善肝功能。目前甘草酸类制剂发展到了第四代。药理实验证明，该类药品可针对炎症通路，广泛抑制各种病因介导的相关炎症反应，减轻肝脏的病理损害，改善受损的肝细胞功能。

2. 肝细胞膜修复保护剂　代表药物为多烯磷脂酰胆碱，多元不饱和磷脂胆碱是肝细胞膜的天然成分，可进入肝细胞，并以完整的分子与肝细胞膜及细胞器膜相结合，增加膜的完整性、稳定性和流动性，使受损肝功能和酶活性恢复正常，调节肝脏的能量代谢，促进肝细胞的再生，并将中性脂肪和胆固醇转化成容易代谢的形式。

3. 解毒类药物　代表药物为谷胱甘肽、*N*-乙酰半胱氨酸及硫普罗宁等，此类药物分子中含有巯基，可从多方面保护肝细胞。可参与体内三羧酸循环及糖代谢，激活多种酶，从而促进糖、脂肪及蛋白质代谢，并能影响细胞的代谢过程，可减轻组织损伤，促进修复。

4. 抗氧化类药物　代表药物主要为水飞蓟素类和双环醇。水飞蓟素对四氯化碳等毒物引起的各类肝损伤具有不同程度的保护和治疗作用。双环醇具有抗脂质过氧化、抗线粒体损伤、促进肝细胞蛋白质合成、抗肝细胞凋亡等多种作用机制。

5. 利胆类药物　主要有 *S*-腺苷蛋氨酸（SAMe）及熊去氧胆酸（UDCA）。SAMe 有助于肝细胞恢复功能，促进肝内淤积胆汁的排泄，从而达到退黄、降酶及减轻症状的作用，多用于伴有肝内胆汁淤积的各种肝病。对于胆汁代谢障碍及淤胆型肝损伤可选用 SAMe。UDCA 可促进内源性胆汁酸的代谢，抑制其重吸收，取代疏水性胆汁酸成为总胆汁酸的主要成分，提高胆汁中胆汁酸和磷脂的含量，改变胆盐成分，从而减轻疏水性胆汁酸的毒性，起到保护肝细胞膜和利胆作用。

（三）抗纤维化治疗药物

以中成药为主，包括扶正化瘀胶囊、复方鳖甲软肝片、安络化纤丸。在临床研究中显示此类药物具有一定的抗纤维化作用，对明显纤维化或肝硬化患者可以酌情选用。此类药物具有抑制脂质过氧化和氧化应激反应的作用，在一定程度上可以阻止肝脏炎性反应的发生和发展。

（四）免疫调节治疗药物

代表药物为胸腺肽 α_1。可增强机体非特异性免疫功能，增加抗原或致有丝分裂原激活的 T 细胞分泌 IFN、IL-2 和 IL-3 等多种细胞因子及 T 细胞表面细胞因子受体的表达，影响前体 NK 细胞的募集。

六、药物治疗方案

（一）急性肝炎的治疗

急性肝炎一般不用抗病毒治疗，患者能自身清除病毒而康复，治疗原则是以对症支持疗法为主。

急性乙型肝炎有抗病毒及不抗病毒两种观点。抗病毒治疗包括干扰素、NAs、干扰素联合 NAs。关于急性感染期抗病毒是否受益尚不明确，能否增加血清转化率亦无足够证据，抗病毒及治疗时机、药物的选择暂无统一标准。

急性丙型肝炎患者的慢性化率高达约 80%，因此，对于这类患者应积极处理。但针对急性 HCV 患者何时开始抗 HCV 治疗，目前观点不一。部分学者认为，若伴有 ALT 升高，不论有无其他临床症状，都建议抗 HCV 治疗；部分学者建议每 4 周复查 1 次 HCV RNA，持续 12 周 HCV RNA 阳性时再考虑抗病毒治疗。

（二）慢性肝炎的治疗

1. 慢性乙型肝炎的治疗

（1）HBeAg 阳性 CHB 患者首选 ETV、TDF、TAF 或 TMF 治疗。ETV 每日 1 次，每次 0.5mg，口服，空腹服用（餐前或餐后至少 2 小时）。TDF 每日 1 次，每次 300mg，口服，空腹或与食物同时服用。TAF 每日 1 次，每次 25mg，口服，需随食物服用。TMF 每日 1 次，每次 25mg，口服，需随食物服用。大多数患者需要长期用药，最好至 HBsAg 消失再停药。如因各种原因希望停药，治疗 1 年 HBV DNA 低于检测下限、ALT 复常和 HBeAg 血清学转换，再巩固治疗至少 3 年（每隔 6 个月复查 1 次）仍保持不变，且 HBsAg < 100IU/ml，可尝试停药，但应严密监测，延长疗程可减少复发。HBeAg 阳性 CHB 患者也可采用 PEG IFN-α 治疗，180μg，每周 1 次皮下注射。治疗 24 周时，若 HBV DNA 下降 < 2 lgIU/ml 且 HBsAg 定量 > 2×10^4IU/ml，建议停用 PEG IFN-α 治疗，改为 NAs 治疗。PEG IFN-α 有效患者疗程为 48 周，可以根据病情需要延长疗程，但不宜超过 96 周。

（2）HBeAg 阴性 CHB 患者首选 NAs（ETV、TDF、TAF 或 TMF）治疗，用法用量同上。建议HBsAg 消失和（或）出现抗-HBs，且 HBV DNA 检测不到，巩固治疗 6 个月仍检测不到者，可停药随访。HBeAg 阴性 CHB 患者也可采用 PEG IFN-α 治疗，180μg，每周 1 次皮下注射。治疗 12 周时，若 HBV DNA 下降 < 2 lgIU/ml，或 HBsAg 定量下降 < 1 lgIU/ml，建议停用 PEG IFN-α 治疗，改为 NAs 治疗。有效患者疗程为 48 周，可以根据病情需要延长疗程，但不宜超过 96 周。

（3）在一些符合条件的患者中，如 NAs 治疗后 HBV DNA 定量低于检测下限、HBeAg 阴转，且 HBsAg < 1500IU/ml 时，结合患者意愿可考虑加用 PEG IFN-α 治疗，以追求临床治愈。治疗 24 周后，若 HBsAg < 200IU/ml 或下降 > 1 lgIU/ml，建议继续 NAs 联合 PEG IFN-α 治疗至 48 ~ 96 周，180μg，每周 1 次皮下注射；治疗 24 周后，若 HBsAg 仍≥200IU/ml，可考虑停用 PEG IFN-α 继续 NAs 治疗。

（4）代偿期乙型肝炎肝硬化患者，推荐采用恩替卡韦、TDF、TAF 进行长期抗病毒治疗，用法用量同上，如果采用 PEG IFN-α 治疗，需密切监测相关不良反应。

（5）失代偿期乙型肝炎肝硬化患者，推荐采用恩替卡韦或 TDF 长期治疗，用法用量同上，禁用 PEG IFN-α治疗，若必要可以应用 TAF 治疗。

2. 丙型肝炎

（1）泛基因型方案

1）索磷布韦/维帕他韦　每片复合片剂含索磷布韦400mg/维帕他韦100mg，一次1片，1次/天，治疗基因1至6型初治或者PEG IFN-α联合利巴韦林或索磷布韦经治患者，无肝硬化或代偿期肝硬化患者疗程为12周，针对基因3型代偿期肝硬化或者3b型患者可以考虑增加利巴韦林，利巴韦林（<75kg者为1000mg/d，≥75kg者为1200mg/d），利巴韦林起始量为600mg/d，失代偿期肝硬化患者联合利巴韦林疗程12周。含NS5A抑制剂的DAAs经治患者，如果选择该方案，需要联合利巴韦林疗程为24周。

2）可洛派韦联合索磷布韦　可洛派韦60mg联合索磷布韦400mg，1次/天。

3）格卡瑞韦/哌仑他韦　每片复合片剂含格卡瑞韦100mg/哌仑他韦40mg，一次3片，1次/天，治疗基因1至6型，疗程为8～16周。该方案禁用于肝功能失代偿或既往曾有肝功能失代偿史的患者。

4）索磷布韦/维帕他韦/伏西瑞韦　每片复合片剂含索磷布韦400mg/维帕他韦100mg/伏西瑞韦100mg，一次1片，1次/天，治疗基因1至6型，既往含NS5A抑制剂的DAAs治疗失败患者，疗程为12周。针对基因3型不含NS5A抑制剂的DAAs治疗失败患者，或者基因3型初治或PEG IFN-α联合利巴韦林经治肝硬化患者，可选择该方案治疗12周。

（2）基因型特异性方案

1）基因1型　艾尔巴韦50mg/格拉瑞韦100mg，一次1片，1次/天；来迪派韦90mg/索磷布韦400mg，一次1片，1次/天；依米他韦联合索磷布韦；达诺瑞韦联合拉维达韦，达诺瑞韦100mg，一次1片，2次/天，加上利托那韦100mg，一次1片，2次/天，联合拉维达韦200mg，一次1片，1次/天。

2）基因2型　来迪派韦90mg/索磷布韦400mg，一次1片，1次/天。

3）基因3型　可选择上述泛基因型药物。

4）基因4型　艾尔巴韦50mg/格拉瑞韦100mg，一次1片，1次/天；来迪派韦90mg/索磷布韦400mg，一次1片，1次/天。

5）基因5/6型　来迪派韦90mg/索磷布韦400mg，一次1片，1次/天。

3. 慢性丁型肝炎　所有CHD和代偿期肝病患者，无论是否存在肝硬化，均应考虑PEG IFN-α治疗，治疗48周为首选治疗方案。所有CHD和代偿期肝病患者，均应考虑给予布乐韦肽治疗，最佳治疗剂量和疗程尚未确定，建议长期使用布乐韦肽治疗的剂量为一次2mg，1次/天。PEG IFN-α耐受或无禁忌的患者，可考虑PEG IFN-α与布乐韦肽联合治疗。

4. 慢性戊型肝炎　利巴韦林600mg/d单药治疗3个月。如利巴韦林停药后复发，可再用利巴韦林单药治疗6个月。PEG IFN-α与利巴韦林两者联合，可有效治疗血液肿瘤和HIV患者的慢性HEV感染。

（三）肝衰竭的治疗

1. 一般支持治疗　卧床休息，减少体力消耗，减轻肝脏负担；推荐肠内营养，包括高碳水化合物、低脂、适量蛋白饮食，每日静脉补给热量、液体、维生素及微量元素，推荐夜间加餐补充能量；积极纠正低蛋白血症，补充白蛋白或新鲜血浆，并酌情补充凝血因子。

2. 对症治疗　应用抗炎保肝药物、肝细胞膜保护剂、解毒保肝药物以及利胆药物，可减轻肝内胆汁淤积，改善肝功能；应用肠道微生态制剂可改善肝衰竭患者预后。建议应用肠道微生态调节剂、乳果糖或拉克替醇，以减少肠道细菌易位或内毒素血症。

3. 病因治疗　对指导治疗及判断预后具有重要价值，包括发病原因及诱因两类。

4. 并发症的内科综合治疗

（1）脑水肿　给予甘露醇0.5～1.0g/kg或者高渗盐水治疗；也可选用呋塞米，可与渗透性脱水剂交替使用；应用人血白蛋白，特别是肝硬化白蛋白偏低的患者，提高胶体渗透压，可能有助于降低颅内压，减轻脑水肿症状；人工肝支持治疗。

（2）肝性脑病　乳果糖或拉克替醇，口服或高位灌肠，可酸化肠道，促进氨的排出，调节微生态，减少肠源性毒素吸收；依据患者电解质和酸碱平衡情况酌情选择精氨酸、门冬氨酸-鸟氨酸等降氨药物；酌情使用支链氨基酸或支链氨基酸与精氨酸混合制剂以纠正氨基酸失衡。

（3）感染　出现感染征象，应首先根据经验选择抗感染药物，并及时根据病原学检测及药敏试验结果调整用药；应用广谱抗感染药物、联合应用多个抗感染药物，以及应用糖皮质激素类药物等治疗时，应注意防治继发真菌感染。

（4）低钠血症及顽固性腹水　螺内酯联合呋塞米起始联用，应答差者，可应用托伐普坦；特利加压素1～2mg/次，1次/12小时。

（5）肝肾综合征治疗　可用特利加压素（每4～6小时给予1mg）联合白蛋白（20～40g/d），治疗3天血肌酐下降<25%，特利加压素可逐步增加至2mg/4小时。若有效，疗程7～14天，若无效，停用特利加压素。

（6）出血　常规推荐预防性使用H_2受体拮抗剂或质子泵抑制剂。对门静脉高压性出血患者，为降低门静脉压力，首选生长抑素类似物或特利加压素，也可使用垂体后叶素（或联合应用硝酸酯类药物）；食管胃底静脉曲张所致出血者可用三腔管压迫止血；或行内镜下套扎、硬化剂注射或组织黏合剂治疗止血；可行介入治疗，如经颈静脉肝内门体支架分流术（TIPS）。在明确维生素K_1缺乏后可短期使用维生素K_1（5～10mg）。

（四）胆汁淤积性肝病的治疗

药物治疗目的是改善由于胆汁淤积所致的临床症状和肝脏损伤。常用药物包括：熊去氧胆酸、腺苷蛋氨酸、考来烯胺及奥贝胆酸。熊去氧胆酸一般剂量为10～15mg/(kg·d)。腺苷蛋氨酸初始治疗，0.5～1g/d，静脉滴注；维持治疗，口服腺苷蛋氨酸片，1～2g/d。考来烯胺，为阴离子交换树脂，口服后在肠道与胆酸结合后随粪便排出，可使胆酸排出量比正常高3～4倍，口服12～16g/d，分3次于饭前或睡前用水或饮料拌匀服用。考来烯胺与熊去氧胆酸和其他药物服用的间隔至少在4小时以上。奥贝胆酸主要用于治疗对熊去氧胆酸无应答的患者。口服5～10mg/d。

（五）肝硬化的治疗

（1）病因治疗是肝硬化治疗的关键，只要存在可控制的病因，均应尽快开始病因治疗。

（2）抗炎保肝治疗：常用的抗炎保肝药物有甘草酸制剂、双环醇、多烯磷脂酰胆碱、水飞蓟素类、腺苷蛋氨酸、还原型谷胱甘肽等。

（3）并发症的防治参见“肝衰竭的治疗”相关内容。

七、用药监护

1. 核苷（酸）类抗病毒药物　每天规律服用，最好固定时间。不要自行停用，易造成病毒反跳，肝损伤加重，甚至可出现肝衰竭。需要定期监测，防止及早期发现耐药。注意药物不良反应，常见不良反应包括：头痛、疲劳、眩晕、恶心、氨基转移酶升高、皮疹等，部分药物使用期间应定期监测肾功能、骨密度、体重、血脂和血糖水平。

2. 直接抗病毒药物（DAAs）　大部分DAAs经过多种药物代谢酶代谢和不同的药物转运蛋白进行转运，容易与其他药物产生药物相互作用。如维帕他韦和索磷布韦均是转运体P-gp和BCRP的底物，体外实验证实维帕他韦还经过肝药酶CYP2B6、CYP2C8和CYP3A4代谢，故服用索磷布韦和维帕他韦时应避免使用肝药酶CYP2B6、CYP2C8和CYP3A4以及转运体P-gp的诱导剂。同时，维帕他韦还是P-gp和BCRP、OATP1B1/3和OATP2B1的抑制剂，与这些转运体底物合用可能会引起药物浓度升高。

此外，维帕他韦的溶解度随 pH 升高而降低，因此 H_2受体拮抗剂、质子泵抑制剂等抑制胃酸药物可降低其药物浓度，若必须使用，同服抗酸药需间隔一段时间，如同服 H_2受体拮抗剂需间隔 12 小时且每天剂量不超过 40mg；同服奥美拉唑时，需提前 4 小时随餐服用索磷布韦和维帕他韦。与胺碘酮合用会发生严重心动过缓，因此严禁胺碘酮与索磷布韦/维帕他韦合用。

在使用 DAAs 期间，如果需要服用其他药物，应了解是否有潜在的相互作用。绝大多数中草药、中成药，尚缺乏与 DAAs 的相互作用研究数据。除非极其特殊情况，请在服用 DAAs 前开始停用，在完成 DAAs 治疗 14 天后可以考虑恢复。

第四节 获得性免疫缺陷综合征 微课 2

一、概述

获得性免疫缺陷综合征（acquired immunodeficiency syndrome，AIDS），即艾滋病，其病原体为人类免疫缺陷病毒（human immunodeficiency virus，HIV），也称为艾滋病病毒。感染 HIV 后，人体免疫系统受到病毒攻击导致免疫缺陷，并发一系列机会性感染、肿瘤等的综合征。HIV 感染引起人体 CD_4^+ T 淋巴细胞损伤和细胞免疫功能破坏，进而导致发生某些感染和肿瘤的危险性增加。

二、流行病学概要

（一）流行现状与防控目标

联合国艾滋病规划署（UNAIDS）统计显示，截至 2022 年末，全球现存 HIV/AIDS 感染者达 3900 万例，年度新增感染 130 万例，抗反转录病毒治疗（anti-retroviral therapy，ART）覆盖人数已提升至 2980 万。根据联合国 2021 年《终结艾滋病政治宣言》，国际社会确立关键节点目标：至 2025 年实现高危人群预防覆盖率达 95%、消除母婴传播、将年新增感染控制在 37 万例以下、年死亡病例降至 25 万例以下；至 2030 年达成“95% 的 HIV 感染者能得到确诊”“95% 的确诊者能获得 ART”“95% 的接受治疗者体内病毒得到抑制”的“三个 95%”目标，并最终终结 AIDS 流行。

（二）传播机制与高危群体

HIV 感染者和 AIDS 患者作为主要传染源，其血液、精液、阴道分泌物、羊水和乳汁等体液均具有传播风险。病毒传播途径如下。

1. 性接触传播 涵盖不安全同性/异性性行为。

2. 血液及血制品传播 静脉注射吸毒共用器具、不规范医疗操作及文身。

3. 母婴传播 宫内感染、分娩及哺乳过程感染。

重点防控人群涉及男男性行为者（MSM）、注射吸毒者、HIV 感染者性伴侣、多性伴群体及性传播疾病患者。当前防控策略强调通过扩大检测、强化 ART 治疗覆盖和病毒载量监测等手段阻断传播链。

三、病原学和发病机制

（一）病原学特征

HIV 在病毒分类学上属于反转录病毒科慢病毒属中的人类慢病毒组，为直径 100～120nm 的球形颗粒，由核心和包膜两部分组成。HIV 是一种变异性很强的病毒，各基因的变异程度不同。HIV 发生变异的主要原因包括反转录酶无校正功能导致的随机变异，病毒在体内高频率复制，宿主的免疫选择压力，病毒 DNA 与宿主 DNA 之间的基因重组，以及药物选择压力；其中不规范的 ART 及患者依从性差是导致耐药变异的重要原因。

HIV 分为 HIV-1 型和 HIV-2 型。我国以 HIV-1 为主要流行株，HIV-2 型主要集中在非洲西部区域，目前尚未形成全球性扩散，但从 1999 年起在我国部分地区已发现有少量 HIV-2 型感染者，随后多地报道 HIV-2 感染输入性病例，需密切关注。

HIV 在外界环境中的生存能力较弱，对物理因素和化学因素的抵抗力较低。一般消毒剂如碘酊、过氧乙酸、戊二醛、次氯酸钠等对 HBV 有效的消毒剂，对 HIV 也都有良好的灭活作用。除此之外，70% 乙醇也可灭活 HIV，但紫外线或 γ 射线不能完全灭活 HIV。HIV 对热很敏感，对低温耐受性强于高温。56℃处理 30 分钟可使 HIV 在体外对人的 T 淋巴细胞失去感染性，但不能完全灭活血清中的 HIV；100℃处理 20 分钟可将 HIV 完全灭活。

（二）发病机制

HIV 主要侵犯人体的免疫系统，包括 CD_4^+ T 淋巴细胞、单核巨噬细胞和 DC 等，主要表现为 CD_4^+ T 淋巴细胞数量不断减少，最终导致人体细胞免疫功能缺陷，引起各种机会性感染和肿瘤的发生。此外，HIV 感染也会导致心血管疾病（cardiovascular disease，CVD）、骨病、肾病和肝功能不全等疾病的发病风险增加。

HIV 进入人体后，在 24～48 小时到达局部淋巴结，5～10 天在外周血中可以检测到病毒成分，继而产生病毒血症，导致急性感染，以 CD_4^+ T 淋巴细胞数量短期内一过性迅速减少为特点。大多数感染者未经特殊治疗，CD_4^+ T 淋巴细胞计数可自行恢复至正常水平或接近正常水平。由于病毒储存库的存在，宿主免疫系统不能完全清除病毒，形成慢性感染，包括无症状期和有症状期。HIV 感染导致 CD_4^+ T 淋巴细胞计数下降的主要原因包括：①HIV 引起的 CD_4^+ T 淋巴细胞凋亡或焦亡；② HIV 复制所造成的直接杀伤作用，包括病毒出芽时引起细胞膜完整性的改变等；③ HIV 复制所造成的间接杀伤作用，包括炎症因子的释放或免疫系统的杀伤作用；④ HIV 感染导致胸腺组织的萎缩和胸腺细胞的死亡等。HIV 引起的免疫异常除了 CD_4^+ T 淋巴细胞数量的减少，还包括 CD_4^+ T 淋巴细胞、B 淋巴细胞、单核巨噬细胞、自然杀伤细胞和 DC 的功能障碍与异常免疫激活。

四、实验室检测

HIV/AIDS 的临床实验室检测主要包括 HIV 抗体检测、HIV 抗原抗体检测、HIV 核酸检测、CD_4^+ T 淋巴细胞计数、HIV 基因型耐药检测等。筛查试验通常使用 HIV 抗体检测或 HIV 抗原抗体检测，确认 HIV 感染的补充试验包括抗体补充试验（HIV-1/2 抗体确证试验）和核酸补充试验（HIV-1 核酸定性和定量检测）。HIV 核酸定量和 CD_4^+ T 淋巴细胞计数是判断疾病进展、临床用药、疗效和预后的两项重要指标，HIV 基因型耐药检测可为 ART 方案的选择和更换提供指导。

五、临床表现及分期

从初始感染 HIV 到终末期是一个较为漫长、复杂的过程，在病程的不同阶段，与 HIV 相关的临床表现也是多种多样的。根据感染后的临床表现，HIV 感染的全过程可分 3 期，即急性期、无症状期和 AIDS 期。

1. 急性期 通常为发生 HIV 感染后的 6 个月内。部分感染者在急性期出现 HIV 病毒血症和免疫系统急性损伤相关的临床表现。临床表现以发热最为常见（80% 的患者有发热），可伴有咽痛、腹泻、皮疹、关节疼痛、淋巴结肿大及神经系统症状。大多数患者临床症状轻微，持续 1～3 周后自行缓解。

此期在血液中可检测到 HIV、RNA 和 p24 抗原，HIV 抗体 2 ~ 3 周内逐渐由阴转阳，伴随 CD_4^+ T 淋巴细胞计数一过性减少，CD_4^+/CD_8^+ T 淋巴细胞比值倒置和 T 细胞异常免疫激活。部分患者可有轻度白细胞和血小板计数减少、肝功能异常。

2. 无症状期 可从急性期进入此期，或无明显的急性期症状而直接进入此期。持续时间一般为 4 ~ 8 年。其时间长短与感染病毒的数量和型别、感染途径、机体免疫状况的个体差异、营养条件及生活习惯等因素有关。在无症状期，由于 HIV 在感染者体内不断复制，免疫系统逐渐受损，CD_4^+ T 淋巴细胞计数逐渐下降及 CD_4^+/CD_8^+ T 淋巴细胞比值倒置。可出现淋巴结肿大等表现。临床上需结合流行病学史以实现尽早检测和及时诊断。

3. AIDS 期 为感染 HIV 后的疾病终末阶段。患者 CD_4^+ T 淋巴细胞计数多 < 200/μl。此期主要临床表现为 HIV 相关症状、体征及多种机会性感染和肿瘤。

六、诊断

1. 诊断原则 HIV/AIDS 的诊断需结合流行病学史（包括不安全性生活史、静脉注射毒品史、输入未经抗 HIV 抗体检测的血液或血液制品、HIV 感染者所生子女或职业暴露史等）、临床表现和实验室检查等进行综合分析，慎重做出诊断。HIV 抗体和病原学检测是确诊 HIV 感染的依据；流行病学史是诊断急性期和婴幼儿 HIV 感染的重要参考；CD_4^+ T 淋巴细胞检测和临床表现是 HIV 感染分期诊断的主要依据；AIDS 的指征性疾病是 AIDS 诊断的重要依据。HIV 感染者是指感染 HIV 后尚未发展到 AIDS 期的个体；AIDS 患者是指感染 HIV 后发展到 AIDS 期的患者。

成人、青少年及 18 月龄以上儿童，符合下列一项者即可诊断 HIV 感染：① HIV 抗体筛查试验阳性和 HIV 补充试验阳性（抗体补充试验阳性或核酸定性检测阳性或核酸定量 > 1000 拷贝/ml）；②有流行病学史或 AIDS 相关临床表现，2 次 HIV 核酸检测均为阳性；③HIV 分离试验阳性。

18 月龄及以下儿童，符合下列一项者即可诊断 HIV 感染：①为 HIV 感染母亲所生和 2 次 HIV 核酸检测均为阳性（第 2 次检测需在出生 4 周后采样进行）；②有医源性暴露史，HIV 分离试验结果阳性或 2 次 HIV 核酸检测均为阳性；③为 HIV 感染母亲所生和 HIV 分离试验阳性。

2. HIV 感染早期的诊断标准 即Ⅰ期，成人及 15 岁以上（含 15 岁）青少年 HIV 感染者，符合下列一项即可诊断：① 3 ~ 6 个月内有流行病学史和（或）有急性 HIV 感染综合征和（或）有持续性全身性淋巴腺病（persistent generalized lymphadenopathy，PGL）；②抗体筛查试验无反应，2 次核酸检测均为阳性；③ 1 年内出现 HIV 血清抗体阳转。15 岁以下儿童 HIV 感染者Ⅰ期的诊断需根据 CD_4^+ T 淋巴细胞计数和相关临床表现来进行。

3. HIV 感染中期的诊断标准 即Ⅱ期，成人及 15 岁以上（含 15 岁）青少年 HIV 感染者，符合下列一项即可诊断：① CD_4^+ T 淋巴细胞计数为 200 ~ 500/μl；②无症状或符合无症状期相关临床表现。15 岁以下儿童 HIV 感染者Ⅱ期的诊断需根据 CD_4^+ T 淋巴细胞计数和相关临床表现来进行。

4. AIDS 期的诊断标准 即Ⅲ期，也称为 AIDS 期，成人及 15 岁以上（含 15 岁）青少年，HIV 感染加下述各项中的任何一项，即可确诊为 AIDS 期；或者确诊 HIV 感染，且 CD_4^+ T 淋巴细胞计数 < 200/μl，可诊断为 AIDS 期。①不明原因的持续不规则发热 38℃以上，>1 个月；②腹泻（排便次数多于 3 次/天），>1 个月；③ 6 个月之内体质量下降 10% 以上；④反复发作的口腔真菌感染；⑤反复发作的单纯疱疹病毒感染或带状疱疹病毒感染；⑥肺孢子菌肺炎（pneumocystis pneumonia，PCP）；⑦反复发生的细菌性肺炎；⑧活动性结核病或非结核分枝杆菌（nontuberculosis mycobacteria，NTM）病；⑨深部真菌感染；⑩中枢神经系统占位性病变；⑪中青年人出现痴呆；⑫活动性巨细胞病毒（cytomegalo virus，CMV）感染；⑬弓形虫脑病；⑭马尔尼菲篮状菌病；⑮反复发生的败血症；⑯卡波西肉瘤、淋巴瘤。

15 岁以下儿童符合下列一项者即可诊断为 AIDS 期：HIV 感染和 CD_4^+ T 淋巴细胞百分比 < 25%（< 12 月龄），或 < 20%（12 ~ 36 月龄），或 < 15%（37 ~ 60 月龄），或 CD_4^+ T 淋巴细胞计数 < 200/μl（5 ~ 14 岁）；HIV 感染和伴有至少 1 种儿童 AIDS 指征性疾病。

七、治疗

（一）抗病毒治疗

1. 治疗目标　抗病毒治疗的核心目标是通过最大限度地抑制病毒复制，将病毒载量降至检测下限以下，从而减少病毒变异的风险。同时，治疗旨在重建或改善患者的免疫功能，降低异常的免疫激活，减少病毒传播（包括母婴传播），并降低 HIV 感染的发病率和病死率。此外，治疗还致力于减少非艾滋病相关疾病的发病率和病死率，使患者获得正常的预期寿命，并显著提高其生活质量。这些目标的实现依赖于高效、持久的抗病毒治疗策略，以及对患者免疫功能和病毒载量的持续监测与调整。

2. 常用抗反转录病毒药物　目前国际上共有七大类 40 多种药物，分别为核苷类反转录酶抑制剂（nucleotide reverse transcriptase inhibitor，NRTI）、非核苷类反转录酶抑制剂（non-nucleoside reverse transcriptase inhibitor，NNRTI）、蛋白酶抑制剂（protease inhibitor，PI）、整合酶抑制剂（integrase strand transfer inhibitors，INSTI）、融合抑制剂（infusion inhibitor，FI）、CCR5 抑制剂和衣壳抑制剂（capsid inhibitor）。国内的抗反转录病毒治疗药物有 NRTI、NNRTI、PI、INSTI 及 FI 五大类（包括复合制剂），见表 22 - 1。

表 22 - 1　国内现有主要抗反转录病毒药物

药物名称	缩写	用法与用量	主要不良反应	注意事项
核苷类反转录酶抑制剂（NRTI）				
齐多夫定（zidovudine）	AZT	①成人：一次 300mg，2 次/天；新生儿/婴幼儿：2mg/kg，4 次/天；②儿童：160mg/m^2 体表面积，3 次/天	①骨髓抑制：贫血或中性粒细胞减少症；②恶心、呕吐、头痛、失眠、乏力；③肌酸激酶和丙氨酸氨基转移酶升高，乳酸酸中毒和（或）肝脂肪变性	—
拉米夫定（lamividine）	3TC	成人：一次 150mg，2 次/天，或一次 300mg，1 次/天；新生儿：2mg/kg，2 次/天；儿童：4mg/kg，2 次/天	不良反应少，较轻微，偶有头痛、恶心、腹泻等不适	—
恩曲他滨（emtricitabine）	FTC	成人：一次 200mg，1 次/天	不良反应较小；皮肤褪色（非高加索 HIV 感染者手掌、足底出现色素沉着）	—
阿兹夫定（azvudine）	/	一次 3mg，1 次/天，睡前空腹服用，整片服用，不可碾碎	发热、头晕、恶心、腹泻、肝肾损伤等；可能会引起中性粒细胞降低，以及总胆红素、天冬氨酸氨基转移酶和血糖升高	与 NRTI 及 NNRTI 联用，治疗病毒载量 ≥ 1 × 10^5 拷贝/ml 的成年患者
阿巴卡韦（abacavir）	ABC	成人：一次 300mg，2 次/天；新生儿/婴幼儿：不建议用本药；儿童：8mg/kg，2 次/天，最大剂量为 300mg，2 次/天	①超敏反应，一旦出现超敏反应应终身停用；②恶心、呕吐、腹泻等	用前查 HLA - B5701，阳性者不推荐使用。不推荐用于病毒载量 ≥ 1 × 10^5 拷贝/ml 的患者
替诺福韦（tenofovir disoproxil）	TDF	成人：一次 300mg，1 次/天，与食物同服	①骨质疏松、骨密度下降；②肾功能不全、Fanconi 综合征等；③轻至中度胃肠道反应，如恶心、呕吐、腹泻等；④代谢异常如低磷酸盐血症，脂肪分布异常，可能引起酸中毒和（或）肝脂肪变性	—
齐多夫定/拉米夫定	AZT/3TC	一次 1 片，2 次/天（每片含量：AZT/3TC 300mg/150mg）	见 AZT 与 3TC	—
恩曲他滨/替诺福韦	FTC/TDF	一次 1 片，1 次/天（每片含量：FTC/TDF 200mg/300mg）	见 TDF	—

续表

药物名称	缩写	用法与用量	主要不良反应	注意事项
恩曲他滨/丙酚替诺福韦	FTC/TAF	成人和12岁及以上且体质量≥35kg的青少年患者，1片/次，1次/天。①200mg/10mg［和含有增强剂的PI或艾维雷韦/考比司他（EVG/c）联用］；②200mg/25mg（和NNRTI或INSTI联用）	①腹泻；②恶心；③头痛	—
拉米夫定/替诺福韦	3TC/TDF	1片/次，1次/天（每片含量：3TC 300mg/TDF 300mg）	见3TC与TDF	—
非核苷类反转录酶抑制剂（NNRTI）				
奈韦拉平（nevirapine）	NVP	成人：一次200mg，2次/天。新生儿/婴幼儿：5mg/kg，2次/天。儿童：<8岁，4mg/kg，2次/天；>8岁，7mg/kg，2次/天注意：NVP有导入期，即在开始治疗的最初14天，需先从治疗量的一半开始（1次/天），如无严重不良反应可增加到足量（2次/天）	①皮疹，包括Stevens-Johnson综合征，出现严重的或可致命性的皮疹后应终身停用本药；②肝损伤，出现重症肝炎或肝功能不全时，应终身停用本药	—
依非韦伦（efavirenz）	EFV	成人：一次400mg，1次/天。儿童：体质量为15～<25kg，200～300mg，1次/天；≥25～<40kg，300～400mg，1次/天；≥40kg，400mg，1次/天。睡前空腹服用较好	①皮疹；②中枢神经系统症状，如头晕、头痛、失眠、抑郁、非正常思维等；可产生长期神经精神作用；可能与自杀意向相关；③肝损伤；④高脂血症	—
利匹韦林（rilpivirine）	RPV	一次25mg，1次/天，随进餐服用	①皮疹；②神经系统疾病：头痛；③精神系统疾病：抑郁、失眠；⑤肝毒性	妊娠安全分级中被列为B级；不推荐用于病毒载量≥1×10^5拷贝/ml的患者
利匹韦林注射液（rilpivirine）	RPV	成人：每个月或者每2个月注射1次；每个月注射剂量为2ml（600mg），每2个月注射剂量为3ml（900mg）	①注射部位反应；②头痛；③发热	—
艾诺韦林（ainuovirine）	ANV	成人：150mg/d空腹服用	主要为肝损伤、多梦、失眠等	—
多拉韦林（doravirine）	DOR	成人：一次100mg，1次/天，可与或不与食物同服	不良反应少，偶有恶心、头晕、异梦	—
非核苷类反转录酶抑制剂+核苷类反转录酶抑制剂（NNRTI+NRTI）				
奈韦拉平齐多拉米	NVP/AZT/3TC	1片/次，2次/天（推荐用于NVP 200mg，1次/天，2周导入期后耐受良好患者）（每片含量：NVP/AZT/3TC 200mg/300mg/150mg）	见NVP和AZT/3TC	—
艾诺米替	ANV/3TC/TDF	成人：一次1片，1次/天（每片含量：ANV/3TC/TDF 150mg/300mg/300mg）；空腹同服	不良反应参见TDF、3TC和ANV	—
多拉米替	DOR/3TC/TDF	成人：1片/次，1次/天（每片含量：DOR/3TC/TDF 100mg/300mg/300mg）；可与或不与食物同服	不良反应参见TDF、3TC和DOR	—
蛋白酶抑制剂（PI）				
洛匹那韦/利托那韦（lopinavir/ritonavir）	LPV/r	成人：2片/次，2次/天（每片含量：LPV/r 200mg/50mg）儿童：7～<15kg，洛匹那韦12mg/kg和利托那韦3mg/kg，2次/天；≥15～<40kg，洛匹那韦10mg/kg和利托那韦2.5mg/kg，2次/天	①胃肠道反应：恶心、呕吐、腹泻；②胰腺炎；③衰弱；④高脂血症（尤其甘油三酯）；⑤氨基转移酶升高；⑥高血糖、胰岛素抵抗、糖尿病；⑦脂肪分布异常；⑧PR间期延长	—

续表

药物名称	缩写	用法与用量	主要不良反应	注意事项
达芦那韦/考比司他（darunavir/cobicistat）	DRV/c	成人：1 片/次，1 次/天（每片含量：DRV/c 800mg/150mg）。随餐服用，整片吞服，不可掰碎或压碎	腹泻、恶心和皮疹	—
整合酶抑制剂（INSTI）				
拉替拉韦（raltegravir）	RAL	成人：一次 400mg，2 次/天	常见的有腹泻、恶心、头痛、发热等；少见的有腹痛、乏力、肝肾损伤等	—
多替拉韦（dolutegravir）	DTG	成人和 12 岁及以上的青少年（体质量≥20kg）：一次 50mg，1 次/天，存在 INSTI 耐药的情况下，首选餐后服用，以增强暴露。儿童根据体质量确定剂量：DTG 薄膜衣片（film-coated tablet）可用于体质量≥14kg 的儿童：体质量≥14kg 不足 20kg 者，40mg；体质量≥20kg 者，50mg，均为 1 次/天	常见的有失眠、头痛、头晕、异常做梦、抑郁等精神和神经系统症状，以及恶心、腹泻、呕吐、皮疹、瘙痒、疲乏等；少见的有超敏反应，包括皮疹、全身症状及器官功能损伤（包括肝损伤）	—
卡替拉韦片（cabotegravir）	CAB	成人：一次 30mg，1 次/天	①头痛；②发热	—
卡替拉韦注射液（cabotegravir）	CAB	成人：每个月或者每 2 个月注射 1 次；每个月注射剂量为 2ml（400mg），每 2 个月注射剂量为 3ml（600mg）	①注射部位反应；②头痛；③发热	—
整合酶抑制剂 + 核苷类反转录酶抑制剂（INSTI + NRTI）				
比克替拉韦/恩曲他滨/丙酚替诺福韦	BIC/FTC/TAF	成人，1 片/次，1 次/天（每片含量：BIC/FTC/TAF 50mg/200mg/25mg）	①头痛；②腹泻；③恶心	—
多替拉韦/拉米夫定	DTG/3TC	1 片/次，1 次/天（每片含量：DTG/3TC 50mg/300mg）	见 DTG 和 3TC	—
多替拉韦/阿巴卡韦/拉米夫定	DTG/ABC/3TC	成人和 12 岁及以上且体质量≥40kg 的青少年，1 片/次，1 次/天（每片含量：DTG/ABC/3TC 50mg/600mg/300mg）	见 ABC、DTG 和 3TC	在治疗前进行 HLA-B5701 筛查。HLA-B5701 阳性者不应使用含 ABC 的 ART 方案
艾维雷韦/考比司他/恩曲他滨/丙酚替诺福韦	EVG/c/FTC/TAF	成人和年龄为 12 岁及以上且体质量≥35kg 的青少年，1 片/次，1 次/天（每片含量：EVG/c/FTC/TAF 150mg/150mg/200mg/10mg），随餐服用	①腹泻；②恶心；③头痛	—
融合抑制剂（FI）				
艾博韦泰（albuvirtide）	ABT	成人及 16 岁以上青少年，一次 320mg，第 1 天、第 2 天、第 3 天和第 8 天各用 1 次，1 次/天，此后每周 1 次，静脉滴注	过敏性皮炎、发热、头晕、腹泻	—

注：NRTI. 核苷类反转录酶抑制剂；NNRTI. 非核苷类反转录酶抑制剂；PI. 蛋白酶抑制剂；INSTI. 整合酶抑制剂；FI. 融合抑制剂；ARV. 抗反转录病毒；HLA. 人类白细胞抗原；ART. 抗反转录病毒治疗。“/”为无缩写；“—”为无相关数据。服用方法中 2 次/天为每 12 小时服药 1 次，3 次/天为每 8 小时服药 1 次。

3. 成人及青少年抗病毒治疗

（1）成人及青少年启动 ART 的时机　一旦确诊 HIV 感染，无论 CD_4^+ T 淋巴细胞水平高低，均建议立即开始治疗。在开始 ART 前，一定要取得患者的配合和同意，教育好患者服药的依从性；有条件患者可考虑快速启动 ART（确诊后 7 天内）或确诊当天启动 ART。如患者存在严重的机会性感染和处于慢性疾病急性发作期，应参考“常见机会性感染”中的处理措施，病情稳定后尽早开始 ART。启动

ART 后，需终身治疗。

（2）成人及青少年初始 ART 方案　初治患者推荐方案为 2 种 NRTI 类骨干药物联合第三类药物治疗，第三类药物可以为 INSTI 或 NNRTI 或者增强型 PI（含利托那韦或考比司他）；也可以选用复方单片制剂（single-tablet regimen，STR）。基于我国可获得的抗病毒药物，成人及青少年初治患者 ART 的推荐及替代方案见表 22－2。

表 22－2　推荐成人及青少年初治患者抗病毒治疗方案

方案		药物
推荐方案	2NRTI：TDF＋3TC（FTC），FTC/TAF	＋第三类药物：＋NNRTI（EFV[d]、RPV[e]），或＋PI（DRV/c、LPV/r），或＋INSTI（DTG、RAL）
	复方单片制剂：BIC/FTC/T，EVG/c/FTC/TAF，DTG/ABC a/3TC，DOR/3TC/TDF，ANV/3TC/TDF	
	1NRTI＋1INSTI：DTG/3TC[b]，或 DTG＋3TC[b]	
替代方案	AZT（ABC）＋3TC	＋NNRTI：EFV 或 RPV 或 DOR 或 ANV 或 NVP[f]，或＋PI（LPV/r、DRV/c），或＋INSTI（DTG、RAL）
	TDF＋3TC（FTC）FTC/TAF	＋NNRTI：NVP[f]
	TDF＋阿兹夫定[c]	＋NNRTI：EFV

注：NRTI. 核苷类反转录酶抑制剂；TDF. 替诺福韦；3TC. 拉米夫定；FTC. 恩曲他滨；TAF. 丙酚替诺福韦；BIC. 比克替拉韦；EVG/c. 艾维雷韦/考比司他；DTG. 多替拉韦；ABC. 阿巴卡韦；DOR. 多拉韦林；ANV. 艾诺韦林；INSTI. 整合酶抑制剂；AZT. 齐多夫定；NNRTI. 非核苷类反转录酶抑制剂；EFV. 依非韦伦；RPV. 利匹韦林；PI. 蛋白酶抑制剂；DRV/c. 达芦那韦/考比司他；LPV/r. 洛匹那韦/利托那韦；RAL. 拉替拉韦；NVP. 奈韦拉平；HLA. 人类白细胞抗原；HBsAg. 乙型肝炎表面抗原；HIV. 人类免疫缺陷病毒；HBV. 乙型肝炎病毒；HCV. 丙型肝炎病毒。

a. 用于 HLA-B5701 阴性者；b. DTG＋3TC 和 DTG/3TC 用于 HBsAg 阴性、病毒载量＜5×10^5拷贝/ml 的患者，对于 HIV 病毒载量、HBV 血清学结果尚不可及的 HIV 感染者，不推荐 DTG/3TC 用于快速启动治疗；c. 国产药附条件批准上市药物，与 NRTI 及 NNRTI 联用，治疗高病毒载量（≥1×10^5拷贝/ml）的成年患者；d. EFV 不推荐用于病毒载量＞5×10^5拷贝/ml 的患者；e. RPV 仅用于病毒载量＜1×10^5拷贝/ml 和 CD_4^+ T 淋巴细胞计数＞200/μl 的患者；f. 对于基线 CD_4^+ T 淋巴细胞计数＞250/μl 的患者要尽量避免使用含 NVP 的治疗方案，合并 HCV 感染者避免使用含 NVP 的方案。

4. 特殊人群抗病毒治疗

（1）儿童　HIV 感染儿童应尽早开始 ART，如没有及时进行 ART，AIDS 相关病死率在出生后第 1 年达到 20%～30%，第 2 年可以超过 50%。

HIV 感染儿童抗病毒治疗时机与方案：儿童一旦确诊 HIV 感染，无论 CD_4^+ T 淋巴细胞水平高低，均建议立即开始 ART。如某种原因不能启动 ART，则需要密切观察患者的病毒学、免疫学和临床状况，建议每 3～4 个月监测 1 次。

儿童初治患者推荐 ART 方案为 2 种 NRTI 类骨干药物联合第三类药物治疗，第三类药物可以为 INSTI或 NNRTI 或者增强型 PI（含利托那韦或考比司他）。基于我国目前的临床实践，推荐的具体方案见表 22－3。

表 22－3　儿童抗病毒治疗方案

年龄	推荐方案	备选方案	说明
从出生至 4 周内新生儿	ABC（或 AZT）＋3TC＋RAL	ABC（或 AZT）＋3TC＋NVP（或 LPV/r）	①年龄非常小的婴幼儿体内药物代谢很快，且由于免疫系统功能尚未发育完全，体内病毒载量很高，婴幼儿治疗需要非常强有力的方案。②RAL 用于体质量≥2kg 以上婴儿。③曾暴露于 NNRTI 类药物的婴幼儿选择 LPV/r

续表

年龄	推荐方案	备选方案	说明
4周至3岁内儿童	ABC + 3TC + DTG；BIC/FTC/TAF	ABC（或AZT）+3TC + NVP（或RAL或LPV/r）	①DTG可用于出生4周以上体质量≥3kg的婴儿，分散片（dispersible tablets，5mg/片）适用：3～<6kg，5mg；6～<10kg，15mg；10～<14kg，20mg；14～<20kg，25mg；≥20kg，30mg，均为1次/天。②年龄≥2岁且体质量≥14kg的儿童可选择BIC/FTC/TAF，选用含有NNRTI或INSTI的ART方案时2种NRTI类骨干药物可用FTC/TAF。③体质量≥35kg儿童使用含有PI/r的ART方案时，2种NRTI类骨干药物可用FTC/TAF。④TDF不用于<2岁的儿童
≥3岁儿童及青少年	ABC + 3TC + DTG（或EFV），或BIC/FTC/TAF	TDF（或AZT）+3TC + NVP(或LPV/r，或RAL)，或EVG/c/FTC/TAF	①DTG薄膜衣片（film-coated tablets）可用于体质量≥14kg的儿童：体质量≥14kg不足20kg，40mg；≥20kg，50mg；均为1次/天。薄膜衣片与分散片不可等剂量转换。②体质量≥25kg儿童可备选EVG/c/FTC/TAF。③体质量≥35kg儿童可备选DOR

注：ABC. 阿巴卡韦；AZT. 齐多夫定；3TC. 拉米夫定；RAL. 拉替拉韦；DTG. 多替拉韦；BIC. 比克替拉韦；FTC/TAF. 丙酚替诺福韦/恩曲他滨；EFV. 依非韦伦；NVP. 奈韦拉平；LPV/r. 洛匹那韦/利托那韦；TDF. 替诺福韦；EVG/c/FTC/TAF. 艾维雷韦/考比司他/恩曲他滨/丙酚替诺福韦；NNRTI. 非核苷类反转录酶抑制剂；INSTI. 整合酶抑制剂；ART. 抗反转录病毒治疗；NRTI. 核苷类反转录酶抑制剂；PI/r. 增强型蛋白酶抑制剂；DOR. 多拉韦林。

HIV感染儿童的抗病毒治疗效果监测：①病毒载量是衡量ART效果的首要检测指标，治疗6个月后，每年或怀疑治疗失败时检测；②CD_4^+ T淋巴细胞可作为监测ART效果的另一项有益的指标，每3～6个月检测1次，但其本身不能确定治疗成功或失败；③临床监测是儿童监测的必要部分，每次随访都应进行身高、体质量、生长发育标志及依从性监测。

（2）妊娠期妇女　参见“八、HIV感染的预防”相关内容。

（3）哺乳期妇女　母乳喂养具有传播HIV的风险，感染HIV的母亲应尽可能避免母乳喂养，尤其是病毒载量仍可以检测到的母亲，不推荐母乳喂养。如果坚持要母乳喂养，则整个哺乳期都应继续ART，方案与妊娠期间ART方案一致，且新生儿在6月龄之后立即停止母乳喂养。

5. 抗病毒治疗监测　在ART过程中要定期进行临床评估和实验室检测以评价ART的效果，及时发现抗病毒药物的不良反应，以及是否产生病毒耐药性等，以便及时调整药物而保证ART成功。

（1）疗效评估　ART的有效性主要通过以下三方面进行评估，病毒学指标、免疫学指标和临床症状，其中病毒学的改变是最重要的指标。

1）病毒学指标　大多数患者行ART后血浆病毒载量4周内应下降1个lg以上，在治疗后的3～6个月病毒载量应低于检测下限。

2）免疫学指标　启动ART后1年内，CD_4^+ T淋巴细胞计数与治疗前相比增加30%或增长100/μl，提示治疗有效。

3）临床症状　ART后患者机会性感染的发病率和AIDS的病死率可以大大降低。对于儿童可观察身高、营养及发育改善情况。

（2）病毒耐药性检测　病毒耐药是导致ART失败的主要原因之一，对ART疗效不佳或失败者可行基因型耐药检测。

（3）药物不良反应观察　抗病毒药物的不良反应包括短期不良反应和长期不良反应，尤其是一些抗病毒药物导致的代谢紊乱、体质量增加、骨质疏松、肝肾损伤等不良反应需要密切观察，及时识别并给予相应处理，必要时更换ART方案。抗病毒药物的不良反应及耐受性影响患者服药依从性，进而影响ART疗效，密切监测并及时处理对提高治疗效果至关重要。

（4）血药浓度监测（therapeutic drug monitoring，TDM）　特殊人群如儿童、妊娠期妇女及肾功能不全患者等在条件允许情况下，使用某些抗病毒药时可进行TDM，如依非韦伦、奈韦拉平、多替拉韦、拉米夫定、替诺福韦等。

6. 药物相互作用 HIV 感染者通常联合使用3～4 种药物进行 ART，而 HIV 感染者如有其他并发症，需联合使用其他药物治疗。常见 ART 药物因为其药物代谢途径、不良反应等特点，与很多其他种类药物产生药物相互作用。因此抗反转录病毒药物（antirtrovirals，ARVs）与其他合并用药间的药物-药物相互作用（drug-drug interactions，DDIs）是临床管理的重要考虑因素之一。ARVs 与其他药物可能在人体的吸收、分布、代谢、排泄过程中发生相互作用，导致其中一种或几种药物的血浆或靶器官浓度增加或降低。当这种变化引起药效不足或毒性增加时，即为有临床意义的 DDI，需进行管理。临床中要密切关注患者合并用药情况，并参考其他相关指南或药物说明书及时调整药物方案或调整药物剂量。现将 ARVs 与临床常用合并用药的 DDI 做简要介绍，见表 22 -4。

表 22 -4 抗反转录病毒药与其他药物的 DDI

药物名称	类别	抗病毒药物相互作用
恩曲他滨/丙酚替诺福韦	NRTI	利福平、利福布汀可降低 TAF 的暴露，导致 TAF 的血药浓度下降，不建议合用
奈韦拉平（nevirapine）	NNRTI	引起 PI 类药物血药浓度下降
依非韦伦（efavirenz）	NNRTI	当与利福布汀合用时，利福布汀血药浓度下降，可以增加 1 倍剂量以达到疗效。与 LPV/r 合用时，应适当增加 LPV/r 剂量
洛匹那韦/利托那韦（lopinavir/ritonavir）	PI	不建议与苯妥英、卡马西平、利福平、氟康唑及伏立康唑合用。可能引起替诺福韦的生物利用度增加，应尽量避免合用，若无法避免时加强监测血清氨基转移酶水平和肝肾中毒征象。与阿托伐他汀、辛伐他汀联用，会使它们的血药浓度上升。与克拉霉素合用时会导致克拉霉素血药浓度升高，对于肾功能正常患者克拉霉素剂量无需改变，肌酐清除率 <30ml/min 的患者的克拉霉素剂量应下调为原来的 75%
拉替拉韦（raltegravir）	INSTI	如与利福平合用，拉替拉韦剂量为 800mg bid
多替拉韦（dolutegravir）	INSTI	当与 EFV、NVP 联用时，按 2 次/天给药；对 INSTI 耐药的患者 DTG 推荐剂量是 50mg，2 次/天；如与利福平合用，多替拉韦剂量为 50mg bid
多替拉韦/拉米夫定	INSTI + NRTI	不建议与利福平合用
艾维雷韦/考比司他/恩曲他滨/丙酚替诺福韦	INSTI + NRTI	不建议和利福平、利福布汀合用。E/C/F/TAF 与克林霉素、甲泼尼龙及泼尼松共用时或使后者浓度升高，因此需降低克林霉素剂量、使用甲泼尼龙最低剂量，并密切监测不良反应。若与伊曲康唑连用，其最高剂量不应超过 200mg/d
比克替拉韦/恩曲他滨/丙酚替诺福韦	INSTI + NRTI	不建议和利福平、利福布汀合用
艾博韦泰（albuvirtide）	FI	由于不经细胞色素 P450 酶代谢，与其他药物相互作用小
卡替拉韦片（cabotegravir）	INSTI	不建议与利福平、利福喷丁、卡马西平、奥卡西平、苯妥英或苯巴比妥合用
卡替拉韦注射液（cabotegravir）	INSTI	组成 ART 方案时，应始终与 RPV 注射液联用。不建议与利福平、利福喷丁、卡马西平、奥卡西平、苯妥英或苯巴比妥合用
利匹韦林注射液（rilpivirine）	NNRTI	组成 ART 方案时，应始终与卡替拉韦注射液联用

（二）常见机会性感染的治疗

1. 肺孢子菌肺炎（PCP）

（1）治疗 ①对症治疗，卧床休息，给予吸氧，注意水和电解质平衡。②病原治疗，首选复方磺胺甲噁唑（sulfamethoxazole-trimethoprim，SMZ-TMP）［每片含磺胺甲噁唑（sulfamethoxazole，SMZ）400mg 和甲氧苄啶（trimethoprim，TMP）80mg］，轻-中度患者口服 TMP 15～20mg/（kg·d），SMZ 75～100mg/（kg·d），分 3～4 次用，疗程为 21 天，必要时可延长疗程。重症患者给予静脉用药，剂量同口服，必要时可延长疗程。SMZ/TMP 过敏者可试行脱敏疗法。替代治疗：克林霉素 600～900mg，静脉滴注，每 8 小时 1 次，或 450mg 口服，每 6 小时 1 次；联合应用伯氨喹 15～30mg，口服，1 次/天，疗程为21天。氨苯砜100mg，口服，1次/天；联合应用TMP 15～20mg/(kg·d) 分3～4次口服，疗程为21天。或喷他脒3～4mg/(kg·d)，1次/天，缓慢静脉滴注（60分钟以上），疗程为21天。③糖皮质激素治疗，中重度患者（PaO_2<70mmHg或肺泡-动脉血氧分压差>35mmHg）早期（72小时内）可应用糖皮质激素治疗，泼尼松40mg，2次/天，口服5天，而后改为20mg，2次/天，口服5天，最后改为20mg，1次/天，口服11天，激素总疗程为21天，静脉用甲泼尼龙剂量为上述泼尼松的75%。④辅助通气，如患者进行性呼吸困难明显，可给予辅助通气。⑤ART，尽早进行ART，通常在启动抗PCP治疗后2周内进行。

（2）预防 ①预防指征：CD_4^+ T淋巴细胞计数<200/μl的成人和青少年，包括妊娠期妇女及接受ART者。②药物选择：首选SMZ/TMP，一级预防为1片/天，二级预防为2片/天。若患者对该药不能耐受或者过敏，替代药品有氨苯砜。PCP患者经ART使CD_4^+ T淋巴细胞计数增加到>200/μl，并持续≥3～6个月时，可停止预防用药；如CD_4^+ T淋巴细胞计数再次降低到<200/μl时，应重启预防用药；接受ART，CD_4^+ T淋巴细胞计数在100～200/μl，病毒载量持续低于检测下限3～6个月，也可考虑停止预防用药。

2. 结核病 HIV/AIDS患者结核病的治疗原则与普通患者相同，但使用抗结核药物时应注意与抗病毒药物之间的相互作用及配伍禁忌。

抗结核治疗药物主要有：异烟肼、利福平、利福布汀、乙胺丁醇和吡嗪酰胺。如果结核分枝杆菌对一线抗结核药物敏感，则使用异烟肼+利福平（或利福布汀）+乙胺丁醇+吡嗪酰胺进行2个月的强化期治疗，然后使用异烟肼+利福平（或利福布汀）进行4个月的巩固期治疗。

研究显示使用含利福喷丁和莫西沙星的4个月短程方案（前2个月利福喷丁+莫西沙星+异烟肼+吡嗪酰胺，后2个月利福喷丁+莫西沙星+异烟肼）治疗药物敏感肺结核的疗效非劣效于传统的6个月方案，WHO指南已推荐4个月短程方案用于肺结核的治疗。对抗结核治疗反应延迟（即在抗结核治疗2个月后仍有结核病相关临床表现或者结核分枝杆菌培养仍为阳性）、骨和关节结核患者，抗结核治疗疗程应延长至9个月。中枢神经系统结核患者疗程应延长至9～12个月。

对于合并结核病的患者，需密切监测药物不良反应并注意药物相互作用，必要时调整抗病毒或抗结核药物的剂量，或进行TDM指导治疗。利福平是药物代谢酶如细胞色素P450CYP3A和P-gp多药外排转运蛋白的强效诱导剂，可导致其他药物的血药浓度显著下降甚至治疗失败。其与抗反转录病毒药物之间存在药物相互作用，包括整合酶抑制剂（比克替拉韦、多替拉韦、艾维雷韦）、蛋白酶抑制剂（洛匹那韦、达芦那韦或阿扎那韦等）、非核苷类反转录酶抑制剂（依曲韦林和利匹韦林）等。利福平禁忌联用蛋白酶抑制剂。

3. 非结核分枝杆菌病（NTM） HIV/AIDS患者可并发NTM感染，其中主要为鸟分枝杆菌复合群（*Mycobacterium avium* complex，MAC）感染。

MAC感染治疗的首选方案为克拉霉素一次500mg，2次/天（或阿奇毒素500mg/d）+乙胺丁醇15mg/(kg·d)，同时联合应用利福布汀（300～600mg/d）。严重感染及严重免疫抑制（CD_4^+ T淋巴细胞计数<50/μl）患者可加用阿米卡星［10mg/(kg·d)，肌内注射，1次/天］或喹诺酮类抗菌药物如左氧氟沙星或莫西沙星。疗程通常至少为12个月。其他NTM感染的治疗需根据菌种鉴定及药物敏感试验结果来采取相应的治疗措施。在抗MAC治疗开始2周后尽快启动ART。

4. 巨细胞病毒（CMV） CMV感染是HIV/AIDS患者最常见的疱疹病毒感染，可分为CMV血症和器官受累的CMV病。CMV可侵犯患者多个器官系统，包括眼、肺、消化系统、中枢神经系统等，其中CMV性视网膜炎最常见。

CMV性视网膜炎的治疗：推荐的全身治疗方案，①更昔洛韦5mg/kg静脉滴注，每12小时1次，连续14～21天强化治疗，然后5mg/kg静脉滴注，1次/天，预防治疗；②更昔洛韦5mg/kg静脉滴注，每12小时1次，连续14～21天，然后缬更昔洛韦900mg，口服，1次/天，或更昔洛韦1.0g，口服，

3次/天；③缬更昔洛韦900mg，口服，每12小时1次，治疗14～21天，然后900mg，1次/天，或更昔洛韦1.0g，口服，3次/天。替代治疗方案可选择：膦甲酸钠60mg/kg静脉滴注，每8小时1次或90mg/kg静脉滴注，每12小时1次，14～21天，而后改为90mg/kg静脉滴注，1次/天，或更昔洛韦1.0g，口服，3次/天。局部治疗：需要眼科医师参与，玻璃体内注射更昔洛韦（2mg/针）或膦甲酸（2.4mg/针），每周重复1次，疗程到视网膜病变被控制、病变不活动为止。

（三）免疫重建炎症综合征的治疗

免疫重建炎症综合征（immune reconstitution inflammatory syndrome，IRIS）是指AIDS患者在ART后免疫功能恢复过程中出现的一组临床综合征，主要表现为发热、潜伏感染变成活动性感染、原有感染的加重或恶化。多种潜伏或活动的机会性感染在ART后均可发生IRIS，如结核病及NTM感染、PCP、CMV感染、水痘-带状疱疹病毒感染、弓形虫病、隐球菌感染等；在合并HBV及HCV感染时，IRIS可表现为病毒性肝炎的活动或加重。IRIS多出现在ART后3个月内，需与HIV疾病进展、原发或新发的机会性感染及药物反应相鉴别。

（四）免疫功能重建不全的治疗

AIDS患者接受有效ART后，部分病毒控制良好的患者CD_4^+ T淋巴细胞计数无法恢复，被称为免疫功能重建不全者（immunological non-responder，INR）。尽早实行ART是预防INR发生最重要的举措。对于长期治疗后CD_4^+ T淋巴细胞计数偏低的患者，首先需重新评估ART的病毒学效果，并排除可能存在的其他影响CD_4^+ T淋巴细胞计数的疾病或药物因素及检测干扰。目前，INR缺乏明确有效的治疗方法，临床应定期监测，并需根据CD_4^+ T淋巴细胞水平进行机会性感染的预防和NADE的筛查。对于已实现病毒学抑制的患者，不建议为改善免疫重建而随意进行ART调整。

（五）AIDS相关肿瘤的治疗

HIV感染者发生恶性肿瘤的风险高于普通人群，多种因素与之相关，包括免疫抑制、HIV本身的直接影响、合并其他致瘤病毒感染（如EB病毒、人类疱疹病毒-8、人乳头状瘤病毒、HBV和HCV等）及环境因素等。AIDS定义性肿瘤主要有非霍奇金淋巴瘤、卡波西肉瘤和宫颈癌。年龄在25岁以上的女性HIV感染者，建议定期进行宫颈癌的筛查。肿瘤的确诊依赖病理活检。治疗的一般原则与非HIV感染者相同，但HIV感染者免疫功能低下，常伴有机会性感染等合并症，可能影响对治疗的耐受性和治疗效果，感染风险升高，具体应根据病情给予个体化综合治疗，包括手术、化学治疗、靶向治疗、免疫治疗、介入和放射治疗（具体可参考相关指南）。所有的AIDS合并肿瘤患者均建议尽早启动ART，需要注意抗病毒药物和抗肿瘤药物之间的相互作用，尽量选用骨髓抑制作用和药物相互作用小的ART方案。治疗中注意预防各种并发症尤其是感染的发生。

八、HIV感染的预防

（一）预防措施

正确使用安全套，采取安全的性行为；不吸毒，不共用针具；推行无偿献血，对献血人群进行HIV筛查；加强医院感染控制管理，严格执行消毒制度，控制医院交叉感染，预防职业暴露与感染；消除HIV母婴传播；对HIV/AIDS患者的配偶和性伴、与HIV/AIDS患者共用注射器的静脉药物依赖者、HIV/AIDS患者所生的子女，以及具有疑似HIV感染高危行为和（或）临床症状的临床就诊者，医务人员主动提供人类免疫缺陷病毒相关检测及相应的咨询服务。对于感染HIV高风险人群，在知情同意及依从性好的前提下提供抗病毒药物进行暴露前预防和暴露后预防。

（二）HIV暴露前后预防与阻断

1. 暴露后预防（post-exposure prophylaxis，PEP） PEP指尚未感染HIV的人群，在暴露于高感

染风险后，如与 HIV 感染者或者感染状态不明者发生明确的体液交换行为，尽早（不超过 72 小时）服用特定的抗 HIV 药物，降低 HIV 感染风险的生物学方法。HIV 暴露的预防性用药原则与随访监测如下。

（1）PEP 用药原则　阻断方案：推荐首选方案为 FTC/TDF（或 FTC/TAF）联合 INSTI（BIC 或多替拉韦或拉替拉韦）的方案。如果 INSTI 不可及，根据当地资源，可以使用 PI 如 LPV/r 和达芦那韦/考比司他；对合并肾功能下降并排除有 HBV 感染的可以使用 AZT/3TC。国内有研究显示含艾博韦泰的 PEP 方案（艾博韦泰 + 多替拉韦，或艾博韦泰 + 替诺福韦 + 拉米夫定）具有较高的治疗完成率和依从性及很好的安全性，但这方面尚需积累更多的研究证据。

开始治疗用药的时间及疗程：在发生 HIV 后尽可能在最短的时间内（尽可能在 2 小时内）进行预防性用药，最好在 24 小时内，但不超过 72 小时，连续服用 28 天。

（2）暴露后的随访监测　接受阻断用药后 2 周、4 周和 12 周进行血常规、肝肾功能及 HIV 抗体检测，有条件的可进行 HIV RNA 检测。对合并 HBV 感染的暴露者，注意停药后对 HBV DNA 等相关指标进行监测。

2. 暴露前预防（pre-exposure prophylaxis，PrEP）　PrEP 是指为：当人面临 HIV 感染高风险时，通过服用药物以降低被感染风险的生物学预防方法。

（1）PrEP 用药原则　包括两种方案，分为口服药物和注射药物。口服药物用于 PrEP 的服药方式主要有 2 种，分别为每日服药方案和按需服药方案。不能选择口服药物的可选择长效卡替拉韦（CAB-LA）肌内注射的方案。

1）每日服药　每日服用 FTC/TDF（或 FTC/TAF）是对所有高风险人群推荐的口服 PrEP 方案，推荐每 24 小时口服 1 片 FTC/TDF（或 FTC/TAF）。如有计划停止或中断 PrEP，需在最后 1 次风险暴露后持续使用 FTC/TDF（或 FTC/TAF）7 天。

2）按需服药（2-1-1 方案）　指在预期性行为发生前 2 ~ 24 小时口服 2 片 FTC/TDF（或 FTC/TAF），在性行为后距上次服药 24 小时和 48 小时分别再服药 1 片，如果按需服药方式结束前再次发生高危性行为，则延续每天服用 1 片，直至最后 1 次性行为后 48 小时。

3）CAB-LA 是一种肌内注射的长效暴露前预防药物，使用方式为臀部肌内注射每次 600mg，前 2 次注射间隔 4 周，之后每 8 周注射 1 次，WHO 已推荐用于 PrEP，尤其适用于肾功能不全、口服方案依从性不佳、更倾向于选择长效方案的人群。

（2）随访和监测　PrEP 后 1 个月，应随访并进行 HIV 抗原抗体检测，其后每 3 个月随访 1 次，有条件的每次进行 HIV 抗体和 HIV RNA 检测；关注肝肾功能变化；建议每次随访进行 HBV 感染指标和梅毒血清学检测。每年检测 1 次 HCV 抗体。

（三）HIV 母婴传播阻断

1. HIV 感染母亲的抗病毒治疗　所有感染 HIV 的妊娠期妇女不论其 CD_4^+ T 淋巴细胞计数多少或疾病临床分期如何，均应尽早终身接受 ART。实施 ART 来进行 HIV 感染母婴传播阻断的要点在于：①妊娠期妇女在妊娠期确诊 HIV 感染后尽早启动 ART，尽可能快速达到病毒学抑制；②妊娠期持续的 ART，以维持病毒学抑制；③对处于不同 HIV 感染风险等级的新生儿进行预防性抗病毒治疗，以进一步降低围产期母婴感染风险。

首选方案：FTC/TDF［或替诺福韦 + 拉米夫定或恩曲他滨/丙酚替诺福韦(FTC/TAF)或 TAF + 拉米夫定或阿巴卡韦/拉米夫定或阿巴卡韦 + 拉米夫定］+ 多替拉韦或拉替拉韦。

替代方案：FTC/TDF［或替诺福韦 + 拉米夫定或 FTC/TAF 或 TAF + 拉米夫定或阿巴卡韦/拉米夫定或阿巴卡韦 + 拉米夫定或齐多夫定/拉米夫定（AZT/3TC），或齐多夫定 + 拉米夫定］+ 依非韦伦（或利匹韦林或 LPV/r）；BIC/FTC/TAF。

对于妊娠前已经进行ART的HIV感染者妊娠后，应考虑目前的ART方案是否为妊娠期推荐的方案，必要时可考虑进行方案转换。如妊娠期对ART方案进行调整，建议转换为妊娠期推荐的用药方案，同时转换方案后需密切监测病毒载量（每1～2个月检查1次）。对于妊娠前口服多替拉韦/拉米夫定方案的HIV感染者，如已经达到持续的病毒学抑制水平，可考虑不更换ART方案而继续用药，并加强病毒载量监测，但也可以调整为妊娠期妇女首选的ART方案。不推荐应用含有考比司他的ART方案作为妊娠期ART方案，因其可造成妊娠中晚期血药浓度不足，继而增加病毒学失败风险。

2. 婴儿的抗病毒治疗 HIV感染母亲所生婴儿应在出生后尽早（6小时内）预防性服用抗病毒药物，具体服药方案根据暴露风险而确定。普通暴露风险儿童：对于母亲已接受ART，依从性较好，且达到长期病毒学抑制者，可给予4周齐多夫定或奈韦拉平进行预防，如选择母乳喂养，应首选奈韦拉平。高暴露风险儿童：对于妊娠期ART没有达到长期病毒学抑制、治疗不满12周或产时发现HIV感染的孕产妇所生婴儿，应使用三联药物齐多夫定＋拉米夫定＋奈韦拉平（或LPV/r）至出生后6周；出生后2周内使用齐多夫定＋拉米夫定＋奈韦拉平，出生2周后至6周使用齐多夫定＋拉米夫定＋LPV/r。有条件的情况下，出生至6周可以使用齐多夫定＋拉米夫定＋拉替拉韦。

为了预防PCP，所有HIV感染母亲所生的婴儿在完成4～6周HIV预防治疗后应进行PCP预防，除非已排除HIV感染。

案例分析22－2 患者，男性，32岁，因持续发热、干咳、体重下降3个月就诊。实验室检查显示：HIV抗体阳性（确诊HIV感染），CD_4^+ T细胞计数：180cells/μl，血浆HIV病毒载量：85000copies/ml，胸部CT提示双肺弥漫性磨玻璃影，支气管肺泡灌洗液检出肺孢子菌（*Pneumocystis jirovecii*）。

1. 针对该患者的HIV感染，应选择何种初始抗病毒治疗方案？请列举具体药物类别（至少3类）及代表药物。
2. 为何需采用联合用药而非单一药物治疗？请从病毒学与免疫学角度说明原因。
3. 除抗HIV治疗外，是否需同步处理其他临床问题？请简要说明。

答案解析

思考题

答案解析

1. 流行性感冒的治疗原则有哪些？
2. 流行性感冒治疗的药物有哪几类？
3. 治疗病毒性肝炎的药物分类有哪些？各有哪些特点？
4. 治疗慢性病毒性肝炎的药物治疗方案及注意事项？

（刘　炜）

书网融合……

本章小结　　微课1　　微课2　　习题

第二十三章　侵袭性真菌感染药物治疗

微课

PPT

学习目标

1. 通过本章学习，掌握抗真菌药物的治疗浓度监测的范围，不同药物的抗真菌谱、药物相互作用及常见不良反应，不同两性霉素B制剂间的差异；熟悉侵袭性真菌病的危险因素，抗真菌药物的作用机制；了解侵袭性真菌感染的临床表现以及辅助检查对侵袭性真菌病的诊断意义。

2. 具有侵袭性真菌病不同情况下治疗的药物选择、给药方案制定的能力，做到抗真菌药物的临床合理使用。

3. 树立科学的世界观，培养严谨求实的科学态度，树立药学服务意识，关爱患者，规范抗真菌药物的合理使用，遏制真菌耐药发展。

第一节　念珠菌病

一、概述

念珠菌病（candidiasis）是由各种致病性念珠菌引起的局部或全身感染性疾病，好发于免疫功能低下患者，可侵犯局部皮肤、黏膜以及全身各组织、器官，临床表现多样、轻重不一。

念珠菌导致局部皮肤黏膜感染主要包括口咽部感染、食管炎、外阴阴道炎、龟头炎、慢性皮肤黏膜感染及乳腺炎，感染部位通常较为局限，症状相对轻微，很少危及生命，下文中不具体介绍。侵袭性念珠菌感染是指系统性念珠菌感染，不论是否伴念珠菌血症，如累及实体脏器及骨关节等。念珠菌血症是最常见的侵袭性念珠菌感染，临床表现可能为轻微发热，也可能为症状明显的脓毒症综合征，类似于重度细菌感染。

二、诊断要点

侵袭性念珠菌病的病原学诊断方法包括真菌直接镜检（含荧光染色）、真菌培养与鉴定、体外药敏试验、血清学、分子生物学和组织病理检测。由于念珠菌可以侵袭人体各组织、器官，故用于检测的标本来源包括血液、无菌体液、组织、痰、尿、粪便、分泌物或脓液等，应尽可能按照要求规范留取并送检合格的病原学检测标本。

真菌培养是诊断侵袭性念珠菌病的主要依据，侵袭性念珠菌病临床表现不典型，血培养阳性是诊断侵袭性念珠菌病的金标准。所有疑似侵袭性念珠菌病的患者都应行血培养。对于有局灶性表现（如皮损或实质受累）的患者，应对活检样本行染色、培养和组织病理学评估。一旦分离出念珠菌，仍需行菌种鉴定，推荐进行体外药敏试验，为临床药物选择提供重要参考。但血培养阴性不能排除诊断（尸解确诊的侵袭性念珠菌病患者血培养阳性率为21%~71%），因此非培养的诊断方法越来越常用。

念珠菌为人体开放腔道如口腔或胃肠道的常居菌，因此从痰或粪便标本中分离培养出念珠菌不能作为确诊依据。来源于无菌体液标本如血液、脑脊液、腹水、胸腔积液、关节腔积液等培养阳性，或活检组织标本培养阳性且伴有组织侵袭证据，可作为侵袭性念珠菌病诊断的金标准。对于非无菌标本，同一部位多次培养阳性或多个部位同时分离出同一种念珠菌，也常提示有侵袭性念珠菌病的可能。

临床诊断侵袭性念珠病时主要根据宿主高危因素（如血液系统恶性肿瘤、持续粒细胞缺乏、实体器官或干细胞移植、中心静脉导管、长时间使用广谱抗菌药物、腹腔手术或既往腹腔手术、胃肠道穿孔及吻合口漏、胰腺炎、糖皮质激素、其他免疫抑制剂的使用、艰难梭菌感染等）、临床特征（临床症状、体征、充分的抗细菌治疗无效等）、病原学检查（各种无菌体液真菌涂片、培养，血清真菌 G 试验、组织病理学真菌特征性改变等）结果进行分层诊断。①拟诊（possible）：同时具有宿主危险因素、临床特征；②临床诊断（probable）：拟诊基础上兼有微生物学非确诊检查结果阳性；③确诊（proven）：无菌体液或组织标本真菌培养为念珠菌和（或）组织病理见侵袭性念珠菌病特征性改变。

三、辅助检查

1. 血清学检查 国内外应用最广泛的是血清真菌特异性细胞壁成分 1,3-β-D-葡聚糖检测，简称真菌 G 试验。G 试验是诊断侵袭性念珠菌病的一个重要参考，敏感性和特异性分别为 76.8% 和 85.3%。感染早期即可呈阳性，且阴性预测值较高。该方法主要用于检测空腹血清，也用于检测支气管肺泡灌洗液、脑脊液标本。但真菌 G 试验不是念珠菌病的特异性诊断方法，曲霉、肺孢子菌等真菌感染也可为阳性，其他含有葡聚糖因素（如血液滤过、腹膜透析、手术纱布填塞），溶血、黄疸，使用丙种球蛋白或白蛋白，化疗性黏膜炎破坏肠道完整性，存在脓毒性休克，以及有肠缺血等也会导致其假阳性。因此，G 试验不应单独用于侵袭性念珠菌病的诊断，临床通常需合并其他检测手段及临床表现综合判断，但动态监测真菌 G 试验对于疗效判断也有重要意义。

2. 分子生物学检测方法 目前已在临床开展的检测方法主要为病原体宏基因组学检测技术，又称二代测序技术（metagenomic next generation sequence，mNGS），该技术不需要培养即可直接检测临床标本，尤其是对一些病因不明的感染或已使用抗感染药物治疗后，仍有一定检测阳性率，可为疑难、少见感染病的病原学诊断提供依据。

3. 组织病理学检测 感染病灶的组织穿刺活检常常可以确诊。脓疱基底的刮片样本应送微生物学实验室做革兰染色和培养，病理实验室组织染色（常规 HE 染色和过碘酸希夫、六胺银染色）。皮肤钻孔活检或组织活检会显示微脓肿，特殊染色显示存在芽生酵母菌，通常还会显示假丝酵母菌特有的假菌丝或菌丝。组织病理切片中查见念珠菌芽孢和假菌丝或真菌丝，且有组织侵袭证据即可确诊。

四、处理原则

针对不同的情况，对念珠菌病的治疗可分为预防治疗（prophylaxis therapy）、经验性治疗（empirical therapy）、诊断驱动治疗（preemptive therapy）和目标治疗（targeted therapy），根据治疗目的的不同选择相应的治疗方案。

1. 预防治疗 主要针对血液病中易发生侵袭性真菌病的急性髓性白血病和异基因造血干细胞移植患者。对于实体器官移植的部分高危患者，也推荐使用抗真菌药物预防。

2. 经验性治疗 是指有念珠菌病高危因素患者，已出现感染临床特征而采取的抗真菌治疗。较多见于血液恶性肿瘤接受高强度化疗或异基因造血干细胞移植患者，因持续发热伴粒细胞缺乏，充分抗菌药物治疗无效后给予抗真菌治疗。

3. 诊断驱动治疗 是指有念珠菌病高危因素患者出现感染的临床特征，并有病原学非确诊检查阳性结果时给予的抗真菌治疗。诊断驱动治疗的目的在于尽早控制感染、降低病死率。

4. 目标治疗　侵袭性念珠菌病一旦确诊，可根据感染部位、药敏试验结果和经验性或诊断驱动治疗的效果选用抗真菌药物。

选择抗真菌药物治疗时，应考虑以下几方面问题。治疗开始前应尽量明确感染部位，寻找可能的病原菌，收集合格的标本，以明确微生物学证据。如确定具体的致病菌种类，应根据感染的部位，感染的严重程度，患者的脏器功能，合并用药以及药敏结果等确定合适的治疗方案。

五、用药方案

1. 棘白菌素类　棘白菌素类主要通过阻断真菌细胞壁的1,3-β-D-葡聚糖的合成发挥抗真菌作用。念珠菌血症及念珠菌血行播散的感染推荐首选棘白菌素类药物。棘白菌素类药物主要包括卡泊芬净、米卡芬净和阿尼芬净（国内未上市）。卡泊芬净首剂量70mg，而后50mg qd维持剂量，对于Child-Pugh评分B级的患者，维持剂量降低至35mg qd。米卡芬净对于治疗念珠菌感染的推荐剂量为100mg qd。棘白菌素类药物不良反应较轻微，患者通常能耐受，主要包括肝毒性及输液反应等。

2. 三唑类　三唑类药物阻断细胞色素P450催化下生成的14-α-去甲基羊毛醇，阻断麦角醇的合成，主要作用于真菌细胞膜。三唑类抗真菌药物主要包括氟康唑、伊曲康唑、伏立康唑、艾沙康唑和泊沙康唑。伊曲康唑多用于浅表部真菌感染，现已很少用于侵袭性真菌感染的治疗。对于念珠菌病的预防性治疗，首选氟康唑。病情较轻，不耐药念珠菌感染降阶梯治疗时，可考虑使用氟康唑（克柔念珠菌除外，天然耐药）。有曲霉高危因素的患者可考虑使用伏立康唑。三唑类药物有一定的交叉耐药，出现氟康唑耐药时，更换为其他三唑类药物应参考药敏结果。三唑类药物常见的不良反应为肝毒性。氟康唑、伏立康唑和泊沙康唑可见Q-T间期延长，艾沙康唑会导致Q-T间期缩短。伏立康唑还可导致精神症状及视野改变。

3. 两性霉素B　两性霉素B与真菌细胞膜上的麦角醇结合，破坏真菌细胞膜通透性，从而发挥抗真菌作用。两性霉素B多用于棘白菌素或唑类耐药的念珠菌感染患者，但葡萄牙念珠菌对两性霉素B天然耐药，输液时需注意不同剂型的输液速度及剂量爬坡的差异。两性霉素B普通制剂常见的不良反应主要有输液反应、低钾血症、肾损伤等，脂质制剂不良反应类似，但发生率较普通制剂低。两性霉素B治疗相关不良反应多为可逆性，出现不良反应后及时停药可恢复，使用时应注意监测。不同两性霉素B制剂的特征比较见表23－1。

表23－1　不同两性霉素B制剂的特征比较

特征	AmBD	ABCD	ABLC	L-AmB
结构	胶束结构	盘状结构	多层带状结构	单层球形脂质体
大小（nm）	—	122×4（直径×厚度）	1600～11000（长度）	80（直径）
急性输液反应	较高	最高	较低	最低
肾损害风险	高	较低	较低	最低
输注速度	≥6h	起始1mg/（kg·h），最少2h	2.5mg/（kg·h）	0.5～1h，剂量>5mg/kg时2h
用前试验剂量	可选	建议	无需	无需

注：AmBD. 两性霉素B普通制剂；ABCD. 两性霉素B胶状分散体；ABLC. 两性霉素B脂质复合物；L-AmB. 两性霉素B脂质体。

4. 氟胞嘧啶　氟胞嘧啶通过干扰DNA和蛋白质合成来发挥抗真菌作用。单用氟胞嘧啶易出现耐药。多与其他药物联用，用于治疗念珠菌导致的感染性心内膜炎。此外，氟胞嘧啶以原型经肾脏排泄，故也可与其他药物联用治疗念珠菌导致的泌尿系感染。血液毒性是氟胞嘧啶主要的剂量限制性不良反应，肝毒性及胃肠道反应也是氟胞嘧啶的常见不良反应。

六、治疗中的其他建议

对于有管路的患者（如 PICC、D-J 管等），管路是念珠菌定值的高发部位，在恰当的时机，可考虑拔出或更换导管。药物治疗时，念珠菌病一般采用单药治疗，尚不明确联合治疗的益处。预防用药品种选择时，需考虑患者的危险因素，评估曲霉及毛霉感染的风险。低危患者可考虑氟康唑预防性治疗，曲霉及毛霉感染高危患者可考虑选择泊沙康唑。

治疗用药时要结合感染部位，考虑药物的组织分布情况。绝大多数抗真菌药物不经肾脏排泄，因此，对于泌尿系念珠菌感染，参考药敏（敏感、SDD 或低度耐药），可考虑选用氟康唑。一旦病原菌为克柔念珠菌或氟康唑高耐药菌株，可考虑静脉使用 AmBD 或联合 AmBD 膀胱冲洗。念珠菌眼内炎及中枢神经系统念珠菌感染，由于存在屏障影响通透性，药物选择需要考虑组织浓度。中枢神经系统感染可考虑使用高剂量的 L-AmB 或三唑类药物，念珠菌眼内炎首选三唑类药物，必要时可联合治疗，还可局部给药（如球后注射或鞘内注射两性霉素 B）。累及多个部位的念珠菌病也可考虑联合治疗。此外，抗真菌药物的选择时，还需要考虑药物的不良反应及药物相互作用。

案例分析 23-1 患者，男性，46 岁，确诊多发性骨髓瘤轻链 λ 型 1 年半，行多程放化疗，此次入院后出现下肢感觉异常，脐以下感觉完全消失，伴急性尿潴留，予以留置尿管。腰椎核磁平扫发现 T3 ~ T5 椎管内髓外占位性病变，考虑多发性骨髓瘤累及髓外可能。考虑患者病变进展迅速，肿瘤负荷高，予以 VDT-PACE 方案。具体用药：硼替佐米（万珂）2.8mg（1.3mg/m^2），inj. 皮下注射，d1、d4、d8、d11；VP-16，80mg（40mg/m^2），iv. 持续输注，d1 ~ d4；地塞米松 40mg，iv. drip，d1、d4、d8、d11；表柔比星，20mg（10mg/m^2）iv. 持续输注，d1 ~ d4；顺铂，20mg（10mg/m^2），iv. 持续输注，d1 ~ d4；环磷酰胺 800mg（400mg/m^2），iv. 持续输注，d1 ~ d4；沙利度胺 100mg，p. o，qn。因严重粒细胞缺乏、重度贫血、血小板减少、严重感染，d11 硼替佐米及激素未予用药。患者 VDT-PACE 用药 d3 起外周血白细胞减少、贫血、血小板减少，化疗后 d6 严重粒细胞缺乏（白细胞 0.04 × 10^9/L、分类测不出）。患者化疗后粒细胞减少伴发热，初为低热，d4 予比阿培南 0.6g q12h 后体温控制可；后 d6 起粒细胞缺乏状态，d8 起寒战、高热。一般情况变差，反复调整抗生素方案效果不佳；d10 血培养回报念珠菌感染，G 试验 139.54pg/ml，d12 念珠菌鉴定结果，热带假丝酵母菌；药敏试验：氟胞嘧啶（S）、两性霉素（非耐药）、氟康唑（I）、伊曲康唑（R）、伏立康唑（I）。后尿、便培养分别回报热带假丝酵母少，考虑尿路真菌感染、消化道真菌感染，致病菌经尿路入侵可能。据药敏调整抗生素，最后方案为：亚胺培南 1g q6h 静脉滴注、氟康唑 400mg q12h 静脉滴注、卡泊芬净 50mg qd 静脉滴注（首日予 70mg 负荷量）。诊断：侵袭性念珠菌感染，念珠菌血症，念珠菌尿。

1. 该患者抗真菌方案选择卡泊芬净 + 氟康唑是否适宜？
2. 该患者药敏为氟康唑中介，选择氟康唑是否适宜？

答案解析

知识拓展

念珠菌的检出部位

念珠菌为人体的定植菌，口腔或痰标本检测出念珠菌，患者如不存在真菌感染的高危因素，通常情况下无需抗真菌治疗。

第二节　隐球菌病

一、概述

隐球菌是一种酵母样真菌，是导致隐球菌病的病原体。隐球菌病是由新型隐球菌（*Cryptococcus neoformans*）或格特隐球菌（*Cryptococcus gattii*）引起的侵袭性真菌感染，高发于免疫功能低下患者。隐球菌病多见于 HIV 及器官移植患者，其他使用免疫抑制剂者或免疫异常人群中也会罹患隐球菌病。在某些免疫功能正常的人群中，也可见隐球菌感染的报道。其中新生隐球菌广泛存在于世界范围的土壤和鸟粪中，与免疫力低下的患者，尤其与 AIDS 患者的隐球菌感染相关；格特隐球菌，主要在热带和亚热带地区，通常引发免疫功能正常人群的隐球菌感染。

隐球菌可以导致人体任何组织和脏器的感染。隐球菌是一种嗜神经系统微生物，最常见的感染部位为中枢神经系统，其次为肺部和皮肤。隐球菌感染时，微生物主要通过呼吸道侵入人体，主要表现为小酵母细胞及芽孢。在 AIDS 患者中，隐球菌的感染率可以高达 30%；在免疫抑制患者中，隐球菌感染的发病率为 5%~10%；而在免疫功能正常的人群中，隐球菌的感染率约为十万分之一。

二、诊断要点

隐球菌病的诊断主要依靠组织病理检查和病灶内脓液穿刺标本的病原学涂片和培养。无菌部位的标本，如脑脊液，肺穿刺组织等的真菌涂片、培养阳性，可作为隐球菌病诊断的金标准。六胺银染色法可以鉴定组织病理学标本中隐球菌的酵母菌形式。黏蛋白胭脂红染色可同时凸显酵母菌和荚膜，对检测隐球菌有特异性。Fontana-Masson 染色可显示酵母菌中的黑色素，过碘酸希夫染色（PAS）通过新合成的品红复合物使隐球菌清晰显示出鲜红色的形态和菌落。然而组织病理检查可操作性差，一般难以实现。

隐球菌病患者通常存在感染高危因素，主要包括两方面，既往史及接触史。既往史主要包括：是否有 AIDS、糖尿病、红斑狼疮、结核病等基础疾病，是否长期应用免疫抑制剂、广谱抗生素、糖皮质激素等，是否为器官移植后的患者等。接触史主要包括：是否有家禽特别是鸽子密切接触史、桑拿、久置橱柜衣物清理史。

诊断时，需综合考虑患者的临床特征、宿主因素及微生物/组织病理学检测，根据不同的情况分为确诊、临床诊断及临床疑诊。

三、辅助检查

1. 特殊染色　部分标本，如脑脊液，可通过特殊染色，作为隐球菌感染诊断的补充。①墨汁染色：HIV 感染患者墨汁染色阳性率可达 80%，但非 HIV 感染患者墨汁染色阳性率仅为 50% 左右，连续多次墨汁染色可提高检测阳性率。部分患者在完成治疗后墨汁涂片仍然阳性，少数患者此类情况可持续 1~2 年。②迈-格-姬（May-Grunewald-Giemsa，MGG）染色：其阳性检出率较高，首次阳性检出率为 84%~100%。但该方法对菌体的形态学特征显示不清，当隐球菌呈散在分布时，极易与脑脊液小淋巴细胞相混淆，故该方法对检测者的技能水平要求较高。③阿利新蓝染色：优点是敏感度较高且易观察，缺点是无法检测出荚膜缺陷菌株。

2. 免疫学检查　免疫学检查主要分为抗原检测和抗体检测两大类。①抗原检测：抗原检测的主要检测目标是隐球菌荚膜多糖抗原，血清、脑脊液和尿液中的抗原检测，是隐球菌病诊断的有效手段之一。抗原反应的敏感性及特异性均较高，但仍有假阳性及假阴性的可能。与其他真菌（毛孢子菌、黏滑口腔球菌、玉米黑粉菌、巴西副球孢子菌等）产生交叉反应、类风湿因子阳性者、HIV 感染者、结核性脑膜炎及系统性红斑狼疮患者均可出现假阳性。发病早期、载菌量较低、隐球菌抗原浓度低于检出低限值以及隐球菌菌株荚膜小或无荚膜等均可导致假阴性。②抗体检测：抗体阳性并不意味着是现行感染，也可能是既往感染。抗体检测的敏感性和特异性均较高，动态监测抗体的滴度变化有助于判断病情的变化。

3. 分子生物学检测 近年开展的宏基因组学第二代测序（metagenomic next-generation sequencing，mNGS）为隐球菌病的诊断提供了有力证据。该项技术对标本处理、数据分析要求较高，不同实验室结果之间存在差异。

4. 影像学 隐球菌病的影像学检查不典型。肺隐球菌感染患者胸部 X 线及 CT 表现多样，通常分为单发或多发结节块状影、片状浸润影和弥漫混合病变等三种类型。25%~50% 的中枢神经系统隐球菌感染患者影像学可无明显变化。隐球菌常侵袭的部位是脑膜、小脑背部、大脑底部和基底节。头颅 MRI 检查常表现为脑膜增厚、血管周围间隙扩大，在中脑、基底节、丘脑等部位出现典型的胶状假囊，呈“肥皂泡”状改变。此外，中枢神经系统隐球菌感染还可以表现为肉芽肿、囊肿、脓肿和进行性脑积水，其中格特隐球菌感染易形成颅内瘤样病灶。

5. 临床表现 中枢神经系统隐球菌感染主要表现为颅内压升高和脑膜刺激征，累及脑实质，呈白质脱髓改变、形成肉芽肿和囊肿等，可表现为占位效应。肺隐球菌感染者临床症状轻重不一，可从无症状的结节到严重的急性呼吸窘迫综合征（ARDS）。主要表现为咳嗽、咳少量黏液痰或血痰、伴发热，部分患者可出现胸痛、咯血、乏力、盗汗等。临床亦常见慢性隐匿起病的无症状患者。

四、处理原则

肺是隐球菌感染的主要门户部位，免疫抑制患者发展成播散性感染的危险性很高，因此所有发生于免疫抑制患者的隐球菌感染均需治疗。HIV 阴性的免疫正常患者中，部分痰培养阳性的患者未经治疗也可自愈，是否需要治疗需综合评估。中枢神经系统隐球菌感染，需按照推荐的隐球菌病治疗方案治疗。肉芽肿型及囊肿型中枢神经系统隐球菌感染，如需要及条件允许，应首先考虑手术去除病灶。皮肤隐球菌感染分为继发和原发两种类型。继发性皮肤隐球菌感染一般预示已经发生播散性隐球菌感染，主要来源于血行播散，治疗方案同中枢神经系统隐球菌感染。原发性皮肤隐球菌感染独立存在，但也可能播散到其他部位，发病前大多具有局部外伤史，必要时可以采用外科手术切除。

五、用药方案

1. 两性霉素 B 中枢神经系统、播散性隐球菌病及重症肺炎患者的诱导治疗时，推荐使用两性霉素 B 的脂质制剂。两性霉素 B 脂质体推荐剂量为 3 ~ 4mg/kg，需联合氟胞嘧啶。诱导方案通常持续至少 2 周。

2. 氟胞嘧啶 氟胞嘧啶很少单独用于真菌感染的治疗，单药使用容易耐药。通常与两性霉素 B 联合用于隐球菌病的治疗。与单独使用两性霉素 B 相比，联用氟胞嘧啶产生的杀菌活性更强。初始诱导治疗期间，未使用氟胞嘧啶与 2 周时脑脊液灭菌不彻底及治疗失败有关。与两性霉素 B 单药治疗或两性霉素 B + 氟康唑相比，两性霉素 B + 氟胞嘧啶治疗还可降低死亡率。联用时氟胞嘧啶的剂量通常为 25mg/kg，每天 4 次。

3. 氟康唑 氟康唑通常不首选用于隐球菌病的诱导治疗，对两性霉素 B + 氟胞嘧啶不耐受的患者或轻症肺隐球菌病及原发皮肤的隐球菌病患者可考虑使用氟康唑诱导治疗。氟康唑 12～18mg/(kg·d)，可联合两性霉素 B 或氟胞嘧啶用于隐球菌中枢神经系统感染的诱导治疗。肺隐球菌病时，氟康唑推荐剂量为每天 400～800mg；原发皮肤隐球菌病，氟康唑的推荐剂量每天 400mg。氟康唑多用于隐球菌病诱导治疗后的巩固治疗和维持治疗。巩固治疗时推荐剂量为每天 400～800mg，需持续 8 周；维持治疗时推荐剂量为每天 200mg，疗程较长，通常需持续一年以上。使用氟康唑期间，应监测肝肾功能，注意药物的相互作用。

4. 其他三唑类药物　其他可用于隐球菌病替代治疗的三唑类药物主要包括伏立康唑（200mg q12h），泊沙康唑肠溶片（300mg qd）和艾沙康唑（200mg qd）。泊沙康唑混悬液和伊曲康唑由于口服吸收差，生物利用度变异较大，目前已不推荐用于隐球菌病的替代治疗中。选用三唑类药物时，应注意不良反应及药物相互作用。三唑类药物的药物相互作用见表 23－2。

表 23－2　三唑类药物的主要药物相互作用位点

药物	底物	CYP3A4/5	CYP2C9	CYP2C19	P-GP	CYP2B6	BCRP
氟康唑	—	中（抑制）	中（抑制）	强（抑制）	—	—	—
伊曲康唑	CYP3A4	强（抑制）	—	—	抑制（未分级）		抑制（未分级）
伏立康唑	CYP2C19 CYP3A4 CYP2C9 P-gp	强（抑制）	抑制（未分级）	抑制（未分级）	—	—	—
泊沙康唑	P-gp UDP-葡糖苷酶	强（抑制）	—	—	—		
艾沙康唑	CYP3A4/5	中（抑制）			弱（诱导）	弱（抑制）	抑制（未分级）

六、治疗中的其他建议

未累及中枢神经系统的隐球菌感染，应积极治疗感染，防止感染累及中枢神经系统。对于肺部局限病灶，且药物治疗不佳的患者，可考虑手术治疗。中枢神经系统隐球菌感染的患者，应监测颅内压，有研究显示颅内压升高复发与症状恶化相关。选择合适的方案控制颅内压，减少脱水降颅压药物（如甘露醇及乙酰唑胺）与两性霉素 B 合用不良反应发生的风险。

隐球菌病治疗疗程较长，包含诱导治疗、巩固治疗和维持治疗三阶段。巩固治疗时，根据感染部位的差异，严重程度的不同，短则 3～6 个月（原发皮肤），长则 6～12 个月（如中枢神经系统），形成隐球菌瘤的患者，疗程更长且可导致严重的并发症。在治疗过程中，需持续监测药物的不良反应。此外，应逆转患者的免疫状态，如停用 BTK 抑制剂，减少激素或免疫抑制剂的用量等，直至感染控制。但调整免疫治疗方案时，必须权衡患者减少免疫抑制治疗的益处，以及器官排斥反应和免疫重建的可能性，同时仔细考虑这些药物的药物间相互作用及不良反应。对于 HIV 患者，参照患者的 CD_4^+ T 淋巴细胞计数综合判断是否需要开始高效联合抗病毒治疗（HAART）。对于 CD_4^+ T 淋巴细胞计数 50～200/μl 的患者，则建议在开始隐球菌治疗 4 周后开始 HAART。当 CD_4^+ T 淋巴细胞计数 <50/μl 时，虽患者急需开始 HAART，但仍不建议隐球菌治疗和 HAART 同时开始。对于病情危重的患者，可考虑在开始隐球菌治疗 2 周后开始 HAART。若病情稳定，则建议在开始隐球菌治疗 4 周后开始 HAART。

案例分析 23-2 患者，男性，59 岁，70kg。24 天前无明显诱因突发一过性四肢抽搐，意识不清，余不详，于当地医院查头 CT 提示右颞顶枕交界区、左侧额顶叶低密度灶。之后间断发热，体温波动在 37~38℃，伴头痛，逐渐加重，并开始出现恶心、呕吐、不能进食，伴双下肢水肿、泡沫尿。患者既往干燥综合征，系统性红斑狼疮 7 年，长期口服甲泼尼龙片 18mg qd、硫酸羟氯喹片 0.20g bid、吗替麦考酚酯 500mg bid 等治疗，高血压 6 年，糖尿病 8 年。自述有鸽子接触史。入院查体：双侧 Babinski 征阳性，颈部明显抵抗。完善腰穿检查（2021-7-31），压力 $210mmH_2O$，脑脊液生化：蛋白定量测定 1160.9mg/L↑，氯 118.5mmol/L↓，葡萄糖 4.1mmol/L；脑脊液常规：脑脊液颜色无色，脑脊液透明度清晰透明，脑脊液红细胞 $0/mm^3$，多个核细胞百分比 3.4%，脑脊液白细胞 $390/mm^3$，单个核细胞百分比 96.6%，脑脊液 pandy 实验（++）；留取脑脊液 15ml 送检后，患者诉头痛较前缓解。间断予甘露醇 125ml 静脉滴注治疗，患者治疗当天头痛、恶心、呕吐较前稍缓解。G 试验 188.5/ml；GM 实验 0.08，涂片未找到新型隐球菌。血隐球菌荚膜抗原弱阳性。考虑隐球菌脑膜炎可能性大。予以氟康唑 400mg qd 静脉滴注；予氟康唑治疗后第二天，患者诉头痛、恶心、呕吐症状明显缓解，mNGS：新生隐球菌和 EBV（+）。脑脊液培养新生隐球菌阳性，氟胞嘧啶、两性霉素 B、氟康唑敏感。请免疫科调整免疫抑制剂用量，停用吗替麦考酚酯，将甲泼尼龙减量至 16mg。氟康唑剂量增加至 600mg qd，患者头痛症状明显缓解，无不适主诉，查体脑膜刺激征阴性，考虑氟康唑治疗有效。诊断：中枢神经系统感染，隐球菌感染。

1. 该患者隐球菌感染的高危因素有哪些？
2. 该患者氟康唑的剂量是否适宜？

答案解析

第三节 曲霉病

一、概述

曲霉菌病是指由曲霉菌（*Aspergillus*）引起的变态反应、气道/肺部侵袭、皮肤感染或肺外播散疾病，最常见的致病菌包括烟曲霉（*A. fumigatus*）、黄曲霉（*A. flavus*）、黑曲霉（*A. niger*）和土曲霉（*A. terreus*）。曲霉菌病主要分为三大类，过敏性曲霉菌病（包括变应性支气管肺曲霉病和过敏性曲霉菌鼻窦炎）、慢性和腐生型曲霉菌病及侵袭性曲霉菌病。过敏性曲霉菌病的管理及治疗方案更类似于过敏性疾病。下文中不做更多叙述。慢性肺曲霉菌病包括曲霉菌（*Aspergillus*）菌丝在有基础结构性肺病的患者肺部局部增殖引起的一系列疾病，治疗方案与侵袭性曲霉菌病类似。本节主要针对侵袭性曲霉菌病及慢性曲霉菌病。

曲霉菌普遍存在于自然界中，在免疫力正常的患者中，曲霉菌很少引起侵袭性感染。侵袭性曲霉菌感染多见于血液系统恶性肿瘤、造血干细胞移植或实体器官移植相关的免疫抑制患者。曲霉菌主要通过呼吸道侵入机体。除侵犯肺脏外，也可侵犯体内的窦腔、心脏、脑和皮肤。侵袭性曲霉菌病的危险因素主要包括以下几方面：重度和长期中性粒细胞减少；使用大剂量糖皮质激素；其他可导致细胞免疫应答长期受损的药物或疾病，例如用于治疗自身免疫性疾病和用于预防器官排斥的免疫抑制治疗方案、AIDS 等；某些靶向药物的使用，如 BTK 抑制剂等。最常见的感染菌种是烟曲霉（*Aspergillus fumigatus*）复合群，其他常见的致病复合群包括黄曲霉（*A. flavus*）、土曲霉（*A. terreus*）和黑曲霉（*A. niger*）。

二、诊断要点

确诊曲霉菌病需要根据微生物学和（或）组织病理学诊断明确，直接培养或组织病理学检测出曲霉菌可作为侵袭性曲霉菌病诊断的标准。但微生物学检测（如培养）在慢性肺曲霉菌病中的价值有限，更多依赖于影像学诊断。

1. 直接检测呼吸道标本 通常使用含10%氢氧化钾的钙荧光白染色剂对呼吸道标本进行染色，以检测是否存在真菌成分。但显微镜下曲霉菌的形态与其他丝状真菌（如镰刀菌）类似。

2. 培养 无菌部位的曲霉菌培养呈阳性，和（或）组织病理学检查示病菌侵入组织，可确诊为曲霉菌病。对于危险因素和临床和（或）影像学特征提示存在侵袭性曲霉菌病的患者，呼吸道分泌物培养出曲霉菌可为诊断侵袭性曲霉菌病提供充分证据。

3. 组织病理学 侵袭性曲霉菌感染时，组织病理学活检标本中可以观察到病原菌。可使用Gomori methenamine银（GMS）染色或过碘酸-希夫（periodic acid-Schiff，PAS）染色观察。但部分真菌，如赛多孢子菌和镰刀菌，与曲霉菌类似，需要进一步培养确定菌属，以明确后续治疗方案。

三、辅助检查

1. 半乳甘露聚糖抗原检测（GM试验） 半乳甘露聚糖是一种多糖，是曲霉菌细胞壁的主要成分。部分患者尚未出现临床症状时，血清GM试验结果可为阳性。但GM试验存在着一定的局限性。检测时同时使用抗真菌药物会降低GM试验的敏感性，可能会呈现假阴性。部分其他真菌感染，如镰刀菌、青霉菌和荚膜组织胞浆菌GM试验也会呈现阳性。造血干细胞移植后100天内以及化疗或移植物抗宿主病引起的胃肠道黏膜炎患者中，会出现假阳性。部分抗菌药物含半乳甘露聚糖，也会导致GM试验假阳性。对于侵袭性曲霉菌病患者，动态监测GM，既可作为抗真菌治疗效果的预后指标，又可用来鉴别真菌感染引起的恶化与宿主免疫应答所致的影像学表现恶化。

2. β-D-葡聚糖检测（G试验） 1，3-β-D-葡聚糖是许多真菌的细胞壁成分，通过β-D-葡聚糖法可检测。但G试验在曲霉的检测中不具有特异性。此外有很多因素会导致G试验的假阳性。G试验更多用于念珠菌病，而不是侵袭性曲霉菌病的辅助诊断。

3. 分子检测 PCR通常与其他手段联合，用于曲霉菌病的诊断。连续两次以上PCR结果阳性可增加曲霉菌病诊断的正确性。

4. 影像学 肺曲霉菌病影像学多变，宿主因素不同具体临床表现也不同，通常表现为单个或多个结节（伴或不伴空洞）、斑片状或节段性实变，或者支气管周围浸润（伴或不伴树芽征）。鼻/鼻窦曲霉菌感染CT表现可能十分细微，包括局灶性软组织病变、轻微局灶性骨侵蚀和局灶性低密度区；MRI也可能查见软组织病变和鼻窦内衬局灶性强化。CNS曲霉菌病相关的CT和（或）MRI表现有3种模式：①与脑脓肿一致的环形增强病灶；②大脑皮层和皮层下梗死，伴或不伴并发的血肿；③鼻旁窦黏膜增厚伴继发性颅内硬脑膜强化，与病变从鼻旁窦直接蔓延的表现一致。

四、处理原则

曲霉菌病参照感染的种类（侵袭性或慢性），是否存在免疫功能受损，处理原则也存在着差异。由于免疫受损程度对曲霉菌病病程的影响非常大，应评估患者的免疫功能，尽量降低免疫抑制水平或去除危险因素。曲霉菌病多依靠抗真菌药物治疗，除抗真菌治疗外，对于伴发慢性坏死性疾病的某些复杂病例，可能适合手术清除坏死组织作为辅助治疗。决定是否手术取决于多种因素，包括病变部位及程度、需切除的程度、共存疾病、日常体能状态、患者耐受手术的能力及基础疾病。推荐采用手术处理易行清创术的局部感染，如侵袭性鼻/鼻窦炎和局限性皮肤病。

侵袭性曲霉菌病更多依赖药物治疗。对于部分无免疫功能异常的部分慢性曲霉菌病（如单纯肺曲霉球等），可随诊观察，无需治疗。对于伴咳血的单纯肺曲霉球及部分曲霉菌结节患者，可考虑手术切除后，根据免疫抑制的程度，决定随诊或开启抗真菌治疗。慢性空洞性肺曲霉菌病（CCPA）是一种慢性进展性疾病，需抗真菌治疗，通常疗程持续6个月或更长，部分患者需要终身抗真菌治疗。慢性纤维化性肺曲霉菌病较为难治，治疗方法通常与CCPA相同，几乎都需要终生治疗。亚急性侵袭性肺曲霉菌病常发生于免疫功能轻度受损的患者。因此，其治疗方法与侵袭性曲霉菌病相同，但治疗时间往往更长。

五、用药方案

现有3类抗真菌药可用于治疗曲霉菌病：多烯类、唑类及棘白菌素类。曲霉菌病的恰当疗法取决于宿主的免疫状态、器官功能（肝和肾）、既往治疗以及病原菌耐药的风险。

1. 伏立康唑 如不考虑耐药情况，伏立康唑是侵袭性曲霉菌病的首选治疗方案，且伏立康唑可透过血脑屏障，对中枢神经系统曲霉菌病也有一定疗效。伏立康唑初始需给予负荷剂量6mg/kg、一日2次，第二日转为维持剂量4mg/kg、一日2次至少持续7日；后可改为口服，一次200mg、一日2次维持。大多数患者的推荐维持剂量是200mg q12h。用药期间应监测伏立康唑的血药浓度，检测时间为开始治疗后4~7日以及每次改变剂量后，推荐维持谷浓度在1~5.5μg/ml范围内，但对于严重感染（如多灶性或播散性疾病、CNS感染），优选的血清谷浓度范围为2~6μg/ml。若谷浓度低于1μg/ml，则需增加伏立康唑剂量并进行适当的后续监测。血药浓度过高会增加毒性风险，尤其是神经毒性（包括幻觉、谵妄和妄想），血药浓度高于推荐浓度时，需要降低伏立康唑剂量。药物相互作用和个体药物基因多态性（CYP2C19的代谢型）均会影响伏立康唑的血药浓度，部分患者给药剂量可能为150mg q12h甚至更低。此外伏立康唑的特殊不良反应，如精神症状、幻视、视野缺损等，用药期间也应密切监测。

2. 泊沙康唑和艾沙康唑 如患者无法耐受伏立康唑，或因部分不良反应（如本身有精神症状）或药物相互作用不适合于使用伏立康唑时，可考虑选择泊沙康唑或艾沙康唑。此两种药物疗效与伏立康唑相当，耐受性较伏立康唑更佳，但临床应用经验相对有限。泊沙康唑口服混悬液吸收变异性较大，更推荐选择泊沙康唑肠溶片治疗。使用泊沙康唑期间，应监测血药浓度，建议在开始用药后4~5日及每次改变剂量后检测药物浓度，治疗严重感染时，泊沙康唑目标浓度为1.5~3.75mg/L。用于预防的目标浓度为0.5~3.75mg/L。使用艾沙康唑的患者无需行常规血药浓度监测，存在严重或进展性疾病、突破性感染、中毒征象，或可能发生改变艾沙康唑浓度的药物相互作用时，推荐监测艾沙康唑的血药浓度。但目前尚无最佳血药浓度推荐范围，但大多数患者接受标准给药方案的药物浓度可达到>1μg/ml。

3. 两性霉素B 两性霉素B抗真菌活性强大，但两性霉素B对土曲霉无活性。应用两性霉素B脱氧胆酸盐可出现重度肾毒性，且治疗结局差。除非没有条件使用两性霉素B脂类制剂或其他具有霉菌活性的抗真菌药，否则不推荐将两性霉素B脱氧胆酸盐用于治疗侵袭性曲霉菌病。脂类制剂主要优势在于能够给予更大剂量，且毒性更小，但尚未明确显示其治疗结局优于常规两性霉素B。

4. 棘白菌素类 棘白菌素类包括卡泊芬净、米卡芬净和阿尼芬净。阿尼芬净在我国尚未上市。卡泊芬净已获批准用于治疗对标准治疗不耐受或标准治疗难治的侵袭性曲霉菌病患者，米卡芬净可用于曲霉菌引起的血液、呼吸道及胃肠道感染。这些药物具有抗曲霉菌某些种的活性，且认为所有3种棘白菌素类的有效性相当。棘白菌素类药物不是治疗曲霉菌感染的首选药物，棘白菌素类有时在联合另一种抗真菌药的情况下，用于初始治疗和挽救性治疗。

5. 联合治疗 曲霉菌病的联合治疗通常包括伏立康唑+棘白菌素类和两性霉素B脂质制剂+棘白

菌素类。通常临床不推荐两性霉素 B + 三唑类，曲霉菌病动物模型显示，与两性霉素 B 同时给药或连续给药时，三唑类药物可能拮抗两性霉素 B 的作用。

六、治疗中的其他建议

使用具有抗曲霉菌活性的药物可预防侵袭性曲霉菌病，但尚不明确哪些特定患者会从预防策略中获益，这部分取决于患者特征和各医疗机构中侵袭性真菌感染的流行病学情况。完成了抗真菌治疗的患者若再次发生中性粒细胞减少，则有曲霉菌病再激活的风险。复发风险高的患者（如接受化疗或 HCT 的患者）需进行二级预防。对于中性粒细胞减少伴发热的患者，需考虑经验性治疗或抢先治疗。

通常曲霉菌病不推荐联合用药。对于重症患者，如需开启联合治疗，应对潜在药物毒性、疾病严重程度、免疫抑制程度及实践问题（包括费用和静脉给药治疗可行性）进行个体化评估，权衡给予两种药物的风险与获益。

案例分析 23－3　患者，女性，69 岁，10.14 因“二尖瓣关不全”于外院行胸腔镜下二尖瓣成形术，术中突发主动脉夹层，立即行全主动脉弓人工血管置换术并支架象鼻手术，术后持续昏迷状态，考虑缺血性缺氧性脑病，应用激素及甘露醇治疗后仍然昏迷状态。无尿，予以 CRRT，肌酐恢复正常但仍然无尿。于 10.23 转入我院。入院后参照外院痰培养结果（黏质沙雷菌，阴沟肠杆菌）经验性予以美罗培南 + 万古霉素治疗。当天行支气管镜检查，支气管镜下可见黑色毛样物质，考虑真菌可能性大，加用伏立康唑 200mg q12h iv。血 G 试验 209.773，GM 阴性，肺泡灌洗液 G 试验 > 600，GM 7.546。10.25 肺泡灌洗液培养回报为耐碳青霉烯的鲍曼不动杆菌（替加环素敏感，余耐药），黏质沙雷菌（头孢替坦、头孢唑林及呋喃妥因耐药，余敏感）及黑曲霉菌。联合会诊考虑患者无尿，CRRT，建议将伏立康唑静脉制剂更换为伏立康唑片口服，200mg q12h，同时监测血药浓度。诊断：肺部感染（细菌 + 真菌混合感染）

1. 该患者为何建议将伏立康唑静脉制剂更换为口服制剂？
2. 伏立康唑的推荐治疗浓度范围。

答案解析

第四节　毛霉病

一、概述

毛霉病（mucormycosis）是由毛霉目真菌引起的感染性疾病。致病真菌是环境真菌，广泛存在于空气、发霉食物及土壤中，孢子可通过吸入、食入或外伤等途径进入人体导致感染。致病菌中以根霉属最常见，其次为横梗霉属、毛霉属、根毛霉属和小克银汉霉属等。毛霉菌病根据感染部位不同可分为肺毛霉菌病、鼻-眶-脑毛霉病、皮肤毛霉病、肾毛霉病、胃肠毛霉病以及播散性毛霉病等临床类型。

毛霉病好发于免疫功能低下人群，一旦发生，病情进展迅速，病死率较高。侵袭性毛霉病的危险因素主要包括糖尿病、糖皮质激素/免疫抑制剂治疗、血液系统恶性肿瘤、移植（实体器官/造血干细胞）、铁过载、使用去铁胺治疗、重症流行性感冒、获得性免疫缺陷综合征（AIDS）、烧伤或其他外伤以及重度营养不良等。

二、诊断要点

对于来自无菌部位取材的组织或其他标本，采用病原学或组织病理学诊断方法发现毛霉目真菌可以确诊毛霉病。病原学诊断方法如下。

1. 真菌直接镜检 显微镜下观察到宽大（直径 7 ~ 15μm）、无（少）隔、近直角分支的透明菌丝提示毛霉菌丝，标本涂片或坏死组织压片发现毛霉菌丝，可作为毛霉病诊断证据。

2. 真菌培养 可对合格的下呼吸道标本、坏死组织或活检新鲜组织进行真菌培养。

疑似毛霉感染且常规方法检查阴性时，可以采集非污染组织标本，如血液、脑脊液等进行宏基因组二代测序（mNGS）检查。mNGS 在相对罕见的毛霉感染以及混合感染诊断层面具有一定作用，尤其通过 mNGS 将病原菌鉴定至种级别，可对临床用药起到指导作用。就 mNGS 报告解读而言，毛霉目真菌中横梗霉科、毛霉科、根霉科、小克银汉霉科等多个科有导致人类疾病的报道，血液检测中发现上述菌种且序列数较多支持感染的可能。

毛霉病临床诊断依据主要包括以下几方面：①宿主因素；②临床表现：肺部出现特征性影像学表现，或急性面部疼痛（可放射至眼部）、鼻部溃疡焦痂、病变从鼻窦扩散到骨及眼眶，或头颅 CT 或 MRI 有特征性表现；③微生物学证据：痰、BALF、支气管刷取物、鼻窦穿刺吸取物病原学诊断发现毛霉目真菌。同时具备宿主因素、临床表现和微生物学证据为临床诊断毛霉病。只具备宿主因素和临床表现为拟诊毛霉病。

三、辅助检查

根据毛霉侵犯的不同部位，可选取相应的影像学检查。血液系统恶性病患者合并肺毛霉病的 CT 表现中可见到楔形实变、晕征、反晕征、多发结节或肿块、少量胸腔积液等，其中反晕征在这类患者中特异性相对较高。此外，初次胸部 CT 检查即发现 10 个以上结节对侵袭性肺曲霉病的鉴别有一定参考价值。胸部增强 CT 扫描可见肺血管破坏改变。糖尿病患者合并鼻-眶-脑毛霉病时，鼻窦 CT 或 MRI 可显示鼻窦炎症和骨质破坏。这些表现结合临床症状，如面部肿胀疼痛、鼻窦炎、突眼、视力下降等，对诊断有重要提示意义。影像学出现提示性表现，结合临床症状，不能排除毛霉病时，建议及时进行组织活检，可以在 CT 引导下取材。

四、处理原则

毛霉菌病治疗首先应积极的处理患者的基础疾病，去除危险因素以及逆转免疫状态。如控制患者的血糖，减少或停止使用免疫抑制剂或糖皮质激素，减少铁沉积，停用去铁胺等。在条件允许的情况下，应尽早行外科手术治疗，目标是去除感染灶，包括局部清创、感染组织及脏器的切除。

五、用药方案

毛霉菌感染时应及时给予全身性的抗真菌药物治疗，目前可选用的治疗毛霉菌病的药物主要包括两性霉素 B（脂质制剂和普通制剂）、泊沙康唑和艾沙康唑。

1. 初始治疗

（1）两性霉素 B 两性霉素 B 的制剂主要包括普通制剂（脱氧胆酸盐）和脂质制剂（脂质体、脂质复合物和胆固醇硫酸脂）。传统两性霉素 B 尽管疗效确切，但不良反应较大，耐受性差，在国外指南中很少推荐用于毛霉菌的治疗。脂质制剂的不良反应较普通制剂轻，耐受性较好，是国际指南中治疗毛霉菌病的一线推荐。不同的两性霉素 B 脂质制剂的药动学和药效学特征有较大的差异。由于国产两性霉素 B 脂质制剂与进口制剂存在着一定的差异，用药剂量建议参照说明书，用药早期可以低剂量起始，逐渐增量。对于重症毛霉病的患者，剂量递增的方案可能会增加不良预后的风险。2019 年国际毛霉病指南建议使用两性霉素 B 脂质体及脂质复合物时，为使患者尽快获益，应直接使用目标剂量。两性霉素 B 的普通制剂尽管对毛霉病疗效确切，但由于不良反应，临床应用受到一定的限制。对于肾功能正常的患者，推荐剂量为 0.5～0.7mg/(kg·d)，成人日剂量不超过 1mg/(kg·d)。两性霉素 B 普通制剂常见的不良反应主要有输液反应、低钾血症、肾损伤等，脂质制剂不良反应类似，但发生率较普通制剂低。两性霉素 B 治疗相关不良反应多为可逆性，出现不良反应后及时停药可恢复，使用时应注意监测。

（2）艾沙康唑　临床中使用的硫酸艾沙康唑（艾沙康唑鎓，而不是艾沙康唑的硫酸盐）为艾沙康唑的前体药物，在体内可由酯酶转化为艾沙康唑。有口服及静脉注射两种剂型，通常无需进行血药浓度监测。口服剂型生物利用度高，受食物影响较小。艾沙康唑治疗毛霉病的疗效与两性霉素 B 类似，对于肾功能不全的患者，推荐使用艾沙康唑作为首选药物。艾沙康唑需要给予负荷剂量，第 1～2 天 200mg 每日 3 次，第 3 天开始 200mg qd 的维持剂量。使用艾沙康唑过程中可见药物性肝损伤。与其他唑类药物不同，艾沙康唑可引起 Q-T 间期缩短，家族性 Q-T 间期缩短者禁止使用。艾沙康唑主要经 CYP3A4 代谢，合并使用 CYP3A4 的诱导剂或抑制剂时，应注意对血药浓度的影响。艾沙康唑为 CYP3A4 的中度抑制剂，用药时需注意药物相互作用。

（3）泊沙康唑　泊沙康唑有静脉制剂、口服混悬液和口服肠溶片三种剂型。其中口服混悬液个体差异较大，吸收受到食物、胃 pH 等因素的影响。肠溶片吸收更好，且个体间差异较口服混悬液小，治疗毛霉病时优于口服混悬液。选用口服剂型治疗时，应进行泊沙康唑血药浓度的监测，应监测泊沙康唑的谷浓度，口服混悬液应在给药后第 7 天首次监测。与艾沙康唑类似，泊沙康唑也可用于肾功能不全的患者。静脉制剂和肠溶片第 1 天予以 300mg 每天 2 次的负荷剂量，第 2 天开始 300mg qd 的维持剂量。泊沙康唑常见的不良反应包括肝损伤、过敏、Q-T 间期延长和心律失常等。既往有心律失常、Q-T 间期延长者应谨慎使用。泊沙康唑是 CYP3A4 的强抑制剂，合用 CYP3A4 底物时应注意药物相互作用。

2. 挽救性治疗　首选药物疗效不佳或不能耐受时需要更换药物，开展挽救治疗。若首选治疗为两性霉素 B 脂质制剂或普通两性霉素 B 制剂（AmBD）。疗效不佳或出现肾损害等严重或无法逆转副作用时，换用艾沙康唑静脉制剂或口服制剂、泊沙康唑静脉制剂或肠溶片或口服混悬液。若首选治疗为艾沙康唑或泊沙康唑，疗效不佳或出现严重或无法逆转副作用时，可换用两性霉素 B 脂质制剂或 AmBD。若首选治疗为 AmBD，出现严重或无法逆转副作用时，可换用两性霉素 B 脂质制剂、艾沙康唑或泊沙康唑。

3. 序贯治疗（降阶梯治疗）　毛霉病初始治疗有效，患者病情稳定后可采用序贯治疗（降阶梯治疗），序贯治疗可将静脉制剂转换为口服制剂，口服制剂首选艾沙康唑或泊沙康唑肠溶片，次选泊沙康唑口服混悬液。

六、治疗中的其他建议

毛霉病的治疗不仅要考虑真菌对药物的敏感性，还需要考虑感染组织中药物的分布浓度。对毛霉菌有效的抗真菌药物目前仅有两性霉素 B 制剂、艾沙康唑和泊沙康唑。针对不同感染部位，应选择组织浓度较高的药物。对于特殊感染部位，也可通过其他手段来提高治疗效果。

肺毛霉病后期会形成肺部空洞，空洞内药物浓度难以达标，如感染范围局限，应考虑联合手术治疗，去除感染灶。对于疗效不佳或耐受性差的患者，可经支气管镜局部给予两性霉素 B 治疗。

案例分析23-4 患者，男性，90岁，60kg，5月前因间发三度房室传导阻滞于心内科植入起搏器，住院时发现血常规异常，确诊骨髓异常增生综合征RAEB-I，予以间断输血、注射促红素支持治疗。患者入院半月前进食隔夜牛排后出现腹泻，当晚大便3次，为不成型糊状便，伴体温升高，最高37.2℃，自行服用头孢克洛治疗，服用2天后大便恢复至每天1~2次，成形便，体温白天正常，夜间37℃，头孢克洛服用3天后停药。腰痛较前加重，体温再次升高至37.6℃，偶有咳嗽、咳痰症状，为白色泡沫痰，痰量及性状未见明显改变。就诊于外院血常规：白细胞：$3.06\times10^9/L$，中性粒细胞百分率78.5%，胸部CT：双肺上叶及右肺下叶可见片状影及团片影，考虑炎症病变，双肺上叶索条影，右侧胸腔积液，左肺下叶肺气肿。于8.22入院后难辨梭菌毒素检测阳性，予头孢哌酮/舒巴坦抗感染，万古霉素口服治疗后腹泻症状好转，体温降至正常。后患者仍间断发热，8.26复查难辨梭转阴。8.30血NGS示：阴沟肠杆菌复合群、EBV、缓症链球菌、近平滑念珠菌；予美罗培南+卡铂芬净抗感染。9.5痰NGS示耶氏肺孢子菌、白色念珠菌、EBV、鲍曼不动杆菌，予磺胺2片bid抗感染治疗后因肌酐升高停用。后患者体温正常，9.14复查胸CT提示炎症较前吸收。9.20再次出现发热，体温最高39.6℃，咳嗽、咳痰较前无明显改变。9.23血NGS回报为伞枝横梗霉菌，1276个序列。考虑毛霉感染可能性大，予以艾沙康唑200mg q8h 6次后序贯200mg qd治疗。CT提示蝶窦炎症，合并真菌感染可能。9.29血生化TBIL 70.2μmol/L，DBIL 44.3μmol/L，患者黄疸较前加重，将抗真菌方案更换为两性霉素B脂质体100mg，每天1次。诊断：肺毛霉菌病，播散性毛霉菌病。

答案解析

（1）两性霉素B常见不良反应有哪些？

（2）该患者两性霉素B剂量是否足够？

（金鹏飞　梁　良）

书网融合……

本章小结　　微课　　习题

第二十四章　急性中毒药物治疗

PPT

学习目标

1. 通过本章学习，掌握各类急性中毒的治疗原则及药物治疗方法；熟悉各类急性中毒常用治疗药物的特点和注意事项；了解各类急性中毒的中毒机制和临床表现。

2. 具有识别急性中毒类别的能力，制定中毒解救治疗方案的能力。

3. 树立科学的世界观，培养严谨求实的科学态度，秉承职业责任感，积极投身急性中毒诊疗中。

急性中毒（acute intoxication）是指大量毒物短时间内经皮肤、黏膜、呼吸道、消化道或注射等途径进入体内，引起机体的急性病理生理改变甚至死亡的过程。临床上根据毒物种类将急性中毒分为化学性毒物中毒（包括药物、农药、有害气体和有机溶剂）和动植物性毒物中毒。

各类急性中毒的毒理机制、临床表现和治疗方案虽有差异，但救治的基本原则相似。大多数急性中毒的常见临床表现有头晕、出汗、恶心、呕吐、胸闷、腹部不适、腹泻、昏迷等，但一些中毒有其独特表现。出现下述情况应考虑为某些毒物的急性中毒。 微课

（1）昏迷伴有口唇红润见于急性一氧化碳、氰化物中毒。

（2）昏迷伴有皮肤及口唇青紫见于亚硝酸盐、亚甲蓝（美蓝）中毒。

（3）昏迷伴有双侧瞳孔缩小见于阿片类药物、海洛因类毒品、有机磷农药、毒蘑菇、某些安眠药中毒。

（4）昏迷伴有双侧瞳孔扩大见于肉毒杆菌、阿托品类药物、氰化物中毒。

（5）出现三流现象（流泪、流鼻涕、流口水）见于有机磷农药中毒。

（6）呼吸有异常气味：大蒜气味见于有机磷中毒、苦杏仁味见于氰化物中毒、酒味见于酒精中毒。

（7）持续的剧烈抽搐见于毒鼠强、氟乙酰胺中毒。

急性中毒发病急骤、严重、病情变化快，如不及时治疗可危及生命。急性中毒的一般救治原则如下。

（1）评估患者情况，及时复苏，稳定生命体征。急性中毒时复苏与稳定生命体征是极其重要的，必要时应先予清除毒物。若呼吸、心跳停止，应立即行心肺复苏术，使患者的基本生命指征趋于稳定。

（2）切断毒源，迅速使患者脱离染毒环境，并立即去掉污染衣服等。

（3）迅速阻止毒物的继续吸收，立即清洗染毒皮肤及器官，及早催吐、洗胃、导泻和吸氧。

（4）尽快明确毒物接触史，包括毒物名称，理化性质与状态、接触时间和吸收量及方式，若不能立即明确，须及时留取洗胃液或呕吐物、排泄物及可疑染毒物送毒物检测。

（5）尽早、足量使用特效解毒剂。基本原则包括：早期、足量、快速达到治疗有效量，注意防止其副作用；选择正确的给药方式，使特效解毒剂在最短的时间发挥最好的疗效；注意解毒剂的配伍，充分发挥解毒剂的联合作用，如有机磷农药中毒时，阿托品与胆碱酯酶复活剂的联用；毒鼠强中毒时，地西泮与纳洛酮的联用等。

（6）促进体内毒物排出。补液、利尿，增加尿量，加速毒物排出；必要时使用血液净化技术，如

血液透析、腹膜透析、血液灌流（活性炭、合成树脂等吸附剂）、血浆置换和换血等方法，加速毒物的清除。

（7）对症支持治疗。多数中毒并无特殊解毒疗法，只能通过积极的对症支持治疗，帮助危重患者渡过难关，为重要器官功能恢复创造条件，因此，对症治疗是急性中毒的关键。具体措施包括：①保持呼吸道通畅，充分供氧，必要时气管插管、呼吸支持；②补充循环血容量、使用血管活性药和正性肌力药；③营养支持疗法；④应用巴比妥类、地西泮等药物抗惊厥治疗；⑤预防继发感染；⑥对脑水肿、肺水肿、呼吸衰竭、休克、心律失常、肾功能衰竭、电解质及酸碱平衡紊乱等情况给予积极救治。

第一节　常见药物中毒

一、阿片类药物中毒

（一）概述

阿片类药物包括吗啡、可待因、美沙酮、芬太尼等。误用过量或频繁使用可致中毒。吗啡对中枢神经系统有兴奋和抑制作用，以抑制为主。首先抑制大脑皮质的高级中枢，继之影响延脑，抑制呼吸中枢；同时能兴奋脊髓，使脊髓的反射增强；可提高胃肠道平滑肌及其括约肌张力，减低肠道蠕动，对支气管、胆管及输尿管平滑肌也有兴奋作用；大剂量吗啡可促进组胺释放，使外周血管扩张，导致血压下降，脑血管扩张，颅内压升高；超大剂量吗啡还可引起心动过缓。

小儿对吗啡极为敏感，容易发生中毒；代谢率减低的患者（如黏液性水肿）及贫血、慢性肝病、慢性肺病、老弱及肾功能不全等患者，均易发生阿片类药物中毒；巴比妥类及其他催眠或镇痛药物与阿片类药物有协同作用，同用易致中毒；饮酒者使用治疗剂量也可导致中毒；母亲中毒可使乳儿或胎儿中毒。

（二）诊断要点

1. 毒物接触史　阿片类药物误用过量或频繁使用可致中毒。吗啡成人中毒量为 60mg，致死量为 300mg；阿片浸膏的致死量为吗啡的 10 倍，口服致死量为 2～5g；可待因毒性约为吗啡的 1/4，中毒剂量为 200mg，致死量为 800mg。

2. 临床表现　急性阿片类药物中毒有短暂的欣快感和兴奋表现。一般中毒症状为头痛、头晕、恶心、呕吐、兴奋或抑郁，肌张力先增强后迟缓、出汗、皮肤发痒或有便秘及尿潴留等。中毒者脊髓反射增强时，常出现肌肉抽搐、惊厥、牙关紧闭和角弓反张。重度中毒可出现昏迷、针尖样瞳孔和呼吸抑制的吗啡中毒“三联征”，最后因呼吸麻痹而死亡。急性中毒 6～12 小时内多死于呼吸麻痹；超过 12 小时后，常并发肺部感染；超过 48 小时者，预后较好。慢性中毒（即吗啡成瘾）有食欲不振、便秘、消瘦、贫血等症状。

3. 实验室检查　取尿液或胃内容物等做化学检测，可检出毒物。

（三）处理原则

1. 对症支持治疗　维持中毒者的生命体征，保持呼吸道通畅，如呼吸中枢发生障碍或昏迷时应迅速给氧；必要时人工呼吸；补充血容量，维持血压正常；纠正心律失常；纠正水、电解质代谢紊乱和维持酸碱平衡，预防和控制感染等。

2. 清除毒物　采用催吐、洗胃和导泻等方法阻止毒物吸收，促进毒物排出，中断对机体的继续损害；也可应用利尿剂或高渗葡萄糖注射液尽快促使毒物排出体外。对于催吐失败或无法催吐者，应立即使用药用炭混悬液或高锰酸钾液洗胃，继而直肠灌入药用炭混悬液，再用硫酸钠或甘露醇导泻。

3. 特殊解毒药治疗　中毒时可给予特殊解毒药治疗，包括特效解毒剂及生理拮抗剂等，其可通过与体内存留的毒物起中和、氧化、沉淀等化学作用，改变毒物的理化性质，使其失去毒性。常用药物纳洛酮可与阿片受体结合，从而阻断阿片类药物的作用。

（四）用药方案

临床常用阿片受体拮抗剂，可选用化学结构与吗啡极相似，对阿片受体有拮抗作用的药物。该类药物有纳洛酮和烯丙吗啡等。

1. 纳洛酮（naloxone）　纳洛酮作为阿片类毒品中毒的特效解毒药，能够特异性拮抗阿片受体，起效迅速，只要掌握好时间，把握好用量，其临床疗效显著，且副作用轻微。阿片中毒者给予纳洛酮0.4～0.8mg（儿童0.01mg/kg）肌内注射或静脉注射，一般静脉注射后2～3分钟即可出现药效，而肌内注射或皮下注射15分钟出现药效。对于呼吸抑制较重者开始即可静脉注射纳洛酮2mg，若注射后体征没有得到扭转时，可再注射2～4mg，必要时再重复，也可给予0.8～1.2mg静脉滴注维持，总使用剂量可达20mg。如反复注射纳洛酮至20mg仍无效，则应考虑合并有缺氧、缺血性脑损伤，或合并其他药品、毒品中毒。纳洛酮过量可引起高血压、心律失常、呕吐和戒断综合征，高血压患者慎用；为避免患者因意识恢复过快出现躁动不安和激惹，纳洛酮静脉注射时不应过快。

2. 烯丙吗啡（nalorphine，纳洛芬）　纳洛芬能迅速及特异性对抗吗啡和其他与吗啡结构类似镇痛药的多种作用，如欣快感、镇痛、催眠、呼吸抑制、催吐、缩瞳以及胃肠道平滑肌痉挛等。一般5～10mg静脉注射，必要时间隔10～15分钟重复注射，一日总量不超过40mg。严重中毒时可酌情增加剂量，慢性中毒的治疗可在2～3周内逐渐撤除药物，同时以巴比妥类镇静剂对症处理。

3. 对症治疗　保持呼吸道通畅，条件允许应吸氧，若呼吸抑制可交替选用阿托品、洛贝林、尼可刹米、苯甲酸钠咖啡因、二甲弗林等兴奋呼吸中枢；循环衰竭，血压降低者应用血管升压药；中毒惊厥者可应用地西泮或硫喷妥钠；昏迷伴呼吸道感染者可应用抗菌药物控制感染。

二、苯二氮䓬类药物中毒

（一）概述

苯二氮䓬类药物包括地西泮、硝西泮、艾司唑仑、阿普唑仑等，主要用于治疗焦虑、癫痫、戒断症状、失眠、躁动等，因其临床应用广泛且易于获得，故急性中毒已为临床所常见，多发生于蓄意自杀者，也可见于老年人、儿童误服或药物滥用者的意外中毒。

（二）诊断要点

1. 毒物接触史　苯二氮䓬类药物中毒常与一次性过量摄入药品相关，多见于蓄意自杀者或误服，常与其他药物合用中毒。

2. 临床表现　单纯苯二氮䓬类药物中毒的典型表现为中枢神经系统抑制，随剂量、药物接触时间不同而出现不同程度的嗜睡、共济失调、言语不清、复视和意识模糊，肌肉松弛、肌张力下降等，部分患者可出现与镇静相矛盾的躁动。通常生命体征正常，严重中毒者，可出现昏迷、瞳孔散大、休克、呼吸抑制、腱反射消失等。

3. 实验室检查　①呕吐物、胃液、血液、尿液及脑脊液检查，可测定苯二氮䓬类药物浓度。②对重度中毒患者，应检测电解质及肝肾功能。

（三）处理原则

1. 清除毒物　采用催吐、洗胃和导泻等方法清除未吸收药物，一般服药6小时之内尽早洗胃，中毒

1 小时内可使用活性炭吸附。本类药物血浆蛋白结合率高，组织容积分布较大，血液透析效果欠佳，对于危重症患者可进行血液灌流治疗，必要时间断重复进行。

2. 对症支持治疗 监护中毒者生命体征，保持呼吸道通畅，防止误吸，给予呼吸支持，必要时需气管插管。

3. 特殊解毒药治疗 氟马西尼作为苯二氮䓬类药物的类似物，对苯二氮䓬类药物受体有拮抗作用，减少受体活性，提升患者催醒效果。在无禁忌证时可考虑使用。

（四）用药方案

1. 氟马西尼 在监测心脏和生命体征的情况下，无氟马西尼禁忌证时可考虑使用，大多数情况下，治疗开始时先静脉推注 0.1～0.3mg，若在 60 秒内未达到所需的清醒程度，可重复静脉推注 0.1～0.3mg，直至患者意识恢复或达总量不超过 2mg。如果再度出现昏睡，可以每小时 0.1～0.4mg 的速度静脉滴注，并根据所要求的清醒程度进行个体调整，以避免出现激越或戒断症状。若出现逆转或并发症首发症状时（生命体征不稳定、激越但无意识转醒、癫痫发作）停用氟马西尼。

2. 对症治疗 保持呼吸道通畅，条件允许应吸氧，若出现缺氧或通气不足，应进行气道保护以及监测生命体征。如果出现低血压，应进行静脉补液，必要时可应用血管升压药。

三、巴比妥类药物中毒

（一）概述

巴比妥类药物是一类镇静催眠药物，应用广泛，通常用于镇静、催眠、抗惊厥和诱导全身麻醉，也可以用于苯二氮䓬类药物和酒精戒断治疗。该类药物主要通过增加氯离子通道的开放时间来作用于 γ-氨基丁酸 A 型（γ-Aminobutyric acid-A，GABA-A）受体，从而增加受体对 GABA 的亲和力。作用于脑干网状结构上行激活系统，对中枢神经系统的抑制有剂量-效应关系，过量使用抑制延髓呼吸中枢及血管运动中枢，造成呼吸麻痹和血压下降，从而导致呼吸循环衰竭。

（二）诊断要点

1. 毒物接触史 一次服用大剂量巴比妥类药物可引起急性药物中毒；长期滥用可引起药物耐药性和依赖性，进而导致慢性中毒。

2. 临床表现 随剂量、药物接触时间不同而出现不同程度的嗜睡、共济失调、言语不清、昏迷等中枢系统抑制表现，严重时合并呼吸抑制、低血压等。①催眠剂量的 2～5 倍剂量可引起轻度中毒。轻度中毒患者有头痛、眩晕、嗜睡、情绪不稳定、记忆力减退、语言迟钝、共济失调及神志模糊，瞳孔缩小，对光反射存在；一般呼吸正常或稍慢；血压正常或稍低。②催眠剂量的 5～10 倍剂量可引起中度中毒。中度中毒者昏睡或进入浅昏迷状态，用强刺激可唤醒，呼吸减慢、眼球震颤、瞳孔缩小，对光反射迟钝。③催眠剂量的 10～20 倍剂量可引起重度中毒。重度中毒患者进行性中枢神经系统抑制，由嗜睡到深昏迷；瞳孔散大、全身弛缓、角膜、咽、腱反射消失；呼吸中枢抑制，呼吸变浅变慢；体温、血压下降、少尿或无尿，可因呼吸、肾和循环衰竭而死亡。

3. 实验室检查 ①呕吐物、胃液、血液、尿液及脑脊液检查，可测定巴比妥类药物浓度。②常规检测血常规、尿常规、肝肾功能等，警惕可能导致的血小板减少症和肺嗜酸性粒细胞增多症。

（三）处理原则

1. 清除毒物 采用催吐、洗胃和导泻等方法阻止毒物吸收，促进毒物排出，中断对机体的继续损害；也可应用利尿剂尽快促使毒物排出体外。

2. 对症支持治疗 维持中毒者的生命体征，保持呼吸道通畅，呼吸中枢发生障碍或昏迷时应迅速给氧；中毒昏迷患者可采用中枢兴奋药治疗，可用纳洛酮、尼可刹米和贝美格来辅助治疗；补充血容量，维持血压正常。

（四）用药方案

1. 支持治疗　保持患者呼吸道通畅，补充血容量，维持血压正常，对难纠正的低血压，可应用多巴胺或去甲肾上腺素，纠正心律失常。可给予葡萄糖、维生素 B、纳洛酮促进意识恢复。纳洛酮首次剂量0.4～0.8mg（儿童每次0.01mg/kg）静脉推注，然后以2～4mg 加入5%葡萄糖注射液500～1000ml 中，静脉滴注，1次/天，直至患者苏醒。

2. 清除毒物　口服大量药物中毒患者，应立即洗胃，因巴比妥类药物会抑制胃肠蠕动、减慢胃排空，所以洗胃时间可适当延长至12小时。一般给予1∶2000～1∶5000的高锰酸钾溶液或0.9%氯化钠注射液洗胃；大量补液，使用利尿剂可加速毒物排泄，一般使用20%甘露醇注射液静脉滴注，3～4小时后可重复使用；呋塞米口服，一次20mg，一天1～3次，使用利尿剂时应注意水、电解质平衡，及时补充丧失的水钠、钾等电解质。碱化尿液，加速毒物排泄，静脉滴注5%碳酸氢钠100ml，再以0.5%碳酸氢钠溶液维持，维持尿液 pH 为7.8～8.0，减少药物的重吸收，加大药物的排泄量。碱化尿液对长效药物（苯巴比妥、巴比妥）的排泄作用较大，而对短效药（司可巴比妥）的排泄影响较小。对严重中毒，常规治疗无效，或治疗期间病情恶化或肾功能不全患者可采用血液透析、血液灌流，或两者联用疗法，但短效类药物中毒透析效果不理想。血液灌流和血液透析术对有昏迷、呼吸抑制、低血压，尤其是有急性肾功能衰竭的危重患者，在生命体征基本稳定的基础上及早采用血液灌流、血液透析术，尤其是对于结合蛋白较少的长效巴比妥类药物透析效果更好。这样可以迅速清除体内药物，提高抢救成功率，缩短住院时间。

3. 对症治疗　中毒昏迷患者可采用中枢兴奋药治疗，常用药物有纳洛酮、尼可刹米和贝美格。纳洛酮已列入本类药物中毒的重要抢救药物，每次0.4～0.8mg（儿童每次0.01mg/kg）肌内注射或静脉注射，必要时每30分钟重复1次；或用4mg 加入5%葡萄糖注射液1L 中以每小时0.4mg 的速度静脉滴注。尼可刹米肌内注射或静脉注射一次0.25～0.50g，必要时间隔1～2小时重复一次，或与其他中枢兴奋药交替使用，直到呼吸抑制缓解、无肌震颤或抽搐。极量：皮下注射、肌内注射或静脉注射，一次1.25g。贝美格50mg，用5%葡萄糖注射液稀释后静脉滴注，至病情改善为止，必须密切观察，谨防过量引起惊厥。若出现皮疹时，可应用抗组胺药物；若发生剥脱性皮炎，可用氢化可的松、地塞米松等治疗；必要时可考虑应用抗菌药，预防肺部或其他部位继发感染。

四、吩噻嗪类药物中毒

（一）概述

吩噻嗪类药物包括氯丙嗪、三氟拉嗪、氟奋乃静、丙氯拉嗪和硫利达嗪等。长期或一次性过量服用此类药物可引起中枢神经系统毒性反应，出现烦躁不安、昏睡昏迷、呼吸抑制、癫痫持续状态等；阻断多巴胺的黑质纹状体传导通路，出现锥体外系症状；抑制血管运动中枢和拮抗肾上腺素能 α 受体，使血管扩张，外周阻力降低，引起低血压甚至休克；抗胆碱能作用引起口干和心动过速等。

（二）诊断要点

1. 毒物接触史　误服大剂量或长期服用本类药物可致急性中毒。

2. 临床表现　主要表现为中枢神经系统和心血管系统症状。中毒表现有困倦、过度镇静、嗜睡、意识障碍、谵妄及昏迷、瞳孔缩小、低血压、口干、尿潴留、心率加快以及体温下降，还可出现恶心、呕吐、流涎等。重症患者肌张力减退、腱反射消失、昏迷、惊厥、休克、呼吸抑制及心律失常等。心电图显示 P-R 及 Q-T 间期延长、ST-T 波改变。若长期大剂量使用该药物可出现锥体外系症状，如帕金森综合征、静坐不能及强直反应等。过量时可使痉挛阈值降低，出现癫痫样发作，尤以氯丙嗪、奋乃静多见。氯丙嗪中毒的患者可发生剥脱性皮炎、粒细胞缺乏症、肝炎、药物热、低血压和突然窒息而死亡。

3. 实验室检查 ①血液、尿液和洗胃液中药物定性和定量测定。②血常规，必要时做骨髓涂片检查。③血糖、胆固醇、肝肾功能检查，心电图检测等。

（三）处理原则

1. 清除毒物 因抗胆碱作用使胃肠蠕动减慢，胃排空时间延长，故中毒 12 小时内均可采用催吐、洗胃和导泻等方法清除未吸收的药物。一般首选 1∶5000 高锰酸钾溶液洗胃，或用温开水灌洗，每次给予 250ml 反复冲洗，直至洗出液完全澄清，洗胃后可口服硫酸镁 5～20g 导泻，或口服活性炭吸附，促进毒物排出。

2. 对症及支持治疗 保持气道通畅，维持呼吸中枢兴奋，有呼吸抑制时，可适量使用中枢兴奋剂贝美格、尼可刹米等；急性中毒出现低血压多由于血管扩张所致，应输液补充血容量，若无效，可选用间羟胺等血管活性药物升压，禁用肾上腺素、异丙肾上腺素等具有 β 受体兴奋作用的药物，避免加重低血压。如出现奎尼丁样心脏毒性，可用 5% 碳酸氢钠 250ml 静脉滴注，心律失常时宜用利多卡因。呼吸抑制或暂停时给予吸氧、人工呼吸及呼吸兴奋剂治疗；锥体外系反应明显，帕金森综合征出现可选用苯海索、东莨菪碱等；肌肉痉挛及张力障碍，可用苯海拉明口服或静脉注射；有粒细胞缺乏症或再生障碍性贫血可用肾上腺皮质激素、粒细胞巨噬细胞集落刺激生物因子（GM-CSF）等治疗，必要时输血；若出现过敏反应选用大剂量激素治疗。

（四）用药方案

吩噻嗪类药物中毒无特效解毒剂，以对症和支持治疗为主。

1. 昏迷伴呼吸抑制 药物中毒昏迷且有呼吸抑制患者，可适量使用中枢兴奋剂贝美格，其中枢兴奋作用快和毒性较低。贝美格 50mg 加 5% 葡萄糖注射液 250～500ml 缓慢静脉滴注至患者出现肌张力增加、肌纤维震颤、肌腱反射恢复。如静脉滴注 2～3 小时无效，则静脉推注贝美格 50mg 每 3～5 分钟一次，直到病情改善或出现轻微中毒症状（表现为恶心、呕吐、肌腱反射亢进、肌肉抽动，甚至惊厥等；也可以引起精神错乱、幻视等迟发性毒性反应）为止。若病症复发加重可再次给药。也可用盐酸哌甲酯 10～20mg 肌内注射，直至苏醒。

2. 锥体外系症状 若锥体外系症状明显，有震颤性麻痹综合征及口周震颤可选用盐酸苯海索，口服第一日 2～4mg，分 2～3 次服用。

3. 支持治疗 低血压者可选用升压药，如间羟胺；心律失常者可选用利多卡因；出现黄疸、肝肿大或有过敏性皮炎时，可选用氢化可的松、地塞米松等；有粒细胞缺乏症或再生障碍性贫血可用肾上腺皮质激素治疗，必要时输血；病情严重者行血液透析。

五、酒精中毒

（一）概述

急性酒精中毒（acute alcohol intoxication）是指由于短时间摄入大量酒精或含酒精饮料后出现的中枢神经系统功能紊乱状态，多表现行为和意识异常，严重者损伤脏器功能，导致呼吸循环衰竭，进而危及生命，也称为急性乙醇中毒（acute ethanol intoxication）。目前已成为急诊科最常见的中毒之一，发病率呈上升趋势。

酒精中毒大多为成人服下过量酒精或酒类饮料所致，主要表现为对胃的刺激性症状和中枢神经系统先兴奋后抑制的症状。因酒精能改变碳水化合物在肝内代谢的功能，包括使肝糖原明显下降和抑制糖原异生，故酒精中毒有时可导致低血糖。此外，小剂量酒精可作用于脑中枢苯二氮䓬-γ-氨基丁酸受体，拮抗γ-氨基丁酸受体对脑中枢的抑制，起到神经兴奋作用，随着血中酒精浓度的增加，继之皮层下中枢和小脑活动受累，逐步发展作用于网状结构，引起昏睡、昏迷、而后至延脑和脊髓，抑制血管运动中枢功能，麻痹呼吸中枢及心脏，重者引起呼吸和循环衰竭。此外，长期酒精刺激可造成慢性胃炎，导致维生素等物质吸收障碍而发生神经炎，伴发其他营养障碍及躯体疾病，如贫血、胆囊炎、胰腺炎、结核病等。

（二）诊断要点

1. 毒物接触史　短时间摄入大量酒精或含酒精饮料，明确乙醇成人致死剂量在250～500g，小儿的耐受性较低，致死量婴儿6～10g，儿童约25g。酒精的吸收率和清除率具有个体差异，取决于以下因素，如年龄、性别、体质量、基因表型、营养状况、吸烟、饮食、胃中现存食物、胃动力、是否存在腹水、肝硬化以及长期酗酒等。

2. 临床表现　急性酒精中毒临床表现主要为消化系统和神经系统症状，如神志异常（兴奋或抑制）、共济失调、昏睡、昏迷、恶心、呕吐、消化道出血、腹痛等，以神经系统损害最多见。可分三个阶段：①兴奋期，表现为欣快、语言增多、面色潮红或苍白、眼球结膜充血、自控力降低；②共济失调期，表现为动作不协调、步态不稳，反应迟钝、语无伦次、身体难以平衡；③昏迷期，表现为神经反射减弱、皮肤湿冷、面色潮红或苍白加重、呼吸缓慢、可有大小便失禁、沉睡不醒，甚至昏迷；如延髓受抑制，可引起呼吸和血管运动中枢麻痹，从而发生呼吸及循环衰竭，甚至引起死亡。

慢性酒精中毒的主要临床表现为精神症状，如幻听、幻视、妄想、智能障碍，以及戒断综合征；神经系统症状如肢体震颤、走路不稳、肢体感觉减退、共济失调、癫痫；并发症如末梢神经炎，高血压、心血管疾病，糖尿病，肝胆疾病等。

3. 实验室检查　①急性酒精中毒时，血液或呼出气体酒精检测乙醇浓度≥11mmol/L（50mg/dl）。②肌红蛋白、血清铁蛋白升高，血钾、血钠、血氯浓度明显低下。③糖耐量下降，肝功能异常等。

（三）处理原则

1. 基础治疗　饮入大量酒精者，可刺激咽部催吐；保持呼吸道通畅，头偏向一侧，避免呕吐物误吸阻塞呼吸道；低流量氧气吸入；酒精中毒深昏迷者，若在饮酒后1小时内无呕吐者，建议洗胃，洗胃液一般用1%碳酸氢钠液或温开水，每次入量不超200ml，总量多不超过2000～4000ml，胃内容物吸出干净即可；若有呕吐者，一般不采用洗胃；维持循环功能和水、电解质、酸碱平衡，根据症状采用积极对症支持治疗。

2. 药物治疗　美他多辛是乙醛脱氢酶激活剂，能拮抗急、慢性酒精中毒引起的乙醇脱氢酶（ADH）活性下降；加速乙醇及其代谢产物乙醛和酮体经尿液排泄，降低血中乙醇浓度，属于促酒精代谢药。

3. 对症治疗　补充维生素及电解质，加用利尿剂，促进酒精分解代谢，维持水、电解质、酸碱平衡；呼吸抑制时给予呼吸中枢兴奋剂；昏迷患者可给予中枢兴奋剂；严重中毒者可行血液透析。

（四）用药方案

1. 美他多辛　美他多辛可促进酒精代谢，改善饮酒导致的肝功能损害及改善因酒精中毒而引起的心理行为异常，也可用于中、重度中毒特别伴有攻击行为、情绪异常的患者。单次给药，一次0.9g，加入到500ml 0.9%氯化钠注射液稀释后静脉滴注。

2. 阿片受体拮抗剂　阿片受体拮抗剂可拮抗急性酒精中毒时增高的β-内啡肽对中枢神经系统的抑制，有缓解酒精中毒症状、缩短神志异常时间、加快患者的恢复、不良反应少等特点，是临床治疗急性酒精中毒的常用药物。常用的药物包括纳洛酮、纳曲酮、纳美芬，其中纳洛酮、纳曲酮是 μ 阿片受体拮抗剂，而纳美芬是一种 μ 及部分 κ 阿片受体拮抗剂。纳洛酮 0.4 ~ 0.8mg，缓慢静脉滴注，重度酒精中毒可使用 0.8 ~ 1.2mg，必要时可重复给药 0.4 ~ 0.8mg。纳曲酮和纳美芬理论上有效，但在我国病例人群中的有效性和安全性仍需进一步明确。

3. 胃黏膜保护剂 大量饮酒及剧烈的呕吐会损伤胃黏膜。对消化道症状严重者可考虑给予 H_2受体拮抗剂或质子泵抑制剂，此类药物可选择性抑制壁细胞分泌胃酸，保护胃黏膜屏障。其中质子泵抑制剂可能有更好的胃黏膜保护效果。对于呕吐剧烈者可给予甲氧氯普胺 10mg 肌内注射；若伴有消化道出血者应积极止血。

4. 对症治疗 适当补液及补充维生素 B_1、维生素 B_6、维生素 C 有利于酒精氧化代谢；精神症状严重者给予中小剂量抗精神病药，如奋乃静、氯丙嗪等；对于兴奋躁动、行为紊乱而无癫痫发作者，给予氟哌啶醇 5 ~ 10mg 肌内注射，肢体震颤者可口服适量氯硝西泮。积极的对症支持治疗，维持水、电解质、酸碱平衡，纠正低血糖，脑水肿者给予脱水剂，中药醒脑静等可以应用。

案例分析 24-1 患者，女性，78 岁，因家庭琐事自服 60 余片地西泮，2 小时后被家属发现呼之不应，入院查体深度昏迷，呼吸微弱，双瞳孔针尖样大小，对光反射消失，生理反应消失，血压 80/46mmHg。

1. 该患者地西泮中毒的临床表现有哪些？
2. 该患者可采取哪些救治措施？

答案解析

第二节 农药中毒

一、有机磷农药中毒

（一）概述

有机磷农药大多数属有机磷酸酯类或硫代磷酸酯类化合物，包括硫磷、敌敌畏、敌百虫、乐果等，是目前应用最广泛的杀虫剂之一。有机磷农药主要经胃肠道、呼吸道和皮肤黏膜吸收，在肝内进行生物转化和代谢。有机磷酸酯的结构近似于乙酰胆碱，进入人体后与胆碱酯酶结合形成磷酰化胆碱酯酶，使其失去分解乙酰胆碱的能力，造成胆碱能神经的化学递质乙酰胆碱蓄积过多，临床出现以毒蕈碱样、烟碱样和中枢神经系统症状为主要表现的一系列胆碱能神经兴奋症状。

（二）诊断要点

1. 毒物接触史 ①生活性中毒：误服、故意吞服，或饮用、食入被有机磷农药污染的水与食品，或滥用有机磷农药治疗皮肤病、驱虫等造成中毒；②使用中毒：在使用过程中，药液污染施药人员皮肤或衣服致皮肤吸收，或吸入有机磷农药气雾等造成中毒；③生产中毒：在有机磷精制、出料和包装过程中防护不到位，或因生产设备密闭不严造成化学物泄漏，或在事故抢修过程中，有机磷农药污染手、皮肤、吸入呼吸道引起中毒。

2. 临床表现 根据中毒程度不同，急性中毒可分为轻、中、重三级。①轻度中毒：症状类似毒蕈碱样症状（M 样症状），表现为瞳孔缩小、胸闷气短、恶心、呕吐、腹痛、腹泻、大小便失禁、流涎、多汗、咳嗽咳痰、双肺啰音等，血液胆碱酯酶活力在 50% ~ 70%；②中度中毒：除上述症状外，还出现了烟碱样症状（N 样症状），表现为肌肉震颤甚至强直性痉挛、呼吸困难、心律失常等，血液胆碱酯酶活力在30% ~50%；③重度中毒：除上述症状外，还可出现肺水肿、呼吸功能衰竭、昏迷、脑水肿等重要脏器功能衰竭，血液胆碱酯酶活力在30%以下。

3. 实验室检查 ①全血胆碱酯酶活力测定，如胆碱酯酶活力降至正常人80%以下即有诊断意义。②测定中毒患者血、尿、粪便或胃内容物中有机磷农药或其特异性代谢物成分，如敌百虫中毒时尿中可检出三氯乙醇；对硫磷中毒时尿中可检出对氨基酚，可作为早期诊断方法之一。此外，动态毒物浓度检测有助于病情评估及治疗。

（三）处理原则

1. 脱离毒源，清除毒物 接触有机磷农药中毒者，应立即离开中毒现场，脱去污染衣服，用清水冲洗污染皮肤、毛发和指甲等部位。眼部污染时，可用清水或0.9%氯化钠注射液冲洗。口服中毒者，立即用清水、2%碳酸氢钠溶液（敌百虫中毒时禁用）或1：5000高锰酸钾（对硫磷中毒时禁用）反复洗胃，直至回抽液清澈。洗胃后，可用活性炭吸附，每次50 ~100g，增强肠道毒物清除效果，需注意的是肠梗阻患者禁用。此外，可用硫酸钠（15 ~30g）或硫酸镁（20 ~30g）或20%甘露醇或复方聚乙二醇电解质散等药物进行导泻，促进毒物清除。注意婴幼儿和心血管功能不稳定者慎用，肾功能不全者需检测血镁浓度。

2. 心脑肺复苏 有机磷中毒常死于肺水肿、呼吸衰竭等，因此要紧急采取复苏措施，保持呼吸道畅通，心脏停搏时行心脏按压复苏、人工呼吸和氧疗（除有通气和给氧作用外，可提高机体对有机磷农药的耐受性）；积极防治休克、肺水肿、脑水肿，并发感染时，可用抗菌药物进行治疗。

3. 特效解毒剂使用 常用特效解救剂有抗胆碱能药物如阿托品（atropine）、戊乙奎醚（penequinine）和胆碱酯酶复能剂如氯解磷定（pralidoxime）、碘解磷定（pralidoximeiodide）等。解毒剂的使用应根据病情，遵循早期、联合、足量、重复，以胆碱酯酶复能剂为主，抗胆碱能药物为辅的原则。

（四）用药方案

1. 抗胆碱能药物 此类药物通过拮抗M胆碱能受体，对抗乙酰胆碱的毒蕈碱样作用，解除平滑肌痉挛，抑制支气管分泌，保持呼吸道通畅，防止发生肺水肿；拮抗有机磷中毒引起的血压升高和心律失常；可消除和减轻有机磷农药中毒的中枢神经系统症状，并能兴奋呼吸中枢，对抗呼吸中枢的抑制。常用的抗胆碱能药物包括阿托品和戊乙奎醚。临床中遵循早期、适量、反复、个体化的用药原则。

（1）阿托品 最常使用的抗乙酰胆碱药物，一旦确定有机磷农药中毒，应快速给予足量的阿托品，以达到“阿托品化”，其具体指标包括：口干、皮肤黏膜干燥、颜面潮红、肺部音显著减少或消失、瞳孔较前扩大等。达到“阿托品化”后，应逐渐减少药量或延长用药间隔时间，谨防阿托品中毒，表现为瞳孔明显扩大、谵妄、共济失调、狂躁不安、抽搐、昏迷等，一旦出现上述表现应立即停用阿托品。

常用初始剂量如下：轻度中毒时，静脉注射或肌内注射阿托品2 ~4mg，每5 ~10分钟给药一次，患者“阿托品化”后改为0.5mg静脉注射或肌内注射，每4 ~6小时给药一次；中度中毒时，立即静脉注射或肌内注射阿托品4 ~10mg，每5 ~10分钟给药一次，达“阿托品化”后改为0.5 ~1mg静脉注射或肌内注射，每2 ~4小时给药一次；重度中毒时，立即静脉注射或肌内注射阿托品10 ~20mg，每5 ~10分钟给药一次，达“阿托品化”后改为0.5 ~1mg静脉注射或肌内注射，每1 ~2小时给药一次。有条件可采用微量泵持续静脉注射阿托品可避免间断静脉给药血药浓度的峰谷现象。

（2）戊乙奎醚 其为具有选择作用的抗胆碱能药，主要对毒蕈碱型受体M_1、M_3、M_4亚型发挥作用，对心率影响小，用药剂量小，作用时间长，生物半衰期长，重复用药次数少。一般首剂用量为：轻度中毒，1 ~2mg，肌内注射；中度中毒，2 ~4mg，肌内注射；重度中毒，4 ~6mg，肌内注射。维持剂量：一般轻度中毒，一次1mg，每12小时1次；中度 ~ 重度中毒，一次1 ~2mg，每8 ~12小时1次。用药达标（“长托宁”化）的指征为口干、皮肤干燥、肺部啰音减少或消失，心率和瞳孔不作为其判断指标。

2. 胆碱酯酶复能剂

（1）氯解磷定、碘解磷定等肟类化合物能与磷酰化胆碱酯酶作用，恢复被抑制的乙酰胆碱酯酶活力。肟类化合物也能与血中的有机磷酸酯类直接结合成为无毒物质由尿排出。用药原则为：早期、足量、足疗程。此类药物与抗胆碱能药物合用具有协同作用。

（2）氯解磷定作为解救有机磷中毒的首选复能剂，如无法获得氯解磷定可选用碘解磷定。轻度中毒者，可单用氯解磷定0.5～0.75g肌内注射或静脉缓慢注射，随后以0.5～1g肌内注射，每2小时给药一次；中度中毒者，首次0.75～1.5g肌内注射或静脉缓慢注射，每1小时可重复0.5～1g，随后以0.5～1g肌内注射，每2小时给药1次；重度中毒者，首次1.5～2.5g分两处肌内注射或静脉缓慢注射，随后以0.5～1g肌内注射，每2小时给药1次。根据病情酌情延长用药间隔时间，疗程一般3～5天左右，严重者可适当延长用药时间。

（3）有机磷农药中毒的治疗，最理想是胆碱酯酶复能剂与抗胆碱能药物合用。氯解磷定可以增强阿托品的生物效应，故二者合用时需减少阿托品的剂量。磷酰化胆碱酯酶经过数小时后老化，则活性难以恢复，故胆碱酯酶复能剂应早期使用。禁止多种胆碱酯酶复能剂同时使用，可使毒效增加；且复能剂在碱性环境中易水解为剧毒的氰化物，禁止与碱性药物合用。

二、有机氮农药中毒

（一）概述

有机氮杀虫剂主要包括杀虫脒（氯苯脒）、杀螨脒、去甲杀虫脒等，其中以杀虫脒使用最多，可通过皮肤、呼吸道及消化道吸收中毒。有机氮农药的中毒机制比较复杂，其主要机制可能是其具有利多卡因样麻醉作用，大剂量可造成心肌收缩力受抑制和血管扩张，呼吸和循环衰竭而死亡。轻度中毒表现为交感神经兴奋现象，如血压升高、心动过速，重度中毒者则有低血压、休克、心动过缓及多种心律失常，循环衰竭。杀虫脒及其代谢产物的苯胺活性基团还可引起高铁血红蛋白血症和出血性膀胱炎。杀虫脒抑制血清单胺氧化酶活性而导致脑内5-羟色胺浓度增高，使脑血管呈麻痹性扩张、血管通透性增加，结果很快产生脑水肿、颅压增高等中毒性脑病的症状及体征。

（二）诊断要点

1. 毒物接触史 急性有机氮农药中毒多因误服、自服或食用污染食物及饮用水所致；在生产、包装、销售及使用过程中防护不慎，可经消化道、呼吸道、皮肤进入机体导致中毒。

2. 临床表现 中毒症状主要包括：神经系统症状，如头痛、头晕、神志恍惚、嗜睡、反应迟钝、言语不清、昏迷；高铁血红蛋白血症，如皮肤黏膜发绀、呼吸困难；出血性膀胱炎，患者有尿频、尿急、尿痛、血尿等；消化道刺激症状，有恶心、呕吐、腹痛或腹泻等；严重中毒者可有心律失常、溶血、脑水肿、休克、多器官功能衰竭等。

3. 实验室检查 ①血常规检查有贫血，血中查到变形珠蛋白小体（中毒后4～8小时出现，3～7日消失）。②尿中可检出氯苯甲脒及其代谢产物，尿蛋白阳性，可有大量红细胞。

（三）处理原则

根据中毒途径，迅速清除毒物。皮肤污染用肥皂水清洗，口服1%～2%碳酸氢钠彻底洗胃。发绀者可用还原剂解除高铁血红蛋白血症。对症支持治疗，出血性膀胱炎者给予碳酸氢钠静脉滴注碱化尿液，并予抗菌药物预防尿路感染；心律失常者采用心电监护，必要时给予抗心律失常药。

（四）用药方案

1. 亚甲蓝 有机氮农药中毒后会引起高铁血红蛋白血症，导致组织严重缺氧。亚甲蓝可使高铁血红蛋白还原为亚铁血红蛋白，从而消除高铁血红蛋白引起的组织缺氧和发绀症状。中毒时首选小剂量亚甲蓝，1～2mg/kg，25%葡萄糖注射液稀释后缓慢静脉注射，必要时2～6小时后可重复给药；重度发绀持续时间长的患者，可酌情增加亚甲蓝每日剂量。应用亚甲蓝可同时给予维生素C，2～4g/d，可加强对高铁血红蛋白的还原作用。

2. 对症治疗　意识障碍、嗜睡、昏迷患者给予改善脑循环，促进脑细胞代谢，恢复苏醒的药物，如纳洛酮；降低颅内压，预防脑水肿时可给予甘露醇、地塞米松等药物；出血性膀胱炎时常规碱化尿液、止血及抗感染治疗。

三、拟除虫菊酯类农药中毒

（一）概述

拟除虫菊酯类农药可通过呼吸道、消化道及皮肤吸收中毒。其结构中不含α-氰基者为Ⅰ型如氯菊酯类等，为低毒；含α-氰基者为Ⅱ型如溴氰菊酯等，为中等毒性。其毒性主要作用于中枢神经系统和周围神经，通过选择性减慢神经膜细胞钠离子通道“M”闸门的关闭并阻滞氯离子通道的开放，扰乱神经的正常生理。

（二）诊断要点

1. 毒物接触史　多因误服、自服或食用污染食物及饮用水所致；在生产及使用过程中不注意防护，用于施药时配置浓度过高或接触持续时间过长也能导致中毒。

2. 临床表现　轻度中毒时表现有头痛、头晕、恶心、呕吐、乏力、流涎、视物模糊及精神萎靡等，接触部位可有皮肤灼痒感、肿胀、疼痛、皮疹等；中度中毒时出现嗜睡、胸闷、肌肉震颤及心律失常；重度中毒时表现有呼吸、心率增快，血压下降、阵发性抽搐或惊厥、肺水肿和昏迷等。

3. 实验室检查　①可取胃液、血液及尿液等作毒物及代谢产物分析，以取得可靠的诊断依据。②拟除虫菊酯类农药中毒时全血胆碱酯酶活性正常，可用于与有机磷中毒进行鉴别。

（三）处理原则

1. 清除毒物　用清水或肥皂水清洗污染的皮肤；眼睛接触毒物立即用清水冲洗眼睛至少15分钟并就医治疗；口服中毒者及时用清水或2%～4%碳酸氢钠溶液洗胃，迅速清除毒物。

2. 对症处理　防治神经系统症状并预防肺水肿、脑水肿、呼吸衰竭的发生。

（四）用药方案

1. 解毒治疗　目前尚无特效治疗药物，国内有报道葛根素、复方丹参治疗急性拟除虫菊酯类农药中毒有促使症状较快恢复效果。

2. 对症治疗　氯丙嗪、普萘洛尔、利血平可增强拟除虫菊酯类农药的毒性，应慎用。若发生有机磷农药混合中毒时，应先解救有机磷中毒；若为含氰基的菊酯类农药中毒，可给予硫代硫酸钠和细胞色素C，同时给予输液、利尿、多种维生素、能量合剂、糖皮质激素等对症支持治疗。

四、百草枯中毒

（一）概述

百草枯是一种高效能的非选择性接触型除草剂，人接触百草枯后可经消化道、呼吸道和皮肤吸收，进入机体后消耗各器官的还原酶，使氧化和抗氧化反应失衡，产生大量氧自由基，破坏细胞膜和细胞结构引起细胞损伤，对机体造成损害。急性百草枯中毒是一种以急性肺损伤为主，伴有肝、肾等多器官损伤的中毒性疾病，经口服中毒的患者病死率高，严重时可达50%～70%，致死摄入剂量约为20～40mg/kg，相当于5～15ml 20%百草枯水溶液。

（二）诊断要点

1. 毒物接触史 临床常见多为自服或误服，百草枯可经消化道、呼吸道及皮肤吸收。一般情况下，完整的皮肤能够有效阻止百草枯的吸收，但长时间接触或破损的皮肤大量接触，仍有可能造成全身毒性。

2. 临床表现 百草枯主要靶向作用于肺，前期主要表现为急性肺损伤，后期表现为进行性肺纤维化，多在3～7天出现胸闷、气短、呼吸困难等症状。同时可导致多脏器功能损伤，表现为局部口腔和咽部疼痛、灼烧感、发音困难、吞咽困难、黏膜糜烂溃疡以及食管黏膜表层剥脱症；消化系统表现为恶心、呕吐、腹痛、腹泻、呕血、便血，严重者可并发食管和胃穿孔；泌尿系统表现为蛋白尿、血尿，血肌酐和尿素氮升高，严重者可发生急性肾衰竭；神经系统表现为头痛、头晕、嗜睡、烦躁不安、手震颤、抽搐、意识障碍和认知能力下降；循环系统表现为胸闷、心悸、血压下降等。

3. 实验室检查 ①可取胃液、血液及尿液等作百草枯浓度测定，以取得可靠的诊断依据。②监测各项生化指标及影像学检查，及时给予对症支持治疗。

（三）治疗原则

1. 清除毒物 脱离毒源，脱去污染衣物，彻底冲洗受污染部位；皮肤接触时用清水或肥皂水冲洗10～15分钟；眼睛污染时用清水或0.9%氯化钠溶液冲洗10～15分钟；用温清水洗胃，建议采用低压力进行反复冲洗，每次洗胃液<300ml，总量约5L，直至无色无味。血液净化能够有效清除血液中百草枯，应在血液达峰前尽早进行；血液净化方式首选血液灌流，应多次进行，有条件的应血液灌流联合血液滤过或血液透析应用。

2. 对症处理 防治神经系统症状并预防肺水肿、脑水肿、呼吸衰竭的发生。

（四）用药方案

1. 吸附和排除毒物 ①蒙脱石散6g用50ml水混匀口服，每2～3小时一次吸附毒素，每次服用蒙脱石散30～60分钟后均应序贯口服20%甘露醇100～250ml导泻，反复多次；也可应用蒙脱石散30g和活性炭30g分别溶于20%甘露醇250ml，首次2小时内服完，第2天开始分次服用，连用5天。大约在3～5天肠道毒物清除干净后，可终止吸附和导泻；②15%漂白土溶液（成人1000ml，儿童15ml/kg）或活性炭（成人50～100g，儿童1～2g/kg），使用活性炭后需警惕肠梗阻的可能。也可使用硫酸钠、硫酸镁或者生大黄等；或者应用聚乙二醇电解质溶液进行全胃肠道灌洗。

2. 抗炎治疗 中重型患者，推荐联合应用糖皮质激素和环磷酰胺等抗炎药物，减轻百草枯所致炎症反应对组织的损伤。甲泼尼龙初始剂量3～15mg/(kg·d)，最常用初始剂量为500～1000mg/d；环磷酰胺剂量范围为2～15mg/(kg·d)，通常在应用3天后逐渐减量。具体初始用量及减量幅度、方法根据患者临床表现和肺部影像学及免疫状况等决定。

3. 抗氧化治疗 抗氧化剂能清除氧自由基，减轻氧化应激反应，不同的抗氧化剂单独或联合使用或可减轻百草枯引起的器官损伤。有临床研究表明维生素C、还原性谷胱甘肽、*N*-乙酰半胱氨酸等可能有效。

4. 抗纤维化治疗 研究表明吡非尼酮、尼达尼布可有效抑制百草枯中毒患者肺纤维化的进程，提高生存率。

5. 对症支持治疗 急性百草枯中毒患者应避免常规给氧。中毒早期吸氧可促进百草枯中毒患者体内大量氧自由基形成，加重肺损伤。百草枯中毒早期应避免常规给氧，对于氧分压<40mmHg或血氧饱和度<80%的患者可予吸氧；需要辅助通气的患者建议采用小潮气量无创通气（6～8ml/kg），控制氧分压在60～65mmHg或血氧饱和度88%～90%。

五、杀鼠剂中毒

（一）概述

杀鼠剂广泛应用于农村和城市，种类较多，中毒机制不尽相同，主要包括抗凝血类杀鼠剂和致痉挛性杀鼠剂。其中抗凝血类杀鼠剂应用更为广泛，主要包括香豆素类和茚满二酮类两大类，前者如溴敌隆、杀鼠灵、杀鼠醚、杀它仗等，后者有敌鼠钠盐、氯敌鼠、杀鼠酮等。急性抗凝血类杀鼠剂中毒是指短期内接触抗凝血类杀鼠剂后引起的以凝血功能障碍为主的全身性疾病。

（二）诊断要点

1. 毒物接触史　中毒途径主要为经口摄入，绝大多数为食源性中毒，如食用抗凝血类杀鼠剂污染的食品和饮料，偶见于杀鼠剂生产和分装过程中中毒。

2. 临床表现　经呼吸道或消化道黏膜吸收，中毒表现与接触毒物量及纯度有关。轻度中毒者有鼻衄、牙龈出血、皮肤瘀斑及紫癜等症状；中度中毒者在轻度中毒基础上可能会出现血尿、便血、阴道出血、球结膜出血等症状；重度中毒者有咯血、消化道大出血、颅内出血等严重危及生命的症状。

3. 实验室检查　①可取呕吐物、胃内容物、血液或剩余食物作毒物检测。②凝血功能检测，凝血时间及凝血酶原时间均延长，凝血因子活性可能降低。

（三）处理原则

1. 清除毒物　对意识清醒者，早期可进行催吐；对经口中毒不足6小时的患者进行洗胃、导泻。

2. 特效解毒剂的使用　维生素 K_1 为抗凝血类杀鼠剂的特效解毒剂，需早期、足量应用。

3. 对症治疗　加强营养、合理膳食，注意水、电解质及酸碱平衡，密切监护心、脑、肝、肾等重要脏器功能，及时给予相应的治疗措施。

（四）用药方案

1. 特效解毒剂　维生素K为凝血因子Ⅱ、Ⅶ、Ⅸ、Ⅹ合成所必需的辅酶，参与凝血因子的合成及活化。轻、中度中毒患者：一次10~20mg，肌内注射或静脉注射，一日2~4次；重度中毒患者：一次20~40mg，静脉注射，一日3~4次。给药期间密切监测患者的凝血酶原时间，在凝血酶原时间恢复正常后，维生素 K_1 逐渐减量，停药后定期复查凝血酶原时间。

2. 输血液制品　对于重度中毒患者可予以新鲜血浆、凝血酶原复合物或凝血因子、冷沉淀等血液制品以迅速止血，并可早期、足量、短程给予肾上腺糖皮质激素。

> **案例分析24-2**　患者，男性，60岁，因在家喷洒有机磷农药中毒入院。查体：体温36.5℃，心率140次/分，呼吸12次/分，血压90/60mmHg。双肺布满哮鸣音和湿啰音，烦躁不安，发绀，瞳孔缩小，口腔呼气带“蒜臭”味，四肢及躯干肌束颤动，大小便失禁。急查：全血胆碱酯酶活力48%。入院诊断：急性有机磷农药中毒。
>
> 简述该患者应采取救治方案。
>
> 答案解析

第三节　有害气体和化学物质中毒

一、一氧化碳中毒

（一）概述

一氧化碳（CO）是一种无色、无臭、无刺激性的气体，工业生产及日常生活中最常使用的燃料，其中毒又称煤气中毒，多因煤气、石油气、煤炉等含碳物质燃烧不完全产生 CO 气体且通风不良所致。急性 CO 中毒是最常见的有害气体中毒之一，其死亡率在急性气体中毒中位居首位。

CO 经呼吸道进入血液后，与血红蛋白（Hb）结合形成碳氧血红蛋白（HbCO），HbCO 不能携带氧，可使氧离曲线左移，阻碍氧的释放和传递，导致低氧血症，造成组织缺氧。此外，高浓度的 CO 可与含二价铁（Fe^{2+}）的肌球蛋白结合，影响细胞内氧弥散，损害线粒体功能，阻断电子传递链，抑制组织氧化呼吸。中枢神经系统对缺氧极为敏感，急性 CO 中毒导致脑缺氧后可发生血管壁细胞变性，渗透性增加，严重者有脑水肿、心肌缺血。

（二）诊断要点

1. 毒物接触史 当空气中 CO 浓度为 0.02% 时，人吸入 2～3 小时即可出现中毒症状，吸入浓度为 0.08% 的 CO 2 小时即可致人昏迷；浓度为 0.1% 时，可使人血液中一半血红蛋白成为 HbCO。急性 CO 中毒的死亡率在急性中毒中仍居首位。

2. 临床表现 ①轻度中毒时，患者可出现恶心、呕吐、头痛、眩晕、乏力、心悸及视物模糊。离开中毒环境，吸入新鲜空气后，症状可消失；②中度中毒时，患者可出现口唇、皮肤、指甲、黏膜呈樱桃红色，或有神志不清、震颤，经迅速抢救，给予患者氧气治疗后，可恢复，一般无并发症和后遗症；③重度中毒时，患者可出现昏迷、惊厥、呼吸及心率加快，四肢肌张力增高，意识障碍，可死于呼吸循环衰竭。严重中毒患者经抢救存活后可留有不同程度的后遗症。

3. 实验室检查 ①血液碳氧血红蛋白测定，如碳氧血红蛋白饱和度超过 10% 即有诊断意义。②心脏生物标志物，血清肌钙蛋白Ⅰ、钠尿肽多在中毒后升高，其中血清肌钙蛋白Ⅰ会在 11 小时到达峰值。③心电图，表现为 ST-T 改变、传导阻滞和心律失常等。

（三）处理原则

1. 转移患者 立即使患者脱离中毒现场，置于空气新鲜处，保持呼吸道通畅。给予机械通气、吸氧治疗等。

2. 吸氧疗法 吸氧治疗是清除体内 CO 中毒组织缺氧的最有效措施；目前可采用常压氧治疗和高压氧治疗两种方式。其中常压氧治疗适用于现场急救、转运过程、急诊抢救；高压氧治疗是目前临床上加速和促进 CO 与血红蛋白解离的有效方法，但国内外高压氧治疗的压力、单次吸氧时间、每日治疗次数、总疗程和具体方案等差别甚大，尚无完全统一的高压氧治疗方案。

3. 对症支持治疗 扩张血管，改善微循环；采用利尿药防治脑水肿及并发症；评估心脏功能，若出现心脏损伤，立即采取对应的措施；维持水、电解质及酸碱平衡；患者应绝对卧床休息，密切观察 2 周，及时发现并治疗迟发性脑病。

（四）用药方案

1. 防治脑水肿 20% 甘露醇一次 0.5～1.0g/kg，快速静脉滴注，4～8 小时 1 次，并与 50% 葡萄糖溶液 60～100ml 交替使用，待 2～3 天颅内压增高现象好转后可减量；呋塞米 20～40mg 静脉注射，8～12 小时 1 次；肾上腺皮质激素如甲泼尼龙、氢化可的松或地塞米松，可降低血管通透性，缓解脑水肿，如地塞米松 10～30mg 分次静脉注射或静脉滴注；对于昏迷时间较长（10～20 小时以上）伴高热中毒患者可实施人工冬眠疗法。

2. 防治心脏受损 当左心室射血分数降至 40% 以下时，遵循射血分数降低型心衰的一般治疗原则，并考虑使用血管紧张素转换酶抑制剂、血管紧张素（Ⅱ）受体拮抗剂、血管紧张素再肽酶抑制剂和钠-葡萄糖共转运蛋白 2 抑制剂。

3. 对症治疗 高热惊厥和烦躁不安者，可给予地西泮、氯丙嗪等镇静剂治疗，如地西泮 10～20mg 静脉注射；呼吸衰竭者可使用纳洛酮一次 0.02～0.03mg/kg 静脉滴注；应用抗生素防治肺部合并感染；重度一氧化碳中毒者可选用促进代谢药物如细胞色素 C、三磷酸腺苷、辅酶 A 等作辅助治疗。

二、硫化氢中毒

（一）概述

硫化氢是无色具有类似臭鸡蛋味的气体，通过呼吸道进入机体，主要影响细胞氧化过程，造成组织缺氧。硫化氢与黏膜上的水分接触后很快溶解，与钠离子结合成硫化钠，对眼和呼吸道黏膜产生强烈的刺激作用，可引起眼炎甚至肺水肿。大量硫化氢经肺泡吸收进入血液循环及组织细胞，与氧化型细胞色素氧化酶的三价铁结合，影响细胞氧化过程，造成组织缺氧。高浓度的硫化氢气体可直接刺激颈动脉窦和主动脉化学感受器，导致呼吸衰竭，甚至死亡；或直接抑制心肌细胞钠、钙离子通道和呼吸中枢，导致心脏骤停、中枢性呼吸衰竭而引起“电击样死亡”。

（二）诊断要点

1. 毒物接触史 患者的衣着和呼气有臭鸡蛋气味。常见工业生产过程中，有机物腐败的场所，如粪坑、沼气池、下水道及矿井等，都可产生大量硫化氢气体而出现弥散，若防护不周，吸入大量硫化氢气体可导致中毒，严重时可突然昏倒。

2. 临床表现

（1）急性中毒 接触低浓度硫化氢后，患者可有眼部灼热、刺痛感，严重时可引起角膜炎，同时还有咽痒、咳嗽、头痛、恶心、呕吐等症状；吸入高浓度硫化氢后，在数秒或数分钟后即感头晕、心悸，继而产生躁动不安、谵妄和惊厥，很快进入昏迷状态，患者常有血压降低、脉搏微弱、呼吸衰竭，最后可因呼吸麻痹而窒息死亡。如暴露在浓度超过 $1000mg/m^3$ 的硫化氢气体下，可因呼吸中枢麻痹立即昏倒死亡，称为“电击样”中毒。

（2）慢性中毒 经常暴露在含有硫化氢的环境下，可引起眼睛的刺激症状，如结膜炎、流泪甚至角膜混浊，出现畏光和视物模糊；呼吸道刺激症状，如鼻炎、气管炎等；若长期吸入低浓度硫化氢，可出现神经衰弱及自主神经功能紊乱。

3. 实验室检查 ①检测血液、尿液、肺组织中硫化氢及其代谢物的含量。②检测中毒者的血气分析、氧合指数、血常规等。

（三）处理原则

立即将患者搬离中毒现场并移至空气新鲜处，必要时给予氧治疗；使用特效解毒剂高铁血红蛋白生成剂，如3%亚硝酸钠、亚硝酸异戊酯吸入剂、亚甲蓝解毒；对于中毒产生的眼部和呼吸道刺激症状，应局部用药对症治疗。应早期、足量、短程应用糖皮质激素防治肺水肿，一般用药时间不超过7天。维护循环稳定，心、脑、肺等重要脏器功能，防止并发症。

（四）用药方案

1. 亚硝酸盐类 主要包括亚硝酸异戊酯吸入剂和3%亚硝酸钠溶液，此类药物进入人体，可使血液中血红蛋白的二价铁（Fe^{2+}）氧化为三价铁（Fe^{3+}），形成高铁血红蛋白。三价铁可夺取与硫化氢与细胞色素氧化酶结合的硫离子，恢复细胞色素氧化酶活力，产生解毒作用。亚硝酸异戊酯吸入剂常用剂量：一次0.2ml，将安瓿包于薄手帕内，压破，给患者吸入15～30秒，间隔2～3分钟再吸1次，一日不超过0.6ml；也可予3%亚硝酸钠溶液10～20ml（6～12mg/kg），静脉注射，每分钟2～3ml，需要时可在1小时可重复半量或全量。

2. 亚甲蓝 高铁血红蛋白形成剂，有低血压或休克者不宜用亚硝酸盐类药物，可予亚甲蓝1～2mg/kg加入25%葡萄糖注射液40ml中，缓慢静脉注射。

3. 对症治疗 中毒产生的眼部刺激症状患者可用2%碳酸氢钠液洗眼，继而2%～3%石硼酸溶液洗眼，再用可的松液滴眼，一天2～4次；呼吸道刺激患者可用5%碳酸氢钠液喷雾呼入，因呼吸道肿胀狭窄而发生呼吸困难时，可静脉滴注氨茶碱和氢化可的松；有支气管炎或肺炎时应用抗生素治疗；血压降低时，可用多巴胺或间羟胺。

三、氰化物中毒

（一）概述

氰化物种类甚多，常见的剧毒氰化物有氰化氢、氰化钾及氰化钠等。氰化物通过消化道、呼吸道及皮肤进入体内，进入体内后析出氰离子（CN^-），可迅速与细胞线粒体内氧化型细胞色素氧化酶的 Fe^{3+} 结合，阻止 Fe^{3+} 还原为 Fe^{2+}，从而阻断细胞氧化呼吸过程中的电子传递，使组织细胞不能利用氧而致急性中毒。因此，首先影响对缺氧最敏感的中枢神经系统，特别是呼吸及血管运动中枢。

（二）诊断要点

1. 毒物接触史 工业生产氰化物，或用氰化氢作熏蒸消毒时可有氰化氢气体逸出，毒性极大，如防护不周，可致吸入中毒；误服氰化物、高浓度电镀液时亦可中毒。

2. 临床表现 根据病程经过，急性氰化物中毒可分四期：①前驱期：接触氰化氢气体后，眼和上呼吸道有刺激症状，呼气中有苦杏仁味。吞服氰化物后，口内有金属味或苦味，伴有头痛、头昏、耳鸣、恶心、呕吐、震颤、大便急迫感等；②呼吸困难期：患者出现胸闷、呼吸困难、心悸、瞳孔先缩小后逐渐扩大、伴有头痛、头昏加重，有恐怖感、意识逐渐模糊甚至昏迷或痉挛等；③痉挛期：患者出现阵发性或强直性痉挛，大汗淋漓、大小便失禁、血压下降，晚期可出现肺水肿；④麻痹期：患者意识完全丧失，痉挛停止，瞳孔散大，反射消失，呼吸循环中枢麻痹死亡。若在短时间内吸入高浓度氰化氢气体或吞服大剂量的氰化钠（钾）后，患者可出现突然昏倒，呼吸心跳停止而死亡。

3. 实验室检查 ①尿液中可检测出氰酸盐或硫氰酸盐；②动静脉血中的氧分压差缩小。

（三）处理原则

吸入性中毒者，应立即搬离中毒现场并移至空气新鲜处，保持呼吸道通畅，必要时给予氧治疗；口服中毒者，立即催吐、以1∶2000高锰酸钾或3%过氧化氢溶液洗胃；尽早给予解毒剂，如促使高铁血红蛋白形成药物，常用3%亚硝酸钠和亚甲蓝，也可给予硫代硫酸钠促进氰化物转化为毒性小的药物，排出而解毒；若发生循环、呼吸衰竭者，给予强心剂、升压药、呼吸兴奋剂等对症抢救治疗。

（四）用药方案

1. 亚硝酸盐 亚硝酸盐进入人体，可使血液中的血红蛋白氧化为高铁血红蛋白，后者的三价铁可夺取细胞色素氧化酶中的 CN^- 形成稳定的氰化高铁血红蛋白。中毒时应立即给予3%亚硝酸钠溶液10～20ml静脉注射，每分钟2～3ml，需要时在1小时可重复半量或全量，有低血压或休克者不宜用亚硝酸盐类药物。

2. 亚甲蓝 高铁血红蛋白形成剂，1%亚甲蓝一次按体重5～10mg/kg加入25%葡萄糖注射液40ml中缓慢静脉注射，最大剂量为20mg/kg。

3. 硫代硫酸钠 本品可供应硫，通过体内硫转移酶，将硫与体内游离的或已与高铁血红蛋白结合的 CN^- 结合，使变成毒性很小的硫氰酸盐，更利于排出而解毒，常用剂量为12.5～25g，缓慢静脉注射，必要时可在1小时后重复半量或全量。

4. 对症支持治疗 维持呼吸和循环功能，纠正休克、心律失常等并发症。

四、亚硝酸盐中毒

（一）概述

亚硝酸盐为强氧化剂，进入人体后，可使血液中的血红蛋白被氧化成高铁血红蛋白，失去携氧能力，造成组织缺氧。亚硝酸盐对血管舒缩中枢有麻痹作用，可松弛血管平滑肌，使血管扩张，血压下降，易引起周围循环衰竭。

（二）诊断要点

1. 毒物接触史　亚硝酸盐中毒多为食用亚硝酸盐或亚硝酸盐含量较高的食物，口服亚硝酸钠致死量儿童为2mg/kg，成人为1～5g。

2. 临床表现　亚硝酸盐中毒时患者血液中的高铁血红蛋白含量增高，患者常因缺氧出现头痛、头晕、乏力、恶心、呕吐、心悸、呼吸困难等症状，严重时出现血压下降、惊厥和昏迷等。亚硝酸盐在胃中可转变为亚硝酸，分解释放一氧化氮，引起一系列胃肠道刺激症状。

3. 实验室检查　①血液样本中高铁血红蛋白定性及定量检测。②残留食物中亚硝酸盐与硝酸盐的定量检验。

（三）处理原则

1. 清除毒物　采用催吐、洗胃及导泻排出体内毒物，给氧及特效解毒药分解排除毒物，必要时输血或红细胞置换治疗。

2. 对症支持治疗　血压下降或休克时可给予缩血管药物间羟胺治疗；呼吸衰竭者给予呼吸兴奋剂尼可刹米治疗；惊厥时给予镇静药治疗。

（四）用药方案

1. 亚甲蓝　本药为高铁血红蛋白血症的特效解毒剂，对于血中高铁血红蛋白含量 >30% 者，应立即给予亚甲蓝治疗。根据病情，给予1% 亚甲蓝溶液1～2mg/kg，加入25% 葡萄糖注射液20～40ml 稀释后，缓慢静脉注射，注射0.5～1 小时后血液中高铁血红蛋白含量无明显下降或发绀不见缓解，可重复用药一次全量或半量，直至高铁血红蛋白血症消失。

2. 维生素 C　本品具有还原作用，有助于高铁血红蛋白还原为血红蛋白，对于中重度中毒者，可在亚甲蓝后使用，维生素 C 300～500mg 加入到高渗葡萄糖溶液中静脉滴注；亦可单独用于轻度中毒者治疗。

3. 对症支持治疗　轻度中毒患者缺氧不严重时，只需休息和饮用含糖饮料，机体的红细胞有很强的抗氧化和还原能力，经24～72 小时血液中的高铁血红蛋白可逐渐降至正常范围。

案例分析 24－3　患者，男性，43 岁，因误服氰化钠昏迷 20 余分钟入院。查体：体温 36℃，心率 130 次/分，呼吸 15 次/分，血压 95/65mmHg。皮肤湿冷，两侧瞳孔等大等圆，直径3mm，对光反射迟钝，昏迷，口唇发绀，呼气中有苦杏仁味，双肺呼吸音弱，未闻及干湿啰音，四肢强直，有间歇性抽搐。诊断为急性氰化钠中毒。

请结合病情简述该患者应采取的救治方案。

答案解析

第四节　动植物毒素中毒

一、毒蛇咬伤

（一）概述

蛇毒是自然界成分最为复杂的天然高效毒素混合物，为淡黄或乳白色半透明黏稠液体，主要由蛋白（如酶、多肽和糖蛋白等）和非蛋白成分（如脂类、金属离子和生物胺等）组成，每种毒蛇含20～100 种以上不同毒素成分，且毒素种类存在种内和种间差异，并因地域、季节、蛇龄等的不同而异。按对人体的毒性效应主要分为神经毒、血液毒和细胞毒三类，某些毒素本身表现为低毒性，当它与毒液中的其他毒素混合时，会放大彼此毒性或产生协同效应。

（二）诊断要点

1. 毒物接触史 通常是被毒蛇咬伤中毒，多发生于夏、秋两季。

2. 临床表现 毒蛇咬伤后临床表现因蛇种或毒素种类和含量等不同而异，一般局部表现包括牙痕，不同程度疼痛，出血，淋巴结肿大，淋巴管炎，局部肿胀，红斑，皮肤温度升高、水疱（出血性和非出血性）、瘀斑，后期可能发生局部感染、脓肿形成、气性坏疽和坏死等。部分患者出现非特异性全身表现，如恶心、呕吐、乏力、腹痛、头晕、头痛、发热、出汗或腹泻等。

此外，毒蛇咬伤后临床症状主要表现为神经毒性三联征（双侧眼睑下垂、下行性麻痹、呼吸困难/急性呼吸衰竭）、血液毒性三联征（蛇毒诱发的消耗性凝血病、局部出血和全身性出血）和细胞毒性三联征（严重疼痛、进行性肿胀和组织损伤），还可出现心悸、低血压、休克、心律失常等心血管系统表现；腰痛、血尿、血红蛋白尿、肌红蛋白尿、少尿/无尿等急性肾损伤或尿毒症特征的泌尿系统症状；全身疼痛、肌肉僵硬和压痛、张口困难等骨骼肌症状。

3. 实验室检查 ①血液检查：血常规可提示白细胞及中性粒细胞增高、红细胞及血红蛋白减少；肝肾功能检测可见总胆红素及间接胆红素增高，以及凝血功能和心肌酶谱检查。②尿液检查：可有血尿、蛋白尿、管型尿等。③免疫学检查：可鉴定何种毒蛇咬伤。

（三）处理原则

1. 紧急处理 毒蛇咬伤后应防止毒液扩散和吸收。立即停止伤肢活动，在伤口上方近心端数厘米处结扎肢体，每隔 20～30 分钟松解 2～3 分钟，以免组织坏死。

2. 局部处理 缚扎伤口上方近心端肢体，行伤口冲洗（可用 2%～5% 依地酸钙钠溶液对抗蛇毒的蛋白水解酶毒性）和清洗伤口，然后切开伤口、负压吸毒。局部应用胰蛋白酶 2000～5000U 以 2% 利多卡因 5ml 稀释，在伤口及周围皮下进行浸润注射及伤口近心端作环形注射封闭。重症患者可反复局部用药。

3. 药物治疗 尽早足量使用抗毒血清解毒、破伤风抗毒素预防感染；给予防治休克、肾功能衰竭、呼吸衰竭等对症支持治疗。

（四）用药方案

1. 抗蛇毒血清 抗蛇毒血清是中和蛇毒的特效解毒药，是毒蛇咬伤的基础性治疗药物和唯一安全有效的药物，其使用时机和剂量选择是毒蛇咬伤治疗过程中最重要、最关键的决策。由于毒蛇种类繁多，无法生产出针对每一种毒蛇的抗蛇毒血清，目前抗蛇毒血清有单价和多价两种，单价对同类毒蛇咬伤有效，疗效好；多价含多种抗蛇毒血清，抗毒谱广，但疗效稍差。抗蛇毒血清建议遵循“尽早足量、及时追加、同种专一、异种联合”原则应用。

一旦确定毒蛇咬伤，应立即给予抗蛇毒血清治疗，在受伤后 2 小时内用药效果最佳，一般应在 24 小时内应用。注射治疗前应做皮肤过敏试验，若有过敏反应，应脱敏注射。国产抗毒蛇血清的一次用量为抗眼镜蛇毒血清 10000U、抗蝮蛇毒血清 8000U、抗五步蛇毒血清 10000U、抗银环蛇毒血清 10000U、抗金环蛇毒血清 5000U，溶于 5% 葡萄糖盐水中，缓慢静脉注射或滴注。病情严重者可重复 1～2 个剂量。对无特异性抗蛇毒血清的毒蛇咬伤，应联合使用同类或相似毒性的抗蛇毒血清，如眼镜王蛇咬伤可用抗眼镜蛇毒血清联合抗银环蛇毒血清、海蛇咬伤可用抗眼镜蛇毒血清和抗银环蛇毒血清联合、烙铁头蛇毒或竹叶青蛇毒可用抗五步蛇毒血清和抗蝮蛇毒血清。如蛇种不明者，可按有神经毒表现用抗银环蛇毒血清、有血循环毒表现用抗蝮蛇毒血清或抗五步蛇毒血清、有混合毒表现用抗眼镜蛇毒血清或抗蝮蛇毒血清加抗银环蛇蛇毒血清。多价抗蛇毒血清对蛇种不明者尤其适用。抗毒血清使用中偶有过敏反应发生，需密切观察，及时处理。

2. 对症治疗　糖皮质激素可抑制和减轻组织过敏反应和坏死，可减轻伤口局部反应和全身中毒，用量：氢化可的松 200～400mg 或地塞米松 10～20mg，连用 3～4 天；毒蛇咬伤伤口应给予破伤风抗毒素预防感染，无需常规进行抗菌药物，若有坏死、感染等征象者启动抗感染治疗。对症治疗时还应注意，凡受神经毒类及混合毒类毒蛇咬伤后，忌用中枢神经抑制药，如吗啡、氯丙嗪、苯海拉明等以及横纹肌抑制药箭毒；被血液循环毒类蛇咬伤后，忌用肾上腺素和抗凝血药，如双香豆素和枸橼酸钠。

二、蜂类蜇伤

（一）概述

蜂毒是一种成分复杂的混合物，含有多肽类、酶类、组织胺、酸类、氨基酸及微量元素等，蜂毒主要成分为多肽类，包括蜂毒肽、蜂毒明肽等，另外还含有蚁酸等。毒素进入机体，可引起严重的局部炎性反应，若群蜂蜇伤大量毒素吸收，可引起全身炎性反应，严重者可多器官功能障碍综合征，甚至死亡。

（二）诊断要点

1. 毒物接触史　多发生在林区、树上工作或玩耍时，不慎触动蜂窝被蜂蜇伤中毒。

2. 临床表现　蜂类蜇伤后，主要表现为蜇伤局部的红肿、刺痛、瘙痒、烧灼感，有时出现水疱或坏死。群蜂蜇伤大量毒素吸收可出现全身中毒症状，如发热、头痛、头晕、恶心、呕吐、腹胀、腹泻、肌肉痉挛、昏迷等，严重者可出现出血、溶血、急性肾功能衰竭、心肌和呼吸肌麻痹等。有特异体质者可迅速发生荨麻疹、支气管痉挛、过敏性休克等。

3. 实验室检查　①血液检查可有血红蛋白及血小板减少、白细胞及中性粒细胞增高。②心肌酶 AST、CK、CK-MB 可升高。

（三）处理原则

蜂类蜇伤早期救治是防止发展为重症的关键。若被胡峰蜇伤，应立即送往医院，迅速根据胡峰蜇刺的数量（间接反映胡峰数量及毒液数量）、有无过敏反应及其他器官损伤情况进行评估分级，按级别进行处理。

治疗措施包括：①局部处理，使患者保持镇静，结扎被刺部位近心端，除去毒刺、毒囊，局部用药物洗敷；②全身中毒症状严重者采用抗毒治疗；③有过敏者采用抗过敏治疗；④其他症状者对症及支持治疗。

（四）用药方案

1. 局部处理　对蜇刺仍留在皮肤者，可拔除或胶布粘贴拔除以及拔罐取毒蜇刺，不能挤压。局部伤口用清水或 0.9% 氯化钠溶液或选择弱酸性液体（如食醋）清洗，酌情可使用蛇药片碾碎调成糊状涂抹伤口处。

2. 全身处理　轻度过敏者，可使用少量激素或抗组胺药物；重度过敏者，全身过敏甚至休克者，可予肾上腺素肌内注射，高流量吸氧和 0.9% 氯化钠注射液快速输注，静脉注射甲泼尼龙 40～80mg/d、氢化可的松 200～400mg/d，病情好转后逐渐减量，疗程 3～7 天。肌肉痉挛者予 10% 葡萄糖酸钙 10ml 缓慢静脉注射；支气管痉挛致严重呼吸困难者吸入支气管扩张剂，如沙丁胺醇气雾剂，也可静脉注射氨茶碱。全身水化治疗和碱化治疗，必要时可行血液灌流或血液透析治疗。

三、河豚毒素中毒

（一）概述

河豚鱼的毒性成分主要为河豚毒和河豚酸两种，属于神经毒素，毒性稳定，不易被高温、高压、盐腌等破坏。河豚鱼的卵巢及睾丸、肝脏、血液中含毒素最多。河豚毒素可选择性地阻断神经细胞及心肌细胞膜上 Na^+ 通道的开放，从而阻止神经冲动的发生和传导，使神经肌肉丧失兴奋性，继而使神经中枢和神经末梢发生麻痹，先引起感觉神经麻痹，其次为运动神经麻痹，严重者脑干麻痹，最终导致呼吸、循环衰竭死亡。

（二）诊断要点

1. 毒物接触史 误食或因剖剥、洗涤、烹调等处理不当而致食入中毒。

2. 临床表现 起病迅速而剧烈，一般为进食河豚鱼后0.5～3小时后起病，患者出现颜面潮红、口唇、舌尖麻木、上睑下垂、恶心、呕吐、腹痛、腹泻、四肢无力、共济失调、心律失常及呼吸困难等症状。严重者血压下降、言语不清、呼吸困难、瞳孔散大及昏迷等，救治不及时可因呼吸、心搏骤停或休克死亡。

3. 实验室检查 ①心电图检查：可见不同程度的房室传导阻滞。②动物实验：取患者尿液5ml，注射于雄蟾蜍的腹腔内，于注射后0.5小时、1小时、3小时、7小时分别观察其中毒现象，可作确诊及预后诊断。

（三）处理原则

1. 清除毒物 采用催吐、洗胃、补液及导泻等方法促进体内毒素排泄，一般选用5%碳酸氢钠溶液洗胃。

2. 药物治疗 河豚毒素分子结构中产生毒性的原因是有一个内酯环，如开环则毒性消失，半胱氨酸就可改变河豚毒素的分子结构从而解毒；全身中毒症状严重者可给予阿托品、东莨菪碱等抗胆碱能药物抗毒治疗；血压下降或休克时可给予缩血管药物间羟胺治疗；呼吸衰竭者给予呼吸兴奋剂尼可刹米治疗；肌肉麻痹者给予士的宁治疗；惊厥时给予镇静药巴比妥类治疗。

（四）用药方案

1. 清除毒物 刺激咽部或1%硫酸铜溶液100ml口服，或阿扑吗啡5mg皮下注射催吐，并以1∶5000高锰酸钾溶液或5%碳酸氢钠溶液洗胃，口服15～30g硫酸镁导泻。中毒6小时内洗胃效果较好。

2. 药物治疗 注射用乙酰半胱氨酸100～200mg肌内注射，一日2次，儿童酌情减量；抗胆碱能药物能对抗河豚毒素对横纹肌的抑制作用，参考剂量为阿托品一次1～2mg、东莨菪碱一次0.3～0.6mg或山莨菪碱一次40～60mg，肌内注射或稀释后静脉注射，每次间隔15～30分钟，直至阿托品化。病情好转后，应减量维持1～2日，减量不可过急，停药不宜过早。

3. 对症治疗 应用维生素 B_1、B_6、B_{12} 及士的宁治疗神经肌肉麻痹，士的宁注射液2～3mg肌内注射或皮下注射，一日3次；呼吸衰竭及休克患者，应用呼吸兴奋药，必要时行气管插管或气管切开，以维持有效通气；惊厥时给予镇静药如苯巴比妥、地西泮等治疗；及时补液，以纠正水、电解质和酸碱平衡。

四、毒蕈中毒

（一）概述

毒蕈俗称毒蘑菇，同一种毒蕈可能含多种毒素。多数毒蕈毒性较低，中毒表现轻微，但有些毒蕈毒性极高，可迅速致人死亡。毒蕈中所含毒素主要有：胃肠毒素、毒蕈碱、毒蕈溶血素、精神症状毒素及毒肽和毒伞肽等。胃肠毒素含有胍啶和蘑菇酸，刺激胃肠道，引起胃肠道炎症反应；毒蕈碱是类似于乙酰胆碱的生物碱，易溶于水，毒性极强，能兴奋胆碱能节后纤维，兴奋副交感神经，引起一系列中毒症状；毒蕈溶血素可导致机体溶血；某些毒蕈中含有毒蝇碱、蟾毒素等毒素，能引起幻觉及精神异常等精神症状；毒肽和毒伞肽可引起肝、肾、心、脑等损害，对肝损害最严重。

（二）诊断要点

1. 毒物接触史　多因误食或烹调不当而致食入中毒。

2. 临床表现　毒蕈中毒症状复杂多样，缺乏特异性，与摄入蘑菇类型及所含毒素密切相关，主要症状如下。①胃肠道症状：患者可出现恶心、呕吐、腹痛、腹泻，易发生水和电解质紊乱，严重者可致休克；②毒蕈碱样症状：中毒时可出现流涎、流泪、多汗、血压下降、脉搏缓慢、呼吸急促、瞳孔缩小、支气管痉挛等，可因呼吸道阻塞或呼吸抑制而死亡；③神经精神症状：可有幻听、幻觉、谵妄、精神错乱、昏迷等，有些还可引起四肢麻木、感觉和运动障碍等周围神经炎症状；④血液系统症状：溶血毒素（如误食鹿花蕈）可致溶血，患者可有贫血、黄疸、血红蛋白尿及肝、脾肿大等症状；⑤肝脏损害症状：毒肽和毒伞肽（如毒伞、白毒伞等）中毒常致肝、肾、心、脑等重要脏器损害，尤以肝损害最为严重，可有黄疸、氨基转移酶高、出血等表现，严重者可死于急性重型肝炎。

3. 实验室检查　①毒物检测：留取患者呕吐物、血液、尿液或蘑菇等样本尽早进行毒物检测，有条件应尽早进行蘑菇物种鉴定和毒素检测。②动态监测肝、肾功能、出凝血功能以及心功能。

（三）处理原则

采用催吐、洗胃、吸附、导泻、补液及利尿等方法清除毒物，对致死性毒蕈中毒患者，或合并存在肝肾功能损害或多器官功能不全患者，建议尽早给予血液透析和血液灌流治疗。对症支持治疗，使用解毒药和抗蕈毒血清治疗；中毒引起的溶血性反应给予肾上腺皮质激素治疗；兴奋、谵妄、惊厥等神经精神症状可予镇静剂治疗；呕吐、腹泻严重者补液维持水和电解质平衡。

（四）用药方案

1. 毒蕈碱样症状　阿托品可拮抗毒蕈碱对 M 受体的兴奋作用，缓解其中毒症状。给予阿托品 0.5～1mg，儿童每次 0.03～0.05mg/kg，每 30 分钟肌内注射一次，直到病情好转后再减量和延长时间间隔维持用药，必要时可加大剂量或改为静脉注射。若患者表现为阿托品样症状时，应慎用或不用抗胆碱药治疗。

2. 解毒剂应用　急性鹅膏毒肽相关的蘑菇中毒，应尽早选择应用青霉素 G、水飞蓟素、*N*-乙酰半胱氨酸、灵芝煎剂、巯基化合物等解毒药物，可根据实际情况联合应用。①青霉素 G 推荐剂量：30 万～100 万 U/(kg·d)，连续应用 2～3 天。②水飞蓟素注射液推荐剂量：20～50mg/(kg·d)，连续应用 2～4 天。③水飞蓟素胶囊推荐剂量：35mg/(kg·d)，分 3 次口服。④*N*-乙酰半胱氨酸推荐用法：先以 150mg/kg 加入 5% 葡萄糖注射液 200ml，静脉滴注大于 15 分钟。随后，50mg/kg 加入 5% 葡萄糖注射液 500ml，静脉滴注大于 4 小时。然后，100mg/kg 加入 5% 葡萄糖注射液 1000ml，静脉滴注大于 16 小时。亦可应用口服制剂一次 2g，每 4 小时口服 1 次，直至症状消失。⑤巯基螯合剂：含巯基药物可与毒肽及毒伞肽结合，将毒素分子的巯醚键打断，从而保护了体内巯基酶的活性或使失活的酶恢复活性。可选用二巯丁二钠 0.125～0.25g，肌内注射，每 6 小时 1 次，5～7 天为一疗程。当内脏损害时可予二巯丁二钠 0.5～1g，稀释后静脉注射。

3. 肾上腺皮质激素　严重毒蕈中毒引起溶血性反应，中毒性心肌炎、中毒性脑炎时，可给予氢化可的松 50～100mg 或地塞米松 2～20mg 加入 5% 葡萄糖注射液 500ml 中静脉滴注治疗，待病情好转后可改为泼尼松口服。

4. 对症治疗 对中毒引起的胃肠炎症，呕吐、腹泻严重者补液维持水和电解质平衡；对肝脏损害者应给予巯基类药物、高渗葡萄糖、谷氨酸、维生素B和维生素C等保肝治疗；有兴奋、谵妄、惊厥等神经精神症状可予镇静剂治疗；多脏器功能衰竭时可给予血液透析和血液灌流等治疗。

案例分析 24－4 患者，男性，54岁，因进食蘑菇6小时后出现头晕、恶心、呕吐、腹痛及腹泻等急性胃肠炎的症状，随后出现烦躁，神志不清。

请结合病情简述该患者应采取的救治方案。

答案解析

思考题

答案解析

急性酒精中毒的药物治疗有哪些？

（谢悦良）

书网融合……

本章小结　　微课　　习题

参考文献

1. 李雄．临床药物治疗学［M］.3 版．北京：中国医药科技出版社，2020.
2. 姜远英．临床药物治疗学［M］．5 版．北京：人民卫生出版社，2022.
3. 赵志刚，丁选胜．药物不良反应与药物警戒［M］．北京：科学出版社，2024.
4. 孙国平．临床药物治疗学［M］．北京：人民卫生出版社，2021
5. 刘国恩．中国药物经济学评价指南（2020 年版）［M］．北京：中国市场出版社，2020.
6. 葛均波，王辰，王建安．内科学［M］．10 版．北京：人民卫生出版社，2024.
7. 杨宝峰，陈建国．药理学［M］．10 版．北京：人民卫生出版社，2024.
8. 陆林，李涛．精神病学［M］.9 版．北京：人民卫生出版社，2024.
9. Wiffen P，Mitchell M，Snelling M，et al. 牛津临床药学手册［M］．胡欣，译．北京：人民卫生出版社，2020.
10. Hughes J E，Waldron C，Bennett K E，et al. Prevalence of Drug – Drug Interactions in Older Community – Dwelling Individuals：A Systematic Review and Meta – analysis［J］. Drugs Aging，2023，40（2）：117 –134.
11. 曾怡馨，蒋建东，孔维佳．P–糖蛋白抑制剂研究进展［J］．中国药理学通报，2024，40（12）：2201 –2206.
12. Malki M A，Pearson E R. Drug – drug – gene interactions and adverse drug reactions［J］. Pharmacogenomics J，2020，20：355 –366.
13. 中华医学会，中华医学会杂志社，中华医学会肝病分会药物性肝病学组，等．中国药物性肝损伤基层诊疗与管理指南（2024 年）［J］．中华全科医师杂志，2024，23（8）：813 –830
14. 张海．妇幼专科医院高警示药品安全管理与使用专家共识［J］．药学服务与研究，2020，20（4）：255 –260.
15. 国家卫生健康委员会，国家中医药管理局．儿童急性感染性腹泻病诊疗规范（2020 年版）［J］．传染病信息，2021，34（1）：7 –14.
16. 沈杰，高宁舟，郑松柏，等．老年人多重用药评估与管理中国专家共识（2024）［J］．中华老年医学杂志，2024，43（3）：269 –278.
17. 中华医学会临床药学分会．老年人心血管疾病合并神经精神疾病多重用药风险防控专家共识［J］．中国药房，2022，33（23）：2817 –2825.
18. 中华医学会神经病学分会痴呆与认知障碍学组．阿尔茨海默病源性轻度认知障碍诊疗中国专家共识 2024［J］．中华神经科杂志，2024，57（7）：715 –737.
19. 新型抗肿瘤药物临床应用基本原则—2023 版新型抗肿瘤药物临床应用指导原则［J］．中国合理用药探索，2024，21（1）：25 –28.
20. Hong L T，Downes K J，Fakhri Ravari A，et al. International consensus recommendations for the use of prolonged – infusion beta – lactam antibiotics：Endorsed by the American College of Clinical Pharmacy，British Society for Antimicrobial Chemotherapy，Cystic Fibrosis Foundation，European Society of Clinical Microbiology and Infectious Diseases，Infectious Diseases Society of America，Society of Critical Care Medicine，and

Society of Infectious Diseases Pharmacists [J]. Pharmacotherapy: The Journal of Human Pharmacology and Drug Therapy, 2023, 43 (8): 740 – 777.

21. Brown N M, Goodman A L, Horner C, et al. Treatment of methicillin – resistant Staphylococcus aureus (MRSA): updated guidelines from the UK [J]. JAC – Antimicrobial Resistance, 2021, 3 (1): dlaa114.

22. Tamma P D, Heil E L, Justo J A, et al. Infectious Diseases Society of America 2024 Guidance on the Treatment of Antimicrobial – Resistant Gram – Negative Infections [J]. Clinical Infectious Diseases, 2024: ciae403.

23. 中国高血压防治指南修订委员会，高血压联盟（中国），中国医疗保健国际交流促进会高血压病学分会，等. 中国高血压防治指南（2024 年修订版）[J]. 中华高血压杂志（中英文），2024，32（7）：603 – 700.

24. 《冠状动脉粥样硬化性心脏病患者药物治疗管理路径专家共识》编写组. 冠状动脉粥样硬化性心脏病患者药物治疗管理路径专家共识 [J]. 临床药物治疗杂志，2023，21（6）：1 – 18.

25. 中华医学会心血管病学分会，中国医师协会心血管内科医师分会，中国医师协会心力衰竭专业委员会，等. 中国心力衰竭诊断和治疗指南2024 [J]. 中华心血管病杂志，2024，3（52）：235 – 275.

26. 中华医学会，中华医学会杂志社，中华医学会全科医学分会，等. 中国心力衰竭基层诊疗与管理指南（2024 年）[J]. 中华全科医师杂志，2024，6（23）：549 – 576.

27. 中国血脂管理指南修订联合专家委员会，国家心血管病专家委员，中华医学会心血管病学分会，等. 中国血脂管理指南（2023 年）[J]. 中国循环杂志，2023，3（38）：237 – 271.

28. 中华医学会消化病学分会胃肠动力学组，胃肠功能性疾病协作组，食管疾病协作组. 中国胃食管反流病诊疗规范 [J]. 中华消化杂志，2023，43（9）：588 – 598.

29. 中华消化杂志编辑委员会. 消化性溃疡诊断与治疗共识意见（2022 年，上海）[J]. 中华消化杂志，2023，43（3）：176 – 192.

30. 中华医学会消化病学分会炎症性肠病学组，中国炎症性肠病诊疗质量控制评估中心. 中国溃疡性结肠炎诊治指南（2023 年·西安）[J]. 中华消化杂志，2024，44（2）：73 – 99.

31. 中华医学会消化病学分会炎症性肠病学组，中国炎症性肠病诊疗质量控制评估中心. 中国克罗恩病诊治指南（2023 年·广州）[J]. 中华消化杂志，2024，44（2）：100 – 132.

32. 中华医学会外科学分会胰腺外科学组. 中国急性胰腺炎诊治指南（2021）[J]. 中华外科杂志，2021，59（7）：578 – 587.

33. 中华医学会血液学分会红细胞疾病（贫血）学组，中国医师协会血液科医师分会贫血专业委员会. 铁缺乏症和缺铁性贫血诊治和预防的多学科专家共识（2022 年版）[J]. 中华血液学杂志，2022，43（1）：1 – 10.

34. 中华人民共和国国家卫生健康委员会. 血友病 A 诊疗指南（2022 年版）[J]. 全科医学临床与教育，2022，20（7）：579 – 583.

35. 中华医学会血液学分会红细胞疾病（贫血）学组. 再生障碍性贫血诊断与治疗中国指南（2022 年版）[J]. 中华血液学杂志，2022，43（11）：881 – 888.

36. 中华医学会血液学分会红细胞疾病（贫血）学组. 血栓性血小板减少性紫癜诊断与治疗中国指南（2022 年版）[J]. 中华血液学杂志，2022，43（01）：7 – 12.

37. 中国抗癌协会血液肿瘤专业委员会，中华医学会血液学分会白血病淋巴瘤学组. 中国慢性淋巴细胞白血病/小淋巴细胞淋巴瘤的诊断与治疗指南（2022 年版）[J]. 中华血液学杂志，2022，43（5）：353 – 358.

38. 中华医学会糖尿病学分会．中国糖尿病防治指南（2024 版）［J］．中华糖尿病杂志，2025，17（1）：16－139.
39. 中华医学会内分泌学分会，中国医师协会内分泌代谢科医师分会，中华医学会核医学分会，等．中国甲状腺功能亢进症和其他原因所致甲状腺毒症诊治指南［J］．国际内分泌代谢杂志，2022，42（5）：401－450.
40. 中华医学会骨质疏松和骨矿盐疾病分会．原发性骨质疏松症诊疗指南（2022）［J］．中国全科医学，2023，26（14）：1671－1691.
41. 中华医学会内分泌学分会．中国高尿酸血症与痛风诊疗指南（2019）［J］．中华内分泌代谢杂志，2020，36（1）：1－13.
42. 中华医学会神经病学分会，中华医学会神经病学分会脑电图与癫痫学组．抗癫痫发作药物联合使用中国专家共识［J］．中华神经科杂志，2024，57（2）：108－117.
43. 中国帕金森病治疗指南（第四版）［J］．中华神经科杂志，2020，53（12）：973－986.
44. 中华医学会神经病学分会痴呆与认知障碍学组．阿尔茨海默病源性轻度认知障碍诊疗中国专家共识2024［J］．中华神经科杂志，2024，57（7）：715－737.
45. 中华医学会神经病学分会，中华医学会神经病学分会头痛协作组．中国偏头痛诊断与治疗指南（中华医学会神经病学分会第一版）［J］．中华神经科杂志，2023，56（6）：591－613
46. 中华医学会肝病学分会，中华医学会感染病学分会．丙型肝炎防治指南（2022 年版）［J］．中华传染病杂志，2023，41（1）：29－46.
47. 国家重点研发计划《酒精、吗啡依赖关键诊疗技术的推广应用研究》项目专家组，中国医师协会神经内科分会．慢性酒精相关性脑损害的中国诊疗指南（2024）［J］．中华医学杂志，2024，104（19）：1663－1679.
48. 中华医学会急诊医学分会，国家急诊质控中心，中国医师协会急诊医师分会，等．中国蛇伤救治指南［J］．中华急诊医学杂志，2024，33（7）：891－906.